中华医学会妇科肿瘤学分会

中国妇科肿瘤临床实践指南 2024 版

上卷

总主审　马　丁
总主编　孔北华　向　阳

外阴恶性肿瘤

主　编　林仲秋　王丹波　向　阳

科学技术文献出版社
SCIENTIFIC AND TECHNICAL DOCUMENTATION PRESS
·北京·

图书在版编目（CIP）数据

外阴恶性肿瘤 / 林仲秋，王丹波，向阳主编. -- 北京：科学技术文献出版社，2024. 8. --（中国妇科肿瘤临床实践指南：2024版上卷 / 孔北华，向阳总主编）. -- ISBN 978-7-5235-1663-8

Ⅰ. R737. 34

中国国家版本馆 CIP 数据核字第 2024MG2591 号

外阴恶性肿瘤

策划编辑：袁婴婴　　责任编辑：袁婴婴　　责任校对：张永霞　　责任出版：张志平

出 版 者　科学技术文献出版社
地　　址　北京市复兴路15号　邮编 100038
编 务 部　(010) 58882938，58882087（传真）
发 行 部　(010) 58882868，58882870（传真）
邮 购 部　(010) 58882873
官方网址　www.stdp.com.cn
发 行 者　科学技术文献出版社发行　全国各地新华书店经销
印 刷 者　北京时尚印佳彩色印刷有限公司
版　　次　2024 年 8 月第 1 版　2024 年 8 月第 1 次印刷
开　　本　787×1092　1/16
字　　数　607千
印　　张　39.25
书　　号　ISBN 978-7-5235-1663-8
定　　价　160.00元（全7册）

《中国妇科肿瘤临床实践指南 2024 版》专家委员会

名誉总主编：郎景和　曹泽毅　沈　铿

总　主　审：马　丁

总　主　编：孔北华　向　阳

副 总 主 编：梁志清　王建六　张国楠　汪　辉

常务编委（按姓氏笔画排序）：

王　薇　王丹波　王世宣　王新宇　曲芃芃
刘开江　杨佳欣　陈　刚　郑　虹　孟元光
赵　霞　哈春芳　徐丛剑　郭瑞霞　康　山
程文俊　臧荣余

《外阴恶性肿瘤》编委会

主　审：马　丁　孔北华

主　编：林仲秋　王丹波　向　阳

副主编：张国楠　刘继红　康　山　孟元光

编　委（按姓氏笔画排序）：

孙立新　李　延　李　斌　李小平　杨宏英

吴玉梅　迟志宏　苗劲蔚　郭　清　黄曼妮

訾　聃　熊正爱

秘　书：谢玲玲　佟　锐

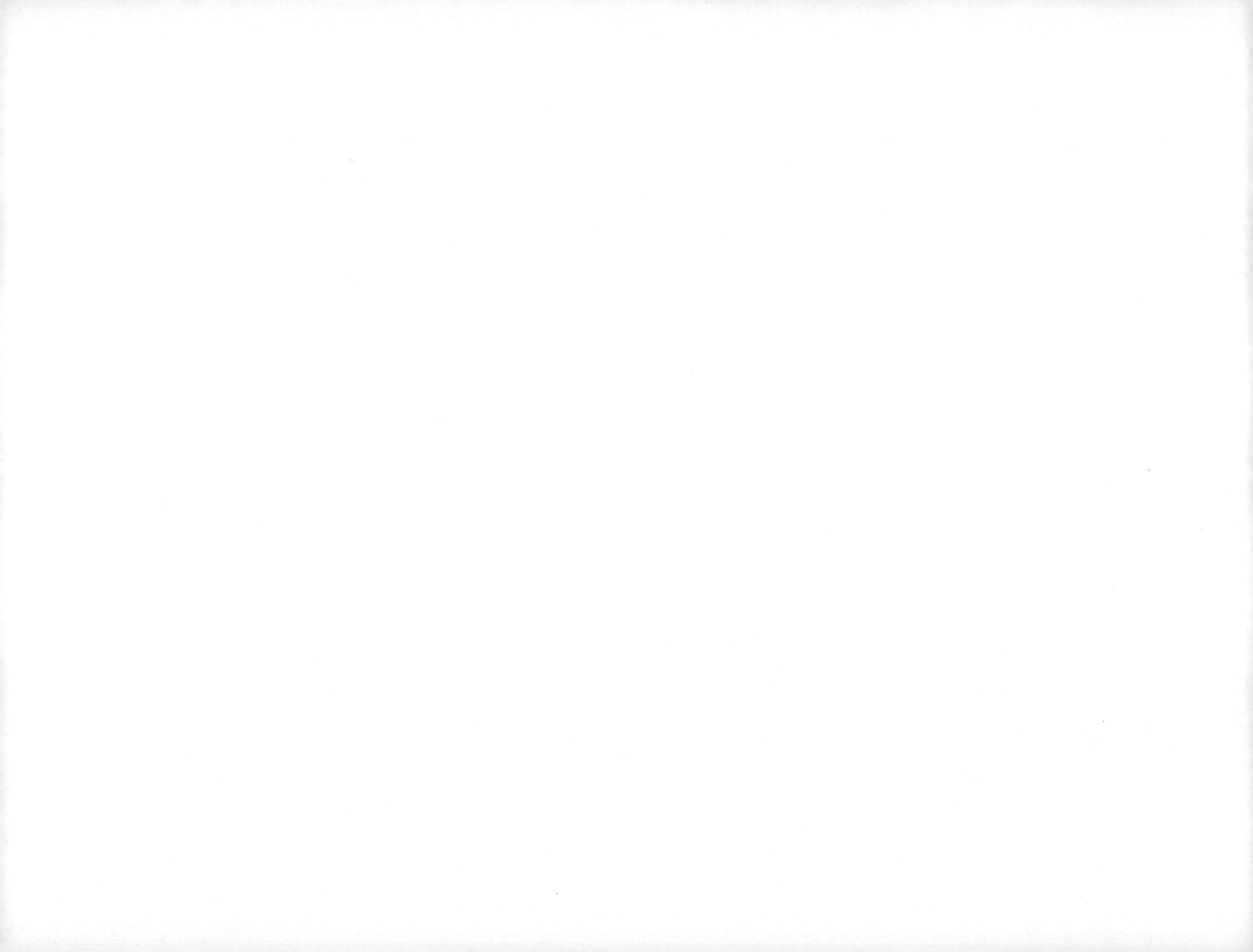

前言

FOREWORD

中华医学会妇科肿瘤学分会（Chinese Society of Gynecological Oncology，CSGO）及其前身中国妇科肿瘤学组（Chinese Gynecological Oncology Group，CGOG）始终秉承“传播医学科学知识，弘扬医学道德，崇尚社会正义”的学会宗旨，不断传播妇科肿瘤学新理论、新知识、新技术，持续提升妇科肿瘤预防、诊断和治疗水平，努力推动我国妇科肿瘤事业的蓬勃发展。CGOG 于 1996 年首次颁布了子宫颈癌、子宫内膜癌、卵巢癌、外阴和阴道肿瘤，以及滋养细胞肿瘤等常见妇科肿瘤诊治指南，随后 CSGO 对指南进行了多次修订，这为我国妇科肿瘤患者的规范化诊疗奠定了坚实的基础。人们永远不会忘记我国妇科肿瘤学界前辈们，特别是郎景和院士、曹泽毅教授、沈铿教授、谢幸教授对历版妇科肿瘤指南制定所做出的杰出贡献。

指南的宗旨是“为医师和患者提供当前最佳的诊断和治疗建议，提高治疗水平，改善治疗效果”。指南修订的目标是通过内容更新，确保指南能够反映最新的诊疗理念、诊疗技术等临床研究成果，在循证医学基础上，凝聚专家共识，使临床实践有章可循，有规可依，同时为临床研究提供一个统一的评价标准。

近年来，妇科肿瘤学发展突飞猛进，已从传统的手术治疗、放射治疗和化学治疗基础上，进入了分子诊断、靶向治疗和免疫治疗的精准医学时代。妇科肿瘤预防、诊断和治疗的新理念、新理论和新技术不断涌现，高质量循证医学证据不断增加，诊疗指南需要不断更新完善，才能满足指导临床实践的需求。

在继承历版指南经典成果的基础上，本指南借鉴国际权威临床指南的制定经验，从形式到内容有了重大变化。首先以流程图的形式给出临床诊疗路径，为临床医师提供快速便捷、好查易懂的临床推荐，旨在增强临床实用性；其次针对诊疗要点，列出诊疗原则，对临床关键问题给予提纲挈领、简明扼要的总结概括；最后在讨论部分以临床问题为导向，从基础到临床，引经据典为流程图和诊疗原则提供详实的理论和临床研究依据。

本指南力求传承经典，与时俱进，内容全面，重点突出，既要立足中国国情，又要与国际标准接轨，以期不断提升指南质量，更好地为广大妇科肿瘤医师和妇科肿瘤患者服务。

希望广大临床医师在应用本指南的过程中，遵循规范化、个体化、精准化、人性化的诊疗原则，尊重患者的意愿和选择，开展妇科肿瘤临床诊疗实践。

今后，《中国妇科肿瘤临床实践指南》电子版每年定期更新，敬请广大妇科肿瘤专业同道不吝指正，任何意见请反馈至：xdfckjz@sina.com，衷心感谢各位读者。

中华医学会妇科肿瘤学分会

孔北华　马丁　向阳

2024 年 6 月 30 日

目 录

CONTENTS

诊疗路径

讨 论

诊疗路径

一、外阴恶性肿瘤的病理原则及影像原则

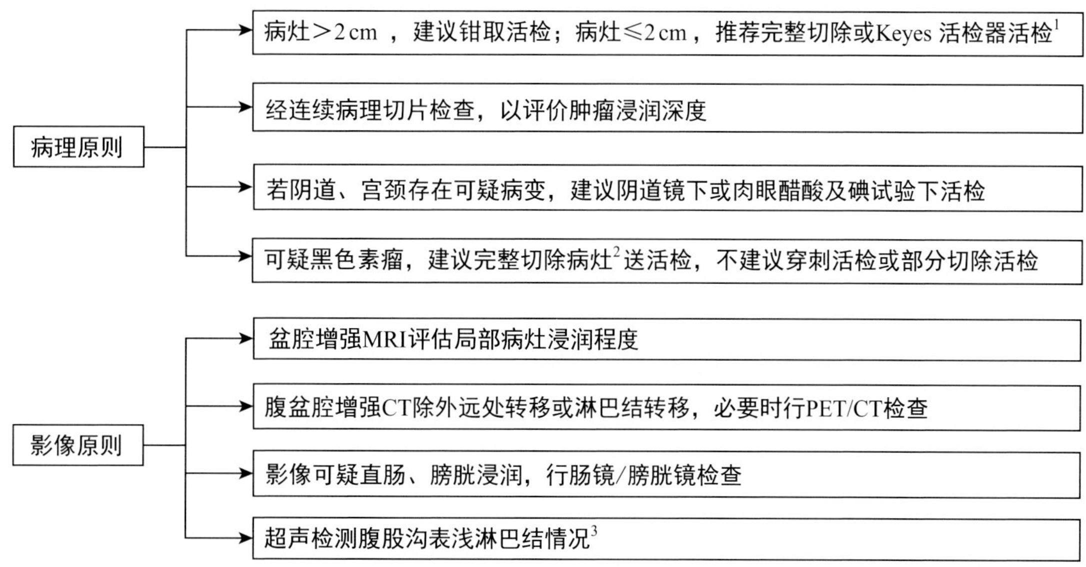

[1] 采用 3 mm 或 4 mm 深度的 Keyes 活检器完整获取肿瘤周围皮肤和皮下组织。

[2] 切缘距肿瘤边缘至少 1 cm。

[3] 超声对腹股沟表浅淋巴结诊断有良好的特异性。

二、外阴恶性肿瘤的诊断与分类

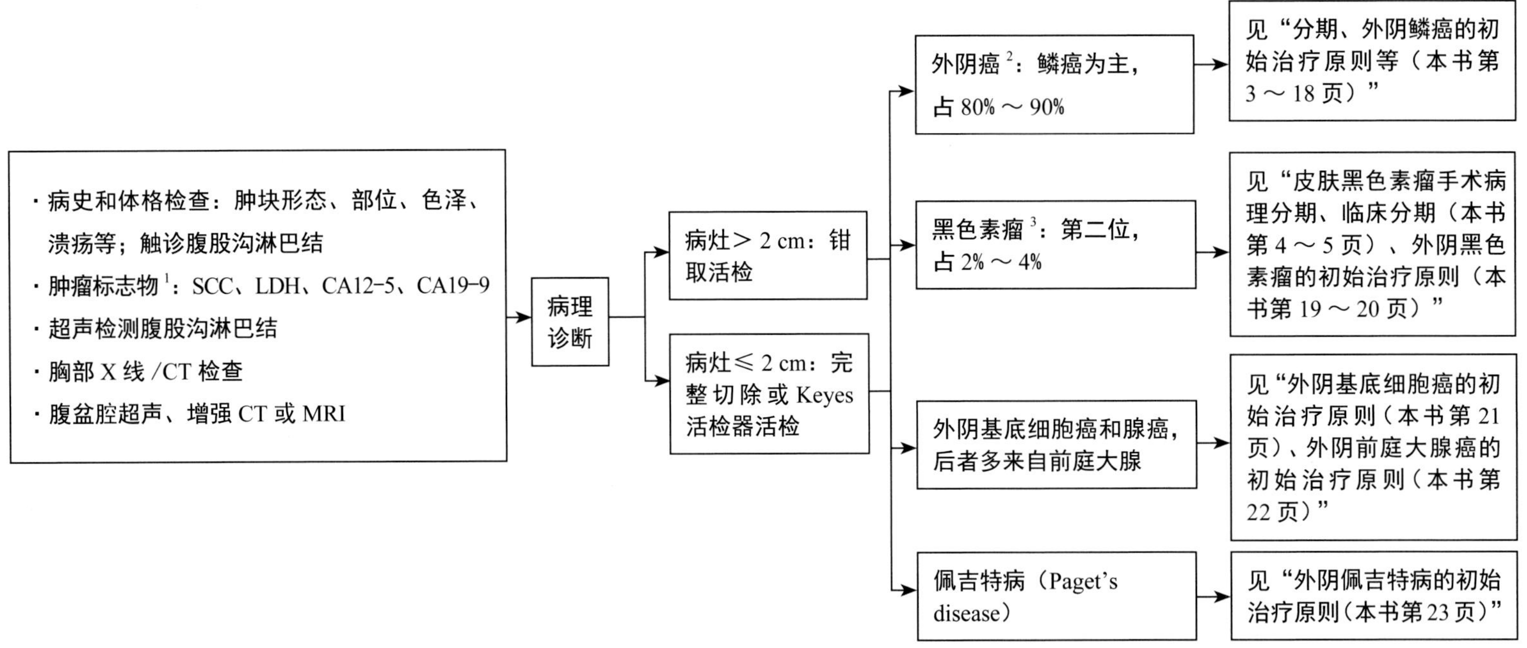

[1] 肿瘤标志物：SCC 主要针对鳞癌敏感；LDH 主要针对黑色素瘤敏感；CA12-5、CA19-9 腺癌可参考。

[2] 外阴癌，狭义指外阴鳞癌。

[3] 送检标本：初始诊断非病情原因，建议完整切除病灶送活检，不建议穿刺活检或部分切除活检，以利于组织学诊断和厚度测量（ Breslow 厚度：在皮肤组织中的最厚部分以毫米计量，分 5 级），降低肿瘤转移风险。

三、外阴鳞癌

（一）分期

外阴癌分期[1]（FIGO 2021）

分期	肿瘤范围
Ⅰ期	肿瘤局限于外阴
ⅠA 期	病变≤ 2 cm，且间质浸润≤ 1.0 mm[2]
ⅠB 期	病变＞ 2 cm，或间质浸润＞ 1.0 mm
Ⅱ期	任何大小的肿瘤蔓延到邻近的会阴结构（下 1/3 尿道、下 1/3 阴道和下 1/3 肛门），且淋巴结阴性
Ⅲ期	任何大小的肿瘤蔓延到邻近会阴结构的上部，或存在任何数目的不固定、无溃疡形成的淋巴结转移
ⅢA 期	任何大小的肿瘤蔓延到上 2/3 尿道、上 2/3 阴道、膀胱黏膜、直肠黏膜，或区域淋巴结转移≤ 5 mm
ⅢB 期	区域淋巴结转移[3]＞ 5 mm
ⅢC 期	区域淋巴结转移且扩散到淋巴结包膜外
Ⅳ期	任何大小的肿瘤固定于骨质，或固定的、溃疡形成的区域淋巴结转移，或远处转移
ⅣA 期	病灶固定于骨盆，或固定的或溃疡形成的区域淋巴结转移
ⅣB 期	远处转移

[1] 外阴癌采用 FIGO 2021 分期，适用于除黑色素瘤以外的外阴恶性肿瘤。

[2] 浸润深度的测量是从邻近最表浅真皮乳头的皮肤－间质结合处至浸润的最深点。

[3] 区域淋巴结是指腹股沟和股淋巴结。

皮肤黑色素瘤手术病理分期[1]（AJCC）

分期	T	N	M
0 期	Tis	N0	M0
ⅠA 期	T1a、T1b	N0	M0
ⅠB 期	T2a	N0	M0
ⅡA 期	T2b、T3a	N0	M0
ⅡB 期	T3b、T4a	N0	M0
ⅡC 期	T4b	N0	M0
ⅢA 期	T1a/b、T2a	N1a、N2a	M0
ⅢB 期	T0	N1b、N1c	M0
	T1a/b、T2a	N1b/c、N2b	M0
	T2b、T3a	N1a/b/c、N2a/b	M0
ⅢC 期	T0	N2b/c、N3b/c	M0
	T1a/b、T2a/b、T3a	N2c、N3a/b/c	M0
	T3b、T4a	AnyN ≥ N1	M0
	T4b	N1a/b/c、N2a/b/c	M0
ⅢD 期	T4b	N3a/b/c	M0
Ⅳ期	任何 T、Tis	任何 N	M1

T 分期	浸润深度
TX、T0、Tis	无法评估
T1a*	＜ 0.8 mm
T1b**	＜ 0.8 mm 0.8 ～ 1.0 mm
T2a*、T2b**	＞ 1.0 ～ 2.0 mm
T3a*、T3b**	＞ 2.0 ～ 4.0 mm
T4a*、T4b**	＞ 4.0 mm

M 分期	远处转移
M0	无转移
M1a（0）#	转移至皮肤、软组织（包括肌肉）和（或）非区域淋巴结
M1a（1）##	
M1b（0）#	转移至肺
M1b（1）##	
M1c（0）#	转移至非中枢神经系统的内脏器官
M1c（1）##	
M1d（0）#	转移至中枢神经系统
M1d（1）##	

N 分期	淋巴结受累情况
N0/Nx	无区域淋巴结转移 / 区域淋巴结未评估[2]
N1a/1b N1c	1 枚淋巴结受累：1a 临床隐匿[3]；1b 临床显性 无淋巴结转移，存在中途转移、卫星灶和（或）微卫星灶
N2a/2b N2c	2 枚或 3 枚淋巴结受累：2a 临床隐匿[3]；2b ≥ 1 枚临床显性； 1 枚淋巴结临床显性或隐匿转移，伴中途转移、卫星灶和（或）微卫星灶
N3a/3b N3c	≥ 4 枚淋巴结受累：3a 临床隐匿[3]；3b ≥ 1 枚临床显性，或任何数量的融合淋巴结 ≥ 2 枚临床显性或隐匿的淋巴结转移

[1] 外阴黑色素瘤更多属于皮肤型，其分期可参考皮肤黑色素瘤的分期标准；外阴黏膜型黑色素瘤尚无标准分期，可比照阴道黑色素瘤，参考黏膜黑色素瘤分期。

[2] 如未进行前哨淋巴结活检，或之前因为某种原因区域淋巴结已被切除。

[3] 如前哨淋巴结检测被发现。

* 无溃疡；** 有溃疡；# 无血清 LDH 升高；## 伴血清 LDH 升高。

皮肤黑色素瘤临床分期[1]（AJCC）

分期	T	N	M
0 期	Tis	N0	M0
ⅠA 期	T1a	N0	M0
ⅠB 期	T1b	N0	M0
	T2a	N0	M0
ⅡA 期	T2b	N0	M0
	T3a	N0	M0
ⅡB 期	T3b	N0	M0
	T4a	N0	M0
ⅡC 期	T4b	N0	M0
Ⅲ期	任何 T、Tis	≥ N1	M0
Ⅳ期	任何 T、Tis	任何 N	M1

[1] 外阴黑色素瘤的分期首先推荐手术病理分期，对于无法手术的病例可选择临床分期进行评估。T 分期、N 分期、M 分期标准同手术病理分期；临床分期包括原发性黑色素瘤的微分期和转移瘤的临床 / 放射学 / 活检评估。原发性黑色素瘤活检后应采用临床分期，并对区域和远处转移进行临床评估。原发性黑色素瘤的病理评估被用于临床和病理分类。诊断活检也可作为临床分期依据。

（二）外阴鳞癌的初始治疗原则

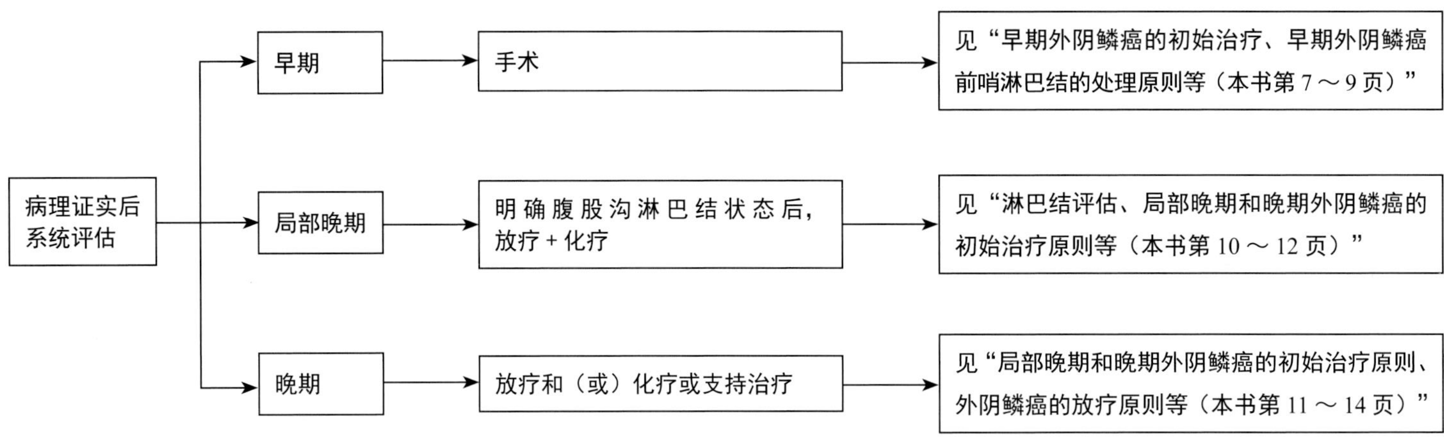

（三）早期外阴鳞癌的初始治疗

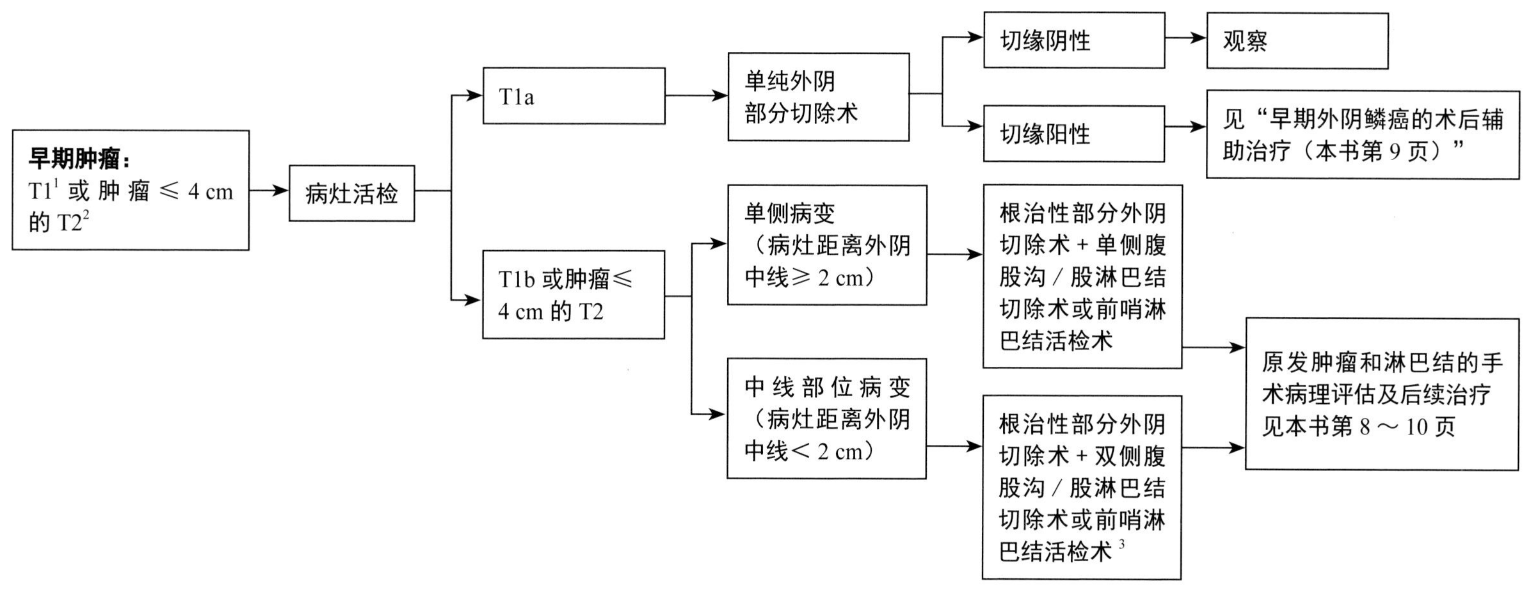

[1] T1 指肿瘤局限于外阴和（或）会阴，其中 T1a 为病变≤ 2 cm，且间质浸润≤ 1 mm；T1b 为病变＞ 2 cm，或间质浸润＞ 1 mm。

[2] T2 指任何大小的肿瘤蔓延到邻近的外阴和（或）会阴结构（下 1/3 尿道、下 1/3 阴道和下 1/3 肛门）。

[3] 未检测到淋巴结的一侧需要行腹股沟淋巴结切除术。

（四）早期外阴鳞癌前哨淋巴结的处理原则

前哨淋巴结术中处理原则

肿瘤部位	前哨淋巴结显影部位[1]	处理原则
位于中线[2]	无显影	双侧腹股沟淋巴结切除
	一侧显影	显影侧 SLNB[4]，非显影侧腹股沟淋巴结切除
	双侧显影	双侧 SLNB
位于中线旁≤ 2 cm	无显影	双侧腹股沟淋巴结切除
	病灶同侧显影	病灶同侧 SLNB
	双侧显影	双侧 SLNB
	病灶对侧显影	病灶同侧腹股沟淋巴结切除，病灶对侧 SLNB
位于中线旁＞ 2 cm[3]	无显影	病灶同侧腹股沟淋巴结切除
	病灶同侧显影	病灶同侧 SLNB
	双侧显影	双侧 SLNB
	病灶对侧显影	病灶同侧腹股沟淋巴结切除，病灶对侧 SLNB

[1] 外阴癌前哨淋巴结示踪剂以亚甲蓝和（或）^{99m}Tc 等为主，在癌灶旁注射，注射 20 ～ 30 分钟切除腹股沟第一站显影淋巴结。

[2] 横跨或达到中线。

[3] 真正位于中线旁＞ 2 cm 的病变是罕见的。

[4] 前哨淋巴结活检术（sentinel lymph node biopsy，SLNB）。

（五）早期外阴鳞癌的术后辅助治疗

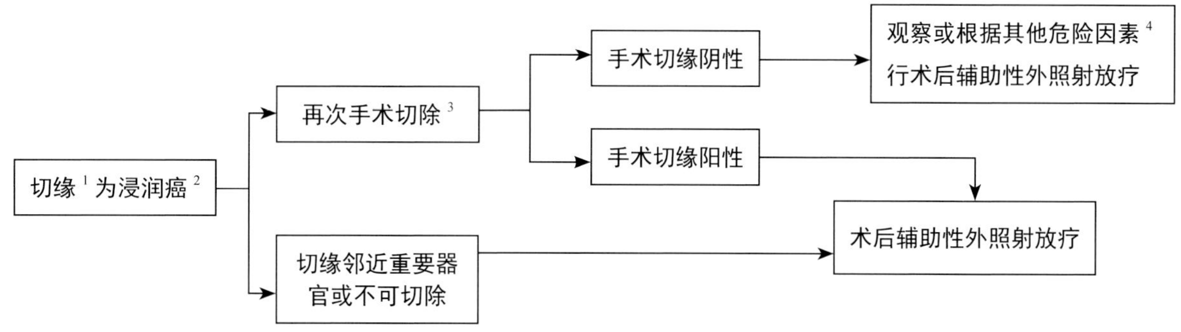

[1] 初次手术必须达到至少 1 cm 的大体手术阴性切缘，以保证镜下 8 mm 以上的安全病理切缘，越来越多研究表明，为了保留外阴重要器官（如尿道和肛门）功能及维持性功能，＜ 8 mm 的病理镜下切缘也是可接受的。

[2] 切缘为高级别鳞状上皮内病变（非侵袭性疾病），个体化管理。

[3] 初始手术时切缘阳性，是否选择再次手术需结合阳性切缘部位和淋巴结状态。

[4] 其他危险因素包括邻近肿瘤切缘＜ 8 mm、淋巴脉管间隙浸润、肿瘤＞ 2 cm、浸润深度＞ 1 mm 和跳跃性或弥漫性浸润。

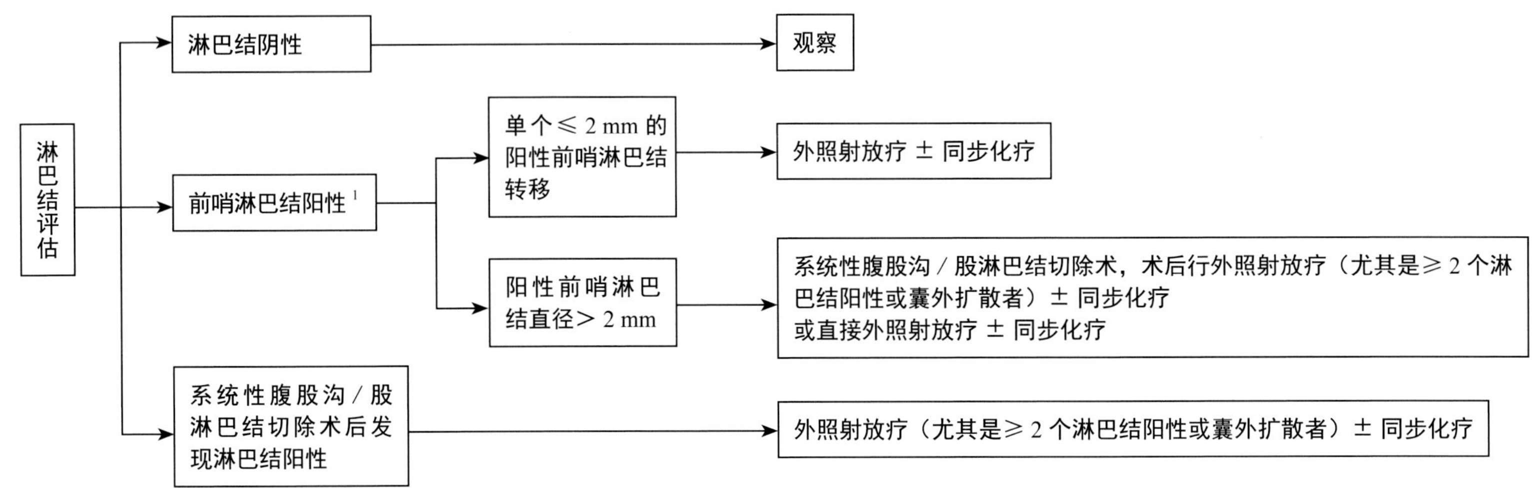

[1] 系统性淋巴结切除术后再补充外照射放疗，相对增加了下肢淋巴水肿风险，如果前哨淋巴结阳性，可以选择不再系统切除或仅切除术前评估可疑转移淋巴结，术后直接补充放疗，有待循证医学证据。肿瘤累及中线时，须进行双侧前哨淋巴结切除。肿瘤的位置与前哨淋巴结显影的位置决定了前哨淋巴结的管理方式。单个小体积的单侧腹股沟淋巴结阳性，且原发肿瘤直径≤ 2 cm、浸润深度≤ 5 mm、对侧腹股沟淋巴结临床评估为阴性时，可以不补充手术或放疗。

（六）局部晚期和晚期外阴鳞癌的初始治疗原则

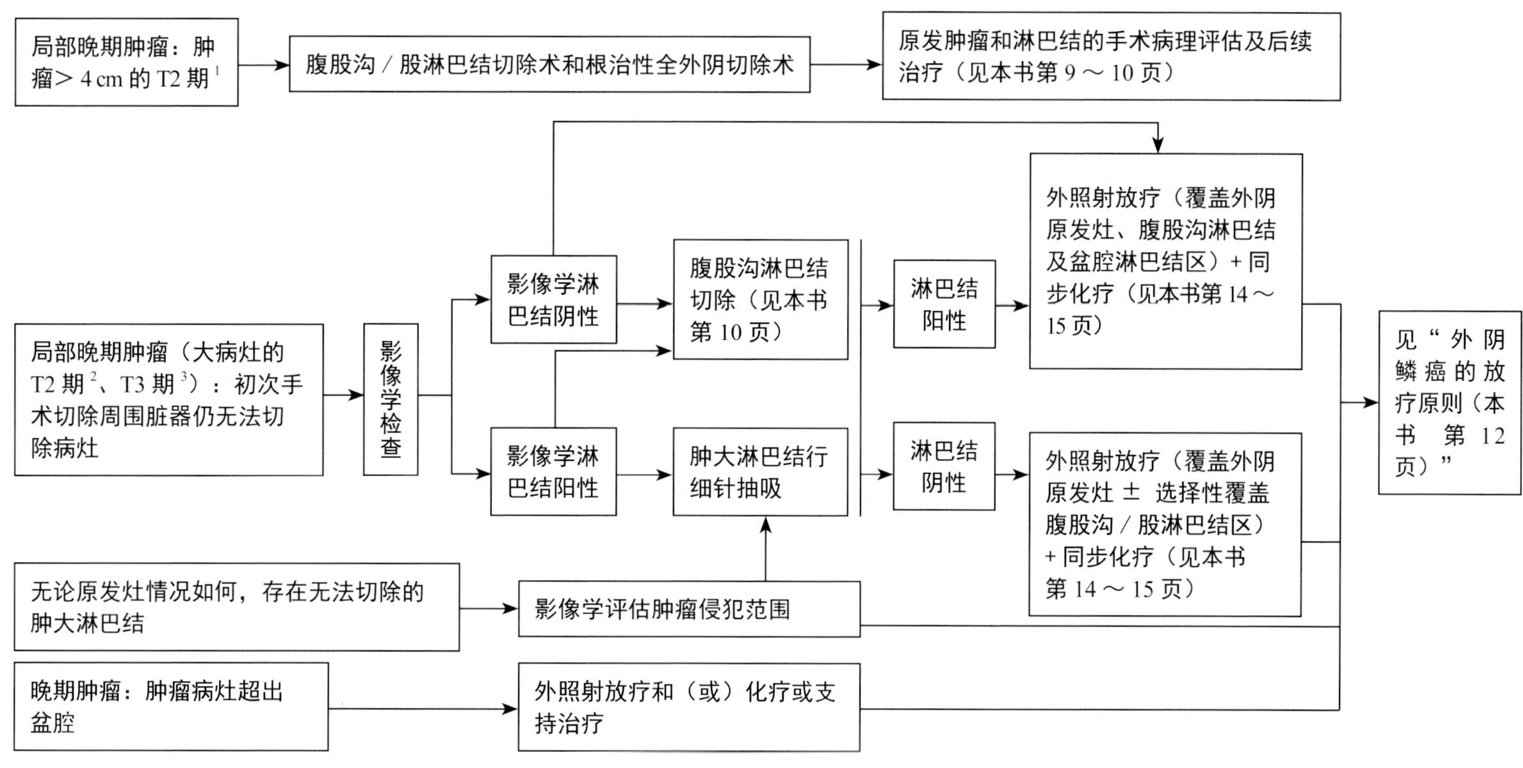

[1] 不影响尿道和肛门功能情况下可考虑直接手术，必要时行皮瓣移植技术。

[2] 大病灶的 T2 期：病灶＞ 4 cm 和（或）累及尿道、阴道或肛门，难以手术切除或尿道、肛门无法保留。

[3] 病灶肿瘤侵犯邻近区域其他器官（尿道上 2/3、阴道上 2/3）。

（七）外阴鳞癌的放疗原则

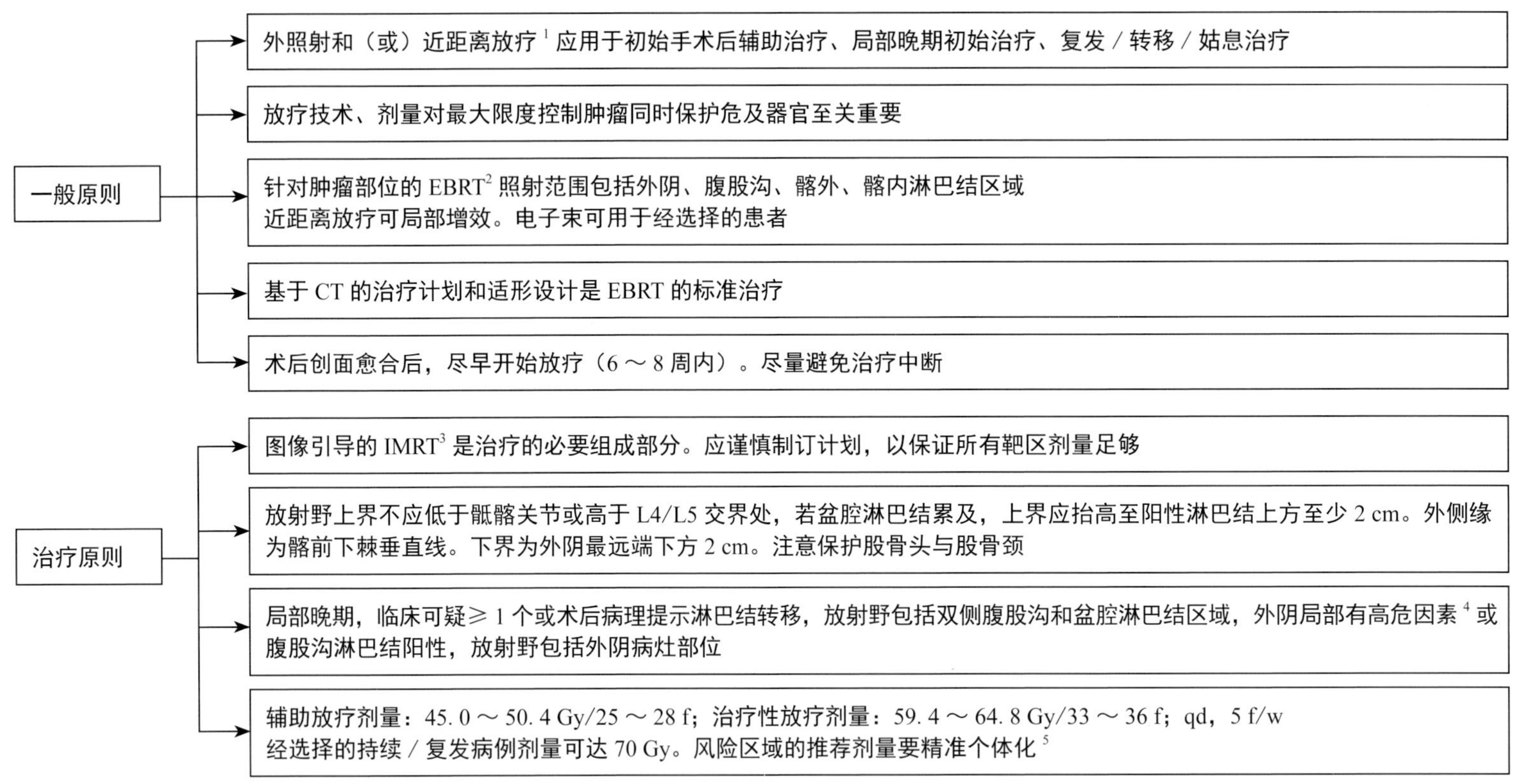

[1] 外阴癌建议同步放化疗，但如果联合化疗，将增加毒副作用。

[2] 外照射治疗。

[3] 调强适形放射治疗。

[4] 高危因素：切缘接近阴性／阳性、淋巴脉管间隙浸润、浸润深度＞ 5 mm，腹股沟受累（相对适应证）。

[5] ①原发外阴病灶总剂量、淋巴结（肉眼可见残留或不可切除）：60～70 Gy。②初次手术床（切缘阴性）、c/rN0 的腹股沟淋巴结：45～50 Gy。③腹股沟淋巴结（阳性，无囊外侵犯或残留）：50～55 Gy。④手术床（切缘阳性）：54～60 Gy。

（八）EBRT + 同步化疗后评估

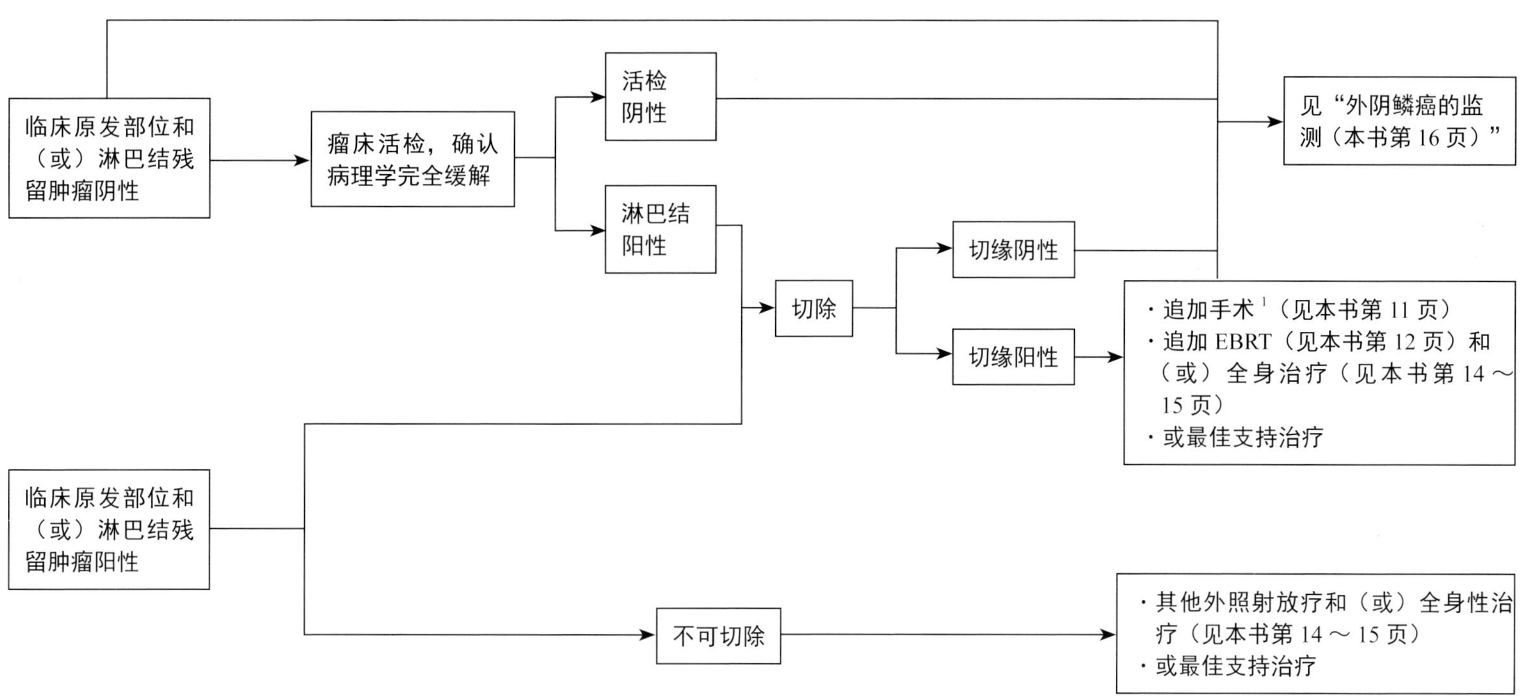

[1] 对于中心性复发 / 未控的、经选择的病例，考虑盆腔廓清术。

（九）外阴鳞癌的药物治疗原则

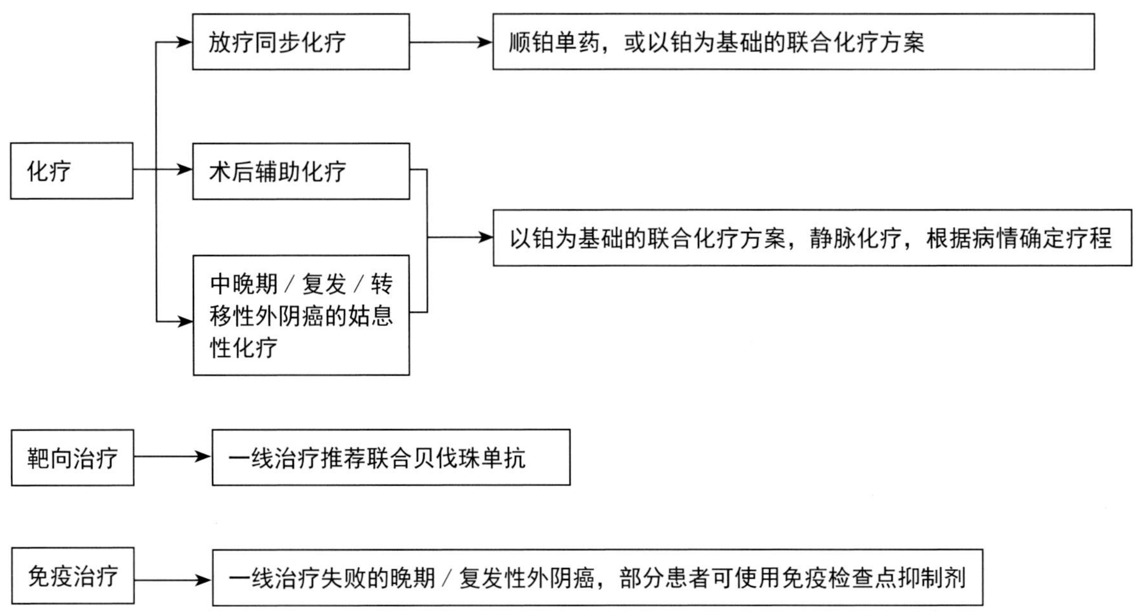

（十）外阴鳞癌的药物治疗

晚期、复发 / 转移性患者的治疗

一线治疗	二线或后线治疗方案
首选方案	**其他推荐方案**
· 顺铂 / 紫杉醇 / 贝伐珠单抗[1]	· 紫杉醇
· 顺铂 / 紫杉醇	· 埃罗替尼
· 卡铂 / 紫杉醇	· 顺铂 / 吉西他滨[4]
· 卡铂 / 紫杉醇 / 贝伐珠单抗[2]	**某些情况下使用**
其他推荐方案[3]	· 帕博利珠单抗：TMB-H[5]、PD-L1 阳性[6]、MSI-H/dMMR 患者的二线后治疗
· 顺铂	· 纳武利尤单抗：HPV 相关的进展性或转移性外阴癌
· 卡铂	· 拉罗替尼或恩曲替尼：*NTRK* 基因融合阳性肿瘤

[1] 紫杉醇 + 顺铂方案：紫杉醇 135 ～ 175 mg/m^2+ 顺铂 60 ～ 70 mg/m^2，每 3 周重复。可在此基础上加用贝伐珠单抗或其生物类似物 7.5 ～ 15 mg/kg。

[2] 紫杉醇 + 卡铂方案：紫杉醇 135 ～ 175 mg/m^2+ 卡铂（AUC4 ～ 5），每 3 周重复。可在此基础上加用贝伐珠单抗或其生物类似物 7.5 ～ 15 mg/kg。

[3] 顺铂、卡铂或紫杉醇单药，每周或 3 周重复。

[4] 顺铂 + 吉西他滨：顺铂 50 mg/m^2，第 1 天；吉西他滨 1000 mg/m^2，化疗第 1 天和第 8 天，每 3 周重复。

[5] TMB-H：≥ 10 mut/Mb。

[6] PD-L1 阳性：CPS ≥ 1。

（十一）外阴鳞癌的监测

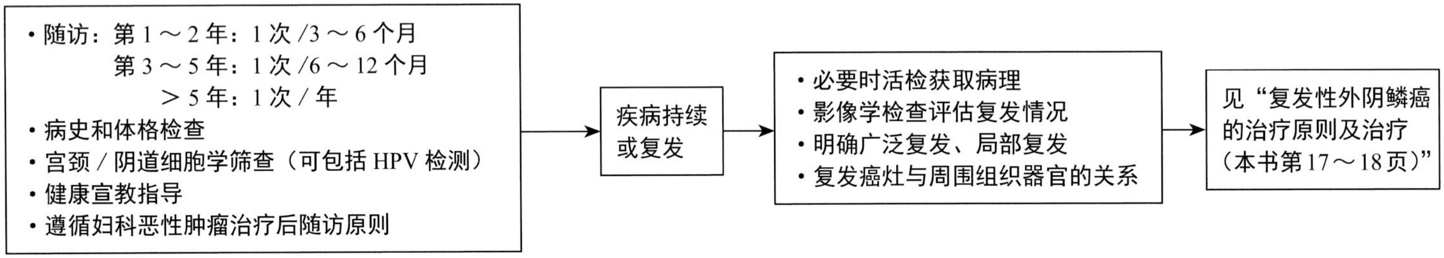

- 随访：第 1～2 年：1 次 /3～6 个月
  第 3～5 年：1 次 /6～12 个月
  ＞5 年：1 次 / 年
- 病史和体格检查
- 宫颈 / 阴道细胞学筛查（可包括 HPV 检测）
- 健康宣教指导
- 遵循妇科恶性肿瘤治疗后随访原则

→ 疾病持续或复发

→
- 必要时活检获取病理
- 影像学检查评估复发情况
- 明确广泛复发、局部复发
- 复发癌灶与周围组织器官的关系

→ 见“复发性外阴鳞癌的治疗原则及治疗（本书第 17～18 页）”

（十二）复发性外阴鳞癌的治疗原则

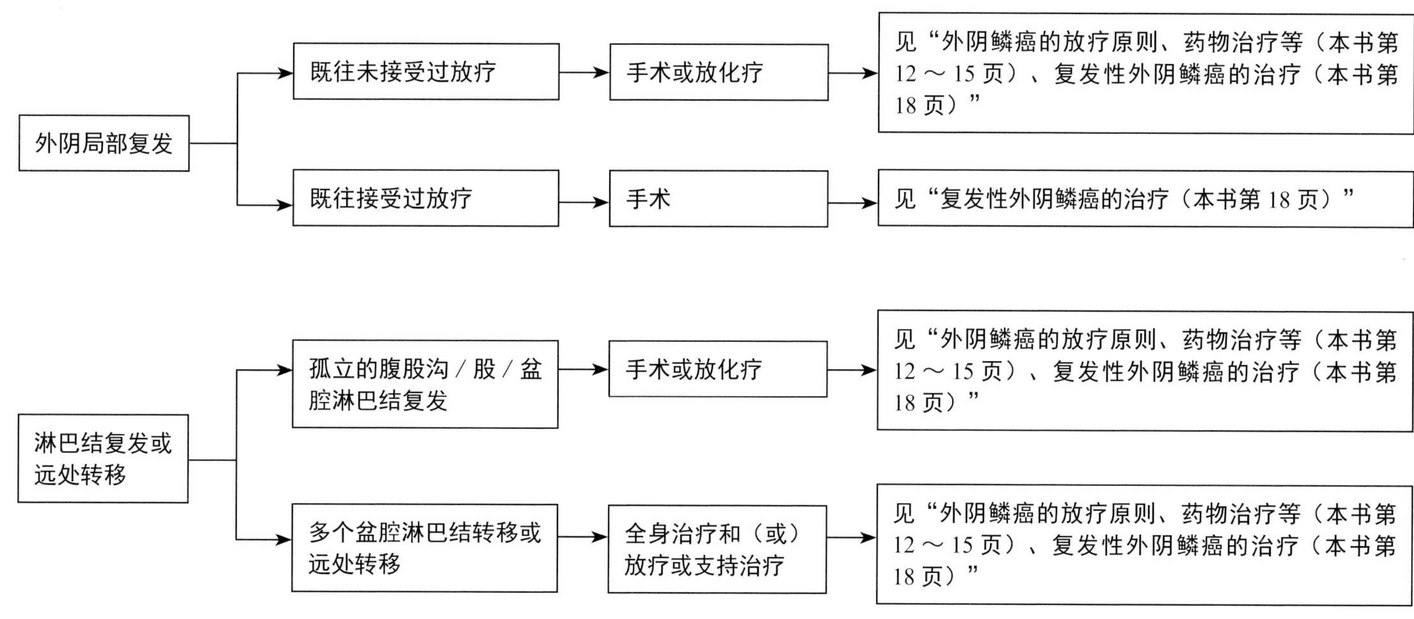

（十三）复发性外阴鳞癌的治疗

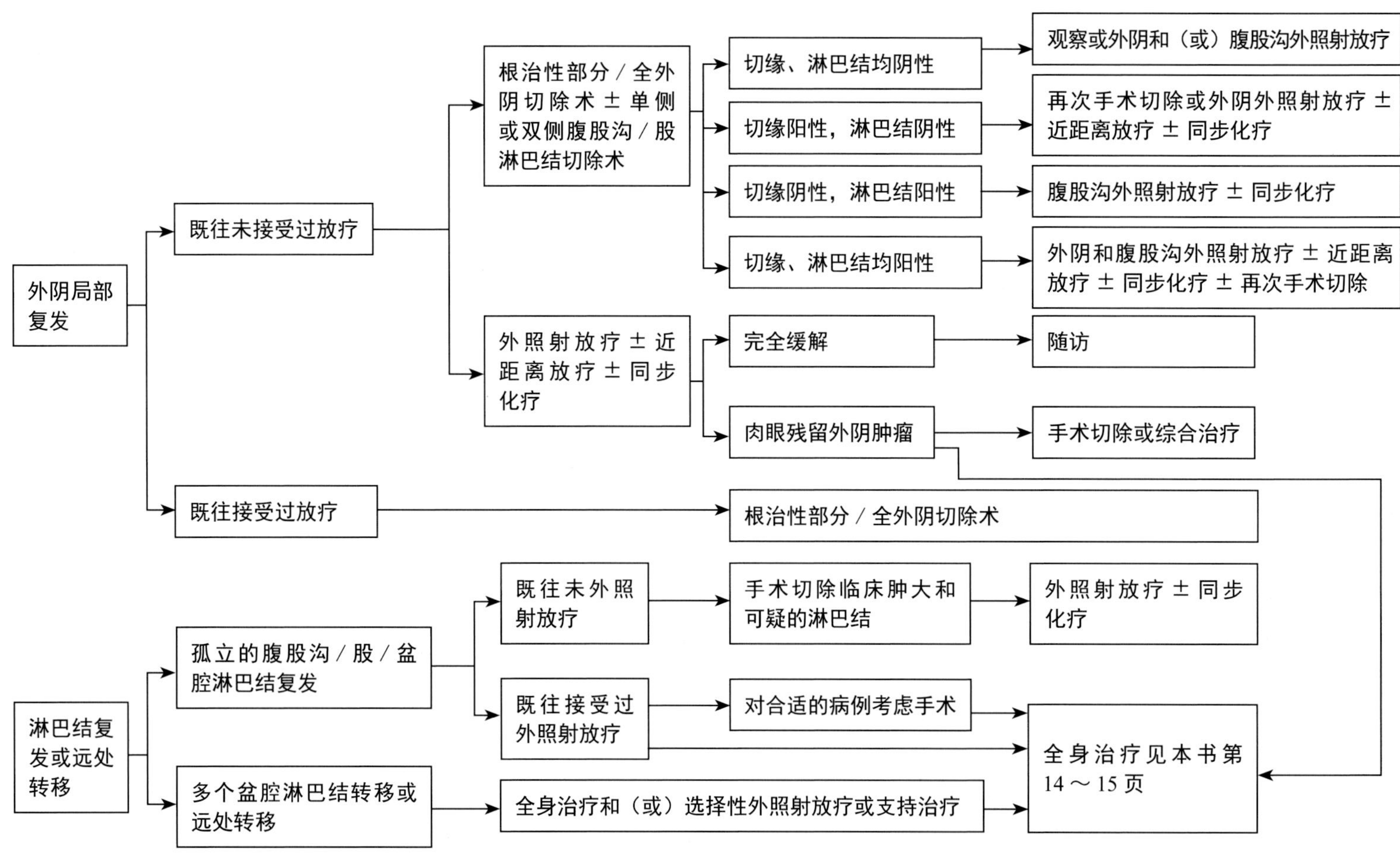

四、其他类型的外阴恶性肿瘤

(一)外阴黑色素瘤[1]的初始治疗原则

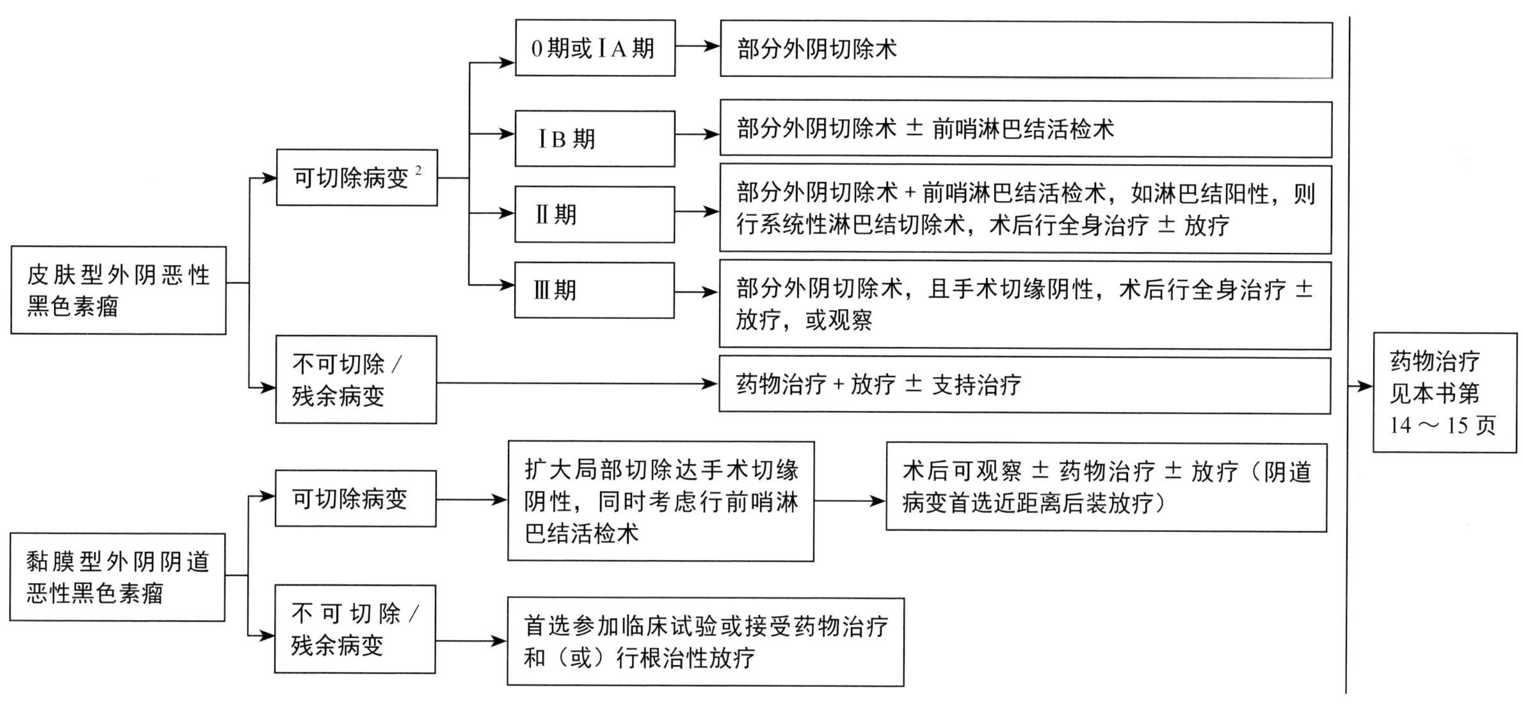

[1] 以外阴前庭 Hart 线为界，该线以内病灶为黏膜型外阴阴道黑色素瘤，以外病灶为皮肤型外阴黑色素瘤。黏膜型外阴阴道黑色素瘤与阴道黑色素瘤治疗原则相似。

[2] 手术的安全切缘根据肿瘤的 Breslow 厚度而定，原位黑色素瘤的切缘为 0.5 cm，Breslow 厚度≤1 mm 者推荐切缘为 1 cm，厚度为 1～2 mm 者切缘为 1～2 cm，厚度为 2～4 mm 及＞4 mm 者切缘均为 2 cm。

外阴黑色素瘤[1]的药物治疗

辅助化疗	靶向治疗[2]	免疫治疗
首选 · 达卡巴嗪 **其他推荐方案** · 替莫唑胺 · 白蛋白结合型紫杉醇 + 卡铂 ± 贝伐珠单抗	***BRAFV600*** **突变** · 达拉非尼 + 曲美替尼 · 维莫非尼 ***C-KIT*** **突变** · 伊马替尼 · 尼洛替尼	**免疫检查点抑制剂** · 帕博利珠单抗 · 特瑞普利单抗 · 普特利单抗

[1]皮肤型外阴黑色素瘤与黏膜型药物选择不同：①皮肤型：ⅡB 期以上首选免疫治疗，Ⅲ期以上选择靶向治疗。②黏膜型：首选化疗，靶向治疗尚缺乏证据。

[2]建议做基因检测以指导靶向药物选择，首选 *BRAF*、*C-KIT*、*NRAS* 基因突变检测，也可以进行 NGS 热点基因检测。

（二）外阴基底细胞癌的初始治疗原则[1]

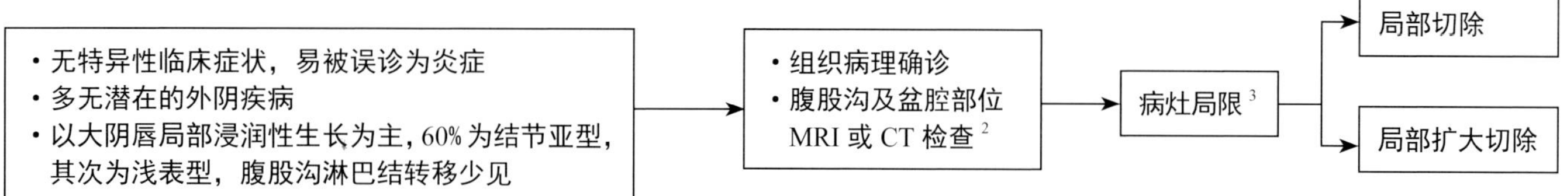

[1] 因肿瘤生长缓慢，病程长，平均延误诊断 4 ～ 6 年；总体预后好；对化疗不敏感。

[2] 肿瘤直径＞ 4 cm 的侵袭性组织亚型的患者，发生腹股沟淋巴结转移风险较高，术前应常规检查。

[3] 不建议病灶＜ 4 cm 的患者常规行腹股沟淋巴结切除术。

（三）外阴前庭大腺癌的初始治疗原则[1]

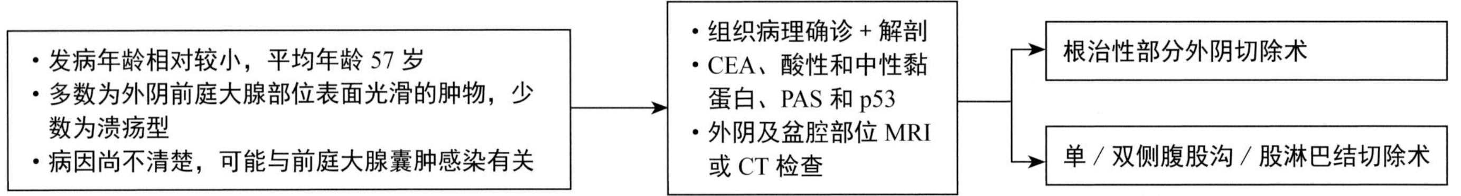

[1] 少见，尚无统一治疗方案；约 40% 的患者初治时即发生腹股沟淋巴结转移，少数可直接转移至盆腔淋巴结；腺样囊性癌术后易局部复发及远处转移，术后辅助放化疗的疗效尚不明确。

（四）外阴佩吉特病的初始治疗原则

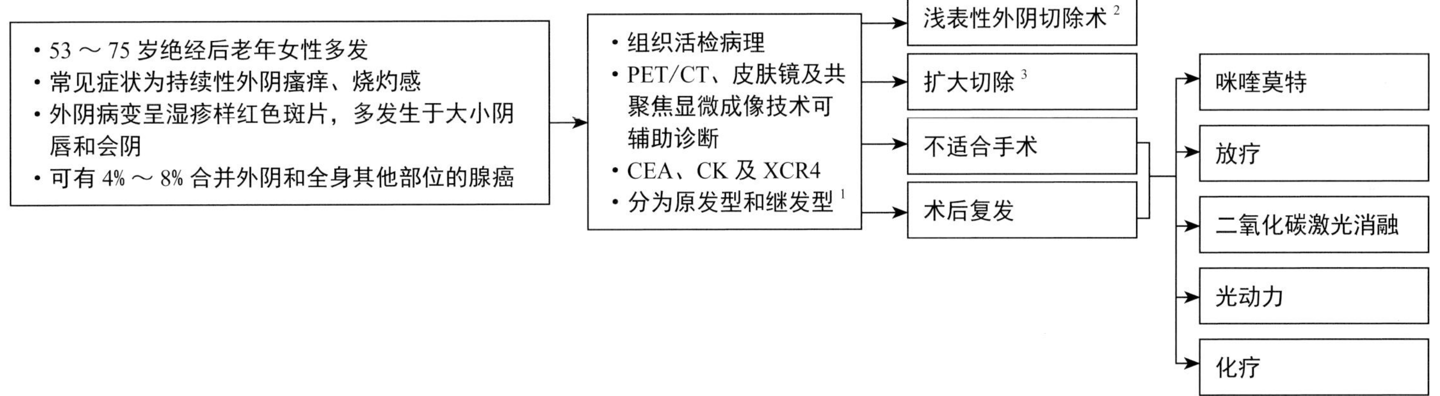

[1] 部分外阴佩吉特病病例可继发于乳腺等其他器官。

[2] 需保证切缘距病灶边缘至少 2 cm，术中做快速病理证明阴性切缘。

[3] 切除范围较大，需保证阴性切缘，常常需要皮瓣移植。

五、推荐等级

中华医学会妇科肿瘤学分会推荐等级及其意义

推荐级别	代表意义
1类	基于高级别临床研究证据，专家意见高度一致
2A类	基于低级别临床研究证据，专家意见高度一致；或基于高级别临床研究证据，专家意见基本一致
2B类	基于低级别临床研究证据，专家意见高度一致；或基于高级别临床研究证据，专家意见存在争议
3类	无论基于何种级别临床研究证据，专家意见明显分歧

注：如无特殊说明，均为2A类推荐。

讨 论

一、概述

外阴恶性肿瘤（malignant tumor of the vulva）是一种少见的妇科恶性肿瘤，占所有女性生殖道恶性肿瘤的 2% ～ 5%，多发生于绝经后妇女。在 2021 年，美国有 6120 例患者被诊断为外阴癌，预计将有 1550 人死于该病，中位诊断年龄为 68 岁 [1]。外阴肿瘤可发生于外阴的皮肤、黏膜及其附属组织，主要病理类型有鳞状细胞癌、恶性黑色素瘤、腺癌、基底细胞癌、肉瘤及转移性癌 [2-3]。90% 的外阴癌为鳞状细胞癌，发病危险因素与高危型人乳头瘤病毒（human papilloma virus，HPV）感染、种族、高龄、吸烟、外阴萎缩性疾病、外阴炎症和人类免疫缺陷病毒相关，其中 40% ～ 60% 的外阴鳞癌与 HPV 感染相关，HPV16 感染占比超过 50%。外阴恶性肿瘤的发生率呈上升趋势，尤其是在 75 岁及以上的老龄妇女，可能与外阴硬化性苔藓等非肿瘤性上皮病变和高龄导致上皮细胞出现非典型性增生有关。50 岁以上妇女的外阴鳞状上皮内病变（vulvar squamous intraepithelial lesion）发病率也呈上升趋势 [4]。在 HPV 感染相关的外阴癌中，HPV16 和 HPV18 两个高危亚型是最主要的感染型别，外阴鳞状上皮病变是癌前病变。高级别鳞状上皮内病变若未及时规范治疗，约 80% 可进展为外阴浸润癌 [5-6]。

二、外阴鳞状细胞癌

（一）临床特征

外阴恶性肿瘤的主要病理类型为鳞癌，狭义外阴癌的概念一般指鳞癌，以下推荐主要针对鳞癌（简称“外阴癌”）。外阴癌以手术治疗为主。随着对外阴癌生物学行为的认识，手术治疗模式发生了很大改变，对早期外阴癌强调个体化手术治疗，而局部晚期或晚期则强调手术 + 放疗 + 化疗的综合治疗。

1. 症状

外阴恶性肿瘤早期可以无症状，很多患者主要以发现外阴异常肿物而就诊。长期慢性外阴瘙痒、局部肿块或溃疡是最常见的症状。合并感染或较晚期癌可出现疼痛、渗液和出血。

2. 体征

（1）全身体检：特别注意检查浅表淋巴结，尤其是腹股沟淋巴结有无肿大。若肿瘤转移至腹股沟淋巴结，可扪及增大、质硬、固定的淋巴结，严重时区域肿大淋巴结融合成团，呈固定状态，无法推动，伴下肢肿痛、回流障碍。

（2）妇科检查：外阴病灶最常见于大阴唇，其次是小阴唇、阴蒂、会阴、尿道口、肛周等。妇科检查应明确外阴肿物或病变部位、大小、质地、活动度、色素改变、形态（丘疹或斑块、结节、菜花样病变、溃疡等）、皮下浸润深度、距外阴中线距离等，肿瘤是否累及尿道（口）、阴道、肛门和直肠，外阴皮肤有无增厚、色泽改变及溃疡。

（二）诊断

1. 临床表现

详细了解病史，全面进行体格检查，尤其重视腹股沟淋巴结检查及妇科检查。

2. 辅助检查

（1）组织病理学检查：病理是确诊外阴恶性肿瘤的金标准。对有多年外阴瘙痒史并伴外阴白斑或经久不愈出现糜烂、外阴结节、乳头状瘤、尖锐湿疣及溃疡等可疑病变应及时进行活体组织检查（简称“活检”）。必要时阴道镜指导下行病变部位活检。肿瘤直径＞ 2 cm 的外阴癌可直接在肿瘤部位钳夹活检，对肿瘤直径≤ 2 cm 的早期外阴恶性肿瘤可在局部麻醉下完整并进行切除活检，包括肿瘤、肿瘤周围皮肤和皮下组织，或采用 Keyes 活检器，经连续病理切片检查，准确评价肿瘤浸润深度，以指导早期外阴恶性肿瘤的个体化治疗。

病理评估：病理报告需包括肿瘤病理类型、组织分级、浸润深度、有无淋巴脉管间隙浸润（lymphovascular space invasion，LVSI）、手术切缘和肿瘤基底切缘有无病灶，以及其与肿瘤边缘的距离、淋巴结转移部位和数目、是否扩散到包膜外等，以明确肿瘤期别，并指导术后辅助治疗。肿瘤直径≤ 2 cm 需明确浸润深度以指导手术是否行腹股沟 / 股淋巴结切除术。

外阴恶性肿瘤的主要病理类型为鳞状细胞癌，占 80% ～ 90%；黑色素瘤为第二常见的外阴恶性肿瘤，占 2% ～ 4%；疣状癌肿瘤体积较大，呈菜花样，多数与 HPV 感染相关；基底细胞癌和腺癌少见；腺癌主要来自前庭大腺；外阴佩吉特病也属于外阴恶性肿瘤的一种病理类型。

（2）实验室检查：治疗前应常规进行血、尿、粪三大常规检查，以及肝肾功能和血清肿瘤标志物检查。相对特异性诊断标志物：鳞癌为鳞状细胞癌抗原（squamous cell carcinoma antigen，SCCA）；腺癌为癌胚抗原（carcinoembryonic antigen，CEA）、糖类抗原 19–9（carbohydrate antigen 19–9，CA19–9）；黑色素瘤为乳酸脱氢酶（lactate dehydrogenase，

LDH）等。晚期、转移性和复发性外阴癌患者可行 *MMR/MSI*、*PD-L1*、*TMB* 和（或）*NTRK* 基因融合检测。

（3）影像学检查：常规胸部 X 线 /CT 排除肺转移，超声检查腹股沟淋巴结；晚期需行外阴、腹股沟区和盆腔增强 CT、MRI 或 PET/CT 等影像学检查。

（4）HPV 检测及细胞学检查：外阴 HPV 阴性者多为单一病灶或为大、小阴唇表面溃疡；HPV 阳性者常为多点病灶或同时存在宫颈肿瘤，需行宫颈 HPV 和细胞学检查，有助于发现宫颈、阴道同时存在的病灶。

（5）超声引导下细针穿刺活检：该检查是诊断腹股沟淋巴结转移的特异方法，灵敏度可达 77% ~ 93%。

（6）其他检查：对晚期外阴癌患者，应行膀胱镜和（或）直肠镜检查，了解尿道、膀胱和直肠黏膜受侵情况。

（三）分期

外阴癌的分期包括国际妇产科联盟（International Federation of Gynecology and Obstetrics，FIGO）分期和国际抗癌联盟（Union for International Cancer Control，UICC）TNM 分期，目前临床多采用 FIGO 分期。2021 年，FIGO 委员会修订发布了外阴癌新分期，并已被 2024 NCCN 外阴癌指南采纳。该分期适用于除恶性黑色素瘤以外的其他所有外阴恶性肿瘤。外阴黑色素瘤多数属于皮肤型，其分期可参考皮肤黑色素瘤的分期标准；黏膜型外阴黑色素瘤尚无标准分期，可比照阴道黑色素瘤，参考黏膜黑色素瘤分期。

（四）手术治疗

手术治疗前需明确病理类型。手术范围包括外阴肿瘤和腹股沟 / 股淋巴结切除，必要时切除盆腔肿大淋巴结。外阴肿瘤切除术式包括单纯部分外阴切除术（simple partial vulvectomy）、根治性部分外阴切除术（radical partial vulvectomy）和根治性全外阴切除术（radical vulvectomy）[7]；腹股沟 / 股淋巴结切除术包括腹股沟 / 股淋巴结根治性切除术（腹股沟 / 股淋巴结清扫术）、前哨淋巴结活检术和淋巴结活检术。外阴和腹股沟分开的“三切口”术式已成为目前外阴癌的标准手术方式。

1. 外阴手术

（1）根治性外阴切除术：包括根治性全外阴切除术及根治性部分外阴切除术，两种术式的区别在于是否保留部分外阴组织，主要根据外阴病灶的大小及侵犯范围选择相应的术式。适用于ⅠB～Ⅲ期患者，要求皮肤切缘宽度达 2～3 cm，切除深度需达泌尿生殖膈或耻骨筋膜。以上术式均为外阴毁损性手术，受累外阴的皮肤黏膜及皮下组织需全部切除。病灶较小的单侧型肿瘤可选择根治性部分外阴切除术、保留对侧外阴以减少手术创伤。＞4 cm 的局部晚期外阴癌，若不影响尿道和肛门功能的情况下可考虑直接手术，但手术创面大、切缘缝合张力较大、切口一期愈合率较低，部分患者需行皮瓣转移手术。目前没有前瞻性随机对照研究比较两种术式之间的优劣，但已有回顾性研究证实只要达到足够的阴性手术切缘，这两种术式的复发率及生存率相当[8-10]。目前，根治性部分外阴切除术已成为外阴癌外阴切除术的最基本术式[11]。

（2）单纯部分外阴切除术：单纯部分外阴切除术适用于外阴癌前病变、ⅠA 期患者，皮肤切缘离肿瘤病灶边缘的宽度至少 1 cm，切除深度比较表浅，超过皮下 1 cm 即可[12-13]。对术后病理报告手术切缘阳性者，可再次行手术切除，也可直接补充放疗[14-15]。

（3）手术切缘：手术切缘状态是外阴癌复发的重要预测因素[14,16-17]。初次手术必须达到足够的大体手术切缘，至少达到 1 cm 阴性切缘，以保证镜下 8 mm 以上的安全病理切缘。越来越多研究表明，为保留外阴重要器官及敏感部位和维持性功能，＜ 8 mm 的病理镜下阴性切缘也可以被接受[18-19]，术后需密切随访。切缘阳性者可考虑再次手术切除，也可辅助性局部放疗。当切缘阳性累及尿道、肛门或阴道时，切除过多组织可能会导致较多的并发症和功能障碍，建议补充辅助放疗。另外，切缘阳性或切缘邻近病灶是否选择再次手术需结合淋巴结状态，当合并腹股沟 / 股淋巴结转移时，术后已有需要补充外照射放疗 ± 同期化疗的明确指征，不宜选择再次手术。

2. 腹股沟 / 股淋巴结切除术

外阴癌除ⅠA 期外，其他采用手术治疗的各期患者均需行腹股沟 / 股淋巴结切除术[20]。手术方式分为腹股沟浅淋巴结和深淋巴结切除术，推荐采用独立分开的腹股沟横直线切口[21]。单侧外阴癌可考虑只切除同侧腹股沟 / 股淋巴结，中线部位及距离中线＜ 2 cm 的肿瘤需切除双侧腹股沟 / 股淋巴结，患侧腹股沟 / 股淋巴结阳性需切除对侧腹股沟 / 股淋巴结[22]。

（1）腹股沟 / 股淋巴结切除术：腹股沟 / 股淋巴结位于股三角区域，股三角位于大腿的前面上部，上界为腹股沟韧带，内侧界为长收肌内侧缘，外侧界为缝匠肌的内侧缘。横切口腹股沟 / 股淋巴结切除术一般在腹股沟韧带下方做一个横直线切口，外界为缝匠肌内侧、内界为耻骨结节和长收肌内侧、下界为股三角下尖、上界为腹股沟韧带上 2 cm，深达筛筋膜，整块切除该区域的淋巴脂肪组织[13,23]。既往多采用直切口，一期愈合率较低，推荐采用腹股沟横直线切口。腹股沟 / 股淋巴结切除术后可出现下肢回流障碍、淋巴水肿等并发症[24]，尤其是术后辅助放疗的患者。

（2）腹股沟前哨淋巴结活检术：该检查以放射性核素或蓝染料为示踪剂，发现并识别腹股沟前哨淋巴结。已发表的相关研究证实早期外阴鳞癌，即临床Ⅰ期、Ⅱ期，肿瘤直径＜ 4 cm，通过前哨淋巴结活检技术评估腹股沟 / 股淋巴结转移的敏感性和阴性预测值均可达 90% 以上[25]。

外阴癌的腹股沟前哨淋巴结是指癌细胞引流到腹股沟淋巴结的第一站，大多位于耻骨联合两侧的耻骨结节旁，也称为耻骨结节旁淋巴结[26-27]。对于外阴肿瘤< 4 cm 的单灶性病变、临床无腹股沟 / 股淋巴结转移证据者可采用前哨淋巴结活检术。术前于外阴癌灶旁注射示踪剂 [亚甲蓝和（或）^{99m}Tc、荧光等示踪剂]。注射亚甲蓝后 20 ～ 30 分钟切除蓝染的腹股沟前哨淋巴结并送快速病理检查。因冰冻切片导致的组织缺失可能会造成漏诊或未能检出微转移，进而可能与术后的组织病理检查不符合，术前宜签署术中快速病理检查同意书。

前哨淋巴结阳性者，可根据阳性淋巴结的大小，进一步选择后续治疗，如为单个≤ 2 mm 的阳性前哨淋巴结转移，则行外照射放疗 ± 同步化疗；如阳性前哨淋巴结直径> 2 mm，可先行系统性腹股沟 / 股淋巴结切除术，术后行外照射放疗（尤其是≥ 2 个淋巴结阳性或囊外扩散者）± 同步化疗，或直接行外照射放疗 ± 同步化疗。前哨淋巴结活检阴性者，则无需再切除剩余的淋巴结。对于不同部位的外阴肿瘤，前哨淋巴结的处理原则也略有不同，有研究发现，当单个小体积的单侧腹股沟淋巴结阳性，且原发肿瘤直径≤ 2 cm，浸润深度≤ 5 mm，对侧腹股沟淋巴结临床评估为阴性时，也可以不补充手术或放疗[28]。若前哨淋巴结显影失败，需行该侧的系统性腹股沟 / 股淋巴结切除。前哨淋巴结的病理学评估要求进行超分期，应至少每 200 μm 一个层面进行连续切片，如 HE 染色阴性，应行免疫组化染色。

前哨淋巴结术中处理原则见本书第 8 页。

（五）放疗

因外阴潮湿、皮肤黏膜对放射线的耐受较差、外阴肿瘤较大或已转移至淋巴结等因素，放疗难以得到满意的剂量分布，上述因素导致外阴癌难以接受达到根治性治疗效果的照射剂量，患者耐受性也较差。因此，外阴癌单纯放疗的疗效差，局部复发率高。对于局部晚期外阴癌，放化疗联合手术的综合治疗可降低超广泛手术的创伤和改善患者的预后。因正常器官受量较高，目前不推荐使用外照射、三维适形放射治疗（three-dimensional conformal raoliation therapy，3DCRT），主要采取调强适形放射治疗（intensity-modulated radiotherapy，IMRT）[29-30]。没有化疗禁忌证者，推荐同期放化疗。

1. 根治性放疗

根治性放疗主要适用以下患者：①不可切除的局部晚期肿瘤，包括部分Ⅱ期（肿瘤直径> 4 cm，或肿瘤侵及阴道、尿道、肛门）、Ⅲ～ⅣA 期肿瘤。②手术有可能造成严重并发症，或有严重伴发疾病不能接受手术的早期患者。

建议进行 IMRT，常规分割模式 1.8 ～ 2.0 Gy/ 次，5 次 / 周，

外阴及盆腔临床下病灶区域临床靶区（clinical target volume，CTV）为 45 ～ 50 Gy/25 次，原发可见病灶及转移淋巴结局部推量至 60 ～ 70 Gy，具体剂量根据肿瘤部位、大小、治疗反应及急性不良反应、是否化疗等决定[30]。残留肿瘤或瘤床区域局部推量照射使用的放疗技术要根据肿瘤位置、周围器官受照射剂量限制等因素考虑，如果肿瘤位置表浅，可使用电子线垂直照射。如残留肿瘤适合近距离治疗，也可使用近距离后装插植技术给予推量照射。

放化疗结束后对肿瘤反应进行评估，如原发病灶、转移淋巴结有肿瘤残留，可通过多学科诊疗模式（multidisciplinary team，MDT）讨论确定能否手术切除。一项来自美国国家癌症数据库（National Cancer Data Base，NCDB）的数据分析显示，外阴癌放疗联合同期化疗优于单纯放疗[31]。同期化疗药物推荐顺铂周疗方案（40 mg/m^2），但目前仍缺乏顺铂与其他化疗方案的临床随机对照研究。

2. 术后辅助放疗

术后有复发高危因素者，需接受放疗。术后复发高危因素包括手术切缘阳性、邻近手术切缘（＜ 8 mm）、LVSI、淋巴结转移（特别是 2 个以上淋巴结转移）、出现淋巴结包膜外扩散。对腹股沟 / 股淋巴结切除术时发现多个阳性淋巴结或大块型淋巴结转移者，GOG37 研究结果显示，术后辅以盆腔和腹股沟区放疗的疗效优于行盆腔淋巴结切除术[32]。

外阴癌的术后辅助放疗分为以下情况：①切缘阳性，但淋巴结影像学、病理及临床检查均阴性，可再次行手术切除，或外照射放疗 ± 后装放疗 ± 同期化疗。②切缘阴性、淋巴结阳性，术后行外照射放疗 ± 同期化疗。③切缘及淋巴结均阳性，术后行外照射放疗 ± 后装放疗 ± 同期化疗 ± 再次手术切除。系统性淋巴结切除术后再补充放疗，术后淋巴水肿风险高达 43%[33]，因此，有文献报道，如果前哨淋巴结阳性，切除阳性前哨淋巴结后不再进行系统性淋巴结切除术，术后补充放疗，可降低术后淋巴水肿风险，但需要进一步循证证据。术后放疗要在手术伤口愈合后尽快开始，一般在术后 6 ～ 8 周开始。术后瘤床区域的放疗，如切缘阴性、有足够的阴性手术切缘，建议补充放疗 45 ～ 50 Gy；如切缘近肿瘤边缘、切缘阳性或有 LVSI，考虑局部加量。

一般术后外阴辅助放疗剂量患者耐受性良好。如有病理证实的腹股沟 / 股淋巴结转移，建议腹股沟区域接受 50 Gy 照射。如淋巴结有包膜外扩散，建议术后局部剂量推至 54 ～ 64 Gy。腹股沟淋巴区域推量照射建议采用局部电子线代替 IMRT 推量照射。

3. 姑息性放疗

复发、转移患者可给予减轻症状的姑息性放疗。针对复发转移病灶给予局部照射，照射剂量分割模式及总照射剂量根据治疗目的及周围危及器官耐受剂量确定。

（六）全身治疗

目前尚无标准全身治疗方案。

（1）同步放化疗：首选顺铂 40 mg/m^2 静脉滴注，第 1 天，每周 1 次，不超过 7 次。其他方案：① PF 方案：顺铂 100 mg/m^2 静脉滴注，第 1 天；氟尿嘧啶（5–FU）750 ～ 1000 mg/m^2 静脉滴注，第 1 ～ 4 天，每 4 周重复，共 2 ～ 3 次。② MF 方案：丝裂霉素 10 mg/m^2 静脉滴注，第 1 天；5–FU 1000 mg/（m^2•24 h）持续静脉滴注 96 小时；放疗第 1 周和第 4 周给药。

（2）全身治疗：晚期或复发、转移性外阴癌全身治疗方案较多，首选以铂类（顺铂 / 卡铂）单药或联合紫杉醇的方案，或在此基础上联合贝伐珠单抗或其生物类似物。以标记物为导向的二线全身治疗方案包括性、帕博利珠单抗（Pembrolizumab），用于存在 TMB–H、PD–L1 阳性或 MSI–H/dMMR 肿瘤；纳武利尤单抗（Nivolumab），用于与 HPV 相关的晚期或复发、转移外阴癌；拉罗替尼（Larotrectinib）或恩曲替尼（Entrectinib），用于存在 *NTRK* 基因融合阳性肿瘤。

（七）复发性外阴鳞癌的治疗

若临床怀疑复发，需先行影像学检查了解转移情况，并尽可能经病理学活检证实。复发分局部复发和远处转移，治疗可分为以下两种情况。

1. 局限于外阴的临床复发

外阴癌局限于外阴的原位复发，淋巴结或远隔部位无转移或复发，可以根据既往是否接受过放疗而选择治疗方案。

（1）既往无放疗史：①根治性部分或全外阴切除病灶 ± 单 / 双侧腹股沟 / 股淋巴结切除术（既往未切除淋巴结者），若术后切缘、淋巴结影像学、病理和临床检查均阴性，可随访观察或外照射放疗；若切缘阳性，但淋巴结影像学、病理及临床检查均阴性，可再次手术切除，或外照射放疗 ± 后装放疗 ± 同期化疗（支持同期化疗的证据等级为 2B 类）；若切缘阴性，淋巴结阳性，术后行外照射放疗 ± 同期化疗；若切缘及淋巴结均阳性，术后行外照射放疗 ± 后装放疗 ± 同期化疗 ± 再次手术切除。②外照射放疗 ± 后装放疗 ± 同期化疗，治疗后病变完全缓解者定期随访；仍残留明显的外阴病灶者再次手术切除，术后定期复查。

（2）既往有放疗史：可行根治性部分或全外阴切除术，无法再次手术者可以药物治疗。经选择的中心性复发患者，可考虑行盆腔廓清术，术后定期随访。

2. 淋巴结复发或远处转移

（1）孤立的淋巴结或盆腔复发：①既往未接受外照射放疗者可切除转移的淋巴结，术后辅助外照射放疗 ± 同期化疗。

②既往有放疗史者，合适的病例可考虑手术切除，术后化疗；或直接化疗或选择最佳支持治疗。

（2）多发盆腔淋巴结转移或远处转移或既往曾接受盆腔放疗者可采用全身化疗和（或）外照射放疗，或最佳支持治疗。

（八）随访

（1）遵循妇科恶性肿瘤治疗后随访原则。治疗后前 2 年每 3 ～ 6 个月随访 1 次，第 3 ～ 5 年每 6 ～ 12 个月随访 1 次，以后每年随访 1 次。

（2）建议行宫颈 / 阴道细胞学筛查（可包括 HPV 检测）以早期发现下生殖道上皮内病变。若症状或临床检查怀疑复发，需行影像学及肿瘤标志物检查，必要时行活检病理学检查以明确。

三、其他类型的外阴恶性肿瘤

（一）外阴恶性黑色素瘤

外阴恶性黑色素瘤恶性程度高、预后差、容易复发和转移。根据外阴的解剖组织学特点，近年来，以阴道前庭“Hart”线为界，将外阴恶性黑色素瘤分为皮肤型恶性黑色素瘤和黏膜型恶性黑色素瘤两类进行不同的治疗管理。“Hart”线是指沿着小阴唇内侧的肌部可以看到皮肤和黏膜之间的交界线，这条线一直延伸到舟状窝，将阴唇系带的皮肤和处女膜的黏膜组织分隔开来（图 1）。“Hart”线外病变为皮肤型外阴恶性黑色素瘤，“Hart”线内为黏膜型外阴阴道恶性黑色素瘤。

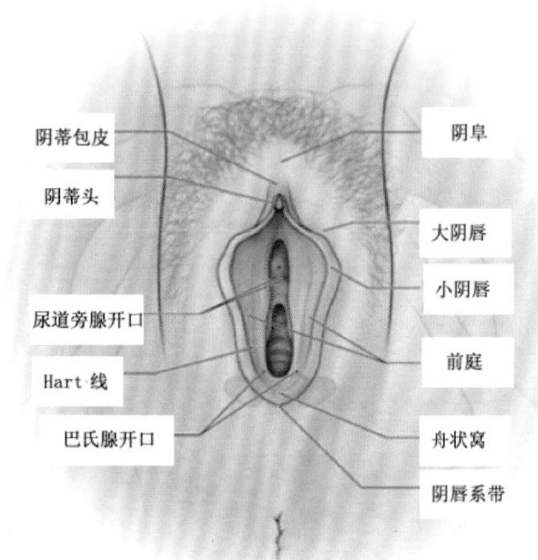

图 1　外阴“Hart”线

黏膜型外阴恶性黑色素瘤极其临近阴道黏膜，与阴道恶性黑色素瘤难以分开，两者的治疗原则也相似。外阴恶性黑色素瘤多数属于皮肤型。外阴恶性黑色素瘤以病理诊断为金标准，建议选择完整病灶切除做组织石蜡病理检查。除明确诊断外，要求进行 Breslow 厚度测量以指导手术，Breslow 厚度[34]是用于分类皮肤黑色素瘤的厚度，将黑色素瘤最厚的部分（从颗粒层到黑色素瘤最深处）进行分级，共五级，分别为＜0.75 mm、0.76～1.50 mm、1.51～3.00 mm、3.01～4.50 mm，以及大于 4.50 mm。另外，靶向治疗及免疫治疗已经成为皮肤型黑色素瘤的主要治疗方式，建议做基因检测指导靶向药物选择，首选 *BRAF*、*C-KIT*、*NRAS* 和 *MSI*、*TMB* 基因突变检测，也可以进行 NGS 热点基因检测。外阴恶性黑色素瘤以手术治疗为主，辅以靶向治疗、免疫治疗及化疗等多种药物治疗模式。

1. 手术治疗

外阴恶性黑色素瘤的总体手术推荐趋于保守，皮肤型外阴恶性黑色素瘤推荐行部分外阴切除术，黏膜型外阴阴道恶性黑色素瘤推荐行扩大局部切除术。首选前哨淋巴结活检术。系统性腹股沟股淋巴结切除术仅推荐用于前哨淋巴结阳性患者。需要注意，皮肤型外阴恶性黑色素瘤手术的安全切缘需根据肿瘤的 Breslow 厚度决定，详见表 1；黏膜型外阴恶性黑色素瘤由于解剖位置所限，仅推荐手术切缘达到阴性即可，如条件允许，建议手术切缘尽量达到至少 1 cm。

表 1　外阴黑色素瘤手术切缘宽度推荐

肿瘤厚度	推荐切缘
原位癌	0.5 ～ 1 cm
≤ 1 mm	1 cm
＞ 1 ～ 2 mm	1 ～ 2 cm
＞ 2 ～ 4 mm	2 cm
＞ 4 mm	2 cm

2. 靶向免疫治疗

既往推荐化疗联合干扰素（interferon，IFN）和白细胞介素（IL）-2 生物治疗，但大量的前瞻性随机试验显示干扰素生存疗效有限，且受到适应证和不良反应限制，目前已不推荐干扰素作为恶性黑色素瘤的辅助治疗手段。对不可切除或远处转移恶性黑色素瘤，免疫治疗和靶向治疗是首选，无法使用免疫治疗和靶向治疗时才考虑化疗。外阴恶性黑色素瘤皮肤型与黏膜型药物选择不同：①皮肤型：ⅡB 期以上首选免疫治疗，Ⅲ期以上选择靶向治疗。②黏膜型：首选化疗，靶向治疗尚缺乏证据。

对于转移或无法手术切除的皮肤型外阴恶性黑色素瘤，无论一线或二线治疗，均首选推荐 PD-1 抑制剂单药治疗（帕博利珠单抗或纳武利尤单抗）、双免疫治疗［纳武利尤单抗 / 伊匹木单抗、奥普杜拉格（纳武利尤单抗和瑞拉利单抗的固定剂量组合）或存在 *BRAF V600* 突变时采用联合靶向治疗（达拉非尼 / 曲美替尼、维莫非尼 / 考比替尼、恩考芬尼 / 比美替尼）］。

MAPK 通路下游效应因子 *BRAF* 突变可导致 BRAF 激酶的活性增加，细胞异常增殖，推荐达拉非尼联合曲美替尼作为Ⅲ期 *BRAF* 突变阳性者术后辅助治疗。除了上述联合靶向治疗方案，*BRAF V600* 突变者也可选择帕博利珠单抗 / 低剂量伊匹木单抗。*BRAF* 突变阴性者可选用 PD-1 抑制剂。另外，伊匹木单抗可用于区域淋巴结转移或＞1 mm 微转移患者的术后辅助治疗。有报道纳武利尤单抗治疗效果优于伊匹木单抗[35-36]。

3. 化疗

主要作为术后辅助治疗或联合药物治疗方案，皮肤型恶性黑色素瘤化疗敏感性差于黏膜型恶性黑色素瘤，目前认为有效的药物有达卡巴嗪、替莫唑胺、紫杉醇、白蛋白结合型紫杉醇、多柔比星、异环磷酰胺、长春新碱、顺铂、放线菌素 D 等。达卡巴嗪为首选的化疗药物，首选化疗方案推荐达卡巴嗪和替莫唑胺为主的联合化疗方案（如顺铂或福莫司汀）或紫杉醇联合卡铂方案，其适用于晚期患者，4～6 个疗程后评估疗效。其他化疗方案有：① BDPT 方案：卡莫司汀 150 mg/m^2，静脉滴注，第 1 天，每 6 周重复；达卡巴嗪 200 mg/m^2，静脉滴注，第 1～3 天，每 3 周重复；顺铂 20 mg/m^2，静脉滴注，第 1～3 天，每 3 周重复。② PVD 方案：顺铂 20 mg/m^2，静脉滴注，第 1～4 天；达卡巴嗪 200 mg/m^2，静脉滴注，第 1～4 天；长春花碱 1.5 mg/m^2，静脉滴注，第 1～4 天，每 3～4 周重复。③ CPD 方案：洛莫司汀 100 mg/m^2，口服，每 6～8 周 1 次，3 次为 1 个疗程；丙卡巴肼 100 mg/m^2 分为 3 次服用，连续口服 2 周；放线菌素 D 200～300 μg/m^2，静脉滴注，第 1～8 天。

（二）外阴基底细胞癌

外阴基底细胞癌以手术治疗为主。对病灶局限者可行局部切除或局部扩大切除术，还有采用 Mohs 显微外科手术报道[37]。目前尚无明确的推荐切缘，但应考虑亚临床病灶存在。不建议常规行腹股沟淋巴结切除术[38]。对病变范围广、浸润较深者，建议行根治性外阴切除术。若有可疑腹股沟 / 股淋巴结转移应行淋巴结活检，病理学证实淋巴结转移者行同侧或双侧腹股沟 / 股淋巴结切除术。基底细胞癌对化疗不敏感，彻底手术后一般不需要放疗与化疗，皮肤切缘阳性或基底切缘阳性者术后可补充放疗，总体预后好。

（三）外阴前庭大腺癌

外阴前庭大腺癌占所有外阴恶性肿瘤的 7.7%[39]，病因尚不清楚，可能与前庭大腺囊肿感染有关。鳞状细胞癌和腺癌是主要的病理类型，约占外阴前庭大腺癌的 80%。据报道，腺癌和鳞状细胞癌发生率大致相等[40]，也有鳞状细胞癌占 87.9% 的报道[39]。少见的病理类型有腺鳞癌、移行细胞癌、腺样囊性癌和小细胞癌等，其中腺样囊性癌是外阴前庭大腺癌中的一种特殊类型，生物学行为独特，另有阐述。

外阴前庭大腺癌少见，目前尚无统一治疗方案，推荐行根治性外阴切除或根治性部分外阴切除术及单侧或双侧腹股沟 / 股淋巴结切除术。文献报道约 40% 的外阴前庭大腺癌初始治疗患者发生腹股沟 / 股淋巴结转移[38]，其中鳞癌腹股沟 / 股淋巴结转移较腺癌更常见，但无统计学意义。前庭大腺位置深，少数可直接转移到盆腔淋巴结。

（四）外阴前庭大腺腺样囊性癌

前庭大腺腺样囊性癌最常发生在大小唾液腺、泪腺、鼻咽、乳腺、皮肤和宫颈。外阴前庭大腺的腺样囊性癌很少见，是外阴前庭大腺癌中一种特殊类型，占所有前庭大腺恶性肿瘤的 5% ～ 15%[41]，占前庭大腺癌的 1/3。肿瘤由均匀的小细胞组成，排列呈筛网状。肿瘤生长缓慢，病程长，主要呈局部浸润，常沿神经周围和淋巴管浸润，腹股沟 / 股淋巴结转移少见，仅 10%[42]，有时有远处转移。

该病的临床研究多为小样本回顾性研究，目前尚无最佳治疗方案。手术方式多样，从单纯局部切除到根治性外阴切除，伴（或）不伴部分到完全的腹股沟 / 股淋巴结切除，取决于局部肿瘤范围和腹股沟 / 股淋巴结转移风险。肿瘤局限者建议行肿瘤局部扩大切除，有淋巴结转移的高危患者同时行同侧腹股沟 / 股淋巴结切除。

腺样囊性癌术后易局部复发，复发率高达 50%[41]，且与手术切缘状态无关。其可通过血管内的迟发播散导致术后远期发生肺、肝、脑等器官的远处转移。术后辅助放疗或化疗的疗效尚不明确。

（五）外阴佩吉特病

外阴佩吉特病是一种少见、发展缓慢的外阴上皮瘤性病变，多发生于绝经后老年女性，外阴瘙痒、烧灼感常见。

外阴佩吉特病以手术切除为主[43-44]。根据病灶大小及部位，可选择根治性外阴切除术、根治性部分外阴切除术和单纯部分外阴切除术。一般需行浅表性外阴切除。由于真皮层潜在的组织学改变常超过临床可见病变范围，故手术切缘距病灶边缘应有一定距离，切缘距病灶至少 2 cm，并切除浅层皮下脂肪，确保病灶切除干净，减少局部复发。建议术中行冰冻病理学检查明确切缘状态，若切缘阳性，则应再切除 1 cm 手术切缘，必要时可多次冰冻、多次扩大切除，直至切缘呈阴性为止[45]。术前怀疑有皮下浸润或合并浸润性腺癌时，术中还应送冰冻病理学检查，并行前哨淋巴结活检，病理学诊断证实后应按外阴浸润癌处理[46]。佩吉特病通常切除范围较大、外阴缺损面积较大，常需皮瓣转移覆盖手术创面，但也有文献报道术中慎行皮瓣移植，因为移植皮瓣容易掩盖局部复发病灶[47]。

对有严重合并症或广泛转移不能耐受手术，或术后复发者，可行咪喹莫特、放疗、二氧化碳激光消融治疗，以及光动力疗法（photodynamic therapy，PDT）和化疗等非侵入性治疗。局部外用 5% 咪喹莫特治疗外阴上皮内佩吉特病的完全缓解率高达 75%，对初始治疗和复发的患者均有效，且对 5% 咪喹莫特初始治疗后复发者再进行治疗仍有效[48–50]。放疗可治愈部分外阴佩吉特病，放疗总剂量应控制在 40 ～ 70 Gy[46]；对二氧化碳激光消融治疗有一定疗效，但术后复发率高[51]。PDT 治疗效果有限，但与手术切除相比，PDT 可明显提高生活质量[52]。化疗药物可选用 FP 方案（顺铂 +5– 氟尿嘧啶）[53]、FECOM 方案（表柔比星 + 卡铂 + 长春新碱 +5– 氟尿嘧啶）[54]、多西他赛[55]或联合用药。因该病发病率低，尚无最佳治疗方案。

近年来文献报道针对常规化疗耐药或转移性的外阴佩吉特病，靶向治疗（曲妥珠单抗或拉帕替尼）可作为一种新的候选方法[56–57]。

参考文献

[1] SIEGEL R L，MILLER K D，JEMAL A. Cancer statistics，2020[J]. CA Cancer J Clin，2020，70（1）：7–30.

[2] OLAWAIYE A B，CUELLO M A，ROGERS L J. Cancer of the vulva：2021 update[J]. Int J Gynaecol Obstet，2021，155（Suppl 1）：7–18.

[3] WHO Classification of Tumours Editorial Board. Female Genital Tumours[M]. 5th ed. Lyon：World Health Organization，2020.

[4] 李静然，隋龙，吴瑞芳，等 . 外阴鳞状上皮内病变诊治专家共识 [J]. 中国妇产科临床杂志，2020，21（4）：441–445.

[5] FABER M T，SAND F L，ALBIERI V，et al. Prevalence and type distribution of human papillomavirus in squamous cell carcinoma and intraepithelial neoplasia of the vulva[J]. Int J Cancer，2017，141（6）：1161–1169.

[6] HOANG L N，PARK K J，SOSLOW R A，et al. Squamous precursor lesions of the vulva：current classification and diagnostic challenges[J]. Pathology，2016，48（4）：291–302.

[7] NCCN Clinical Practice Guidelines in Oncology：vulva cancer（squamous cell carcinoma）version 2[OL].[2024–08–03]. https://wenku.baidu.com/view/237d02da094c2e3f5727a5e9856a561253d3211e.html?_wkts_=1722652632543&bdQuery=Vulvar+Cancer%2C+Version+2.

[8] MAGRINA J F，GONZALEZ–BOSQUET J，WEAVER A L，et al. Primary squamous cell cancer of the vulva：radical versus modified radical vulvar surgery[J]. Gynecol Oncol，1998，71（1）：116–121.

[9] ANSINK A，VAN DER VELDEN J. Surgical interventions for early squamous cell carcinoma of the vulva[J]. Cochrane Database Syst Rev，2000（2）：CD002036.

[10] DESIMONE C P，VAN NESS J S，COOPER A L，et al. The treatment of lateral T1 and T2 squamous cell carcinomas of the vulva confined to the labium majus or minus[J]. Gynecol Oncol，2007，104（2）：390–395.

[11] ROGERS L J，CUELLO M A. Cancer of the vulva[J]. Int J Gynaecol Obstet，2018，143（Suppl 2）：4–13.

[12] DELLINGER T H，HAKIM A A，LEE S J，et al. Surgical management of vulvar cancer[J]. J Natl Compr Canc Netw，

2017，15（1）：121–128.

[13] MICHELETTI L，PRETI M. Surgery of the vulva in vulvar cancer[J]. Best Pract Res Clin Obstet Gynaecol，2014，28（7）：1074–1087.

[14] HEAPS J M，FU Y S，MONTZ F J，et al. Surgical–pathologic variables predictive of local recurrence in squamous cell carcinoma of the vulva[J]. Gynecol Oncol，1990，38（3）：309–314.

[15] CHAN J K，SUGIYAMA V，PHAM H，et al. Margin distance and other clinico–pathologic prognostic factors in vulvar carcinoma：a multivariate analysis[J]. Gynecol Oncol，2007，104（3）：636–641.

[16] ROUZIER R，HADDAD B，PLANTIER F，et al. Local relapse in patients treated for squamous cell vulvar carcinoma：incidence and prognostic value[J]. Obstet Gynecol，2002，100（6）：1159–1167.

[17] DE HULLU J A，HOLLEMA H，LOLKEMA S，et al. Vulvar carcinoma. The price of less radical surgery[J]. Cancer，2002，95（11）：2331–2338.

[18] ARVAS M，KAHRAMANOGLU I，BESE T，et al. The role of pathological margin distance and prognostic factors after primary surgery in squamous cell carcinoma of the vulva[J]. Int J Gynecol Cancer，2018，28（3）：623–631.

[19] VISWANATHAN A N，PINTO A P，SCHULTZ D，et al. Relationship of margin status and radiation dose to recurrence in post–operative vulvar carcinoma[J]. Gynecol Oncol，2013，130（3）：545–549.

[20] POLTERAUER S，SCHWAMEIS R，GRIMM C，et al. Prognostic value of lymph node ratio and number of positive inguinal nodes in patients with vulvar cancer[J]. Gynecol Oncol，2017，147（1）：92–97.

[21] OONK M H M，PLANCHAMP F，BALDWIN P，et al. European society of gynaecological oncology guidelines for the management of patients with vulvar cancer[J]. Int J Gynecol Cancer，2017，27（4）：832–837.

[22] POLTERAUER S，SCHWAMEIS R，GRIMM C，et al. Lymph node ratio in inguinal lymphadenectomy for squamous cell vulvar cancer：results from the AGO–CaRE–1 study[J]. Gynecol Oncol，2019，153（2）：286–291.

[23] BELL JG L J，REID G C. Complete groin lymphadenectomy with preservation of the fascia lata in the treatment of vulvar carcinoma[J]. Gynecol Oncol，2000，77（2）：314–318.

[24] CIRIK D A，KARALOK A，UREYEN I，et al. Early and late complications after inguinofemoral lymphadenectomy for

vulvar cancer[J]. Asian Pacific Journal of Cancer Prevention, 2015, 16 (13): 5175-5179.

[25] LEVENBACK C F, ALI S, COLEMAN R L, et al. Lymphatic mapping and sentinel lymph node biopsy in women with squamous cell carcinoma of the vulva: a gynecologic oncology group study[J]. J Clin Oncol, 2012, 30 (31): 3786-3791.

[26] 沈扬，吴强，孙志华，等. 外阴癌腹股沟前哨淋巴结精确定位和切除的临床观察 [J]. 临床肿瘤学杂志，2018，23（11）：1028-1031.

[27] 吴强，高雨农，赵绍杰，等. 腔镜下腹股沟淋巴结切除术中对前哨淋巴结的辨认和处理 [J]. 临床肿瘤学杂志，2017，22（8）：722-724.

[28] GONZALEZ BOSQUET J, MAGRINA J F, MAGTIBAY P M, et al. Patterns of inguinal groin metastases in squamous cell carcinoma of the vulva[J]. Gynecol Oncol, 2007, 105 (3): 742-746.

[29] GAFFNEY D K, KING B, VISWANATHAN A N, et al. Consensus Recommendations for Radiation Therapy Contouring and Treatment of Vulvar Carcinoma[J]. Int J Radiat Oncol Biol Phys, 2016, 95 (4): 1191-1200.

[30] RAO Y J, CHUNDURY A, SCHWARZ J K, et al. Intensity modulated radiation therapy for squamous cell carcinoma of the vulva: treatment technique and outcomes[J]. Adv Radiat Oncol, 2017, 2 (2): 148-158.

[31] GILL B S, BERNARD M E, LIN J F, et al. Impact of adjuvant chemotherapy with radiation for node-positive vulvar cancer: a National Cancer Data Base (NCDB) analysis[J]. Gynecol Oncol, 2015, 137 (3): 365-372.

[32] KUNOS C, SIMPKINS F, GIBBONS H, et al. Radiation therapy compared with pelvic node resection for node-positive vulvar cancer: a randomized controlled trial[J]. Obstet Gynecol, 2009, 114 (3): 537-546.

[33] CARLSON J W, KAUDERER J, HUTSON A, et al. GOG 244-The lymphedema and gynecologic cancer (LEG) study: incidence and risk factors in newly diagnosed patients[J]. Gynecol Oncol, 2020, 156 (2): 467-474.

[34] BRESLOW A. Tumor thickness, level of invasion and node dissection in stage I cutaneous melanoma[J]. Ann Surg. 1975, 182 (5): 572-575.

[35] WEBER J, MANDALA M, DEL VECCHIO M, et al. Adjuvant nivolumab versus ipilimumab in resected stage Ⅲ or Ⅳ melanoma[J]. N Engl J Med, 2017, 377 (19): 1824-1835.

[36] EGGERMONT A M, CHIARION-SILENI V, GROB J J,

et al. Adjuvant ipilimumab versus placebo after complete resection of high-risk stage Ⅲ melanoma（EORTC 18071）：a randomised，double-blind，phase 3 trial[J]. Lancet Oncol，2015，16（5）：522–530.

[37] RENATI S，HENDERSON C，ALUKO A，et al. Basal cell carcinoma of the vulva：a case report and systematic review of the literature[J]. Int J Dermatol，2019，58（8）：892–902.

[38] SINHA K，ABDUL-WAHAB A，CALONJE E，et al. Basal cell carcinoma of the vulva：treatment with Mohs micrographic surgery[J]. Clin Exp Dermatol，2019，44（6）：651–653.

[39] BHALWAL A B，NICK A M，DOS REIS R，et al. Carcinoma of the bartholin gland：a review of 33 cases[J]. Int J Gynecol Cancer，2016，26（4）：785–789.

[40] OULDAMER L，CHRAIBI Z，ARBION F，et al. Bartholin's gland carcinoma：epidemiology and therapeutic management[J]. Surg Oncol，2013，22（2）：117–122.

[41] NASU K，KAWANO Y，TAKAI N，et al. Adenoid cystic carcinoma of Bartholin's Gland. Case report with review of the literature[J]. Gynecol Obstet Invest，2005，59（1）：54–58.

[42] WOIDA F M，RIBEIRO-SILVA A. Adenoid cystic carcinoma of the Bartholin gland：an overview[J]. Arch Pathol Lab Med，2007，131（5）：796–798.

[43] SHEPHERD V，DAVIDSON E J，DAVIES-HUMPHREYS J. Extramammary Paget's disease[J]. BJOG，2005，112（3）：273–279.

[44] EDEY K A，ALLAN E，MURDOCH J B，et al. Interventions for the treatment of Paget's disease of the vulva[J]. Cochrane Database Syst Rev，2019，6（6）：CD009245.

[45] BAE J M，CHOI Y Y，KIM H，et al. Mohs micrographic surgery for extramammary Paget disease：a pooled analysis of individual patient data[J]. J Am Acad Dermatol，2013，68（4）：632–637.

[46] ITO T，KAKU-ITO Y，FURUE M. The diagnosis and management of extramammary Paget's disease[J]. Expert Rev Anticancer Ther，2018，18（6）：543–553.

[47] GENTILESCHI S，SERVILLO M，GARGANESE G，et al. Surgical therapy of vulvar cancer：how to choose the correct reconstruction？[J]. J Gynecol Oncol，2016，27（6）：e60.

[48] MARCHITELLI C，PEREMATEU M S，SLUGA M C，et al. Treatment of primary vulvar paget disease with 5% imiquimod cream[J]. J Low Genit Tract Dis，2014，18（4）：347–350.

[49] COWAN R A，BLACK D R，HOANG L N，et al. A pilot study of topical imiquimod therapy for the treatment of recurrent extramammary Paget's disease[J]. Gynecol Oncol，

2016，142（1）：139–143.

[50] VAN DER LINDEN M，VAN ESCH E，BULTEN J，et al. The immune cell infiltrate in the microenvironment of vulvar Paget disease[J]. Gynecol Oncol，2018，151（3）：453–459.

[51] SCHMITT A R，LONG B J，WEAVER A L，et al. Evidence–based screening recommendations for occult cancers in the setting of newly diagnosed extramammary paget disease[J]. Mayo Clin Proc，2018，93（7）：877–883.

[52] FONTANELLI R，PAPADIA A，MARTINELLI F，et al. Photodynamic therapy with M–ALA as non surgical treatment option in patients with primary extramammary Paget's disease[J]. Gynecol Oncol，2013，130（1）：90–94.

[53] TOKUDA Y，ARAKURA F，UHARA H. Combination chemotherapy of low–dose 5–fluorouracil and cisplatin for advanced extramammary Paget's disease[J]. Int J Clin Oncol，2015，20（1）：194–197.

[54] OASHI K，TSUTSUMIDA A，NAMIKAWA K，et al. Combination chemotherapy for metastatic extramammary Paget disease[J]. Br J Dermatol，2014，170（6）：1354–1357.

[55] NAKAMURA Y，TANESE K，HIRAI L，et al. Weekly docetaxel regimen for advanced extramammary Paget's disease：retrospective single institute analysis[J]. J Dermatol，2020，47（4）：418–422.

[56] KARAM A，BEREK J S，STENSON A，et al. HER–2/neu targeting for recurrent vulvar Paget's disease A case report and literature review[J]. Gynecol Oncol，2008，111（3）：568–571.

[57] ICHIYAMA T，GOMI D，FUKUSHIMA T，et al. Successful and long–term response to trastuzumab plus paclitaxel combination therapy in human epidermal growth factor receptor 2–positive extramammary Paget's disease：A case report and review of the literature[J]. Mol Clin Oncol，2017，7（5）：763–736.

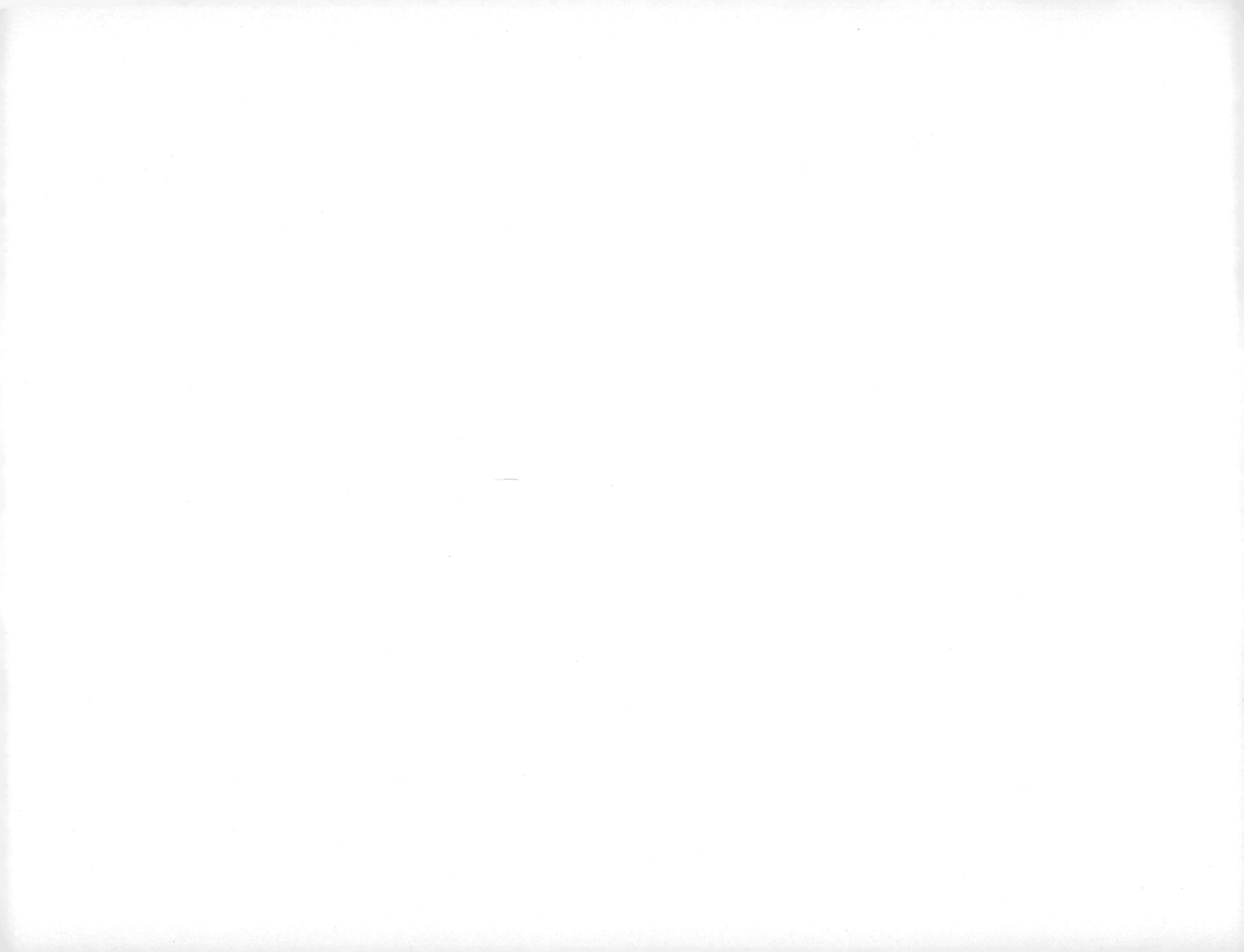

中华医学会妇科肿瘤学分会

中国妇科肿瘤临床实践指南 2024 版

上卷

总主审　马　丁

总主编　孔北华　向　阳

阴道恶性肿瘤

主　编　王丹波　向　阳　张国楠

科学技术文献出版社
SCIENTIFIC AND TECHNICAL DOCUMENTATION PRESS
·北京·

图书在版编目（CIP）数据

阴道恶性肿瘤 / 王丹波，向阳，张国楠主编. -- 北京：科学技术文献出版社，2024. 8. --（中国妇科肿瘤临床实践指南：2024版上卷 / 孔北华，向阳总主编）. -- ISBN 978-7-5235-1663-8

Ⅰ. R737. 34

中国国家版本馆 CIP 数据核字第 2024PE8099 号

阴道恶性肿瘤

策划编辑：袁婴婴　　责任编辑：袁婴婴　　责任校对：张永霞　　责任出版：张志平

出 版 者　科学技术文献出版社
地　　址　北京市复兴路15号　邮编 100038
编 务 部　(010) 58882938，58882087（传真）
发 行 部　(010) 58882868，58882870（传真）
邮 购 部　(010) 58882873
官方网址　www.stdp.com.cn
发 行 者　科学技术文献出版社发行　全国各地新华书店经销
印 刷 者　北京时尚印佳彩色印刷有限公司
版　　次　2024 年 8 月第 1 版　2024 年 8 月第 1 次印刷
开　　本　787×1092　1/16
字　　数　607千
印　　张　39.25
书　　号　ISBN 978-7-5235-1663-8
定　　价　160.00元（全7册）

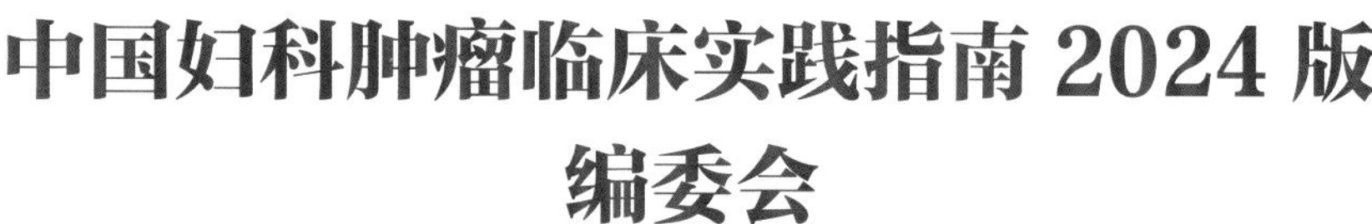

中国妇科肿瘤临床实践指南 2024 版
编委会

名誉总主编： 郎景和　曹泽毅　沈　铿

总　主　审： 马　丁

总　主　编： 孔北华　向　阳

副 总 主 编： 梁志清　王建六　张国楠　汪　辉

常务编委（按姓氏笔画排序）：

王　薇　王丹波　王世宣　王新宇　曲芃芃
刘开江　杨佳欣　陈　刚　郑　虹　孟元光
赵　霞　哈春芳　徐丛剑　郭瑞霞　康　山
程文俊　臧荣余

《阴道恶性肿瘤》编委会

主　审：马　丁　孔北华

主　编：王丹波　向　阳　张国楠

副主编：康　山　孟元光　杨佳欣

编　委（按姓氏笔画排序）：

孙立新　李　延　李　斌　李小平　杨宏英

吴玉梅　迟志宏　苗劲蔚　郭　清　黄曼妮

訾　聃　熊正爱

秘　书：佟　锐

前言

FOREWORD

中华医学会妇科肿瘤学分会（Chinese Society of Gynecological Oncology，CSGO）及其前身中国妇科肿瘤学组（Chinese Gynecological Oncology Group，CGOG）始终秉承“传播医学科学知识，弘扬医学道德，崇尚社会正义”的学会宗旨，不断传播妇科肿瘤学新理论、新知识、新技术，持续提升妇科肿瘤预防、诊断和治疗水平，努力推动我国妇科肿瘤事业的蓬勃发展。CGOG 于 1996 年首次颁布了子宫颈癌、子宫内膜癌、卵巢癌、外阴和阴道肿瘤，以及滋养细胞肿瘤等常见妇科肿瘤诊治指南，随后 CSGO 对指南进行了多次修订，这为我国妇科肿瘤患者的规范化诊疗奠定了坚实的基础。人们永远不会忘记我国妇科肿瘤学界前辈们，特别是郎景和院士、曹泽毅教授、沈铿教授、谢幸教授对历版妇科肿瘤指南制定所做出的杰出贡献。

指南的宗旨是“为医师和患者提供当前最佳的诊断和治疗建议，提高治疗水平，改善治疗效果”。指南修订的目标是通过内容更新，确保指南能够反映最新的诊疗理念、诊疗技术等临床研究成果，在循证医学基础上，凝聚专家共识，使临床实践有章可循，有规可依，同时为临床研究提供一个统一的评价标准。

近年来，妇科肿瘤学发展突飞猛进，已从传统的手术治疗、放射治疗和化学治疗基础上，进入了分子诊断、靶向治疗和免疫治疗的精准医学时代。妇科肿瘤预防、诊断和治疗的新理念、新理论和新技术不断涌现，高质量循证医学证据不断增加，诊疗指南需要不断更新完善，才能满足指导临床实践的需求。

在继承历版指南经典成果的基础上，本指南借鉴国际权威临床指南的制定经验，从形式到内容有了重大变化。首先以流程图的形式给出临床诊疗路径，为临床医师提供快速便捷、好查易懂的临床推荐，旨在增强临床实用性；其次针对诊疗要点，列出诊疗原则，对临床关键问题给予提纲挈领、简明扼要的总结概括；最后在讨论部分以临床问题为导向，从基础到临床，引经据典为流程图和诊疗原则提供详实的理论和临床研究依据。

本指南力求传承经典，与时俱进，内容全面，重点突出，既要立足中国国情，又要与国际标准接轨，以期不断提升指南质量，更好地为广大妇科肿瘤医师和妇科肿瘤患者服务。

希望广大临床医师在应用本指南的过程中，遵循规范化、个体化、精准化、人性化的诊疗原则，尊重患者的意愿和选择，开展妇科肿瘤临床诊疗实践。

今后，《中国妇科肿瘤临床实践指南》电子版每年定期更新，敬请广大妇科肿瘤专业同道不吝指正，任何意见请反馈至：xdfckjz@sina.com，衷心感谢各位读者。

中华医学会妇科肿瘤学分会

孔北华　马丁　向阳

2024 年 6 月 30 日

目录

CONTENTS

诊疗路径

讨　论

诊疗路径

一、阴道恶性肿瘤的诊断与分类

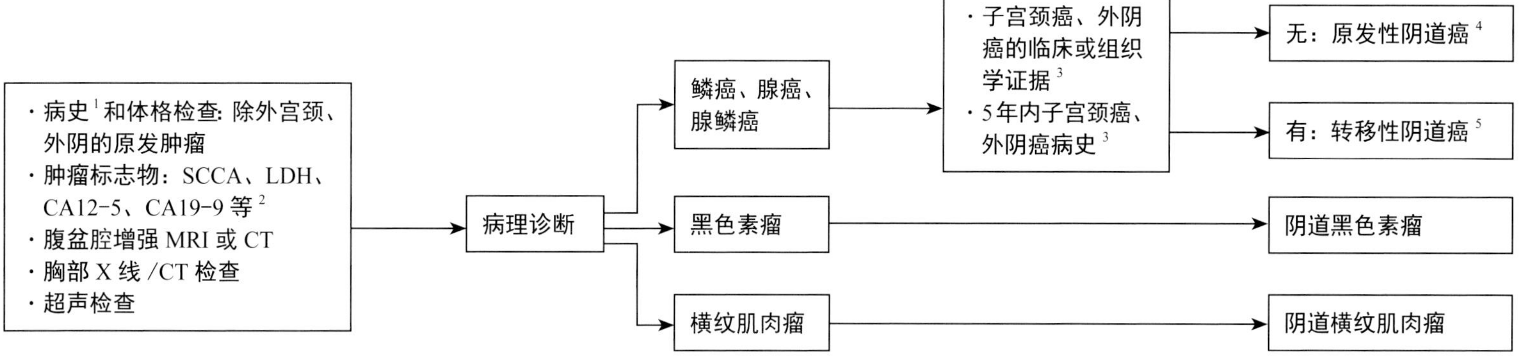

[1] 既往子宫切除患者，子宫颈上皮内瘤变与其他良性疾病比较，阴道癌风险增加 20 倍。

[2] 肿瘤标志物：鳞状细胞癌抗原（squamous cell carcinoma antigen，SCCA）主要针对鳞癌敏感；乳酸脱氢酶（lactate dehydrogenase，LDH）主要针对黑色素瘤敏感；神经元特异性烯醇化酶（neuron specific enolase，NSE）神经内分泌瘤可参考； CA12-5、CA19-9 腺癌可参考。

[3] 参考国际妇产科联盟（International Federation of Gynecology and Obstetrics，FIGO）2021 阴道癌诊治指南。

[4] 原发性阴道癌：在阴道恶性肿瘤中，原发的阴道癌仅占阴道上皮癌的 10%，为少见肿瘤。

[5] 转移性阴道癌：占阴道上皮癌近 90%。

二、阴道恶性肿瘤的病理原则与影像原则

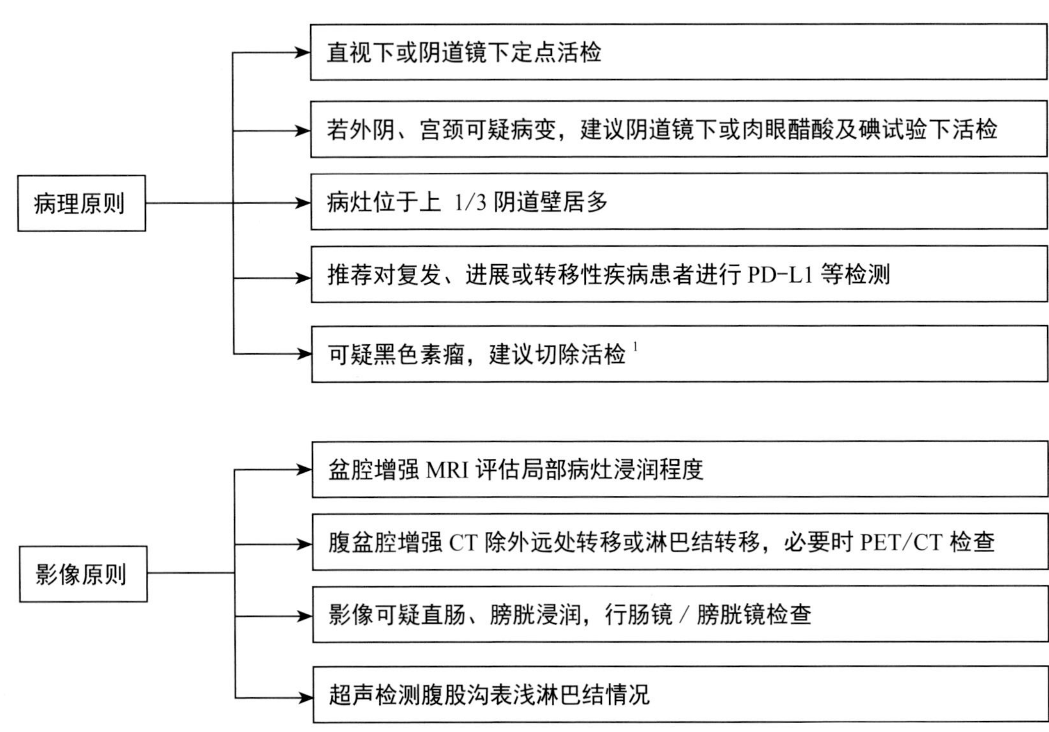

[1] 送检标本：黑色素瘤初始诊断非病情原因，建议病灶完整切除送活检，如果为多发病灶，可选择一个病灶切除。不建议穿刺活检或部分切除活检，减少转移风险。

三、阴道癌的分期及治疗原则

（一）阴道癌的分期原则

FIGO 分期[1]	TNM 分期[2]	分期描述
ⅠA	T1aN0M0	肿瘤局限于阴道壁，病灶直径≤ 2.0 cm（4/5 英寸）（T1a），未累及邻近淋巴结（N0）或远处转移（M0）
ⅠB	T1bN0M0	肿瘤局限于阴道壁，病灶直径＞ 2.0 cm（4/5 英寸）（T1b），未累及邻近淋巴结（N0）或远处转移（M0）
ⅡA	T2aN0M0	肿瘤穿透阴道壁、未达盆壁，病灶直径≤ 2.0 cm（4/5 英寸）（T2a），未累及邻近淋巴结（N0）或远处转移（M0）
ⅡB	T2bN0M0	肿瘤穿透阴道壁、未达盆壁，病灶直径＞ 2.0 cm（4/5 英寸）（T2b），未累及邻近淋巴结（N0）或远处转移（M0）
Ⅲ	T1-3N1M0	任何大小肿瘤累及盆壁和（或）累及阴道下 1/3[3] 和（或）阻断尿流出道（肾脏积水），引发肾脏并发症（T1 ～ T3）。转移到邻近盆腔或腹股沟区域淋巴结（N1）但无远处病灶（M0）
	T3N0M0	肿瘤累及盆壁和（或）累及阴道下 1/3[3] 和（或）阻断尿流出道，引发肾脏并发症（T3）。未转移到邻近淋巴结（N0）或远处转移（M0）
ⅣA	T4 任何 NM0	肿瘤侵犯膀胱或直肠黏膜和（或）超出了真性骨盆（T4）。有或无转移到盆腔或腹股沟淋巴结（任何 N），无远处病灶（M0）
ⅣB	任何 T 任何 NM1	任何大小的肿瘤转移到远处器官，如肺或骨（M1），有或无侵犯邻近结构或器官（任何 T），有或无转移到邻近淋巴结（任何 N）

[1] FIGO 临床分期说明：适用于除黑色素瘤以外的阴道恶性肿瘤。妇科检查需由两位或以上有经验的妇科肿瘤专科医师进行；分期一旦确定，不能更改；当分期有异议时，将分期定于较早的期别。

[2] 依据《AJCC 癌症分期指南（第 8 版）》。

[3] FIGO 2009 推荐，但作为阴道癌，癌灶部位不建议纳入分期标准。

（二）阴道癌的初始治疗原则

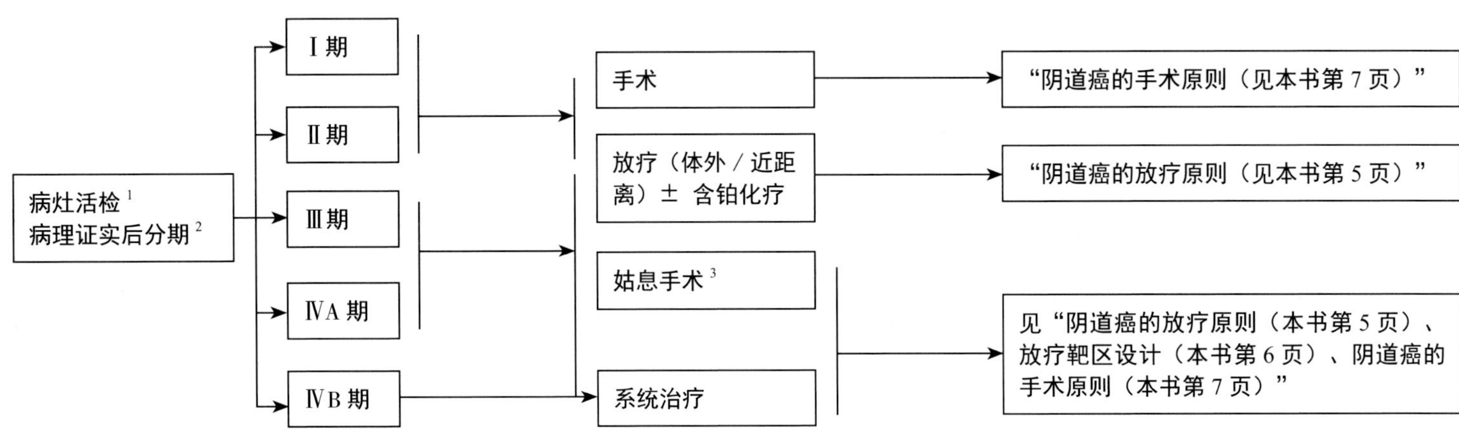

鳞癌、腺癌、腺鳞癌的初始治疗原则以放疗为主，手术主要适用于年轻患者保护性功能或非鳞癌。

[1] 尽量选择切除活检，利于组织诊断及厚度测量。

[2] FIGO 临床分期。

[3] 主要指造瘘手术、盆腔廓清术等，后者建议集中于有经验的肿瘤中心进行治疗。

（三）阴道癌的放疗原则

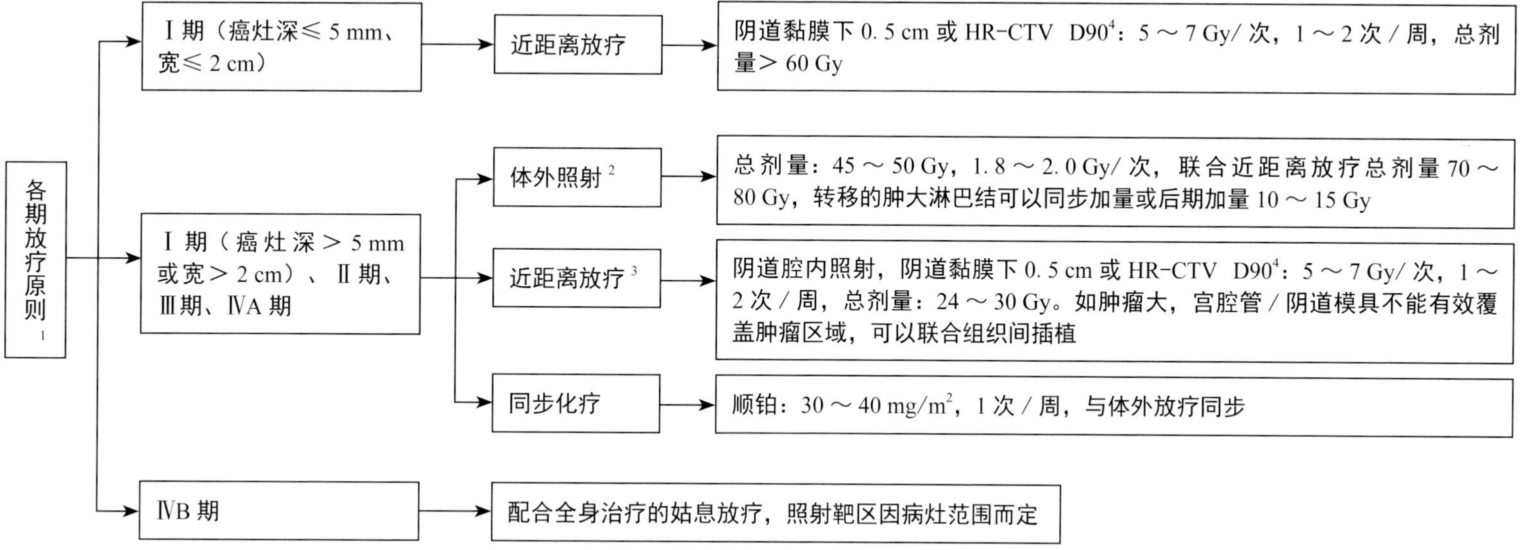

[1] 放疗是原发性阴道癌的首选治疗方式，适用于Ⅰ～Ⅳ期病例，MRI 对于放疗计划的制订有重要指导作用；经选择的病例可于放疗前行卵巢悬吊或肿大淋巴结切除手术。

[2] 体外照射方式可选择适形调强放疗（intensity modulated radiationtherapy，IMRT）、容积弧形调强放疗（volumetric modulated arc therapy, VMAT）、螺旋断层调强放疗（tomotherapy，TOMO），以及适型放疗等。

[3] 近距离放疗：优先推荐三维后装放疗。

[4] HR-CTV D90：90% 高危照射体积的剂量。

（四）放疗靶区设计

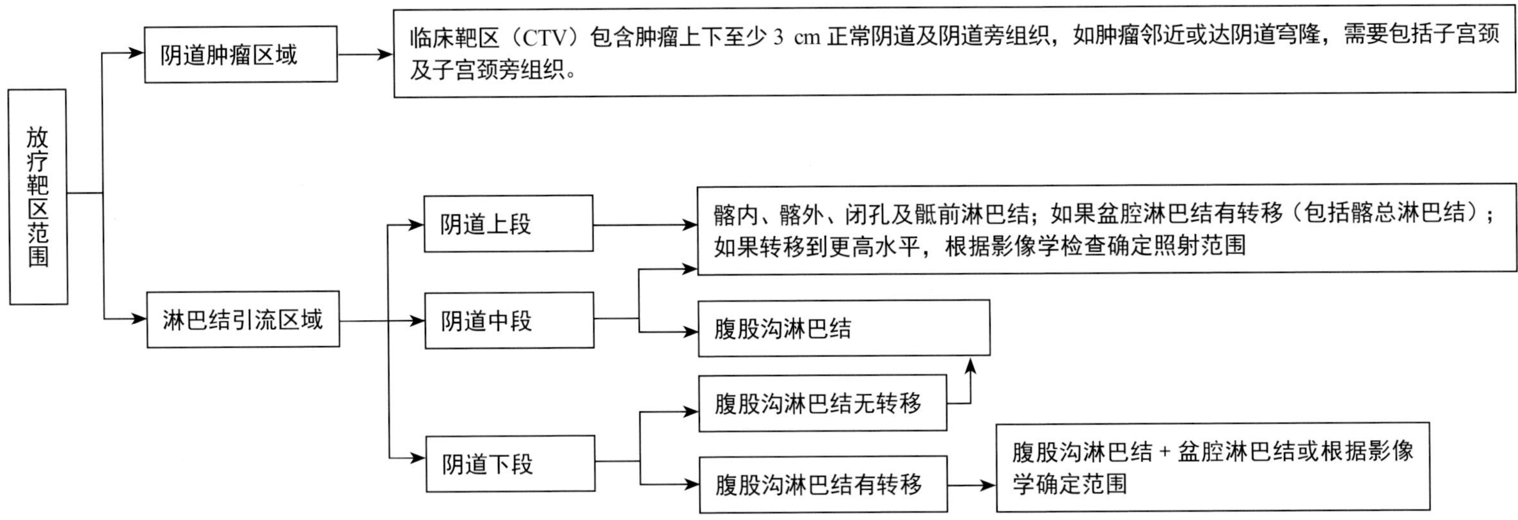
放疗靶区范围
阴道肿瘤区域
临床靶区（CTV）包含肿瘤上下至少 3 cm 正常阴道及阴道旁组织，如肿瘤邻近或达阴道穹隆，需要包括子宫颈及子宫颈旁组织。
淋巴结引流区域
阴道上段
阴道中段
阴道下段
髂内、髂外、闭孔及骶前淋巴结；如果盆腔淋巴结有转移（包括髂总淋巴结）；如果转移到更高水平，根据影像学检查确定照射范围
腹股沟淋巴结
腹股沟淋巴结无转移
腹股沟淋巴结有转移
腹股沟淋巴结 + 盆腔淋巴结或根据影像学确定范围

（五）阴道癌的手术原则

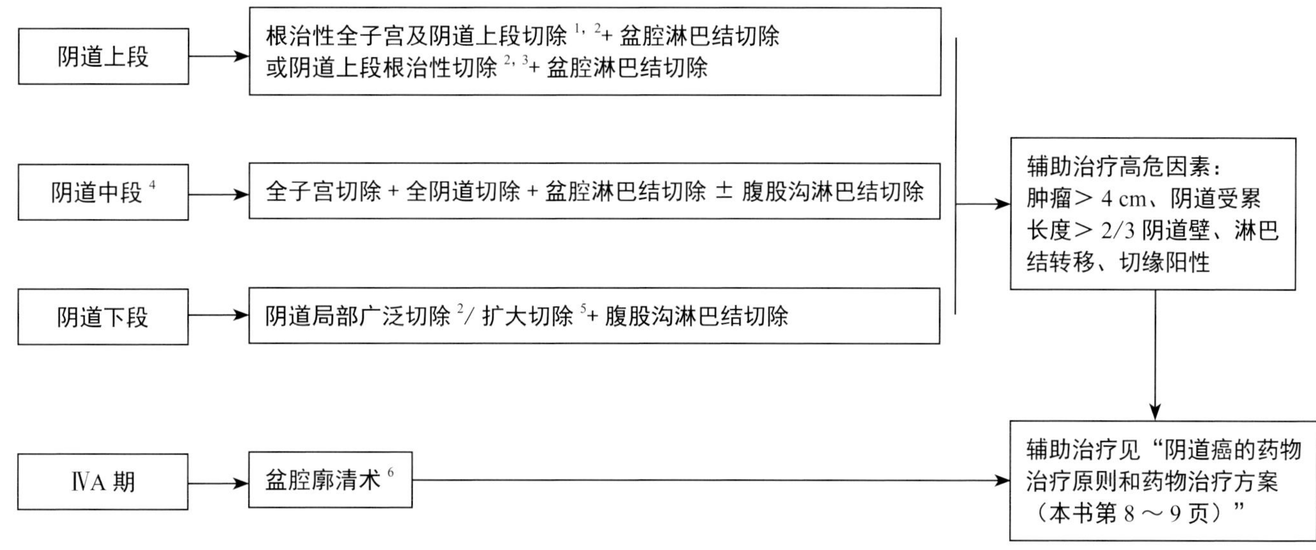

[1] 阴道癌手术路径可根据病情及术者技术优势选择经腹、经阴道、经腹腔镜等路径；初始治疗选择放疗的早中期年轻患者，可行卵巢悬吊术保留卵巢功能。

[2] 保证阴性切缘＞ 1 cm。

[3] 已经行全子宫切除。

[4] 手术创伤大，更多选择放疗。

[5] 必要时切除部分尿道和外阴，并同时做成形术。

[6] 盆腔廓清术是指对肿瘤累及的相邻盆腔脏器整体切除，包括前盆腔廓清术、后盆腔廓清术和全盆腔廓清术。

（六）阴道癌的药物治疗原则

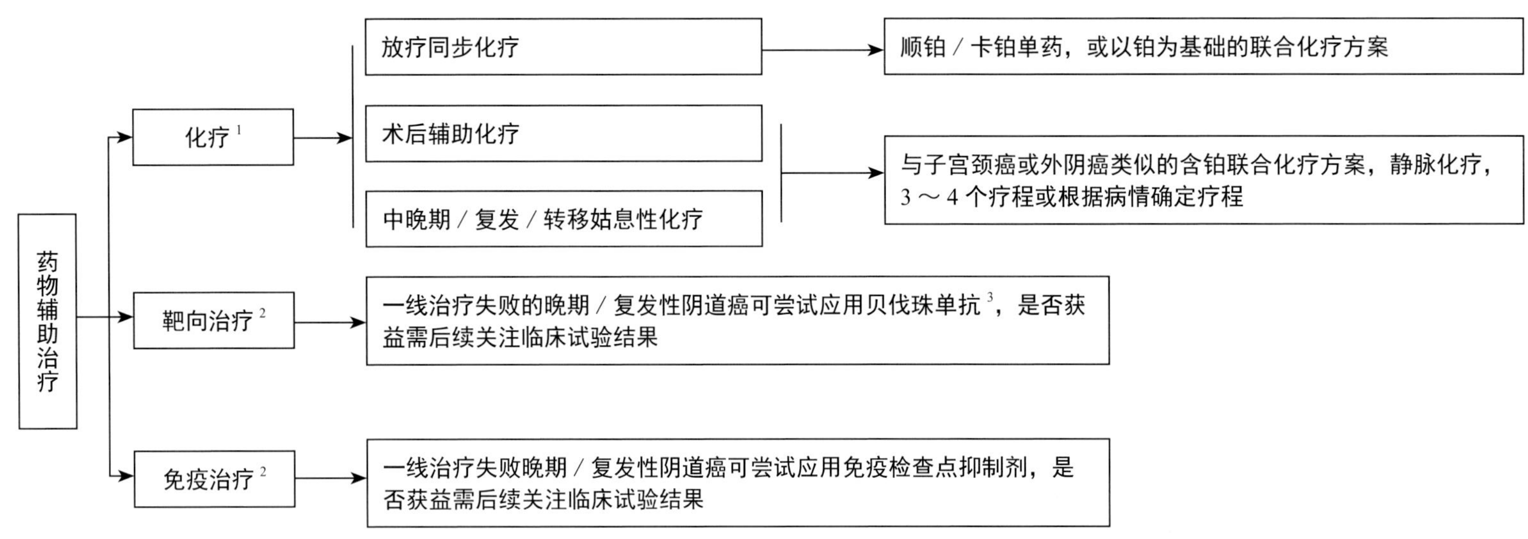

[1] 单纯化疗效果较差，以联合化疗为主。

[2] 缺乏前瞻性临床研究证据。

[3] 贝伐珠单抗：血管内皮生长因子抑制药物，已获批用于复发性子宫颈癌的一线治疗。

（七）阴道癌的药物治疗方案

同步化疗[1]	术后辅助、晚期、复发 / 转移阴道癌的药物治疗方案			
	首选	可选联合方案	可选单药方案	可尝试药物
· 顺铂[2] · 卡铂（如果不能耐受顺铂） 可选的联合方案： · 顺铂 /5-FU[3] · 丝裂霉素 /5-FU[4] · 顺铂 / 紫杉醇	· 顺铂 / 紫杉醇[5] · 卡铂 / 紫杉醇[6]	· 顺铂 / 紫杉醇 / 贝伐珠单抗（或其生物类似物） · 卡铂 / 紫杉醇 / 贝伐珠单抗 · 顺铂 /5-FU · 顺铂 / 长春瑞滨[7] · 顺铂 / 吉西他滨[8]	· 白蛋白紫杉醇 · 5-FU · 吉西他滨 · 异环磷酰胺 · 伊立替康 · 丝裂霉素 · 培美曲塞 · 拓扑替康 · 长春瑞滨	· 帕博利珠单抗（TMB-H/PD-L1 阳性 /MSI-H/dMMR） · 纳武利尤单抗（PD-L1 阳性） · 西米普利单抗 · 贝伐珠单抗 · 塞尔帕卡替尼（*RET* 基因融合阳性） · 拉洛替尼（*NTRK* 基因融合阳性） · 恩曲替尼（*NTRK* 基因融合阳性） · 德曲妥珠单抗（T-DXd）（HER-2 阳性）

[1]阴道癌目前并无标准的全身治疗方案，主要依据子宫颈癌选择。

[2]同步放化疗首选顺铂单药（30 ～ 40 mg/m^2 静脉滴注，第 1 天，每周 1 次，与体外放疗同步）。

[3]顺铂 +5-FU：顺铂 50 mg/m^2，第 1 天；5-FU 1 g/（m^2・24 h）第 1 ～ 4 天，泵入，每 4 周重复 1 次。

[4]丝裂霉素 +5-FU：丝裂霉素 10 mg/m^2 静脉滴注，第 1 天；5-FU 1 g/（m^2・24 h），静脉持续滴注 96 小时；每 4 周重复 1 次。

[5]顺铂 + 紫杉醇方案：紫杉醇 135 ～ 175 mg/m^2+ 顺铂 60 ～ 70 mg/m^2，每 3 周重复 1 次。可在此基础上加用贝伐珠单抗或其生物类似物 7.5 ～ 15 mg/kg。

[6]卡铂 + 紫杉醇方案：紫杉醇 135 ～ 175 mg/m^2+ 卡铂（AUC 4 ～ 5），每 3 周重复 1 次。可在此基础上加用贝伐珠单抗或其生物类似物 7.5 ～ 15 mg/kg。

[7]顺铂 + 长春瑞滨：顺铂 80 mg/m^2，第 1 天；长春瑞滨 25 mg/m^2 化疗第 1 天、第 8 天，每 3 周重复 1 次。

[8]顺铂 + 吉西他滨：顺铂 50 mg/m^2，第 1 天；吉西他滨 1000 mg/m^2 化疗第 1 天、第 8 天，每 3 周重复 1 次。

（八）阴道癌的监测

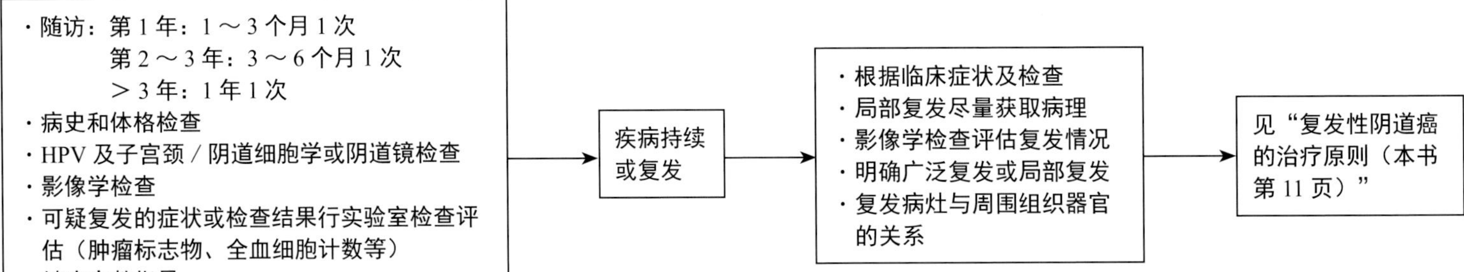
· 随访：第 1 年：1 ～ 3 个月 1 次
第 2 ～ 3 年：3 ～ 6 个月 1 次
＞ 3 年：1 年 1 次
· 病史和体格检查
· HPV 及子宫颈 / 阴道细胞学或阴道镜检查
· 影像学检查
· 可疑复发的症状或检查结果行实验室检查评估（肿瘤标志物、全血细胞计数等）
· 健康宣教指导
疾病持续或复发
· 根据临床症状及检查
· 局部复发尽量获取病理
· 影像学检查评估复发情况
· 明确广泛复发或局部复发
· 复发病灶与周围组织器官的关系
见“复发性阴道癌的治疗原则（本书第 11 页）”

四、复发性阴道癌的治疗原则

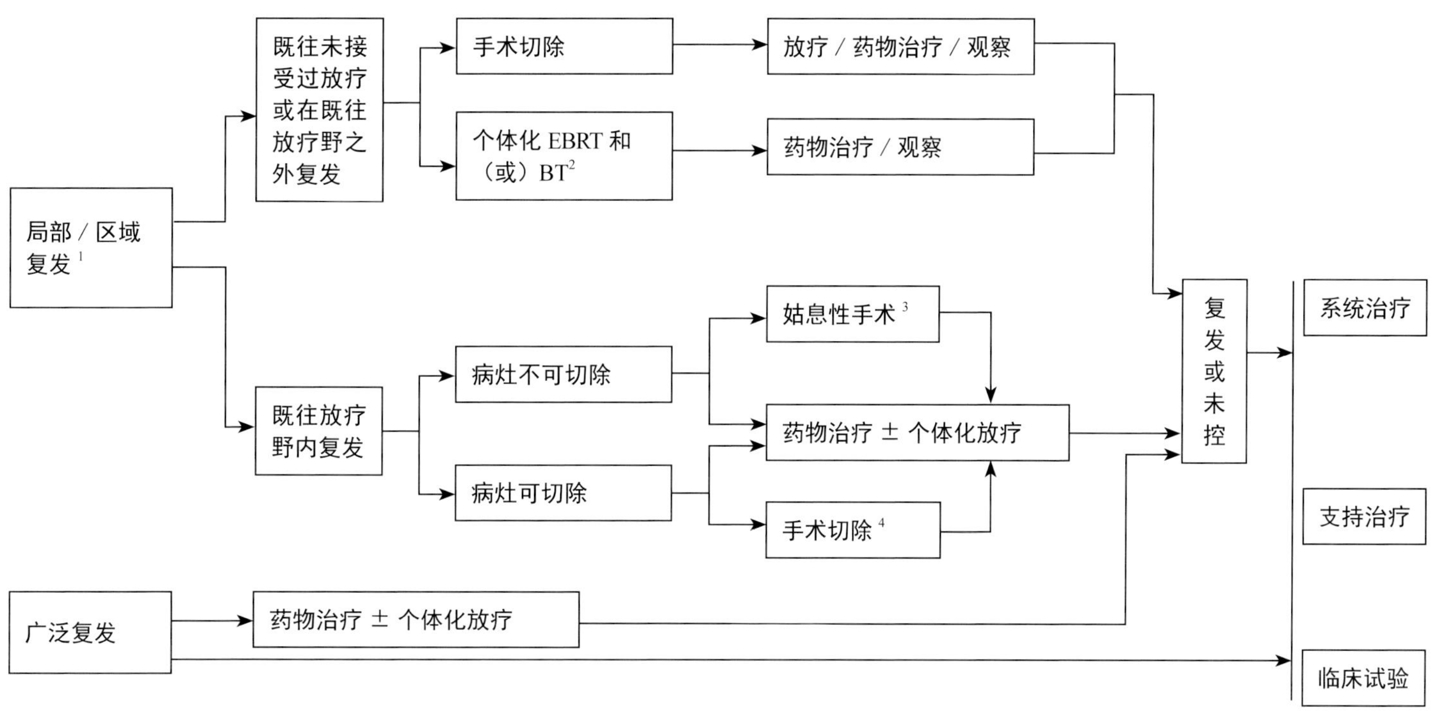

[1] 部分局限于阴道的复发病灶，采取积极的治疗措施可使肿瘤消失或缩小，达到一定的疗效，甚至获得根治。

[2] 体外放射治疗（external beam radiation therapy，EBRT）；近距离放射治疗（brachy therapy，BT）。

[3] 若合并膀胱 / 直肠浸润，经选择病例可行盆腔廓清术。

[4] 对于可切除病灶，尽量行手术切除。

五、转移性阴道癌的治疗原则

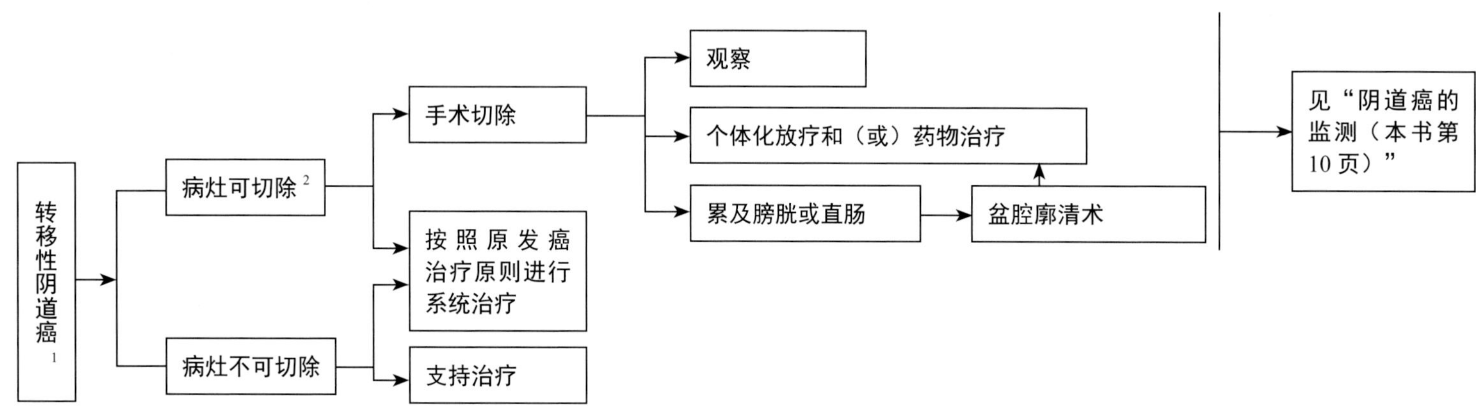

[1] 多由于其他部位的癌症播散引起的阴道部位转移，治疗应遵循原发疾病的治疗原则。
[2] 部分局部种植性转移癌行切缘阴性病灶切除后辅助补充治疗可以获得长期生存。

六、阴道黑色素瘤的分期及治疗原则

（一）阴道黑色素瘤的分期

黏膜型黑色素瘤分期[1]

分期	T[2]	N[3]	M[4]
Ⅰ期	Tl	N0	M0
Ⅱ期	T2 ～ T4	N0	M0
ⅢA 期	T1 ～ T4	N1	M0
ⅢB 期	T1 ～ T4	N2	M0
Ⅳ期	任何 T、Tis	任何 N	M1

[1]阴道黑色素瘤可参考黏膜黑色素瘤分期标准。T 分期、N 分期、M 分期标准同手术病理分期。

[2]T1：肿瘤侵犯黏膜或黏膜下层；T2：肿瘤侵犯肌层；T3：肿瘤侵犯外膜；T4：肿瘤侵犯邻近结构。

[3]N1 为 1 个淋巴结转移；N2 为≥ 2 个淋巴结转移。

[4]M0：无远膈转移，M1：有远膈转移。

（二）阴道黑色素瘤[1]的治疗原则

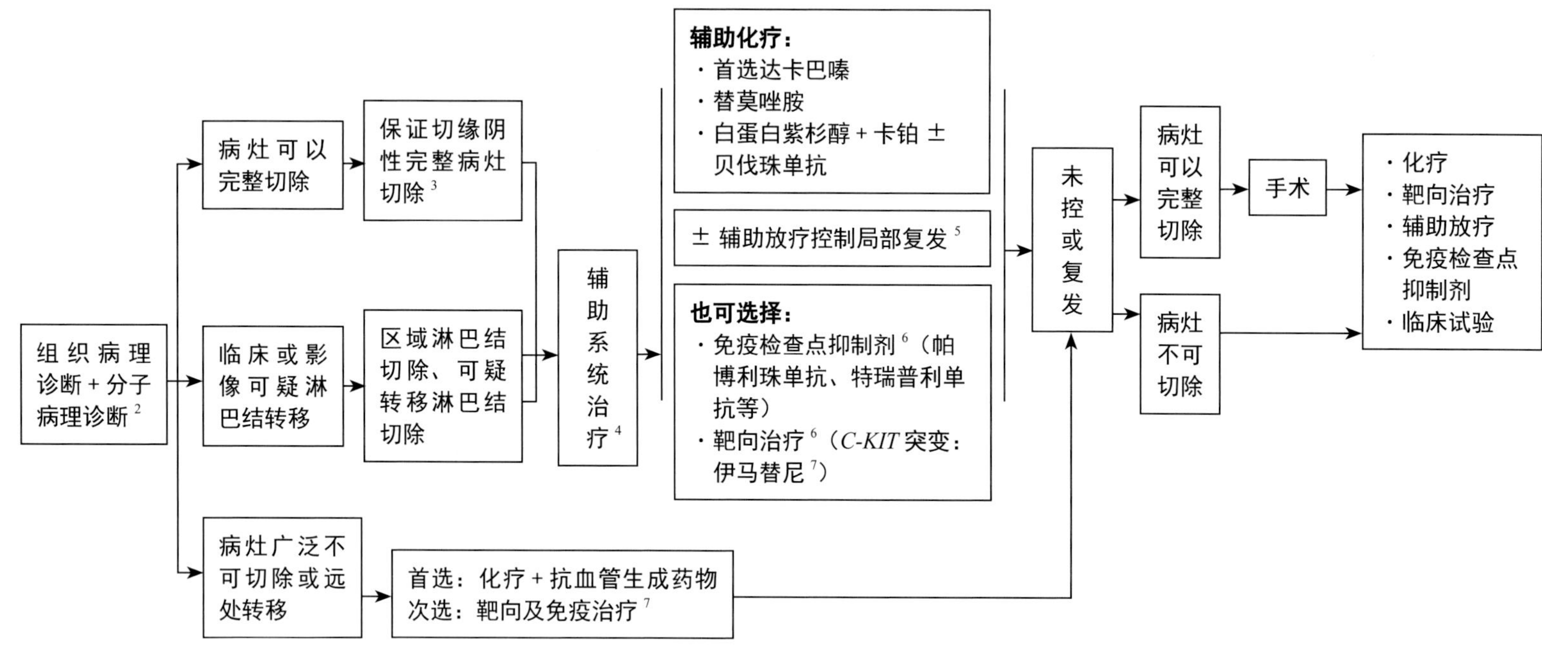

[1] 推荐多学科综合治疗协作组（multidisciplinary team，MDT）制定治疗原则：妇科、骨软科、皮肤科、内科、病理科、影像科等。

[2] 建议患者做基因检测，首选 *BRAF*、*CKIT*、*NRAS* 基因突变检测，也可以选择 NGS 热点基因检测。

[3] 子宫附件无受侵证据，不推荐预防性全子宫双侧附件切除；不建议局部广泛切除及盆腔廓清术。

[4] 术后辅助治疗，首选化疗。

[5] 阴道黑色素瘤对放疗不敏感，但优于外阴黑色素瘤。

[6] 免疫治疗及免疫检查点抑制剂：疗效有待更多研究证据。晚期患者可选择帕博利珠单抗、特瑞普利单抗、卡度尼利单抗、特瑞普利单抗＋阿昔替尼、帕博利珠单抗＋仑伐替尼、伊匹木单抗等。

[7] 伊马替尼（C-KIT 抑制剂）反应率优于皮肤恶性黑色素瘤。

七、阴道横纹肌肉瘤的治疗原则

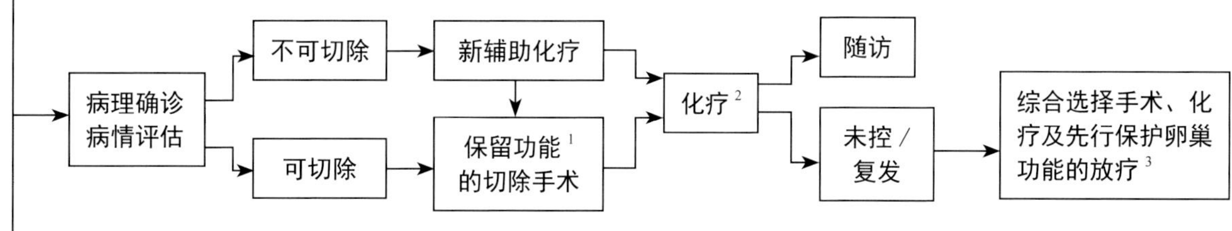

化疗方案		剂量	使用
VAI 方案	长春新碱	1.5 mg/m^2（最大剂量 2 mg）	第 1 天、第 8 天、第 15 天，前 6 周使用
	放线菌素 D	1.5 mg/m^2（最大剂量 2 mg）	第 1 天，q3w
	异环磷酰胺	3 g/m^2（需要美司钠解救和水化）	第 1 天，q3w
VCE 方案	长春新碱	1.5 mg/m^2（最大剂量 2 mg）	第 1 天，q3w
	卡铂	600 mg/m^2	第 1 天，q3w
	依托泊苷	150 mg/m^2	第 1 天，q3w

阴道横纹肌肉瘤罕见，多为儿童及青少年病例。

[1] 包括生理功能及生育功能，不能保留功能均视为“不可切除”。

[2] 化疗敏感，部分病例可以完全缓解。

[3] 放疗可导致远期不良反应，如有可能应避免放疗。

八、推荐等级

中华医学会妇科肿瘤学分会推荐等级及其意义

推荐级别	代表意义
1 类	基于高级别临床研究证据，专家意见高度一致
2A 类	基于低级别临床研究证据，专家意见高度一致；或基于高级别临床研究证据，专家意见基本一致
2B 类	基于低级别临床研究证据，专家意见高度一致；或基于高级别临床研究证据，专家意见存在争议
3 类	无论基于何种级别临床研究证据，专家意见明显分歧

注：如无特殊说明，均为 2A 类推荐。

讨 论

一、概述

阴道恶性肿瘤除了原发于阴道上皮的阴道癌外还包括非上皮来源的特殊病理类型，如阴道恶性黑色素瘤（vaginal malignant melanoma，VaMM）、阴道横纹肌肉瘤（vaginal rhabdomyosarcoma，VaRMS）等，不同病理类型的阴道恶性肿瘤临床生物学行为存在较大差异，诊断及治疗原则不同，全面系统的指南也较少。由于阴道癌在组织学、HPV 关联性等方面与子宫颈癌相似，且解剖关系毗邻，既往阴道癌的治疗决定往往根据子宫颈癌的诊疗原则。

原发性阴道癌（primary vaginal cancer，PVaC）指狭义的阴道癌，即阴道上皮发生的癌症，阴道内癌症不一定都是原发于阴道上皮，更多是毗邻器官侵及或远隔转移性阴道癌（metastatic vaginal cancer，MVaC），因此原发性阴道癌仅占所有阴道内上皮性癌的 10%，是一种少见的妇科恶性肿瘤，人群发病率为 0.6/10 万，占妇科恶性肿瘤的 1% ～ 2%[1]。阴道癌好发于 60 ～ 70 岁绝经后女性，仅有不到 15% 的患者在 50 岁前发病[2-3]。阴道癌病理类型主要包括鳞癌、腺癌、腺鳞癌，其中鳞癌占 90%[1]。高危型 HPV 持续感染是阴道癌，尤其是年轻女性阴道癌的主要致病因素[4-5]。随着高危型 HPV 持续感染的增加，年轻女性阴道癌发生比例越来越高[4]。

二、阴道癌

（一）原发性阴道癌

1. 流行病学、危险因素

依据 2014 年 WHO 女性生殖系统病理分类的修订[1]，阴道的鳞状上皮内病变（squamous intraepithelial lesion，SIL）是阴道癌的癌前病变，阴道鳞状上皮高级别病变（high-grade squamous intraepithelial lesion，HSIL）进展为浸润性癌的风险为 2% ～ 12%[6-7]。来自挪威癌症的长期趋势分析显示，接种 HPV 疫苗有望降低 HPV 相关阴道癌的发生率，达到一级预防的目的[8]。高危型 HPV 持续感染作为阴道鳞癌的主要病因，感染率可达 65% ～ 70%，其中 HPV16 是最常见的感染类型[9-10]。目前还没有针对阴道癌的常规筛查流程，但是具有 HPV 感染相关毗邻器官肿瘤史的患者发生阴道癌的风险增加，如子宫颈癌、肛门癌等，均为阴道癌高危人群。此外，既往因子宫颈上皮内瘤变行子宫切除患者，阴道癌发生风险也明显升高，有 1% ～ 9.6% 的患者在随后的数月或数年中会发生阴道病变，甚至是阴道癌[11-12]。另外，阴道壁的反复损伤、免疫抑制治疗、吸烟、子宫颈癌放疗史、长期异常阴道分泌物刺激等也是阴道癌的危险因素。吸烟与高危型 HPV 感染同时存在将增加阴道上皮内瘤变的发生风险[13]。

阴道腺癌仅占阴道癌的 8% ～ 10%，高峰发病年龄为 17 ～ 21 岁[2]。阴道腺癌可来自残余的中肾管、副中肾管或阴道的子宫内膜异位结节。阴道透明细胞癌多发生在 30 岁之前，与母亲妊娠期应用己烯雌酚（diethylstilbestrol，DES）可能相关[2，14]。20 世纪 70 年代以来，宫内 DES 已被禁止，预计由宫内 DES 暴露导致的透明细胞腺癌将逐年减少。非 DES 暴露相关的阴道腺癌罕见，常见的是由子宫内膜异位症引起的子宫内膜样腺癌或黏液型腺癌，通常见于绝经后妇女[15]。

阴道癌高危人群主要包括：① HPV 持续感染病史。②子宫颈癌前病变史。③因子宫颈癌前病变或子宫颈癌行子宫切除手术史。④盆腔放疗史。⑤邻近器官癌症史（如肛门癌等）或 DES 子宫内暴露史的人群。有上述高危因素者，特别是因子宫颈癌或其癌前病变已切除子宫者，需要长期随访。

2. 转移方式

（1）阴道癌以直接浸润为主，转移的途径随原发肿瘤的部位而不同。

（2）肿瘤可浸润到周围的盆腔软组织，包括阴道旁组织、尿道、膀胱和直肠，少数通过淋巴及血液转移到远处。

（3）阴道的淋巴引流系统非常复杂。阴道上部癌的淋巴引流向盆腔淋巴结，包括闭孔、髂内和髂外淋巴结，但扩散到主动脉旁淋巴结者罕见；阴道下部癌的淋巴引流向腹股沟和股淋巴结；阴道中部癌可同时遵循盆腔和腹股沟淋巴结的引流路径[16]。

（4）晚期可经血行播散到肺、肝、骨等部位。

3. 诊断

原发性阴道癌诊断时应先排除转移性阴道癌的可能性，5年内有子宫颈癌、外阴癌病史，首先考虑转移性阴道癌可能[1]。

（1）症状：阴道癌有 5% ～ 10% 的患者在诊断前无症状[2]。无论早期还是晚期阴道癌，症状都与子宫颈癌相似，早期症状不特异，包括阴道分泌物增多、不规则流血或接触性出血。晚期症状因累及阴道旁及附近组织器官，如神经、骨质、尿道、膀胱和直肠等，可出现下腹部 / 腰骶部疼痛、排尿痛、血尿、肛门坠胀、排便困难、排便时疼痛等。晚期发生远处转移时，可能有相应头痛、咯血、颈部或腹股沟部触及包块等症状。

（2）体征

1）全身查体：可有浅表淋巴结特别是腹股沟淋巴结、锁骨上淋巴结肿大；可有肾区叩击痛及盆骨叩击痛等骨质转移体征；合并感染者可有腹部压痛等炎症体征。

2）妇科查体：阴道癌癌灶多位于上 1/3 阴道壁，占 56%，尤其是后壁，而中 1/3 约占 31%，下 1/3 约占 13%[17]。阴道壁病灶呈结节、菜花、溃疡或浅表糜烂状。警惕因窥器遮挡而遗漏的阴道前后壁病变。若需要，可以在全身麻醉下观察整个阴道。阴道脱垂合并有阴道壁溃疡的患者需要警惕折叠处阴道黏膜。经充分的临床评估，排除原发于子宫颈或外阴肿瘤的证据。晚期病变，阴道可完全被肿瘤填塞、阴道旁组织被浸润，甚至形成“冰冻骨盆”。发生尿瘘 / 肠瘘时可出现经阴道漏尿 / 漏便。

（3）辅助检查

1）实验室检查：治疗前应常规进行血、尿、便三大常规检验及肝、肾功能检测。肿瘤标志物可以辅助诊断及鉴别诊断，鳞癌为鳞状细胞癌抗原；腺癌为 CA12-5、癌胚抗原（carcinoembryonic antigen，CEA）、CA19-9；黑色素瘤为乳酸脱氢酶；神经内分泌肿瘤为神经元特异性烯醇化酶等。

2）HPV、TCT 检查：虽然尚不要求针对阴道癌进行常规的筛查，但是当发现高危型 HPV 阳性时，筛查子宫颈的同时筛查阴道壁很有必要；TCT 可能发现异常的阴道上皮细胞，是早期发现阴道癌的一种检测手段；联合检查在诊断中可以提供更好的准确性。

3）阴道镜检查：对于高危型 HPV 阳性和（或）TCT 异常，或阴道壁外观异常的女性，特别是在免疫功能低下的个体中，如 HIV 和移植患者，阴道镜检查可以早期发现潜在的阴道病变，联合醋酸试验或碘试验有助于诊断，通过活检可以获得组织病理。

4）影像学检查：①盆腔 MRI：评估局部病灶范围、体积、并发症，以及膀胱、直肠的浸润程度，对于肿瘤大小、阴道旁或宫旁的受累情况，MRI 是更为敏感的影像检查[18-19]，如无禁忌，建议 MRI 增强扫描。② CT 或 PET/CT：可评估全身转移情况或淋巴结转移情况。③超声检查：对评价腹股沟等表浅淋巴结有优势。

5）内镜检查：阴道癌行尿道 – 膀胱镜、肠镜检查很有必要，判断膀胱 / 直肠受侵情况。

6）基因检测：阴道癌的靶基因还不明确，尚未作为诊断标准之一。但随着免疫治疗、靶向治疗等研究进展，基因检测有望成为用于诊断或指导后续治疗的推荐检测项目，特别是复发、进展或转移性阴道癌患者建议进行 PD-L1、TMB 等检测。

7）病理活检：组织学病理是诊断金标准，建议直视下或阴道镜下定位活检获取，若外阴、宫颈存在可疑病变，建议同时取材活检。

依据2020年WHO发布的《女性生殖器肿瘤分类（第5版）》，阴道鳞癌与宫颈和外阴鳞癌一致，分为HPV相关与非HPV相关型，后者预后更差。阴道原发性腺癌与宫颈腺癌相似，包括HPV相关性腺癌、子宫内膜样腺癌、透明细胞腺癌、胃型腺癌、黏液腺癌等。与女性生殖道其他部位一样，癌肉瘤被归类为上皮性肿瘤，而非上皮和间叶性混合性肿瘤[20]。

鳞癌镜下可见癌灶呈网状或团块状浸润间质，根据癌细胞分化程度可分为：Ⅰ级，即高分化鳞癌（角化性大细胞型），有明显角化珠形成，可见细胞间桥；Ⅱ级，即中分化鳞癌（非角化性大细胞型），少或无角化珠，细胞间桥不明显；Ⅲ级，即低分化鳞癌（小细胞型），多为未分化小细胞，无角化珠及细胞间桥。免疫组化检测p16有助于病理分型，检测P53、Ki-67及PD-L1有助于指导后续治疗。

4. 诊断标准、分期

（1）国际妇产科联盟（FIGO）2021年依据《AJCC癌症分期指南（第7版）》严格制定了阴道癌诊断标准：①在阴道发现的癌症，排除临床或组织学证据的子宫颈癌或外阴癌。②5年内无临床或组织学证实的子宫颈癌或外阴癌病史[1]。

（2）临床分期原则：仍采用FIGO 2009阴道癌临床分期并与《AJCC癌症分期指南（第8版）》阴道癌分期标准进行了对比。具体内容如下。

1）根据临床检查全面评估。

2）妇科检查需由两位或以上有经验的妇科肿瘤专科医师进行。

3）分期需在治疗前确定，一旦确定，其后影像学、病理等均不能更改分期。

4）当分期有异议时，将分期定于较早的期别。

5）术中探查及术后病理学检查结果，或治疗中及治疗后发现转移，均不能改变FIGO分期。

针对FIGO 2021指南原文，病变累及阴道下1/3归属为Ⅲ期的描述存在疑义，不建议将癌灶部位纳入分期标准。

5. 放疗

阴道癌罕见，治疗复杂，缺乏大样本前瞻性研究，因此，建议根据患者具体情况采取MDT制定个体化治疗方案。阴道癌的治疗主要取决于组织学、肿瘤体积、病变的解剖定位、疾病的分期和患者的年龄等。由于解剖结构的特殊性，年轻患者的生殖潜能和性功能（任何年龄）都可能受到影响，增加了治疗的复杂性。阴道癌的治疗原则以放射治疗为主，特别是对于局部晚期或晚期患者，首选放疗为主的综合治疗。手术一般适用于早期患者，以根治性手术为主，ⅣA期或中心型复发的患者，病情适合可以选择姑息手术。另外，化疗、靶向、免疫等综合治疗可以作为辅助治疗手段。由于阴道癌的病因和解剖位置与子宫颈癌相似，而且阴道癌的循证医学证据较少，因此诸多治疗原则参考子宫颈癌的治疗原则制定。

总体来说，阴道上段癌参照子宫颈癌治疗模式，阴道下段癌参照外阴癌治疗模式。鳞癌、腺癌或腺鳞癌治疗原则基本相同。

放疗是阴道癌首选治疗方式，包括 EBRT 与 BT 两部分，适用于Ⅰ～Ⅳ期所有患者。原发性阴道癌放疗缺少前瞻性研究[21]。同步放化疗是 PVaC 的标准放疗方式。采用不同放疗技术治疗的 5 年总生存期差别较大[22]。

（1）各期放疗原则

1）ⅠA 期：肿瘤浸润深度≤ 5 mm：仅给予 BT，阴道黏膜下 0.5 cm，放疗总剂量＞ 60 Gy。

2）ⅠA 期：肿瘤浸润深度＞ 5 mm、ⅠB ～ⅣA 期应用 EBRT+BT 的联合放疗方案，同步化疗，外照射剂量 1.8 ～ 2.0 Gy/次，总剂量 45 ～ 50 Gy。转移的淋巴结可以同步加量或后期加量 10 ～ 15 Gy。如肿瘤大，宫腔管 / 阴道模具不能有效覆盖肿瘤区域，可以整合组织间插植。

3）ⅣB 期：应采取个体化治疗，多数患者采用姑息性放疗。ⅣB 期首选化疗，但对于寡转移灶，仍可能有治愈机会，可积极给予根治性放疗，治疗靶区因病灶范围而定。

（2）体外放射治疗：常用的体外放射技术包括适形放疗、适形调强放疗、容积弧形调强放疗（volumetric-modulated arc therapy，VMAT）、螺旋断层放疗等。推荐使用 IMRT 技术，其可以使病灶获得满意放疗剂量的同时降低邻近器官的照射剂量，减少 3 ～ 4 级毒性反应的发生，同时兼具经济效益。

1）阴道原发肿瘤照射野设计：阴道上段癌，照射野包括上 2/3 阴道壁及周围组织，如肿瘤邻近或达到阴道穹窿，还需要包括子宫颈及子宫颈旁组织。阴道中下段癌，照射野包括全部阴道壁及阴道旁组织，累及外阴时需包括外阴。

2）淋巴结引流区放射野设计：阴道上段癌与子宫颈癌淋巴结照射范围近似，包括髂内、髂外、闭孔及骶前淋巴结；若盆腔淋巴结有转移，需包括髂总淋巴结；如转移到更高水平，根据影像学检查确定照射范围。阴道中段癌，包括盆腔及腹股沟淋巴结。阴道下段癌与外阴癌淋巴结照射范围近似，若腹股沟淋巴结无转移，则仅照射腹股沟淋巴结，若有转移，则需包括腹股沟淋巴结及盆腔淋巴结或根据影像学确定范围。进行腹股沟淋巴结照射时，建议患者采取蛙腿或八字分开的体位进行固定，以减少腹股沟皮肤的放射性损伤。

3）同步化疗：以选择顺铂为主。回顾性研究显示，放疗同期化疗优于单纯放疗，前者可以使总生存期（overall survival，OS）与无进展生存期（progression free survival，PFS）均获益[23]。但目前缺乏大样本前瞻性研究的证实。

（3）BT：阴道壁薄弱，阴道癌易累及尿道、膀胱或直肠，因此，阴道癌近距离放疗优先推荐三维 BT，主要针对阴道原发病灶及邻近浸润区，降低危及器官风险。子宫颈癌近距离放疗曾有报道，三维 BT 与二维 BT 相比，可以使生存率提高 10%，同时减轻了放射毒性[23-24]。阴道癌的相关研究虽然样本量更小、随访时间更短，但是获得了类似的结果。BT 根据具体情况可选择不同的阴道施源器，浸润深度≥ 0.5 cm、阴道中下段病灶，以及体积较大的阴道肿瘤可以使用宫腔管联合组织间插植，以达到控制肿瘤、保护危及器官的目的。借助 3D 打印技术的适形施源器可加强危及器官的保护，提高治疗满意度。BT 的剂量推荐：阴道黏膜下 0.5 cm 或 HR-CTV D90 5 ～ 7 Gy/ 次，每周 1 ～ 2 次，总量 24 ～ 30 Gy，累计体外放疗总剂量达 70 ～ 80 Gy（EQD2）。

（4）术后辅助放疗：术后辅助放疗可以增加局部控制率，改善预后。适用于手术切缘阳性、有淋巴结转移、肿瘤＞ 4 cm、阴道受累长度＞ 2/3 阴道壁等具有高危因素的患者。

（5）放射治疗的不良反应：放射治疗的近期不良反应中泌尿系及胃肠道不良反应的发生率高于血液及皮肤不良反应；远期≥ 3 级严重不良反应发生率为 0 ～ 22.5%，好发于泌尿系及胃肠道，局部剂量率≥ 70 Gy、肿瘤≥ 4 cm 的患者更容易发生严重不良反应[22]。

6. 手术

（1）手术作为初始治疗的适应证：① Ⅰ期与部分Ⅱ期的早期患者可以选择根治性手术，疗效与放疗相当[21]。②ⅣA 期患者：适合可选择盆腔廓清手术的患者。③伴有直肠 / 膀胱瘘的晚期阴道癌患者：可以选择盆腔脏器切除术。④放疗后中心型复发的患者：适合可以选择复发病灶切除术的患者。

（2）手术方式：阴道癌的手术术式取决于初始肿瘤的位置和范围。由于阴道解剖位置的特殊性，根治性手术的难度及创伤性均较大，副损伤多，性功能影响大。手术路径可根据病情选择经腹、经阴道、经腹腔镜 / 机器人等。阴式路径更适用于局限于阴道壁的表浅小病灶。经腹腔镜 / 机器人手术可缩短手术与住院时间、减少出血量。由于缺乏生存数据，选择腹腔镜 / 机器人手术应慎重。依据 SEER 数据库的回顾性研究显示，与局部肿瘤切除术相比，阴道切除，无论是部分阴道切除，还是全阴道切除或根治性切除，均可显著延长生存期，而与是否放疗无关[25-26]。但无论阴道切除长度如何，要保证阴性切缘≥ 1 cm。保留生育功能或性功能的手术适用于部分经选择的患者[27]，且需扩大样本的研究。

1）阴道上段阴道癌手术方式：建议行“根治性全子宫及阴道上段切除 + 盆腔淋巴结切除”。对于已经行全子宫切除术的患者，需行阴道上段根治性切除 + 盆腔淋巴结切除。术后患者性生活多不受影响[25, 28]。年轻患者可以保留双侧卵巢，同时行卵巢移位手术。

2）阴道中段阴道癌手术方式：建议行“全子宫 + 全阴道切除 + 盆腔和腹股沟淋巴结切除”，手术创伤大，患者常难接受而多选择放疗。

3）阴道下段阴道癌手术方式：建议行“病灶局部广泛切除 / 扩大切除 + 双侧腹股沟淋巴结切除”，手术可以保留生育功能，必要时需切除部分尿道和外阴并同时做成形术。

4）ⅣA 期及伴有直肠 / 膀胱瘘的晚期阴道癌患者：可行盆腔脏器廓清术，包括全盆腔廓清术、前盆腔廓清术及后盆腔廓清术。某些放疗后中心型复发的阴道癌患者，若排除远处转移，盆腔廓清术是获得长期生存唯一可能的治疗选择。该术式操作复杂、切除范围广、难度大，且围手术期并发症发生风险高，通常需要妇科、胃肠外科、泌尿外科医师的共同参与，常见并发症包括感染、肠梗阻等。建议转诊到有手术能力的肿瘤中心进行治疗。近年，该手术效果已经提高，围手术期死亡率已明显下降。此外，消化道和泌尿道造瘘带来的社会心理障碍也值得关注。

5）特殊情况的手术方式：部分行根治性放疗的病例可于放疗前，经腹腔镜或腹膜外路径行盆腹腔肿大淋巴结的切除，以作为分期和治疗计划的一部分。前哨淋巴结在 PVaC 中的应用缺乏循证医学证据，但值得关注[29]。部分初始治疗选择放疗的年轻 PVaC 患者，可以在放疗前行“卵巢移位术”，以防止 / 减轻放疗导致的卵巢功能丧失。阴道重建手术适用于部分年轻患者，重建技术包括皮肤移植、腹膜移植、腹部和骨薄肌皮瓣移植、肠皮瓣移植等，不同技术与多种不同的重建材料对于功能和美学具有不同的意义[30-31]。

7. 药物治疗

阴道癌目前并无标准的全身治疗方案，主要依据子宫颈癌药物治疗标准选择。

（1）化疗原则

1）放疗同期化疗：优于单纯放疗。一项最大的基于人群的回顾性分析，调查了 8222 例接受放射治疗的阴道癌患者，研究同步放化疗（concurrent chemoradiation therapy，CCRT）对阴道癌总生存率的影响。研究表明，CCRT 的使用率在逐年增加，CCRT 可以改善 PVaC 所有期别的 5 年 OS，这与 CCRT 对子宫颈癌的 OS 获益相当[32-33]。

2）辅助化疗：辅助化疗多与手术或放疗联合用于术后、晚期、复发或转移的辅助治疗，作用有待评价。单纯静脉化疗推荐顺铂或卡铂联合紫杉醇（或氟尿嘧啶、吉西他滨、长春瑞滨等）联合或不联合抗血管生成药物。与子宫颈癌或外阴癌类似，给予 3 ～ 4 个疗程，复发及转移患者的化疗疗程需根据病情确定。化疗也是中晚期阴道癌患者姑息性治疗方法之一。新辅助化疗在一些个案报道中显示了良好的消瘤效果，但缺乏远期疗效的评估，目前适用于一些拒绝手术、放疗或者希望保留生育功能、性功能的病例[27，34]。

（2）靶向及免疫治疗 ：原发性阴道癌的靶向及免疫治疗缺乏临床证据。

子宫颈癌是免疫检查点抑制剂（如抗 PD-1 抗体、抗 CTLA-4 抗体等）治疗的热肿瘤，靶向治疗如血管内皮生长因子抑制药物（如贝伐珠单抗）被推荐用于复发子宫颈癌的一线治疗。一些包含了阴道癌使用的 PD-1 抑制剂试验中可以看到一定的疗效，且耐受性良好[35]。中华医学会《妇科肿瘤免疫检查点抑制剂临床应用指南（2023 版）》推荐帕博利珠单抗（2B 类）、纳武利尤单抗（3 类）用于治疗晚期或复发阴道癌患者[36]。

其他可尝试使用的药物有：若分子检测符合适应证，考虑塞尔帕卡替尼、拉洛替尼或恩曲替尼等靶向药物。HER-2 阳性患者可考虑使用德曲妥珠单抗（T-DXd）。但是，阴道癌的靶向或免疫治疗仍需后续关注临床试验结果。

8. 监测

（1）原发性阴道癌 5 年疾病特异性生存率为：Ⅰ期 85%，Ⅱ期 78%，Ⅲ～ⅣA 期 58%，EBRT 和（或）BT 治疗后的 5 年 OS 为 34% ～ 71%[24]。

（2）EDS 相关宫颈腺癌 5 年生存率为 80% ～ 87%[37]。非 EDS 相关的阴道腺癌预后差，局部复发及远处转移风险高，MD 安德森癌症中心报道的 5 年生存率仅为 34%[38]。

（3）随访内容包括：病史、体格检查、HPV 及子宫颈 / 阴道细胞学检查或阴道镜、影像学检查，以及对可疑复发的症状或检查结果行实验室检查评估（肿瘤标志物、全血细胞计数等）。同时对患者进行包括心理、康复等健康宣教指导。对于有宫内暴露于 EDS 病史的女性，建议进行更密切随访。

（4）对于确认复发的病例进行综合评估，明确复发部位和范围，评估复发病灶与周围组织的关系，最好获得病理学的复发证据。

（二）复发性阴道癌的治疗

阴道癌复发的高危因素：诊断时较晚的 FIGO 分期、组织学类型为非鳞癌、肿瘤体积≥ 4 cm、肿瘤位于上 1/3 阴道壁以外、高危型 HPV 感染和高 Ki-67 增殖指数[9, 39]。年龄、生殖功能、性功能及生活质量的考量可能影响特定治疗方法的选择，并最终影响生存结果。推荐复发患者进行 PD-L1 等检测，为个体化选择免疫检查点抑制剂提供证据。建议所有的复发患者参加临床试验。

1. 局限复发

部分局限于阴道的复发病灶，采取积极的治疗措施可使肿瘤缩小或消失，达到一定的疗效甚至获得再次根治。初治未接受放疗或复发部位在原放射野以外，应行积极的根治性治疗，可考虑手术切除或个体化 EBRT ± BT，再给予个体化内科治疗或观察。复发病灶位于既往放疗野内，若病灶不可切除，可行药物治疗 ± 个体化放疗；膀胱或直肠受累，可选择性行盆腔廓清术或姑息性手术。若病灶可切除，以手术切除为主，或药物治疗 ± 个体化放疗。

2. 广泛复发

广泛复发占 7% ～ 33%[40]，建议参考子宫颈癌个体化选择化疗、靶向或免疫等综合治疗；最佳支持治疗；入组临床试验。

（三）转移性阴道癌的治疗

（1）在阴道内发生的癌症中，转移性阴道癌更多见，占 90%，处理具有相对独立性。多由于其他部位的癌症播散引起的阴道部位转移，常见于相邻器官恶性肿瘤的直接蔓延、浸润及淋巴转移，来自远隔器官的血行转移较少。以子宫颈癌侵及阴道最常见，其次为外阴、子宫内膜、尿道、直肠等毗邻器官，甚至远隔器官，如乳腺、滋养细胞、卵巢、淋巴瘤等[1-2]。

（2）治疗应遵循原发疾病的治疗原则。

（3）原发灶控制满意，孤立的可切除病灶可行手术切除 ± 个体化放疗和（或）化疗，若累及膀胱 / 直肠，经筛选的病例可行盆腔廓清术。对于不能耐受或拒绝手术的病例，可行个体化放疗，结合个体化内科治疗。

（4）病灶广泛或不可切除，需按原发病治疗原则系统治疗，或采取最佳支持治疗，或入组临床试验。

三、其他特殊病理类型的阴道恶性肿瘤

（一）阴道黑色素瘤

1. 概述

恶性黑色素瘤简称黑色素瘤。原发性阴道黑色素瘤（primary malignant melanoma of the vaginal，PMMVa）属于黏膜型黑色素瘤，发病率低，仅为 3/1000 万例，占阴道恶性肿瘤新发病率＜ 4%[37-38]。预后差，5 年总生存率仅为 15%[39]。一项 805 例包含 PMMVa 的回顾性研究中，平均无复发生存期较短，平均总生存期仅为 22 个月[41]。另一项包含 463 例阴道黑色素瘤的研究显示，阴道黑色素瘤的生存率与淋巴结状态显著相关[43]。由于相关研究少，缺乏前瞻性研究数据，目前尚无标准的治疗方案。应重视 MDT 的作用。

2. 诊断

（1）临床表现：异常阴道流血、流液和阴道肿块，10% 的患者无临床表现。

（2）查体：典型病灶存在黑色或棕色色素沉着，10% ～ 23% 为少色素或无色素。病灶常伴有溃疡与坏死，需与鳞癌鉴别。45% 的病例病灶分布在阴道前壁，60% 的病灶位于阴道下 1/3。

（3）实验室检查：尚无特异肿瘤标志物，血清乳酸脱氢酶可增高，可用来指导相关药物治疗反应与预后。

（4）组织学病理：是诊断的金标准。建议病灶完整切除送活检，如果为多发病灶，可选择一个病灶完整切除。不建议穿刺活检或部分切除活检，以减少转移风险。虽然一项包含 761 例的多中心研究结果显示，黑色素瘤治疗前的活检方式（局部切取或完整切除）不影响总生存及无复发生存时间，但因为研究所包含的黏膜恶性黑色素瘤病例较少且较难匹配对照病例，研究者仍然建议完整切除活检，仅高龄、病灶过大或已存在远处转移、完整切除活检难以实现的病例可采取局部切除活检[43]。建议明确病理诊断后，尽快开始后续治疗。不推荐术中快速冰冻病理学检查。病理检查需判断有无溃疡、有丝分裂率、切缘、卫星灶、Ki-67 指数、脉管浸润等，免疫组化检查包括 S-100、SOX10、HMB-45、波形蛋白、Melan-A 等，PD-L1 检测有助于指导治疗。

（5）基因检测：对指导靶向药物选择具有重要意义，建议对初诊患者进行 *C-KIT*、*BRAF*、*NRAS* 等 28 个基因检测，可为 PMMVa 的分子分型、晚期治疗和预后预测提供临床参考。

3. 分期

无标准的分期系统。FIGO 的阴道癌临床分期法不完全适用于阴道黑色素瘤。近年来，多因素分析结果验证了不同原发部位的黏膜型黑色素瘤具有类似的预后，适合统一分期[44]。因此，PMMVa 也适用于黏膜型 MM 的分期。按照肿瘤浸润深度分期：Ⅰ期，即 T1，肿瘤侵犯黏膜或黏膜下层；Ⅱ期，包括 T2 ～ T4（T2，肿瘤侵犯肌层；T3，肿瘤侵犯外膜；T4，肿瘤侵犯邻近结构）。浸润深度是早中期黏膜型 MM 的分层预后因素。区域淋巴结转移为Ⅲ期，进一步分期：ⅢA，1 个淋巴结转移（N1）；ⅢB 期，≥ 2 个淋巴结转移（N2）。Ⅵ期为远隔转移。总体归纳为：Stage Ⅰ：T1N0M0；Stage Ⅱ：T2-4N0M0；Stage ⅢA：T1-4N1M0；Stage ⅢB：T1-4N2M0；Stage Ⅵ：TanyNanyM1。该分期系统为全球首个针对不同原发部位黏膜黑色素瘤的分期系统，为临床诊治和转化研究提供基础。

4. 治疗

建议所有病例在有黑色素瘤专家参与的 MDT 基础上选择治疗方案。

（1）手术：手术是早期 PMMVa 的主要治疗方式，可有效延长 PMMVa 患者的生存期。手术应结合肿瘤大小、浸润深度、单灶还是多灶，以及有无肿大淋巴结制定个体化手术治疗方案。手术方式建议选择保证切缘阴性的完整病灶切除，如子宫双侧附件无受侵证据，不推荐预防性全子宫和双侧附件切除。手术切缘阴性是决定预后的关键因素，但 PMMVa 的手术安全切缘范围暂无统一标准。是否行区域淋巴结切除存在争议。若临床或影像可疑淋巴结转移，建议切除区域淋巴结，并切除可疑转移的淋巴结。手术仍是局部复发最主要的治疗方法。新诊断及复发病例不建议局部广泛切除及盆腔廓清术。

广泛不可切除的病灶可进行药物等综合治疗。

（2）化疗：术后辅助治疗首选化疗。黏膜型黑色素瘤的化疗敏感性优于皮肤型黑色素瘤。术后辅助化疗可提高OS，优于辅助干扰素治疗。化疗首选达卡巴嗪，以达卡巴嗪或其口服类似物替莫唑胺为主的单药或联合治疗是目前首选的化疗方案。紫杉醇/白蛋白紫杉醇+卡铂方案也可用于PMMVa的化疗。新辅助化疗的价值尚待进一步验证。

（3）靶向治疗：需结合基因检测结果。*BRAF* 突变的患者可从BRAF抑制剂维莫非尼治疗中获益，但黏膜黑色素瘤总体 *BRAF* 突变率非常低。PMMVa发生 *C-KIT* 突变者较多，美国国立综合癌症网络（National Comprehensive Cancer Network，NCCN）治疗指南中将C-KIT抑制剂伊马替尼作为 *C-KIT* 突变的转移性黑色素瘤的指导用药[45]。基于基因检测的 *BRAF V600E* 突变转移性黑色素瘤可从维莫非尼、达拉非尼、曲美替尼治疗中获益，目前更推荐达拉非尼联合曲美替尼。

（4）免疫治疗：晚期患者可以考虑免疫检查点抑制剂，如抗细胞毒性T淋巴细胞相关抗原-4（CTLA-4）抗体、抗PD-1抗体、抗PD-L1抗体等单独或联合应用可提高疾病缓解率[46]，抗PD-1抗体（帕博利珠单抗和特瑞普利单抗）与抗CTLA-4抗体（伊匹木单抗）已被获批用于二线治疗不可切除或转移性黑色素瘤。特瑞普利单抗已批准为晚期黑色素瘤的二线治疗用药，联合阿昔替尼一线治疗晚期黏膜黑色素瘤获得了突破性进展，黏膜型黑色素瘤的前瞻性应用研究正在进行中。免疫治疗在皮肤黑色素瘤的治疗中显示出了希望，但在黏膜黑色素瘤中的疗效需要进一步的研究。一项包含6项临床研究的大型汇总分析，阐明了伊匹木单抗联合纳武利尤单抗治疗黏膜黑色素瘤的安全性。然而，包含阴道黑色素瘤患者的比例没有被报道。因此，鉴于PMMVa的罕见性，建议所有病例在有黑色素瘤专家参与的MDT基础上选择治疗方案。可尝试应用的免疫检查点抑制剂包括帕博利珠单抗、纳武利尤单抗和（或）伊匹木单抗、特瑞普利单抗 ± 阿昔替尼、普特利单抗等[36]。

（5）生物治疗：高剂量干扰素α-2b由于不能明显提高OS及存在明显毒性而不再是PMMVa的标准治疗药物。高剂量白细胞介素-2（interleukin-2，IL-2）是第一个在转移性黑色素瘤患者中能使部分患者获得长期临床缓解的免疫治疗药物，但目前已基本不用。新型基因工程学改造的IL-2 Nemvaleukin目前推荐可以用于阴道黑色素瘤。

（6）放疗：阴道黑色素瘤对放疗相对不敏感，放疗疗效较子宫颈黑色素瘤差，但优于外阴黑色素瘤[47]。放疗主要包括辅助性放疗和姑息性放疗，推荐用于以控制局部复发为首要目的的患者，或在无法进行全身性辅助治疗的患者中作为备选。作为新辅助治疗可缩小瘤体有利于手术实施。姑息性放疗一般用于控制转移（骨和脑等），疗效优于辅助性放疗的效果。

（二）阴道横纹肌肉瘤

1. 诊断

阴道横纹肌肉瘤罕见，是儿童和青少年最常见的软组织恶性肿瘤，占该年龄组所有恶性肿瘤的 4% ～ 6%。其中 20% 发生在下生殖道，超过 50% 是胚胎组织学亚型 [48–49]。大多数儿童横纹肌肉瘤发生在阴道，青少年主要发生在子宫颈。肿瘤呈息肉状或结节状病灶充满阴道，或葡萄状肿物突出于阴道口，以局部浸润、区域淋巴结转移为主。活组织病理学检查是诊断金标准。分期参考美国横纹肌肉瘤研究协作组或欧洲儿童肿瘤协会的标准。推荐 MDT 制定治疗方案，建议转诊到有治疗经验的医学中心。治疗后患者的生存率较高，5 年总生存率为 68.4%[50]。年轻、无远处转移、胚胎组织学、淋巴结阴性及进行了手术治疗的患者预后良好 [51]。因此建议对儿童阴道横纹肌肉瘤积极治疗，努力保留生理及生育功能 [15]。

2. 治疗

初始治疗以保留生理及生育功能的手术治疗为主；疾病范围广的病例，可行新辅助化疗后再行手术治疗。

（1）手术联合化疗对幼女阴道横纹肌肉瘤的治疗可获得令人满意的效果。需依据患儿年龄、肿瘤分期、肿瘤部位、肿瘤来源及肿瘤切除情况来指导后续化疗方案及巩固疗程。

（2）化疗可用于术后辅助治疗及术前新辅助治疗。常用化疗方案有 VAI（长春新碱 + 放线菌素 D+ 异环磷酰胺）方案，或 VCE 方案（长春新碱 + 卡铂 +VP16）。

（3）放疗只用于未控及复发病例的治疗，建议放疗前咨询生育医师，评估卵巢保护的先行方案。放疗可导致远期不良反应，如有可能应避免放疗。

参考文献

[1] 马亚琪，王昀，刘爱军，等 . WHO（2014）卵巢肿瘤组织学分类 [J]. 诊断病理学杂志，2014，21（8）：530–531.

[2] DI DONATO V，BELLATI F，FISCHETTI M，et al. Vaginal cancer[J]. Crit Rev Oncol Hematol，2012，81（3）：286–295.

[3] WHO Classification of Tumours Editorial Board. Female Genital Tumours [M]. 5th ed. Lyon：World Health Organization，2020.

[4] HELLMAN K，SILFVERSWARD C，NILSSON B，et al. Primary carcinoma of the vagina：factors influencing the age at diagnosis. The Radiumhemmet series 1956–96[J]. Int J Gynecol Cancer，2004，14（3）：491–501.

[5] 中华预防医学会疫苗与免疫分会 . 子宫颈癌等人乳头瘤病毒相关疾病免疫预防专家共识 [J]. 中华预防医学杂志，2019，53（8）：761–803.

[6] DODGE J A，ELTABBAKH G H，MOUNT S L，et al. Clinical features and risk of recurrence among patients with vaginal intraepithelial neoplasia[J]. Gynecol Oncol，2001，83（2）：363–369.

[7] HODEIB M，COHEN J G，MEHTA S，et al. Recurrence and risk of progression to lower genital tract malignancy in women with high grade VAIN[J]. Gynecol Oncol，2016，141（3）：507–510.

[8] HANSEN B T，CAMPBELL S，NYGARD M. Long–term incidence trends of HPV–related cancers，and cases preventable by HPV vaccination：a registry–based study in Norway[J]. BMJ Open，2018，8（2）：e019005.

[9] JHINGRAN A. Updates in the treatment of vaginal cancer[J].Int J Gynecol，2022，32（3），344–351.

[10] SCHOCKAERT S，POPPE W，ARBYN M，et al. Incidence of vaginal intraepithelial neoplasia after hysterectomy for cervical intraepithelial eoplasia：a retrospective study[J].Am J Obstet Gynecol，2008，199（2）：113.

[11] HYUN J K，JOOYOUNG K，KIDONG K，et al. Risk factor and treatment of vaginal intraepithelial neoplasia after hysterectomy for cervical intraepithelial neoplasia[J]. Journal of Lower Genital Tract Disease，2022，26（2）：147–151.

[12] EMILIA A, ERIK H, PÄR S, et al. Risk of vaginal cancer among hysterectomised women with cervical intraepithelial neoplasia: a population-based national cohort study[J]. BJOG, 2020, 127(4): 448-454.

[13] SHERMAN J F, MOUNT S L, EVANS M F, et al. Smoking increases the risk of high-grade vaginal intraepithelial neoplasia in women with oncogenic human papillomavirus[J]. Gynecol Oncol, 2008, 110(3): 396-401.

[14] HERBST A L, ULFELDER H, POSKANZER D C.Adenocarcinoma of the vagina. Association if maternal stilbestrol therapy with tumor appearance in young women[J]. N Engl J Med, 1971, 284(15): 878-881.

[15] ADAMS T S, ROGERS L J, CUELLO M A. Cancer of the vagina: 2021 update[J]. In Gynaecol Obstet, 2021, 155(3): 19-27.

[16] JHINGRAN A. Updates in the treatment of vaginal cancer[J]. Int J Gynecol, 2022, 32(3), 344-351.

[17] SAITO T, TABATA T, IKUSHIMA H, et al. Japan Society of Gynecologic Oncology guidelines 2015 for the treatment of vulvar cancer and vaginal cancer[J]. Int J Clin Oncol, 2018, 23(2): 201-234.

[18] STOKER J. Computed tomography and magnetic resonance imaging in staging of uterine cervical carcinoma: a systematic review[J]. Gynecol Oncol, 2003, 91(1): 59-66.

[19] HRICAK H, GATSONIS C, CHI D S, et al. Role of imaging in pretreatment evaluation of early invasive cervical cancer: results of the intergroup study American College of Radiology Imaging Network 6651-Gynecologic Oncology Group 183[J]. J Clin Oncol, 2005, 23(36): 9329-9337.

[20] WHO Classification of Tumours Editorial Board. Female Genital Tumours[M].5th ed.Lyon: IARC Press, 2020.

[21] YANG J, DELARA R, MAGRINA J, et al. Management and outcomes of primary vaginal cancer[J]. Gynecol Oncol, 2020, 159(2): 456-463.

[22] GUERRI S, PERRONE A M, BUWENGE M, et al. Definitive radiotherapy in invasive vaginal carcinoma: a systematic review[J]. Oncologist, 2019, 24(1): 132-141.

[23] SCHMID M P, FOKDAL L, WESTERVELD H, et al. Recommendations from gynaecological (GYN) GEC-ESTRO working group—ACROP: target concept for image guided adaptive brachytherapy in primary vaginal cancer[J]. Radiother Oncol, 2020, 145: 36-44.

[24] GREENWALT J C, AMDUR R J, MORRIS C G, et al. Outcomes of definitive radiation therapy for primary vaginal

carcinoma[J]. Am J Clin Oncol，2015，38（6）：583-587.

[25] GADDUCCI A，FABRINI M G，LANFREDINI N，et al. Squamous cell carcinoma of the vagina：natural history，treatment modalities and prognostic factors[J]. Crit Rev Oncol Hematol，2015，93（3）：211-224.

[26] ZHOU W，YUE Y，PEI D. Survival benefit of vaginectomy compared to local tumor excision in women with FIGO stage Ⅰ and Ⅱ primary vaginal carcinoma：a SEER study[J]. Arch Gynecol Obstet，2020，302（6）：1429-1439.

[27] MABUCHI Y，YAHATA T，KOBAYASHI A，et al. Vaginal carcinoma in a young woman who underwent fertility-sparing treatment involving chemotherapy and conservative surgery[J]. J Obstet Gynaecol Res，2015，41（6）：989-992.

[28] YIN D，WANG N，ZHANG S，et al. Radical hysterectomy and vaginectomy with sigmoid vaginoplasty for stage I vaginal carcinoma[J]. Int J Gynecol Obstet，2013，122（2）：132-135.

[29] MONTEMORANO L，VETTER M H，BLUMENFELD M，et al. Positive sentinel lymph node in a patient with clinical stage I vaginal cancer[J]. Gynecol Oncol Rep，2020，33：100599.

[30] FOWLER J M. Incorporating pelvic/vaginal reconstruction into radical pelvic surgery[J]. Gynecol Oncol，2009，115（1）：154-163.

[31] YAO F，ZHAO W，CHEN G，et al. Comparison of laparoscopic peritoneal vaginoplasty and sigmoid colon vaginoplasty performed during radical surgery for primary vaginal carcinoma[J]. World J Surg Oncol，2014，12：302.

[32] RAJAGOPALAN M S，XU K M，LIN J F，et al. Adoption and impact of concurrent chemoradiation therapy for vaginal cancer：a National Cancer Data Base（NCDB）study[J]. Gynecol Oncol，2014，135（3）：495-502.

[33] MIYAMOTO D T，VISWANATHAN A N. Concurrent chemoradiation for vaginal cancer[J]. PLoS One，2013，8（6）：e65048.

[34] GHIA A J，GONZALEZ V，TWARD J，et al. Primary vaginal cancer and chemoradiotherapy：a patterns-of-care analysis[J]. Int J Gynecol Cancer，2011，21（2）：378-384.

[35] NAUMANN R W，HOLLEBECQUE A，MEYER T，et al. Safety and efficacy of nivolumab monotherapy in recurrent or metastatic cervical，vaginal，or vulvar carcinoma：results from the phase i/ii checkmate 358 trial[J]. J Clin Oncol，2019，37（31）：2825-2834.

[36] 中华医学会妇科肿瘤学分会. 妇科肿瘤免疫检查点抑制剂临床应用指南（2023版）[J/CD]. 肿瘤综合治疗电子

杂志，2023，9（2）：67-98.

[37] FRANK S J，JHINGRAN A，LEVENBACK C，et al. Definitive radiation therapy for squamous cell carcinoma of the vagina[J]. Int J Radiat Oncol Biol Phys，2005，62（1）：138-147.

[38] FRANK S J，DEAVERS M T，JHINGRAN A，et al. Primary adenocarcinoma of the vagina not associated with diethylstilbestrol（DES）exposure[J]. Gynecol Oncol，2007，105（2）：470-474.

[39] KIRSCHNER A N，KIDD E A，DEWEES T，et al. Treatment approach and outcomes of vaginal melanoma[J]. Int J Gynecol Cancer，2013，23（8）：1484-1489.

[40] THIGPEN J，BLESSING J A，HOMESLEY H D，et al. Phase Ⅱ trial of cisplatin in advanced or recurrent cancer of the vagina：a gynecologic oncology group study[J]. Gynecol Oncol，1986，23（1）：101-104.

[41] RAPI V，DOGAN A，SCHULTHEIS B，et al. Melanoma of the vagina：case report and systematic review of the literature[J]. Anticancer Res，2017，37（12）：6911-6920.

[42] WOHLMUTH C，WOHLMUTH-WIESER I，MAY T，et al.Malignant melanoma of the vulva and vagina：a us population-based study of 1863 patients[J].Am J Clin Dermatol，2020，21（2）：285-295.

[43] TADIPARTHI S，PANCHANI S，IQBAL A. Biopsy for malignant melanoma-are we following the guidelines[J].Ann R Coll Surg Engl，2008，90（4）：322-325.

[44] CUI C，LIAN B，ZHANG X，et al. An evidence-based staging system for mucosal melanoma：a proposal[J]. Ann Surg Oncol，2022，29（8）：5221-5234.

[45] CAKSA S，BAQAI U，APLIN A E. The future of targeted kinase inhibitors in melanoma[J]. Pharmacol Ther，2022，239：108200.

[46] D'ANGELO S P，LARKIN J，SOSMAN J A，et al.Efficacy and safety of nivolumab alone or in combination with ipilimumab in patients with mucosal melanoma：a pooled analysis[J]. J Clin Oncol，2017，35（2）：226-235.

[47] SEZEN D，PATEL R R，TANG C，et al. Immunotherapy combined with highand low-dose radiation to all sites leads to complete clearance of disease in a patient with metastatic vaginal melanoma[J]. Gynecol Oncol，2021，161（3）：645-652.

[48] VILLELLA J A，BOGNER P N，JANI-SAIT S N，et al. Rhabdomyosarcoma of the cervix in sisters with review of the literature[J]. Gynecol Oncol，2005，99（3）：742-748.

[49] ZEISLER H, MAYERHOFER K, JOURA E A, et al. Embryonal rhabdomyosarcoma of the uterine cervix: case report and review of the literature[J]. Gynecol Oncol, 1998, 69 (1): 78-83.

[50] YANG J, YANG J, YU M, et al. Clinical study on female genital tract rhabdomyosarcoma in childhood: changes during 20 years in one center[J]. Int J Gynecol Cancer, 2017, 27 (2): 311-314.

[51] NASIOUDIS D, ALEVIZAKOS M, CHAPMAN-DAVIS E, et al. Rhabdomyosarcoma of the lower female genital tract: an analysis of 144 cases[J]. Arch Gynecol Obstet, 2017, 296 (2): 327-334.

中华医学会妇科肿瘤学分会

中国妇科肿瘤临床实践指南 2024版

上卷

总主审　马　丁

总主编　孔北华　向　阳

子宫颈癌

主　编　汪　辉　马　丁

科学技术文献出版社
SCIENTIFIC AND TECHNICAL DOCUMENTATION PRESS

·北　京·

图书在版编目（CIP）数据

子宫颈癌 / 汪辉，马丁主编. -- 北京 : 科学技术文献出版社，2024. 8. --（中国妇科肿瘤临床实践指南 : 2024版上卷 / 孔北华，向阳总主编）. -- ISBN 978-7-5235-1663-8

Ⅰ. R737. 34

中国国家版本馆 CIP 数据核字第 2024MV6433 号

子宫颈癌

策划编辑：袁婴婴　　责任编辑：袁婴婴　　责任校对：张永霞　　责任出版：张志平

出 版 者　科学技术文献出版社
地　　址　北京市复兴路15号　　邮编 100038
编 务 部　(010) 58882938，58882087（传真）
发 行 部　(010) 58882868，58882870（传真）
邮 购 部　(010) 58882873
官方网址　www.stdp.com.cn
发 行 者　科学技术文献出版社发行　全国各地新华书店经销
印 刷 者　北京时尚印佳彩色印刷有限公司
版　　次　2024 年 8 月第 1 版　2024 年 8 月第 1 次印刷
开　　本　787×1092　1/16
字　　数　607千
印　　张　39.25
书　　号　ISBN 978-7-5235-1663-8
定　　价　160.00元（全7册）

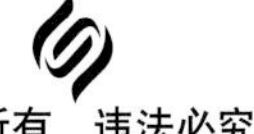

《中国妇科肿瘤临床实践指南 2024 版》专家委员会

名誉总主编： 郎景和　曹泽毅　沈　铿

总　主　审： 马　丁

总　主　编： 孔北华　向　阳

副 总 主 编： 梁志清　王建六　张国楠　汪　辉

常务编委（按姓氏笔画排序）：

王　薇　王丹波　王世宣　王新宇　曲芃芃

刘开江　杨佳欣　陈　刚　郑　虹　孟元光

赵　霞　哈春芳　徐丛剑　郭瑞霞　康　山

程文俊　臧荣余

《子宫颈癌》编委会

主　审：孔北华　向　阳

主　编：汪　辉　马　丁

副主编：王新宇　徐丛剑　哈春芳　王　薇

编　委（按姓氏笔画排序）：

马彩玲　王烈宏　龙丽霞　华克勤　邬素芳

孙　阳　严　沁　邱丽华　陈春林　岳　瑛

洪　澜

秘　书：许君芬　张松法

前言

FOREWORD

中华医学会妇科肿瘤学分会（Chinese Society of Gynecological Oncology，CSGO）及其前身中国妇科肿瘤学组（Chinese Gynecological Oncology Group，CGOG）始终秉承“传播医学科学知识，弘扬医学道德，崇尚社会正义”的学会宗旨，不断传播妇科肿瘤学新理论、新知识、新技术，持续提升妇科肿瘤预防、诊断和治疗水平，努力推动我国妇科肿瘤事业的蓬勃发展。CGOG 于 1996 年首次颁布了子宫颈癌、子宫内膜癌、卵巢癌、外阴和阴道肿瘤，以及滋养细胞肿瘤等常见妇科肿瘤诊治指南，随后 CSGO 对指南进行了多次修订，这为我国妇科肿瘤患者的规范化诊疗奠定了坚实的基础。人们永远不会忘记我国妇科肿瘤学界前辈们，特别是郎景和院士、曹泽毅教授、沈铿教授、谢幸教授对历版妇科肿瘤指南制定所做出的杰出贡献。

指南的宗旨是“为医师和患者提供当前最佳的诊断和治疗建议，提高治疗水平，改善治疗效果”。指南修订的目标是通过内容更新，确保指南能够反映最新的诊疗理念、诊疗技术等临床研究成果，在循证医学基础上，凝聚专家共识，使临床实践有章可循，有规可依，同时为临床研究提供一个统一的评价标准。

近年来，妇科肿瘤学发展突飞猛进，已从传统的手术治疗、放射治疗和化学治疗基础上，进入了分子诊断、靶向治疗和免疫治疗的精准医学时代。妇科肿瘤预防、诊断和治疗的新理念、新理论和新技术不断涌现，高质量循证医学证据不断增加，诊疗指南需要不断更新完善，才能满足指导临床实践的需求。

在继承历版指南经典成果的基础上，本指南借鉴国际权威临床指南的制定经验，从形式到内容有了重大变化。首先以流程图的形式给出临床诊疗路径，为临床医师提供快速便捷、好查易懂的临床推荐，旨在增强临床实用性；其次针对诊疗要点，列出诊疗原则，对临床关键问题给予提纲挈领、简明扼要的总结概括；最后在讨论部分以临床问题为导向，从基础到临床，引经据典为流程图和诊疗原则提供详实的理论和临床研究依据。

本指南力求传承经典，与时俱进，内容全面，重点突出，既要立足中国国情，又要与国际标准接轨，以期不断提升指南质量，更好地为广大妇科肿瘤医师和妇科肿瘤患者服务。

希望广大临床医师在应用本指南的过程中，遵循规范化、个体化、精准化、人性化的诊疗原则，尊重患者的意愿和选择，开展妇科肿瘤临床诊疗实践。

今后，《中国妇科肿瘤临床实践指南》电子版每年定期更新，敬请广大妇科肿瘤专业同道不吝指正，任何意见请反馈至：xdfckjz@sina.com，衷心感谢各位读者。

中华医学会妇科肿瘤学分会

孔北华　马丁　向阳

2024 年 6 月 30 日

目录

CONTENTS

子宫颈上皮内病变

子宫颈癌

子宫颈上皮内病变

一、子宫颈上皮内病变的分类

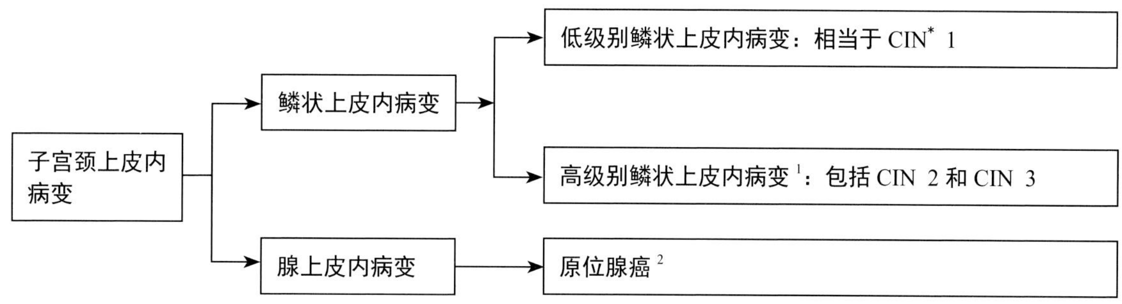

* 子宫颈上皮内瘤变（cervical intraepithelial neoplasia，CIN）。
[1] 高级别鳞状上皮内病变和原位腺癌属于子宫颈癌前病变。
[2] 原位腺癌（adenocarcinoma in situ，AIS）。

二、子宫颈上皮内病变的诊断程序

（一）三阶梯诊断流程

子宫颈癌筛查
阴道镜检查
活检及子宫颈锥形切除术组织病理学诊断

（二）筛查方法及间隔

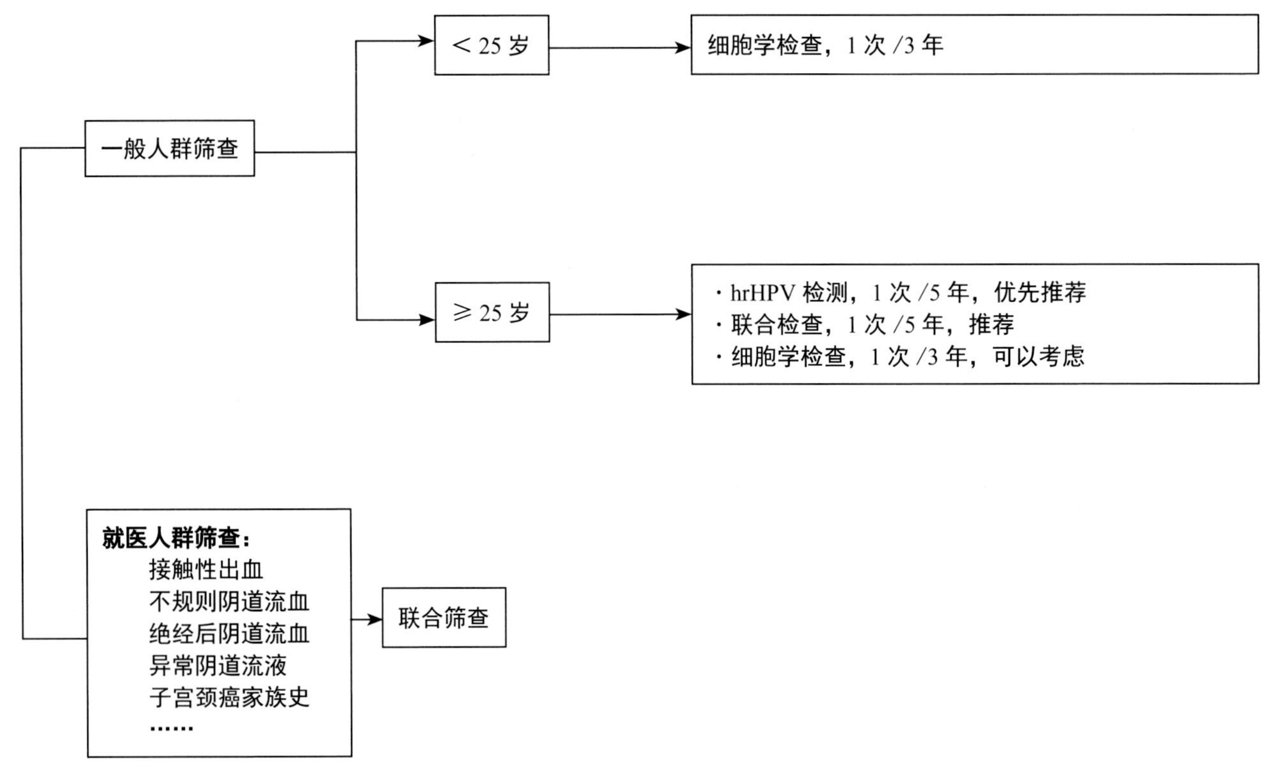
一般人群筛查
< 25 岁
细胞学检查，1 次 /3 年
≥ 25 岁
· hrHPV 检测，1 次 /5 年，优先推荐
· 联合检查，1 次 /5 年，推荐
· 细胞学检查，1 次 /3 年，可以考虑
就医人群筛查：
接触性出血
不规则阴道流血
绝经后阴道流血
异常阴道流液
子宫颈癌家族史
……
联合筛查

（三）子宫颈脱落细胞学诊断［伯塞斯达系统（the Bethesda system，TBS）］

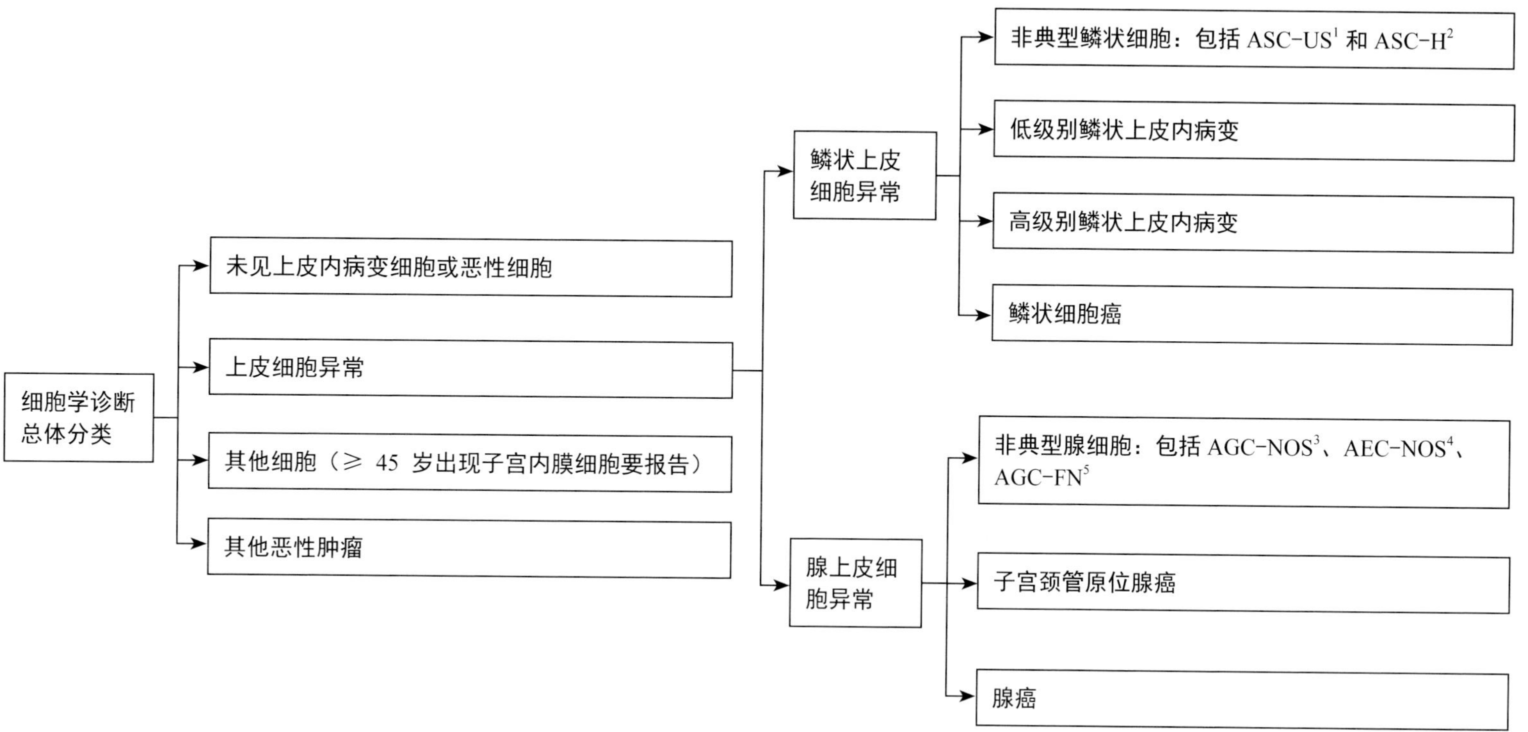

[1] 无明确诊断意义的非典型鳞状细胞（atypical squamous cells of undetermined significance，ASC-US）。

[2] 非典型鳞状细胞——不除外高度鳞状上皮内病变（atypical squamous cells cannot exclude high grade squamous intraepithelial lesion，ASC-H）。

[3] 非典型颈管腺细胞无其他具体指定（atypical glandular cells-not otherwise specified，AGC-NOS）。

[4] 非典型子宫内膜腺细胞无其他具体指定（atypical endometrial glandular cells - not otherwise specified，AEC-NOS）。

[5] 非典型腺细胞倾向瘤变（atypical glandular cells favor neoplastic，AGC-FN）。

（四）筛查异常的处理流程

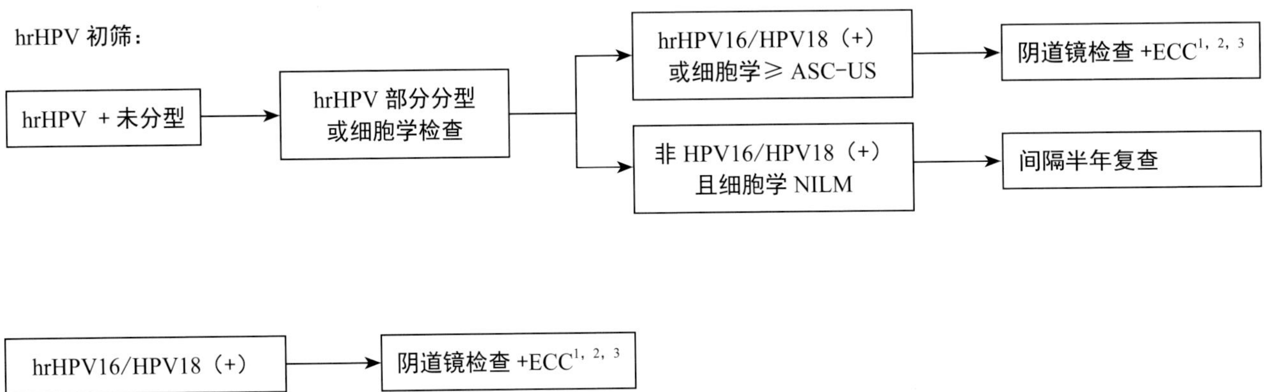

[1] 子宫颈管搔刮术（endocervical curettage，ECC）。

[2] 子宫颈鳞 - 柱交接部未见、3 型转化区、HPV16/HPV18 感染、细胞学 ASC-H、HSIL、AGC 或细胞学异常但子宫颈阴道部未见相应级别病变者需行 ECC。

[3] 妊娠期禁止行 ECC。

（五）子宫颈锥形切除术[1]

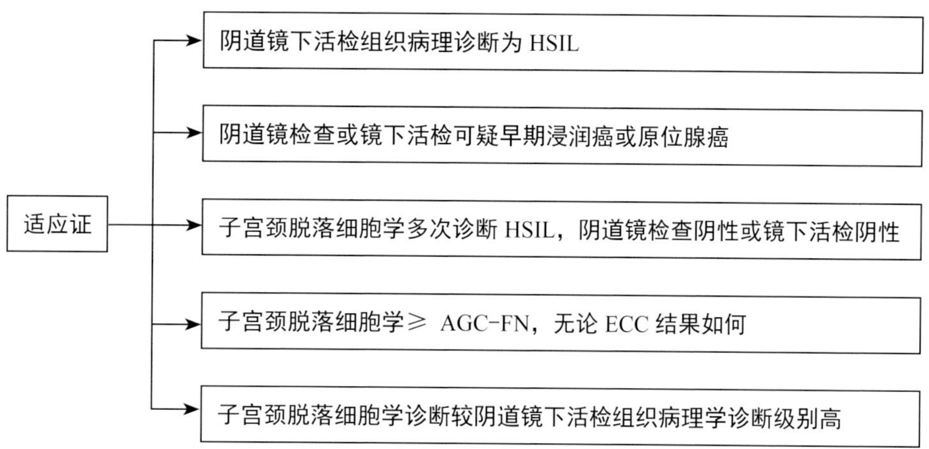

[1] 子宫颈锥形切除术是三阶梯诊断的重要步骤，包括子宫颈环形电切术（loop electrosugical excision procedure，LEEP）和冷刀锥切术（cold knife conization，CKC）。

三、低级别子宫颈上皮内病变的处理原则

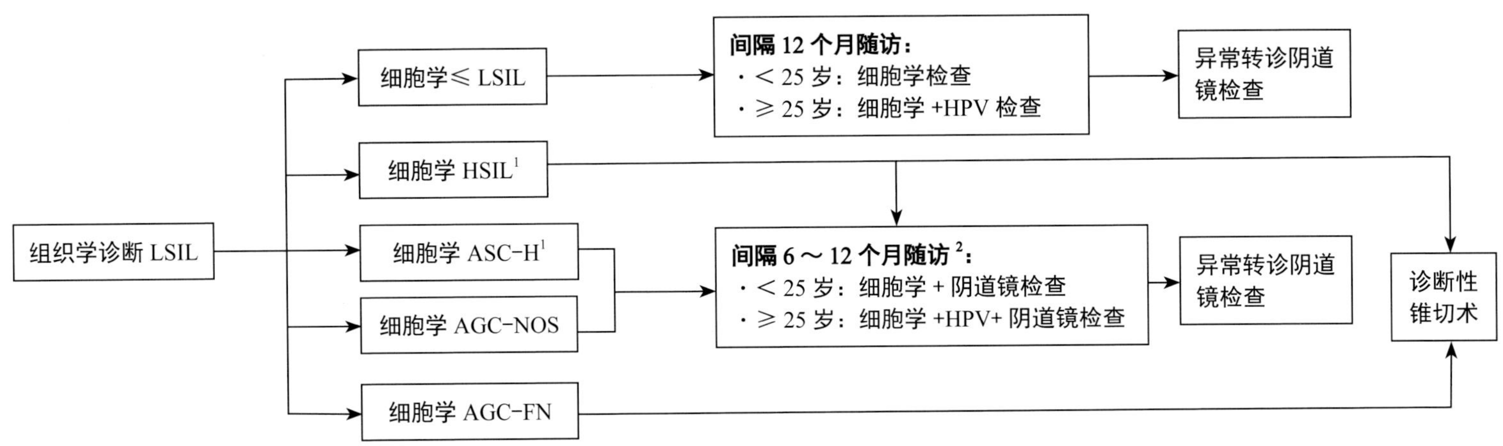

[1] 复核细胞学、组织病理学和阴道镜检查，按照复查修订后的诊断进行管理。

[2] 阴道镜检查鳞－柱交接部（squamo-columnar junction，SCJ）和病变的上界完全可见，ECC 组织病理学＜ CIN 2。

四、高级别子宫颈上皮内病变的处理原则

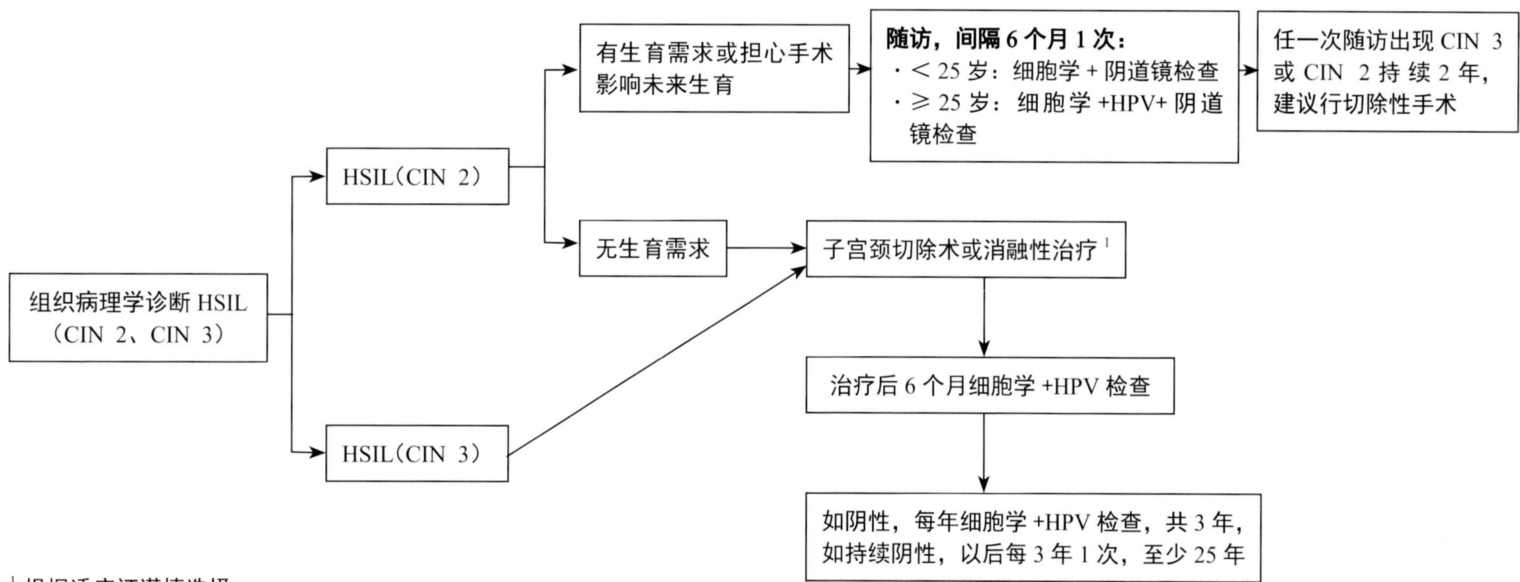

[1] 根据适应证谨慎选择。

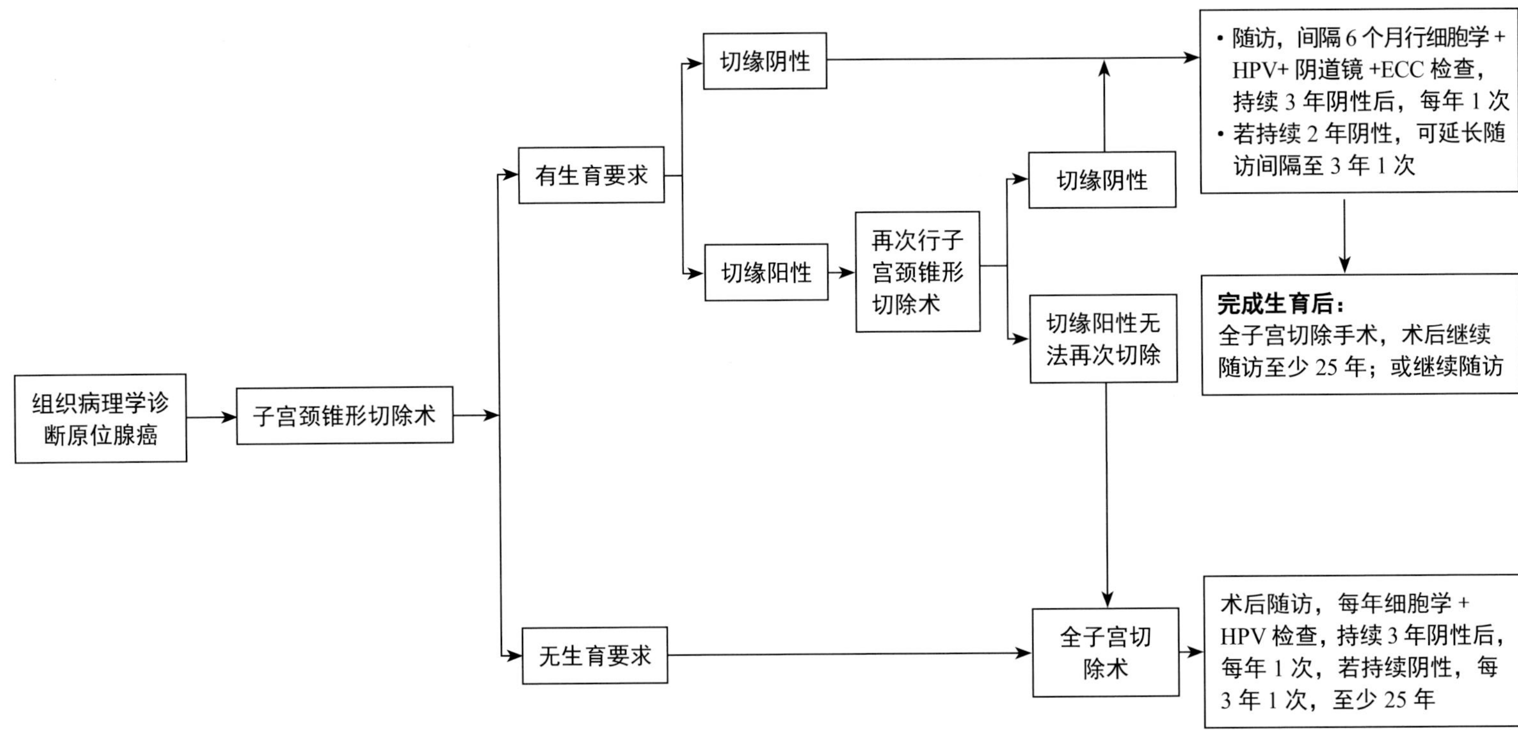
组织病理学诊断原位腺癌
子宫颈锥形切除术
有生育要求
切缘阴性
切缘阳性
再次行子宫颈锥形切除术
切缘阴性
切缘阳性无法再次切除
• 随访，间隔 6 个月行细胞学 + HPV+ 阴道镜 +ECC 检查，持续 3 年阴性后，每年 1 次
• 若持续 2 年阴性，可延长随访间隔至 3 年 1 次
完成生育后：
全子宫切除手术，术后继续随访至少 25 年；或继续随访
无生育要求
全子宫切除术
术后随访，每年细胞学 + HPV 检查，持续 3 年阴性后，每年 1 次，若持续阴性，每 3 年 1 次，至少 25 年

五、讨论

（一）概述

子宫颈上皮内瘤变（cervical intraepithelial neoplasia，CIN）是一组与子宫颈浸润癌密切相关的子宫颈病变。国外资料表明 CIN 3 的发病高峰年龄是 25～35 岁[1]。子宫颈上皮内病变的分类不断优化，2014 年 WHO 发布的《女性生殖器肿瘤分类（第 4 版）》[2]，建议鳞状上皮内病变采用与细胞学一致的二级分类法（即 LSIL 和 HSIL），腺上皮内病变仅保留了 AIS，具有更好的诊断重复性、可以指导临床及判断预后。LSIL 包括 CIN 1、扁平湿疣、挖空细胞等，HSIL 包括 CIN 2、CIN 3。由于年轻的 CIN 2 患者病变多数可以自然消退，只有少部分进展到浸润癌，美国阴道镜和宫颈病理学会（American Society for Colposcopy and Cervical Pathology，ASCCP）发表的 2019 版指南推荐采用 HSIL（CIN 2）、HSIL（CIN 3）的报告形式，可更好地分层管理[3]。2020 年 WHO 发布的《女性生殖器肿瘤分类（第 5 版）》也强调了 HSIL 诊断时应标注 CIN 2 还是 CIN 3[4]。子宫颈高级别上皮内病变包括 HSIL 及原位腺癌（adenocarcinoma in situ，AIS），后者也称高级别子宫颈腺上皮内病变（high grade -cervical glandular intraepithelial neoplasia，HG-CGIN），如果不进行治疗，进展为浸润性腺癌的风险较高。

子宫颈上皮内病变的发生与高危人乳头瘤病毒（high risk human papilloma virus，hrHPV）的持续感染密切相关，已证实 hrHPV 感染是所有 HSIL 和绝大部分 AIS 的必要致病因素，特别是 HPV16、HPV18 感染。50% 的 AIS 与 HPV18 感染相关[5]，胃型原位腺癌、非典型小叶状增生等与 hrHPV 感染无关。

（二）初筛方法的选择及分流策略

细胞学检查的特异度和阳性预测值高，但敏感度低；相反，HPV 检测的敏感度和阴性预测值高，但特异度低，两者联合可优势互补。2012 年 ASCCP/ 美国癌症学会（American Cancer Society，ACS）/ 美国妇产科医师学会（American College of Obstetricians and Gynecologists，ACOG）指南优先推荐 30～65 岁妇女进行联合筛查[6]。

ATHENA 研究对比了 42 209 位妇女细胞学、HPV 初筛和联合筛查结果，发现 HPV 初筛和联合筛查预测 CIN 3+ 的敏感度和特异度、3 年 CIN 3+ 累积风险均无显著性差异[7]。Kaiser 研究分析了 1 208 710 位妇女细胞学和 HPV 检测结果，联合检查只比 HPV 检测提高极少的敏感度[8]。大样本前瞻性随机对照临床研究显示，HPV 初筛组（9552 例）阴性患者 CIN 3+ 和 CIN 2+ 发生率显著低于细胞学初筛组（9457 例）阴性患者[9]。荟萃分析和风险评估模型也均显示，HPV 初筛比联合筛查有更好的获益风险平衡[8,10]。因此，2018 年 USPSTF 指南不再优先推荐 30～65 岁妇女进行联合筛查[11]。2019 年 ASCCP 指南指出，CIN 3+ 风险取决于 HPV 分型和持续感染时间，细胞学有助于评估即时风险，但预测长期风险作用有限[3]。2020 年 ACS 推荐 25～65 岁妇女联合筛查只在 FDA 批准的 HPV 检测方法不能获得或获得受限时才可接受，在 HPV 初筛过渡期完成后，将不再推荐联合筛查[12]。2020 年 ESGO-EFC 文件反对推荐联合筛查作为初筛[13]。我国一项 11 064 位普通人群 HPV 初筛和联合筛查（Cobas 检测）的对比研究也显示，HPV 初筛和联合筛查的效能相似[14]。基于上述证据和中国卫生资源现状，HPV 初筛是我国健康人群筛查的首选方法，采用经国内外权威机构认可、经临床验证可用于初筛的 HPV 核酸检测方法和试剂。

但 HPV 检测对于预测子宫颈高级别病变的特异度低，必须采用高特异度的方法对部分患者进行分流，减少不必要的阴道镜转诊。2020 年 ASCCP 更新了指南，推荐应用数学回归模型结合细胞学检查等信息对 HPV 阳性人群进行风险分层，以便精准管理。分流方法推荐细胞学检查、HPV16/ HPV18 部分分型检测，也有学者推荐应用子宫颈脱落细胞 p16/Ki-67 双染、HPV-DNA 整合检测[15]、甲基化检测等新技术进行风险分层辅助管理。

此外，阴道镜可能存在漏诊的情况，尤其是子宫颈腺癌[16-18]，因此需采用风险分层的方法对转诊阴道镜的患者进行辅助管理，高风险患者必要时行诊断性锥切术[8]。

（三）低级别子宫颈上皮内病变的管理

LSIL 组织学表现为病变区域上皮的上 2/3 层为分化成熟的上皮成分，其间常可见由 HPV 感染所导致的挖空细胞，表现为细胞核增大，核周出现空晕。大于 80% 的 LSIL 是由 hrHPV 感染所致，多为一过性感染，其余为低危 HPV 感染，可表现为生殖器疣。LSIL 有较高的自然逆转率，一项队列研究表明 CIN 1 的自然消退率为 57%，持续为 32%，进展到 CIN 2～CIN 3 为 11%。另一综述分析，自然消退率为 60%，持续为 30%，进展到 CIN 3 为 10%，进展到浸润癌为 1%[19]。我国一项针对 487 例 LSIL 的前瞻性研究显示，应用细胞学和 HPV 联合筛查，在第 1 年、第 3 年和第 4 年时逆转为正常者分别为 52.57%、84.41% 和 88.71%，进展为 HSIL 者分别为 1.65%、4.05% 和 4.11%，其中 hrHPV 持续阳性者第 4 年进展到 HSIL 高达 18.9%，HPV 持续阴性者仅为 2.5%[20]。另一项对 818 名病理诊断为 CIN 1 患者进行了长达 11 年的队列研究，在随访 1 年、2 年、6 年，约 80% 的 CIN 1 自然逆转，进展为 CIN 2 及以上病变分别是 3.7%、8.5% 和 12.2%；其中基线 hrHPV 阳性者随访期间 CIN 2+ 的发生率分别为 4.8%、10.7%、16.9%，分别是 hrHPV 阴性者的 2.7 倍、2.9 倍、12.0 倍。

因此，LSIL 诊断后原则上不需要治疗，定期随访管理即可。但有10%的患者合并HSIL，因此，对于LSIL的管理关键是不漏诊高级别病变，以及识别可能进展到高级别病变的患者。ASCCP 2019指南提出基于风险的管理，细胞学HSIL和ASC-H、组织学为LSIL（CIN 1）的患者，其1年CIN 3+风险分别为3.9%和1.4%[21]，细胞学HSIL比ASC-H具有更高的风险，对细胞学HSIL的管理应比ASC-H管理更积极。对于细胞学结果显示为HSIL，但活检显示为LSIL（CIN 1）或更低级别的患者，立即进行诊断性切除手术，或间隔1年进行基于HPV的检测和阴道镜检查来观察病情，但若采用后者，则需满足先前阴道镜检查鳞-柱交接部和病变上缘完全可见，且子宫颈管取样的结果应低于CIN 2。对于ASC-H，如果阴道镜检查鳞-柱交接部和病变上缘完全可见，且子宫颈管取样为阴性，则推荐间隔1年进行基于HPV的检测来观察，不推荐进行诊断性切除手术。如果选择观察，并且在间隔1年的随访监测中所有的检测都呈阴性，推荐1年后重复进行基于HPV的检测（从最初的细胞学检查算起2年）。如果在1年和2年随访监测中，所有检测均为阴性，推荐在3年时再次进行基于HPV的重复检测，以后进入长期随访监测。如果在观察期内有任何检查异常，需重复进行阴道镜检查，并根据活检结果进行管理。对于在1年或2年随访监测时有HSIL细胞学结果，或在2年随访监测时持续存在ASC-H结果的患者，推荐诊断性切除手术。细胞学HSIL患者阴道镜下未能发现CIN 2+并不意味着排除了CIN 2+病变，当子宫颈没有发现病变时，必须检查阴道和外阴是否存在上皮内瘤变。

LSIL持续2年及以上处理原则仍然首选继续观察。研究数据显示，当HPV阳性、细胞学ASC-US或LSIL，阴道镜活检为CIN 1或未发现病变时，发生CIN 3+的5年风险率相对较低，约为2%。KPNC数据提示，连续两次随访监测活检为CIN 1的患者中，后续随访监测显示52%的患者HPV阴性，48%的患者HPV阳性，而在HPV阳性组中，92%的患者细胞学结果为NILM、ASC-US或LSIL[22]。对于存在CIN 2+高危因素者，如筛查高危、既往有子宫颈治疗史，宫颈管不能明确CIN等级的患者，可进行诊断性锥切术。此外，如果患者有强烈的手术意愿，也可以接受手术治疗。

组织学诊断为LSIL，细胞学为AGC-NOS、阴道镜活检病理未提示HSIL或AIS者，除外子宫内膜病变后，建议在1年和2年分别进行联合筛查，如有任何异常应转诊阴道镜。若细胞学为AGC-FN及AIS的LSIL者，建议行诊断性锥切术及术中对残留颈管行ECC。鉴于AGC-FN、AIS提示腺上皮病变或癌变风险更高，因此，即使活检病理组织学未发现CIN 2+或AIS+，也建议进行子宫颈诊断性锥切术。

（四）高级别子宫颈上皮内病变的管理

高级别子宫颈上皮内病变属于癌前病变，不处理的话进展为浸润癌的可能性大，因此，原则上均推荐治疗。

治疗方法包括子宫颈锥形切除手术（LEEP 和 CKC）和子宫颈消融性治疗（激光、电灼、冷冻治疗）。LEEP 和 CKC 的疗效相似[23]，选择哪一种取决于所在医疗机构的支撑保障和手术医师掌握的技术熟练程度。高级别子宫颈病变一般不推荐消融性治疗，如选择，需慎重，治疗前要排除浸润癌的可能。相比于消融性治疗，锥形切除手术的优势在于提供了组织学标本，能发现可能存在的更高级别鳞状上皮病变或腺上皮病变，以及提供手术切缘信息。以下情况是消融性治疗的禁忌证：腺上皮病变；病灶面积大（超过子宫颈表面积的 75%）；鳞 - 柱交接部或病变上缘不能完全可见；病变向颈管延伸；子宫颈管取样被诊断为 CIN 2+ 或无法分级的 CIN；子宫颈活检不足以确定组织学诊断；HSIL 治疗史；怀疑浸润癌。

切除性治疗后患者仍有病变持续或复发，以及向浸润性癌进展的长期风险。HSIL（CIN 3）/ AIS 治疗后 5 年 HSIL+ 复发风险达 8%～16%[24]，患子宫颈癌风险是普通人群的 2～5 倍，AIS 更高[25]。因此治疗后必须定期随访检测。第一次为治疗后 6 个月，行基于 HPV 的检测，检测阴性者，间隔 12 个月检测。连续 3 次阴性者，间隔 3 年检测 1 次，持续至少 25 年随访。随访检测中出现 hrHPV 阳性，需转诊阴道镜检查。

对于诊断为组织学 HSIL（CIN 2）的患者，推荐切除治疗，但如果患者对治疗影响未来妊娠的担忧超过了对癌症的担忧，可以接受随访观察，前提是鳞 - 柱交接部可见、子宫颈管取样未发现 CIN 2+ 或未分级的 CIN。研究发现，CIN 2 有相当可观的消退率。一项对 1973—2016 年研究的荟萃分析结果表明，在保守处理的 CIN 2 中，50% 消退，32% 持续，18% 进展到 CIN 3+，大多数消退发生在前 12 个月内，而进展率会随着时间的推移持续增加，在年龄＜ 30 岁的女性中消退率更高，达 60%[26]。观察措施包括间隔 6 个月、持续 2 年的阴道镜检查和基于 HPV 的检测。如果连续两次结果均显示组织学低于 CIN 2 和细胞学低于 ASC-H，则应在第二次评价后 1 年时进行后续基于 HPV 的检测。如果每年一次的监测连续 3 次呈阴性，则纳入长期随访监测。如果持续 2 年存在 CIN 2，推荐治疗。

对于＜ 25 岁的患者，尽管存在高的 HPV 感染率和组织学高级别病变（尤其是 CIN 2），但子宫颈癌的发生率仅为 1%[27]。年轻患者的 HSIL，尤其是 CIN 2，消退率较高，进展为浸润性癌症的风险较低。因此，对于该人群的管理与≥ 25 岁人群可以有不同。对于年龄＜ 25 岁的组织学 HSIL（CIN 2）患者，首选观察，可接受治疗。但 HSIL（CIN 3）是子宫颈癌的直接前兆，任何年龄的患者都应接受治疗。随访观察包括每 6 个月 1 次的阴道镜检查和细胞学检查。如果在监测期间，在第 6 个月和第 12 个月时，所有细胞学结果均低于 ASC-H，且组织学结果低于 CIN 2，则后续随访监测应在第二次评估后 1 年时进行。如果 CIN 2 持续 2 年，推荐治疗。

妊娠期患者是一个特殊群体，妊娠不会加速肿瘤的进展，妊娠期确诊的子宫颈癌前病变对于妊娠结局及母儿安全也不造成影响，但需要权衡母胎风险与漏诊肿瘤风险。妊娠期组织学诊断 HSIL（CIN 2 或 CIN 3）推荐随访观察，不推荐手术治疗，仅当根据细胞学、阴道镜检查或组织学怀疑有浸润癌时，才行诊断性子宫颈切除手术。首选间隔 12 周进行一次监视性阴道镜检查和随访监测（依据年龄进行细胞学 /HPV 诊断），如果怀疑有浸润癌或有病变加重迹象，推荐重复活检。产后 6～8 周复查。

（五）子宫颈锥形切除术后切缘阳性的管理

子宫颈锥形切除术后切缘阳性，虽不意味治疗失败，但有病灶残留的可能，如果不治疗，疾病有可能进展。一项来自 97 项研究，包括 44 446 例 CIN 2+ 的 Meta 分析发现，锥切术后切缘阳性达 23.1%，手术切缘阳性患者发生持续或复发的组织学 HSIL（CIN 2+）的相对风险是切缘阴性患者的 5 倍（*RR*=4.8；95%*CI* 3.2～7.2）[28]。

对所有切缘阳性者并不需要进行重复性切除手术。日本妇产科学会回顾性分析了 2009—2013 年 205 个医疗机构的 14 832 例子宫颈锥形切除术后患者，因 CIN 3 行治疗性锥切术共 8856 例，复发 395 例，复发率为 4.5%，切缘阳性 1271 例，阳性率为 14.4%，其中 1060 例未行额外手术，有 129 例复发，复发率为 12.2%，研究认为年龄、孕产次是复发的独立危险因素，采用 LEEP 还是 CKC 对复发的影响无显著性差异[29]。尽管切缘阳性患者发生持续或复发的 HSIL（CIN 2+）的风险高，但手术切缘阳性只能预测 56%（95%*CI* 49%～66%）的持续性 / 复发性癌前病变，对持续性 / 复发性癌前病变的预测性较差，并非病灶持续的独立危险因素。相比之下，基于 HPV 的检测能预测 91%（95%*CI* 82%～96%）的持续性 / 复发性组织学 HSIL（CIN 2+），在切缘阳性和阴性患者之间没有显著差异。

因此对于 HSIL 行子宫颈锥形切除术后切缘阳性的患者，优先推荐术后 6 个月进行基于 HPV 的检测（联合检查或 HPV 初筛）。仅推荐存在病变残留的高风险人群（包括年龄大于 50 岁且宫颈内口切缘阳性者，以及随访依从性差的患者）进行重复性切除手术[30]。如果再次切除手术后组织学仍为 HSIL（CIN 2+），且患者不愿或无法再行切除手术，则推荐子宫切除术。

AIS 病灶常常延伸到子宫颈管内相当一段距离，并呈多点或跳跃的特点，锥形切除术后切缘阳性患者，优先推荐再次实施切除性手术[31]。

参考文献

[1] KIMBERLY K VESCO, EVELYN P WHITLOCK, MICHELLE EDER, et al. Risk factors and other epidemiologic considerations for cervical cancer screening: a narrative review for the U.S. preventive services task force[J].Ann Intern Med, 2011, 155（10）: 698–705.

[2] KURMAN R J, CARCANGIU M L, HERRINGTON C S, et al. WHO classification of tumours of female reproductive organs[M].4th ed.Lyon: World Health Organization, 2014.

[3] PERKINS R B, GUIDO R S, CASTLE P E, et al. 2019 ASCCP risk–based management consensus guidelines for abnormal cervical cancer screening tests and cancer precursors[J].J Low Genit Tract Dis, 2020, 249（2）: 102–131.

[4] WHO Classification of Tumours Editorial Board. Female genital Tumours[M].5th ed. Lyon: World Health Organization, 2020.

[5] MONSONEGO J, COX J T, BEHRENS C, et al. Prevalence of high–risk. Human papilloma virus genotypes and associated risk of cervical precancerous lesions in a large U.S. screening population: data from the ATHENA trial[J]. Gynecol Oncol, 2015, 137（1）: 47–54.

[6] SASLOW D, SOLOMON D, LAWSON H W, et al. American cancer society, American society for colposcopy and cervical pathology, and American society for clinical pathology screening guidelines for the prevention and early detection of cervical cancer[J]. CA Cancer J Clin, 2012, 62（3）: 147–172.

[7] WRIGHT T C, STOLER M H, BEHRENS C M, et al. Primary cervical cancer screening with human papillomavirus: end of study results from the ATHENA study using HPV as the first–line screening test[J]. Gynecol Oncol, 2015, 136（2）: 189–197.

[8] DEMARCO M, LOREY T S, FETTERMAN B, et al. Risks of CIN 2+, CIN 3+, and cancer by cytology and human papillomavirus status: the foundation of risk–based cervical screening guidelines[J].J Low Genit Tract Dis, 2017, 21（4）: 261–267.

[9] OGILVIE G S, NIEKERK D, KRAJDEN M, et al. Effect of screening with primary cervical hpv testing vs cytology testing on high–grade cervical intraepithelial neoplasia at 48 months: the HPV FOCAL randomized clinical trial[J]. JAMA, 2018,

320（1）：43–52.
[10] MELNIKOW J, HENDERSON J T, BURDA B U, et al. Screening for cervical cancer with high–risk human papillomavirus testing: updated evidence report and systematic review for the us preventive services task force[J]. JAMA, 2018, 320（7）：687–705.
[11] DAVIDSON K W, DOUBENI C A, EPLING J W J R, et al. Screening for cervical cancer: US preventive services task force recommendation statement [J]. JAMA,2018, 320（7）：674–686.
[12] FONTHAM E T H, WOLF A M D, CHURCH T R, et al. Cervical cancer screening for individuals at average risk: 2020 guideline update from the American cancer society[J].CA Cancer J Clin, 2020, 70（5）：321–346.
[13] KYRGIOU M, ARBYN M, BERGERON C, et al. Cervical screening: esgo–efc position paper of the european society of gynaecologic oncology（ESGO）and the european federation of colposcopy（EFC）[J].Br J Cancer, 2020, 123（4）：510–517.
[14] WUQY, ZHAO X M, FU Y F, et al. A cross–sectional study on HPV testing with type 16/18 genotyping for cervical cancer screening in 11,064 Chinese women[J]. Cancer Med, 2017, 6（5）：1091–1101.
[15] HU T, LI K, HE L, et al. Testing for viral DNA integration among HPV–positive women to detect cervical precancer: an observational cohort study[J]. BJOG, 2023, 131（3）：309–318.
[16] PERKINS R B, WENTZENSEN N, GUIDO R S, et al. Cervical cancer screening: a review[J]. JAMA, 2023, 330（6）：547–558.
[17] CASTLE P E, KINNEY W K, CHEUNG L C, et al. Why does cervical cancer occur in a state–of–the–art screening program[J]. Gynecol Oncol, 2017, 146（3）：546–553.
[18] BUXTON E J, LUESLEY D M, SHAFI M I, et al. Colposcopically directed punch biopsy: a potentially misleading investigation[J]. Br J Obstet Gynaecol, 1991, 98（12）：1273–1276.
[19] OSTOR A G. Natural history of cervical intraepithelial neoplasia: a critical review[J]. Int J Gynecol Pathol, 1993, 12（2）：186–192.
[20] 刘莹，荣晅，周艳秋，等．轻度宫颈上皮内瘤变自然转归的前瞻性研究 [J]. 中国肿瘤，2010，19（6）：372–376.
[21] 胡尚英，赵方辉，马俊飞，等．轻度宫颈上皮内瘤变预

后及其与 人乳头状瘤病毒关系的前瞻性队列研究 [J]. 中华预防医学杂志，2014，48（5）：361–365.

[22] EGEMEN D，CHEUNG L C，CHEN X，et al. Risk estimates supporting the 2019 ASCCP risk–based management consensus guidelines[J]. J Low Genit Tract Dis，2020，24（2）：132–143.

[23] MARTIN–HIRSCH P L，PARASKEVAIDIS E，KITCHENERET H，et al. Surgery for cervical intraepithelial neoplasia[J]. Cochrane Database Syst Rev，2000，CD001318.

[24] KATKI H A，SCHIFFMAN M，CASTLE P E，et al. Five–year risk of recurrence after treatment of CIN 2，CIN 3，or AIS：performance of HPV and Pap cotesting in posttreatment management[J]. J Low Genit Tract Dis，2013，17（5 Suppl 1）：S78–S84.

[25] STRANDER B，ANDERSSON–ELLSTRÖM A，MILSOM I，et al. Long term risk of invasive cancer after treatment for cervical intraepithelial neoplasia grade 3：population based cohort study[J].BMJ，2007，335（7629）：1077.

[26] TAINIO K，ATHANASIOU A，TIKKINEN K A O，et al. Clinical course of untreated cervical intraepithelial neoplasia grade 2 under active surveillance：systematic review and meta–analysis[J]. BMJ，2018，360：k499.

[27] SIEGEL R L，MILLER K D，JEMAL A. Cancer statistics，2020[J].CA Cancer J Clin，2020，70（1）：7–30.

[28] MARC ARBYN，CHARLES W E REDMAN，FREIJA VERDOODT，et al. Incomplete excision of cervical precancer as a predictor of treatment failure：a systematic review and meta–analysis[J].Lancet Oncol，2017，18（12）：1665–1679.

[29] MASAE IKEDA，MIKIO MIKAMI，MIWA YASAKA，et al. Association of menopause，aging and treatment procedures with positive margins after therapeutic cervical conization for CIN 3：a retrospective study of 8856 patients by the Japan Society of Obstetrics and Gynecology[J].J Gynecol Oncol，2021，32（5）：e68.

[30] 赵超，毕蕙，赵昀，等 . 子宫颈高级别上皮内病变管理的中国专家共识 [J]. 中国妇产科临床杂志，2022，23（2）：220–224.

[31] SALANI R，PURI I，BRISTOW R E. Adenocarcinoma in situ of the uterine cervix：a meta analysis of 1278 patients evaluating the predictive value of conization margin status[J]. Am J Obstet Gynecol，2009，200（2）：182.e1–182.e1825.

子宫颈癌

一、子宫颈癌的诊断

（一）临床诊断

临床诊断具体内容

项目	具体内容
病史	• 有无子宫颈上皮内病变的病史，既往是否经过治疗，治疗方法及效果如何 • 有无性传播疾病、性伴侣数、性生活开始年龄、孕产次数和时间 • 有无吸烟史
临床表现	• 早期一般无明显症状，随病变进展可出现接触性阴道流血、白带增多或血性白带、不规则阴道流血或绝经后阴道流血，疾病晚期，根据病灶范围、累及的脏器而出现一系列症状，如腰骶疼痛、尿频、尿急、血尿、肛门坠胀、大便秘结、里急后重、便血、下肢水肿和疼痛等 • 严重者出现输尿管梗阻、肾盂积水，最后导致肾衰、尿毒症等 • 疾病后期，患者可出现恶病质表现

续表

项目	具体内容
妇科检查	• 子宫颈可增生呈糜烂样，也可见癌灶呈菜花样（组织质脆，触之易出血）、结节状、溃疡或空洞形成 • 子宫颈腺癌患者可有子宫颈粗大，外观光滑呈桶状，质地坚硬 • 肿瘤侵犯周围组织，沿子宫颈旁组织浸润至主韧带、子宫骶骨韧带，使其增厚、挛缩，呈结节状、质硬、不规则，形成团块状伸向盆壁或达到盆壁并固定，如侵犯阴道和穹隆部可导致阴道穹隆变浅或消失，触之癌灶组织增厚、质地脆硬，缺乏弹性，易接触性出血
辅助检查	• 宫颈细胞学检查和高危 HPV 检测是发现 CIN 和早期子宫颈癌的初筛手段，阴道镜检查和病理组织学活检是发现子宫颈癌前病变、早期子宫颈癌最重要的手段 • 对于肉眼可见的病灶，直视下病理组织学检查是最终确诊的金标准 • 当子宫颈脱落细胞学多次检查为≥ HSIL，而子宫颈阴道镜多点活检为阴性；活检为 HSIL，但临床不能排除浸润癌时；早期浸润癌但不能确定浸润范围，可考虑行诊断性子宫颈锥形切除术 • 全血细胞计数、血红蛋白、血小板计数、肝脏和肾脏功能检查 • 视情况可行 MRI、CT、PET/CT 等检查［具体见“子宫颈癌影像学检查（本书第 19 页）”］ • 临床上怀疑膀胱或直肠受累的患者应进行膀胱镜和直肠镜检查

子宫颈癌影像学检查

分期	治疗类型	初始检查影像学推荐	随访时影像学检查推荐
Ⅰ期	保留生育功能	· 首选盆腔增强 MRI 以评估局部病灶和肿瘤与子宫颈内口的距离 · MRI 有禁忌者可行经阴道超声检查以进行评估 · 颈部 / 胸部 / 腹部 / 盆腔 / 腹股沟区行 PET/CT（首选）或胸部 / 腹部 / 盆腔行 CT 检查	· 术后 6 个月考虑行盆腔增强 MRI，之后的 2～3 年每年 1 次 · 若怀疑复发，根据临床症状及复发 / 转移选择影像学检查
	不保留生育功能	· 首选盆腔增强 MRI 评估局部病灶 · 首选颈部 / 胸部 / 腹部 / 骨盆 / 腹股沟行 PET/CT 或胸部 / 腹部 / 骨盆行 CT 或 PET/MRI 检查评估全身情况	· 基于临床症状及复发 / 转移灶选择影像学检查 · ⅠB3 期患者或术后有高 / 中危因素接受辅助放疗及放化疗的患者，在治疗结束 3～6 个月后可行颈部 / 胸部 / 腹部 / 盆腔 / 腹股沟区 PET/CT 检查
	术后意外发现的子宫颈癌	· 颈部 / 胸部 / 腹部 / 骨盆 / 腹股沟行 PET/CT 或胸部 / 腹部 / 骨盆行 CT 检查评估转移性疾病 · 盆腔增强 MRI 评估盆腔残余病灶	
Ⅱ～Ⅳ期	不保留生育功能	· 盆腔增强 MRI 评估局部病灶范围 · 颈部 / 胸部 / 腹部 / 盆腔 / 腹股沟区行 PET/CT 或胸部 / 腹部 / 盆腔行 CT 检查评估转移情况 · 根据临床症状及可疑转移病灶选择其他影像学检查进行诊断	· 治疗结束后 3～6 个月内颈部 / 胸部 / 腹部 / 盆腔 / 腹股沟区行 PET/CT 检查（首选）或胸部 / 腹部 / 盆腔行 CT 平扫 + 增强检查 · 治疗结束后 3～6 个月后选择性行盆腔增强 MRI 检查 · 对于复发 / 转移患者，根据临床症状及体征，酌情行其他影像学检查 · ⅣB 期或复发患者，酌情行影像学检查（CT、MRI 或 PET/CT）以评估疗效或决定下一步治疗 · 怀疑复发或转移患者，建议行 PET/CT，也可行盆腔增强 MRI 检查
	术后意外发现的子宫颈癌	· 颈部 / 胸部 / 腹部 / 盆腔 / 腹股沟区行 PET/CT 或胸部 / 腹部 / 盆腔行 CT 检查评估转移情况 · 盆腔增强 MRI 评估盆腔残余病灶	

（二）病理学诊断

1. 鳞癌、腺癌、腺鳞癌

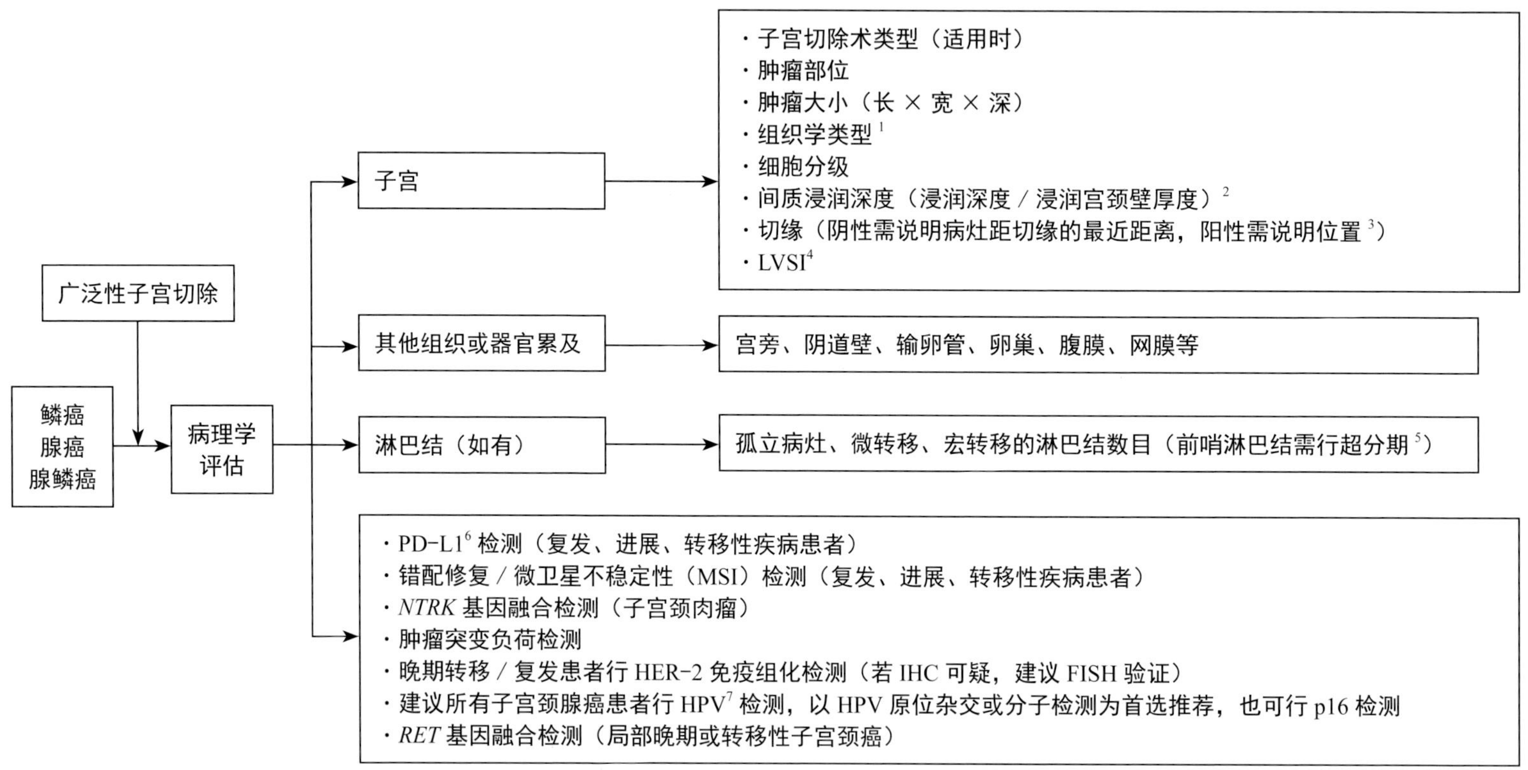

[1] WHO 发布的《女性生殖器肿瘤分类（第 5 版）》把子宫颈鳞状细胞癌、腺癌各分成 HPV 相关性和 HPV 非依赖型两大类，腺癌可按形态学特征（腺腔缘核分裂象和凋亡小体）区分两大类，再进一步区分各亚型。

[2] HPV 相关腺癌有 A、B、C 共 3 种有临床意义的组织学浸润模式，A 型浸润模式的肿瘤无淋巴结转移或复发，预后好。

[3] 了解这些信息有助于制订多学科治疗计划。

[4] 淋巴血管间隙浸润（lymph-vascular space invasion，LVSI）。

[5] 超分期通常需要对前哨淋巴结进行连续切片，并对多张经 HE 染色的切片进行复核，目前尚缺乏淋巴结超分期的标准流程。

[6] 程序性死亡蛋白配体 -1（programmed death ligand-1，PD-L1）。

[7] 人乳头瘤病毒（human papilloma virus，HPV）。

2. 子宫颈神经内分泌癌

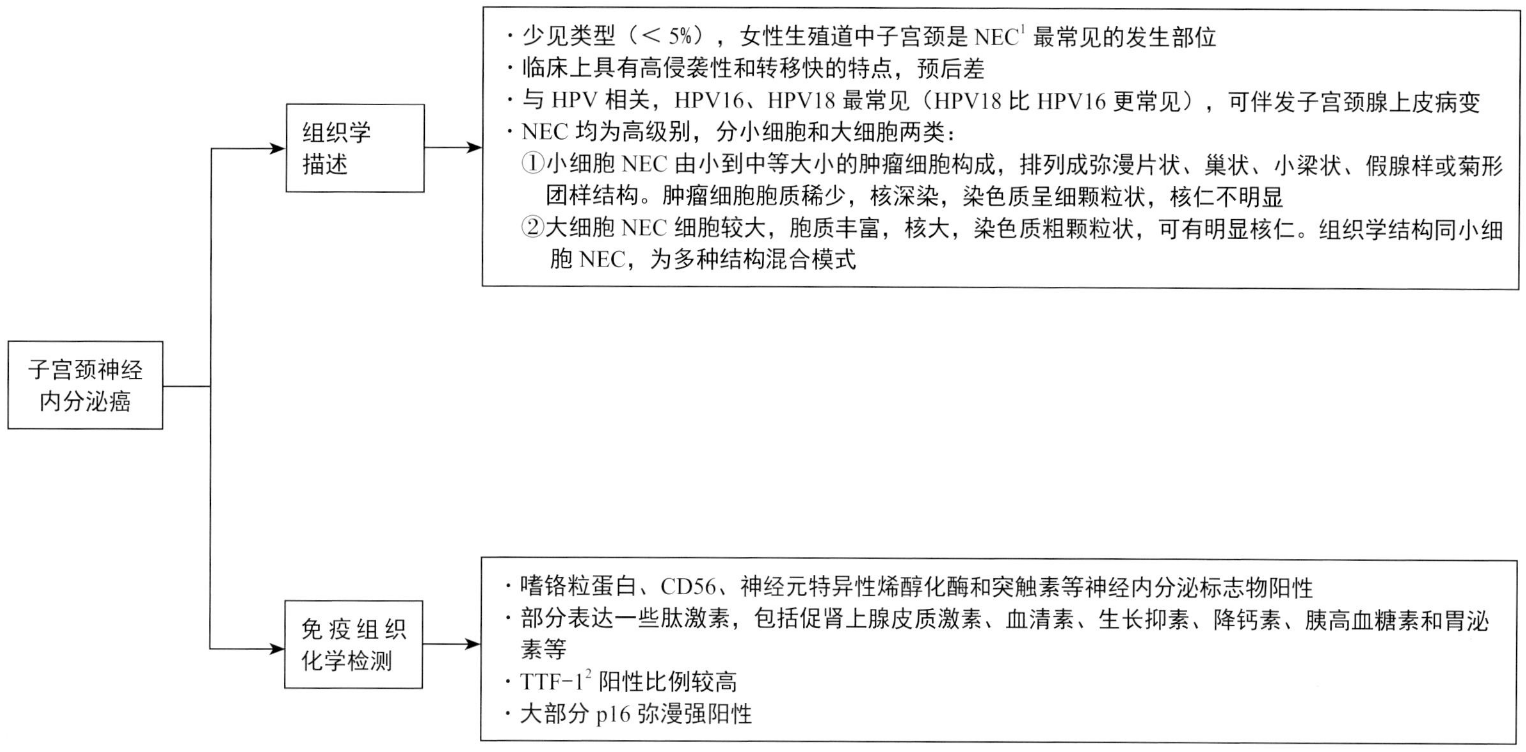

[1] 神经内分泌癌（neuroendocrine carcinoma，NEC）。
[2] 甲状腺转录因子 -1（thyroid transcription factor-1，TTF-1）。

3. 子宫颈癌的病理分类

子宫颈癌的病理分类（2020 年 WHO 发布的《女性生殖器肿瘤分类（第 5 版）》）

鳞状上皮肿瘤（squamous epithelial tumor）
鳞状细胞癌，HPV 相关（squamous cell carcinoma，HPV–associated）
鳞状细胞癌，HPV 非依赖（squamous cell carcinoma，HPV– independent）
鳞状细胞癌，非特指类型（squamous cell carcinoma，NOS*）
腺上皮肿瘤（glandular tumours）
腺癌，HPV 相关（adenocarcinoma，HPV– associated）
腺癌，HPV 非依赖，胃型（adenocarcinoma，HPV–independent，gastric type）
腺癌，HPV 非依赖，透明细胞型（adenocarcinoma，HPV–independent，clear cell type）
腺癌，HPV 非依赖，中肾管型（adenocarcinoma，HPV–independent，mesonephric type）
腺癌，HPV 非依赖，非特指类型（adenocarcinoma，HPV–independent，NOS）
腺癌，非特指类型（adenocarcinoma，NOS）
子宫内膜样腺癌，非特指类型（endometrioid adenocarcinoma，NOS）
癌肉瘤，非特指类型（carcinosarcoma，NOS）
腺鳞癌（adenosquamous carcinoma）
黏液表皮样癌（mucoepidermoid carcinoma）
腺样基底细胞癌（adenoid basal carcinoma）
未分化癌，非特指类型（carcinoma，undifferentiated，NOS）
混合性上皮 – 间叶肿瘤（mixed epithelial and mesenchymal tumours）
腺肉瘤（adenosarcoma）
生殖细胞肿瘤（germ cell tumours）
卵黄囊瘤（yolk sac tumour）
绒毛膜癌（choriocarcinoma）

*非特指类型（not otherwise specified，NOS）。

（三）肿瘤分期

分期（FIGO 2018 和 TNM 分期）

TNM 分期	FIGO 分期	描述
T1-N0-M0	Ⅰ期	癌变局限于宫颈（扩散至宫体应忽略）
T1a-N0-M0	ⅠA	仅在显微镜下诊断的浸润癌，最大浸润深度≤ 5 mm
T1a1-N0-M0	ⅠA1	测得间质浸润深度≤ 3 mm
T1a2-N0-M0	ⅠA2	测得间质浸润深度＞ 3 mm 且≤ 5 mm
T1b-N0-M0	ⅠB	最大浸润深度＞ 5 mm 的浸润癌（超过ⅠA 期）；病变局限于宫颈，病变大小为肿瘤最大径
T1b1-N0-M0	ⅠB1	间质浸润深度＞ 5 mm 及最大径≤ 2 cm 的浸润癌
T1b2-N0-M0	ⅠB2	浸润癌最大径＞ 2 cm 且≤ 4 cm
T1b3-N0-M0	ⅠB3	浸润癌最大径＞ 4 cm
T2-N0-M0	Ⅱ期	宫颈癌侵犯至子宫外，但未累及至阴道下 1/3 或盆壁
T2a-N0-M0	ⅡA	累及阴道上 2/3，且无宫旁浸润
T2a1-N0-M0	ⅡA1	最大径≤ 4 cm 的浸润癌
T2a2-N0-M0	ⅡA2	最大径＞ 4 cm 的浸润癌
T2b-N0-M0	ⅡB	宫旁浸润，但未达盆壁
T3-N0/N1/N2-M0	Ⅲ期	肿瘤累及阴道下 1/3 和（或）侵犯到盆壁和（或）导致肾盂积水或肾无功能和（或）累及盆腔和（或）主动脉旁淋巴结
T3a-N0-M0	ⅢA	肿瘤累及阴道下 1/3，但未达盆壁
T3b-N0-M0	ⅢB	肿瘤侵犯到盆壁和（或）导致肾盂积水或肾无功能（排除其他原因所致）
Tx/T0/T1-3-N1/N2-M0	ⅢC	累及盆腔和（或）主动脉旁淋巴结（包括微转移[1]），无论肿瘤大小与范围［标注 r（影像学）或 p（病理）］[1]
Tx/T0/T1-3-N1-M0	ⅢC1	仅盆腔淋巴结转移

续表

TNM 分期	FIGO 分期	描述
Tx/T0/T1-3-N1mi-M0 [2]		
Tx/T0/T1-3-N1a-M0		
Tx/T0/T1-3-N2-M0	ⅢC2	主动脉旁淋巴结转移
Tx/T0/T1-3-N2mi-M0		
Tx/T0/T1-3-N2a-M0		
	Ⅳ期	肿瘤扩散至真骨盆外，或已累及膀胱或直肠黏膜（活检证实）。泡状水肿不诊断为Ⅳ期
T4- 任何 N-M0	ⅣA	扩散至邻近器官
任何 T- 任何 N-M1	ⅣB	转移至远端器官

[1] FIGO 分期：ⅢC 阶段添加 r（影像）和 p（病理）标记。例如：如果影像学显示盆腔淋巴结转移，分期分配为 Ⅲ C1r 期，如果病理结果证实，则为ⅢC1p 期。

[2] TNM 分期：孤立肿瘤细胞指淋巴结内肿瘤病灶最大径＜ 0.2 mm，微转移指淋巴结内肿瘤病灶最大径为 0.2～2 mm，宏转移指淋巴结内肿瘤病灶最大径＞ 2 mm。微转移和宏转移被认为是淋巴结受累。孤立肿瘤细胞可记录为 N0（i+），但不影响 N 分期。微转移记录为 Nmi，宏转移记录为 Na。

二、子宫颈癌的治疗流程及原则

（一）子宫颈癌的治疗

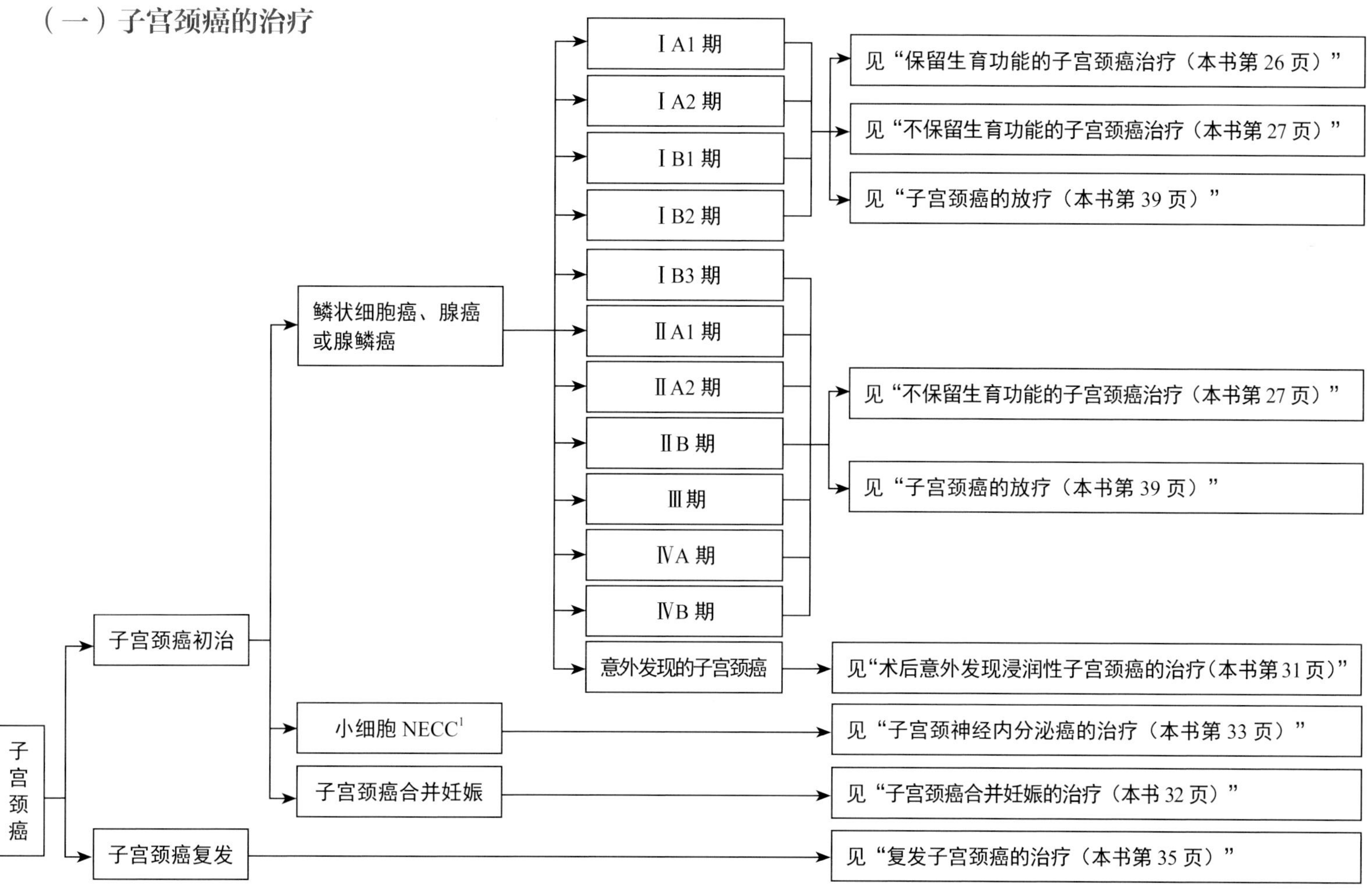

[1] 子宫颈小细胞神经内分泌癌（neuroendocrine cervical carcinoma，NECC）。

（二）保留生育功能的子宫颈癌治疗

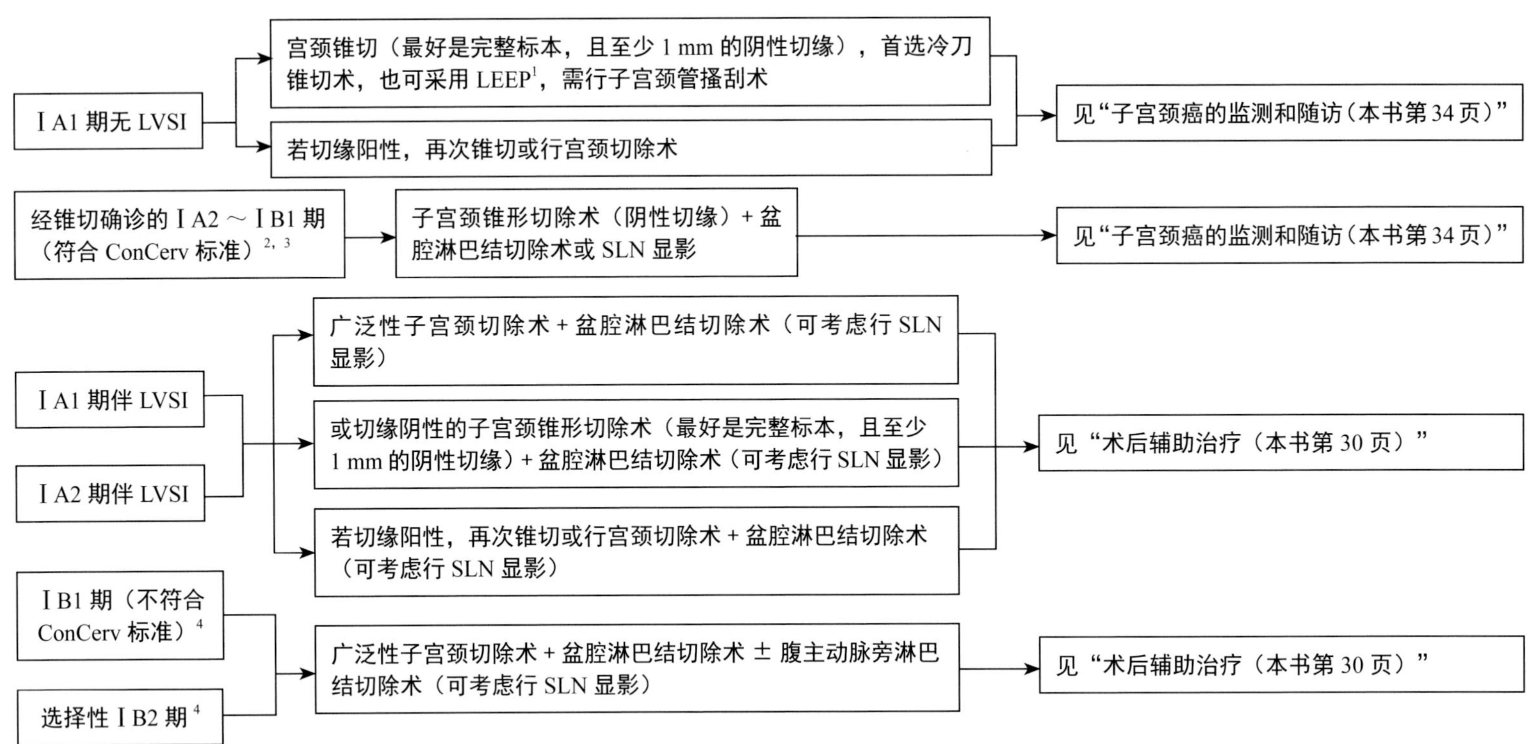

[1] 能整块切除并达到足够的阴性切缘，也可以采用 LEEP，但必须尽量减少烧灼切缘对病理判断的影响。

[2] 满足全部 ConCerv 标准，即 LVSI 阴性、切缘阴性、鳞状细胞癌（任何级别）或普通类型腺癌（G1 或 G2）、肿瘤大小≤ 2 cm、间质浸润深度≤ 1 cm 和影像学检查无其他部位转移。

[3] 活检确诊ⅠB1 期的患者，建议行广泛性子宫颈切除术 + 盆腔淋巴结切除术（可考虑行 SLN 显影）。

[4] ⅠB 期保留生育功能手术多在肿瘤≤ 2 cm 时进行，ⅠB2 期更倾向于经腹手术，小细胞神经内分泌癌和胃型腺癌不适合保育手术。

（三）不保留生育功能的子宫颈癌治疗

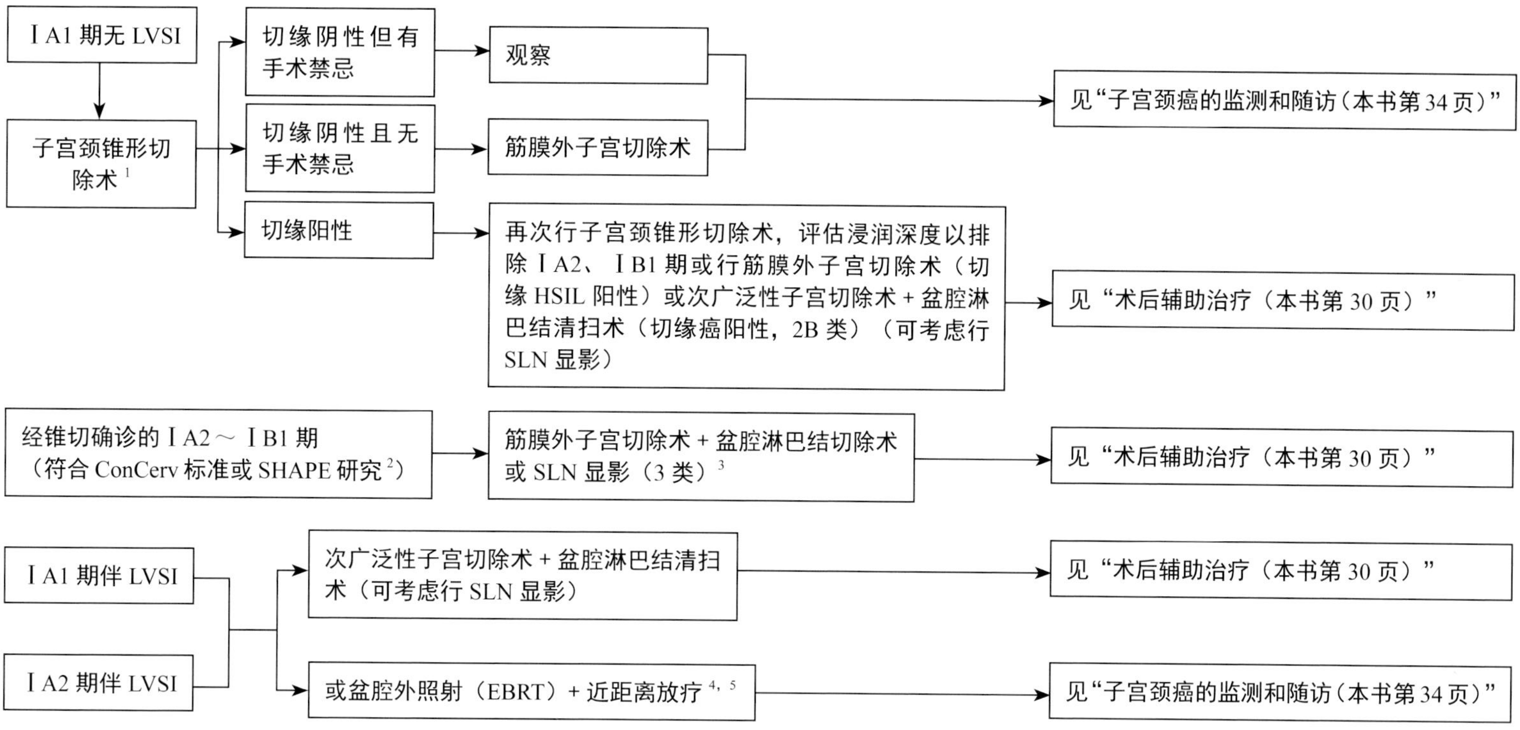

[1] Ⅰ A1 期的诊断需基于子宫颈锥形切除术，冷刀锥切是首选的诊断切除方法，LEEP 只要获得充分切缘也可选择，建议同时行子宫颈管搔刮术。
[2] SHAPE 研究中低风险子宫颈癌定义：病理为鳞状细胞癌或腺癌或腺鳞癌、Ⅰ A2 期和 Ⅰ B1 期、间质浸润＜10 mm（LEEP/ 锥切）、间质浸润＜50%（MRI）、肿瘤最大直径≤20 mm、病理分级 1～3 级或不可评估。
[3] 对于肉眼可见的外生型 Ⅰ B1 期患者，建议行广泛性子宫切除术 + 盆腔淋巴结切除术或 SLN 显影。
[4] 存在手术禁忌不能手术或拒绝手术的患者可选择放疗。
[5] 对于较高危的患者，如 Ⅰ A2 期伴有 LVSI，可以考虑行盆腔 EBRT 联合同步含铂方案化疗。

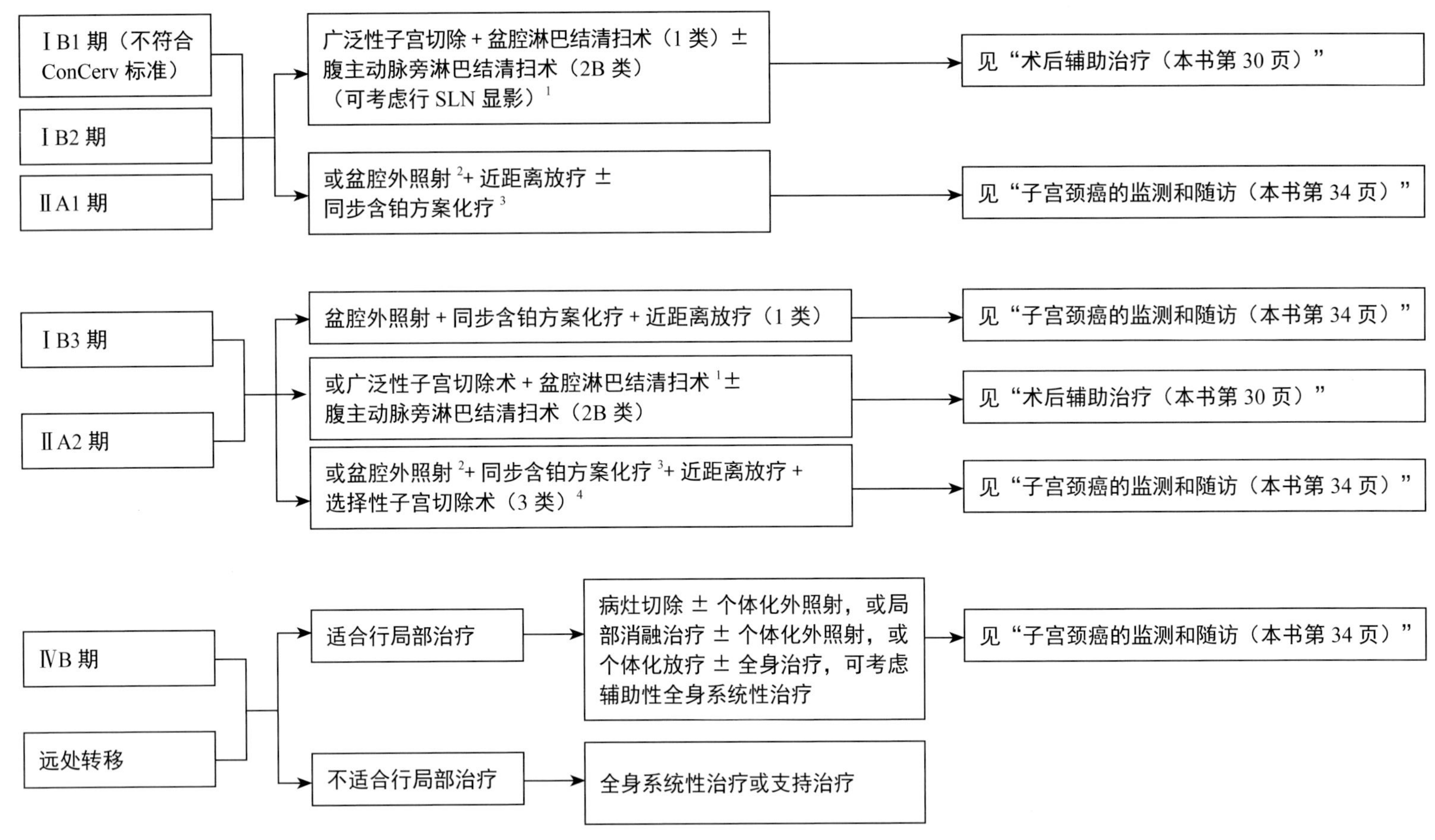

[1] SLN 首选肿瘤直径＜ 2 cm 的患者。
[2] 存在手术禁忌不能手术或拒绝手术的患者可选择放疗。
[3] 联合同步含铂方案化疗首选顺铂单药，如果顺铂不能耐受，可使用卡铂。
[4] 对于因肿瘤范围广、外照射有效，或近距离放疗无法充分覆盖病灶的患者可考虑该治疗。

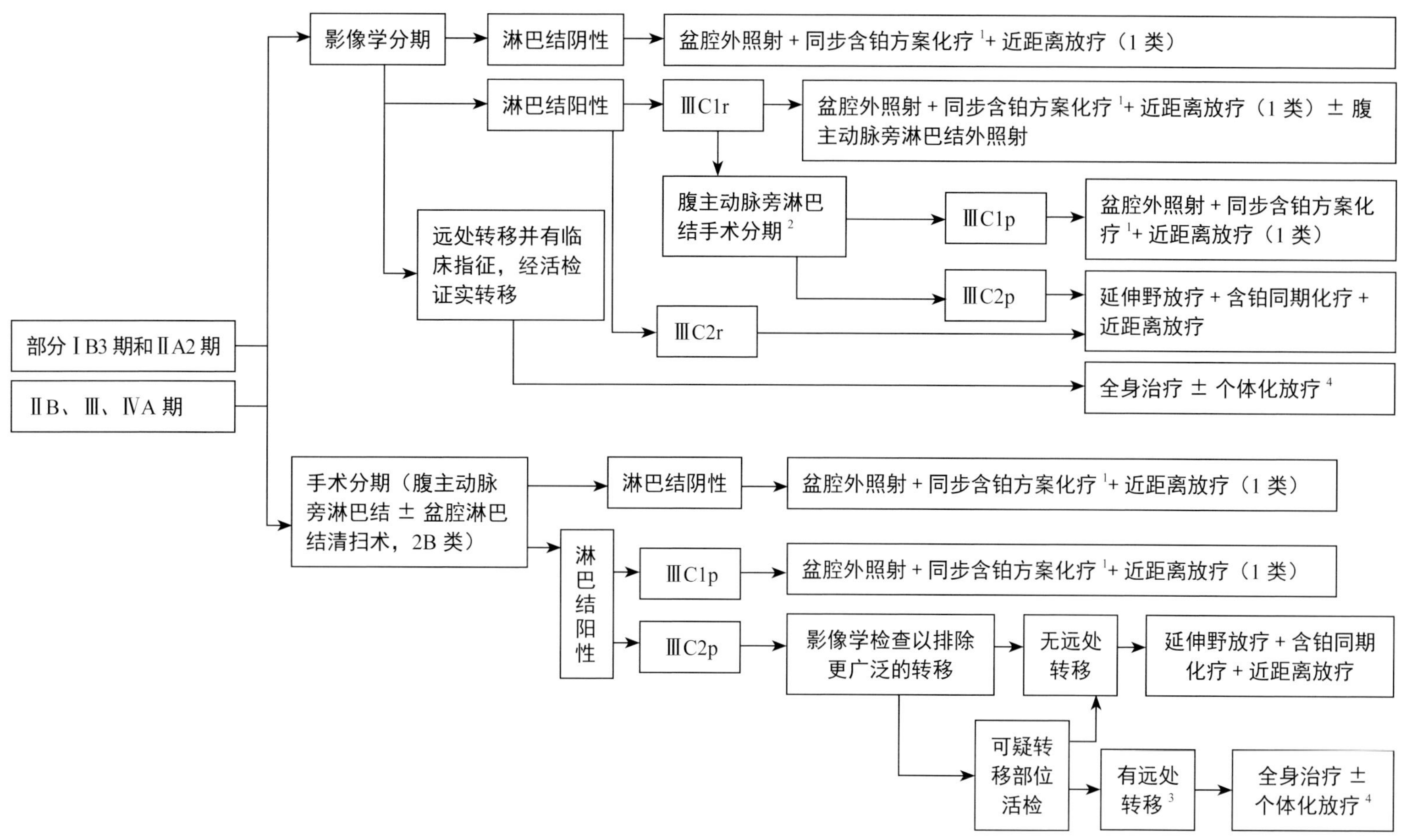

[1] 联合同步含铂化疗首选顺铂单药，如果顺铂不能耐受，可使用卡铂。若为Ⅲ～ⅣA期（FIGO 2014），放化疗可联合帕博利珠单抗。
[2] 术后可考虑行影像学检查以确定淋巴结充分切除。
[3] 局限于锁骨上淋巴结转移者可能有明确的治疗获益。
[4] 如果原发灶已经得到控制，对于≤5个转移灶的患者可考虑行消融治疗。

（四）术后辅助治疗

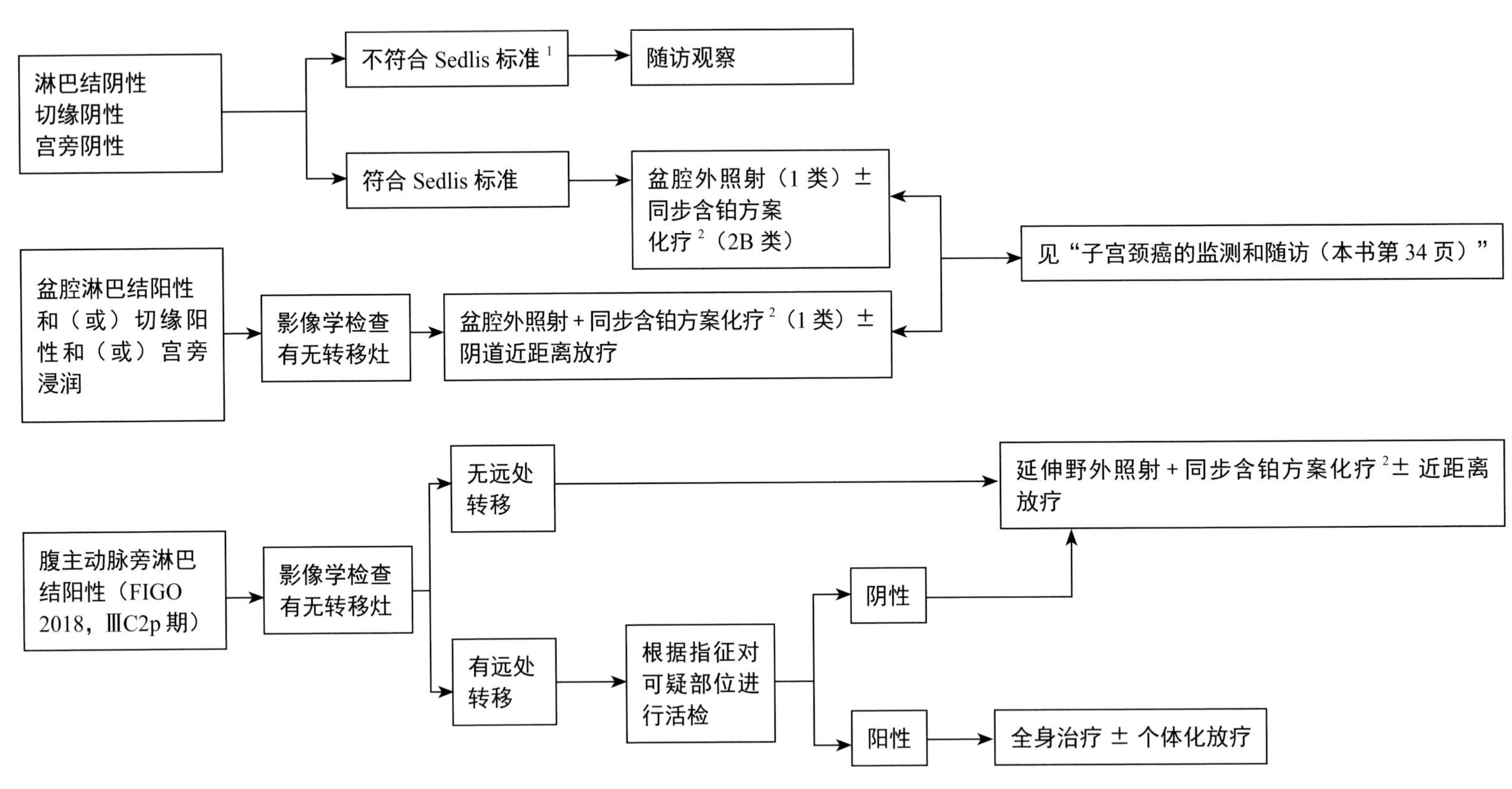

[1] 危险因素不仅限于 Sedlis 标准。
[2] 联合同步含铂化疗首选顺铂单药，如果顺铂不能耐受，可使用卡铂。

（五）术后意外发现浸润性子宫颈癌的治疗

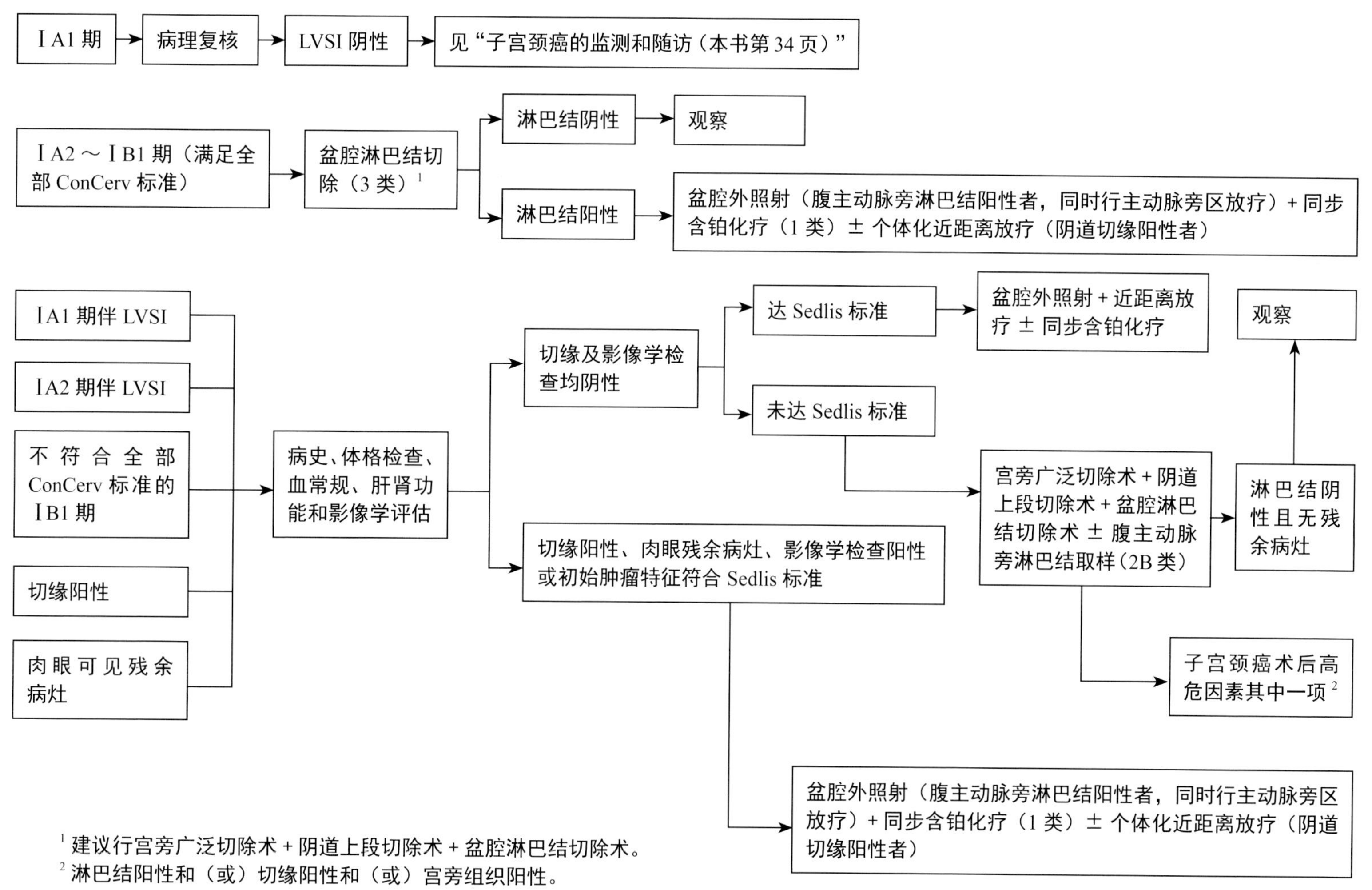

[1] 建议行宫旁广泛切除术 + 阴道上段切除术 + 盆腔淋巴结切除术。

[2] 淋巴结阳性和（或）切缘阳性和（或）宫旁组织阳性。

（六）子宫颈癌合并妊娠的治疗

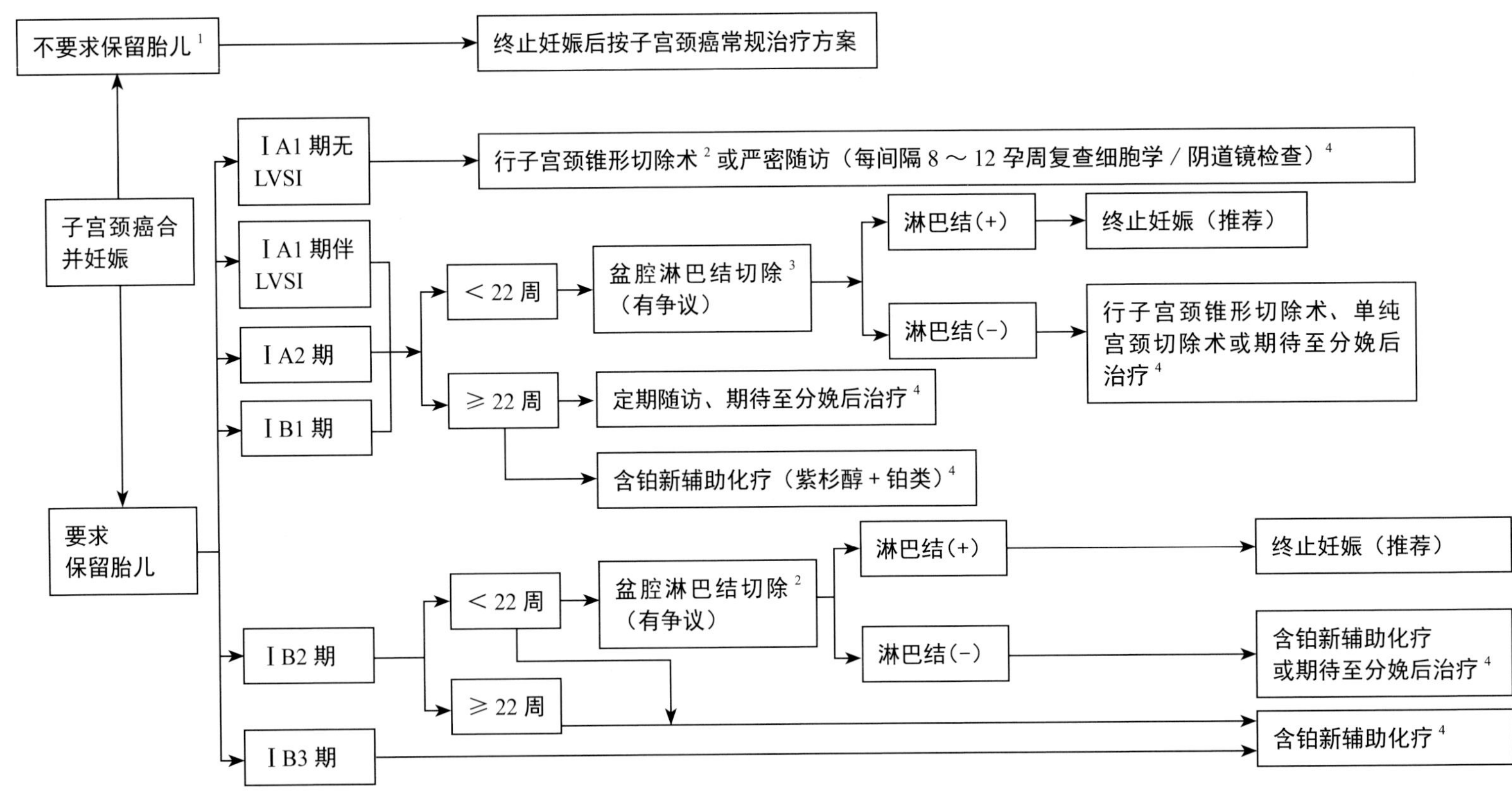

基于国际癌症、不孕与妊娠网络（the International Network on Cancer，Infertility and Pregnancy，INCIP）共识制定。

[1] 要求不保留胎儿多因患者知情选择或因为ⅡB 期及以上的局部晚期或晚期子宫颈癌，不建议继续妊娠。

[2] 子宫颈锥形切除术推荐在妊娠 12～20 周进行（FIGO 2018 推荐）。

[3] 妊娠期是否行盆腔淋巴结切除，目前存在争议，国内缺少相关数据。

[4] 期待至分娩后治疗者，建议在 34 周前终止妊娠。采用新辅助化疗者，可适当延迟或至 37 周足月时终止妊娠。

（七）子宫颈神经内分泌癌的治疗

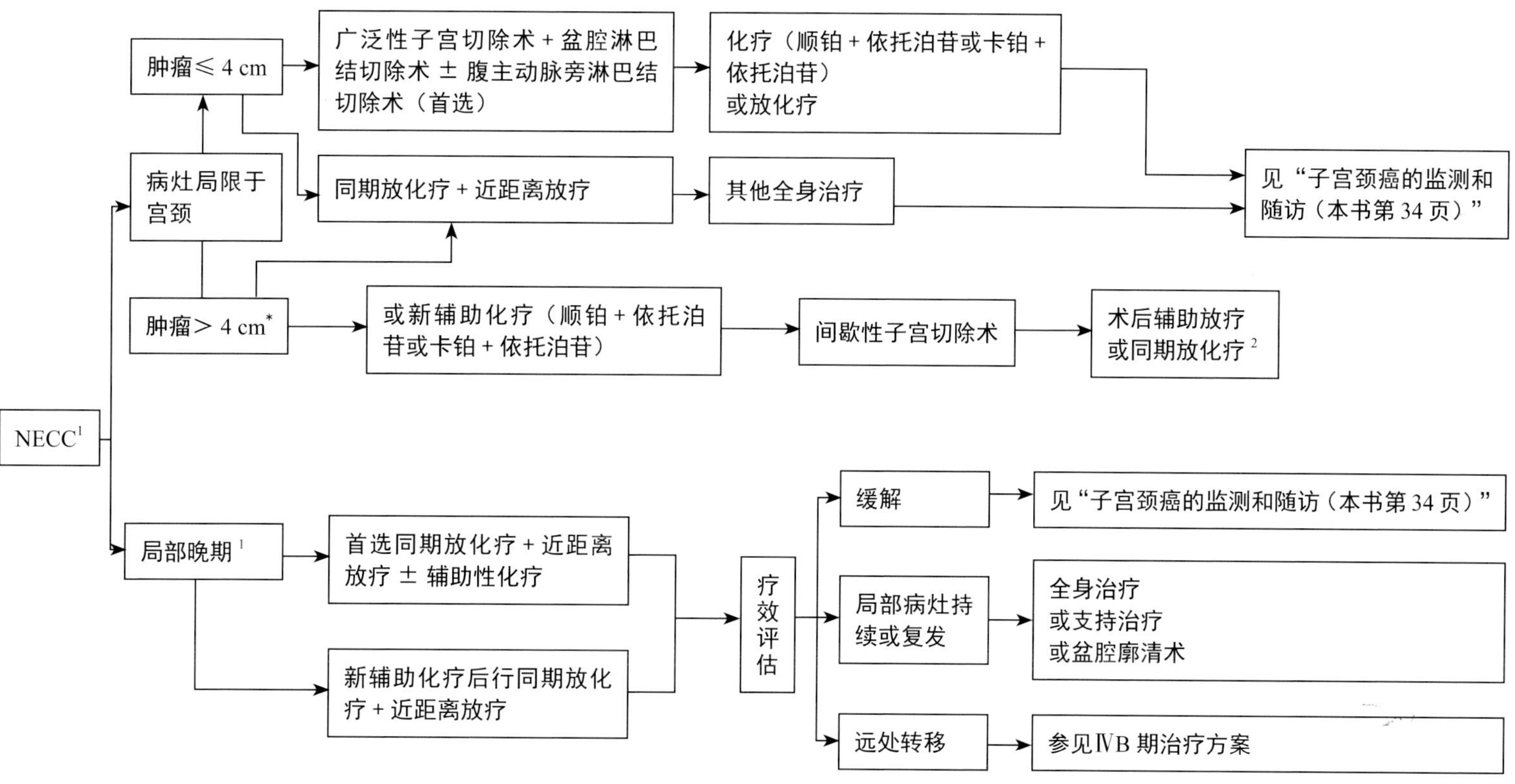

[1] NECC：子宫颈神经内分泌癌，不支持保留生育功能。
[2] 外照射联合同步含铂方案化疗使用顺铂（如果顺铂不耐受，使用卡铂）+ 依托泊苷。
* 根据 SEER 数据库和我国多中心回顾性研究分析，ⅠB3 ～ⅡA2 期患者可行手术治疗。

（八）子宫颈癌的监测和随访

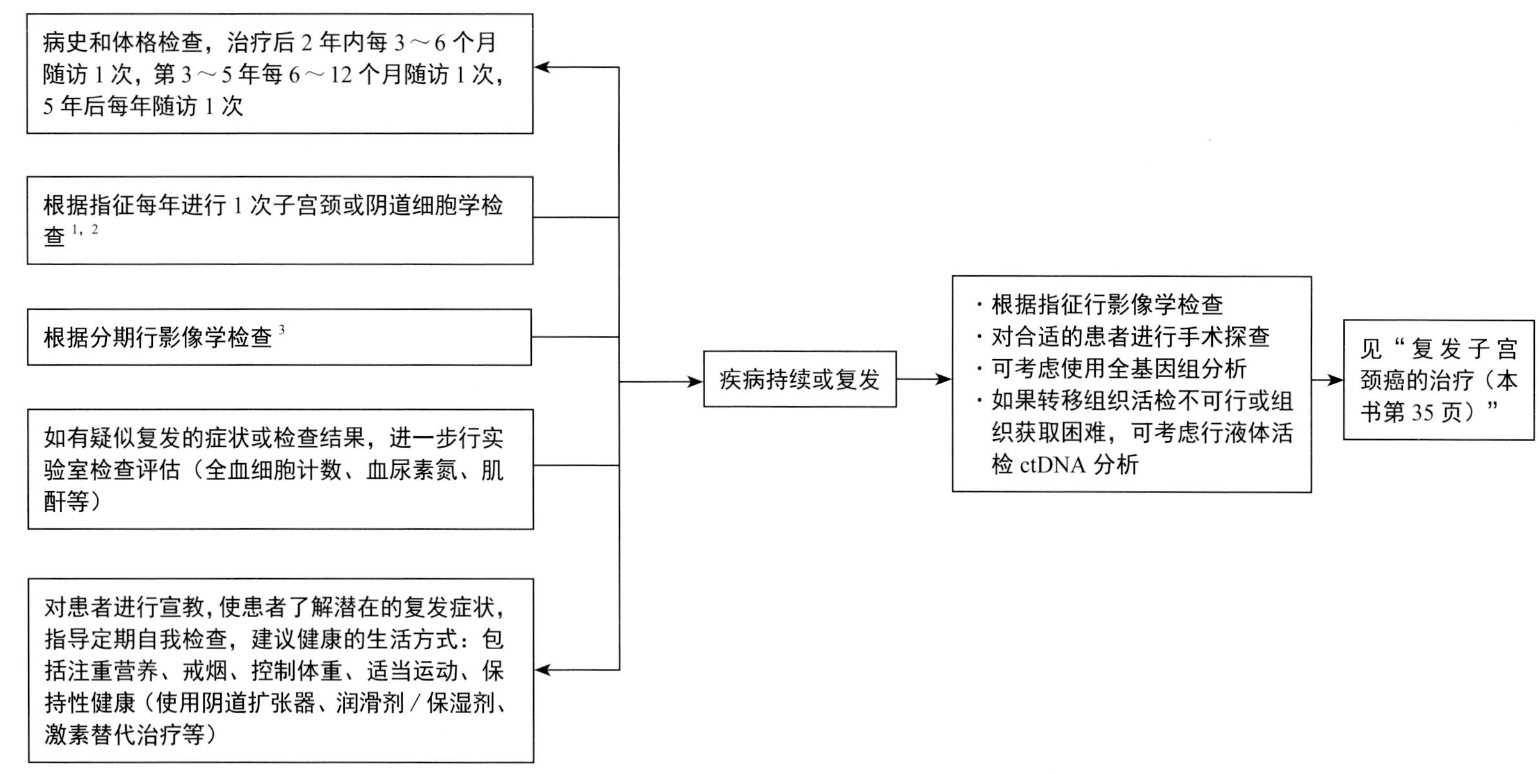

[1] 尽管常规细胞学检查在检测子宫颈癌复发方面价值有限，但可用于检测下生殖道异型增生和用于免疫功能低下的患者。单用细胞学检查检出无症状复发的可能性低。

[2] 对于接受过盆腔放疗的患者，细胞学检查结果的准确性可能会受到影响。

[3] 见“子宫颈癌影像学检查（本书第 19 页）”。

（九）复发子宫颈癌的治疗

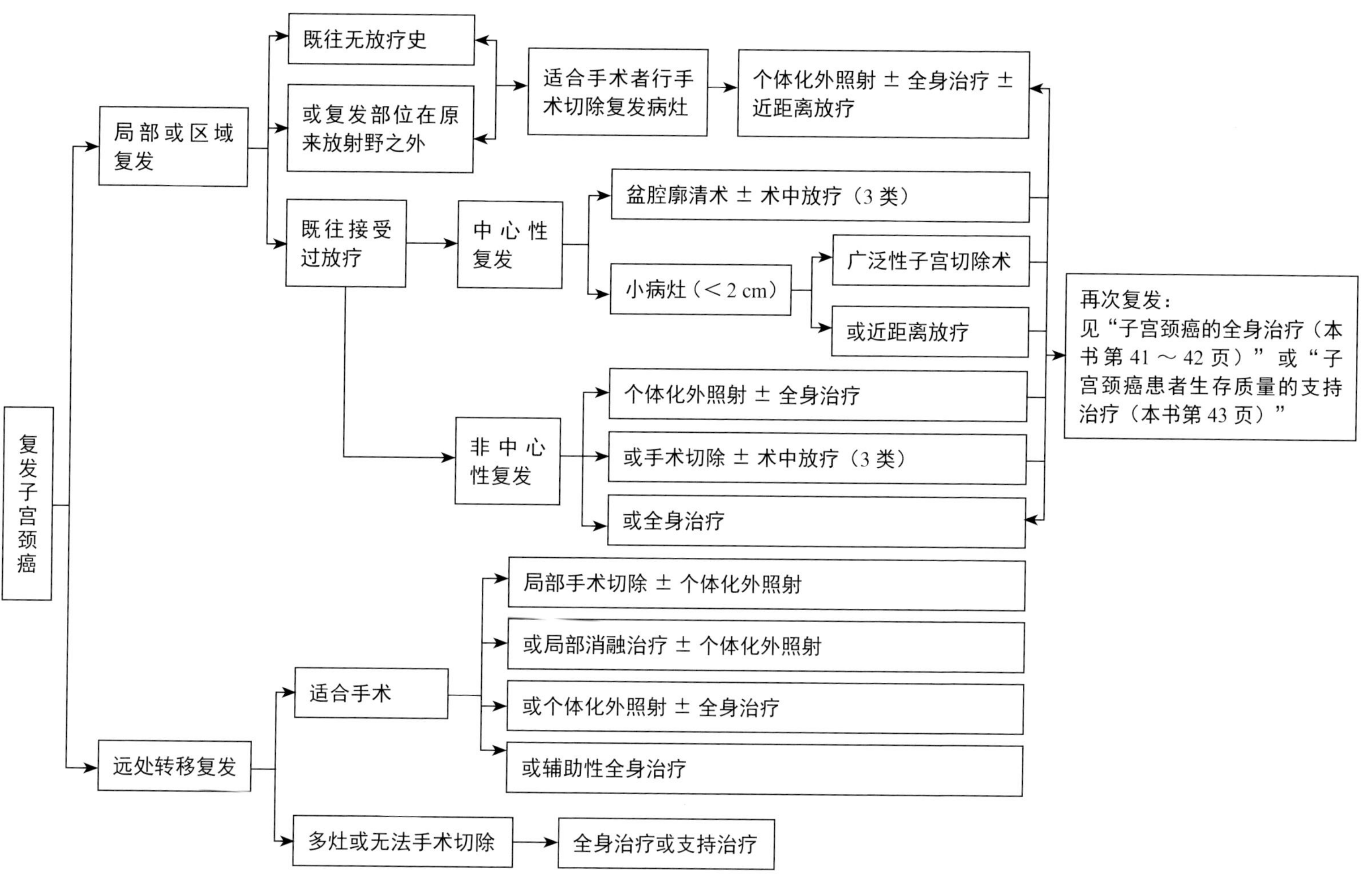
复发子宫颈癌
局部或区域复发
既往无放疗史
或复发部位在原来放射野之外
适合手术者行手术切除复发病灶
个体化外照射 ± 全身治疗 ± 近距离放疗
既往接受过放疗
中心性复发
盆腔廓清术 ± 术中放疗（3 类）
小病灶（< 2 cm）
广泛性子宫切除术
或近距离放疗
非中心性复发
个体化外照射 ± 全身治疗
或手术切除 ± 术中放疗（3 类）
或全身治疗
再次复发：见“子宫颈癌的全身治疗（本书第 41 ～ 42 页）”或“子宫颈癌患者生存质量的支持治疗（本书第 43 页）”
远处转移复发
适合手术
局部手术切除 ± 个体化外照射
或局部消融治疗 ± 个体化外照射
或个体化外照射 ± 全身治疗
或辅助性全身治疗
多灶或无法手术切除
全身治疗或支持治疗

初始手术治疗的评估和手术分期原则

项目	子宫切除术类型			子宫颈切除术类型	
	筋膜外子宫切除术（A 型）[1]	次广泛性子宫切除术（B 型）[1]	广泛性子宫切除术（C1 型）[1]	单纯宫颈切除	广泛性宫颈切除[2]
适应证	ⅠA1 期	ⅠA1 期伴 LVSI 和ⅠA2 期	ⅠB1～ⅠB2 期和部分ⅠB3～ⅡA 期	HSIL 和ⅠA1 期	ⅠA2～ⅠB1 期和部分ⅠB2 期
目的	治疗微小浸润	治疗小病灶	治疗大病灶	治疗微小浸润并保留生育功能	治疗选择性ⅠA2～ⅠB2 期并保留生育功能
子宫体	切除	切除	切除	保留	保留
卵巢	选择性切除	选择性切除	选择性切除	保留	保留
宫颈	完全切除	完全切除	完全切除	大部分切除（留约 5 mm 用于环扎）	大部分切除（留约 5 mm 用于环扎）
阴道上段	＜1 cm	切除 1～2 cm	切除阴道上 1/4～1/3	＜1 cm	切除 1～2 cm
输尿管	未涉及	打开输尿管隧道	打开输尿管隧道	未涉及	打开输尿管隧道
宫旁	不切除	输尿管进入阔韧带处切断（1～2 cm）	盆壁处切断	宫颈旁切断	输尿管进入阔韧带处切断（1～2 cm）
宫骶韧带	宫颈旁切断	宫颈背侧 1～2 cm 切断	宫颈背侧至少 2 cm 切断	宫颈旁切断	宫颈背侧 1～2 cm 切断
膀胱	分离至宫颈外口	分离至阴道上段	分离至阴道中段	分离至腹膜反折	分离至阴道上段
直肠	未涉及	分离至宫颈下	分离至阴道中段下	分离至腹膜反折	分离至宫颈下方
手术途径	经阴道或开腹或微创	开腹[3]	开腹[3]	经阴道或开腹或微创[4]	经阴道或开腹或微创（微创手术是 2B 类推荐）[4]

[1] 子宫颈癌手术的 QM 分型较 PIVER 分型在手术切除范围和神经保留方面进行了更新，详见讨论部分内容。

[2] 广泛性宫颈切除术建议肿瘤直径≤ 2 cm，目前不认为此术式适合小细胞子宫颈神经内分泌癌和胃型腺癌。

[3] 微创手术限于肿瘤直径＜ 2 cm，特别是经锥切后病灶已切除患者。

[4] 目前尚缺乏关于微创子宫颈切除术的肿瘤学结局数据。

复发手术治疗的评估和手术分期原则

项目	肛提肌下廓清术类型比较			肛提肌上廓清术类型比较	
	前盆腔	后盆腔	全盆腔	后盆腔	全盆腔
适应证	盆腔中心复发或用于有放疗禁忌的 FIGO ⅣA 期患者的初始治疗				
目的	根治			根治	
子宫、输卵管、卵巢	如果仍存在则切除			如果仍存在则切除	
阴道	切除			切除	
膀胱和尿道	切除	保留	切除	保留	切除
直肠	保留	切除	切除	切除	
肛门括约肌	保留	切除	切除	保留，可用于结肠吻合术	
泌尿系统重建方案	回肠代膀胱术或可控性尿流改道术	不适用	双管湿性结肠造口术、回肠代膀胱术或可控性尿流改道术	不适用	双管湿性结肠造口术、回肠代膀胱术或可控性尿流改道术
胃肠系统重建方案	不适用	末端结肠造口术	双管湿性结肠造口术或末端结肠造口术	末端结肠造口术或吻合术联合临时性回肠造口术	双管湿性结肠造口术、末端结肠造口术或吻合术联合临时回肠造口术
阴道重建方案	肌皮瓣（腹直肌、股薄肌等），或带大网膜瓣中厚皮片移植				

前哨淋巴结显影的评估和手术分期原则

遵循前哨淋巴结绘图活检流程，当一侧淋巴结显影失败时，切除该侧的淋巴结，且无论是否显影，切除任何可疑或增大的淋巴结。

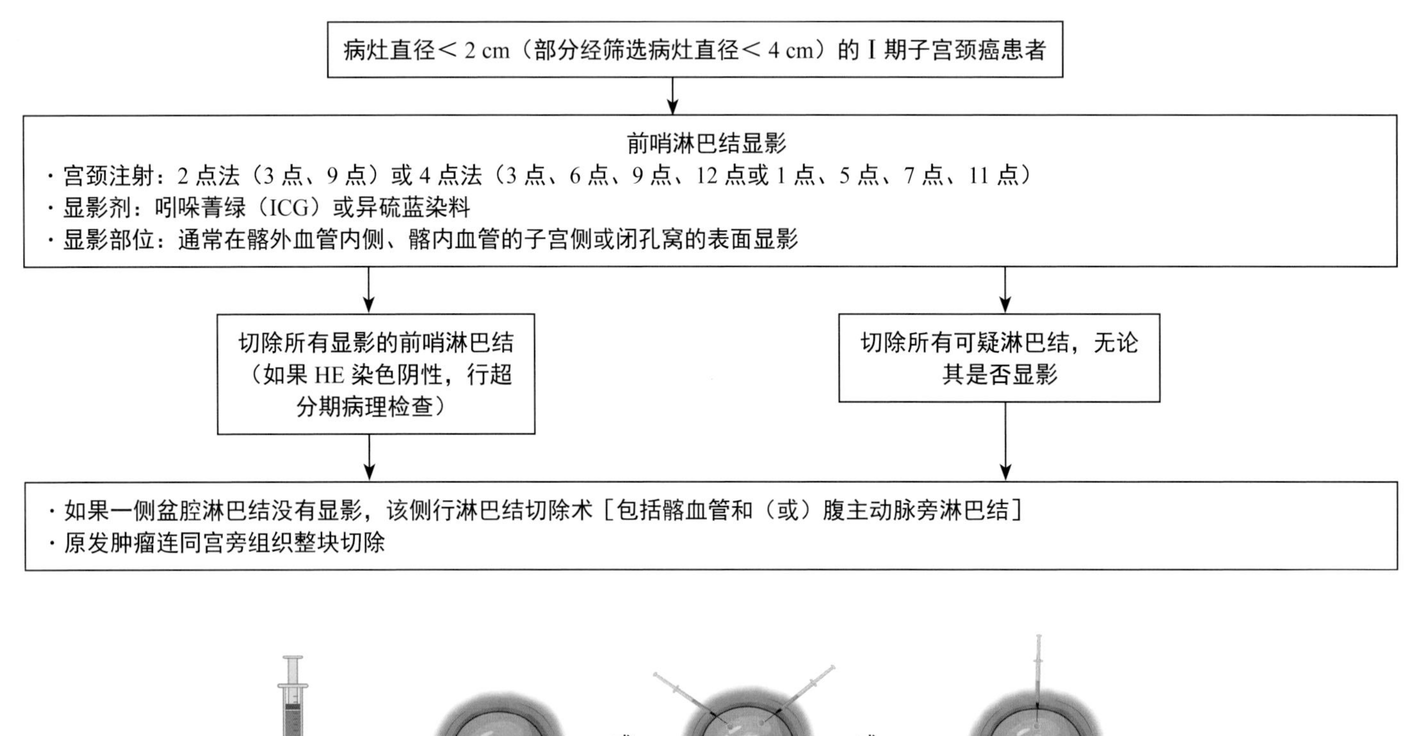

（十）子宫颈癌的放疗

1. 放疗及剂量

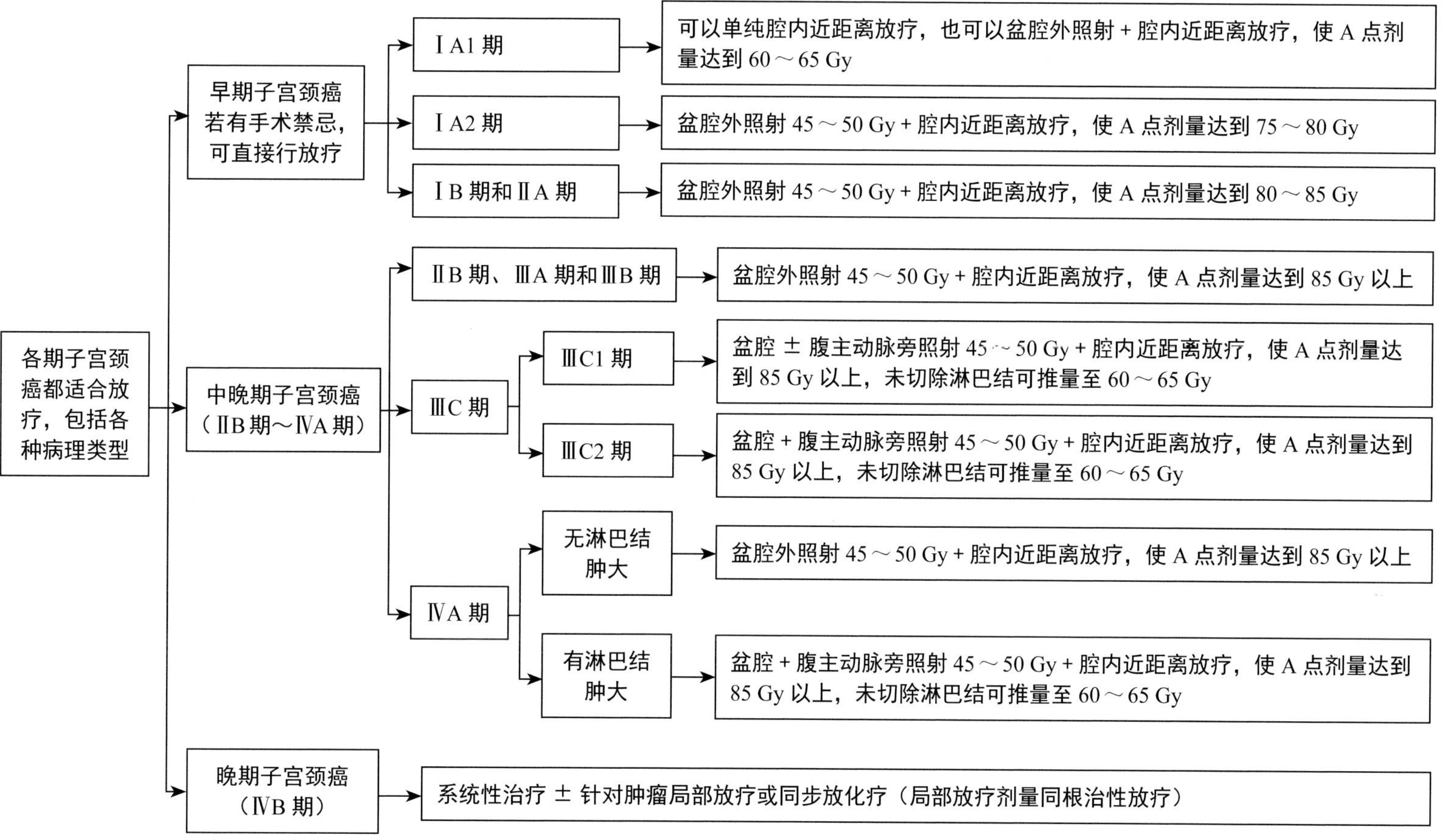

以上 A 点剂量均指生物等效剂量（EQD2）D90。

2. 术后辅助放疗原则

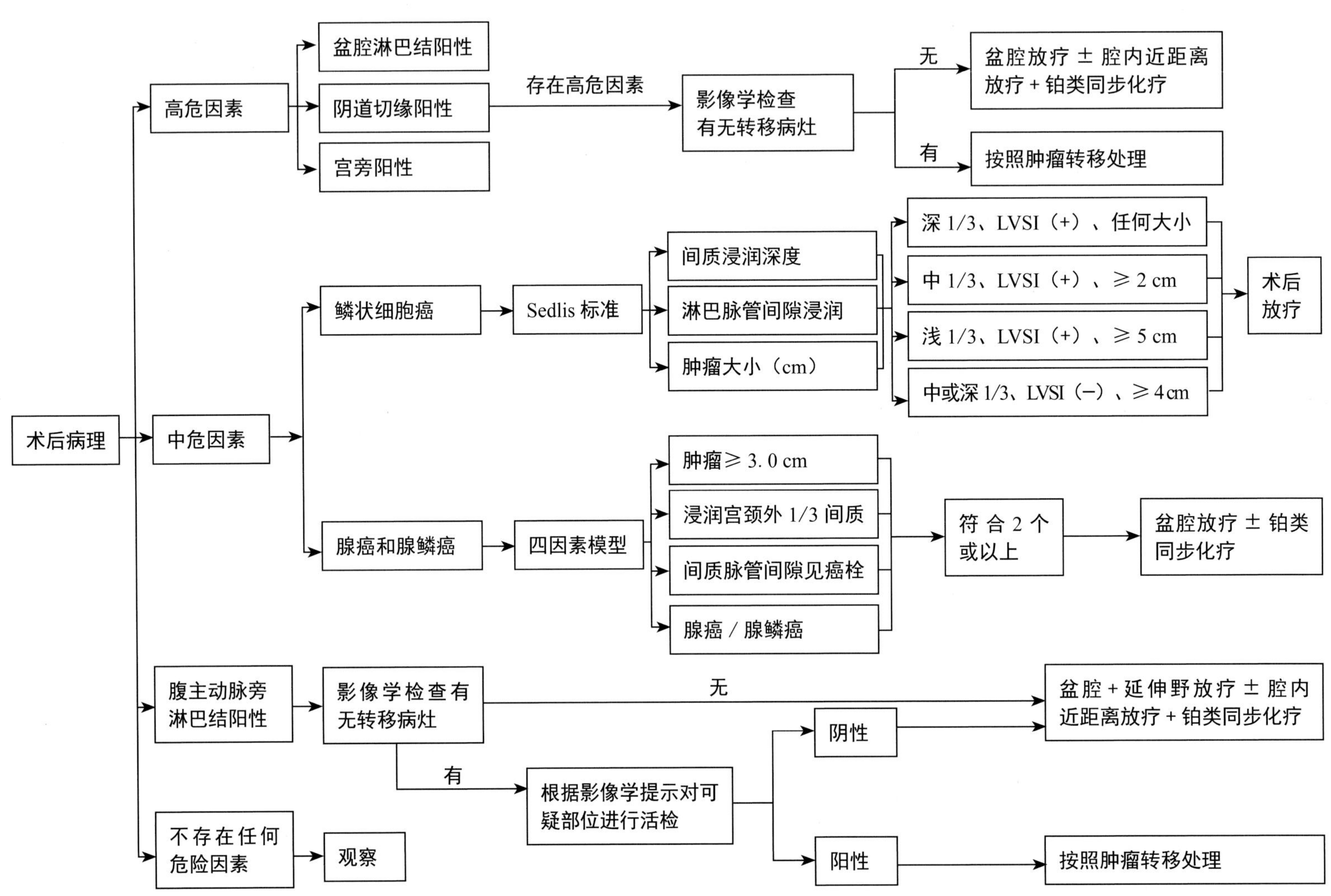
术后病理
高危因素
盆腔淋巴结阳性
阴道切缘阳性
宫旁阳性
存在高危因素
影像学检查
有无转移病灶
无
盆腔放疗 ± 腔内近距离
放疗 + 铂类同步化疗
有
按照肿瘤转移处理
中危因素
鳞状细胞癌
Sedlis 标准
间质浸润深度
淋巴脉管间隙浸润
肿瘤大小（cm）
深 1/3、LVSI（+）、任何大小
中 1/3、LVSI（+）、≥ 2 cm
浅 1/3、LVSI（+）、≥ 5 cm
中或深 1/3、LVSI（−）、≥ 4cm
术后
放疗
腺癌和腺鳞癌
四因素模型
肿瘤≥ 3. 0 cm
浸润宫颈外 1/3 间质
间质脉管间隙见癌栓
腺癌 / 腺鳞癌
符合 2 个
或以上
盆腔放疗 ± 铂类
同步化疗
腹主动脉旁
淋巴结阳性
影像学检查有
无转移病灶
无
盆腔 + 延伸野放疗 ± 腔内
近距离放疗 + 铂类同步化疗
有
根据影像学提示对可
疑部位进行活检
阴性
阳性
按照肿瘤转移处理
不存在任何
危险因素
观察

（十一）子宫颈癌的全身治疗

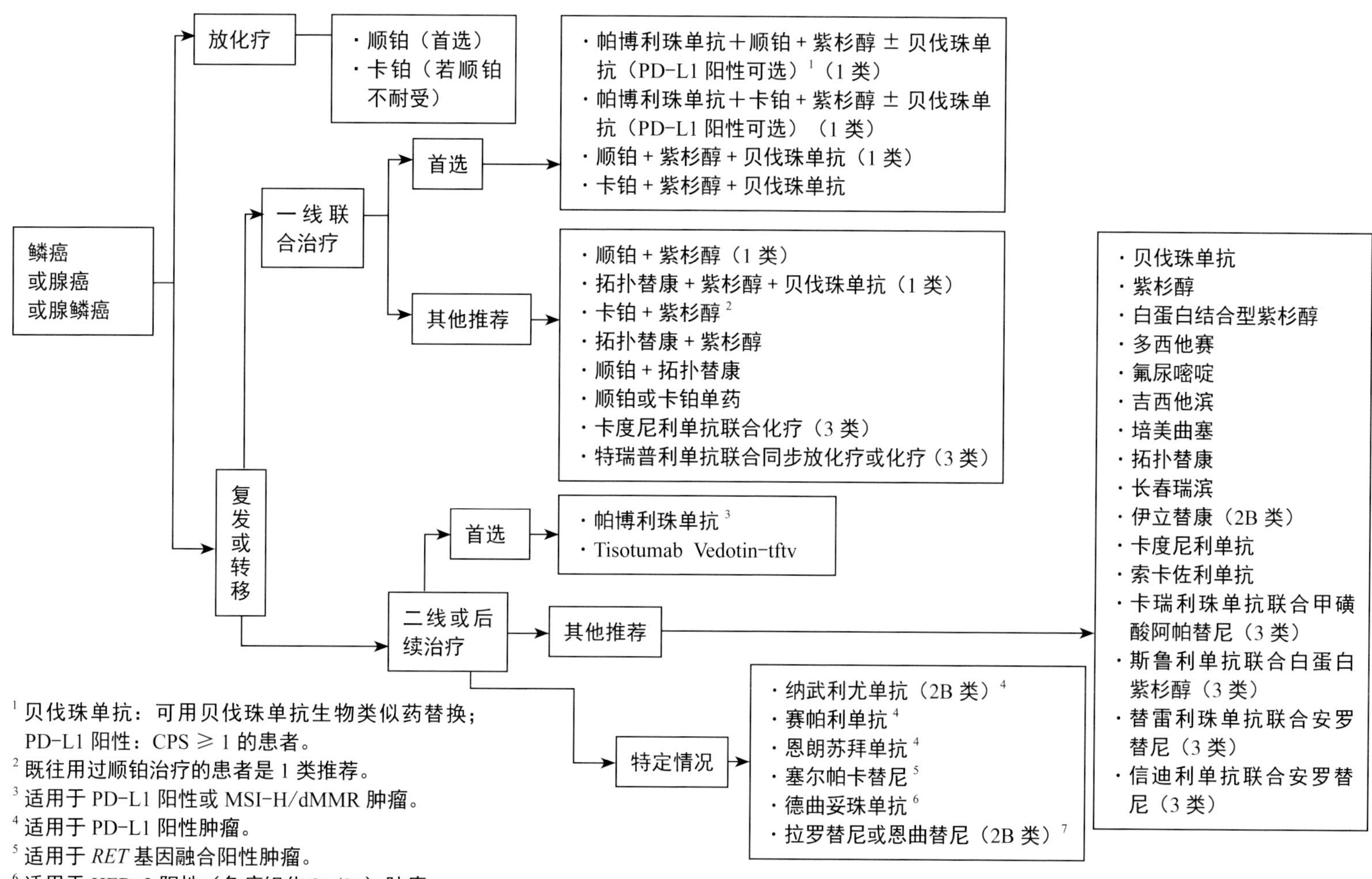

[1] 贝伐珠单抗：可用贝伐珠单抗生物类似药替换；PD-L1 阳性：CPS ≥ 1 的患者。
[2] 既往用过顺铂治疗的患者是 1 类推荐。
[3] 适用于 PD-L1 阳性或 MSI-H/dMMR 肿瘤。
[4] 适用于 PD-L1 阳性肿瘤。
[5] 适用于 *RET* 基因融合阳性肿瘤。
[6] 适用于 HER-2 阳性（免疫组化 2+/3+）肿瘤。
[7] 适用于 *NTRK* 基因融合的肿瘤。

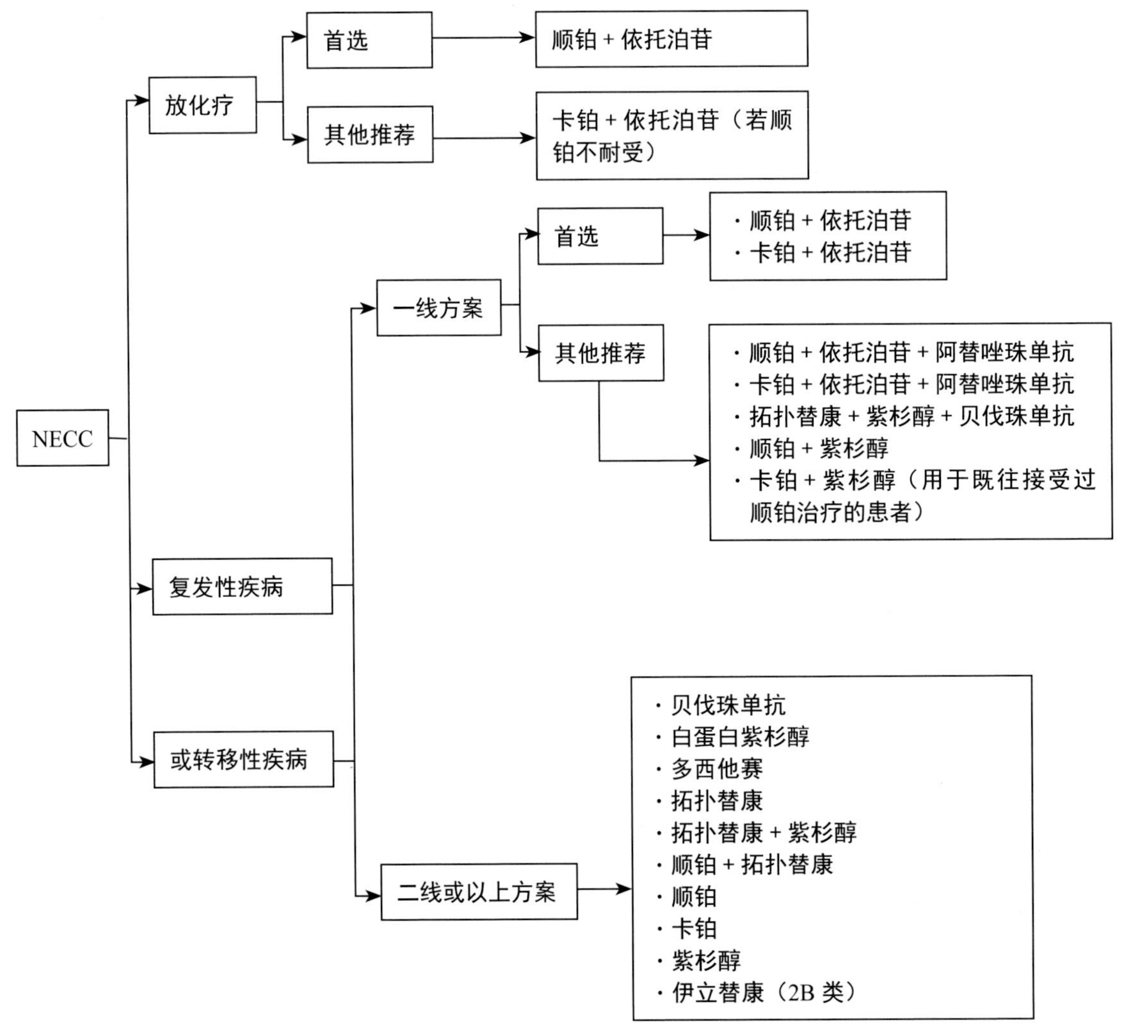
NECC
放化疗
首选
顺铂 + 依托泊苷
其他推荐
卡铂 + 依托泊苷（若顺铂不耐受）
复发性疾病
或转移性疾病
一线方案
首选
· 顺铂 + 依托泊苷
· 卡铂 + 依托泊苷
其他推荐
· 顺铂 + 依托泊苷 + 阿替唑珠单抗
· 卡铂 + 依托泊苷 + 阿替唑珠单抗
· 拓扑替康 + 紫杉醇 + 贝伐珠单抗
· 顺铂 + 紫杉醇
· 卡铂 + 紫杉醇（用于既往接受过顺铂治疗的患者）
二线或以上方案
· 贝伐珠单抗
· 白蛋白紫杉醇
· 多西他赛
· 拓扑替康
· 拓扑替康 + 紫杉醇
· 顺铂 + 拓扑替康
· 顺铂
· 卡铂
· 紫杉醇
· 伊立替康（2B 类）

（十二）子宫颈癌患者生存质量的支持治疗

影响子宫颈癌患者生存质量的因素

类别	因素	影响
躯体影响	手术	· 粘连：疼痛和小肠梗阻等 · 尿路或胃肠道并发症：如尿失禁、腹泻等 · 盆底功能障碍：排尿、排便和（或）性功能障碍等 · 淋巴水肿
	化疗	神经毒性、心脏毒性、继发血液系统恶性肿瘤、认知功能障碍等
	放疗	纤维化、外阴萎缩、临近放射野的皮下组织、下层器官的继发肿瘤
	免疫治疗	尚不明确
	雌激素缺乏	潮热、阴道干燥和骨质流失等
社会心理影响	心理	抑郁、焦虑、对复发和身体形象改变的恐惧
	经济	返回工作、保险问题
	人际关系	性关系、亲密感等

生存质量支持方法

· 定期检查：重点是慢性疾病的管理、监测心血管疾病危险因素、建议接种疫苗并鼓励采用健康的生活方式
· 详细询问病史、全面体检，并行必要的影像学和（或）实验室检查。对于所有患者（无论是否处于性活跃状态），均应询问关于泌尿生殖系统症状（包括外阴阴道干燥）的问题。如发现异常，建议转诊至相关专业服务人员（如物理疗法、盆底治疗、性疗法、心理疗法），应特别注意由此产生的医疗和社会心理影响
· 建议在放射后使用阴道扩张器和润滑剂
· 绝经前患者考虑激素替代治疗
· 注意沟通和合作，向肿瘤生存者提供其治疗总结，并提供随访建议

三、推荐等级

中华医学会妇科肿瘤学分会推荐等级及其意义

推荐级别	代表意义
1 类	基于高级别临床研究证据，专家意见高度一致
2A 类	基于低级别临床研究证据，专家意见高度一致；或基于高级别临床研究证据，专家意见基本一致
2B 类	基于低级别临床研究证据，专家意见高度一致；或基于高级别临床研究证据，专家意见存在争议
3 类	无论基于何种级别临床研究证据，专家意见明显分歧

注：如无特殊说明，均为 2A 类推荐。

四、讨论

（一）概述

子宫颈癌是全球女性第四大常见的恶性肿瘤，85% 的病例发生在发展中国家，在这些国家子宫颈癌是女性癌症死亡的主要原因之一。根据 GLOBOCAN 2020 数据显示，2020 年全球约有 604 127 例新发子宫颈癌，年死亡病例为 314 831 例，其中我国新发病例为 109 741 例，约占全球子宫颈癌新发病例的 18.2%，居全球第二；死亡病例为 59 060 例，约占全球的 18.7%[1]。近年我国子宫颈癌发病率和死亡率均呈上升趋势，且发病人群明显年轻化，子宫颈癌住院患者平均发病年龄为 44.7 岁，其中 35 岁及以下患者占 16.0%，35～45 岁患者占 41.7%[2]。

高危型人乳头瘤病毒（human papilloma virus，HPV）的持续感染是子宫颈癌发生的必要条件。超过 80% 的女性一生至少会感染一次高危型 HPV，但其中 90% 的感染为一过性感染，可在 2 年内自愈，只有约 10% 的感染会转化成持续性感染。HPV16 和 HPV18 感染约占子宫颈癌患者的 71%，其他 HPV 亚型（HPV31、HPV33、HPV45、HPV52、HPV58）感染约占 19%[3]。我国妇女高危型 HPV 的感染率约为 19%，感染率最高的 HPV 亚型依次为 HPV16、HPV52、HPV58、HPV53 和 HPV18[4]。与子宫颈癌相关的流行病学危险因素包括过早开始性行为、多个性伴侣、分娩次数、性传播疾病史、吸烟史、口服避孕药、某些自身免疫性疾病和使用免疫抑制剂等[5-6]。

子宫颈癌中鳞状细胞癌约占 80%，腺癌约占 20%。即使存在种族、民族和地域差异，有效的筛查措施和预防性 HPV 疫苗接种使发达国家子宫颈鳞癌发病率和死亡率均大幅下降，但近 30 年来子宫颈腺癌的发病率却呈上升趋势[7-8]。

基于子宫颈癌的三级预防体系，2020 年 WHO 正式发布了《加速消除宫颈癌全球战略》。子宫颈癌的一级预防是接种预防性 HPV 疫苗，HPV 疫苗于 2006 年上市，可预防其所针对的 HPV 亚型的感染，如二价疫苗针对 HPV16 和 HPV18，四价疫苗针对 HPV16、HPV18、HPV6 和 HPV11，九价疫苗则在四价疫苗基础上增加了 HPV31、HPV33、HPV45、HPV52 和 HPV58。有研究认为如果没有 HPV 疫苗，2005—2014 年出生的女性到 2094 年估计将有 1160 万人罹患子宫颈癌，而有效的 HPV 疫苗接种可减少约 870 万子宫颈癌患者[9]。由于 HPV 主要通过性接触传播，因此首次发生性行为之前是疫苗接种的最佳推荐年龄。WHO 推荐 9～14 岁未发生性行为的女性为首要接种对象。子宫颈癌的二级预防是利用宫颈细胞学检查和 HPV 检测进行筛查，发现并治疗子宫颈癌前病变，防止进展为子宫颈癌。三级预防旨在早期发现和治疗子宫颈浸润癌，改善疾病预后。

（二）子宫颈癌的临床诊断

子宫颈癌的早期阶段多无症状，或有阴道排液、性交后出血或间歇性阴道流血的情况，这些早期症状通常不会被患者重视。组织病理学检查是确诊子宫颈癌的金标准。早期病例应在阴道镜指导下活检。子宫颈镜下发现的浸润癌（微小浸润癌）ⅠA1 期和ⅠA2 期的诊断需基于子宫颈锥切的结果，少数可在子宫颈切除或子宫切除术后诊断。对于肉眼可见的浸润癌直接活检即可诊断。如果活检不足以诊断，建议行子宫颈锥形切除术协助诊断。宫颈细胞学筛查对于诊断腺癌并不敏感，因为子宫颈原位腺癌侵犯的部位通常位于宫颈管内，难以取样，但是细胞学筛查可提高浸润性腺癌、晚期腺癌的检出率。筛查过程中检测到非典型腺细胞对子宫颈腺癌的诊断和管理有一定意义[10-11]。

FIGO 2018 分期纳入了影像学检查结果，因此超声、MRI、CT 和 PET/CT 等影像学检查可用于补充评估肿瘤大小、淋巴结状态、宫旁和阴道等周围组织浸润情况，从而影响分期[12]。经阴道或直肠超声对于子宫颈局部病灶具有一定诊断价值，但需有经验的专家进行操作。盆腹腔 MRI 和 CT 建议采用增强扫描。MRI 对于评估子宫颈肿块大小、浸润深度具有较高的准确性。MRI 和 CT 则是最常用的盆腔和腹主动脉旁淋巴结检查方法，但其敏感度低于 PET/CT。PET/CT 有助于评估全身情况，对＞ 1.0 cm 的淋巴结转移准确性较高[13]。宫旁浸润是 FIGO 分期的重要参数，同时决定了患者治疗方式的选择。既往的 FIGO 分期中对于宫旁浸润的判断主要依据妇科检查，受检查者经验和患者个体差异影响，不可避免存在较大差异。FIGO 2018 分期将影像学检查用于子宫颈癌治疗前评估，有助于提高宫旁浸润诊断的准确性。一项包含 3245 例子宫颈癌患者的荟萃分析显示，MRI 诊断宫旁浸润的敏感度可达 84%（95%*CI* 76%～90%），明显高于妇科检查的 40%（95%*CI* 25%～58%）[14]。另一项荟萃分析则显示，MRI 对于诊断宫旁浸润的敏感度为 71%（95%*CI* 62%～79%），特异性为 91%（95%*CI* 88%～93%），准确度与 PET 相当，但高于常规 CT[15]。如果怀疑膀胱或直肠受累则建议进行膀胱镜或直肠镜检查（如≥ⅠB3 期的患者）。

（三）子宫颈癌的组织病理学诊断

子宫颈癌的病理诊断内容应包括：①组织学类型。②肿瘤大小。③子宫颈间质浸润深度。④淋巴脉管间隙是否受累。⑤淋巴结转移。⑥手术切缘情况。⑦宫旁浸润。微小浸润癌的诊断依据必须基于子宫颈锥切或子宫切除标本的病理检查。如果存在淋巴结转移，应记录转移淋巴结的数量和位置。当采用前哨淋巴结（sentinel lymph node，SLN）显影时，应进行淋巴结病理超分期，以检出低体积转移，非 SLN 不需进行超分期。

如果术后病理学检查发现淋巴结阳性、切缘阳性或宫旁浸润阳性，则为子宫颈癌复发的高危因素。如果高危因素阴性，则需进一步依据“Sedlis 标准”明确是否具有中危因素，包括：①＞ 1/3 的子宫颈间质浸润。②淋巴脉管间隙受累。③宫颈肿瘤直径＞ 4 cm。有研究认为肿瘤组织学（腺癌成分）和肿瘤邻近切缘也是潜在的重要中危因素[16-19]。

子宫颈癌的组织病理学类型遵照 2020 年 WHO 发布的《女性生殖器肿瘤分类（第 5 版）》分类原则（表 1），推荐对复发、进展或转移的子宫颈癌进行 PD-L1 表达水平、错配修复基因 / 微卫星不稳定性（mismatch repair gene，MMR/ microsatellite instability，MSI）、肿瘤突变负荷（tumor mutation burden，TMB）、HER-2 检测；对子宫颈肉瘤推荐行 *NTRK* 融合基因检测；对子宫颈腺癌推荐采用原位杂交或其他分子手段检测 HPV 是否阳性，若上述方法不能采用，则推荐采用 p16 免疫组化替代。子宫颈恶性肿瘤病理类型和分类如表 1 所示。

表 1　子宫颈恶性肿瘤病理类型和分类

鳞状上皮肿瘤（squamous epithelial tumours）
鳞状细胞癌，HPV 相关（squamous cell carcinoma，HPV-associated）
鳞状细胞癌，HPV 非依赖（squamous cell carcinoma，HPV-independent）
鳞状细胞癌，非特指类型（squamous cell carcinoma，NOS）
腺上皮肿瘤（glandular tumours）
腺癌，HPV 相关（adenocarcinoma，HPV-associated）
腺癌，HPV 非依赖，胃型（adenocarcinoma，HPV-independent，gastric type）
腺癌，HPV 非依赖，透明细胞型（adenocarcinoma，HPV-independent，clear cell type）
腺癌，HPV 非依赖，中肾管型（adenocarcinoma，HPV-independent，mesonephric type）
腺癌，HPV 非依赖，非特指类型（adenocarcinoma，HPV-independent，NOS）
腺癌，非特指类型（adenocarcinoma，NOS）
子宫内膜样癌，非特指类型（endometrioid carcinoma，NOS）
癌肉瘤，非特指类型（carcinosarcoma，NOS）
腺鳞癌（adenosquamous carcinoma）

续表

黏液表皮样癌（mucoepidermoid carcinoma）
黏液性癌，非特指类型（mucinous carcinoma，NOS）
腺样基底癌（adenoid basal carcinoma）
未分化癌，非特指类型（carcinoma，undifferentiated，NOS）
混合性上皮 - 间叶肿瘤（mixed epithelial and mesenchymal tumours）
腺肉瘤（adenosarcoma）
癌肉瘤（carcinosarcoma）
生殖细胞肿瘤（germ cell tumours）
内胚窦瘤（endodermal sinus tumour）
卵黄囊瘤（yolk sac tumour）
绒毛膜癌（choriocarcinoma）

（四）子宫颈癌的分期

FIGO 2018 分期推动了子宫颈癌临床分期向手术病理分期转变，对Ⅰ期病灶大小和微浸润的定义进行了修订：①明确ⅠA 期病变浸润的宽度不再影响分期。②ⅠB 期分成 3 个亚组：ⅠB1 期，间质浸润深度＞ 5 mm 且最大直径≤ 2 cm；ⅠB2 期，＞ 2 cm 和≤ 4 cm 的肿瘤；ⅠB3 期，肿瘤＞ 4 cm。③将淋巴结转移纳入分期。④放射影像学（r）或病理学（p）结果可用于评估腹膜后淋巴结转移情况，作为诊断ⅢC 期的依据，并将其进一步细分为仅有盆腔淋巴结转移的ⅢC1 期和腹主动脉旁淋巴结转移的ⅢC2 期[12]。目前淋巴脉管间隙浸润（LVSI）仍未纳入 FIGO 分期，但有些学者认为，具有广泛 LVSI 的ⅠA1 期患者应按照ⅠB1 期推荐进行治疗。

（五）子宫颈癌的治疗

早期子宫颈癌首选手术治疗，局部晚期（ⅠB3 期和ⅡA2 期）患者因肿瘤较大，可根据实际情况采用同步放化疗或者手术治疗，中晚期（ⅡB 期及以上）病例的治疗首选同步放化疗。

1. 子宫颈癌的手术治疗

子宫颈癌手术治疗根据分期进行分层处理。

（1）手术范围

子宫颈癌的分期是以子宫颈原发癌灶对宫旁主韧带、骶韧带和阴道的侵犯程度而确定的，因此子宫颈癌根治性手术按切除宫旁主韧带、骶韧带的宽度和阴道的长度进行分类。子宫颈癌手术范围包括子宫体、子宫颈及骶韧带和主韧带、阴道上段和盆腔淋巴结，以及选择性腹主动脉旁淋巴结切除或取样等。

盆腔淋巴结切除的手术范围包括闭孔淋巴结、髂内、髂外和髂总淋巴结。如果髂总淋巴结阳性或ⅠB1期及以上的病例，需进行腹主动脉旁淋巴结切除或取样。腹主动脉旁淋巴结切除一般达肠系膜下动脉（inferior mesenteric artery，IMA）水平，若是需要更广范围的切除，需根据临床和影像学结果决定。

对于盆腔淋巴结转移风险较低的早期子宫颈癌，尤其是肿瘤≤2 cm的患者，建议采用创伤较小的SLN活检替代系统淋巴结切除[20]。SLN显影研究的荟萃分析表明，SLN检出率为89%～92%，灵敏度为89%～90%[21]。目前国内外常用的SLN示踪剂有蓝染剂、纳米炭、放射性核素锝（^{99m}Tc）和荧光染料吲哚菁绿（indocyanine green，ICG）。纳米炭在国内获批应用于SLN显影，对早期子宫颈癌的SLN总检出率为91.3%～95.0%[22]。ICG是一种近红外荧光染料，显影需要特殊的荧光成像设备，应用于子宫颈癌的SLN检出率为95.9%～100%[23]。FILM国际多中心前瞻性研究显示，子宫内膜癌和子宫颈癌中，ICG的SLN总检出率和双侧检出率均明显高于蓝染剂[24]。因此，ICG法目前已成为国际推荐的SLN显影方法。子宫颈癌最常见的SLN区域位于髂外、髂内和闭孔淋巴结区。术中操作应遵循SLN活检流程，切除所有显影的SLN，即淋巴引流通路上第一站显影淋巴结；一侧盆腔显影失败，应行该侧盆腔淋巴结系统切除；切除任何肿大或可疑的淋巴结；肿瘤和宫旁组织整块切除。SLN常规病理检查推荐进行病理超分期，以发现淋巴结中低体积转移病灶。低体积转移包括微转移和孤立肿瘤细胞（isolated tumour cell，ITC），其中淋巴结肿瘤转移病灶长径＞0.2 mm且≤2 mm的为微转移，≤0.2 mm或转移病灶≤200个肿瘤细胞的为ITC，＞2 mm的为宏转移。子宫颈癌SLN病理超分期可以降低SLN活检的假阴性率，提高阴性预测值，但SLN低体积转移对预后的影响仍有争议。近期的一项荟萃分析认为低体积转移对早期子宫颈癌的DFS和OS均有负面影响[25]。

（2）子宫颈癌子宫切除的手术类型

2008年法国妇科专家Querleu和美国妇科专家Morrow共同发表了子宫颈癌广泛性手术的Querleu-Morrow分型方法（Q-M分型）。Q-M分型将子宫颈癌广泛性子宫切除术按切除范围不同分为A、B、C、D 4个大型，其中B、C、D型又分设B1、B2、C1、C2、D1、D2亚型，加上A型共7型。A型手术对应筋膜外子宫切除术，但并非单纯子宫切除术，需充分打开腹膜，辨识输尿管走行，但不游离输尿管，在子宫颈和输尿管之间切断子宫韧带，保证子宫颈的完整切除，并切除 0.5 cm 的宫旁组织及 1.0 cm 以内的阴道。B 型手术对应改良广泛性子宫切除术。宫旁淋巴结由于贴近子宫颈的原发病灶，转移率高，因此如果包括宫旁淋巴结切除则为 B2 型手术。对于局部病灶较小的 ⅠB1 期患者，或者保留生育功能的广泛性子宫颈切除术适合 B 型手术。C 型手术对应广泛性子宫切除术。C 型手术的技术要点是将子宫动脉由起始部切断，完全游离输尿管子宫颈段，并在髂内血管内侧切除侧方宫旁组织，腹侧宫旁的膀胱子宫颈韧带切除至膀胱，而背侧宫旁的骶韧带要求切除至直肠。根据是否保留盆腔自主神经，又分为 C1 型（保留神经）及 C2 型（不保留神经），其中 C2 型对应经典的广泛性子宫切除术。D 型手术属于超广泛性子宫切除术，手术范围要求切除达侧盆壁[26-27]。

（3）手术治疗原则

术前诊断肿瘤局限于子宫颈或仅累及阴道上段者行手术治疗；术前诊断肿瘤已累及宫旁或阴道下段或远处转移者，行放疗及同步化疗。绝经前的早期患者（＜ 45 岁），如卵巢正常，可保留双侧卵巢。对估计术后需放疗的患者，应将保留的卵巢移位至结肠旁沟固定并用银夹标记，使卵巢离开放疗照射野以保留卵巢功能；对估计术后不需放疗者，卵巢可固定在盆腔的生理位置，以减少移位对卵巢功能的影响。如考虑保护膀胱功能可选用保留盆腔内脏神经的术式。如果阴道切除 3 cm 以上，可做阴道延长术。

（4）手术方式选择

经腹广泛性子宫切除术是经典的手术方式。近年研究显示，开腹手术患者的生存结局显著优于腹腔镜或机器人辅助的微创手术。LACC 试验旨在对比早期子宫颈癌患者接受经腹或微创根治性子宫切除术的肿瘤结局差异[28]，研究期间独立评估委员会发现微创手术组的肿瘤复发率显著高于经腹手术组而提前终止研究。研究终止时，319 例患者接受了微创手术（84.4% 腹腔镜手术，15.6% 机器人手术），312 例患者接受了开腹手术，91.9% 的患者为 ⅠB1 期。与开腹手术相比，微创手术组 3 年无病生存（disease-free survival，DFS）率更低（91.2% *vs.* 97.1%，*HR*=3.74，95%*CI* 1.63～8.58），3 年总生存（overall survival，OS）率也更差（93.8% *vs.* 99.0%，*HR*=6.00，95%*CI* 1.77～20.3）。一项基于美国 SEER 数据库的回顾性分析共纳入 ⅠA2 期或 ⅠB1 期子宫颈癌患者 2461 例，其中 1225 例采用微创手术，中位随访时间 45 个月。与经腹手术组相比，微创手术者 4 年死亡率更高（9.1% *vs.* 5.3%，*HR*=1.65，95%*CI* 1.22～2.22）。在临床采用微创手术的前 4 年期间生存率相对保持稳定，年均变化幅度为 0.3%，但是自 2006 年开始采用微创手术后，子宫颈癌患者的相对生存率每年下降 0.8%[29]。另一项基于美国国家癌症数据库（National Cancer Database，NCDB）的回顾性分析纳入了 2010—2013 年接受经腹或微创广泛性子宫切除术的 ⅠB1 期子宫颈癌患者，其中经腹手术982例，微创手术910例，肿瘤≥2 cm的患者接受微创手术较开腹手术的5年生存率更低（81.3% *vs*.90.8%，*HR*=2.14；95%*CI* 1.36～3.38）[30]。对宫颈肿瘤<2 cm的子宫颈癌患者采用微创手术是否影响生存结局则有一定争议。研究报道，在肿瘤<2 cm的子宫颈癌患者中，经腹进行广泛性子宫切除术的复发率为4.4%，而接受微创手术的复发率为11.5%[31]。但是欧洲的SUUCOR研究则提示肿瘤<2 cm的子宫颈癌患者接受开腹或微创方法进行广泛性子宫切除术的肿瘤结局无显著差异[32]。有研究提示举宫器的使用显著增加肿瘤复发风险，因此推荐微创手术时不使用举宫器，同时建议环扎阴道后离断阴道[33]。中华医学会妇科肿瘤学分会相关专家，结合中国国情和经验提出：要正视和重视相关研究结果，告知患者微创手术和开腹手术的利与弊，说明开腹手术仍是目前最安全的选择，确保患者充分知情同意，尊重患者的选择，但也不能完全否定微创手术治疗子宫颈癌的价值。目前对于微创手术导致早期子宫颈癌患者预后较差的原因并不清楚，有2项中国领衔的前瞻性研究正在进行中，旨在评估手术医师技术熟练程度、禁用常规带帽举宫器、经阴式或阴道闭锁后切开阴道等措施对微创手术子宫颈癌患者预后的影响。

2. 各期子宫颈癌的治疗方案

（1）保留生育功能的子宫颈癌治疗

随着子宫颈癌发病人群的年轻化，以及我国生育政策的改变，越来越多的早期子宫颈癌患者希望保留生育功能，因此对强烈要求保留生育功能的患者，在患者充分了解疾病风险及产前和围产期可能面临的问题后，可考虑保留生育功能的治疗方案，同时推荐事先咨询生殖内分泌专家。保留生育功能的治疗适应证要求符合下列条件：①有强烈的生育愿望。②年龄<45岁。③影像学提示病灶局限于子宫颈，病灶未侵犯宫颈内口。④FIGO分期ⅠA1～ⅠB1期和部分经过筛选的ⅠB2期（FIGO 2018分期）。⑤无淋巴结转移。⑥病理类型为鳞癌、腺癌和腺鳞癌，排除神经内分泌癌、胃型腺癌等特殊病理类型[34]。

ⅠA1期无LVSI的患者淋巴结转移的发生率极低，可仅行子宫颈锥形切除术（切缘需为阴性，即切缘无浸润性病变或HSIL，切缘至少有1 mm的阴性距离），推荐冷刀锥切术，也可采用环形电切术（loop electrosurgical excision procedure，LEEP），但均应尽量整块切除，保持标本完整性，以利于对锥切边缘状态进行病理评估。采用LEEP术应小心操作以减少电器械对组织边缘的影响。切除组织的形状与深度需与病灶大小、形状和病变部位相适应。

对ⅠA1期伴有LVSI和ⅠA2期的患者，可选择广泛性子宫颈切除术+盆腔淋巴结切除，可考虑SLN显影活检，也可选择行子宫颈锥切+腹腔镜下盆腔淋巴结切除。锥切切缘至少达1 mm阴性距离，若切缘阳性，可再次行锥切手术达到切缘

1 mm 阴性或行子宫颈切除术。

对ⅠB1 期和部分经过筛选的ⅠB2 期，尤其是肿瘤直径< 2 cm 的患者，推荐行广泛性子宫颈切除术 + 盆腔淋巴结切除 ± 主动脉旁淋巴结切除，可考虑 SLN 显影活检。手术途径推荐经腹或经阴道。多项研究评估了经阴道与经腹行广泛性子宫颈切除术的肿瘤结局。经阴道广泛性子宫颈切除术（vaginal radical trachelectomy，VRT）适用于经过仔细筛选的宫颈肿瘤≤ 2 cm 的患者。经腹广泛性子宫颈切除术（abdominal radical trachelectomy，ART）能够切除更广泛的宫旁组织，比阴式入路更常用于ⅠB1 期患者[35-36]。目前认为对于直径≤ 2 cm 的肿瘤，VRT 与 ART 在肿瘤结局方面无明显差异。少数学者尝试将 ART 应用于肿瘤直径 2～4 cm 的患者中，并报告了安全的肿瘤结局，但是这些患者往往需接受术后辅助治疗而导致生育功能受损[37-38]。因此对于部分严格筛选的ⅠB2 期患者，推荐经腹广泛性子宫颈切除术。

对低危早期子宫颈癌，即满足 ConCerv 研究[39]（详见后述）纳入标准的ⅠA2 期和ⅠB1 期子宫颈癌患者，可采用更小范围的、保留生育功能的手术。根据 ConCerv 研究结果，NCCN 在 2023 年第 1 版指南中推荐对于低危早期子宫颈癌（ⅠA2 期、ⅠB1 期）在锥切术后切缘阴性且切缘至少 1 mm 者可仅补充盆腔淋巴结切除，可考虑 SLN 显影活检，如切缘未达至少 1 mm 者可再次行锥切（切缘至少 1 mm）+ 盆腔淋巴结评估。

广泛性子宫颈切除术后妊娠会受多种因素影响，包括局部解剖结构改变、术后并发症、性生活、夫妻感情等，总妊娠率约为 55%，且属于高危妊娠，必须进行产科全程管理[40]。既往研究中对接受广泛性子宫颈切除术的妇女后续妊娠成功率报道不一。一项随访 125 例早期子宫颈癌患者接受 VRT 术后妊娠情况的研究显示，其中 58 例女性共有 106 个妊娠事件[41]。另一项针对 413 例接受 ART 治疗的子宫颈癌患者的研究中，113 例患者尝试怀孕，67 例（59%）成功怀孕。同时，在接受广泛性子宫颈切除术的妇女中，流产、早产的发生率较高[42]。

（2）不保留生育功能的子宫颈癌治疗

ⅠA1 期无 LVSI 的患者可行筋膜外子宫切除术（A 型子宫切除术），ⅠA1 期伴有 LVSI，可行改良广泛性子宫切除术（B 型子宫切除术）+ 盆腔淋巴结切除，可考虑 SLN 显影活检。若锥切术后切缘为阳性，需区别切缘的病理性质。切缘为 HSIL 者建议行筋膜外子宫切除术；切缘为癌者，建议直接行改良广泛性子宫切除术 + 盆腔淋巴结切除术，也可再次行锥切术，排除ⅠA2 期或ⅠB 期病变。

ⅠA2 期患者可行改良广泛性子宫切除术（B 型子宫切除术）+ 盆腔淋巴结切除，可考虑 SLN 显影活检。如果怀疑主动脉旁淋巴结转移，可行腹主动脉旁淋巴结切除或取样。ⅠA2 期锥切切缘阳性者，可再次锥切明确分期，也可直接行改良广泛或广泛性子宫切除术。

对ⅠB1期、ⅠB2期患者标准的手术治疗方法是广泛性子宫切除术（C型子宫切除术）+盆腔淋巴结切除术（1类推荐）±主动脉旁淋巴结切除（2B类推荐）。可考虑SLN显影活检，如果髂总淋巴结阳性，或主动脉旁淋巴结增大或可疑阳性，可行主动脉旁淋巴结切除术。绝经前患者如双侧卵巢正常，可保留双侧卵巢。ⅠA2期不宜手术者可行腔内和体外放疗。需要明确的是ⅠB1期、ⅠB2期不管采用手术还是放疗，预后均良好。标准放疗方案是盆腔外照射+腔内近距离放疗及同步化疗。

对于满足ConCerv研究[39]纳入标准的ⅠA2期和ⅠB1期且不保留生育功能的子宫颈癌患者，NCCN在2023年第1版指南中推荐可仅行筋膜外子宫切除术（A型子宫切除术）+盆腔淋巴结切除，并可考虑SLN显影活检。手术范围显著缩小，无须宫旁和阴道上段切除，降低了手术难度和并发症发生率。另一项样本量更大的前瞻性SHAPE研究（详见后述）结果也进一步支持保守性手术的安全性。因此对于符合ConCerv标准的低危早期子宫颈癌建议采用保守性手术。

广泛性子宫颈或子宫切除术（B型或C型子宫切除术）需切除足够的宫旁组织，但有文献报道，早期子宫颈癌中，肿瘤直径≤2 cm者的宫旁转移发生率约为1.2%，肿瘤直径2～4 cm者宫旁转移发生率约为6.2%。如果没有LVSI，肿瘤直径≤2 cm的早期子宫颈癌患者的宫旁转移发生率仅为0.3%，肿瘤直径2～4 cm患者的宫旁转移发生率则为1.3%[43]。因此有学者提出对于肿瘤≤2 cm的早期子宫颈癌可采用更保守的手术方式。ConCerv研究[39]是一项前瞻性、单臂、多中心研究，旨在评估锥切术和Ⅰ型子宫切除术在低危肿瘤直径≤2 cm的早期子宫颈癌中的可行性和安全性。入组标准包括：①FIGO 2009分期ⅠA2～ⅠB1期子宫颈癌。②鳞状细胞癌（任何级别）或腺癌（仅G1或G2）。③肿瘤直径≤2 cm。④无淋巴脉管间隙浸润。⑤浸润深度≤10 mm。⑥影像学示无转移。⑦锥切阴性边缘>1 mm（可重复1次锥切达切缘阴性）。符合上述所有条件者，且希望保留生育功能的患者仅行盆腔淋巴结评估，包括前哨淋巴结活检和（或）系统性盆腔淋巴结切除术；不保留生育功能的患者仅行筋膜外子宫切除术（A型子宫切除术）+盆腔淋巴结评估。研究共100例可评估患者入组，ⅠA2期占33%，ⅠB1期占67%。44例保留生育功能者行子宫颈锥形切除术+盆腔淋巴结评估；40例不保留生育功能者行筋膜外子宫切除术+盆腔淋巴结评估；16例子宫切除术后意外发现子宫颈癌者仅接受盆腔淋巴结评估。中位随访时间为36.3个月，3例患者术后2年内复发，2年累计复发率为3.5%，保留生育功能患者1例复发，复发率为2.5%，筋膜外子宫切除术+盆腔淋巴结评估组无复发，意外发现子宫颈癌仅行盆腔淋巴结评估组复发率为12.5%（2/16）。ConCerv研究初步证明了保守手术对于低危早期子宫颈癌治疗的可行性，但也应注意到，16 例意外发现子宫颈癌的患者未行根治性手术，仅补充盆腔淋巴结评估，其中 2 例复发，复发率高达 12.5%。另外，虽然 ConCerv 研究具有较为严谨的设计和质量控制，但入组患者仅 100 例，病例数有限。另一项纳入 700 例低危ⅠA2 期或ⅠB1 期子宫颈癌患者的 SHAPE 研究，入组患者按 1：1 随机进入广泛性子宫切除术或单纯性子宫切除术组，结果显示，上述两组的 3 年盆腔复发率分别为 2.5% 和 2.2%，单纯子宫切除术组的预后不劣于广泛性子宫切除术组，且尿失禁和尿潴留的发生率更低，生活质量更好。

综上，ConCerv 和 SHAPE 研究均对低危早期子宫颈癌保守手术做了有益探索，并获得了阳性结果，但也应注意到 2 项研究的入组标准略有差异。ConCerv 研究包含需保留生育功能的患者，入组前必须行锥切术，研究对组织学类型、肿块大小、浸润深度、切缘和 LVSI 均作了严格限定。SHAPE 研究未纳入需保留生育功能的患者，不要求患者入组前行宫颈锥切，故未包含切缘和 LVSI 的要求，另外，对于已行锥切的患者，要求浸润深度≤ 10 mm，同 ConCerv 研究，如果患者未行锥切，则要求 MRI 检查提示浸润深度小于 50%。综上可见，ConCerv 研究的纳入标准更为严格和具体，SHAPE 研究的纳入标准更符合临床诊疗习惯，因为对于肉眼可见肿块的ⅠB1 期子宫颈癌患者，往往仅行活检即可确诊，不再继续行宫颈锥切。因此对于拟行保守手术的低危早期子宫颈癌患者，尤其是肉眼可见肿块的患者应进行评估，建议先行宫颈锥切手术，严格符合 ConCerv 标准者方可考虑行保守手术，但须与患者充分沟通。

ⅡA1 期患者与ⅠB1 期、ⅠB2 期不保留生育功能患者的治疗一致，初始广泛性子宫切除术（C 型子宫切除术）+ 盆腔淋巴结切除术（1 类推荐）± 主动脉旁淋巴结切除术（2B 类推荐），可考虑 SLN 显影活检，也可推荐盆腔 EBRT 和近距离放疗 ± 同步含铂化疗。

ⅠB3 期和ⅡA2 期患者可选择：①盆腔外照射 + 含铂同期化疗 + 近距离放疗（1 类推荐）。②广泛性子宫切除术 + 盆腔淋巴结切除 ± 主动脉旁淋巴结切除（2B 类推荐）。③盆腔外照射 + 含铂同期化疗 + 近距离放疗 + 子宫切除术（适用于放疗效果不佳、子宫颈病灶太大超出近距离放疗覆盖范围）（3 类推荐）。对于接受根治性放疗的ⅠB3 期或ⅡA2 期患者，已经证实同步含顺铂化疗可显著改善患者生存情况，首选根治性 EBRT 联合同步含铂化疗和近距离放疗。对于根治性放疗后是否辅助子宫切除术仍存在较大争议。放疗后辅助子宫切除术可提高盆腔控制率，但不能改善总体生存情况，且可能增加患者死亡率。一项最新的 Cochrane 回顾性研究显示，放疗后全子宫切除术对于局部晚期宫颈癌患者并无生存获益[44]。虽然子宫切除术不是常规进行，这种治疗方法适用于肿瘤病灶较大或子宫在解剖上不适合采取近距离放疗的患者。

（3）术后辅助治疗

ⅠA2 期、ⅠB 期或ⅡA1 期宫颈癌患者，若广泛性子宫切除术后淋巴结阴性、切缘阴性、宫旁组织阴性且无宫颈癌中危因素（Sedlis 标准），建议随访观察。

ⅠA2 期、ⅠB 期或ⅡA1 期患者，若手术后淋巴结阴性，但原发肿瘤较大、间质浸润较深或伴 LVSI，推荐行盆腔 EBRT（1 类推荐）联合同步含铂化疗（化疗为 2B 类推荐）。推荐的含铂化疗方案首选顺铂，若顺铂不能耐受可选卡铂，也可选顺铂 / 氟尿嘧啶。

GOG-92 随机对照试验探索了淋巴结阴性的ⅠB 期子宫颈癌患者在广泛性子宫切除术和盆腔淋巴结切除术后行辅助盆腔放疗的疗效[45]。Sedlis 中危因素包括：①超过 1/3 的间质浸润。②淋巴脉管受累。③宫颈肿瘤最大直径＞ 4 cm。满足至少 2 个中危因素且无淋巴结阳性或手术切缘阳性的患者入组。随访至第 2 年时，辅助放疗组的无复发率为 88%，无辅助治疗组为 79%。随访至第 12 年时，辅助盆腔放疗可延长无进展生存期（progression-free survival，PFS）（*HR*=0.58，90%*CI* 0.40～0.85，*P*=0.009），且 OS 呈现获益趋势（*HR*=0.70，90%*CI* 0.45～1.05，*P*=0.07）[46]。

影响肿瘤复发的重要风险因素除“Sedlis 标准”（即间质浸润深度、LVSI、原发肿瘤大小）外，还需考虑其他风险因素，包括肿瘤组织学（腺癌成分）、手术切缘阳性或肿瘤临近切缘。有学者认为腺癌和腺鳞癌均比鳞癌预后差，腺癌或腺鳞癌患者术后是否补充治疗应参照“四因素模型”，包括：①肿瘤≥ 3 cm。②子宫颈间质浸润外 1/3。③伴有 LVSI。④腺癌 / 腺鳞癌。如果有 2 个以上的危险因素，应当术后补充辅助治疗[47]。

肿瘤复发的高危因素包括盆腔淋巴结阳性、手术切缘阳性和（或）宫旁组织阳性，建议该类患者术后行盆腔 EBRT 联合同步含铂化疗（1 类推荐）± 阴道近距离放疗。阴道近距离放疗对阴道切缘阳性的患者可能是有用的补充治疗。对于接受广泛性子宫切除术和盆腔淋巴结切除术的高风险早期患者，辅助性同步放化疗可显著改善 OS。GOG-109[48] 旨在评估术后具有高危因素的早期子宫颈癌患者进行辅助治疗的价值。2000 年发布的初步结果共纳入 268 例ⅠA2 期、ⅠB 期、ⅡA 期根治性手术后淋巴结阳性和（或）切缘阳性和（或）宫旁浸润的子宫颈癌患者，随机分到单纯放疗组（116 例）或同期放化疗组（127 例），同期化疗方案为顺铂联合氟尿嘧啶共 4 个周期。中位随访时间 42 个月，结果显示 4 年的 PFS 和 OS 率，同期放化疗组均显著优于单纯放疗组（80% *vs.* 63%，*P*=0.003 和 81% *vs.*71%，*P*=0.007），但单纯放疗组 3～4 级血液学和消化道毒性较低。2005 年该研究更新了随访结果，5 年 OS 率同期放化疗组为 80%，单纯放疗组为 66%，进一步分层分析提示，肿瘤＞ 2 cm 或淋巴结转移≥ 2 个者生存获益更显著[49]。一项基于美国国家癌症数据库的回顾性分析共纳入 3053 例术后伴有高危因素的早期子宫颈癌患者，进一步验证了对比单纯放疗，同期放化疗能显著改善预后，尤其是对于合并淋巴结转移的患者[50]。

对于同期放化疗后追加辅助化疗是否能获得生存获益仍然存在争议。2011 年发布的一项Ⅲ期随机对照临床研究，对比了同期放化疗序贯辅助化疗的疗效，研究共纳入 515 例ⅡB～ⅣA 期子宫颈癌患者，随机接受顺铂单药同期放化疗或吉西他滨 + 顺铂同期放化疗 + 顺铂辅助化疗。结果显示，加用顺铂辅助化疗后，患者 3 年 PFS 率得到了改善（74.4% *vs.* 65.0%，*P*=0.029），总的 PFS（*HR*=0.68，95%*CI* 0.49～0.95）、OS（*HR*=0.68，95%*CI* 0.49～0.95）、疾病进展时间（*HR*=0.54，95%*CI* 0.37～0.79）均得到显著改善，然而，辅助化疗组同样具有更高的 3～4 级毒性反应发生率（86.5% *vs.* 46.3%，*P* < 0.001）[51]。2021 年发布的 OUTBACK 研究是一项国际多中心Ⅲ期随机对照研究，纳入了 919 例ⅠB1 期淋巴结阳性、ⅠB2 期、Ⅱ期、ⅢB 期和ⅣA 期（FIGO 2009 分期）局部晚期子宫颈癌患者，随机接受顺铂为基础的同期放化疗 + 卡铂和紫杉醇化疗 4 周期（463 例），或仅同期放化疗（465 例），中位随访时间 60 个月，结果显示两组间 5 年 OS 率（72% *vs.* 71%，*HR*=0.91，95%*CI* 0.70～1.18）和 PFS 率（63% *vs.* 61%，*HR*= 0.87，95%*CI* 0.70～1.08）均无统计学差异，但辅助化疗组 1 年内 3～5 级毒性反应发生率更高（81% *vs.*62%）[52]。目前多数同期放化疗后追加化疗的临床研究结果均为阴性，故该策略在局部晚期子宫颈癌治疗中的价值还需进一步验证。

我国的一项Ⅲ期随机对照临床试验 STARS（*n*=1048）在ⅠB1～ⅡA 期、术后存在至少 1 个危险因素（淋巴结转移、宫旁或切缘阳性、LVSI、深间质浸润）的子宫颈癌患者中，头对头比较了序贯放化疗（联合化疗 + 放疗 + 联合化疗）、同期放化疗，以及单纯放疗 3 种不同辅助治疗模式，结果发现序贯放化疗 3 年 DFS 率显著高于单纯放疗组（90.0% *vs.* 82.0%，*HR*=0.52，95%*CI* 0.35～0.76）和同期放化疗组（90.0% *vs.* 85.0%，*HR*=0.65，95%*CI* 0.44～0.96）。与单纯放疗相比，序贯放化疗降低了 42% 的疾病死亡风险。同期放化疗与单纯放疗在无病生存率和癌症死亡风险方面均无明显差异（81.3% *vs.* 90.8%，*HR*=2.14，95%*CI* 1.36～3.38）[53]。另外，国内开展的早期子宫颈癌术后辅助化疗代替术后同期放化疗的大规模多中心临床研究，对于存在危险病理因素的ⅠB～ⅡA 期子宫颈癌患者，术后采用紫杉醇 + 顺铂的化疗方案 3～6 个疗程，结果显示，对比同期放化疗，早期子宫颈癌患者术后辅助化疗效果不劣于术后同期放化疗。对于年轻保留卵巢的患者，化疗可最大限度保留卵巢功能，获得更好的生活质量[54]。

在无法行放疗的地区，新辅助化疗后序贯手术的治疗方案得以应用，但数据显示，对于早期或局部晚期子宫颈癌患者，该方案与单纯手术相比未能改善患者生存情况[55]。新辅助化疗疗效与预后的关系仍存在争议。一项针对ⅠB1/ⅡA期子宫颈癌患者的荟萃分析表明，新辅助化疗可能通过减少肿瘤大小和转移来减少对辅助放疗的需求，但患者OS无获益。然而也有研究表明，新辅助化疗疗效是PFS和OS的重要预后因素[56-57]。国内临床研究提示，对ⅠB2～ⅡB期新辅助化疗后序贯手术的患者，术后辅助化疗可提升OS，还可保留部分患者的卵巢内分泌功能[58]。因此是否行新辅助化疗，需根据患者情况谨慎选择。

ⅡB～ⅣA期：对ⅡB期及以上的患者通常不采用手术治疗，推荐的治疗方案为放化疗。对于接受同步放化疗的ⅡB～ⅣA期子宫颈癌患者，放疗的靶区至关重要，应根据盆腔和主动脉旁淋巴结的累及情况而定。推荐对患者进行影像学评估，重点评估有无淋巴结转移或盆腔外转移。如有可疑的影像学结果，建议对可疑病灶行活检，也可选择行腹腔镜下淋巴结切除术以进行手术分期，以发现影像学无法发现的淋巴结镜下转移[59]。通过手术分期判定无淋巴结转移或病灶局限于盆腔的患者，推荐治疗方案包括盆腔EBRT联合同步含铂化疗和近距离放疗。一项国际Ⅲ期随机试验显示，与标准方案（盆腔EBRT联合同步顺铂化疗）相比，EBRT联合同步顺铂/吉西他滨化疗后，再辅以2个疗程顺铂/吉西他滨化疗，可改善患者的PFS和OS。但是这项研究因统计学设计发生了变更而存在争议[51]。对于影像学检查发现腹主动脉旁淋巴结和盆腔淋巴结阳性的患者，建议进一步行影像学检查排除远处转移，推荐行延伸野EBRT、同步含铂化疗和近距离放疗。腹主动脉旁淋巴结阳性且存在远处转移的患者推荐行全身化疗和个体化放疗。

虽然同步放化疗是局部晚期子宫颈癌的标准治疗方案，但随着免疫检查点抑制剂纳入转移性、复发性和持续性子宫颈癌的一线治疗，已有研究探索了免疫治疗一线联合同步放化疗用于局部晚期子宫颈癌患者的效果。Ⅲ期随机对照CALLA研究纳入770例局部晚期子宫颈癌患者接受同步放化疗联合度伐利尤单抗或安慰剂治疗。结果显示，度伐利尤单抗组与安慰剂组的PFS和OS均无显著差异[60]。KEYNOTE-A18试验则纳入1060例高危局部晚期（FIGO 2014 ⅠB2～ⅡB期淋巴结阳性、Ⅲ～ⅣA期）子宫颈癌患者，随机给予同步放化疗联合帕博利珠单抗或安慰剂。结果显示，与安慰剂组相比，帕博利珠单抗组PFS降低疾病进展风险30%（*HR*=0.70，90%*CI* 0.55～0.89，*P*=0.0020），OS有延长趋势（*HR*=0.73，90%*CI* 0.49～1.07）[61]。因此帕博利珠单抗一线联合同步放化疗可用于高危局部晚期子宫颈癌患者，Ⅲ～ⅣA期患者（*HR*=0.58，95%*CI* 0.42～0.80）较伴有淋巴结转移的ⅠB2～ⅡB期患者（HR=0.91，95%*CI* 0.63～1.31）获益更显著，FDA已批准帕博利珠单抗联合同步放化疗用于治疗新诊断的Ⅲ～ⅣA期子宫颈癌患者。

腹主动脉旁淋巴结受累与盆腔淋巴结转移、原发肿瘤较大（＞2 cm）、髂总淋巴结转移高度相关。针对参与 GOG-85、GOG-120 和 GOG-165 的 555 例子宫颈癌患者的结局分析发现，接受手术排除腹主动脉旁淋巴结转移的患者与通过影像学判定的患者相比，预后更好[62]。一项研究评估了在腹主动脉旁淋巴结受累的患者中，将放疗野延伸到腹主动脉旁淋巴结引流区的疗效，结果显示出了生存获益，尤其是淋巴结病灶体积小的患者[63]。目前仍有 2 项多中心前瞻性临床研究（LiLACS 和 PAROLA）正在进行，旨在对比分期手术序贯放化疗和单纯影像学 PET/CT 检查后放化疗对子宫颈癌预后的影响。

ⅣB 期：对于存在远处转移的ⅣB 期患者，初始治疗通常为全身治疗［详见“复发子宫颈癌的治疗（本书第 62 页）”］，可考虑采用个体化 EBRT 控制盆腔病灶和其他症状。

3. 子宫颈癌的放疗

放疗是子宫颈癌治疗的主要方法之一，各种病理学类型及各期的子宫颈癌都可进行放疗，尤其是ⅠB3～ⅣA 期患者初始治疗可考虑选择同步放化疗的综合治疗[64]。早期子宫颈癌年轻患者，为了保护卵巢功能，可采用手术治疗或卵巢移位后的盆腔放疗。也有指南提出对于有手术禁忌的 CIN 3 及原位癌患者可选择单纯腔内放疗[65]。对于术后病理存在危险因素的患者，放疗为术后辅助治疗［详见“术后辅助治疗（本书第 55 页）相关内容］。

对于有完整子宫的患者需行根治性子宫颈癌放疗，包括外照射和近距离放疗。外照射的靶区应结合 CT、MRI、PET/CT 等影像学检查充分评估，针对子宫颈癌原发病灶、盆腔转移及淋巴引流区域进行照射；近距离放疗的靶区是子宫颈癌的原发病灶区域。为了保证治疗效果，放疗剂量应该足量，同时要最大限度保护好邻近正常组织，减少放疗副作用，以提高患者的生存质量[66]。

（1）放疗方式的选择

患者放疗方式的选择需综合患者一般状况、患者及家属意愿、肿瘤期别及治疗单位放疗设备条件，由医师与患者充分沟通后做出决定。外照射方法包括传统的前后二野照射、四野箱式照射技术，以及近年发展起来的精准放疗技术，如三维适形放疗（three-dimensional conformal radiotherapy，3D-CRT）、适型调强放疗（intensity-modulated radiotherapy，IMRT）、容积调强放疗（volumetric modulated arc therapy，VMAT）、螺旋断层放疗（tomotherapy，TOMO）、立体定向放射治疗（stereotactic radiotherapy，SRT）等。腔内照射则包括二维、三维或四维技术。

（2）外照射

外照射主要针对子宫颈癌原发病灶、盆腔转移及淋巴引流区域进行照射。子宫颈癌放疗应根据患者妇科检查情况和影像学检查设定靶区，包括子宫、子宫颈、子宫旁和上 1/3 阴道及盆腔淋巴结引流区（包括闭孔、髂内、髂外、髂总、骶前），如果有阴道受侵，则放疗靶区应距阴道受侵最低点下 2.0 cm，ⅢA 期患者靶区应包括全部阴道及腹股沟淋巴引流区，如果有腹股沟区淋巴结、腹主动脉旁淋巴结转移，那么照射野应包含这些区域。

不同期别子宫颈癌应当给予的放疗剂量是不同的。一般而言，A 点总剂量是盆腔外照射联合后装治疗经过换算后的总生物等效剂量。早期宫颈局部肿瘤小的患者（如ⅠA1 期）可单独接受后装腔内治疗，A 点可给予 60～65 Gy。这类患者也可采用 EBRT 与腔内近距离放疗（intracavitary radio therapy，ICRT）联合方案治疗。对于局部晚期子宫颈癌患者，初始治疗是全盆腔给予 45～50 Gy，使肿瘤体积缩小，以更好地实施腔内放疗，对于小肿瘤推荐 A 点至少 80 Gy，而较大的肿瘤建议 A 点应大于 85 Gy。根治性放疗（包括外照射及腔内近距离放疗）建议尽量在 8 周内完成。多项回顾性研究表明，放疗时间延长可导致肿瘤局部控制率及患者生存率下降[67-69]。对于没有化疗禁忌的患者，建议在放疗过程中进行以铂类药物为基础的同步化疗以提高疗效，以顺铂为增敏的同步放化疗是局部晚期子宫颈癌的标准治疗模式。

1）传统照射技术：前后二野盆腔照射和四野箱式照射在模拟定位机下定位，依据骨性标志确定照射野。四野箱式照射上界在 L4～L5 间隙、下界在闭孔下缘或肿瘤下界下 3 cm、外界在真骨盆外 1.5～2 cm 处、侧野的前界包括耻骨联合、后界一般在 S2～S3 间隙水平（若宫骶韧带受累、子宫后位或肿瘤沿直肠扩展时，后界需包括整个骶骨），建议用铅块或多叶准直器（multi-leaf collimator，MLC）屏蔽部分小肠、部分膀胱和直肠。36～40 Gy 后改前后对穿，并用 4 cm 左右挡铅或 MLC 屏蔽直肠、膀胱。

当髂总或主动脉旁淋巴结转移时需行扩大野（延伸野）照射，但传统照射难以很好地保护正常器官，所以腹主动脉旁淋巴引流区照射一般建议采用适形或调强精准放疗技术。

2）精准放疗技术：近年发展起来的包括 3D-CRT、IMRT、VMAT、TOMO 等放疗技术均使治疗更加精准化，与传统放疗相比 IMRT 技术能减轻患者胃肠道及泌尿系的毒性反应[70]。合理的靶区勾画是精准放疗技术最关键部分，会直接影响放疗疗效及是否出现并发症[70-71]。子宫颈癌的靶区包括肿瘤靶区（GTV）、临床靶区（CTV）和计划靶区（PTV），危及器官（OAR）、内部器官运动，以及剂量体积直方图（DVH）等用于评价靶区照射的可重复性和质量保证。

GTV：指临床可见的肿瘤病灶靶区，包括宫颈原发病灶、转移淋巴结和其他转移病灶。未行手术切除者，GTV 应包括子宫颈肿瘤病灶、受累的阴道、子宫体、子宫旁、转移淋巴结及其他转移的病灶。术后患者因子宫颈肿瘤病灶已切除则没有 GTV。

CTV：其包括肿瘤临床靶区和亚临床靶区，主要包括盆腔原发肿瘤区和淋巴引流区，亚临床靶区为肿瘤可能侵犯的范围。未行手术者 CTV 包括子宫颈肿瘤、全子宫、上段阴道、宫旁或阴道旁及盆腔淋巴引流区；对于已行子宫切除者，包括阴道残端、上段阴道、阴道旁及盆腔淋巴引流区。淋巴引流区包括闭孔、髂内、髂外、髂总 ± 腹主动脉旁淋巴结引流区[72]。如果经影像学检查考虑髂总淋巴结、腹主动脉旁淋巴结有转移，需行腹主动脉旁淋巴结引流区（延伸野）照射，上界一般要求达肾血管水平，但如果转移淋巴结超过肾血管水平，则根据受侵淋巴结范围决定上界；如果肿瘤侵及阴道下 1/3 时，CTV 需覆盖全阴道及双腹股沟淋巴结引流区。对于转移淋巴结区加量 10～20 Gy，使淋巴结照射总剂量达到 55～65 Gy，加量照射时应注意保护邻近正常组织。

PTV：确定 PTV 的目的是要确保临床靶区能够得到规定的治疗剂量，由 CTV 外放一定距离形成 PTV，但这个外放距离目前没有统一标准。

（3）腔内近距离放疗

腔内近距离放疗主要是针对子宫颈癌的原发病灶区域进行照射，在子宫颈癌治疗中有不可替代的重要地位。腔内近距离放疗的开始时机一般在外照射进行一段时间后，宫颈条件允许的情况下应尽早进行，最好能与外照射同步进行以缩短总的放疗时间。常用的传统二维后装治疗采用剂量参数系统包括 A、B 点，以及膀胱和直肠点的剂量，A 点位于阴道穹隆上方 2 cm、旁开 2 cm 处，A 点同一水平外侧 3 cm 处为 B 点。

根据腔内后装治疗时放射源对 A 点剂量的贡献速率，可分为低剂量率、中剂量率和高剂量率。目前临床中应用较多的是 HDR 后装，每周 1～2 次，每次 4～7 Gy，共 4～7 次，A 点总剂量为 35～42 Gy，腔内后装治疗当天不进行体外照射。体外放疗 + 腔内放疗 A 点的总剂量一般情况应为：ⅠA2 期 75～80 Gy，ⅠB1、ⅠB2、ⅡA1 期 ≥ 80 Gy，ⅠB3、ⅡA2、ⅡB～ⅣA 期≥ 85 Gy。采用不同剂量率后装机治疗时，应进行生物剂量转换（腔内剂量以体外常规分割等效生物剂量换算），同时注意对膀胱及直肠剂量的监测，避免膀胱及直肠发生严重放疗反应。

对于下 1/3 阴道受累者，还需加阴道柱状施源器照射阴道，以黏膜下 0.5 cm 为参考点，每次 4～5 Gy，每周 1 次，共行 2～4 次。对于宫颈外生型大肿瘤，特别是阴道出血较多者，体外放疗前可先行后装治疗消瘤止血，以源旁 1 cm 为参考点，一般给予 10～12 Gy/1～2 次，可不计入 A 点量。

子宫颈癌近距离腔内放疗中，采用图像引导的三维治疗计划可提高肿瘤局部控制率、肿瘤特异性生存率和总生存率。定位采用 CT 或 MRI，扫描范围从髂前上棘至坐骨结节下缘，层厚 2.5～3 mm。靶区及危及器官勾画：建议采用国际辐射单位和测量委员会（International Commission on Radiation Units and Measurements，ICRU）89 号报告推荐的三维后装治疗的 GTV、CTV 概念，应用 MRI 图像勾画靶区，以 T_2WI 序列所示的肿瘤范围为 GTV。CTV 按照肿瘤负荷和复发的危险程度分 3 类：肿瘤高危临床靶区（CTVHR），包括外照射治疗后残余肿瘤、病变组织和全部宫颈；肿瘤中危临床靶区（CTVIR），包括 GTV-Tinit 的范围在近距离治疗时的映射，CTVHR 基础上参考 GTV-Tinit 的缩小进行外扩；肿瘤低危临床靶区（CTVLR）代表潜在的相邻或非连续原发肿瘤的显微扩散，包括整个宫颈、整个子宫、阴道上部、膀胱和直肠的前后间隙。建议以 D90、D100 评估 GTV、CTVHR 和 CTVIR 的剂量，以 V150、V200 评估高剂量体积，以 D1cc、D2cc 评估 OAR 的受量。A 点剂量仍需报告，作为评价靶区剂量的参考。CTVHR 剂量应达到 80 Gy，对于肿瘤体积大或退缩不佳病灶，剂量应该 ≥ 87 Gy。正常组织的限定剂量为：直肠 2cc ≤ 65～75 Gy，乙状结肠 2cc ≤ 70～75 Gy，膀胱 2cc ≤ 80～90 Gy。如果三维腔内后装治疗仍达不到参数要求，应考虑增加组织间插植技术以提高剂量[72-73]。

（4）术后放疗

子宫颈癌术后放疗包括 2 种情况，一种是子宫颈癌根治术后放疗［详见“术后辅助治疗（本书第 55 页）”相关内容］；另一种是单纯性全子宫切除术后意外发现的子宫颈癌放疗［详见“术后意外发现浸润性子宫颈癌的治疗（本书第 31 页）”］。由于手术后容易出现盆腔内脏器的粘连，肠管的活动度较未经手术者差，容易导致肠道局部受量过大。为更好地保护危及器官，推荐使用精准放疗进行照射，一般全盆腔放射剂量 45～50 Gy，建议在术后 8 周内开始。放射野的设定应结合术后病理学检查结果来确定。如果术后病理提示髂总和（或）腹主动脉旁淋巴结转移者，则需行延伸野外照射，如果阴道受侵、阴道切缘阳性或近切缘阳性者，采用近距离后装腔内放疗对阴道残端补量，阴道残端内照射 10～20 Gy/2～4 次，参考点在黏膜下 5 mm 处。

（六）子宫颈癌治疗后的监测和随访

子宫颈癌平均的复发时间为 7～36 个月，因此初始治疗后 2～3 年的严密监测尤其重要[74]。推荐治疗结束后 2 年内每 3～6 个月 1 次、3～5 年每 6～12 个月 1 次、5 年后每年 1 次复查。高风险患者前 2 年推荐 3 个月复查 1 次，低风险患者 6 个月复查 1 次。

建议每年行宫颈或阴道细胞学检查，以发现上皮内瘤变。一些学者认为严格的细胞学随访没有必要，因为有研究表明，对于治疗后无症状的 Ⅰ 期或 Ⅱ 期宫颈癌患者，细胞学检查无法检出疾病复发，鉴于此，严密随访和临床上保持警惕显得尤为重要[75-76]。

对于Ⅰ期患者，应结合症状和临床发现进行影像学随访，尤其对于异常体格检查结果或新发盆腔、腹部或肺部症状要保持警惕。如果接受了保留生育功能的治疗，建议在术后6个月行盆腔 MRI 检查，此后 2～3 年每年行盆腔 MRI 检查。如果怀疑转移，考虑行 PET/CT 检查[77]。对于Ⅱ期或以上患者，完成治疗后的 3～6 个月内，首选 PET/CT 或肺部和腹部 CT 检查，也可选择盆腔 MRI 检查。

其他检查包括全血检查、尿素氮、肌酐、肿瘤标志物鳞状细胞癌抗原检查等。疾病持续或复发患者需根据临床指征行额外的影像学检查，或对经过筛选的患者进行手术探查。推荐对患者进行肿瘤复发症状的教育（如阴道分泌物异常，体重减轻，厌食症，盆腔、臀部、背部或腿部疼痛，持续咳嗽）；还需就健康生活方式、肥胖、营养、运动、性健康、激素替代治疗，以及潜在的长期和远期治疗影响向患者普及知识[76]。

接受放疗的患者可出现阴道狭窄和干燥，应接受有关性健康和阴道健康的教育。应告知患者规律阴道性交和（或）使用阴道扩张器，以及使用阴道保湿剂 / 润滑剂（如雌激素乳膏）的重要意义。有证据表明，阴道扩张器可用于防治阴道狭窄，可在放疗完成 24 周后开始长期使用扩张器[78]。

研究表明接受盆腔放疗的患者有发生放疗诱发第二肿瘤的风险[79]，特别是靠近宫颈的辐射部位（如结肠、直肠 / 肛门、膀胱），因此应对这些患者进行仔细的监测。

（七）复发子宫颈癌的治疗

规范手术治疗后 1 年、放疗后 6 个月出现新的病灶为复发，短于上述时间为未控。诊断复发的必须有病理诊断结果，影像学检查可作为参考。80% 的复发发生在术后 2 年内，主要的复发部位是盆腔和腹主动脉旁。巨块型原发肿瘤患者发生盆腔复发或盆腔病灶持续存在的概率比远处转移患者明显要高[3]。

子宫颈癌治疗后复发患者的治疗方案应根据患者的健康状况、复发和（或）转移部位、转移范围，以及首次治疗措施来定，且应由妇科肿瘤专家、放疗和化疗专家、专科护士、造口师、心理学专家等组成的治疗团队为患者制定全面综合的治疗方案，家人配合也非常重要。具体包括：①局部复发的患者，应考虑手术和（或）放疗能否给予有效治疗。无放疗史或既往放疗部位之外的复发灶能手术切除的，考虑手术切除 ± 辅助放化疗或放疗；部分复发患者或形成膀胱瘘或直肠瘘但未侵及盆壁者，可选择盆腔脏器廓清术（D 型子宫切除术），或可选择针对肿瘤的放疗 + 同步化疗 ± 近距离放疗，放疗剂量和区域应按照不同疾病范围而制定。②放疗后中心性复发的患者：A. 一些复发病灶直径＜ 2 cm 局限于子宫的患者可考虑广泛性子宫切除术或近距离放疗；B. 中央型复发侵犯膀胱和（或）直肠，没有腹腔内或骨盆外扩散的证据，在盆壁与肿瘤间有可切除空间的患者，适合做盆腔脏器廓清术；C. 如出现单侧下肢水肿、坐骨神经痛和输尿管阻塞症状，则表示存在不能切除的盆壁浸润，可做肾盂造瘘术和给予姑息治疗。而放疗后非中心性复发者，可考虑肿瘤切除并对切缘邻近肿瘤或切缘阳性者给予术中放疗，或针对肿瘤局部的放疗 ± 化疗，或以铂类为基础的联合化疗。③对于远处转移患者疗效均较差的首选全身治疗。对于高度选择的可接受局部治疗的孤立病灶远处转移患者，可选择：A. 手术切除 ±EBRT；B. 局部消融治疗 ±EBRT；C. EBRT± 化疗。

对于大多数有多处远处转移的患者，合适的方法是全身治疗或支持治疗，并参加临床试验。盆腔外转移或复发性疾病不适合放疗或手术的患者通常推荐化疗，联合用药疗效优于单药，其他药物如抗血管生成剂贝伐珠单抗、免疫检查点抑制剂（PD-1/PD-L1 抗体）等也可使用。

1. 一线全身治疗

转移性、复发性和持续性子宫颈癌的联合治疗可选择含顺铂的联合化疗，或进一步联合贝伐珠单抗和 PD-1/PD-L1 抗体。

顺铂是转移性子宫颈癌最有效的药物，但大多数转移性子宫颈癌患者初始治疗时已接受过顺铂和放疗，故对单药铂类治疗的敏感性可能有所降低。含顺铂的联合化疗已在临床得到广泛应用与验证。GOG-169 比较了顺铂联合紫杉醇和单药顺铂治疗转移性、复发性和持续性子宫颈癌的疗效，接受两种药物联合治疗与单药顺铂的患者相比，中位生存时间未见显著改善（9.7 个月 *vs*. 8.8 个月），但客观缓解率（objective response rate，ORR）更高（36% *vs*. 19%，P=0.002）、PFS 更长（4.8 个月 *vs*. 2.8 个月，$P < 0.001$）[80]。GOG-179 对比了顺铂联合托泊替康和单药顺铂治疗复发性或持续性子宫颈癌的疗效，结果显示两药联合方案在 ORR（27% *vs*. 13%）、PFS（4.6 个月 *vs*. 2.9 个月，P=0.014）、中位生存期（9.4 个月 *vs*. 6.5 个月，P=0.017）等方面均优于单药顺铂[81]。

GOG-204 对比了 4 种含顺铂的双药联合方案（顺铂 / 紫杉醇、顺铂 / 托泊替康、顺铂 / 吉西他滨、顺铂 / 长春瑞滨）治疗转移或复发子宫颈癌的疗效。由于顺铂 / 托泊替康、顺铂 / 吉西他滨和顺铂 / 长春瑞滨方案疗效并不优于对照组顺铂 / 紫杉醇，研究在非劣效性分析的基础上提前终止。结果未观察到总体生存率的明显差异，但与其他方案相比，顺铂 / 紫杉醇方案在 ORR、PFS 和 OS 方面有更优趋势，且顺铂 / 紫杉醇引起的血小板减少和贫血较少，但恶心、呕吐、感染和脱发则较多[82]。

JCOG0505 研究则表明，转移或复发的子宫颈癌中，卡铂 / 紫杉醇总生存期不劣于顺铂 / 紫杉醇，卡铂 / 紫杉醇方案的中位生存期为 17.5 个月，顺铂 / 紫杉醇方案的 mOS 为 18.3 个月（*HR*=0.994，90%*CI* 0.79～1.25，*P*=0.032）。TC 方案给药方便、耐受性好，且患者非住院时间明显延长。但是在既往未接受过顺铂治疗的患者中，接受卡铂 / 紫杉醇和顺铂 / 紫杉醇后的 mOS 分别为 13.0 个月和 23.2 个月（*HR*=1.571，95%*CI* 1.06～2.32）[83]。因此推荐卡铂 / 紫杉醇作为既往接受过顺铂治疗患者的首选方案。近期一项针对顺铂 / 紫杉醇和卡铂 / 紫杉醇的系统综述表明，以卡铂为基础的方案毒性较低，可作为含顺铂方案治疗复发性或转移性子宫颈癌的等效替代方案[84]。

基于上述研究结果，推荐顺铂 / 紫杉醇作为治疗转移性、复发性和持续性子宫颈癌的首选化疗方案（1 类推荐），既往接受过顺铂治疗的患者推荐卡铂 / 紫杉醇（1 类推荐），对于不适合紫杉醇治疗的患者，顺铂 / 托泊替康仍然是合理的替代方案。

贝伐珠单抗是一种高效的抗血管生成药物，被欧美国家批准用于转移、复发或持续性子宫颈癌的治疗。临床研究提示，在联合化疗的基础上增加贝伐珠单抗可进一步提高疗效。GOG-240 探索了在联合化疗的基础上加用贝伐珠单抗一线治疗转移性、复发性和持续性子宫颈癌患者的疗效。该研究将 452 例转移性、复发性和持续性子宫颈癌患者随机分为 4 组，其中 2 组患者分别采用顺铂 / 紫杉醇和托泊替康 / 紫杉醇联合化疗方案，另外 2 组则在联合化疗的基础上加用贝伐珠单抗治疗。结果显示与单纯化疗组相比，贝伐珠单抗联合化疗组 OS 时间显著获益（16.8 个月 *vs.* 13.3 个月，*HR*=0.77，95%*CI* 0.62～0.95，*P*=0.0068），两组疾病进展后的 OS 无统计学意义（8.4 个月 *vs.* 7.1 个月，*HR*=0.83，95%*CI* 0.659～1.052，*P*=0.06）[85]。一项纳入 19 个研究、探索转移性、复发性和持续性子宫颈癌全身治疗的荟萃分析显示，与所有其他不含贝伐珠单抗的化疗方案相比，在顺铂 / 紫杉醇或托泊替康 / 紫杉醇的基础上加用贝伐珠单抗具有改善 OS 的趋势[86]。

一项Ⅲ期随机对照试验 KEYNOTE-826 评估了转移性、复发性和持续性子宫颈癌患者一线含铂化疗（加用或不加用贝伐珠单抗）联合帕博利珠单抗的疗效和安全性。研究结果显示，帕博利珠单抗联合化疗（加用或不加用贝伐珠单抗）可显著改善转移性、复发性和持续性子宫颈癌患者的 PFS 和 24 个月 OS 率，联合阳性评分（combined positive score，CPS）≥ 1 的患者获益显著，且含铂化疗联合贝伐珠单抗对患者生活质量评分无显著负性影响[87]。进一步亚组分析提示，与未联合贝伐珠单抗患者相比，联合贝伐珠单抗可更显著地降低疾病进展和死亡风险[88]。JGOG1079 研究是一项评估紫杉醇和卡铂联合贝伐珠单抗用于转移性、复发性和持续性子宫颈癌一线治疗后，采用贝伐珠单抗维持治疗的Ⅱ期单臂研究。结果显示，接受贝伐珠单抗维持治疗患者和未接受维持治疗患者的 mPFS 分别为 14.3 个月和 7.4 个月，mOS 分别为 23.4 个月和 20.4 个月[89]。

基于上述研究证据，推荐顺铂 / 紫杉醇或托泊替康 / 紫杉醇联合贝伐珠单抗用于转移性、复发性和持续性子宫颈癌的一线治疗（1 类推荐）；对于 PD-L1 阳性（CPS ≥ 1）的患者，优先推荐化疗联合帕博利珠单抗和贝伐珠单抗作为一线治疗（1 类推荐）；贝伐珠单抗可作为转移性、复发性和持续性子宫颈癌一线治疗后的序贯维持治疗方案（2B 类推荐）。

2. 单药治疗

顺铂是复发或转移性子宫颈癌一线单药化疗的首选药物。据报道，接受顺铂单药治疗的缓解率可达 20% ～ 30%，部分患者可达完全缓解。接受顺铂单药治疗的 OS 为 6 ～ 9 个月[90-92]。此外，卡铂和紫杉醇都是可耐受且有效的药物，可作为一线单药化疗选择。因此，单药（顺铂、卡铂）姑息治疗对于不能接受手术或放疗的复发患者是合理的治疗方案。一项 Ⅱ 期 GOG227C 临床研究对既往接受一线至二线全身化疗的 46 例复发子宫颈癌患者采用贝伐珠单抗单药治疗，最终结果显示，患者 6 个月的 PFS 率为 23.9%，治疗反应率为 10.9%，mPFS 和 OS 分别为 3.40 个月和 7.29 个月，经过标准化后，发现与其他化疗方案相比，贝伐珠单抗单药治疗并无劣效[93]。其他有一定缓解率或可延长 PFS、可用作二线治疗的药物（均为 2B 类推荐）有紫杉醇、白蛋白结合型紫杉醇、多西他赛、氟尿嘧啶、吉西他滨和长春瑞滨等。

3. 靶向治疗

研究显示可选用小分子靶向药物，如多靶点酪氨酸激酶抑制剂——安罗替尼，临床研究显示其对复发或转移性子宫颈癌患者的后线治疗具有一定作用。安罗替尼单药治疗三线以上晚期子宫颈癌，ORR 可达 24.4%，mPFS 和 OS 分别为 3.2 个月和 9.9 个月[94]。一项 Ⅱ 期单臂试验评价了安罗替尼联合信迪利单抗用于 PD-L1 阳性复发或转移性子宫颈癌二线或后线治疗的疗效和安全性，结果显示，疾病 ORR 为 59.0%，疾病控制率为 94.9%，mPFS 为 9.4 个月[95]。

替索珠单抗是一款靶向组织因子的抗体偶联药物（antibody-drug conjugate，ADC）。一项 Ⅱ 期临床研究纳入 101 例既往接受过不超过二线化疗的复发或转移性子宫颈癌患者，结果显示，ORR 达 24%，其中完全缓解率为 7%，mPFS 为 4.2 个月，mOS 为 12.1 个月[96]。另一项全球性、随机、开放标签的 Ⅲ 期临床试验，纳入 502 例既往接受过化疗 ± 贝伐珠单抗 ± PD-1/PD-L1 抑制剂的复发或转移性子宫颈癌患者，随机接受替索珠单抗或研究者选择的化疗方案，结果显示，替索珠单抗组与化疗组相比，mOS 分别为 11.5 个月和 9.5 个月，降低死亡风险 30%（HR=0.70，95%CI 0.54 ～ 0.89，P=0.0038），mPFS 分别为 4.2 个月和 2.9 个月（HR=0.67，95%CI 0.54 ～ 0.82，P < 0.0001），ORR 分别为 17.8% 和 5.2%（P < 0.0001）[97]。因此对于复发或转移性子宫颈癌的二线或

后线治疗，可选择替索珠单抗。

德曲妥珠单抗是一种含有人源化抗 HER-2 单克隆抗体的 ADC，DESTINY-PanTumor 02 是一项Ⅱ期探索性试验，旨在评估德曲妥珠单抗在 HER-2 高表达（HER-2 免疫组织化学染色 3+ 或 2+）实体瘤患者中的疗效，共纳入了 267 例不同实体瘤患者，其中包括 40 例晚期、复发子宫颈癌患者，最终子宫颈癌亚组 ORR 为 50%（95%*CI* 33.8～66.2），mDOR 为 14.2 个月；mOS 为 13.6 个月 [98]。因此对于 HER-2 高表达的复发或转移性子宫颈癌患者也可选择德曲妥珠单抗。

4. 免疫检查点抑制剂治疗

帕博利珠单抗为 PD-L1 阳性或 MSI-H/dMMR 子宫颈癌患者二线治疗的首选。ⅠB 期临床研究 KEYNOTE-028 评估了帕博利珠单抗在 PD-L1 阳性晚期子宫颈癌患者中的疗效，总体客观缓解率为 17%，6 个月 OS 率 66.7%[99]。Ⅱ期临床研究 KEYNOTE-158 扩大样本量探讨了帕博利珠单抗在晚期子宫颈癌患者中的疗效，PD-L1 阳性患者的 ORR 为 14.6%。总体人群和 PD-L1 阳性人群 6 个月 OS 率分别为 75.2% 和 80.2%[100]。另有数项Ⅰ/Ⅱ期临床研究结果表明，纳武利尤单抗在转移性 / 复发子宫颈癌的治疗中也有一定疗效，ORR 为 4.0%～26.0%。一项Ⅱ期二阶段研究探索赛帕利单抗治疗既往失败的转移性 / 复发子宫颈癌患者，一阶段全分析集为 45 例，二阶段疗效分析集为 90 例，二阶段的 ORR 为 27.8%，疾病控制率为 54.4%，mPFS 为 3.7 个月，mOS 为 16.8 个月 [101]。AK104-201 研究是一项在国内开展的多中心、开放性、Ⅰb/Ⅱ期临床研究，旨在评估一种新的 PD-1 和 CTLA-4 双特异性阻断抗体卡度尼利单抗治疗既往接受含铂化疗治疗失败的复发或转移性子宫颈癌患者的疗效，共 100 例患者纳入疗效分析，ORR 为 33%；其中 PD-L1 阳性者（CPS ≥ 1）为 43.8%，PD-L1 阴性者为 16.7%，mPFS 为 3.75 个月，mOS 为 17.51 个月 [102]。

因此，推荐帕博利珠单抗用于治疗 PD-L1 表达阳性的既往治疗失败的复发 / 转移性子宫颈癌患者（2A 类推荐）；推荐纳武利尤单抗、赛帕利单抗用于治疗 PD-L1 表达阳性的既往治疗失败的复发 / 转移性子宫颈癌患者（2B 类推荐）；推荐卡度尼利单抗用于治疗既往治疗失败的复发 / 转移性子宫颈癌患者（2A 类推荐）[101]。

（八）子宫颈癌治疗的几种特殊情况

1. 子宫颈小细胞内分泌癌

子宫颈神经内分泌癌（neuroendocrine cervical carcinoma，NECC）是子宫颈罕见的恶性肿瘤，占所有子宫颈恶性肿瘤的 1.4%。在 NECC 中小细胞神经内分泌癌最多见，约占 80%，其次是大细胞神经内分泌癌，约占 12%。NECC 与 HPV 感染有关，尤其是 HPV16 和 HPV18 感染率占比最高 [103]。大多数

NECC p16 染色呈阳性表达，其他常用免疫组化染色标记有嗜铬粒蛋白 A（chromogranin A，CGA）、突触素（synaptophysin，SYN）、CD56、神经元特异性烯醇化酶（neuron-specific enolase，NSE），可呈不同程度阳性。*PIK3CA*、*KRAS* 和 *TP53* 的突变是 NECC 中最常见的基因突变[104]，可为个体化精准治疗提供指导。

对子宫颈神经内分泌肿瘤患者推荐采用综合治疗，即手术、化疗和放疗联合治疗。早期 NECC 首选手术治疗。肿瘤直径≤ 4 cm 者推荐首选手术，术后补充化疗或同步放化疗。肿瘤直径＞ 4 cm 推荐同步放化疗 + 近距离放疗，后续联合其他全身治疗，或新辅助化疗后进行间歇性子宫切除，术后辅助放疗或同步放化疗。对于未行间歇性子宫切除者，则序贯同步放化疗 + 近距离放疗。化疗能够改善 NECC 的生存时间，所有患者均需接受化疗。无论是早期患者的术后辅助化疗、局部晚期患者的新辅助化疗，还是术后或放疗后的序贯化疗、晚期患者的全身化疗都能使 NECC 患者获益。化疗方案推荐依托泊苷 + 铂类或伊立替康 + 铂类联合方案。近期一项纳入基于美国 SEER 数据库和我国多中心临床队列的回顾性研究发现，手术治疗能使子宫颈小细胞癌患者生存获益，进一步亚组分析提示，即使对于局部晚期子宫颈小细胞癌患者，手术治疗仍是预后较好的保护因素，凸显了手术治疗对于早期甚至局部晚期子宫颈小细胞癌的重要性[105]。因此对于适合手术的早期子宫颈小细胞癌患者，建议放宽手术指征。盆腔外照射加阴道近距离放疗配合全身化疗是ⅡB～ⅣA 期 NECC 的主要治疗方法。伴有远处转移者，多采用全身治疗或支持治疗。对于复发的 NECC 患者，采用免疫检查点抑制剂和贝伐珠单抗治疗可能获益[106-107]。

2. 子宫颈胃型腺癌

子宫颈胃型腺癌（gastric-type endocervical adenocarcinoma，GEA）是一种特殊类型的子宫颈黏液腺癌，以表达胃型黏液为特点，形态学上类似幽门腺上皮。GEA 是第二个常见的子宫颈腺癌，发病率仅次于普通型子宫颈腺癌，约占子宫颈腺癌的 10%[108]。与普通型子宫颈腺癌不同，GEA 的发生与高危 HPV 感染无关，但与叶状子宫颈内膜腺体增生（lobular endocervical glandular hyperplasia，LEGH）及黑斑息肉综合征（peutz-jeghers syndrome，PJS）有关。GEA 患者中约 10% 合并有 PJS，可能与 *STK11* 基因突变有关[109]。非典型 LEGH、子宫颈胃型原位腺癌属于 GEA 的癌前病变。

GEA 的发病年龄较普通型子宫颈腺癌晚，有报道显示初次诊断的中位年龄为 51 岁[110]。GEA 的临床症状多不典型，常见症状为阴道流液或白带增多，而接触性阴道流血、不规则阴道流血则比一般子宫颈癌少见，高危型 HPV 检测多为阴性。GEA 病变多藏匿于子宫颈管中上部，早期子宫颈外观多正常，宫颈细胞学检查阳性率低，阴道镜检查活检难以取到病变组织。GEA 的病理组织学形态异质性极大，从组织分化良好、与正常或良性子宫颈腺体高度类似的微偏腺癌（minimal deviation adenocarcinoma，MDA），到分化差高度异型的 GEA 均可见到。上述原因导致 GEA 误诊率高达 34%[111]。当临床高度怀疑 GEA 时，应多次多点深部活检，必要时行子宫颈锥形切除术，可提高诊断率，也可进一步利用免疫组化标志物，如 MUC-6、HIK1083、p16、p53、ER、PR、CDX2、CK20、PAX8 等都有助于 GEA 的鉴别诊断。GEA 的生物学特性呈高度恶性，易转移、易耐药、预后差。与普通型子宫颈腺癌相比，GEA 初次诊断的期别更晚，Ⅰ期患者约占 37%，5 年总生存率更低，仅约 42%，即使Ⅰ期患者也只有 62%[112]。GEA 的一个显著临床特征是更易发生卵巢转移，有研究报道 GEA 卵巢转移的发生率可高达 35%，而普通型子宫颈腺癌卵巢转移仅约 3.61%。GEA 更易于复发，复发率高达 40%，多数在完成初始治疗的 1 年内复发，复发最常见的部位为盆腔[113]。GEA 的预后与肿瘤分期、有无宫旁受累、切缘情况、有无转移及治疗方法等因素有关。

目前尚缺乏 GEA 的治疗标准，一般在子宫颈癌治疗规范的基础上，进行个体化治疗。局部早期患者以手术治疗为主，术后辅以放化疗；局部晚期患者行同步放化疗；对于存在可切除的盆腹腔转移灶，且子宫颈局部为早期的患者，建议行肿瘤细胞减灭术，尽量切除一切肉眼可见的病灶，术后辅助放化疗。进一步了解 GEA 的分子特征有助于寻找新的治疗靶点。基因组测序显示，*TP53*、*CDKN2A*、*KRAS* 是最常见的突变基因。5%～15% 的病例可检测到 HER-2 扩增，提示抗 HER-2 单克隆抗体，如曲妥珠单抗等可能有效[114-115]。

3. 意外发现的子宫颈癌

指术前诊断为子宫良性疾病而行简单子宫切除术，术后病理发现有子宫颈癌，其更多的情况是术前宫颈活检诊断为 HSIL，没有经锥切确诊而直接做了简单子宫切除术，术后病理发现为子宫颈浸润癌。对于这种病例需做进一步的处理，先做盆腔和腹部 CT 或 MRI 扫描和胸部 X 线检查，如有必要行全身检查（如 PET/CT）来估计疾病的范围。若无全身其他部位的转移，按肿瘤浸润深度和扩散范围进行相应处理。

若肿瘤为ⅠA1 期且无淋巴脉管浸润，不需进一步处理，可严密观察随诊，若为ⅠA1 期有淋巴脉管浸润、ⅠA2 期及以上、切缘阴性且影像检查未见残存肿瘤，可选择盆腔体外及腔内放疗 ± 同步化疗，或行广泛性宫旁组织切除 + 阴道上段切除术 + 盆腔淋巴结切除术 ± 腹主动脉旁淋巴结切除或取样术。术后淋巴结阴性且无残余病灶者可观察；术后淋巴结或切缘或宫旁阳性者，建议盆腔外照射 ± 含顺铂的同期化疗。如前所述，在 ConCerv 研究[39]中意外发现子宫颈癌患者未行根治性手术，仅补充盆腔淋巴结评估，复发率高达 12.5%，因此仍然建议采用广泛性宫旁和阴道上段切除术。

若切缘阳性或肉眼可见残留灶，但影像学检查提示无淋巴结转移，予以盆腔体外照射，加同步化疗；如阴道切缘阳性，则根据具体情况加腔内近距离放疗。

若切缘阳性或肉眼可见残留灶，且影像学检查提示淋巴结转移，可考虑先切除肿大淋巴结，术后给予盆腔体外照射（腹主动脉旁淋巴结阳性则增加延伸野照射），加同步化疗；如阴道切缘阳性则根据具体情况加腔内近距离放疗。

4. 子宫颈癌合并妊娠

子宫颈癌是孕妇中最常见的妇科恶性肿瘤，其发病率不断上升。我国子宫颈癌合并妊娠的情况不容忽视，一项对13家医院52例妊娠期诊断的子宫颈癌病例分析发现，患者平均年龄33岁，5年内从未做过筛查的患者占53.46%，妊娠中晚期发现子宫颈癌的患者占71.15%，子宫颈癌分期（FIGO 2009）ⅠB期占55.77%，Ⅱ期及以上占36.53%[116]。妊娠期间发现子宫颈浸润癌往往使临床决策困难，需多学科协同管理。患者必须做出艰难的决定：是否继续妊娠、延迟治疗直至胎儿成熟或根据分期立即开始治疗。

目前对子宫颈癌合并妊娠的治疗尚无成熟方案，一般认为，不考虑继续妊娠者，与非妊娠期子宫颈癌的处理相同；要求继续妊娠保留胎儿者，多采取个体化处理原则。各期子宫颈癌均可根据患者及家属的意愿，终止妊娠并治疗子宫颈癌。对于妊娠22周前发现的ⅠA2期及以上子宫颈癌可在终止妊娠后行根治性手术，部分患者可行保留生育功能手术。对于选择继续妊娠的早期子宫颈癌（ⅠA2～ⅠB1期）患者可采用大的宫颈锥切、单纯子宫颈切除或广泛子宫颈切除，更多建议采用大锥切或单纯子宫颈切除。对于需要继续妊娠的ⅠA1期患者，多采用期待治疗，重复细胞学和阴道镜检查，如未发现肿瘤进展，可推迟至产后治疗。对于ⅠA1期伴有LVSI、ⅠA2期和ⅠB1期子宫颈癌，国外多建议在妊娠22周前行淋巴结切除明确分期[117]，结合我国现状，建议对妊娠期行腹腔镜下淋巴结切除持慎重态度。对于更高分期的子宫颈癌，新辅助化疗是唯一可保留胎儿至成熟的方案，推荐以铂类为基础的化疗方案，但不建议在妊娠33周后进行新辅助化疗。国外指南一般推荐推迟治疗至妊娠35周后分娩，甚至37周后足月分娩[117]。考虑到早产儿救治水平的提高及我国具体情况，也可控制在不超过34周终止妊娠。分娩方式首选剖宫产，术中应仔细检查胎盘是否存在转移。

参考文献

[1] SUNG H，FERLAY J，SIEGEL R L，et al.Global cancer statistics 2020：GLOBOCA nestimates of incidence and mortality worldwide for 36 cancers in 185 countries[J].CA Cancer J Clin，2021，71（3）：209–249.

[2] LI S，HU T，LV W，et al.Changes in prevalence and clinical characteristics of cervical cancer in the people’s republic of China：a study of 10012 cases from a nationwide working group[J].Oncologist，2013，18（10）：1101–1107.

[3] BHATLA N，AOKI D，SHARMA D N，et al.Cancer of the cervix uteri：2021 update[J].Int J Gynaecol Obstet，2021，155（Suppl 1）：28–44.

[4] LI K，LI Q，SONG L，et al.The distribution and prevalence of human papillomavirus in women in mainland China[J].Cancer，2019，125（7）：1030–1037.

[5] International Collaboration of Epidemiological Studies of Cervical Cancer.Comparison of risk factors for invasive squamous cell carcinoma and adenocarcinoma of the cervix：collaborative reanalysis of individual data on 8097 women with squamous cell carcinoma and 1374 women with adenocarcinoma from 12 epidemiological studies[J].Int J Cancer，2007，120（4）：885–891.

[6] DUGUE P A，REBOLJ M，GARRED P，et al. Immunosuppression and risk of cervical cancer[J].Expert Rev Anticancer Ther，2013，13：29–42.

[7] BRAY F，LOOS A H，MCCARRON P，et al.Trends in cervical squamous cell carcinoma incidence in 13 European countries：changing risk and the effects of screening[J].Cancer Epidemiol Biomarkers Prev，2005，14：677–686.

[8] BRAY F，CARSTENSEN B，MOLLER H，et al.Incidence trends of adenocarcinoma of the cervix in 13 European countries[J].Cancer Epidemiol Biomarkers Prev，2005，4：2191–2199.

[9] BONJOUR M，CHARVAT H，FRANCO E L，et al.Global estimates of expected and preventable cervical cancers among girls born between 2005 and 2014：a birth cohort analysis[J].Lancet Public Health，2021，6（7）：e510–e521.

[10] LEI J, ANDRAE B, PLONER A, et al.Cervical screening and risk of adenosquamous and rare histological types of invasive cervical carcinoma: population based nested case-control study[J].BMJ, 2019, 365: l1207.

[11] WANG J, ANDRAE B, SUNDSTRÖM K, et al.Risk of invasive cervical cancer after atypical glandular cells in cervical screening: nationwide cohort study[J].BMJ, 2016, 352: i276.

[12] BHATLA N, BEREK J S, CUELLO FREDES M, et al. Revised FIGO staging for carcinoma of the cervix uteri[J].Int J Gynaecol Obstet, 2019, 145: 129–135.

[13] HALDORSEN I S, LURA N, BLAAKAER J, et al.What is the role of imaging at primary diagnostic work-up in uterine cervical cancer[J]. Curr Oncol Rep, 2019, 21 (9): 77.

[14] THOMEER M G, GERESTEIN C, SPRONK S, et al. Clinical examination versus magnetic resonance imaging in the pretreatment staging of cervical carcinoma: systematic review and meta-analysis[J].Eur Radiol, 2013, 23 (7): 2005–2018.

[15] WOO S, ATUN R, WARD Z J, et al.Diagnostic performance of conventional and advanced imaging modalities for assessing newly diagnosed cervical cancer: systematic review and meta-analysis[J].Eur Radiol, 2020, 30 (10): 5560–5577.

[16] RYU S Y, KIM M H, NAM B H, et al.Intermediate-risk grouping of cervical cancer patients treated with radical hysterectomy: a Korean gynecologic oncology group study[J]. Br J Cancer, 2014, 110: 278–285.

[17] NOH J M, PARK W, KIM Y S, et al.Comparison of clinical outcomes of adenocarcinoma and adenosquamous carcinoma in uterine cervical cancer patients receiving surgical resection followed by radiotherapy: a multicenter retrospective study (KROG 13-10) [J].Gynecol Oncol, 2014, 132: 618–623.

[18] DIAZ E S, AOYAMA C, BAQUING M A, et al.Predictors of residual carcinoma or carcinoma-in-situ at hysterectomy following cervical conization with positive margins[J].Gynecol Oncol, 2014, 132: 76–80.

[19] ESTAPE R E, ANGIOLI R, MADRIGAL M, et al. Close vaginal margins as a prognostic factor after radical hysterectomy[J].Gynecol Oncol, 1998, 68: 229–232.

[20] SALVO G, RAMIREZ P T, LEVENBACK C F, et al. Sensitivity and negative predictive value for sentinel lymph node biopsy in women with early-stage cervical cancer[J].Gynecol Oncol, 2017, 145 (1): 96–101.

[21] KADKHODAYAN S，HASANZADEH M，TREGLIA G，et al.Sentinel node biopsy for lymph nodal staging of uterine cervix cancer：a systematic review and meta-analysis of the pertinent literature[J].Eur J Surg Oncol，2015，41：1-20.

[22] YA X，QIAN W，HUIQING L，et al.Role of carbon nanoparticle suspension in sentinel lymph node biopsy for early-stage cervical cancer：a prospective study[J].BJOG，2021，128（5）：890-898.

[23] BEAVIS A L，SALAZAR-MARIONI S，SINNO A K，et al.Sentinel lymph node detection rates using indocyanine green in women with early-stage cervical cancer[J].Gynecol Oncol，2016，143（2）：302-306.

[24] FRUMOVITZ M，PLANTE M，LEE P S，et al.Near-infrared fluorescence for detection of sentinel lymph nodes in women with cervical and uterine cancers（FILM）：a randomised，phase 3，multicentre，non-inferiority trial[J].Lancet Oncol，2018，19（10）：1394-1403.

[25] GUANI B，MAHIOU K，CRESTANI A，et al.Clinical impact of low-volume lymph node metastases in early-stage cervical cancer：a comprehensive meta-analysis[J].Gynecol Oncol，2022，164（2）：446-454.

[26] CIBULA D，ABU-RUSTUM N R，BENEDETTI-PANICI P，et al.New classification system of radical hysterectomy：emphasis on a three-dimensional anatomic template for parametrial resection[J].Gynecol Oncol，2011，122（2）：264-268.

[27] QUERLEU D，CIBULA D，ABU-RUSTUM N R.2017 update on the querleu-morrow classification of radical hysterectomy[J].Ann Surg Oncol，2017，24（11）：3406-3412.

[28] RAMIREZ P T，FRUMOVITZ M，PAREJA R，et al.Minimally invasive versus abdominal radical hysterectomy for cervical cancer[J].N Engl J Med，2018，379（20）：1895-1904.

[29] MELAMED A，MARGUL D J，CHEN L，et al.Survival after minimally invasive radical hysterectomy for early-stage cervical cancer[J].N Engl J Med，2018，379（20）：1905-1914.

[30] MARGUL D J，YANG J，SEAGLE B L，et al.Outcomes and costs of open，robotic，and laparoscopic radical hysterectomy for stage IB1 cervical cancer[J].J Clin Oncol，2018，36：5502.

[31] UPPAL S，GEHRIG P A，PENG K，et al.Recurrence rates in patients with cervical cancer treated with abdominal versus

minimally invasive radical hysterectomy: a multi-institutional retrospective review study[J].J Clin Oncol, 2020, 38(10): 1030–1040.

[32] CHIVA L, ZANAGNOLO V, QUERLEU D, et al.SUCCOR study group.SUCCOR study: an international European cohort observational study comparing minimally invasive surgery versus open abdominal radical hysterectomy in patients with stage IB1 cervical cancer[J].Int J Gynecol Cancer, 2020, 30(9): 1269–1277.

[33] LI R Z, SUN LF, LI R, et al.Survival after minimally invasive radical hysterectomy without using uterine manipulator for early–stage cervical cancer: a systematic review and meta–analysis[J].BJOG, 2023, 130(2): 176–183.

[34] 中国抗癌协会妇科肿瘤专业委员会.早期子宫颈癌保留生育功能中国专家共识[J].中国实用妇科与产科杂志，2022，38(6)：634–641.

[35] PAREJA R, RENDÓN G J, SANZ–LOMANA C M, et al. Surgical, oncological, and obstetrical outcomes after abdominal radical trachelectomy–a systematic literature review[J].Gynecol Oncol, 2013, 131(1): 77–82.

[36] BENTIVEGNA E, GOUY S, MAULARD A, et al. Oncological outcomes after fertility–sparing surgery for cervical cancer: a systematic review[J].Lancet Oncol, 2016, 17(6): e240–e253.

[37] PAREJA R, RENDÓN G J, VASQUEZ M, et al.Immediate radical trachelectomy versus neoadjuvant chemotherapy followed by conservative surgery for patients with stage IB1 cervical cancer with tumors 2 cm or larger: a literature review and analysis of oncological and obstetrical outcomes[J].Gynecol Oncol, 2015, 137(3): 574–580.

[38] RENDÓN G J, LOPEZ BLANCO A, ARAGONA A, et al. Oncological and obstetrical outcomes after neo–adjuvant chemotherapy followed by fertility–sparing surgery in patients with cervical cancer ≥ 2 cm[J].Int J Gynecol Cancer, 2021, 31(3): 462–467.

[39] SCHMELER K M, PAREJA R, LOPEZ BLANCO A, et al. ConCerv: a prospective trial of conservative surgery for low–risk early–stage cervical cancer[J].Int J Gynecol Cancer, 2021, 31(10): 1317–1325.

[40] BENTIVEGNA E, MAULARD A, PAUTIER P, et al. Fertility results and pregnancy outcomes after conservative treatment of cervical cancer: a systematic review of the literature[J].Fertil Steril, 2016, 106(5): 1195–1211.

[41] PLANTE M, GREGOIRE J, RENAUD M C, et al.The

vaginal radical trachelectomy：an update of a series of 125 cases and 106 pregnancies[J].Gynecol Oncol，2011，121(2)：290–297.

[42] WETHINGTON S L，CIBULA D，DUSKA L R，et al.An international series on abdominal radical trachelectomy：101 patients and 28 pregnancies[J].Int J Gynecol Cancer，2012，22（7）：1251–1257.

[43] FRUMOVITZ M，SUN C C，SCHMELER K M，et al. Parametrial involvement in radical hysterectomy specimens for women with early–stage cervical cancer[J].Obstet Gynecol，2009，114（1）：93–99.

[44] KOKKA F，BRYANT A，OLAITAN A，et al.Hysterectomy with radiotherapy or chemotherapy or both for women with locally advanced cervical cancer[J].Cochrane Database Syst Rev，2022，8（8）：CD010260.

[45] SEDLIS A，BUNDY B N，ROTMAN M Z，et al.A randomized trial of pelvic radiation therapy versus no further therapy in selected patients with stage IB carcinoma of the cervix after radical hysterectomy and pelvic lymphadenectomy：a Gynecologic Oncology Group Study[J].Gynecol Oncol，1999，73（2）：177–183.

[46] ROTMAN M，SEDLIS A，PIEDMONTE M R，et al.A phase Ⅱ randomized trial of postoperative pelvic irradiation in Stage IB cervical carcinoma with poor prognostic features：follow–up of a gynecologic oncology group study[J].Int J Radiat Oncol Biol Phys，2006，65（1）：169–176.

[47] NOH J M，PARK W，KIM Y S，et al.Comparison of clinical outcomes of adenocarcinoma and adenosquamous carcinoma in uterine cervical cancer patients receiving surgical resection followed by radiotherapy：a multicenter retrospective study（KROG 13–10）[J].Gynecol Oncol，2014，132（3）：618–623.

[48] PETERS W A 3RD，LIU P Y，BARRETT R J 2nd，et al. Concurrent chemotherapy and pelvic radiation therapy compared with pelvic radiation therapy alone as adjuvant therapy after radical surgery in high–risk early–stage cancer of the cervix[J].J Clin Oncol，2000，18（8）：1606–1613.

[49] MONK B J，WANG J，IM S，et al.Rethinking the use of radiation and chemotherapy after radical hysterectomy：a clinical–pathologic analysis of a gynecologic oncology group/southwest oncology group/radiation therapy oncology group trial[J].Gynecol Oncol，2005，96（3）：721–728.

[50] TRIFILETTI D M，SWISHER–MCCLURE S，SHOWALTER T N，et al.Postoperative chemoradiation therapy in high–risk

cervical cancer: re-evaluating the findings of Gynecologic Oncology Group Study 109 in a large, population-based cohort[J].Int J Radiat Oncol Biol Phys, 2015, 93(5): 1032-1044.

[51] DUEÑAS-GONZÁLEZ A, ZARBÁ J J, PATEL F, et al. Phase Ⅲ, open-label, randomized study comparing concurrent gemcitabine plus cisplatin and radiation followed by adjuvant gemcitabine and cisplatin versus concurrent cisplatin and radiation in patients with stage ⅡB to ⅣA carcinoma of the cervix[J]. J Clin Oncol, 2011, 29(13): 1678-1685.

[52] MILESHKIN L R, MOORE K N, BARNES E, et al. Adjuvant chemotherapy following chemoradiation as primary treatment for locally advanced cervical cancer compared to chemoradiation alone: the randomized phase Ⅲ OUTBACK trial (ANZGOG 0902, RTOG 1174, NRG 0274) [J]. J Clin Oncol, 2021, 39 (Suppl.S18): LBA3.

[53] HUANG H, FENG Y L, WAN T, et al.Effectiveness of sequential chemoradiation vs concurrent chemoradiation or radiation alone in adjuvant treatment after hysterectomy for cervical cancer: the STARS phase 3 randomized clinical trial[J].JAMA Oncol, 2021, 7(3): 361-369.

[54] LI S, HU T, CHEN Y, et al.Adjuvant chemotherapy, a valuable alternative option in selected patients with cervical cancer[J].PLoS One, 2013, 8(9): e73837.

[55] KATSUMATA N, YOSHIKAWA H, KOBAYASHI H, et al. Phase Ⅲ andomized controlled trial of neoadjuvant chemotherapy plus radical surgery vs radical surgery alone for stages ⅠB2, ⅡA2, and ⅡB cervical cancer: a Japan Clinical Oncology Group trial (JCOG 0102) [J].Br J Cancer, 2013, 108(10): 1957-1963.

[56] KIM H S, SARDI J E, KATSUMATA N, et al.Efficacy of neoadjuvant chemotherapy in patients with FIGO stage ⅠB1 to ⅡA cervical cancer: an international collaborative meta-analysis[J].Eur J Surg Oncol, 2013, 39(2): 115-124.

[57] LANDONI F, SARTORI E, MAGGINO T, et al.Is there a role for postoperative treatment in patients with stage Ⅰb2- Ⅱb cervical cancer treated with neo-adjuvant chemotherapy and radical surgery? An Italian multicenter retrospective study[J].Gynecol Oncol, 2014, 132(3): 611-617.

[58] HU Y, HAN Y, SHEN Y, et al.Neoadjuvant chemotherapy for patients with international federation of gynecology and obstetrics stages ⅠB3 and ⅡA2 cervical cancer: a multicenter prospective trial[J].BMC Cancer, 2022, 22(1): 1270.

[59] YANG J, DELARA R, MAGRINA J, et al.Comparing

survival outcomes between surgical and radiographic lymph node assessment in locally advanced cervical cancer: a propensity score-matched analysis[J].Gynecol Oncol, 2020, 156(2): 320-327.

[60] MONK B J, TOITA T, WU X, et al. Durvalumab versus placebo with chemoradiotherapy for locally advanced cervical cancer (CALLA): a randomised, double-blind, phase 3 trial. Lancet Oncol, 2023, 24(12): 1334-1348.

[61] LORUSSO D, XIANG Y, HASEGAWA K, et al. LBA38 Pembrolizumab plus chemoradiotherapy for high-risk locally advanced cervical cancer: A randomized, double-blind, phase Ⅲ ENGOT-cx11/GOG-3047/KEYNOTE-A18 study. Annals of Oncology, 2024, 403(10434): 1341-1350.

[62] GOLD M A, TIAN C, WHITNEY C W, et al.Surgical versus radiographic determination of para-aortic lymph node metastases before chemoradiation for locally advanced cervical carcinoma: a gynecologic oncology group study[J].Cancer, 2008, 112(9): 1954-1963.

[63] GOUY S, MORICE P, NARDUCCI F, et al.Prospective multicenter study evaluating the survival of patients with locally advanced cervical cancer undergoing laparoscopic para-aortic lymphadenectomy before chemoradiotherapy in the era of positron emission tomography imaging[J].J Clin Oncol, 2013, 31(24): 3026-3033.

[64] MONK B J, TEWARI K S, KOH W J.Multimodality therapy for locally advanced cervical carcinoma: state of the art and future directions[J]. J Clin Oncol, 2007, 25(20): 2952-2965.

[65] GAFFNEY D K, ERICKSON-WITTMANN B A, JHINGRAN A, et al.ACR Appropriateness Criteria® on advanced cervical cancer expert panel on radiation oncology-gynecology[J].Int J Radiat Oncol Biol Phys, 2011, 81(3): 609-614.

[66] PÖTTER R, TANDERUP K, SCHMID M P, et al.MRI-guided adaptive brachytherapy in locally advanced cervical cancer (EMBRACE-I): a multicentre prospective cohort study[J].Lancet Oncol, 2021, 22(4): 538-547.

[67] LANCIANO R M, PAJAK T F, MARTZ K, et al.The influence of treatment time on outcome for squamous cell cancer of the uterine cervix treated with radiation: a patterns-of-care study[J].Int J Radiat Oncol Biol Phys, 1993, 25(3): 391-397.

[68] PEREZ C A, GRIGSBY P W, CASTRO-VITA H, et al. Carcinoma of the uterine cervix.I.Impact of prolongation of overall treatment time and timing of brachytherapy on outcome of radiation therapy[J].Int J Radiat Oncol Biol Phys, 1995,

32（5）：1275–1288.

[69] PETEREIT D G，SARKARIA J N，CHAPPELL R，et al. The adverse effect of treatment prolongation in cervical carcinoma[J].Int J Radiat Oncol Biol Phys，1995，32（5）：1301–1307.

[70] KLOPP A H，YEUNG A R，DESHMUKH S，et al.Patient–reported toxicity during pelvic intensity–modulated radiation therapy：NRG Oncology–RTOG 1203[J]. Clinical Trial，2018，36（24）：2538–2544.

[71] SMALL W J R，BOSCH W R，HARKENRIDER M M，et al. NRG oncology/RTOG consensus guidelines for delineation of clinical target volume for intensity modulated pelvic radiation therapy in postoperative treatment of endometrial and cervical cancer：an update[J].Int J Radiat Oncol Biol Phys，2021，109（2）：413–424.

[72] PÖTTER R，GEORG P，DIMOPOULOS J C，et al.Clinical outcome of protocol based image（MRI）guided adaptive brachytherapy combined with 3D conformal radiotherapy with or without chemotherapy in patients with locally advanced cervical cancer[J].Radiother Oncol，2011，100（1）：116–123.

[73] VISWANATHAN A N，ERICKSON B A.Three–dimensional imaging in gynecologic brachytherapy：a survey of the American Brachytherapy Society[J].Int J Radiat Oncol Biol Phys，2010，76（1）：104–109.

[74] ELIT L，FYLES A W，DEVRIES M C，et al.Follow–up for women after treatment for cervical cancer：a systematic review[J].Gynecol Oncol，2009，114（3）：528–535.

[75] MORICE P，DEYROLLE C，REY A，et al.Value of routine follow–up procedures for patients with stage Ⅰ/Ⅱ cervical cancer treated with combined surgery–radiation therapy[J].Ann Oncol，2004，15（2）：218–223.

[76] SALANI R，KHANNA N，FRIMER M，et al.An update on post–treatment surveillance and diagnosis of recurrence in women with gynecologic malignancies：Society of Gynecologic Oncology（SGO）recommendations[J].Gynecol Oncol，2017，146（1）：3–10.

[77] GEE MS，ATRI M，BANDOS A I，et al.Identification of distant metastatic disease in uterine cervical and endometrial cancers with FDG PET/CT：analysis from the ACRIN 6671/GOG 0233 multicenter trial[J].Radiology，2018，287（1）：176–184.

[78] WOLFSON A H，VARIA M A，MOORE D，et al.ACR Appropriateness Criteria® role of adjuvant therapy in the

management of early stage cervical cancer[J].Gynecol Oncol, 2012, 125（1）: 256–262.

[79] CHATURVEDI A K, KLEINERMAN R A, HILDESHEIM A, et al.Second cancers after squamous cell carcinoma and adenocarcinoma of the cervix[J].J Clin Oncol, 2009, 27（6）: 967–973.

[80] MOORE D H, BLESSING J A, MCQUELLON R P, et al. Phase Ⅲ study of cisplatin with or without paclitaxel in stage IVB, recurrent, or persistent squamous cell carcinoma of the cervix: a gynecologic oncology group study[J].J Clin Oncol, 2004, 22（15）: 3113–3119.

[81] LONG HJ 3RD, BUNDY B N, GRENDYS E C J R, et al. Randomized phase Ⅲ trial of cisplatin with or without topotecan in carcinoma of the uterine cervix: a Gynecologic Oncology Group Study[J].J Clin Oncol, 2005, 23（21）: 4626–4633.

[82] MONK B J, SILL M W, MCMEEKIN D S, et al.Phase Ⅲ trial of four cisplatin–containing doublet combinations in stage IVB, recurrent, or persistent cervical carcinoma: a Gynecologic Oncology Group study[J].J Clin Oncol, 2009, 27（28）: 4649–4655.

[83] KITAGAWA R, KATSUMATA N, SHIBATA T, et al. Paclitaxel plus Carboplatin versus Paclitaxel plus Cisplatin in metastatic or recurrent cervical cancer: the open–label randomized phase Ⅲ trial JCOG0505[J].J Clin Oncol, 2015, 33（19）: 2129–2135.

[84] LORUSSO D, PETRELLI F, COINU A, et al.A systematic review comparing cisplatin and carboplatin plus paclitaxel–based chemotherapy for recurrent or metastatic cervical cancer[J].Gynecol Oncol, 2014, 133（1）: 117–123.

[85] TEWARI K S, SILL M W, PENSON R T, et al.Bevacizumab for advanced cervical cancer: final overall survival and adverse event analysis of a andomized, controlled, open–label, phase 3 trial（Gynecologic Oncology Group 240）[J]. Lancet, 2017, 390（10103）: 1654–1663.

[86] ROSEN V M, GUERRA I, MCCORMACK M, et al. Systematic review and network meta–analysis of bevacizumab plus first–line topotecan–paclitaxel or cisplatin–paclitaxel versus non–bevacizumab–containing therapies in persistent, recurrent, or metastatic cervical cancer[J].Int J Gynecol Cancer, 2017, 27（6）: 1237–1246.

[87] MONK B J, TEWARI K S, DUBOT C, et al.Health–related quality of life with pembrolizumab or placebo plus chemotherapy with or without bevacizumab for persistent, recurrent, or metastatic cervical cancer（KEYNOTE–826）:

a randomised, double-blind, placebo-controlled, phase 3 trial[J].Lancet Oncol, 2023, 24 (4): 392-402.

[88] KRISHNANSU S T, NICOLETTA C, BRADLEY J M, et al. Pembrolizumab + chemotherapy in patients with persistent, recurrent, or metastatic cervical cancer: Subgroup analysis of KEYNOTE-826[J].J Clin Oncol, 2022, 40 (16 suppl): 5506.

[89] TANIGAWA T, TAKESHIMA N, ISHIKAWA H, et al. Paclitaxel-carboplatin and bevacizumab combination with maintenance bevacizumab therapy for metastatic, recurrent, and persistent uterine cervical cancer: an open-label multicenter phase Ⅱ trial (JGOG1079) [J].Gynecol Oncol, 2022, 165 (3): 413-419.

[90] CADRON I, VAN GORP T, AMANT F, et al.Chemotherapy for recurrent cervical cancer[J].Gynecol Oncol, 2007, 107 (1 Suppl 1): S113-118.

[91] PECTASIDES D, KAMPOSIORAS K, PAPAXOINIS G, et al. Chemotherapy for recurrent cervical cancer[J].Cancer Treat Rev, 2008, 34 (7): 603-613.

[92] SCATCHARD K, FORREST J L, FLUBACHER M, et al. Chemotherapy for metastatic and recurrent cervical cancer[J]. Cochrane Database Syst Rev, 2012, 10 (10): CD006469.

[93] MONK B J, SILL M W, BURGER RA, et al.Phase Ⅱ trial of bevacizumab in the treatment of persistent or recurrent squamous cell carcinoma of the cervix: a gynecologic oncology group study[J].J Clin Oncol, 2009, 27 (7): 1069-1074.

[94] ZHU J, SONG C, ZHENG Z, et al.Anlotinib in Chinese patients with recurrent advanced cervical cancer: a prospective single-arm, open-label phase II trial[J].Front Oncol, 2021, 11: 720343.

[95] XU Q, WANG J, SUN Y, et al.Efficacy and safety of Sintilimab plus Anlotinib for PD-L1-positive recurrent or metastatic cervical cancer: a multicenter, single-arm, prospective phase II trial[J].J Clin Oncol, 2022, 40 (16): 1795-1805.

[96] COLEMAN R L, LORUSSO D, GENNIGENS C, et al. Efficacy and safety of tisotumab vedotin in previously treated recurrent or metastatic cervical cancer (innovaTV 204/GOG-3023/ENGOT-cx6): a multicentre, open-label, single-arm, phase 2 study[C].Lancet Oncol, 2021, 22 (5): 609-619.

[97] VERGOTE I B, GONZALEZ MARTIN A, FUJIWARA K, et al. InnovaTV 301/ENGOT-cx12/GOG-3057: A global, randomized, open-label, phase Ⅲ study of tisotumab vedotin

vs investigator's choice of chemotherapy in 2L or 3L recurrent or metastatic cervical cancer[C]. Ann Oncol，2023，34：S1276–S1277.

[98] MERIC-BERNSTAM F，MAKKER V，OAKNIN A，et al. Efficacy and safety of trastuzumab deruxtecan in patients with HER2-expressing solid tumors：primary results from the destiny-pantumor02 phase Ⅱ Trial. J Clin Oncol，2024，42（1）：47–58.

[99] FRENEL J S，LE TOURNEAU C，O' NEIL B，et al.Safety and efficacy of Pembrolizumab in advanced，programmed death ligand 1-positive cervical cancer：results from the phase Ib KEYNOTE-028trial[J].J Clin Oncol，2017，35（36）：4035–4041.

[100] CHUNG H C，ROS W，DELORD J P，et al.Efficacy and safety of Pembrolizumab in previously treated advanced cervical cancer：results from the phase Ⅱ KEYNOTE-158 study[J].J Clin Oncol，2019，37（17）：1470–1478.

[101] 中华医学会妇科肿瘤分会 . 妇科肿瘤免疫检查点抑制剂临床应用指南（2023 版）[J]. 现代妇产科进展，2023，32（5）：321–348.

[102] WU X H，JI J F，LOU H M，et al.Efficacy and safety of cadonilimab，an anti-PD-1/CTLA4 bi-specific antibody，in previously treated recurrent or metastatic（R/M）cervical cancer：a multicenter，open-label，single-arm，phase Ⅱ trial（075）[J].Gynecol Oncol，2022，166（Suppl 1）：S47–S48.

[103] ALEJO M，ALEMANY L，CLAVERO O，et al. Contribution of Human papillomavirus in neuroendocrine tumors from a series of 10575 invasive cervical cancer cases[J]. Papillomavirus Res，2018，5：134–142.

[104] FRUMOVITZ M，BURZAWA J K，BYERS L A，et al. Sequencing of mutational hotspots in cancer-related genes in small cell neuroendocrine cervical cancer[J].Gynecol Oncol，2016，141（3）：588–591.

[105] CHU T，MENG Y，WU P，et al.The prognosis of patients with small cell carcinoma of the cervix：a retrospective study of the SEER database and a Chinese multicentre registry[J]. Lancet Oncol，2023，24（6）：701–708.

[106] LIU R，HE X，LI Z.Positive clinical outcomes following therapy with programmed cell death protein 1/programmed cell death ligand 1 inhibitors in neuroendocrine carcinoma of the cervix[J].Front Pharmacol，2022，13：1029598.

[107] KOTAKA S，KONDO E，KAWAI Y，et al.Paclitaxel-carboplatin plus bevacizumab therapy for advanced neuroendocrine carcinoma of the uterine cervix：a retrospective case series[J].J Obstet Gynaecol Res，2023，

49（12）：2868–2874.

[108] PARK K J.Cervical adenocarcinoma：integration of HPV status，pattern of invasion，morphology and molecular markers into classification[J].Histopathol，2020，76（1）：112–127.

[109] PENG W X，KURE S，ISHINO K，et al.P16–positive continuous minimal deviation adenocarcinoma and gastric type adenocarcinoma in a patient with Peutz–Jeghers syndrome[J].Int J Clin Exp Pathol，2015，8（5）：5877–5882.

[110] STOLNICU S，BARSAN I，HOANG L，et al.International endocervical adenocarcinoma criteria and classification（IECC）：a new pathogenetic classification for invasive adenocarcinomas of the endocervix[J].Am J Surg Pathol，2018，42（2）：214–226.

[111] SUI M，PEI Y，LI D，et al.Misdiagnosis analysis of cervical minimal deviation adenocarcinoma：a report of three rare cases and literature review[J].Ann Clin Lab Sci，2016，46（6）：680–690.

[112] KARAMURZIN Y S，KIYOKAWA T，PARKASH V，et al. Gastric–type endocervical adenocarcinoma：an aggressive tumor with unusual metastatic patterns and poor prognosis[J]. Am J Surg Pathol，2015，39（11）：1449–1457.

[113] EHMANN S，SASSINE D，STRAUBHAR A M，et al. Gastric–type adenocarcinoma of the cervix：clinical outcomes and genomic drivers[J].Gynecol Oncol，2022，167（3）：458–466.

[114] NAKAMURA A，YAMAGUCHI K，MINAMIGUCHI S，et al.Mucinous adenocarcinoma，gastric type of the uterine cervix：clinical features and HER2 amplification[J].Med Mol Morphol，2019，52（1）：52–59.

[115] PARK E，KIM S W，KIM S，et al.Genetic characteristics of gastric–type mucinous carcinoma of the uterine cervix[J]. Mod Pathol，2021，34（3）：637–646.

[116] 李明珠，赵昀，郭瑞霞，等.妊娠期间宫颈癌 52 例临床分析[J].中国妇产科临床杂志，2018，24（1）：3–5.

[117] AMANT F，BERVEILLER P，BOERE I A，et al. Gynecologic cancers in pregnancy：guidelines based on a third international consensus meeting[J].Ann Oncol，2019，30（10）：1601–1612.

中华医学会妇科肿瘤学分会

中国妇科肿瘤临床实践指南 2024版

上卷

总主审　马　丁
总主编　孔北华　向　阳

子宫内膜癌

主　编　孔北华　王建六

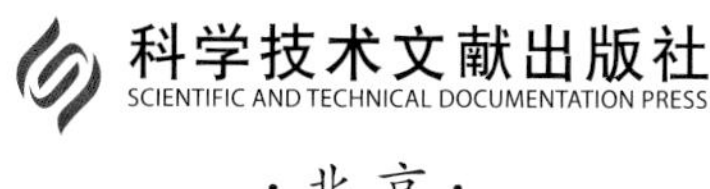
科学技术文献出版社
SCIENTIFIC AND TECHNICAL DOCUMENTATION PRESS
·北京·

图书在版编目（CIP）数据

子宫内膜癌 / 孔北华，王建六主编. -- 北京：科学技术文献出版社，2024. 8. --（中国妇科肿瘤临床实践指南：2024版上卷 / 孔北华，向阳总主编）. -- ISBN 978-7-5235-1663-8

Ⅰ. R737.33

中国国家版本馆 CIP 数据核字第 2024P57Y93 号

子宫内膜癌

策划编辑：袁婴婴　　责任编辑：袁婴婴　　责任校对：张永霞　　责任出版：张志平

出 版 者　科学技术文献出版社
地　　址　北京市复兴路15号　邮编 100038
编 务 部　(010) 58882938，58882087（传真）
发 行 部　(010) 58882868，58882870（传真）
邮 购 部　(010) 58882873
官方网址　www.stdp.com.cn
发 行 者　科学技术文献出版社发行　全国各地新华书店经销
印 刷 者　北京时尚印佳彩色印刷有限公司
版　　次　2024 年 8 月第 1 版　2024 年 8 月第 1 次印刷
开　　本　787×1092　1/16
字　　数　607千
印　　张　39.25
书　　号　ISBN 978-7-5235-1663-8
定　　价　160.00元（全7册）

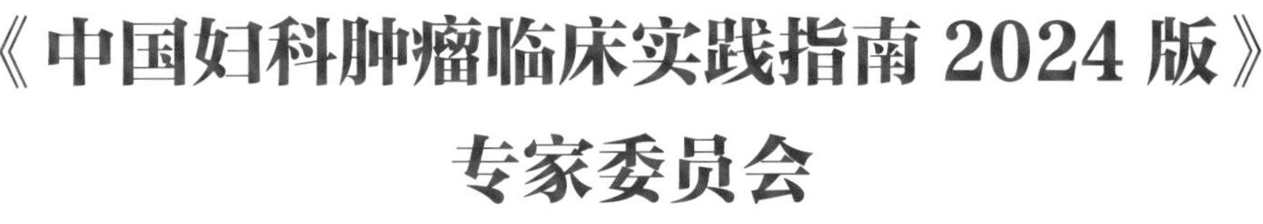

《中国妇科肿瘤临床实践指南 2024 版》专家委员会

名誉总主编： 郎景和　曹泽毅　沈　铿

总　主　审： 马　丁

总　主　编： 孔北华　向　阳

副 总 主 编： 梁志清　王建六　张国楠　汪　辉

常务编委（按姓氏笔画排序）：

王　薇　王丹波　王世宣　王新宇　曲芃芃

刘开江　杨佳欣　陈　刚　郑　虹　孟元光

赵　霞　哈春芳　徐丛剑　郭瑞霞　康　山

程文俊　臧荣余

《子宫内膜癌》编委会

主　审：马　丁　向　阳

主　编：孔北华　王建六

副主编：刘开江　曲芃芃　王世宣　郑　虹　宋　坤　郑文新

编　委（按姓氏笔画排序）：

王颖梅　李小凡　杨　红　杨　萍　汪希鹏　赵卫东

娄　阁　凌　斌　郭红燕　曹冬焱　薛　敏

秘　书：殷爱军

前言

FOREWORD

中华医学会妇科肿瘤学分会（Chinese Society of Gynecological Oncology，CSGO）及其前身中国妇科肿瘤学组（Chinese Gynecological Oncology Group，CGOG）始终秉承“传播医学科学知识，弘扬医学道德，崇尚社会正义”的学会宗旨，不断传播妇科肿瘤学新理论、新知识、新技术，持续提升妇科肿瘤预防、诊断和治疗水平，努力推动我国妇科肿瘤事业的蓬勃发展。CGOG 于 1996 年首次颁布了子宫颈癌、子宫内膜癌、卵巢癌、外阴和阴道肿瘤，以及滋养细胞肿瘤等常见妇科肿瘤诊治指南，随后 CSGO 对指南进行了多次修订，这为我国妇科肿瘤患者的规范化诊疗奠定了坚实的基础。人们永远不会忘记我国妇科肿瘤学界前辈们，特别是郎景和院士、曹泽毅教授、沈铿教授、谢幸教授对历版妇科肿瘤指南制定所做出的杰出贡献。

指南的宗旨是“为医师和患者提供当前最佳的诊断和治疗建议，提高治疗水平，改善治疗效果”。指南修订的目标是通过内容更新，确保指南能够反映最新的诊疗理念、诊疗技术等临床研究成果，在循证医学基础上，凝聚专家共识，使临床实践有章可循，有规可依，同时为临床研究提供一个统一的评价标准。

近年来，妇科肿瘤学发展突飞猛进，已从传统的手术治疗、放射治疗和化学治疗基础上，进入了分子诊断、靶向治疗和免疫治疗的精准医学时代。妇科肿瘤预防、诊断和治疗的新理念、新理论和新技术不断涌现，高质量循证医学证据不断增加，诊疗指南需要不断更新完善，才能满足指导临床实践的需求。

在继承历版指南经典成果的基础上，本指南借鉴国际权威临床指南的制定经验，从形式到内容有了重大变化。首先以流程图的形式给出临床诊疗路径，为临床医师提供快速便捷、好查易懂的临床推荐，旨在增强临床实用性；其次针对诊疗要点，列出诊疗原则，对临床关键问题给予提纲挈领、简明扼要的总结概括；最后在讨论部分以临床问题为导向，从基础到临床，引经据典为流程图和诊疗原则提供详实的理论和临床研究依据。

本指南力求传承经典，与时俱进，内容全面，重点突出，既要立足中国国情，又要与国际标准接轨，以期不断提升指南质量，更好地为广大妇科肿瘤医师和妇科肿瘤患者服务。

希望广大临床医师在应用本指南的过程中，遵循规范化、个体化、精准化、人性化的诊疗原则，尊重患者的意愿和选择，开展妇科肿瘤临床诊疗实践。

今后，《中国妇科肿瘤临床实践指南》电子版每年定期更新，敬请广大妇科肿瘤专业同道不吝指正，任何意见请反馈至：xdfckjz@sina.com，衷心感谢各位读者。

中华医学会妇科肿瘤学分会

孔北华　马丁　向阳

2024 年 6 月 30 日

目录

CONTENTS

诊疗路径

诊疗原则

讨 论

诊疗路径

一、筛查人群及筛查诊断

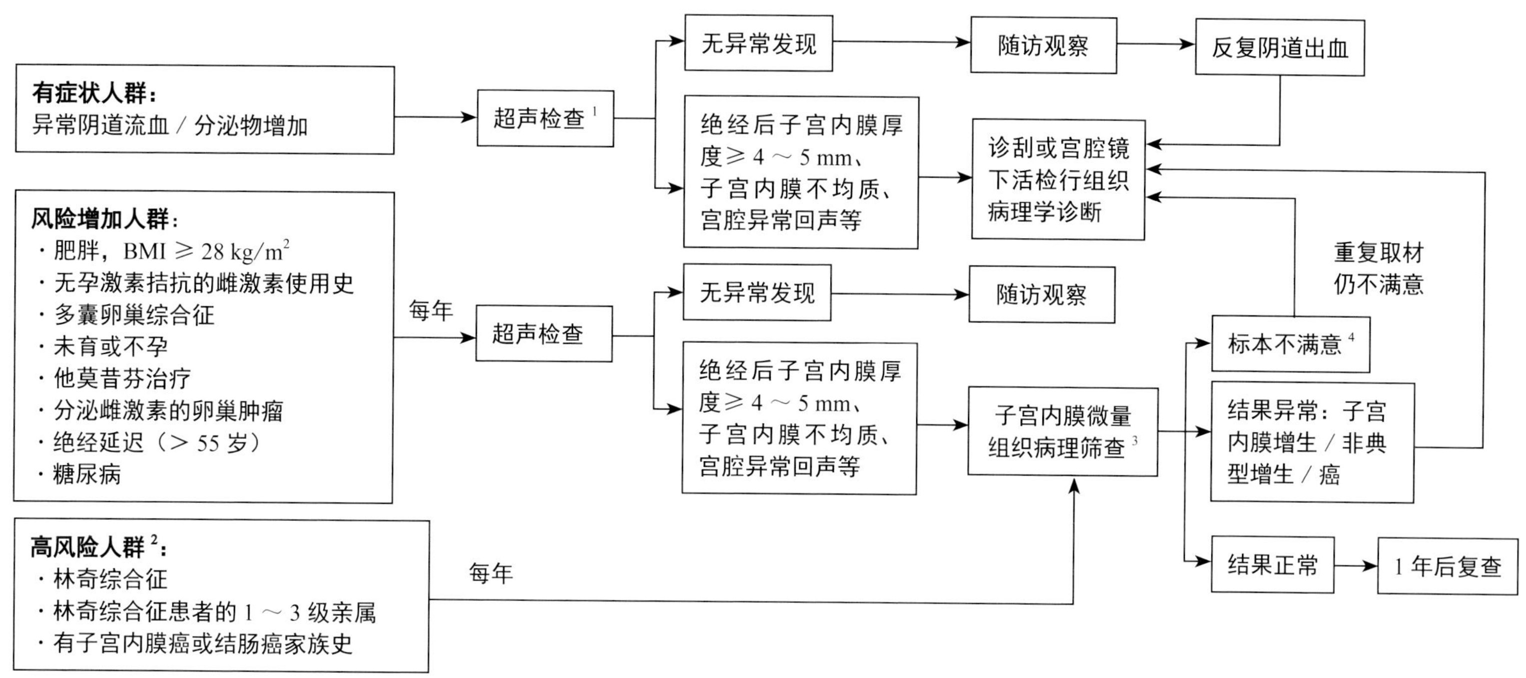

[1] 首选经阴道超声检查。
[2] 高风险人群为 30～35 岁以后，或家族中癌患者发病年龄前 5～10 岁每年应进行筛查。
[3] 可采用子宫内膜环状活检或 Pipette 吸管活检。
[4] 不满意标本：未见子宫内膜成分或腺体数量< 5 个，标本不满意者 2～3 个月后重复子宫内膜微量组织活检。

二、初始治疗

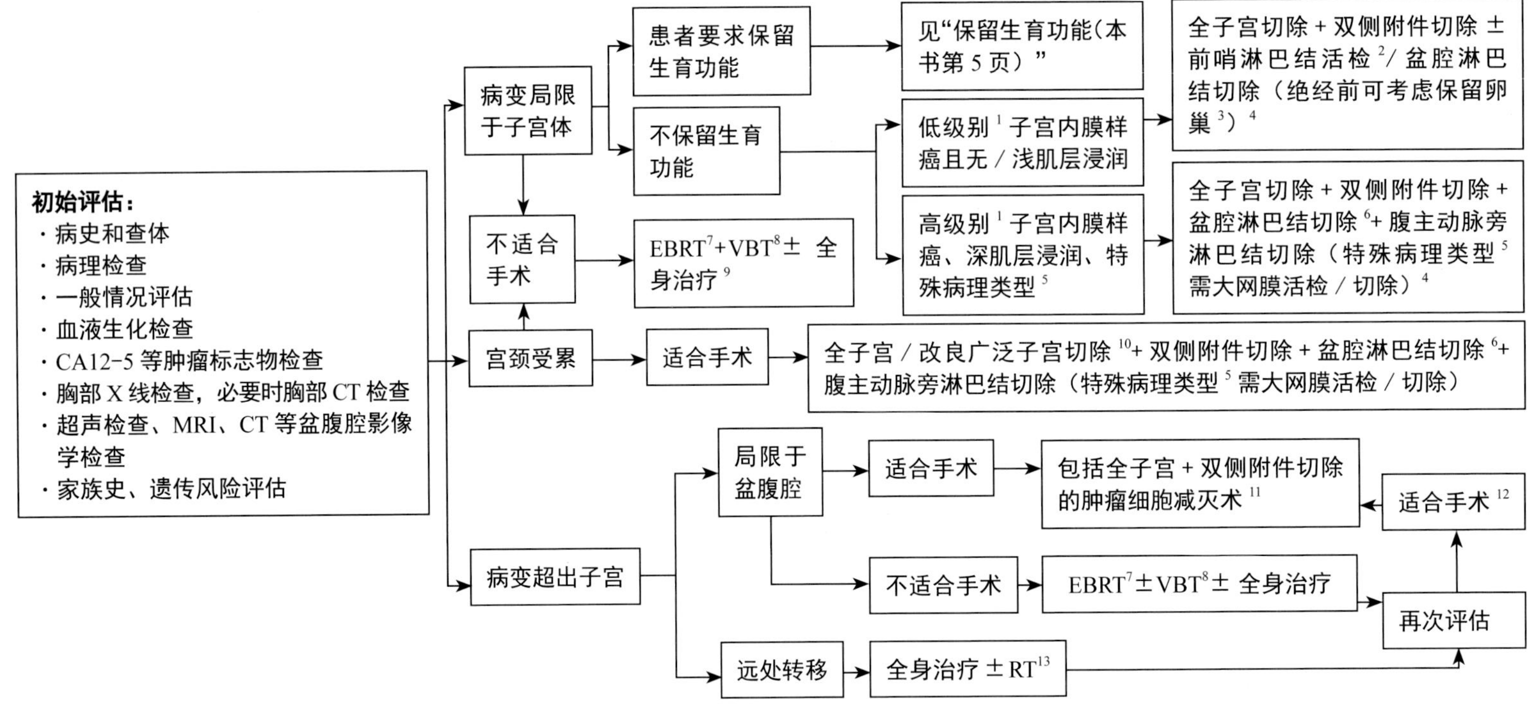

[1] 低级别指 G1/G2，高级别指 G3。
[2] 首选前哨淋巴结活检。
[3] 绝经前患者，特别是年龄＜45 岁，并且卵巢外观正常、没有遗传性乳腺癌 - 卵巢癌综合征或林奇综合征家族史者。
[4] 首选微创手术方式。
[5] 特殊病理类型：浆液性癌、透明细胞癌、癌肉瘤、混合性腺癌、未分化癌 / 去分化癌、中肾管腺癌、中肾管样腺癌、鳞状细胞癌，以及胃肠型黏液性癌。
[6] 谨慎选择前哨淋巴结活检。
[7] 外照射治疗（external beam radiotherapy，EBRT）。
[8] 阴道近距离放射治疗（vaginal brachytherapy，VBT）。
[9] 病灶局限于子宫者，全身治疗亦可考虑应用内分泌治疗（醋酸甲地孕酮、醋酸甲羟孕酮，左炔诺孕酮宫内节育器）。
[10] 首选全子宫切除，子宫颈受累广泛者可以考虑改良广泛子宫切除。
[11] 可考虑术前新辅助化疗。
[12] 若放疗后评估可手术，手术应在放疗后 4 ～ 12 周进行。
[13] 放射治疗（radiotherapy，RT）。

三、辅助治疗

风险分组[1]	描述	推荐辅助治疗
低危	ⅠA 期、低级别[2]、内膜样癌	观察
中危	年龄≥ 60 岁或灶性 LVSI[3] 的低危患者	首选 VBT 或考虑观察
	ⅠB 期、低级别[2]、内膜样癌	
	ⅠA 期、高级别[2]、内膜样癌	
	ⅠA 期无肌层浸润的特殊病理类型[4]	
高中危	低危或中危患者，伴广泛 LVSI[3]	EBRT ± 化疗
	ⅠB 期、高级别[2]、内膜样癌	
	Ⅱ期[5]内膜样癌	
高危	特殊病理类型[6]伴肌层浸润	化疗 ± EBRT ± VBT[7]
	Ⅲ期 / Ⅳ期，任意分化、任意病理类型	

分子分型处理：

- *POLE* 突变型、Ⅰ～Ⅱ期：按低危处理。
- *p53* 异常型：无肌层浸润，按中危处理；伴肌层浸润，无论分期、分化程度，均按高危处理。
- 错配修复缺陷（deficient mismatch repair，dMMR）/ 高度微卫星不稳定（high microsatellite instability，MSI-H）型：高中危患者不加化疗。

[1] 分期采用 FIGO 2009。
[2] 子宫内膜样癌分化程度采用两分法：低级别指 G1/G2，高级别指 G3。
[3] 淋巴血管间隙浸润（lymph-vascular space invasion，LVSI）；在至少 1 张苏木精 - 伊红（hematoxylin-eosin，HE）染色切片上广泛 LVSI 累及的脉管数目≥ 5 个，灶性 LVSI 累及的脉管数目为 1 ～ 4 个。
[4] 腹水细胞学阳性者联合化疗。
[5] Ⅱ期患者仅行筋膜外子宫切除者可联合 VBT；若仅为子宫颈镜下转移，且病变为低级别、≤ 50% 肌层浸润、无 LVSI，可仅行 VBT；行广泛性子宫切除切缘阴性的浅肌层、低级别且无广泛 LVSI 者可选择观察。
[6] 特殊病理类型：浆液性癌、透明细胞癌、癌肉瘤、混合性腺癌、未分化癌 / 去分化癌、中肾管腺癌、中肾管样腺癌、鳞状细胞癌，以及胃肠型黏液性癌。
[7] EBRT+ 同步化疗，然后辅助化疗为Ⅰ类推荐，放化疗序贯治疗为 2A 类推荐，单纯化疗为 2B 类推荐。

四、意外发现 / 未完全分期手术患者的治疗

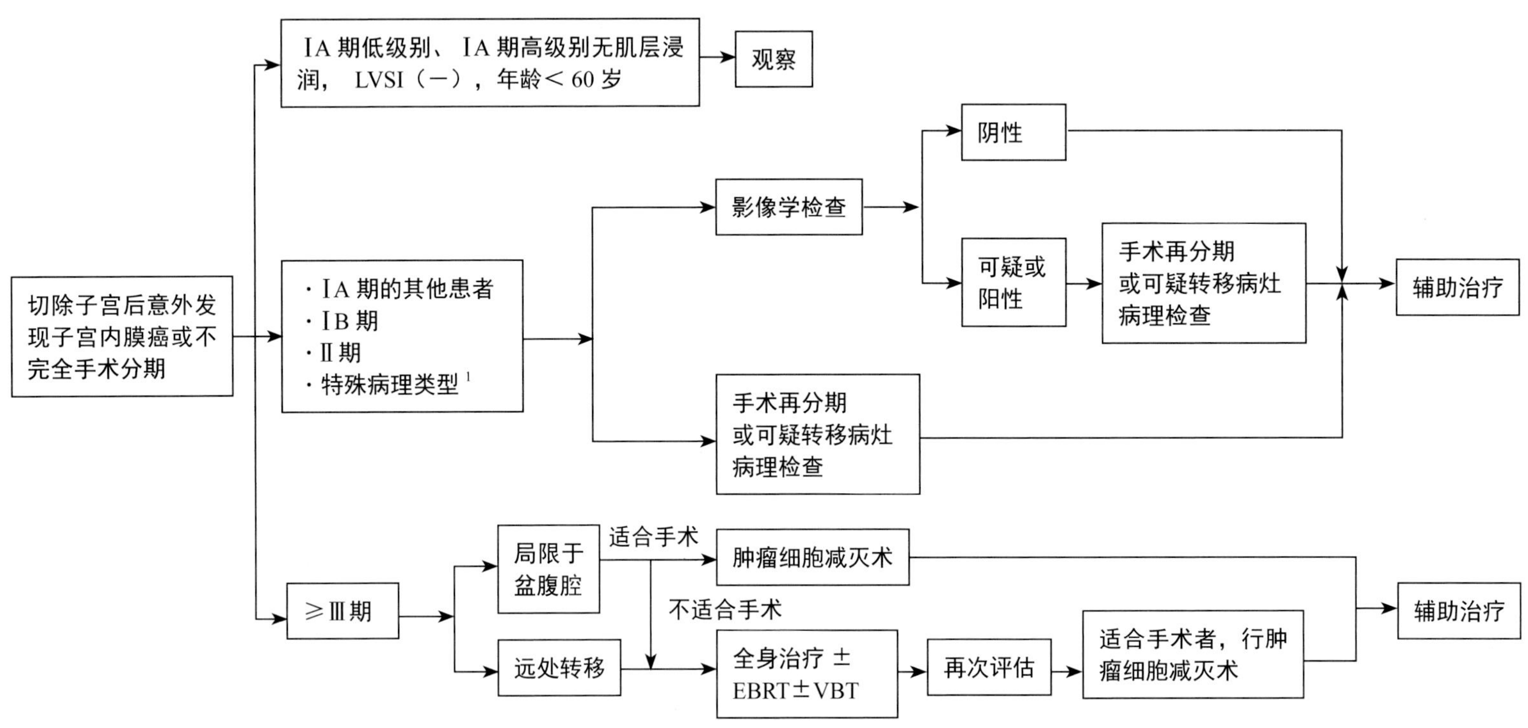

[1] 特殊病理类型：浆液性癌、透明细胞癌、癌肉瘤、混合性腺癌、未分化癌 / 去分化癌、中肾管腺癌、中肾管样腺癌、鳞状细胞癌，以及胃肠型黏液性癌。

五、保留生育功能

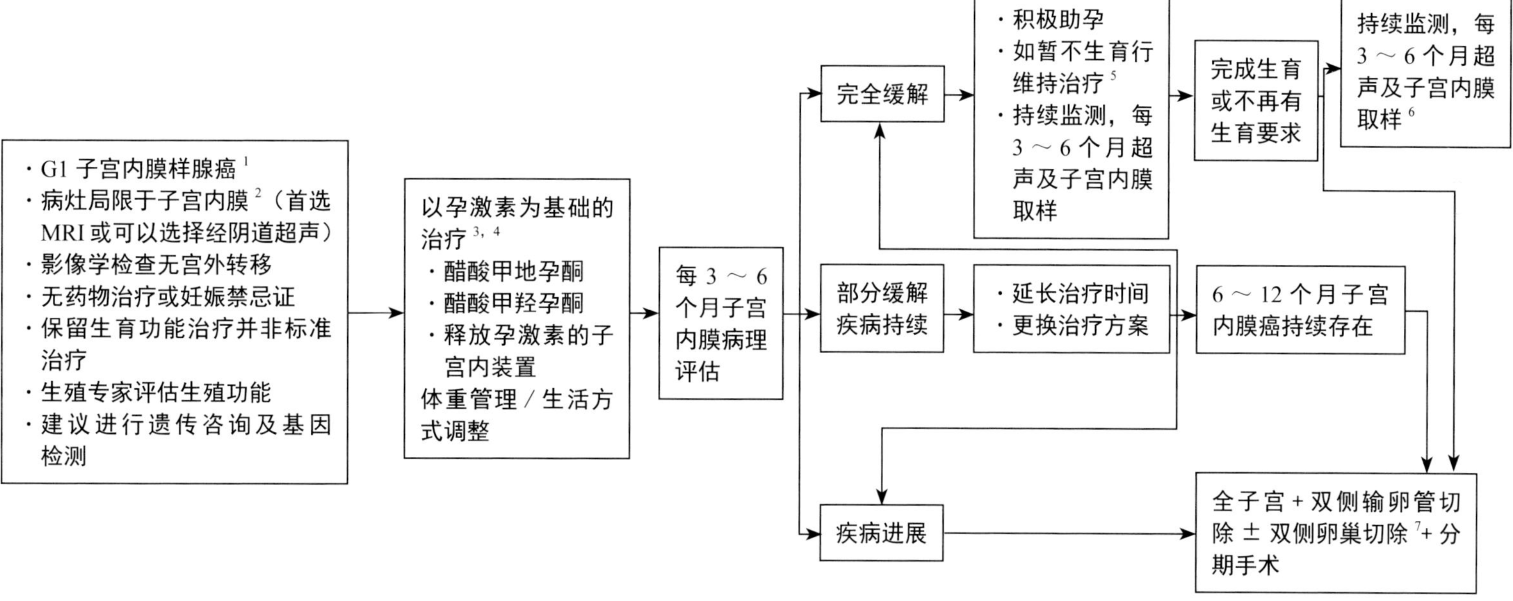

[1] 迫切要求保留生育功能的 G2 者可谨慎尝试。

[2] 迫切要求保留生育功能的浅肌层浸润者可谨慎尝试。

[3] 除外孕激素治疗禁忌，包括血栓风险、肝功能异常、乳腺癌病史等。

[4] 部分患者可行非孕激素治疗方案：促性腺激素释放激素激动剂联合芳香化酶抑制剂。

[5] 维持治疗方式包括释放孕激素的子宫内装置、周期性口服小剂量孕激素、口服短效避孕药。

[6] 强烈继续保留生育功能的患者，如无复发的高危因素及复发病史，应充分告知其复发及疾病进展风险，严密随访下谨慎地保留子宫。随访期间，推荐尽早维持治疗预防复发。

[7] 年轻患者，并且卵巢外观正常、没有遗传性乳腺癌 - 卵巢癌综合征或林奇综合征家族史者可考虑保留卵巢。

六、复发后的治疗

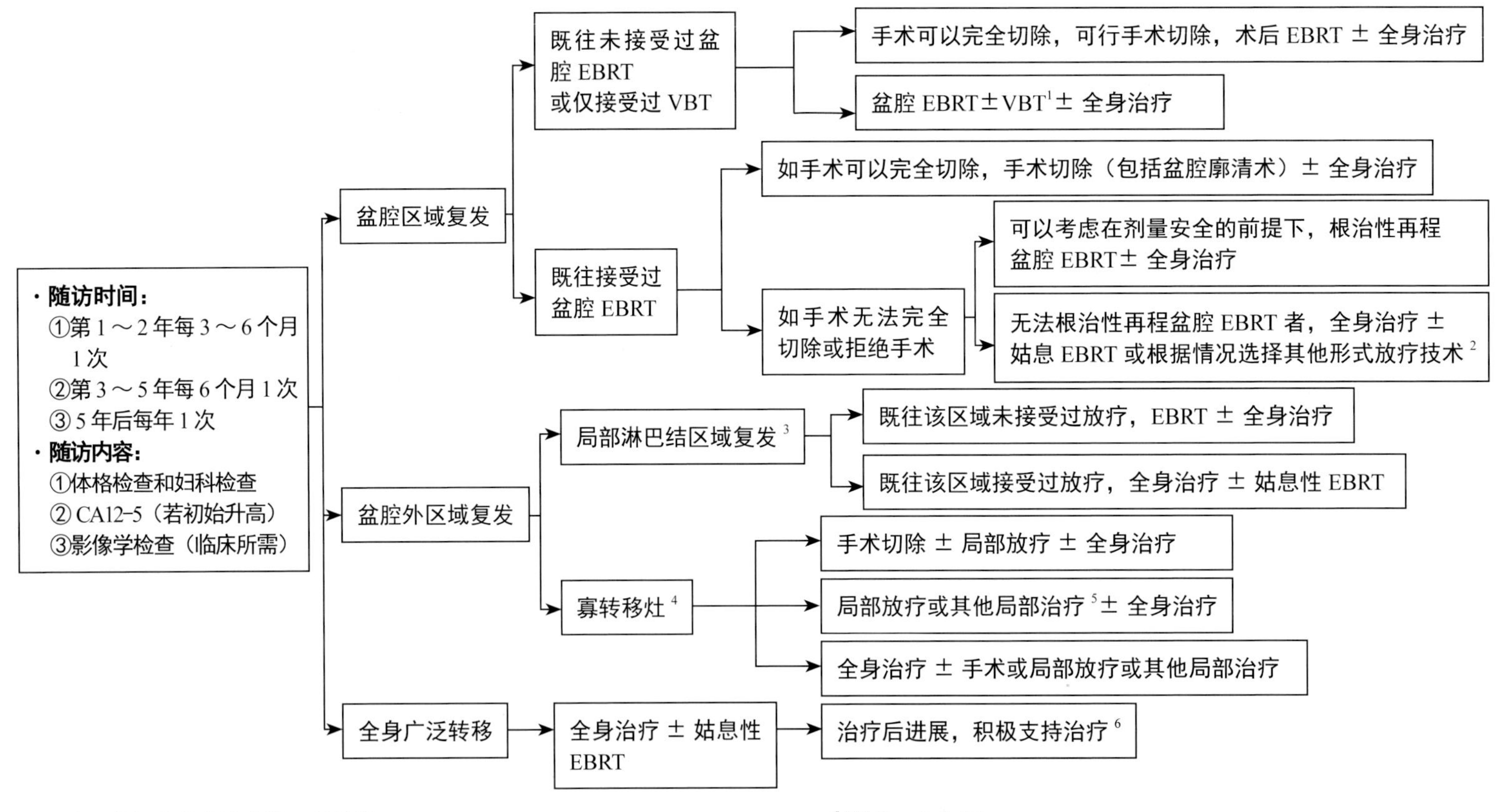

[1] 阴道复发的表浅病灶可以单纯 VBT。
[2] 图像引导的 VBT、粒子植入、插植等近距离放疗。
[3] 腹膜后、腹股沟、锁骨上、纵隔等局部淋巴结区域复发。
[4] 转移的器官数目＜3 个，转移的肿瘤数目≤ 5 个。
[5] 消融、介入等。
[6] 预防或对症治疗肿瘤相关的精神和（或）躯体不适症状，以改善生活质量。

七、特殊病理类型

（一）浆液性癌、透明细胞癌

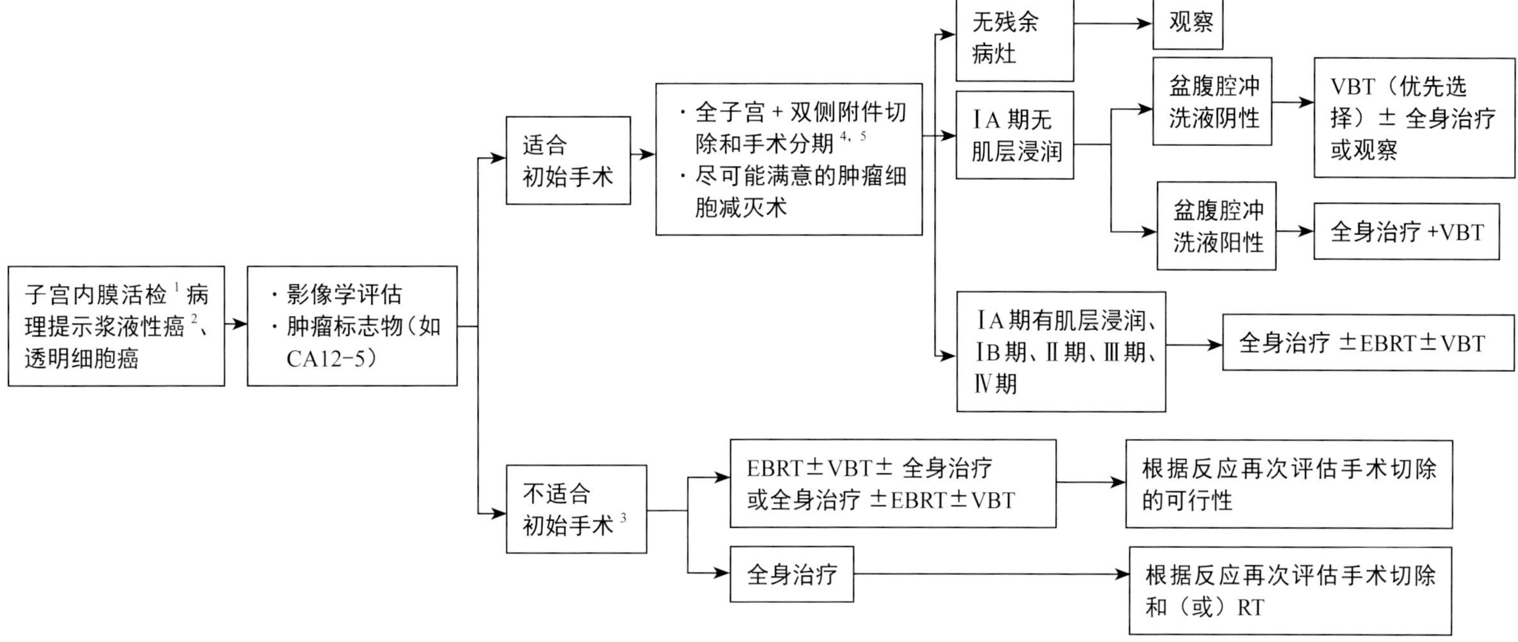

[1] 诊断性刮宫或宫腔镜下诊断性刮宫。
[2] 对晚期或转移性疾病，推荐人表皮生长因子受体-2（human epidermal growth factor receptor-2，HER-2）检测。
[3] 病灶无法切除或基于合并症无法耐受手术。
[4] 如术前评估为早期，技术上可行，可选择微创手术分期。
[5] 建议多学科团队全面评估。

（二）未分化 / 去分化癌、癌肉瘤

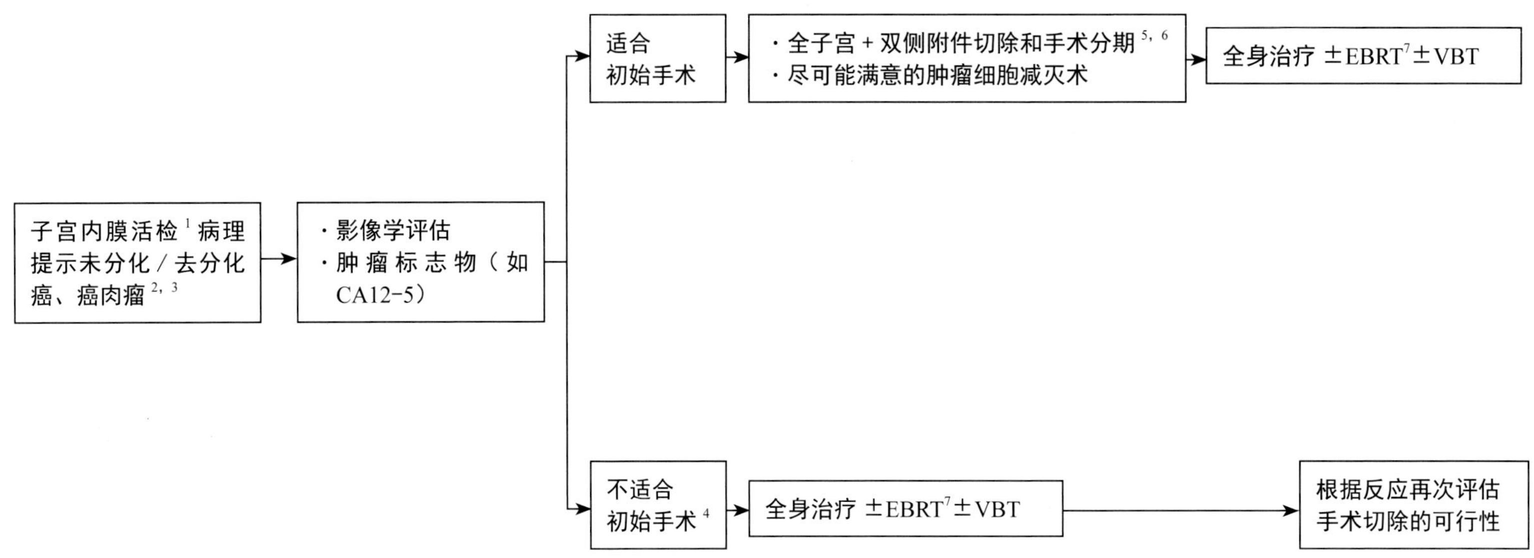

[1] 诊断性刮宫或宫腔镜下诊断性刮宫。
[2] 对晚期或转移性癌肉瘤，推荐 HER-2 检测。
[3] 中肾管腺癌、中肾管样腺癌、鳞状细胞癌，以及胃肠型黏液性癌可参考未分化 / 去分化癌、癌肉瘤的治疗。
[4] 病灶无法切除或基于合并症无法耐受手术。
[5] 如术前评估为早期，技术上可行，可选择微创手术分期。
[6] 建议多学科团队全面评估。
[7] 若组织学类型为癌肉瘤，主要为高级别上皮成分者或肉瘤为主（> 50% 肉瘤成分）者需联合 EBRT。

八、晚期转移 / 复发子宫内膜癌的全身治疗

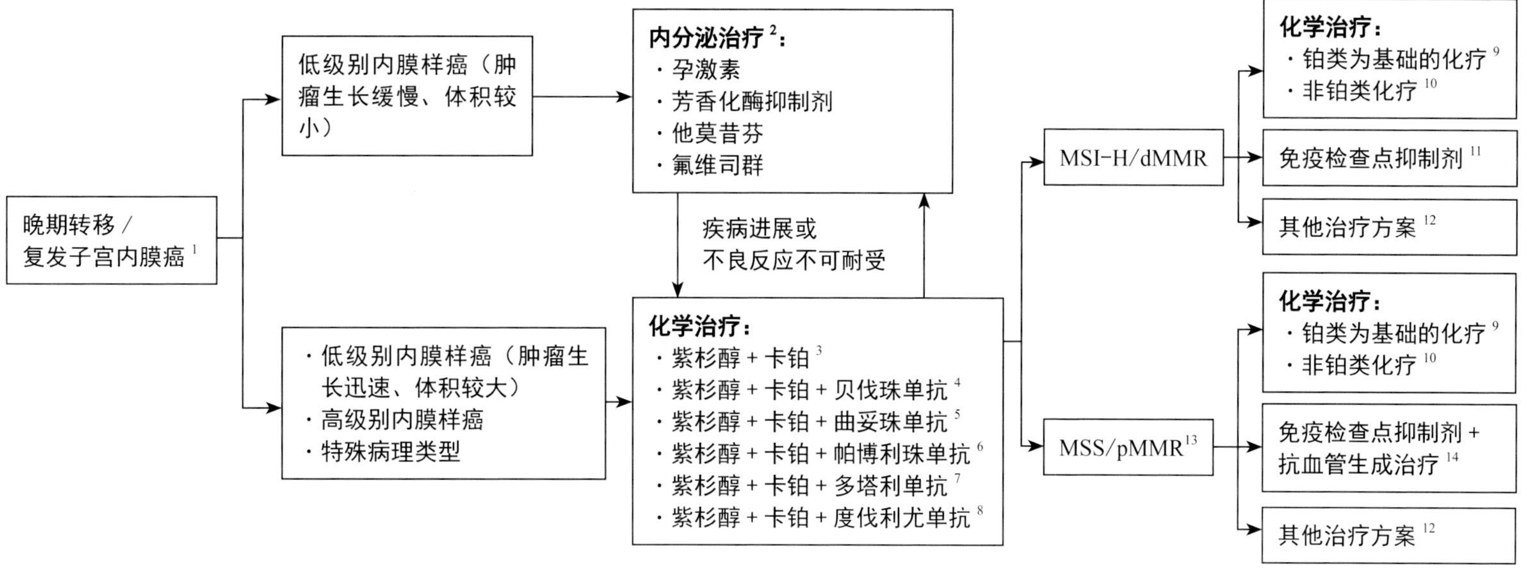

[1] 如以前未做，建议行 MSI/MMR 和肿瘤突变负荷（tumor mutation burden，TMB）检测，指导免疫治疗。

[2] 优先推荐的内分泌治疗方案：醋酸甲地孕酮 / 他莫昔芬（交替服用）或依维莫司 / 来曲唑。

[3] 紫杉醇联合卡铂（TC）为首选化疗方案，适用于所有组织学类型的高危、晚期转移 / 复发疾病。

[4] 优先推荐贝伐珠单抗用于对于 *p53* 突变的晚期转移 / 复发子宫内膜癌。

[5] 曲妥珠单抗用于 HER-2 阳性（免疫组化评分 3+ 或经荧光原位杂交证实基因扩增的免疫组化评分 2+）的晚期转移 / 复发的子宫浆液性癌及癌肉瘤。

[6] 基于 NRG-GY018/KEYNOTE 868 研究，推荐用于一线治疗（1 类）。

[7] 基于 RUBY 研究，推荐用于 MSI-H/dMMR 患者的一线治疗（1 类）。

[8] 基于 DUO-E 研究，推荐用于 MSI-H/dMMR 患者的一线治疗（1 类）。

[9] 无铂间期 6 个月以上可考虑再次应用铂类为基础的化疗。

[10] 常用紫杉醇周疗、阿霉素等方案。

[11] 推荐帕博利珠单抗（2A 类）、纳武利尤单抗（2B 类）、度伐利尤单抗（2B 类）、恩沃利单抗（2B 类）、替雷利珠单抗（2B 类）、斯鲁利单抗（2B 类）、普特利单抗（2B 类）。

[12] 免疫和（或）靶向治疗适用于晚期转移 / 复发化疗后疾病进展的患者，需基于生物标志物检测进行选择（若 TMB-H ≥ 10 mut/mb，可应用帕博利珠单抗；*NTRK* 基因融合可应用拉罗替尼、恩曲替尼；HER-2 阳性，即 IHC 2+/3+ 者可应用德曲妥珠单抗）。

[13] 微卫星稳定（microsatellite stability，MSS）/ 错配修复正常（proficient mismatch repair，pMMR）。

[14] 推荐帕博利珠单抗 + 仑伐替尼（1 类）、贝莫苏拜单抗 + 安罗替尼（2B 类）、卡瑞利珠单抗 + 阿帕替尼（3 类）、信迪利单抗 + 安罗替尼（3 类）。

九、分期及病理类型

（一）临床分期（适用于非手术治疗的患者）

子宫内膜癌临床分期（FIGO[1] 1971）[2]

期别	肿瘤范围
Ⅰ期	癌瘤局限于宫体
ⅠA	子宫腔长度≤ 8 cm
ⅠB	子宫腔长度＞ 8 cm
Ⅱ期	癌瘤累及子宫颈
Ⅲ期	癌瘤播散于子宫体以外，盆腔内（阴道、宫旁组织可能受累，但未累及膀胱、直肠）
Ⅳ期	癌瘤累及膀胱或直肠，或有盆腔以外的播散

[1] 国际妇产科联盟（International Federation of Gynecology and Obstetrics，FIGO）。

[2] 未行手术接受放射治疗和（或）药物治疗者，采用临床分期。

（二）手术病理分期

子宫内膜癌 TNM（2017 年，第 8 版）和 FIGO（2009 年）手术病理分期[1]

T	FIGO分期	原发肿瘤	N	FIGO分期	局部淋巴结	M	FIGO分期	远处转移
Tx		原发肿瘤无法评估	Nx		区域淋巴结无法评估	M0		无远处转移
T0		无原发肿瘤证据	N0		无区域淋巴结转移	M1	ⅣB	远处转移（包括转移至腹股沟淋巴结、腹腔、肺、肝或骨）
T1	Ⅰ	肿瘤局限于宫体，包括子宫颈腺体受累	N0（i+）		区域淋巴结见孤立肿瘤细胞＜ 0.2 mm			
T1a	ⅠA	肿瘤局限于子宫内膜或浸润子宫肌层＜ 50%	N1	ⅢC1	盆腔区域淋巴结转移			
T1b	ⅠB	肿瘤浸润子宫肌层≥ 50%	N1mi		盆腔区域淋巴结转移（转移灶直径为 0.2 ～ 2.0 mm）			
T2	Ⅱ	肿瘤浸润子宫颈间质结缔组织，但未超出子宫。不包括子宫颈腺体受累	N1a		盆腔区域淋巴结转移（转移灶直径＞ 2.0 mm）			
T3	Ⅲ	肿瘤累及子宫浆膜、附件、阴道或宫旁	N2	ⅢC2	腹主动脉旁淋巴结转移，伴或不伴盆腔淋巴结转移			
T3a	ⅢA	肿瘤累及子宫浆膜和（或）附件（直接浸润或转移）	N2mi		腹主动脉旁区域淋巴结转移（转移灶直径为 0.2 ～ 2.0 mm），伴或不伴盆腔淋巴结转移			
T3b	ⅢB	累及阴道（直接浸润或转移），或累及子宫旁	N2a		腹主动脉旁区域淋巴结转移（转移灶直径＞ 2.0 mm），伴或不伴盆腔淋巴结转移			
T4	ⅣA	肿瘤浸润膀胱黏膜和（或）肠黏膜	注：若仅通过前哨淋巴活检发现有转移，N 前缀为 sn					

[1] 如无特殊标注，本指南均采用 FIGO 2009 手术病理分期。

（三）FIGO 2023 分期

FIGO 2023 分期[1, 2]

分期	内容
Ⅰ期	**局限于子宫体和卵巢[3]**
ⅠA	病变局限于内膜，非侵袭性组织学类型（即低级别内膜样癌）浸润肌层＜ 50% 且无或局灶 LVSI，预后良好
ⅠA1	非侵袭性组织学类型局限于内膜息肉或内膜
ⅠA2	非侵袭性组织学类型浸润肌层＜ 50% 且无或局灶 LVSI
ⅠA3	低级别内膜样癌局限于子宫和卵巢[3]
ⅠB	非侵袭性组织学类型浸润肌层≥ 50% 且无或局灶 LVSI[4]
ⅠC	侵袭性组织学类型[5]局限于内膜息肉或内膜
Ⅱ期	**累及子宫颈间质无宫外转移，广泛 LVSI，侵袭性组织学类型伴肌层浸润**
ⅡA	非侵袭性组织学类型累及子宫颈间质
ⅡB	非侵袭性组织学类型伴广泛 LVSI[4]
ⅡC	侵袭性组织学类型[5]伴肌层浸润
Ⅲ期	**任意组织学类型伴局部和（或）区域病变**
ⅢA	直接浸润或转移累及子宫浆膜、附件
ⅢA1	累及卵巢或输卵管（除外符合ⅠA3 标准）
ⅢA2	累及子宫浆膜下或浆膜
ⅢB	直接浸润或转移累及阴道和（或）宫旁，或盆腔腹膜
ⅢB1	直接浸润或转移累及阴道和（或）宫旁
ⅢB2	转移到盆腔腹膜
ⅢC	转移到盆腔和（或）腹主动脉旁淋巴结[6]
ⅢC1	转移至盆腔淋巴结
ⅢC1i	微转移
ⅢC1ii	宏转移
ⅢC2	转移至腹主动脉旁淋巴结（肾血管水平之下），伴或不伴盆腔淋巴结转移
ⅢC2i	微转移
ⅢC2ii	宏转移
Ⅳ期	**肿瘤累及膀胱和（或）肠道黏膜和（或）远处转移**
ⅣA	肿瘤累及膀胱和（或）肠道黏膜
ⅣB	腹腔腹膜转移 / 腹膜癌变超出盆腔
ⅣC	远处转移，包括任何腹腔外或腹腔内肾血管水平之上的淋巴结、肺、肝、骨

[1] 子宫内膜癌应进行手术分期和病理评估；任何分期都应记录分化程度、组织学类型和 LVSI。为指导辅助治疗决策，所有的子宫内膜癌患者推荐分子分型检测（POLEmut、dMMR、NSMP、P53abn）以用于风险预后分层。

[2] 早期子宫内膜癌的标准治疗是微创术式的全子宫 + 双侧附件切除。特殊病理类型（如浆液性癌、未分化癌、癌肉瘤）网膜镜下转移风险较高，应行结肠下网膜切除。高中危 / 高危患者应行淋巴结切除分期。为评估分期，前哨淋巴结（sentinel lymph node，SLN）活检可作为系统性淋巴结切除的替代选择。低危 / 低中危患者可考虑行 SLN 活检以排除偶然发现的淋巴结转移，确保病变局限于子宫，但 FIGO 认可欧洲妇科肿瘤学会（European Society of Gynecological Oncology，ESGO）、欧洲放射肿瘤学会（European Society of Radiotherapy&Oncology，ESTRO）和欧洲病理学会（European Society of Pathology，ESP）指南中所有子宫内膜癌患者均可行 SLN 活检的意见。SLN 活检应联合超分期以提高微小转移的检出率。

[3] 低级别内膜样癌同时累及卵巢和内膜预后良好，若满足以下条件推荐不行辅助治疗：浅肌层浸润（＜ 50%），无广泛 LVSI，无其他转移灶，单侧卵巢肿瘤包膜未破裂、未累及包膜（即 pT1a）；低级别病变局限于内膜和卵巢（ⅠA3 期）需与内膜癌广泛播散至卵巢（ⅢA1 期）相鉴别。

[4] LVSI 按照 2020 年 WHO 发布的《女性生殖器肿瘤分类》：广泛 LVSI ≥ 5 个脉管癌栓。

[5] 分化和组织学类型

- 浆液性癌、透明细胞癌、中肾管样腺癌、胃肠型黏液腺癌、未分化癌、癌肉瘤为高级别肿瘤。对于内膜样癌，分化基于实性成分比例：低级别为 G1（≤ 5%）和 G2（6% ～ 50%），高级别为 G3（＞ 50%）。当细胞核异型性明显时，G1 和 G2 分级应提高 1 级。低级别肿瘤中出现不寻常的核异型性提示应评估 *p53* 状态以除外浆液性癌。根据镜下腺体特征对腺癌伴鳞癌分化进行分级。
- 非侵袭性组织学类型包括低级别（G1 和 G2）内膜样癌，侵袭性组织学类型包括高级别（G3）内膜样癌、浆液性癌、透明细胞癌、未分化癌、混合性腺癌、中肾管样腺癌、胃肠型黏液腺癌、癌肉瘤。
- 高级别内膜样癌在预后、临床特征、分子改变方面存在异质性，从分子分型中可获取预后信息，指导辅助治疗。若未行分子分型，高级别内膜样癌无法精准风险分层，因此，强烈推荐分子分型。为避免治疗不足，分子分型未知的高级别内膜样癌在 FIGO 分期中视为侵袭性组织学类型。

[6] 微转移为淋巴结转移[pN1(mi)]。孤立肿瘤细胞转移预后意义未知，记录为 pN0(i+)。基于 TNM，宏转移＞ 2 mm，微转移为 0.2 ～ 2 mm 和（或）＞ 200 个细胞，孤立肿瘤细胞＜ 0.2 mm 和≤ 200 个细胞。

FIGO 2023 分期 - 分子分型[1]

分期	分子分型
ⅠA 期 $_{m-POLEmut}$	*POLE* 超突变型，局限子宫体或累及子宫颈，无论 LVSI 或组织学类型
ⅡC 期 $_{m-P53abn}$	*p53* 异常型，局限于子宫体且伴肌层浸润，有或无子宫颈累及，无论 LVSI 或组织学类型

[1] 结合分子分型的分期可更好地提示预后。为指导辅助治疗决策，所有的子宫内膜癌患者推荐分子分型检测（POLEmut、dMMR、NSMP、P53abn）用于风险预后分层。活检标本可行分子分型，不需在切除的子宫标本上重复检测。若行分子分型，所有分期均应记录。

- 预后良好：*POLE* 致病突变（POLEmut）。
- 预后中等：dMMR/MSI 和无特异性分子改变（no specific molecular profile/no surrogate marker profile，NSMP）型。
- 预后差：P53 异常（P53abn）。
- FIGO Ⅰ期和Ⅱ期基于手术 / 解剖学和组织病理学。若分子分型为 *POLE* 突变或 P53 异常，修正分期，下标“m”代表分子分型，在分期中标明。若分子分型为 dMMR 和 NSMP，不影响分期但应记录为Ⅰ期 $_{dMMR}$、Ⅰ期 $_{mNSMP}$、Ⅱ期 $_{dMMR}$ 或Ⅱ期 $_{mNSMP}$。
- FIGO Ⅲ期和Ⅳ期基于手术 / 解剖学。分子分型不改变分期，若已知分子分型应记录为Ⅲ $_{m}$ 或Ⅳ $_{m}$。例如，若分子分型为 P53 异常，应记录为Ⅲ期 $_{m-P53abn}$ 或Ⅳ期 $_{m-P53abn}$。

（四）病理学分类

2020 WHO[1] 子宫内膜癌病理学分类

子宫内膜癌——上皮性	ICD-O 编码
内膜样癌（endometrioid adenocarcinoma）	8380 / 3
POLE 超突变型内膜样癌	
错配修复缺陷型内膜样癌	
p53 突变型内膜样癌	
无特异性分子改变型内膜样癌	
浆液性癌（serous carcinoma）	8441 / 3
透明细胞癌（clear cell adenocarcinoma）	8310 / 3
未分化癌（undifferentiated carcinoma）/ 去分化癌（dedifferentiated carcinoma）	8020 / 3
混合性腺癌（mixed cell adenocarcinoma）	8323 / 3
中肾管腺癌（mesonephric adenocarcinoma）	9110 / 3
鳞状细胞癌（squamous cell carcinoma）	8070 / 3
黏液性癌，肠型（mucinous carcinoma，intestinal type）	8144 / 3
中肾管样腺癌（mesonephric-like adenocarcinoma）	9111 / 3
癌肉瘤（carcinosarcoma）	8090 / 3

[1] 世界卫生组织（World Health Organization，WHO）。

十、推荐等级

中华医学会妇科肿瘤学分会推荐等级及其意义

推荐级别	代表意义
1 类	基于高级别临床研究证据，专家意见高度一致
2A 类	基于低级别临床研究证据，专家意见高度一致；或基于高级别临床研究证据，专家意见基本一致
2B 类	基于低级别临床研究证据，专家意见高度一致；或基于高级别临床研究证据，专家意见存在争议
3 类	无论基于何种级别临床研究证据，专家意见明显分歧

注：如无特殊说明，均为 2A 类推荐。

诊疗原则

一、病理学检查和分子分型原则

（一）病理学检查原则

1. 手术切除范围

（1）全子宫切除 + 双侧附件切除（首选）。

（2）改良广泛子宫切除 + 双侧附件切除。

（3）盆腹腔淋巴结切除。

2. 子宫内膜癌的病理学评估

（1）子宫

1）子宫切除术类型的描述：按照 Q ～ M 分型描述子宫内膜癌的子宫切除是 A 型、B 型或 C 型。

2）取出子宫标本完整性的描述：A. 是否置于标本袋中取出；B. 是否完整取出子宫；C. 是否旋切子宫后取出；D. 其他。

3）剖视子宫标本后肿瘤位置的描述：A. 位于子宫腔及是否累及子宫颈；B. 位于子宫角、中段或下段；C. 肿瘤大小；D. 肉眼观肌层受侵的深度等；E. 是否累及切缘；F. 子宫浆膜是否受累。

4）组织学分类：按照 2020 年 WHO 发布的《女性生殖器肿瘤分类（第 5 版）》中子宫内膜癌的病理进行分类，分为子宫内膜样癌、浆液性癌、透明细胞癌、未分化 / 去分化癌、混合性腺癌、癌肉瘤、中肾管腺癌、中肾管样腺癌、鳞状细胞癌，以及胃肠型黏液性癌。

5）组织学分级：子宫内膜样癌采用 FIGO 分级标准：1 级，实性生长区 ≤ 5%；2 级，实性生长区占 6% ～ 50%；3 级，实性生长区 > 50%。采用 2020 年 WHO 发布的《女性生殖器肿瘤分类（第 5 版）》进行组织学分级分为低级别（G1/G2）和高级别（G3）。

6）子宫颈间质受累：分为有间质受累，无间质受累。

7）LVSI：分为无淋巴血管间隙浸润、灶性淋巴血管间隙浸润、广泛淋巴血管间隙浸润。

（2）转移病灶的描述

描述子宫外其他受累组织 / 器官（输卵管、卵巢、阴道、宫旁、腹膜、大网膜及其他）的情况。

（3）淋巴结的描述

1）术中描述淋巴切除的位置和淋巴结转移的水平（如盆腔、髂总及腹主动脉旁）。

2）前哨淋巴结活检，需肉眼评价，以保证标本中包含淋巴结组织。

3）对前哨淋巴结进行病理超分期，以检测较小肿瘤转移灶，区分3种转移情况（孤立肿瘤细胞转移、微转移及宏转移），并描述各种转移的淋巴结数目。

（4）腹水细胞学留取方法

术前电凝或结扎双侧输卵管伞端及峡部，留取100～200 mL腹腔冲洗液，立即送细胞学检查，注意冲洗盆腔时要防止冲洗液流至上腹腔。

（5）免疫组化和其他分子检测

1）初始治疗患者标本可进行免疫组化系列检测，如雌激素受体（estrogen receptor，ER）、孕激素受体（progesterone receptor，PR）、p53、MMR（MLH1、PMS2、MSH2、MSH6）、Ki-67、p16、PTEN、PAX2、Napsin A、HNF-1b、癌胚抗原、波形蛋白、E-cadherin、B-catenin等。对早期患者标本可考虑行L1CAM免疫组化及*ARID1A*、*CTNNB1*基因突变检测。怀疑有特殊浸润方式或淋巴结微转移，肿瘤细胞不明显时，可行细胞角蛋白（Cytokeratin，CK）、CK7或PAX8免疫组织化学染色以免漏诊。

2）建议在Ⅲ期、Ⅳ期和复发疾病的情况下，根据需要加做以下分子检测：HER-2、程序性死亡蛋白配体-1（programmed death ligand-1，PD-L1）、TMB、*NTRK*基因融合。

（二）分子分型原则

（1）子宫内膜癌的分子检测分为4型：*POLE*突变（POLE ultra-mutated）型、MSI-H/dMMR型、高拷贝数（copy number high）型/P53异常型和低拷贝数（copy number low）型、无特异性分子改变（no specific molecular profile/no surrogate marker profile，NSMP）型。

（2）子宫内膜癌的癌症基因组图谱（the cancer genome atlas，TCGA）分型是基于基因组学、转录组学、蛋白组学、基因拷贝数量和基因甲基化数据的分子分型，将内膜癌分为4种类型，预后存在显著差异（图1）。目前临床也有实用的替代检测方法，如WHO分型（图2）、NCCN分型、PromisE分型、TransPORTEC分型等。

（3）有条件的情况下，应对所有子宫内膜癌标本进行分子分型及相关基因检测，分子分型有助于合理制定治疗方案、选择辅助治疗方法及预后判断。

（4）建议所有子宫内膜癌患者行MMR蛋白检测作为筛查。

1）若结果不明确，可行MSI检测。

2）如果有MLH1和（或）PMS2缺失应进一步评估启动子甲基化，以评估是否为表观遗传学改变。

3）建议对所有其他MMR异常进行遗传咨询、分子检测，明确是否为胚系遗传。

4）对于MMR表达无缺失/MSI稳定或未接受筛查但有子宫内膜癌和（或）结直肠癌家族史的人，建议进行遗传咨询和检测。

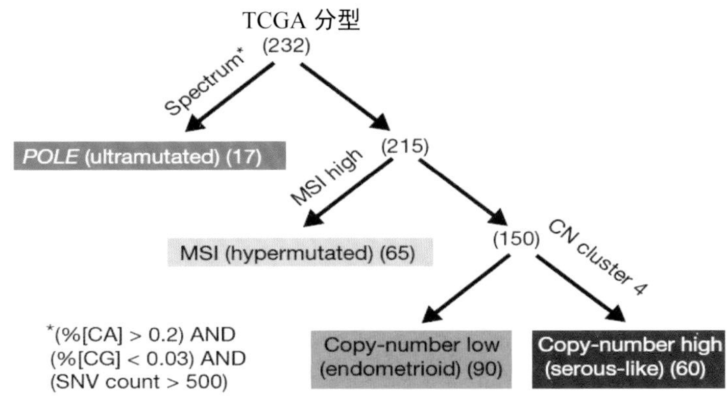

图 1 TCGA 分型

（引自：CANCER GENOME ATLAS RESEARCH NETWORK; CYRIAC KANDOTH, NIKOLAUS SCHULTZ. Integrated genomic characterization of endometrial carcinoma[J]. Nature，2013，497（7447）：67-73.）

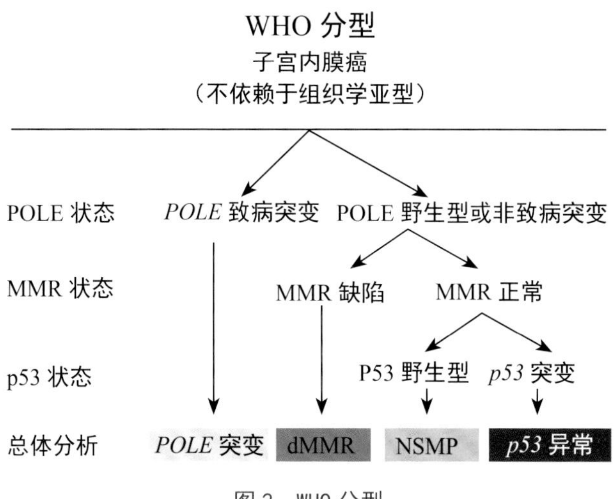

图 2 WHO 分型

（引自：WHO Classification of Tumours Editorial Board. Female genital tumours[M]. 5th ed. Lyon：World Health Organization，2020.）

二、影像学检查原则

1. 初始检查

（1）非保留生育功能者

1）推荐行术前盆腔超声检查。超声检查是子宫内膜恶性肿瘤最常用的辅助检查手段，可初步评估子宫体大小、子宫内膜厚度、肌层是否浸润、附件有无占位等，经阴道彩超检查准确度更高。不同指南对经阴道超声判断绝经后异常子宫内膜厚度的确定值有所差异，结合 FIGO 及欧洲肿瘤内科学会（European Society for Medical Oncology，ESMO）指南，内膜厚度≥ 4 ～ 5 mm，绝经后阴道出血罹患子宫内膜癌的风险明显增加[1]。

2）首选盆腔 MRI 评估肌层浸润深度和子宫颈间质浸润情况，这些特征是子宫内膜癌分期的重要指标。动态对比增强 MRI 和 T_2 加权图像能有效评估肌层浸润深度和子宫颈间质浸润情况，准确率分别为 98% 和 90%[2-3]。

3）推荐胸部 X 线检查。如果发现异常，建议行胸部 CT 检查（非强化）。

4）对于高级别肿瘤（如高级别子宫内膜样癌、浆液性癌、透明细胞癌、混合性腺癌、未分化癌/去分化癌、癌肉瘤、中肾管腺癌、中肾管样腺癌、鳞状细胞癌，以及胃肠型黏液性癌），首选胸部/腹部/盆腔 CT 评估病灶转移情况。

5）对于接受子宫全切术后偶然发现子宫内膜癌或分期不完全且有危险因素的患者，建议行胸部/腹部/盆腔 CT 以评估病灶转移情况。明确的危险因素包括高级别癌、肌层浸润深度＞50%、子宫颈间质受累、LVSI 和肿瘤直径＞2 cm。

6）如果怀疑特定部位转移，推荐进行颈部/胸部/腹部/盆腔/腹股沟或全身 PET/CT 检查。2- 氟 -2- 脱氧 -D- 葡萄糖 - 正电子发射断层扫描（FDG-PET/CT）在检测远处转移方面显示出高特异度和阳性预测价值[4]。FDG-PET/CT 在患者术前检测淋巴结转移和术后疾病复发方面具有很好的诊断效能[5]。

7）应基于转移性疾病的症状和临床特征来决定是否进行其他影像学检查。

（2）保留生育功能者

1）首选盆腔 MRI 进行肌层浸润和局部疾病范围的评估，若存在禁忌证，可行经阴道盆腔超声检查评估。

2）胸部 X 线检查。如果发现异常，则进行胸部 CT 检查（非强化）。

3）如果怀疑患者特定部位转移，则考虑颈部/胸部/腹部/盆腔/腹股沟或全身 PET/CT 检查。

4）初治过程中，应基于转移性疾病的症状和临床特征来决定是否进行其他影像学检查（适应证包括异常体格检查结果，如阴道肿瘤；可触及的肿块或淋巴结肿大；新的盆腔、腹部或肺部的临床表现）。

2. 随访/监测

（1）非保留生育功能者：影像学检查应基于患者症状、风险评估和复发或转移性疾病的临床特征。

（2）保留生育功能者：对于药物治疗失败的患者，即 6～9 个月后仍为持续性子宫内膜癌的患者，尤其是需要考虑进一步保留生育能力的方案时，应首选盆腔 MRI 复查。

3. 疑似复发或转移

（1）根据症状或体格检查结果，建议进行腹部/盆腔和（或）胸部 CT。

（2）根据临床指征，考虑对特定患者进行全身 PET/CT 和（或）腹部/盆腔 MRI 检查。

三、评估与手术分期原则

（一）概述

1. 手术分期的适应证

若患者不保留生育功能，对病变局限于子宫的子宫内膜癌患者，手术治疗（子宫、双侧附件切除及淋巴结评估）是主要治疗方法[6-8]。

对有子宫外转移的晚期患者，经多学科协作团队（multi-disciplinary team，MDT）评估能完全切除病灶，且手术风险和对术后生活质量的影响尚可者，可考虑行肿瘤细胞减灭术（包括切除肿大淋巴结）。如果基于影像学检查和手术探查发现有明显子宫外转移病灶，仅为分期可不行淋巴结切除[2]。

2. 手术分期的范围

（1）淋巴结评估主要涉及子宫引流的淋巴结区域，通常包括盆腔淋巴结清扫 ± 腹主动脉旁淋巴结切除，它是早期子宫内膜癌手术分期的重要组成部分，可能影响术后辅助治疗方案。盆腔淋巴结切除应包括髂外、髂内、闭孔、髂总淋巴结。对于高危患者，如深肌层浸润、组织学类型为高级别肿瘤（如高级别子宫内膜样癌、浆液性癌、透明细胞癌、混合性腺癌、未分化癌 / 去分化癌、癌肉瘤、中肾管腺癌、中肾管样腺癌、鳞状细胞癌，以及胃肠型黏液性癌），腹主动脉旁淋巴结评估应包括肠系膜下动脉和肾血管水平区域的淋巴结[9]。前哨淋巴结（sentinel lymph node，SLN）可用于病变局限于子宫的患者[10]。另外，应切除盆腔或主动脉区可疑或肿大的淋巴结以除外淋巴结转移[9]。

（2）手术分期应对腹膜、膈肌和腹腔器官浆膜面进行全面探查，并对任何可疑病变进行活检[9]。

（3）虽然腹腔冲洗液细胞学检查不影响分期，但 FIGO 和 AJCC 仍建议在手术期间留取细胞学标本[9]。

（4）对于特殊病理类型：浆液性癌、透明细胞癌、癌肉瘤、混合性腺癌、未分化癌 / 去分化癌等患者，应行大网膜切除术或大网膜活检术[9]。

（5）对于术前影像学评估为Ⅱ期的患者，首选筋膜外子宫切除。为达到手术切缘阴性，可选择改良广泛子宫切除术。

（6）对绝经前，特别是＜ 45 岁的低级别子宫内膜样癌、无 / 浅肌层浸润、术前检查和术中评估无卵巢累及和子宫外转移的患者，可考虑保留卵巢，但应切除双侧输卵管。对有胚系 *BRCA* 突变、林奇综合征或子宫内膜癌家族史的患者，不建议保留卵巢[2]。

3. 手术分期的途径

手术分期的途径包括腹腔镜、机器人、经阴道、开腹，对于术前评估病灶相对局限的患者，标准手术途径为微创手术[9]。随机研究、Cochrane 数据库综述和回顾性研究均显示对于该类患者，微创手术的手术部位感染、输血、静脉血栓栓塞发生率均较低，住院时间缩短，医疗成本较低，且不影响肿瘤结局[11-15]。无论采取何种方式，为达到无瘤原则，应完整切除子宫，避免腹腔内粉碎肿瘤或肿瘤破裂[9]。如果子宫经阴道取出时有破裂风险，应改用其他措施（如经腹部小切口、使用内取物袋）。子宫外和子宫颈转移的肿瘤（不包括淋巴结转移）是微创手术的相对禁忌证[16]。

（二）前哨淋巴结示踪活检

1. 子宫内膜癌前哨淋巴结活检术的适应证

（1）前瞻性和回顾性研究表明，与系统性盆腔淋巴结切除术相比，前哨淋巴结活检术（sentinel lymph node biopsy，SLNB）结合病理超分期可增加淋巴结转移的检出率，在病变明显局限于子宫的患者中假阴性率较低[17-21]。最近的证据表明，其也可用于高危组织学类型（如浆液性癌、透明细胞癌、癌肉瘤等）[22-23]。

（2）当术前影像学检查无子宫外转移或术中探查无明显宫外病灶时，SLNB 可用于病变局限于子宫患者的手术分期[9]。

（3）SLNB 的关键在于严格按照前哨淋巴结检测流程，这要求在单侧 SLN 无法检出的病例中进行该侧盆腔系统淋巴结切除术[9]。早期低危子宫内膜癌应用 SLNB，具有微创和较好的肿瘤安全性，可以代替系统性淋巴结切除术，推荐常规应用；合并高危因素的子宫内膜癌患者 SLNB 能否替代系统盆腔淋巴结切除术，仍需高级别循证医学证据[10]。

2. 前哨淋巴结示踪剂注射部位

子宫颈部注射染料可用于识别具有高转移风险的淋巴结。通过子宫颈表浅（1～3 mm）和深部组织（1～2 cm）两点法（3 点、9 点）或 4 点法（2 点、4 点、8 点、10 点，或 3 点、6 点、9 点、12 点）注射染料，示踪剂可覆盖子宫常见的淋巴引流通路[21,24]。

3. 示踪剂的选择

示踪剂种类包括生物活性染料（蓝色染料、纳米碳等）、放射性核素、荧光示踪剂（吲哚菁绿）等。使用生物活性染料可通过裸眼在术中识别 SLN，不受手术途径限制[25]，但容易弥散至周围组织。放射性核素及荧光示踪剂需要特殊成像设备，但组织穿透性较好。吲哚菁绿是国际指南推荐用于子宫内膜癌 SLNB 的示踪剂，目前在国内外广泛应用，其检出率在各种示踪剂中最高[21,24-25]。

4. 前哨淋巴结的淋巴引流通路及术中识别

（1）注射到子宫颈的染料可很好地渗透到子宫旁和阔韧带内血管区域淋巴管道，进一步显示盆腔引流区，甚至腹主动脉旁的前哨淋巴结。

（2）常见的子宫内膜癌前哨淋巴结淋巴引流通路为上宫颈旁通路（upper paracervical pathway，UPP），子宫体淋巴干常跨过闭塞的脐动脉，盆腔前哨淋巴结最常见于髂外动脉内侧、腹下腹膜侧或闭孔区的上部。另一个少见的通路为下宫颈旁通路（lower paracervical pathway，LPP），淋巴管未越过闭塞的脐动脉，沿着中段输尿管系膜向头侧走行，这种情况下，前哨淋巴结常见于髂总、骶前区[26]。还有一条罕见的通路为骨盆漏斗韧带通路（infundibulo pelvic pathway，IPP），淋巴管沿骨盆漏斗韧带至腹主动脉旁淋巴结区域（图 3）[27]。

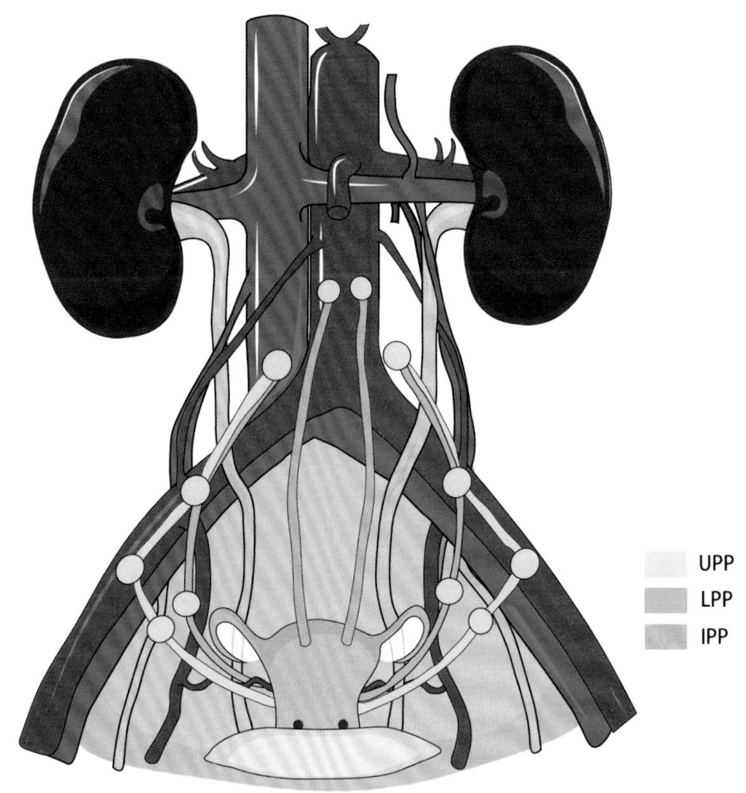

图 3　子宫内膜癌前哨淋巴结常见引流通路

5. 前哨淋巴结超分期检测

（1）SLNB 另一个潜在临床价值在于 SLN 中少量肿瘤细胞的淋巴结转移只能通过病理超分期技术检出。

（2）切除的 SLN 应做常规石蜡切片和 HE 染色病理检查。有条件的医院推荐行病理超分期检查。超分期检查包括连续切片和免疫组化染色，可增加“微小转移”的检出率[19]。目前 SLN 超分期检查尚无标准方法，不同研究也未发现某一方法有明显优势。美国纪念斯隆 – 凯特琳癌症中心采用的方法是先进行常规 HE 染色检查，如果结果为阴性，则从每个石蜡块切下相邻两张间隔 50 μm 的 5 μm 切片，分别进行 HE 和细胞角蛋白 AE1/AE3 染色，这样遗漏 SLN 中微小转移病灶的概率较低。此种方法简便易行，值得借鉴和应用[20]。

（3）另外，应明确报告孤立肿瘤细胞的淋巴结。在子宫内膜癌中，当在无宏转移和微转移的情况下检测到孤立肿瘤细胞时，将淋巴结分期命名为 pN0（i+）[28]，不改变传统分期。

6. 前哨淋巴结示踪流程

应在子宫切除术前进行 SLN 的识别（除非特殊情况，如子宫过大，必须先行切除才能暴露髂血管区域者）。术中打开后腹膜，沿淋巴结引流区域寻找示踪剂标记的淋巴管，沿着示踪淋巴管寻找第一站标记的淋巴结，记录各 SLN 显影的时间、切除各 SLN 的位置及数目。如一侧盆腔 SLN 显影失败，应行该侧系统性盆腔淋巴结切除术。如果发现明显肿大的淋巴结，可疑肿瘤转移，无论是否为 SLN，均应切除。如 SLN 示踪失败，也可选择重复在子宫颈注射示踪剂增加 SLN 检出率（图 4）。

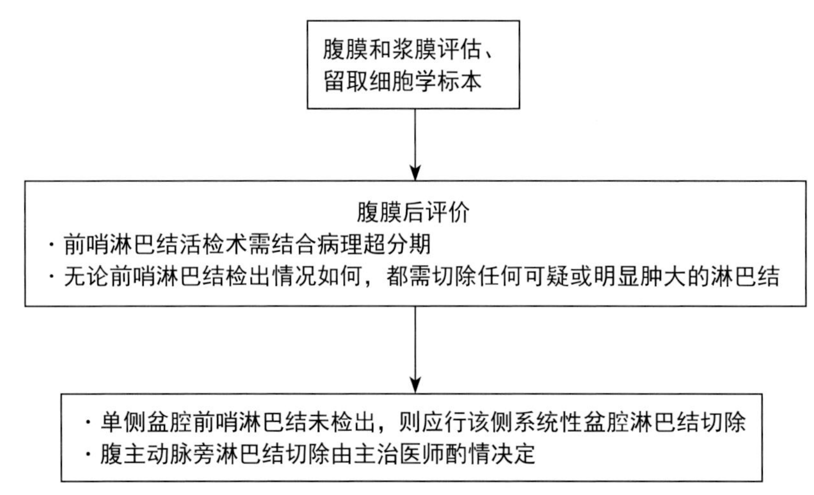

图 4　前哨淋巴结活检术流程[9]

四、全身治疗及药物反应处理原则

（一）全身治疗

子宫内膜癌全身治疗包括化学治疗、内分泌治疗、靶向治疗和免疫治疗。

1. 适应证

（1）病灶无法切除的晚期转移患者。

（2）无法耐受手术者。

（3）早期高危及晚期转移子宫内膜癌患者术后可辅助全身治疗[29-30]。

（4）复发患者。

2. 方案选择

（1）化疗一般选择以铂类为基础的联合治疗，卡铂/紫杉醇为首选化疗方案[31]，该方案疗效和耐受性较好，患者易于接受；对于晚期、复发性子宫内膜癌患者，化疗可联合帕博利珠单抗/多塔利单抗或贝伐珠单抗（优先用于*p53*突变者）。

（2）晚期转移/复发的HER-2阳性的子宫浆液性癌/癌肉瘤者，应联合应用曲妥珠单抗[32]。

（3）对既往治疗失败的晚期转移/复发患者，MSI-H/dMMR者推荐使用免疫检查点抑制剂单药治疗；MSS/pMMR者应用免疫检查点抑制剂+小分子酪氨酸激酶抑制剂[33]；高肿瘤突变负荷（high tumor mutation burden，TMB-H）者，可应用帕博利珠单抗；*NTRK*基因融合可应用拉罗替尼、恩曲替尼；HER-2阳性者（IHC 2+/3+）可应用德曲妥珠单抗[34]。

（4）病灶局限于子宫不适合手术的ER/PR阳性、低级别子宫内膜样腺癌患者可用高剂量孕激素治疗。

（5）内分泌治疗可用于晚期转移/复发的ER/PR阳性、低级别子宫内膜样腺癌者，且肿瘤病灶小、生长缓慢者。首选方案为醋酸甲地孕酮/他莫昔芬交替服用。全身治疗方案见表1～表4。

表 1　一线治疗（高危辅助治疗、晚期转移 / 复发治疗）方案

方案
顺铂 + 同步放疗，序贯卡铂 / 紫杉醇化疗[1]
紫杉醇 + 卡铂[2]
紫杉醇 + 卡铂 + 曲妥珠单抗[3]（晚期转移 / 复发的 HER-2 阳性的子宫浆液性癌、癌肉瘤）
紫杉醇 + 卡铂 + 贝伐珠单抗[4，5，6]
紫杉醇 + 卡铂 + 帕博利珠单抗[5，7，8]
紫杉醇 + 卡铂 + 多塔利单抗[5，9，10]
紫杉醇 + 卡铂 + 度伐利尤单抗[10，11]

[1] 联合放疗期间：第 1 周、第 4 周顺铂 50 mg/m^2，然后卡铂（AUC 5）+ 紫杉醇 175 mg/m^2，每 3 周重复，共 4 个周期。

[2] 卡铂（AUC 5）+ 紫杉醇 175 mg/m^2，若患者有紫杉醇禁忌证，可考虑应用多西他赛。

[3] 卡铂（AUC 5）+ 紫杉醇 175 mg/m^2 + 曲妥珠单抗 8 mg/kg 静脉注射，每 21 天 1 次，共 6 个周期，随后曲妥珠单抗维持治疗 6 mg/kg 静脉注射，每 21 天 1 次，直至进展或出现不可接受的毒性。

[4] 优先推荐贝伐珠单抗用于对于 *p53* 突变的晚期、复发性子宫内膜癌患者。

[5] 应用于晚期转移 / 复发子宫内膜癌患者。

[6] 中国国家药品监督管理局批准上市的生物类似物可作为替代。

[7] 卡铂（AUC 5）+ 紫杉醇 175 mg/m^2 + 帕博利珠单抗 200 mg 静脉注射，每 21 天 1 次，共 6 个周期（若无疾病进展或不良反应不可耐受，病情稳定或部分缓解者仍有可测量病灶，经医师判断后可接受最多 10 个周期化疗），随后帕博利珠单抗 400 mg 静脉注射，每 42 天 1 次，直至进展或出现不可接受的毒性，最多 14 个周期。

[8] 可用于 MSI-H/dMMR 者和 MSS/pMMR 者。

[9] 卡铂（AUC 5）+ 紫杉醇 175 mg/m^2 + 多塔利单抗 500 mg 静脉注射，每 21 天 1 次，共 6 个周期，随后多塔利单抗 1000 mg 静脉注射，每 42 天 1 次，直至进展或出现不可接受的毒性，最多 3 年。

[10] 用于 MSI-H/dMMR 者。

[11] 卡铂（AUC 5 或 6）+ 紫杉醇 175 mg/m^2 + 度伐利尤单抗 1120 mg 静脉注射，每 21 天 1 次，共 6 个周期，随后度伐利尤单抗 1500 mg 静脉注射，每 28 天 1 次，直至进展或出现不可接受的毒性。

表 2　后线治疗方案

顺铂 / 阿霉素 顺铂 / 阿霉素 / 紫杉醇 顺铂 卡铂 阿霉素 脂质体阿霉素 紫杉醇 白蛋白紫杉醇[1] 多西他赛 贝伐珠单抗[2] 异环磷酰胺（用于癌肉瘤） 异环磷酰胺 / 紫杉醇（用于癌肉瘤） 异环磷酰胺 / 顺铂（用于癌肉瘤）
既往含铂化疗失败后： · MSI-H/dMMR 者：帕博利珠单抗、多塔利单抗、纳武利尤单抗、度伐利尤单抗、恩沃利单抗、替雷利珠单抗、斯鲁利单抗、普特利单抗 · TMB-H[3] 者：帕博利珠单抗 · MSS/pMMR 者：帕博利珠单抗 + 仑伐替尼、贝莫苏拜单抗 + 安罗替尼、卡瑞利珠单抗 + 阿帕替尼、信迪利单抗 + 安罗替尼 · *NTRK* 基因融合者：拉罗替尼或恩曲替尼 · HER-2 阳性者（IHC 2+ 或 IHC 3+）：德曲妥珠单抗

[1] 白蛋白紫杉醇可考虑应用于紫杉醇过敏者，但不可应用于紫杉醇皮试过敏者。
[2] 中国国家药品监督管理局批准上市的生物类似物可作为替代。
[3] TMB-H ≥ 10 mut/mb。

表 3　晚期转移 / 复发子宫内膜癌内分泌治疗常用方案

优先选择方案	
· 醋酸甲地孕酮 / 他莫昔芬[1]（交替服用） · 依维莫司 / 来曲唑	
其他选择方案	
醋酸甲羟孕酮 / 他莫昔芬（交替服用） 孕激素单药 　醋酸甲羟孕酮 　醋酸甲地孕酮 芳香化酶抑制剂 他莫昔芬 氟维司群	ER 阳性： 　阿贝西利 + 来曲唑 　瑞波西利 + 来曲唑

[1] 醋酸甲地孕酮 80 mg，2 次 / 天，3 周，随后他莫昔芬 20 mg，2 次 / 天，3 周，每 6 周为 1 个周期，至疾病进展或不良反应不可耐受。

表 4　病灶局限于子宫不适合手术患者或保留生育功能的内分泌治疗

优先选择方案	其他选择方案
孕激素单药 　醋酸甲羟孕酮 　醋酸甲地孕酮	宫内避孕装置

（二）药物反应处理原则

（1）化疗、靶向及免疫治疗应该在有相关药物配置设备和输注条件的专业医疗机构进行。

（2）化疗、靶向及免疫治疗应由具有相关经验、能够监测和处理不良反应的专业医护人员施行。

（3）几乎所有药物都有不良反应，使用前应详细了解所用药物成分、特性及可能发生的不良反应。

（4）对紫杉醇类易发生输注反应的药物可采用口服激素、抗组胺药物等预处理减少输注反应的发生。

（5）药物反应大部分是轻微的输液反应（如皮肤反应、心血管反应、呼吸或喉咙紧绷感），但可能会发生更严重的过敏反应，甚至发生危及生命的过敏性休克。

（6）输注有严重过敏反应的药物或对既往有过敏史的患者施行化疗应在有监护和急救条件的病房进行。

（7）出现严重危及生命不良反应时需立即停止药物输注，救治康复后不应再次接受相关药物输注。

（8）紫杉醇类输液反应常由药物辅剂引起，常见过敏反应通常发生在最初一两个周期；而卡铂的过敏反应更多见于多周期输注之后。

（9）孕激素、芳香化酶抑制剂等内分泌治疗应关注高凝、血栓、肝功能异常等药物反应。

（10）抗血管生成类靶向药物治疗应关注和监测血压、尿蛋白、肾功能，同时警惕出血、血栓、胃肠道穿孔。

（11）应了解和监测免疫检查点抑制剂相关药物不良反应（如常见的甲状腺功能异常、皮疹、消化道症状等），更要警惕、早期识别和及时救治致死性免疫治疗相关肺炎和心肌炎。

五、放射治疗原则

1. 放疗一般原则

（1）子宫内膜癌放疗主要用于术后辅助治疗，以降低术后复发风险，也可用于有严重内科基础疾病、高龄或病态肥胖等不适合手术或无法手术切除的患者，推荐根治性放疗 ± 全身治疗，放疗后适合手术者仍然建议手术。晚期或复发转移子宫内膜癌患者可行姑息放疗，以改善症状、提高生存质量。

（2）放疗方式包括外照射治疗（external beam radiotherapy，EBRT）和（或）近距离放疗。放疗前需要影像学检查以评估肿瘤累及的局部区域范围（术后需注意有无残余病灶），并排除远处转移。一般来说，EBRT 主要针对盆腔，伴或不伴主动脉旁区域。近距离放疗主要用于子宫切除术后的阴道放疗，也用于完整子宫、子宫颈的放疗，还可以用于术前放疗和根治性放疗。

（3）放化疗可以序贯进行，也可以同步进行。

（4）术后放疗建议在阴道断端愈合后尽早开始，一般在术后 6 ～ 8 周开始，最好不超过 12 周。

（5）建议调强放疗（intensity-modulated radiation therapy，IMRT）以保护正常组织，并注意质量保证和组织分次间位移。

（6）立体定向放射外科（stereotactic radiosurgery，SRS）和立体定向体部放射治疗（stereotactic body radiation therapy，SBRT）可用于治疗转移性疾病，SRS 针对颅内病灶，SBRT 则用于颅外病灶，利用三维解剖学靶向性地给予肿瘤病灶以精确、根治性、高剂量电离辐射的放射治疗，要求精确的靶区定位、摆位的可重复性和陡峭的放射剂量梯度，可以最大限度地提高肿瘤病灶的局部控制，尽可能地降低相邻正常组织的放射性损伤。

2. 外照射治疗

（1）外照射靶区

1）盆腔放疗靶区应包括可见肿瘤区域（如存在腹盆腔转移淋巴结或残余病灶）、子宫旁组织、阴道上段 / 阴道旁组织及髂总、髂外、髂内、闭孔淋巴结引流区，子宫颈受侵时要包括骶前淋巴结引流区。

2）延伸野放疗靶区应包括上述盆腔区域及腹主动脉旁淋巴结引流区域。延伸野的上界取决于临床情况，但至少应在肾血管水平以上 1 ～ 2 cm。

3）有风险的盆腔组织，特别是在子宫切除术后，可能会因为肠道和膀胱充盈状态而变化很大。在这种情况下，包含器官运动及其形变范围的综合靶区（integrated target volume，ITV），应被视为临床靶区（clinical target volume，CTV），并被充分覆盖于治疗靶区内。

（2）处方剂量

1）对于术后无残留或仅有镜下残留的患者，CTV 剂量建议 45 ～ 50 Gy、1.8 ～ 2 Gy/f。如果有肉眼残余病灶，并且该区域可准确定位，在保证正常组织安全的前提下，该区域可考虑加量至 60 ～ 70 Gy。

2）对于可见的淋巴结病灶，考虑正常组织限量后，同时或序贯增量至 60 ～ 65 Gy。

3）对于术前放疗和根治性放疗，建议 CTV 剂量均为 45 ～ 50 Gy。术前放疗还可以考虑增加高剂量率放疗，使总剂量等效于 75 ～ 80 Gy 低剂量率放疗，以最大限度地降低子宫全切术切缘或近切缘阳性的风险。

4）对于既往无放疗史的复发性子宫内膜癌，照射野包括参照辅助放疗范围。对于再次放疗者，应将照射野局限于可见病灶，靶区剂量设定也应兼顾对病灶的最大控制和正常组织最低风险。

3. 阴道近距离放射治疗

（1）对于阴道近距离放射治疗（vaginal brachy therapy，VBT），处方剂量应定义在阴道表面或阴道黏膜下 0.5 cm 处；剂量取决于 EBRT 的使用。

（2）单纯术后 VBT 常用分割方案包括阴道黏膜表面 6 Gy × 5 次照射，或阴道黏膜下 5 mm 处 7 Gy × 3 次或 5.5 Gy × 4 次照射。虽然处方剂量定义在离阴道黏膜下 0.5 cm 的 7 Gy × 3 次照射是许多人使用的方案，但在特定患者中使用较小的分割剂量被认为有可能进一步降低毒性。有关 VBT 的疗效和最佳剂量的 PORTEC-4 研究正在进行，结果尚未公布。

（3）联合 EBRT 的 VBT 补量方案一般为阴道黏膜剂量每次 4 ～ 6 Gy，共进行 2 ～ 3 次。

（4）根治性放疗时的近距离放疗建议采用图像引导以显示子宫肌层的剂量及分布情况，以及膀胱、直肠等主要危及器官等剂量分布情况，近距离放疗剂量是根据临床情况个体化制定的。子宫肌层剂量争取达到 50 Gy 以上，同时适当补充子宫颈和阴道剂量，如子宫颈或阴道有可见肿物，局部剂量需参考宫颈癌和阴道癌。三维近距离放疗时，GTV 包括 MRI-T_2 加权图像上可见的肿瘤区，主要指高信号区及灰区。CTV 包括整个子宫、子宫颈及阴道上段 1 ～ 2 cm。如果采用单纯后装腔内放疗时，建议 CTV 的 D90 至少达到 48 Gy。如果 EBRT 和近距离放疗联合使用时，根治性放疗患者的 D90 至少达到 65 Gy，如果使用 MRI 图像引导，GTV 的 D90 至少达到 80 Gy。

4. 组织间近距离放疗

组织间近距离放疗是一种先进的技术，将多根针 / 导管插入可见病灶 / 靶区内。对于腔内近距离放疗无法实施或解剖位置更倾向于组织间近距离放疗的病例，组织间近距离放疗可以使靶区剂量最大化，危及器官的受量最低化。三维治疗计划在 CT 和（或）MRI 图像上勾画靶体积和危及器官，进行剂量体积直方图（dose volume histogram，DVH）评估。剂量和分割模式取决于之前的放疗剂量、靶区体积和危及器官受量。

六、生存者管理原则

1. 原则

（1）肿瘤生存者是肿瘤治疗后的存活者。肿瘤生存者管理贯穿从确诊到生命全过程；涉及肿瘤及其治疗对躯体、精神、情感、社会和经济的全周期影响。应在治疗的早期与患者沟通，随后定期交流。

（2）生存者管理应重视肿瘤及相关治疗对肿瘤生存者的医学、功能及社会心理学影响及需求；建立肿瘤生存者的高质量健康管理标准，制定相应对策，进行相应的临床处理。

（3）子宫内膜癌的治疗通常包括手术、化学治疗、放射治疗、内分泌治疗、免疫治疗和靶向治疗。这些治疗会造成急性、短期、长期和晚期不良反应并涉及躯体、精神、心理、社会的相关影响，需长期系统管理。

2. 躯体影响

（1）手术可能导致疼痛、泌尿道或胃肠道并发症（如失禁、腹泻）、盆底功能障碍［如泌尿、肠道和（或）性功能影响］和淋巴水肿。

（2）子宫内膜癌化疗药物主要包括卡铂、紫杉醇和多柔比星，这些药物可能引起长期不良反应，甚至可能在治疗结束后持续存在。这些反应主要包括神经毒性、心脏毒性、乏力、认知功能障碍和继发血液系统肿瘤等。

（3）放射治疗可能会导致长期并发症（如纤维化、外阴阴道萎缩），并可能诱发皮下组织和（或）靠近放射野器官继发性肿瘤。

（4）免疫治疗和靶向药物的应用增多，长期影响尚不清楚。

（5）长期雌激素缺乏可能会导致潮热、阴道干燥和骨质丢失等症状，症状严重者，应考虑性激素替代治疗。

3. 社会心理影响

患癌后的社会心理影响包括心理影响（如抑郁、焦虑、害怕复发和身体形象改变带来的心理障碍）、经济影响（如失业、难以回归正常工作和保险问题）及人际间影响（夫妻关系、朋友关系等）。

4. 临床处理

（1）子宫内膜癌生存者应接受长期管理，强化慢病管理理念，加强心血管危险因素监测，接受常规疫苗接种，采用健康的生活方式。

（2）为了评估妇科癌症的晚期和长期影响，临床医师应详尽记录患者的病史，进行全面的体格检查，并提供任何必要的影像学和（或）实验室检查。推荐转诊给恰当的专科医师（如物理治疗、盆底治疗、性治疗、心理治疗）。

（3）建议在放疗后使用阴道扩张器和润滑剂。

（4）绝经前患者，可考虑激素替代治疗，应根据病理类型和复发风险个体化评估。

（5）所有参与生存者照护的临床医师，包括社区医师，应互相沟通和协调，向生存者提供合理的治疗方案和随访建议。

参考文献

[1] PEUNGJESADA S.Magnetic resonance imaging of endometrial carcinoma[J]. J Comput Assist Tomogr，2009，33（4）：601-608.

[2] OAKNIN A，BOSSE T J，CREUTZBERG C L，et al. Endometrial cancer：ESMO Clinical Practice Guideline for diagnosis，treatment and follow-up[J]. Ann Oncol，2022，33（9）：860-877.

[3] JOSE ALEJANDRO RAUH-HAIN，SARAH C CONNOR，JOEL T CLEMMER，et al. Trends in treatment of uterine serous cancer in the medicare population[J]. Int J Gynecol Cancer，2015，25（6）：1023-1030.

[4] MICHAEL S GEE，MOSTAFA ATRI，ANDRIY I BANDOS，et al. Identification of distant metastatic disease in uterine cervical and endometrial cancers with FDG PET/CT：analysis from the ACRIN 6671/GOG 0233 multicenter trial[J]. Radiology，2018，287（1）：176-184.

[5] VIKRAM RAO BOLLINENI，SIGMUND YTRE-HAUGE，OKSANA BOLLINENI-BALABAY，et al. High diagnostic value of 18F-FDG PET/CT in endometrial cancer：systematic review and meta-analysis of the literature[J]. J Nucl Med，2016，57（6）：879-885.

[6] American College of Obstetricians and Gynecologists. ACOG practice bulletin，clinical management guidelines for obstetrician-gynecologists，number 65，August 2005：management of endometrial cancer[J]. Obstet Gynecol，2005，106：413-425.

[7] BAKKUM-GAMEZ J N，GONZALEZ-BOSQUET J，LAACK N N，et al. Current issues in the management of endometrial cancer[J]. Mayo Clin Proc，2008，83：97-112.

[8] EDGE S B，BYRD D R，COMPTON C C. AJCC cancer staging manual[M]. 7th ed. New York：Springer，2010.

[9] National Comprehensive Cancer Network. NCCN clinical practice guidelines in oncology：Uterine Neoplasms.v.2.2024[C/OL]. https：//www.nccn.org/professionals/physician_gls/pdf/uterine.pdf.

[10] 中国研究型医院学会妇产科专业委员会 . 子宫内膜癌前

哨淋巴结切除临床应用专家共识 [J]. 中国妇产科临床杂志，2020，21（04）：438–440.

[11] WALKER J L，PIEDMONTE M R，SPIRTOS N M，et al. Laparoscopy compared with laparotomy for comprehensive surgical staging of uterine cancer：Gynecologic Oncology Group Study LAP2[J]. J Clin Oncol，2009，27：5331–5336.

[12] KORNBLITH A B，HUANG H Q，WALKER J L，et al. Quality of life of patients with endometrial cancer undergoing laparoscopic international federation of gynecology and obstetrics staging compared with laparotomy：a Gynecologic Oncology Group Study[J]. J Clin Oncol，2009，27：5337–5342.

[13] GALAAL K，BRYANT A，FISHER A D，et al. Laparoscopy versus laparotomy for the management of early stage endometrial cancer[J]. Cochrane Database Syst Rev，2012，9：CD006655.

[14] SCALICI J，LAUGHLIN B B，FINAN M A，et al. The trend towards minimally invasive surgery（MIS）for endometrial cancer：an ACS NSQIP evaluation of surgical outcomes[J]. Gynecol Oncol，2015，136：512–515.

[15] FADER A N，WEISE R M，SINNO A K，et al. Utilization of minimally invasive surgery in endometrial cancer care：a quality and cost disparity[J]. Obstet Gynecol，2016，127：91–100.

[16] CONCIN N，MATIAS–GUIU X，VERGOTE I，et al. ESGO/ESTRO/ESP guidelines for the management of patients with endometrial carcinoma[J]. Int J Gynecol Cancer，2021，31(1)：12–39.

[17] ABU–RUSTUM NR，KHOURY–COLLADO F，PANDIT–TASKAR N，et al. Sentinel lymph node mapping for grade 1 endometrial cancer：is it the answer to the surgical staging dilemma[J]？ Gynecol Oncol，2009，113：163–169.

[18] LEITAO MM J R，KHOURY–COLLADO F，GARDNER G，et al. Impact of incorporating an algorithm that utilizes sentinel lymph node mapping during minimally invasive procedures on the detection of stage IIIC endometrial cancer[J]. Gynecol Oncol，2013，129：38–41.

[19] HOLLOWAY R W，ABU–RUSTUM N R，BACKES F J，et al. Sentinel lymph node mapping and staging in endometrial cancer：a society of gynecologic oncology literature review with consensu recommendations[J]. Gynecol Oncol，2017，146：405–415

[20] KIM C H，SOSLOW R A，PARK K J，et al. Pathologic ultrastaging improves micrometastasis detection in sentinel

lymph nodes during endometrial cancer staging[J]. Int J Gynecol Cancer, 2013, 23: 964–970.

[21] ROSSI E C, KOWALSKI L D, SCALICI J, et al. A comparison of sentinel lymph node biopsy to lymphadenectomy for endometrial cancer staging (FIRES trial): a multicentre, prospective, cohort study[J]. Lancet Oncol, 2017, 18: 384–392.

[22] SCHIAVONE M B, ZIVANOVIC O, ZHOU Q, et al. Survival of patients with uterine carcinosarcoma undergoing sentinel lymph node mapping[J]. Ann Surg Oncol, 2016, 23: 196–202.

[23] SOLIMAN P T, WESTIN S N, DIOUN S, et al. A prospective validation study of sentinel lymph node mapping for high–risk endometrial cancer[J]. Gynecol Oncol, 2017, 146: 234–239.

[24] FRUMOVITZ M, PLANTE M, LEE P S, et al. Near–infrared fluorescence for detection of sentinel lymph nodes in women with cervical and uterine cancers (FILM): a randomised, phase 3, multicentre, non–inferiority trial[J]. Lancet Oncol, 2018, 19: 1394–1403

[25] LIANG S, WANG Z, CHEN J, et al. Carbon nanoparticles combined with indocyanine green for sentinel lymph node detection in endometrial carcinoma[J]. J Surg Oncol, 2021, 1–9.

[26] PERSSON J, GEPPERT B, LÖNNERFORS C, et al. Description of a reproducible anatomically based surgical algorithm for detection of pelvic sentinel lymph nodes in endometrial cancer[J]. Gynecol Oncol, 2017, 147 (1): 120–125.

[27] KUMAR S, PODRATZ K C, BAKKUM–GAMEZ J N, et al. Prospective assessment of the prevalence of pelvic, paraaortic and high paraaortic lymph node metastasis in endometrial cancer[J]. Gynecol Oncol, 2014, 132 (1): 38–43.

[28] OLAWAIYE A B, MUTCH D G. Lymphnode staging update in the American Joint Committee on Cancer 8th Edition cancer staging manual[J]. Gynecol Oncol, 2018, 150: 7–8.

[29] DEBOER S M, POWELL M E, MILESHKIN L, et al. Adjuvant chemoradiotherapy versus radiotherapy alone in women with high–risk endometrial cancer (PORTEC–3): patterns of recurrence and post–hoc survival analysis of a randomised phase 3 trial[J]. Lancet Oncol, 2019, 20 (9): 1273–1285.

[30] MATEI D, FILIACI V, RANDALL M E, et al. Adjuvant chemotherapy plus radiation for locally advanced endometrial

cancer[J]. N Engl J Med，2019，380（24）：2317-2326.

[31] MILLER D S，FILIACI V L，MANNEL R S，et al. Carboplatin and paclitaxel for advanced endometrial cancer：final overall survival and adverse event analysis of a phase Ⅲ trial（NRG Oncology/GOG0209）[J]. J Clin Oncol，2020，38（33）：3841-3850.

[32] FADER A N，ROQUE D M，SIEGEL，et al. Randomized phase ii trial of carboplatin-paclitaxel compared with carboplatin-paclitaxel-trastuzumab in advanced（Stage III-IV）or recurrent uterine serous carcinomas that overexpress Her2/Neu（NCT01367002）：updated overall survival analysis[J]. Clin Cancer Res，2020，26（15）：3928-3935.

[33] 中华医学会妇科肿瘤学分会. 妇科肿瘤免疫检查点抑制剂临床应用指南（2023 版）[J/CD]. 肿瘤综合治疗电子杂志，2023，9（2）：67-98.

[34] MERIC-BERNSTAM F，MAKKER V，OAKNIN A，et al. Efficacy and safety of trastuzumab deruxtecan in patients with HER2-expressing solid tumors：primary results from the DESTINY-PanTumor 02 phase Ⅱ trial[J]. J Clin Oncol，2024，42（1）：47-58.

讨 论

一、概述

子宫内膜癌（又称子宫体癌）是发生于子宫内膜的上皮性恶性肿瘤，为女性生殖道常见恶性肿瘤，其发病率在欧美国家位居女性生殖道恶性肿瘤之首，在我国仅次于子宫颈癌，位居第2。子宫内膜癌多见于老年女性，高发年龄为50～60岁，近年来有年轻化趋势。子宫内膜癌发病高危因素包括肥胖和糖尿病等代谢异常、高雌激素水平（内源性或外源性）、不孕不育、绝经年龄晚、林奇综合征等遗传易感性增加。由于人类寿命延长和发病高危因素增加，近年来子宫内膜癌发病率总体呈上升趋势。子宫内膜癌主要临床表现为不规则阴道流血和排液，确诊时多为早期，经以手术为主的综合治疗后大多数患者预后较好，晚期及侵袭性患者预后不良。子宫内膜癌总体治愈率较高，5年生存率已达80%以上。近年来，在传统病理分类基础上，分子检测的临床应用提升了子宫内膜癌个体化精准治疗水平。子宫内膜癌FIGO 2023新分期在解剖学分期基础上，融入了病理和分子特征，有助于精准判断预后和指导治疗。微创手术和前哨淋巴结示踪活检技术的临床应用显著减少了手术并发症，提高了患者生活质量。在晚期、复发子宫内膜癌患者中，免疫检查点抑制剂的临床应用从后线治疗迈到一线治疗，显著改善了患者生存率。但是，应该看到子宫内膜癌总体死亡率并未降低。因此，依据高级别循证医学证据，凝聚专家共识，形成适合我国患者的《子宫内膜癌临床实践指南》，实施规范化、精准化、个体化、人性化和多学科诊疗势在必行。

二、流行病学、发病危险因素、筛查

（一）流行病学

子宫内膜癌是三大妇科恶性肿瘤之一，发病率在发达国家居妇科肿瘤首位，在中国居第2位。过去30年，子宫内膜癌的发病率增加了132%[1]。2020年全球新发病例41.7万[2]，目前发病率最高的为北美（86.6/10万），其次为西欧（52.5/10万）和中欧（21.9/10万）；根据中国国家癌症中心统计，2019年我国子宫内膜癌发病率为10.28/10万。近年来，我国发达城市发病率上升明显，如上海、广州等地，子宫内膜癌已居女性恶性肿瘤首位。子宫内膜癌中位诊断年龄为 61 岁，虽然各个年龄阶段发病率都有所增长，但 40 岁以下患者增长较快[3]。我国 8 家医院数据显示子宫内膜癌平均发病年龄为 53.5 岁，年龄＜ 45 岁者高达 11%[4]。26 家医院数据显示子宫内膜癌平均发病年龄为 54.32 岁，年龄＜ 45 岁者高达 13.1%。

发展中国家子宫内膜癌的发病率低于发达国家，但其死亡率显著高于发达国家。发展中国家子宫内膜癌患者死亡率为 34%（21 000/62 000），而发达国家死亡率为 21%（29 000/136 000）[5]。2020 年，欧洲每 10 万人中有 2.0 ～ 3.7 人死于子宫内膜癌。

近 30 年子宫内膜癌 5 年生存率并无明显改善。发展中国家和发达国家的 5 年生存率分别为 67% 和 82%[5]。国家癌症中心统计结果显示，我国子宫内膜癌 5 年生存率日益改善，2003—2005 年、2006—2008 年、2009—2011 年、2012—2015 年分别为 55.1%、64.0%、67.0%、72.8%[6]。

（二）发病危险因素

肥胖、糖尿病和高血压被认为是子宫内膜癌发病的三联征。遗传因素与子宫内膜癌发生发展的关系在近年研究中被证实。内源性和外源性雌激素相关因素，如无孕激素拮抗的雌激素暴露、他莫昔芬的长期使用，以及功能性卵巢肿瘤与子宫内膜癌发病关系越来越明确。此外，孕产史、月经因素（初潮早、绝经晚）、饮食结构都被认为是子宫内膜癌的相关危险因素。

1. 肥胖

肥胖是子宫内膜癌最重要的发病危险因素。在最常见的 20 种恶性肿瘤中，子宫内膜癌与肥胖的相关性最强。研究表明，每平方米体表面积体重增加 5 kg，罹患子宫内膜癌的风险将提高 54%[7]。据统计，体重指数（body mass index，BMI）为 24.0 ～ 29.9 kg/m^2 时，子宫内膜癌风险增加 1.5 倍；BMI 为 30.0 ～ 34.9 kg/m^2 时，风险增加 2.5 倍；BMI 为 35.0 ～ 39.9 kg/m^2 时，风险增加 4.5 倍；BMI ≥ 40.0 kg/m^2 时，风险增加 7.1 倍以上。

在发展中国家，肥胖发病率不断增高，伴随着子宫内膜癌发病率的不断上升。肥胖人群体液循环中的高促炎因子，如白细胞介素 -6、C 反应蛋白和肿瘤坏死因子等增加子宫内膜癌发病风险。过度肥胖可激活 mTOR 通路，引起子宫内膜细胞过度增殖。肥胖患者脂肪组织循环中的芳香化酶浓度较高，可通过卵巢之外的其他途径合成雌激素，造成相对高雌激素状态[8]。高雌激素可促进子宫内膜增生，绝经后由于缺乏孕激素拮抗，子宫内膜癌发生风险将大大增加。研究证实，控制体重可降低子宫内膜癌发生风险。对于绝经后女性，减重超过 5%，子宫内膜癌的发生风险将降低 30%[9]。

研究显示人体脂肪分布可能是肥胖与子宫内膜癌关系的一个独立因素，向心性肥胖者发生子宫内膜癌的风险高于外周性肥胖。

此外，BMI 值高还与子宫内膜癌患者的死亡风险有关。一项纳入 495 477 例患者随访 16 年的研究表明，高 BMI 值（≥ 40 kg/m^2）子宫内膜癌患者死亡相对危险为正常体重患者的 6.25 倍[10]。

2. 糖尿病

近年来研究表明，糖尿病特别是非胰岛素依赖型糖尿病是子宫内膜癌的独立危险因素。非胰岛素依赖型糖尿病与高胰岛素血症有关，而高胰岛素血症在多个方面使雌激素处于一种高水平状态，包括甾体激素产生增多、促进雄烯二酮转化为雌酮，以及抑制性激素结合球蛋白的循环血浓度等。高胰岛素血症还可升高胰岛素样生长因子 -1 的表达水平，从而激活子宫内膜 PI3K-AKT-mTOR 通路，这将大幅提高子宫内膜癌的发病风险。一项研究回顾分析了 752 例子宫内膜癌患者与 2606 例非子宫内膜癌患者的糖尿病病史，结果显示，子宫内膜癌患者中 132 例（17.6%）有糖尿病病史，而对照组中仅 116 例（4.5%）。该研究指出，不考虑其他（如肥胖等）因素，糖尿病患者罹患子宫内膜癌的风险明显增加[11]。

3. 高血压

高血压与糖尿病和肥胖曾共同被作为子宫内膜癌的高危因素。但近期研究表明，高血压是否为独立高危因素尚存争议。有研究认为，单一高血压并不增加子宫内膜癌的发生风险[12]；也有研究认为，高血压患者患子宫内膜癌的风险是血压正常者的 1.60 倍[13]。瑞士一项超过 4000 例患者的研究发现，在调整 BMI 差异后，高血压病史与子宫内膜癌并无显著关系。意大利超过 3700 例的队列研究得出了不同结论，在调整 BMI 后，高血压与子宫内膜癌的发病有显著相关性[14]。

4. 遗传因素

众多研究证明子宫内膜癌患者有家族聚集倾向，尤其当家族成员发病年龄较早时。约 3% 子宫内膜癌的发生与林奇综合征相关，林奇综合征常为错配修复基因 *MLH1*、*MSH2*、*MSH6* 和 *PMS2* 的胚系突变。携带 *MLH1* 突变者 70 岁时肿瘤累积发病风险为 46% ～ 54%，携带 *MSH2* 突变者为 21% ～ 51%[15]，携带 *MSH6* 突变者为 16% ～ 49%，携带 *PMS2* 突变者为 13% ～ 24%。Cowden 综合征是一种常染色体显性遗传病，由位于 10q2 的 *PTEN* 基因突变引起。子宫内膜癌在 Cowden 综合征妇女中 70 岁时的累积发病风险为 19%[16]。此外，*BRCA* 基因与子宫内膜癌患病风险的关系仍存在争论。一项大型队列研究的证据支持 BRCA1 胚系突变女性的子宫内膜癌患病风险高于平均水平，而这一研究仍然需要更多的其他独立研究证据支持[17]。

5. 无孕激素拮抗的雌激素暴露

雌激素的重要作用之一是刺激子宫内膜增生。生育期女性周期性孕激素拮抗和有规律子宫内膜脱落，可对抗雌激素的单一刺激，从而维持子宫内膜健康。在控制了其他子宫内膜癌的已知危险因素后，外源性雌激素的使用成为非肥胖及高血压人群中最显著的危险因素。而流行病学研究同样显示，孕激素暴露后可一定程度上减少单独使用雌激素患者子宫内膜癌的风险，但前提是在每个月中孕激素的使用时间至少为10天。

这里需要指出，雌孕激素联合补充治疗并不会增加子宫内膜癌的发病风险。妇女健康启动研究（women's health initiative，WHI）纳入的一项试验再次评估了联合雌孕激素对于子宫内膜癌发生风险的影响[18]，共有超过16 000例女性入组，平均随访5.6年。与安慰剂组相比，被随机纳入雌孕激素联合补充治疗组的女性患子宫内膜癌的风险比为0.81（95%*CI* 0.48～1.36）。结果表明，雌孕激素联合补充治疗并不增加子宫内膜癌的发病风险。

6. 他莫昔芬

他莫昔芬在乳腺组织中表现出雌激素拮抗作用，在子宫内膜组织中却表现出微弱的雌激素作用，而非抗雌激素作用。标准剂量的他莫昔芬可能和子宫内膜增生、子宫内膜息肉、子宫内膜癌及子宫肉瘤相关。他莫昔芬使用者的子宫内膜癌风险增加1.5～6.9倍，且呈现时间和剂量依赖性。除此之外，他莫昔芬相关子宫内膜癌中不良组织学亚型比例显著升高，预后相对较差。荷兰的他莫昔芬相关恶性肿瘤研究组（TAMARISK）进行了一项回顾性研究，分析了332例乳腺癌术后发生子宫内膜癌的数据。在长期使用他莫昔芬的患者中，非子宫内膜样癌（浆液性癌、透明细胞癌、癌肉瘤）的比例高于未使用者（32.7% *vs.* 14.4%）；此外，FIGO Ⅲ期和Ⅳ期的比例也高于未使用者（20% *vs.* 11.3%）；使用他莫昔芬超过2年的子宫内膜癌患者生存率差于未使用者（82% *vs.* 93%，*P*=0.0001）。他莫昔芬相关子宫内膜癌的风险与药物使用的持续时间和累积剂量相关[19]。

7. 分泌雌激素的卵巢肿瘤

部分卵巢性索间质肿瘤细胞可分泌内源性雌激素，患者常伴发子宫内膜癌。研究提示，26%～65%的卵巢颗粒细胞瘤患者并发或在随访过程中被诊断出子宫内膜增生或子宫内膜癌[20]。但中国人群是否也存在同样的相关性，尚缺乏大规模的人群调查研究。

8. 孕产史

妊娠通过阻断雌激素的分泌周期对子宫内膜提供保护。从未生育过的女性发生子宫内膜癌的风险是生育过1个孩子的2倍，妊娠期间高水平的孕激素可能起到保护作用。美国爱荷华州女性健康研究（Iowa Women's Health Study，IWHS）的数据表明，子宫内膜癌患者的平均妊娠次数要显著少于对照组[21]。另外一项意大利的研究表明，子宫内膜癌发病风险随着妊娠次数（包括生产与流产）的增多而降低，而最后一次生育时间也影响子宫内膜癌的发病风险，与20年前生产的女性相比，10～19年内生产和10年内生产的女性发生子宫内膜癌的 *OR* 值分别为0.6（95%*CI* 0.4～0.9）和0.3（95%*CI* 0.1～0.9）[22]。

9. 初潮早和绝经晚

中国上海市的一项病例对照研究结果显示，在调整了孕产次后，初潮早及绝经晚都可能增加子宫内膜癌的发病风险，并与月经持续的时间长短显著相关[23]。IWHS的研究显示，初潮≥15岁者子宫内膜癌发病风险为初潮≤10岁者的1/3，绝经年龄≥55岁者发病风险为≤45岁者的1.87倍（95%*CI* 1.12～3.09），行经时间最长者发病风险为最短者的3倍以上[21]。除了月经因素导致排卵时间延长以外，长期无排卵（多囊卵巢综合征）者子宫内膜癌发病风险显著升高。这类患者呈现高雄激素状态，子宫内膜受到雌激素长期刺激，同时由于无排卵而缺乏孕激素保护，导致子宫内膜癌发病风险升高。

10. 饮食结构

研究表明，饮食中的脂肪与子宫内膜癌的发病相关。Littman等[24]研究发现，在调整了年龄、国家、能量摄入、激素应用、吸烟及BMI后，在发展中国家，从脂肪中摄入能量最多者发生子宫内膜癌的风险升高（*OR*=1.8，95%*CI* 1.3～2.6）；其中，饱和脂肪酸及单饱和脂肪酸是主要的因素。相反，水果与蔬菜的摄入可能降低子宫内膜癌发病风险。另一项病例对照研究，Potischman等[25]分析了399例子宫内膜癌患者及296例对照人群的饮食情况，能量摄入最多者较摄入最少者患子宫内膜癌的风险轻度升高（*OR*=1.5，95%*CI* 0.9～2.5）；调整其他因素后发现，脂肪的大量摄入与子宫内膜癌发病风险升高相关，其中饱和脂肪酸和油酸是主要的因素。

（三）筛查

随着子宫内膜癌发病率呈现上升及年轻化趋势，如何在人群中早期筛查出子宫内膜癌及癌前病变，实现子宫内膜癌的早诊早治，对降低发病率及改善预后具有重要意义。

1. 风险人群的界定

目前国内外尚无公认和统一的子宫内膜癌筛查方案，但专家倾向于对风险增加人群及高风险人群进行筛查，而对普通人群是否进行普筛存在争议。

（1）普通人群：指无子宫内膜癌发病危险因素的人群。该类人群未出现阴道不规则流血、经期延长等症状，可不考虑进行子宫内膜癌常规筛查。同时，没有证据表明经阴道超声或肿瘤标志物检测可降低该类人群的子宫内膜癌发病率或死亡率。

（2）风险增加人群：根据患者病史和合并症确定风险增加人群，包括肥胖、BMI ≥ 28 kg/m^2、无孕激素拮抗的雌激素使用史、多囊卵巢综合征、未育或不孕、他莫昔芬治疗、分泌雌激素的卵巢肿瘤、绝经延迟（> 55 岁）、糖尿病。

（3）高风险人群：林奇综合征患者、林奇综合征患者的 1 ~ 3 级亲属和有子宫内膜癌或结肠癌家族史者。林奇综合征患者子宫内膜癌风险显著升高，终身累积风险为 15% ~ 60%。

2. 筛查方法

（1）超声检查：超声是子宫内膜癌筛查的首选方法，是一种无创、快捷、经济和可重复的筛查手段，其根据声像图和血流动力学的表现提示子宫内膜病变，尤其是经阴道彩色多普勒超声（transvaginal color Doppler sonography，TVCDS）可检测子宫内膜厚度，肿瘤是否穿破子宫浆膜层或是否累及子宫颈管，以及子宫内膜病变在宫腔内的大小、位置、肌层浸润程度等，诊断符合率为 79.3% ~ 81.8%。目前国内尚无大型随机对照研究来进一步证明经阴道超声检查对子宫内膜癌筛查的应用价值。国外 2011 年的一项大型队列研究表明，经阴道超声检查可以用于子宫内膜癌筛查，特别是在绝经后妇女中具有良好的敏感度[26]。当子宫内膜不均质、有宫腔积液、内膜形态欠规则或存在局限的占位性病变时，很难准确测量子宫内膜的厚度。在生育年龄阶段，子宫内膜厚度随月经呈现周期性变化，难以确定诊断子宫内膜病变的内膜厚度界值。故 TVCDS 目前尚不能作为子宫内膜癌的单独筛查方法，仅作为风险增加人群及高危人群的初步评估。

（2）子宫内膜细胞学检查（endometrial cytologic test，ECT）：利用子宫内膜采样刷采集宫腔细胞，具有不扩张子宫颈、出血少、痛感小、无须麻醉、操作方便和患者耐受性好等优点。20 余年来，国内外研究发现，子宫内膜细胞学检查用于筛查子宫内膜癌敏感度为 75% ~ 96%，特异度为 83% ~ 100%。国内文献报道，子宫内膜细胞学筛查子宫内膜癌的符合度为 88.2%，敏感度为 87.3%，特异度为 88.3%，阳性预测值为 41.9%，阴性预测值为 98.6%[27]，研究者认为使用子宫内膜细胞采集器结合液基薄层细胞学制片技术进行 ECT，以筛查子宫内膜癌及其癌前病变，准确性较高。但该检查有其局限性：①因检查的细胞为宫腔脱落细胞，对于宫腔大、病变局限的患者可能造成漏诊。②子宫内膜的变化与激素相关，细胞学检查的取材时间也会影响细胞学的结果判别。③需要经验丰富的高年资病理医师进行病理诊断。因此该方法仅能起到筛查和辅助诊断的作用，不能代替组织病理学检查。

取样方法：多数指南推荐创伤较小的一次性子宫内膜取样器，包括以 Pipelle 为代表的子宫内膜抽吸管和子宫内膜刷。我国自主研发的子宫内膜环状活检器，可以取到内膜腺体从而进行子宫内膜微量组织学检查，以提高其诊断准确性，详见下文“临床特征、诊断”中的内容。

（3）肿瘤分子检测：目前发达国家已逐渐推广泛癌种或系统肿瘤筛查，其方法如致癌基因突变检测、循环肿瘤细胞检测、循环游离 DNA 检测等。对于子宫内膜癌，已出现采集子宫内膜脱落细胞进行甲基化检测用于筛查，甚至作为早期诊断的方法。中国人群报道 TVCDS 联合 DNA 甲基化检测可进一步提高敏感度，为 100.0%（95%*CI* 93.6% ～ 100.0%），但不能改善特异度，为 59.8%[28]。目前分子检测用于早期筛查仍然建议在高危人群中开展，且需积累高级别临床研究证据。

（4）林奇综合征筛查：对于林奇综合征患者，应加强子宫内膜癌筛查。从 30 ～ 35 岁开始，每年进行阴道超声检查联合子宫内膜取样检查。

三、遗传性子宫内膜癌

子宫内膜癌分为散发性和遗传性子宫内膜癌，后者约占 5%。遗传性子宫内膜癌半数左右具有家族史，主要为林奇综合征，约占子宫内膜癌的 3%。其次，Cowden 综合征、黑斑息肉综合征也可引起遗传性子宫内膜癌。除此之外，*BRCA* 和 *POLE* 胚系突变亦可能与遗传性子宫内膜癌相关。

（一）林奇综合征

林奇综合征主要是由 *MMR* 基因（*MLH1*、*MSH2*、*MSH6* 和 *PMS2*）突变引起的常染色体显性遗传疾病，又称为遗传性非息肉病性结直肠癌（hereditary non-polyposis colorectal cancer，HNPCC），*EPCAM* 突变也可引起林奇综合征。子宫内膜癌是林奇综合征患者最常见的肠道外肿瘤。林奇综合征患者诊断出子宫内膜癌的中位年龄一般低于散发病例。对 6350 例林奇综合征易感基因突变携带者的流行病学研究发现，该人群 70 岁时子宫内膜癌累积发病风险为 12% ～ 47%，平均发病年龄为 50 岁[29]。近期研究发现，林奇综合征相关子宫内膜癌大多表现为分化良好的子宫内膜样腺癌，对免疫治疗比较敏感。

1. 筛查的临床标准

林奇综合征的最早发现者是美国密歇根大学病理学家 Warthin，随后 Henry Lynch 也发现林奇综合征家系的存在，到 1993 年 Bert Vogelstein 通过连锁分析首次发现林奇综合征相关遗传位点。林奇综合征最初的诊断标准是 1990 年提出的 Amsterdam Ⅰ标准，之后对其修正形成 Amsterdam Ⅱ标准。符合以下标准考虑林奇综合征：①家系中有≥ 3 例确诊的林奇综合征相关肿瘤，其中 1 例是另外 2 例的直系亲属。②累及连续两代人。③≥ 1 例发病早于 50 岁。④排除家族性腺瘤病。Amsterdam Ⅱ标准的特异度（98%）虽高，但主要的局限性在于其是基于临床家系表型的，对家族史要求较高，诊断敏感度较低（22%）。后来又有修订的 Bethesda 标准，其敏感度提高（82%），但特异度却较低（77%），主要内容为至少符合以下 1 条标准才能诊断林奇综合征：① 50 岁前确诊的结直肠癌。②结直肠癌及 HNPCC 相关肿瘤（无论发病年龄大小）。③＜ 60 岁结直肠癌患者中提示高度微卫星不稳定相关的病理学特点，包括肿瘤淋巴细胞浸润、Crohn 样淋巴细胞增生、黏液性癌或印戒细胞癌或髓样癌。④≥ 1 例一级亲属确诊结直肠癌。⑤确诊 HNPCC 相关肿瘤时< 50 岁。⑥≥ 2 例确诊 HNPCC 相关肿瘤的一级和二级亲属中发现结直肠癌。Bethesda 标准临床筛查方便、廉价，但对家族史信息要求较高，很大程度上依赖于患者提供信息的准确性，目前在国内广泛应用存在困难。这 2 种临床诊断标准仍可能会导致近 1/3 的林奇综合征患者漏诊。

美国 NCCN（2022 年）指南中，基于肿瘤个人史或家族史的林奇综合征评估标准：①已知家族性林奇综合征致病突变。②结直肠或子宫内膜癌患者若伴 A. 诊断年龄< 50 岁；B. 同时性或异时性林奇综合征相关肿瘤（任何年龄）；C.1 例一级或二级亲属林奇综合征相关肿瘤年龄< 50 岁；D. ≥ 2 例一级或二级亲属任意年龄诊断为林奇综合征相关肿瘤。③符合以下家族史：A. ≥ 1 例一级亲属诊断林奇综合征结直肠癌或子宫内膜癌年龄< 50 岁；B. ≥ 1 例一级亲属诊断林奇综合征结直肠癌或子宫内膜癌伴有同时性或异时性林奇综合征相关肿瘤；C. ≥ 2 例一级或二级亲属诊断林奇综合征相关肿瘤，其中≥ 1 例诊断年龄< 50 岁；D. ≥ 3 例一级或二级亲属任意年龄诊断为林奇综合征相关肿瘤。④林奇综合征风险预测模型风险升高：A. 基于模型评估患者 *MMR* 基因致病突变的风险≥ 5%（PREMM5、MMRpro、MMRpredict）；B. 结直肠癌和（或）子宫内膜癌患者，PREMM5 ≥ 2.5% 应考虑 MGPT；C. 未患结直肠癌和（或）子宫内膜癌患者，一些研究提示 PREMM5 ≥ 2.5% 而非≥ 5% 应行 *MMR* 基因检测。⑤任意年龄诊断的肿瘤若伴 PCR、新一代测序方法（next-generation sequencing，NGS）或免疫组化（immunohistochemistry，IHC）确定的 dMMR。

2019 年曼彻斯特国际共识组发布的林奇综合征妇科肿瘤筛查建议推荐：条件允许的情况下，强烈建议对子宫内膜癌患者进行林奇综合征常规筛查。

2. 筛查与基因检测方法

（1）检测方法

1）dMMR 检测原则：MMR 蛋白 MLH1、MLH2、MSH6 和 PSM2 免疫组化检测具有经济和便捷的特点，敏感度为 73% ～ 100%，特异度为 78% ～ 98%，已成为检测林奇综合征相关子宫内膜癌的首选方法。超过 90% 的林奇肿瘤呈现 MSI-H 和（或）IHC 至少 1 个 MMR 蛋白表达缺失，部分散发的内膜癌由于 MLH1 启动子异常甲基化呈现异常 MSI/IHC；确诊依赖于胚系检测，肿瘤组织行体系 *MMR* 基因致病突变的检测可能解释异常 IHC 和（或）MSI-H。IHC 检测林奇已知的 4 个 *MMR* 突变基因的蛋白表达，4 个蛋白均正常表达为正常 IHC 结果，无 *MMR* 基因胚系突变；任一蛋白（或相关蛋白二聚体）表达缺失需进一步行基因检测；异常 MLH1 和（或）

PMS2 IHC 需要行肿瘤组织 MLH1 甲基化或胚系基因检测；胚系检测提示正常，MLH1 高甲基化提示散发性肿瘤可能性大，需结合家族史进行处理；若临床高度怀疑林奇综合征但 IHC 筛查正常，考虑遗传咨询和检测。

2）MSI 检测原则：MSI-H 检测的意义和指征与 IHC 相似，稍有互补；MSI 检测的敏感度为 88% ～ 100%，特异度为 68% ～ 84%。常用方法为通过 PCR 方法进行 MSI 分析肿瘤组织和正常组织中微卫星，各实验室间检测 MSI 的方法存在差异 [5（Bethesda/NCI）～ 7 个（Promega）微卫星位点检测]，双核苷酸微卫星位点特异度可能低于单核苷酸位点。PCR 检测方法检测 MSI 的特异度为 90.2%，敏感度为 85%；较 PCR 方法（5 ～ 8 个微卫星位点）、NGS 可检测微卫星位点数显著增多，若患者通过 NGS 证实 MSI-H 应转诊至肿瘤遗传学家行胚系 MMR 检测，则经 NGS 确认的 MSI 不再需 IHC 或 MSI-PCR 核实。

3）基因突变检测原则：近年来，NGS 因其快速、经济和高通量等特点在检测基因突变方面得到广泛应用。相比传统基因检测只能针对靶基因，NGS 可以同时对多种基因检测，甚至可以发现潜在的致病突变基因。这些在 NGS 中偶然发现的突变可能是良性的，也可能具有临床意义，对这些突变的错误解读可能会导致过度的检测或不必要的手术。对高风险人群检测 *MMR* 基因突变是非常必要的，但需重视对检测结果的分析。

（2）检测标本：子宫内膜活检标本检测可指导是否保留生育功能的治疗，以及切除子宫保留卵巢内分泌功能的决策。子宫切除术后标本组织较大，更有可能行 dMMR 检测，有时因孕激素治疗或内膜组织活检完整去除病灶而无法获取足够组织进行诊断，可根据术前活检标本行 dMMR 检测。

3. 管理策略

对已确诊林奇综合征的患者，应进行长期监测和健康管理，并采取预防措施，及早发现癌前病变，降低林奇综合征相关恶性肿瘤的发病风险和死亡率。对子宫内膜癌的筛查，一般可以从 30 ～ 35 岁开始监测，亦可根据患者特定基因突变类型和家族史，来确定开始监测子宫内膜的年龄。建议每年进行子宫内膜取样或经阴道超声检查监测子宫内膜情况，可考虑使用口服避孕药降低子宫内膜癌的发病风险，并建议定期进行肠镜检查，以降低患结直肠癌的风险。对于携带胚系 *MLH1*、*MSH2*、*MSH6*、*PMS2* 基因突变的女性，可考虑接受预防性子宫和双侧附件切除，但不同的致病突变发病风险不同，应基于是否完成生育、并发症、家族史及 LS 基因个体化评估全子宫切除的时间，以及是否行预防性双侧附件切除，以降低子宫内膜癌和卵巢癌的发病风险。这类患者术后可采用激素补充治疗，直至自然绝经年龄。口服阿司匹林有助于预防林奇综合征相关肿瘤，尤其是结直肠癌的发生。

（二）Cowden 综合征

Cowden 综合征是一种常染色体显性遗传病，由位于 10q23 的 *PTEN* 基因突变引起，在 90% 满足诊断标准的患者中均发现其由该基因突变引起。Cowden 综合征发病率为 1/200 000 ～ 1/250 000。涉及多种器官和组织损伤，包括皮肤、黏膜、乳腺、甲状腺、子宫内膜和大脑，该综合征的临床特征包括大头畸形、毛囊畸形、急性角化病、面部丘疹和口腔乳头瘤，最常见的是甲状腺疾病，包括多结节性甲状腺肿、桥本甲状腺炎和甲状腺腺瘤。

对 Cowden 综合征患者的监测，美国 NCCN 指南推荐包括：从 25 岁开始每个月 1 次的乳房自我检查和半年 1 次的临床乳房检查；35 岁开始增加每年乳腺 X 线检查或乳腺 MRI 检查、结肠镜检查、甲状腺超声检查；40 岁开始增加每年肾脏超声检查、每隔 1 ～ 2 年子宫内膜活检，以及对绝经前妇女每年 1 次的经阴道 B 超筛查。

四、病理学与分子分型

（一）组织学分类

1983 年 Bokhman 提出子宫内膜癌二元理论，将其分为两种类型：Ⅰ型（雌激素依赖型）与Ⅱ型（非雌激素依赖型）。这两型子宫内膜癌在流行病学、病理学、分子生物学、临床特征、治疗和预后等方面有所不同。

Ⅰ型子宫内膜癌：主要是子宫内膜样癌。子宫内膜样癌是子宫内膜癌最常见的组织学类型，占 80% 左右，可能与无孕激素拮抗的雌激素刺激有关，多见于绝经前女性，常合并代谢性疾病，有明确的癌前病变，即子宫内膜不典型增生（atypical hyperplasia，AH）或子宫内膜上皮内瘤变（endometrial intraepithelial neoplasia，EIN），病变发展相对缓慢，分期较早，分化较好，对孕激素治疗有较好反应性，预后较好。

Ⅱ型子宫内膜癌：包括子宫浆液性癌、透明细胞癌、神经内分泌癌、未分化癌和去分化癌等少见特殊组织学类型，与雌激素刺激无关，多见于绝经后女性，癌前病变不明。近年来发现在 *p53* 基因突变基础上由萎缩的或静止期子宫内膜发生的子宫内膜腺体异型增生（ndometrial glandular dysplasia，EmGD）可能是浆液性癌的癌前病变[30]。Ⅱ型子宫内膜癌分化较差，侵袭性较强，对孕激素反应性差，预后不良。

近年来，人们逐步认识到子宫内膜癌二元理论尚存在一些缺陷，有待新的分类。2014 年，WHO 将子宫内膜癌的病理分类在 2003 年分类基础上进行了修改。按照 2003—2014 年 WHO 的病理分类标准，子宫癌肉瘤未归入子宫内膜癌，其属于子宫混合性上皮－间叶肿瘤。但多数病理学家认为子宫癌肉瘤的肉瘤成分是由癌成分去分化所致，属化生癌，其恶性程度高，早期易发生淋巴、血行转移及盆腹腔播散，应按照高级别子宫内膜癌对待。

2020 年 WHO 发布了《女性生殖器肿瘤分类（第 5 版）》，在子宫内膜癌分类中保留了子宫内膜样癌、浆液性癌、透明细胞癌、未分化 / 去分化癌和混合性癌，删除了 2014 年第 4 版中黏液性癌的独立分类，将其列为子宫内膜样癌的亚型。新增加了 4 种类型：中肾管腺癌、中肾管样腺癌、鳞状细胞癌和胃肠型黏液性癌。另外，子宫癌肉瘤被归入到子宫内膜上皮性肿瘤中，而不是混合性上皮 – 间质肿瘤；神经内分泌肿瘤不再列为子宫内膜癌的组织学类型，而是作为独立的疾病类型列出。

1. 子宫内膜样癌

子宫内膜样癌完全由腺体细胞组成，通常表现为腺样或绒毛腺管状结构，伴有拥挤复杂的分支结构。子宫内膜样癌组织学分级沿用 FIGO 组织学分级，长期以来主要依据非鳞化实性区在肿瘤中所占比例，分为 G1、G2 和 G3 三级。依据 FIGO 分级标准，当腺上皮细胞呈现明显异型时，其分级可提高 1 级。子宫内膜样癌可伴有鳞状细胞分化或分泌性变化，其预后同样较好。子宫内膜样癌分级是影响预后的主要因素。WHO 2020 分类中，将 1 级和 2 级统称为低级别癌，3 级为高级别癌。最近有研究提出毛发基质样子宫内膜样癌的概念，其属于高级别子宫内膜样癌的一种特殊类型，侵袭性较强，预后不良[31]。

2. 子宫浆液性癌

表现为复杂的乳头和（或）腺样结构，伴有弥漫而明显的核多形性。子宫浆液性癌多有 *p53* 突变，Ki–67 指数较高，预后不良。子宫浆液性癌可与子宫内膜样癌混合存在，浆液性成分超过 10% 时表现为浆液性癌生物学行为。子宫浆液性上皮内癌（serous endometrial intraepithelial carcinoma，SEIC）并非为子宫浆液性癌的癌前病变，即使局限于子宫内膜亦可发生远处转移。目前倾向认为 EmGD 是浆液性癌的癌前病变。EmGD、SEIC 与子宫浆液性癌有相似的分子遗传学改变，即常发生 *p53* 突变，推测三者为子宫浆液性癌逐渐进展的过程[30]。子宫浆液性癌分化程度不再区分，其生物学和临床行为与卵巢高级别浆液性癌类似，常沿输卵管转移至腹膜。子宫浆液性癌预后不良，是子宫内膜癌相关死亡的主要组织学类型。

3. 子宫透明细胞癌

较少见，多呈实性片状、腺管样、微囊状或乳头状排列，乳头通常短而圆，间质透明变。癌细胞呈柱状、多角形、鞋钉状或扁平状，细胞质透明或嗜酸性，细胞核多形性，呈现中至重度异型性。恶性程度很高，多见于老年女性，多为晚期病变，预后很差。

4. 子宫内膜未分化癌和去分化癌

子宫内膜未分化癌约占 2%，是一种没有分化的上皮性恶性肿瘤，细胞大小一致，成片排列，无巢状或腺样结构，核分裂象多见。子宫内膜去分化癌由处于内膜表层分化较好的子宫内膜样癌和其下方的未分化癌组成，此类癌预后不良。

5. 癌肉瘤

表现为多形性上皮细胞与间叶分化区域混杂。癌性成分通常为浆液性癌或内膜样癌，也可为透明细胞癌和未分化癌，间质成分最常由无特殊分化的高级别肉瘤组成，但也可见具有异源性分化的肉瘤成分，如横纹肌肉瘤、软骨肉瘤和罕见的骨肉瘤。这种混合性肿瘤实际上是由上皮来源单细胞克隆去分化而来，属于上皮性癌。当肉瘤成分多于 50% 时，称为以肉瘤为主的癌肉瘤。癌肉瘤预后不良，以肉瘤为主的癌肉瘤预后更差，总体 5 年生存率在 25% 左右。

6. 混合性腺癌

通常由 2 种或以上不同组织类型子宫内膜癌组成，其中至少有 1 种成分是透明细胞癌或浆液性癌，每种成分至少超过 10%。最常见的是子宫内膜样癌和浆液性癌的混合。

7. 中肾管癌和中肾管样癌

中肾管癌极其罕见，中肾管样癌占子宫内膜癌的比例＜ 1%。中肾管样腺癌与中肾管腺癌为 2 种不同的类型，二者起源不同，目前认为前者起源于 Muller 上皮，向中肾管方向分化；后者起源于中肾管残迹，一般发生于子宫颈，宫内膜极其罕见。中肾管样癌组织学形态多样，典型者在腺腔内可见嗜酸性胶体样物质的小腺体和小管。免疫组化常表现为 ER 和 PR 阴性，P53 表达呈野生型，GATA3 弥漫表达，TTF-1 核阳性，CD10 呈腔面特征性阳性染色。有限的临床数据提示其侵袭性强，倾向早期和远处转移，预后差。

8. 胃肠型黏液性癌

罕见，主要由黏液分泌上皮形成的胃型或肠型腺体组成，可含有杯状细胞和丰富的嗜伊红或透明胞质，细胞核异型性可高可低，预后不良。

9. 鳞状细胞癌

占比＜ 0.5%，可能与慢性炎症、长期子宫积脓、既往放疗相关，但与 HPV 相关性不明（大多数学者认为不相关）；可能表现为尖锐湿疣样外观，因角化呈现白色切面；侵袭性强，预后不良。

除以上之外，子宫神经内分泌肿瘤是一组具有神经内分泌形态的肿瘤，分为高、低两种级别。低级别神经内分泌肿瘤类似于胃肠道的类癌；高级别神经内分泌肿瘤又分为小细胞和大细胞两种类型，均预后不良。

（二）子宫内膜癌病理相关问题

1. 子宫内膜癌腹水 / 腹腔冲洗液细胞学检查

FIGO 1988 分期中腹水 / 腹腔冲洗液细胞学阳性是子宫内膜癌ⅢA 期诊断的依据之一，FIGO 2009 不再将细胞学阳性作为子宫内膜癌分期依据，但仍有部分学者认为子宫内膜癌腹腔细胞学阳性是不良预后指标，故建议术中应留取腹水 / 腹腔冲洗液进行细胞病理学检查。

（1）标本处理和制备及用途：①新鲜腹水采集后短时间内送检细胞学可不固定，4 ℃下可保存更久，即使过夜也不影响细胞形态学、免疫细胞（immunocytochemistry，ICC）、IHC、DNA 水平的分子研究。如果新鲜腹腔冲洗液是使用生理盐水冲洗获得的，因为其无保护细胞的平衡缓冲作用，故建议务必妥善保存，并立即送检制片。②腹水 / 腹腔冲洗液标本首先通过离心获取细胞沉渣，可制成传统涂片、细胞离心涂片、液基细胞学制片及细胞块切片。③细胞块制备主要是利用琼胶、促凝血酶原激酶和 10% 中性甲醛等，将离心细胞沉渣凝固成块，经石蜡包埋后，将组织学切片染色用于细胞学标本。④腹水 / 腹腔冲洗液标本常用于辅助检查，在蛋白水平主要为 ICC/IHC/ 流式细胞免疫表型，其他辅助检查还包括 DNA 倍体分析、电镜检查等。⑤细胞块、剩余新鲜标本或 LBS 剩余标本均可用于分子遗传学检测。

（2）腹水 / 腹腔冲洗液细胞形态学诊断：腹水 / 腹腔冲洗液细胞学检查首要目的是判断是否有肿瘤细胞，其次是识别组织类型、探讨组织来源。由于妇科上皮性肿瘤可起源于不同的组织，所以仅依靠腹水 / 腹腔冲洗液细胞形态学来明确组织类型、肿瘤原发部位极其困难，即使 ICC/IHC 检查有时也难以明确，应结合术中大体标本、组织学诊断结果共同判断。以下是临床中常见的两种细胞学诊断：①子宫内膜样癌细胞形态学诊断：不同原发部位的子宫内膜样癌的腹水 / 腹腔冲洗液细胞学形态相仿。低级别子宫内膜样癌细胞核多为圆形或卵圆形，也可表现为不规则核，应注意和增生间皮细胞、子宫内膜异位细胞相鉴别。高级别子宫内膜样癌细胞核多表现为细胞核增大、核轮廓不规则、多形性核等，可见大核仁，细胞质多少不一，或细胞质内空泡。临床上分化差的肿瘤细胞黏附性下降，可能仅表现为单个散在分布的瘤细胞增多，此时需要和其他高级别恶性肿瘤相鉴别。②透明细胞癌细胞形态学诊断：典型的透明细胞癌胞质因富含糖原而“透明”无色或淡染，有时也可见胞质嗜伊红的瘤细胞。鞋钉细胞也是透明细胞癌的特殊形态。组织学结构上透明细胞癌以管状囊实性或细小的乳头状生长方式为特征，可见“红莓小体”或“玻璃球镜结构”，Romanowsky 染色具有特异性，出现在腹水 / 腹腔冲洗液中有提示透明细胞癌的作用。

2. 子宫内膜癌术中冰冻病理

子宫内膜癌通常在术前已经通过活检或分段诊刮确定了子宫内膜组织学类型和（或）分级，但术前影像学方法无法明确肿瘤的浸润深度和范围，因此术中冰冻切片诊断仍被使用。一般术中冰冻切片的准确率与石蜡切片诊断的符合率为 50% ～ 80%。符合率不高与多种因素有关，如制片不佳、取材局限、时间限制、病灶较小（≤ 0.2 mm）等，因此有学者和病理学专家不建议对子宫内膜与子宫颈进行冷冻切片。

术中临床医师应向病理医师提供详细的临床资料，包括以下内容：①患者年龄、主要临床症状及体征、近期或当前月经史、家族史、是否有外源性内分泌激素治疗，以及既往是否有手术治疗、化疗或其他治疗。②辅助诊断结果，包括影像学和血清肿瘤标志物检查等。③术中所见、标本来源（部位和侧别）等。④申请的目的、主要诊断和鉴别诊断等。

术中冰冻切片诊断的目的除了提供病理诊断结果外，还可为临床医师决定手术范围提供参考。根据送检标本的不同，术中冰冻切片提供的信息也不同：肿瘤的组织学类型、分级、肌层浸润深度、子宫颈及附件是否累及等。虽然术中冷冻切片诊断对术中子宫内膜癌分级和分期的准确性差异较大，但是大多数学者认为术中冰冻诊断对于临床医师术中评估肿瘤风险、避免不必要的分期手术有所帮助。病理与临床医师之间的沟通很有必要。

3. 子宫内膜标本规范评估的注意事项

（1）病理标本申请填写注意事项：除一般项目之外，还需要注意填写有无肿瘤遗传背景，部分子宫内膜癌患者有肿瘤家族史，如常染色体显性遗传的林奇综合征，该病与 MSI 有关。林奇综合征的患者一生中患子宫内膜恶性肿瘤的风险是其他患者的 10 倍，而且发病年龄比其他患者更年轻。

（2）病理标本取材注意事项：子宫内膜癌患者术后均需要剖视子宫标本，沿子宫纵轴，用纱布蘸去血迹及分泌物，子宫颈及子宫腔呈“Y”形剖开；也可用镊子竖起子宫，子宫颈朝上，宫体朝下，用手术刀沿着两侧（3 点和 9 点）把子宫切成两半。首先，辨认出子宫峡部，了解有无异常；其次，观察子宫颈管情况，是否有病灶累及或原发于子宫颈的病变存在；最后，观察宫腔子宫内膜病变部位，寻找到病灶后，每 3 ～ 5 mm 沿表面垂直切开至浆膜面，了解有无肌层浸润，取浸润最深处做冰冻检查。

（3）分段诊刮留取标本注意事项：对于子宫异常出血患者行分段诊刮时应知晓即使有经验的医师行分段诊刮，标本的准确性也只有 70% ～ 80%，会有一部分子宫内膜病变的患者漏诊。分段诊刮的意义在于判断子宫异常出血的原因是来源于子宫颈还是来源于子宫内膜，如为子宫内膜病变考虑其是否累及宫颈管：①先留取子宫颈管组织标本，子宫颈长为 2.5 ～ 3 cm，绝经后患者子宫颈管较长，术前明确子宫颈管长度，最好在超声监护下完成子宫颈管搔刮术，搔刮子宫颈管 2 ～ 3 圈。②子宫颈管标本组织过少时，应直接放置于标签纸上（不是放在纱布上），立即放置于福尔马林标本袋中固定，防止标本丢失。③更换刮匙后全面刮取子宫内膜标本，尤其是宫底及宫角部的组织，留取所有组织标本送检。

（4）宫腔镜检查子宫内膜癌留取标本注意事项：①术前应先行子宫颈管搔刮，留取子宫颈组织。②宫腔镜下仔细观察子宫峡部位置，明确子宫颈有无异常，对可疑部位取活检。③仔细评估子宫腔情况，鉴于有 30% ～ 40% 的子宫内膜不典型增生（atypical hyperplasia，AH）合并子宫内膜癌，对于子宫内膜病灶尽可能多取材，以提高诊断的准确性。④绝经后患者，伴有子宫内膜增厚、宫颈闭塞、子宫内膜炎时，也建议宫腔镜下定点活检，排除子宫内膜癌可能。

4. 子宫内膜不典型增生术后病理升级为子宫内膜癌

子宫内膜不典型增生是子宫内膜癌的癌前病变，有研究显示，不典型增生患者同时伴有子宫内膜样癌或在 2 年内进展为癌的风险为 40% ～ 50%。相反，初始诊断为不伴不典型增生的患者进展为子宫内膜样癌的风险小于 1% [32]。因此，临床中对于子宫内膜增生中伴有不典型增生且无生育要求者均建议行全子宫切除，但是需要注意不典型增生患者术后病理升级为内膜癌的可能性。

与子宫内膜活检病理结果相比较，子宫全切术后可能会出现病理升级的现象，不伴不典型增生并发内膜癌的概率＜5%，不典型增生合并内膜癌的概率为 25% ～ 33%。迄今为止规模最大的前瞻性队列研究发现，确诊为不典型增生的患者在子宫切除术后并发内膜癌的患病率为 42.6%[33]。尽管大多数病例为分化好、期别早、淋巴结转移风险低、预后较好的内膜癌 [34]，但也有研究表明，在诊断为不典型增生的女性中，由于病理诊断的错误，也可能发生高风险或侵袭性内膜癌和淋巴结转移 [35]。因此，若术前不能准确评估内膜病变情况，则有导致治疗不足及二次手术的可能。有研究提示 31.7% 的患者保留输卵管，24.6% 没有进行腹部探查，这将影响患者预后 [36]。

5. 子宫内膜样癌的组织学分级

（1）内膜样癌的组织学分级是除分型与分期等参数之外，预测内膜样癌恶性度或预后的另一重要指标，包括肿瘤的形态结构和细胞核特点，即组织学分级和细胞核分级，均可用于内膜活检或手术切除标本。目前的内膜样癌组织学分级来自于对内膜样癌（包括多种亚型）组织形态与预后价值的研究，但不宜在其他类型中应用。浆液性癌、透明细胞癌、未分化癌 / 去分化癌、癌肉瘤等无须分级，这些类型等同于高级别癌。

（2）内膜样癌的组织学分级在 40 年间经历多次修订，最初美国妇科肿瘤学组（Gynecologic Oncology Group，GOG）提出的 3 级分类是单纯依据肿瘤中非鳞化实性区的比例，分级标准如下：1 级，实性生长区≤ 5%；2 级，实性生长区占 6% ～ 50%；3 级，实性生长区＞ 50%。表现为 3 级核的区域超过瘤体 50% 者更具侵袭性，在分级时应上升 1 级。由于肿瘤结构与细胞学形态并非完全平行，FIGO 1988 提出 1 级、2 级内膜癌中如出现显著细胞核不典型性时，可向上提升组织学分级 1 级，但对细胞异型缺少明确描述，2 级核是否应提升分级标准不一。鉴于结构为 1 级而核级为 2 级的肿瘤并不增加复发风险，1995 年 FIGO 明确提高组织学分级的标准为细胞核 3 级，但没有范围要求。WHO 2014 版在保留以往结构标准基础上，对细胞学标准进行了更加严格的限定，要求 3 级核在肿瘤中需超过 50% 方可升级。

临床中，绝大多数内膜样癌表现为形态结构与核分级一致，提高 FIGO 分级的内膜样癌＜ 7%。此外，内膜样癌的组织学分级应常规列入病理诊断报告[37]。近年一些学者主张内膜样癌的二级分级方案，根据肿瘤中实性区、浸润方式与坏死等形态分为低级别与高级别肿瘤，前者包括内膜样癌 1 级与 2 级，后者指内膜样癌 3 级。WHO 2020 版正式将 1 级、2 级统称为低级别，3 级为高级别。

（3）组织学分级与肿瘤的预后有关。分级较高的内膜癌常预示有较深的肌层浸润，较易发生淋巴结转移，预后差于低分级肿瘤，即同样期别的内膜癌，分级越高预后越差。FIGO 统计 5000 余例内膜癌资料，显示Ⅰ期内膜癌的 5 年存活率为 1 级 92.1%、2 级 87.5%、3 级 74.5%。其他期别的结论基本类似[37]。

6. 淋巴结病理超分期

前哨淋巴结是指原发肿瘤引流到的初始淋巴结。前哨淋巴结示踪技术即在原发肿瘤部位周围注射各种示踪剂，示踪剂沿着淋巴管的走行逐级有序到达各站性淋巴结并予以显示[38]。该技术能够减少系统性淋巴结切除的并发症；改变原有手术程序；可能发现原有系统淋巴结切除范围以外的淋巴结；提高手术评估淋巴结转移的准确性；提供病理超分期[39]。

病理超分期是使用连续病理切片 HE 染色、免疫组化、逆转录聚合酶链反应（reverse transcription polymerase chain reaction，RT–PCR）3 种互补的技术组合，对前哨淋巴结进行多个水平连续切片的病理检查，这种检查可以检测到更小的肿瘤，发现常规组织病理学中没有发现的转移[40]。与常规组织学相比，病理超分期可使微转移的检出率提高 20%[41]。目前还没有关于子宫内膜癌前哨淋巴结病理超分期评估时切片数量、间隔、深度和免疫组化使用等问题的统一标准。临床使用最多的是纪念斯隆 – 凯特琳癌症中心（Memorial Sloan–Kettering Cancer Center，MSKCC）的超分期方法，行石蜡切片常规 HE 染色，如结果为阴性，从每个石蜡块间隔 50 μm 行两个层面的厚 5 μm 连续切片（一张 HE，一张细胞角蛋白 AE1/AE3），其中一个层面再提供一张切片作为免疫组化的阴性对照。病理超分期的结果是根据美国癌症联合委员会（American Joint Committee on Cancer，AJCC）乳腺癌分期指南进行判读，分为前哨淋巴结阳性和前哨淋巴结阴性两种结果。其中，阳性结果又分为转移淋巴结直径＞ 2 mm 的宏转移和转移淋巴结直径＞ 0.2 mm 且≤ 2 mm 或仅可见 200 个及以上的肿瘤细胞的微转移；阴性结果又分为无肿瘤细胞和孤立性肿瘤细胞（转移淋巴结直径≤ 0.2 mm 或送检前哨淋巴结中的转移病灶＜ 200

个肿瘤细胞）2 种情况。未接受辅助治疗的患者中，微转移存在与较差的预后相关[42]。目前不推荐子宫内膜癌前哨淋巴结行常规术中冰冻病理检查，一方面由于冰冻病理结果准确性较低；另一方面术中冰冻对淋巴结组织的操作会影响术后病理超分期结果的准确性。

7. 子宫内膜息肉伴不典型增生与恶变

子宫内膜息肉有 11% ～ 30% 合并子宫内膜增生，2.5% ～ 6.5% 伴有腺体不典型增生，也可发生 SEIC 和 EmGD。子宫内膜息肉伴内膜癌的发生率为 0.5% ～ 3%，特别是绝经后阴道流血及子宫内膜息肉较大为高危因素。子宫内膜息肉可见内膜癌局限于息肉中，亦可和息肉外的子宫内膜癌同时发生。他莫昔芬相关内膜癌的发生率明显高于一般子宫内膜息肉。子宫内膜息肉伴有的内膜癌大多数为内膜样癌（87%），也有浆液性癌（9%），极少数可见透明细胞癌及癌肉瘤[43]。

8. 子宫内膜癌累及宫颈管

子宫峡部也被称为子宫下段，为子宫体和子宫颈内膜之间的过渡，子宫峡部可能同时存在宫体和子宫颈内膜的形态特征。峡部上端的子宫内膜更类似于子宫体内膜，峡部下端更接近子宫颈管黏膜。发生于子宫峡部的上皮性恶性肿瘤，或子宫内膜下段癌和子宫颈管腺癌在临床上经常难以区分，两者处理原则也不同。在 FIGO 2009 子宫内膜癌分期中，子宫颈间质受累为Ⅱ期，当子宫颈间质浸润并存在其他高危因素，如深肌层浸润或浆液性癌时，对预后有明显不良影响[44-45]，子宫内膜癌仅累及子宫颈黏膜或腺体仍为Ⅰ期，不增加复发风险[46]。子宫内膜癌累及子宫颈主要通过黏膜表面或间质直接蔓延的方式，由于子宫下段与子宫颈内口缺少明确的解剖学分界，有时很难确定肿瘤是否累及宫颈。病理医师不应仅凭肉眼所见或切片的标签（子宫颈或子宫下段）来决定肿瘤受累部位，而应基于镜下腺体和（或）鳞状上皮及间质类型做出判断，诊断要点如下。

（1）子宫颈是否受累：主要依据腺上皮的类型与形态，因为子宫下段内膜间质常有纤维化，尤其是在老年患者的内膜，无法见到典型的内膜样间质细胞与小动脉分化；肿瘤表面或上下两端发现子宫颈管型上皮表明子宫颈受累。但在诊断时不建议笼统报告为“子宫颈受累”，需要明确是否有子宫颈间质浸润。

（2）子宫颈间质受累：通常要求浸润深度超出正常子宫颈管黏膜的范围，未超出上述范围者一般视为子宫颈黏膜受累，即便是子宫颈黏膜中出现大片肿瘤浸润，但未超出深部黏膜范围（肿瘤下方仍有子宫颈腺体）时，只能诊断黏膜受累，而无间质浸润[47]。有时子宫下段与子宫颈管交界被大块肿瘤组织替代，缺少邻近可以定位的正常上皮，需寻找肿瘤边缘有无不规则向深部间质浸润，以及肿瘤下方有无间质反应以进行判断。

（3）子宫颈淋巴脉管受累：子宫颈淋巴脉管受累未列入子宫内膜癌分期指标，但有可能影响预后，应体现在报告中。子宫颈管中游离的癌组织可能来自内膜肿瘤组织的脱落，不能作为子宫颈受累的证据。

（4）子宫颈原发的鉴别：子宫下段内膜样癌是否累及子宫颈，必须与子宫颈原发 HPV 相关腺癌鉴别。这种鉴别除了在形态学有一定帮助外，免疫组化 p16 和 ER，以及 HPV 原位杂交可以明确诊断。子宫下段内膜样癌一般表现为 p16 非块状阳性、ER 强阳性和 HPV 阴性；而子宫颈原发腺癌则相反，表现为 p16 块状阳性、ER 阴性和 HPV 病毒阳性。以往“子宫下段内膜样癌”的预后往往比同级别的宫体内膜样癌差，其主要原因可能是子宫颈腺癌的漏诊。

9. 子宫内膜癌合并卵巢癌

在临床中有 5% ～ 10% 的子宫内膜癌或卵巢癌患者，癌组织同时累及子宫内膜和卵巢，其中并不都是癌症转移，也有双原发癌。子宫内膜癌与卵巢双原发癌（synchronous endometrial and ovarian carcinoma，SEOC）的概念于 1980 年被提出，机制尚不明确。SEOC 进一步细化归为 3 类：A 类，卵巢及子宫内膜瘤灶病理类型相同，且都为子宫内膜样腺癌；B 类，卵巢和子宫内膜瘤灶病理类型相同，但均为非子宫内膜样腺癌；C 类，卵巢和子宫内膜病理类型不同。临床上以 A 类多见。对于 A 类内膜样癌累及内膜和卵巢的双原发癌，可以参照 FIGO 2023 的标准：①子宫内膜癌局限在子宫，肌层浸润＜ 50%。②无广泛脉管瘤栓和子宫颈间质侵犯。③内膜样癌累及一侧卵巢，无卵巢外病变。明显超过这一标准，多考虑子宫内膜癌转移至卵巢。但对于仅超过边界者，如肌层浸润 50% ～ 60%，能否诊断转移癌，需要慎重考虑，综合考量决定治疗方案[48]。非内膜样癌同时累及内膜和卵巢相对少见，可按传统方法来判断共发或转移。对于转移癌，一般来说，内膜癌转移到卵巢远远多于卵巢癌转移至内膜。当见到不同组织学类型的癌时，一般都是双原发，不必考虑转移。内膜样双原发癌分期为 ⅠA3 期，一般为低级别，预后良好，仅手术即可获得良好的治疗效果，不需辅助治疗[49]。

10. 子宫内膜癌大网膜切除

特殊组织学类型占所有子宫内膜癌的 10% ～ 15%，并且与子宫内膜样癌相比预后较差。这类Ⅰ～Ⅱ期癌症患者 5 年生存率为 35% ～ 50%，而Ⅲ～Ⅳ期则为 0 ～ 15%。特殊组织学包括浆液性、透明细胞、癌肉瘤、未分化、去分化癌、混合性、中肾管样癌、胃肠型黏液性癌，均属侵袭性组织学类型。对这些类型推荐进行全面分期手术。然而肉眼评估不足以识别隐匿的大网膜转移，因此大网膜切除术应作为特殊类型子宫内膜癌患者全面分期手术的一部分[50]。有研究显示Ⅰ期浆液性、未分化和癌肉瘤患者，隐匿性（显微镜下）大网膜转移风险较高，大网膜切除术应是这些患者全面分期手术的一部分[51]；也有研究显示Ⅰ期子宫内膜样癌和透明细胞癌的大网膜转移率较低，可不进行大网膜切除术[51]。国际上不同指南对大网膜切除的推荐意见略有不同，2022 年 ESMO 临床实践指南推荐Ⅰ期浆液性和癌肉瘤患者行大网膜切除术[52]。2023 年 NCCN 指南推荐浆液性癌、透明细胞癌或癌肉瘤的患者行大网膜活检术。本指南推荐特殊病理类型子宫内膜癌患者应行大网膜切除术或大网膜活检术。

11. 子宫内膜样癌病理诊断的其他问题

（1）子宫内膜不典型增生（atypical hyperplasia，AH）/ 子宫内膜上皮内瘤变（endometrial intraepithelial neoplasia，EIN）与高分化子宫内膜样腺癌代表了一种疾病连续发展过程的不同阶段，两者在组织形态、免疫组化及分子改变等多方面都有重叠，诊断常常出现困难，尤其在诊刮标本中。需要说明区分 AH/EIN 与子宫内膜癌 1 级依据是腺体结构而不是细胞形态，因为它们的细胞形态并无明显差异，在结构上，若有筛网状、绒毛腺样、迷路样、腔内乳头和融合性生长，并且超过 2 mm 时，倾向于内膜样癌的诊断；当然若见到间质浸润时，内膜癌的诊断就可确立，反之为 AH/EIN。

（2）间质浸润是诊断为癌的有力证据，然而缺少肌层侵犯也不能除外癌，因为 30% 的癌局限于内膜，并且在表浅的活检标本中通常见不到肌层侵犯。在有肌层侵犯的病例中，间质对侵犯的反应，即纤维增生，是判断浸润有价值的标准之一，但对于鉴别内膜增生症与癌则没有帮助。通常情况下即便是广泛的肌层侵犯也可没有间质反应，内膜增生症偶尔可影响到腺肌病中的腺体成分，从而在深肌层中出现异常的腺体，但这些腺体限于腺肌病灶内，且不具有恶性特征，不应误诊为癌[37]。

（3）约 40% 的活检诊断为 AH/EIN 的病例，在短期或随后 1 年内的子宫切除标本中会发现子宫内膜样癌。因此，当在内膜活检标本中发现即使微灶的筛网状、绒毛腺样、迷路样等结构，或细胞核异型性明显时，AH/EIN 的诊断也应特别谨慎。至少在病理报告中，应强调 AH/EIN 并不能排除高分化内膜样癌的可能性。

（4）子宫内膜样癌伴鳞状分化：10% ～ 25% 的子宫内膜样癌可见到灶性鳞状分化。鳞状分化灶可位于间质交界处，或呈桑葚状，桥接相邻腺体。对鳞状分化的识别非常重要，必须与子宫内膜样癌分级时所描述的实性生长区域相鉴别。

（5）子宫内膜样癌伴分泌性改变：典型的伴有分泌改变的子宫内膜样癌几乎都是高分化癌。这种现象偶可见于年轻的生育期女性，或接受孕激素治疗者，但多数为绝经后且未接受孕激素治疗者。当细胞核异型性大时，要注意与透明细胞癌鉴别。

（6）子宫内膜样癌伴黏液样改变：伴有黏液样改变的子

宫内膜癌，具有与子宫内膜癌相同的分子改变和预后，因此已归入子宫内膜样癌亚型中而不再单独分类为黏液样癌，也不做内膜样癌伴黏液分化的诊断。

（三）分子分型

传统组织学分类和分级重复性低、对应性差、未考虑肿瘤异质性，对临床指导性差，越来越不能满足临床诊治的需求。当代高通量测序及多组学技术的飞速发展，推动了肿瘤分子特征的深入研究。2013 年子宫内膜癌癌症基因组图谱（the cancer genome atlas，TCGA）分子分型的提出，以及 2020 年美国 NCCN 指南推荐了 TCGA 分子分型，推动了子宫内膜癌分子分型的临床应用。在子宫内膜癌的病理报告、风险评估、诊疗流程中有必要加入 TCGA 分子特征[53]，应该重视子宫内膜癌 TCGA 分子分型的临床应用。目前国内尚缺乏统一的分子分型标准，还没有形成国内相关的临床指南及专家共识。子宫内膜癌分子分型的临床应用是一个不可避免的发展趋势。

1983 年 Bohkman 提出的Ⅰ型和Ⅱ型二元分类成为过去 40 年子宫内膜癌分类的主要框架。但在实践中人们发现，根据子宫内膜癌组织形态学和免疫组化进行Ⅰ型和Ⅱ型分类，患者预后与病理分型并不完全一致，这给临床治疗带来很大困扰。Ⅰ型和Ⅱ型定义标准相对模糊，重复性低，部分子宫内膜样癌兼具两型特征，难以明确区分。由于采用的病理诊断标准不同、相同标准的不同主观理解，以及形态学特征模糊引起诊断的一致性较低，尤其是高级别肿瘤诊断的不一致性甚至高达 37%，即使借助 P53 和 Ki-67 免疫组织化学染色，部分 G3 级子宫内膜样癌与浆液性癌仍然难以区分。约 20% 的肿瘤难以归纳到Ⅰ型或者Ⅱ型，另有大约 10% 的肿瘤形态上是典型的子宫内膜样癌，但其生物学行为则是非子宫内膜样癌。同时，不少病理医师也观察到并不是所有子宫内膜浆液性癌（endometrial serous carcinoma，ESC）的癌灶周围内膜都是萎缩性的，有时可见增生性内膜，甚至出现内膜增生过长。透明细胞癌虽然在传统上被认为是Ⅱ型子宫内膜癌，但是某些病例却表现出良好的预后和极低的复发率，而且，相当比例的透明细胞癌并无 *p53* 突变[37]。因此，二元分类法越来越显示出其局限性。子宫内膜癌亟待进行更精准的分子分型以提供更多的肿瘤生物学信息，弥补组织病理学诊断的不足。

1. TCGA 分型

2013 年美国 TCGA 研究开创性地提出了子宫内膜癌的分子分型，对 373 例子宫内膜癌（307 例子宫内膜样癌，53 例子宫内膜浆液性癌，13 例混合性癌）进行了大规模、全面、整合性基因组分析，根据不同的分子特征将子宫内膜癌分为 4 种分子亚型，包括 *POLE* 超突变型（*POLE* ultra-mutated）、微卫星不稳定高突变型（microsatellite instability hypermutated）、低拷贝数型（copy-number low，CNL）及高拷贝数型（copy-number high，CNH）4 种亚型[54]。各种分子亚型在预后上存在显著差异。

（1）*POLE* 超突变型：*POLE* 超突变型分子特征包括基因超突变率（232×10^{-6} 突变 /Mb）及特定的 *POLE* 基因突变，无基因拷贝数变化，其中 94% 伴 *PTEN* 基因突变，53% 伴 *KRAS* 基因突变，35% 伴 *p53* 基因突变，82% 伴 *FBXW7* 基因突变等，这组患者中 60% 为 G3 子宫内膜样癌，伴有肿瘤淋巴细胞浸润，生存预后最好[55]。

（2）微卫星不稳定高突变型：分子特征包括微卫星不稳定、基因高突变率（18×10^{-6} 突变 /Mb），同时伴 PTEN 低表达，大部分是由 MLH1 启动子甲基化引起的，其中 23.1% 伴 *ARID5B* 基因突变，少许 *CTNNB1*、*PPP2R1A*、*FBXW7* 和 *p53* 基因突变，高频的 *KRAS* 错义突变，这类患者组织学特征为伴有肿瘤淋巴细胞浸润的子宫内膜样癌，生存预后居中。

（3）低拷贝数型：分子特征为基因低突变率（2.9×10^{-6} 突变 /Mb）、微卫星稳定及低基因拷贝数，52% *CTNNB1* 基因突变，多发生在子宫内膜样癌中，生存预后一般。

（4）高拷贝数型：分子特征为基因高拷贝数及低突变率（2.3×10^{-6} 突变 /Mb），主要表现为＞90% 的患者存在 *p53* 基因突变，且细胞周期相关基因转录活性在 4 种分型中最高，主要组织学特征为子宫内膜浆液性癌和 25% 的高级别子宫内膜样癌及混合性癌，生存预后最差。

2. 分型替代算法

TCGA 分子分型是基于基因组学、蛋白组学、基因拷贝数量和基因甲基化数据的多组学分型，准确、全面，是目前子宫内膜癌分型的金标准，但是其临床应用存在困难。因为所涉及技术方法复杂，需要做 RNA 全外显子、多平台生物信息分析和功能验证进行分子分型，因此，成本较高，临床开展困难，难以广泛应用。另外，373 例的子宫内膜癌患者中没有包含透明细胞癌、未分化癌 / 去分化癌、癌肉瘤等组织学类型。近年来，研究者们致力于探索方法简便、临床实用性强、可以在病理科常规开展的分子分型方法。

寻找简便和价廉的替代性标志物，主要根据有无 *MSI-H*、*POLE* 突变及 *p53* 突变来推测肿瘤的分子分型。对于 MSI 表型的推断可采用 4 种 MMR 蛋白（MSH2、MSH6、MLH1、PMS2）的免疫组化检测，近年来这一检测已被广泛用于林奇综合征相关肿瘤的筛查，获得与分子检测基本一致的结果[56]。任何一种 MMR 蛋白的表达缺失提示有 MSI–H。对高拷贝数型肿瘤的识别可通过 P53 免疫组化进行，高级别癌伴 *p53* 突变者预后不良，但同时伴有 *POLE* 超突变者预后良好。*POLE* 超突变的定向测序难以推广，至今还未找到满意的替代性标志物，但几乎所有的 *POLE* 超突变亚型在 *POLE* 突变的同时均伴有 *PTEN* 突变（94%），因此能否将 PTEN 作为推测 *POLE* 突变的标志物是一大研究课题。

目前，临床应用的是来自加拿大哥伦比亚大学提出的ProMisE分型和荷兰莱登大学的Trans-PORTEC项目分型，这两种方法虽然是TCGA分型的替代算法，但是具有与TCGA分型相仿的一致率，且更加简单易行、价格便宜，能够应用于临床实践。它们都是基于免疫组化和基因测序，也将子宫内膜癌分为4种类型（图5、图6）。尽管这两种替代的方法最终得到的分组虽不能完全等同于TCGA分型，但可观察到与TCGA相似的4条生存曲线，因此子宫内膜癌的分子分型只有1种，就是TCGA分子分型，但是替代的算法已有多种。

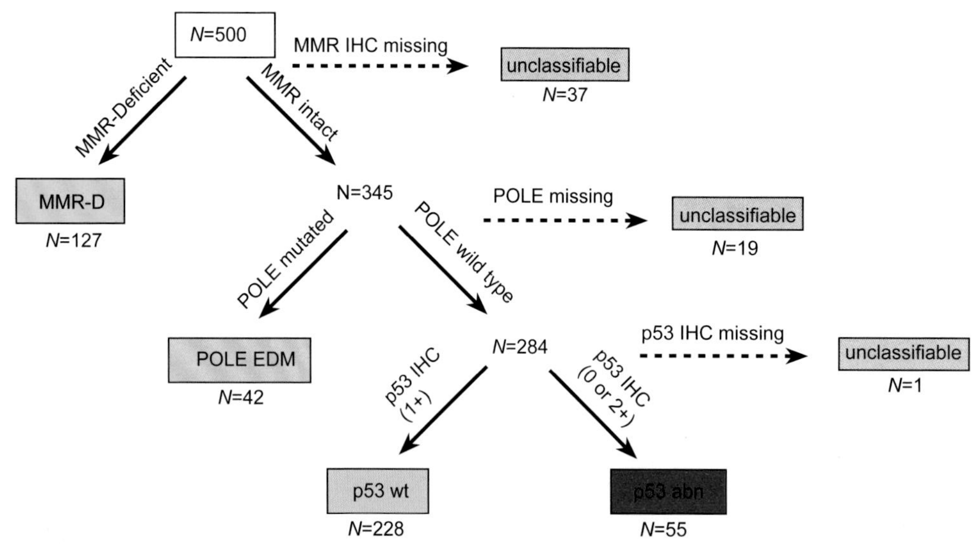

图5 分子分型算法流程（ProMisE 项目）

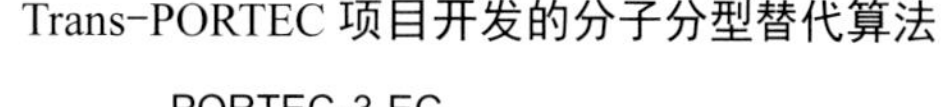

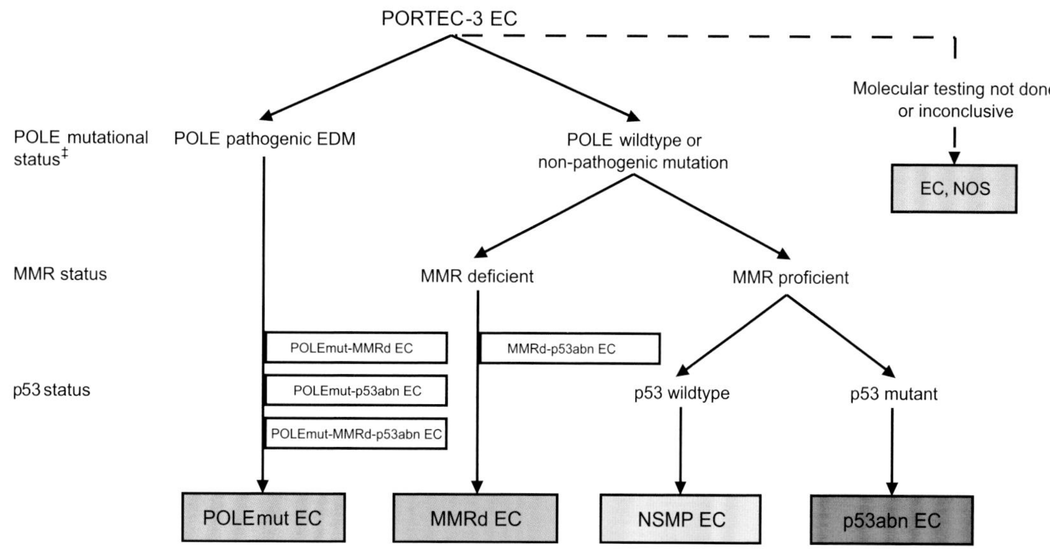

图 6　分子分型算法流程（Trans-PORTEC 项目）

3. 临床常用两种替代算法

（1）ProMisE 分型：2015 年加拿大学者 Talhouk 提出利用免疫组化方法部分替代基因测序，进行子宫内膜癌分型，即 ProMisE（Proactive Molecular Risk Classifier for Endometrial Cancer）分型[57]。具体流程：第一步先进行 4 种 MMR 蛋白（MLH1、MSH2、MSH6、PMS2）免疫组化检测确定 dMMR 组；第二步通过测序鉴定 *POLE EDM* 突变情况明确 *POLE* 突变组；第三步采用 P53 免疫组化法代替拷贝数状态检测确定 *p53* 突变组与 P53 野生组。将子宫内膜癌患者分为 DNA 错配修复免疫组化异常型（MMR IHC abn）、*POLE* 突变型（POLE mut）、P53 野生型（P53wt）及 *P53* 异常型（P53abn）。其中 *p53* 突变组中高级别、晚期、非子宫内膜样腺癌所占比例最高，而 *POLE* 突变组中的肿瘤即便是富有侵袭性（大部分为 G3 级子宫内膜样腺癌，并常伴有深肌层浸润和 LVSI），也会预后较好。该分型体系的有效性随后在更大规模人群中得到验证[58]。目前，*POLE* 基因测序仍不能被其他简化方式所取代。DNA 错配修复蛋白免疫组化检测与基因测序结果间仍存在 5% ～ 10% 的不一致性，亦在一定程度影响了其临床应用[59-60]。

（2）TransPORTEC 分型：2015 年欧洲学者基于 PORTEC-3 队列的回顾性分析，依据关键分子特征建立了高危子宫内膜癌的简化分型体系，其包括了 *p53* 突变型（p53-mutant）、微卫星不稳定型、POLE 校对区突变型（POLE proofreading-mutant）及无特异性分子改变型 4 类，大致对应于 TCGA 分型中的 CNH 型、MSI 型、*POLE* 超突变型及 CNL 型[61]。随后，该团队利用 PORTEC-1 和 PORTEC-2 队列，在早期子宫内膜癌患者中对该分型体系进行进一步验证，并结合其他临床病理及分子特征，提出了 Trans-PORTEC 分型。该分型将患者分为 3 组：①预后良好组：包括存在 *POLE* 突变者，或微卫星稳定、无 *CTNNB1* 突变，且无广泛 LVSI 者。②预后中等组：包括微卫星不稳定或 *CTNNB1* 突变者。③预后不良组：包括 *p53* 突变，L1CAM 表达大于 10%，或存在广泛 LVSI 者。该分型体系相比单纯基于分子特征的分型体系具有更好的预后预测价值，相比 TCGA 分型具有更好的临床可行性[62]。

这两种算法在临床应用中还会遇到一些问题：比如两种算法的检测次序不同，同样的人群会得出各类型的占比不同；IHC 检测方法本身也容易受到人为评估因素的影响，而出现结果不一致，比如使用免疫组化法，约 15% 的 *p53* 突变 / 高拷贝数型会被误诊为 P53 野生 / 低拷贝数型。有研究发现，通过 NGS 检测 MSI 状态和 *p53* 基因突变以实现子宫内膜癌分子分型，遇到免疫组化和 NGS 结果不一致时，要考虑 *p53* 基因大片段缺失[63]。因此，临床实践中，应结合免疫组化和 NGS 对 P53 状态进行评价。另外，各组肿瘤之间的分子改变有时并非截然分开，如 *POLE* 超突变型也可以同时携带 *p53* 基因突变。因此，如果 ProMisE 分型检测方法不是序贯进行而是平行进行分类，则对同时包含多个基因组突变（*POLE* 突变、*dMMR* 或 *p53* 突变）的肿瘤无法进行准确分类；同时也无法检测出 CNL 组中的显著异质性。因此，有学者建议在病理科实际检测工作中对 ProMisE 分型流程略作改动，即先进行 POLE 测序分组，再行 MMR 免疫组化检测。这一检测流程也是子宫内膜癌 NCCN 指南所推荐的流程。因此，内膜癌分子分型的关键是首先建立有效统一的 POLEmut 的检测方法。

4. 分子分型与临床病理特征

WHO 2020 分类引入了子宫内膜癌分子分型，只是分型名称有所变化，*POLE* 超突变型（POLEmut）与 TCGA 分型一致；错配修复缺陷型与 MSI-H 型一致；*p53* 突变 / 异常型（p53mut/abn）与高拷贝数型一致；无特异性分子改变型与低拷贝数型一致。

（1）*POLE* 超突变型（POLEmut）：本型占 5% ～ 10%。

典型的 *POLE* 超突变型子宫内膜样癌临床病理特征表现为患者年龄较轻、分期较早、形态学具有异质性、多为高级别子宫内膜样癌，以及伴有显著的肿瘤浸润淋巴细胞（≥ 40 个 / 10HPF）或肿瘤周围淋巴细胞浸润[64]。*POLE* 超突变型大部分是微卫星稳定（65% ～ 77%），但是 23% ～ 35% 的肿瘤同时携带了 *p53* 基因突变，这提示在检测过程中有可能将该预后极好的分子亚型错误地分类为预后最差的 p53abn 型。*POLE* 超突变型在透明细胞癌、未分化癌及癌肉瘤中也有报道[65-67]。随后的多项回顾性研究也证实了具有高级别组织学形态特点的 *POLE* 超突变型患者的预后良好[63,68]。PORTEC-2 临床试验中纳入了 427 例高中危风险组子宫内膜癌患者，其中 *POLE* 超突变型患者的 10 年癌症相关生存率为 100%，而 p53abn 型为 62.3%（$P < 0.001$）[61,69]。研究发现其良好的预后可能并非由于其对术后治疗更敏感，而是此亚型本身生物学行为良好。*POLE* 突变的胚胎干细胞并没有表现出对放疗和化疗更高的敏感度，而是表现出对核苷酸类似物阿糖胞苷和氟达拉滨更高的敏感度，因而提示对于进展期 *POLE* 超突变型患者有可能从核苷酸类似物治疗中获益[70]。

（2）微卫星不稳定高突变型（错配修复缺陷型）：本型占 20% ～ 25%。多见于高级别子宫内膜样癌，伴广泛 LVSI、明显的肿瘤浸润淋巴细胞和伴微囊性、伸长及碎片状浸润。体重指数高，与林奇综合征相关。错配修复基因（*MLH1*、*MSH2*、*MSH6*、*PMS2*）突变导致 DNA 碱基错配修复异常，从而引起微卫星重复序列的改变。dMMR 可由 3 种原因导致：MLH1 启动子甲基化［散发型亚群（sporadic tumor）］、*MMR* 基因体系突变［林奇样亚群（Lynch-like tumor）］和 *MMR* 基因胚系突变［林奇亚群（Lynch tumor）］。3 个亚群具有显著的临床和生物学差异[56,71-72]。组织形态学上，微卫星不稳定高突变型 / 错配修复缺陷型与 *POLE* 超突变型较为相似，多为高级别子宫内膜样癌，以及伴有显著的肿瘤内淋巴细胞浸润，然而两型患者的预后却有所不同。McMeekin 等[73]在一项纳入 1024 例子宫内膜样癌的研究中发现，尽管 dMMR 与一些不良预后因素（如 FIGO 分期晚、高级别和淋巴脉管间隙受累）相关，但其预后与 MMR 正常型无显著差异，这提示 dMMR 型可能诱发了较强的抗肿瘤免疫应答。广泛 LVSI 虽然可以在各分子亚型中出现，但其在 dMMR 型和 *p53* 突变型中的发生率较高[62]。dMMR 型对免疫检查点抑制剂治疗应答率较高。

（3）低拷贝数型（无特异性分子改变型）：本型占 40% ～ 50%。包括了大部分低级别和少数高级别，该型在所有亚型中具有中等预后，然而其中一小部分预后较差。Kurnit 等[74]研究发现在预后差的Ⅰ～Ⅱ期低级别内膜癌中，CTNNB1 是复发的独立预后因素，84% 的 *CTNNB1* 突变肿瘤免疫组化显示 β-catenin（CTNNB1 编码蛋白产物）核染色阳性。该研究结果提示 *CTNNB1* 突变的女性 EC 患者可能需要更为积极的治疗。该亚型 Wnt 信号通路基因（*CTNNB1*、*KRAS* 和 *SOX17*）存在频繁突变，Wnt 信号通路异常激活促进细胞增殖及肿瘤进展，有效的 Wnt 通路抑制剂可能使该亚型患者受益。KRAS 不仅在丝裂原活化蛋白激酶（MAPK）通路中起作用，而且在 Wnt 信号通路中也起作用。目前，正在研究利用 MAPK 通路中重要的蛋白激酶 MEK 抑制剂的靶向治疗，这可能对 *KRAS* 突变的肿瘤有效。

（4）高拷贝数型（*p53* 突变 / 异常型，p53*abn*）：本型占 15% ～ 20%。TCGA 数据库显示此型包含几乎所有浆液性癌（97.7%）和 25% 的 G3 内膜样癌，体重指数低，发病年龄较大，期别晚，预后差。其中浆液性癌与 G3 内膜样癌的组织学形态和免疫表型特征可能存在较大的重叠，导致高级别组织学分型诊断重复性差。23% ～ 25% 的 p53*abn* 型肿瘤中存在 *MYC*、*HER-2* 和 *CCNE1* 基因的局部扩增，因此推测 HER-2 靶向抑制剂可能对 HER-2 过表达的该亚型肿瘤具有潜在治疗作用。一项Ⅱ期临床试验发现在晚期复发的 HER-2 阳性浆液性癌中，曲妥珠单抗与卡铂 / 紫杉醇联合用药组较单纯化疗组患者的无进展生存期显著延长 [75]。

与传统分类方式相比，分子分型能够更加精准地预测子宫内膜癌患者的预后，预测疾病特异度总生存率和无进展生存率方面具有高度一致性 [54]。

5. 分子分型用于风险评估

分子分型作为独立的预后因素，准确性优于目前采用的组织学分类、分级、分期及一些免疫组化表达。例如，G3 的子宫内膜样癌与透明细胞癌从组织学角度被视为高度恶性肿瘤，但是如果前者呈现 *POLE* 超突变型则预后良好，而表现为高拷贝数型时与浆液性癌预后相似。91% 以上的高拷贝数肿瘤存在 *p53* 突变，这也解释了此类患者预后很差的原因。然而，*p53* 突变见于 35% 的 *POLE* 超突变型子宫内膜癌，预后良好。依此可见，肿瘤的分子分型显然优于传统病理和免疫组化，单一的 P53 免疫组化不足以作为不良预后的指标或确定浆液性癌的诊断。有学者提出，高拷贝数型中约 1/4 由于被视为低中风险的肿瘤而治疗不足，导致复发或死亡；而 *POLE* 超突变型中约有半数依据组织学分类、分级、分期被认为高风险，而过度治疗。因此，在 2023 年 FIGO 公布的子宫内膜癌新分期系统中，整合了分子分型 [76]。首次推出了子宫内膜癌“分子分期”，后者可直接变更 FIGO Ⅰ～Ⅱ期的“解剖组织学分期”。分子分型能够更好地反映肿瘤的分子改变，帮助临床选择有针对性的治疗或辅助治疗措施。从 2022 年开始欧洲肿瘤内科学会发布《子宫内膜癌临床实践指南》，根据手术病理与分子分型将子宫内膜癌进行风险评估 [51-52]。

6. 分子分型的临床应用

子宫内膜癌分子分型在过去的 10 年经历重大变化。从依赖低重复性的传统组织形态学参数，如分级和组织类型，转向了一致性高、生物学信息丰富的 TCGA 分子分型，它揭示了肿瘤发生基因变化特征，展示了肿瘤更多生物学信息，意味着将疾病从宏观形态学转向了以分子特征为基础的微观分类体系。它使子宫内膜癌的可靠分类成为可能，将对临床工作带来全面深刻的变化，包括诊断、术前决策、补充治疗、预后、林奇综合征筛查；也使得临床上可以对组织学特征相同、分子特征不同的肿瘤，进行差异化管理[77]。

（1）整合诊断 / 分型：随着分子分型在临床的应用使得子宫内膜癌整合诊断 / 分型成为可能，子宫内膜癌 FIGO 2023 分期发生了较大的变更就是该观点的具体体现，新分期一个突出的特征是，强调"传统组织病理与分子分型进行整合诊断"对子宫内膜癌治疗和预后评估具有重要临床意义。临床病理特征与分子分型信息的整合可能为子宫内膜癌的诊断及预后评估提供了一个更合适的方式。比如整合诊断 / 分型不仅能将传统观念认为预后差的高级别 G3 子宫内膜样癌中，把具有 *POLE* 突变特征预后良好的患者区分出来，避免过度治疗；还能从低级别子宫内膜样癌中，将约 5% 属于 *p53* 突变型预后较差的患者区分出来，及时补充治疗改善预后[78]。分子分型在临床应用中具有更客观、重复性强等特征，与传统的病理相结合，未来可用于探索选择辅助治疗，为子宫内膜癌患者个体化诊断及治疗提供新策略。因此，子宫内膜癌的术后病理报告中不但包括组织学分类、FIGO 分级等内容，还应该增加分子分型、免疫特征分子的检测等内容。

（2）手术方式选择：目前腹腔镜下全面分期手术是早期内膜癌的最常用手术方式。2018 年，美国学者开展的 LACC 研究提示早期子宫颈癌腹腔镜手术复发率高，可能与气腹及举宫杯使用有关[79]。在子宫内膜癌腹腔镜手术中，上述危险因素同样存在。因此，是否有特定人群其预后受到手术方式的影响值得研究。近期有学者回顾性分析 TCGA 数据，提出在内膜癌患者中，存在 *POLE* 突变、MSI-H、同源重组修复通路突变，或 *MUC16* 突变者接受腹腔镜或开腹手术后预后相似，而 *p53* 突变者接受腹腔镜手术后预后显著差于开腹手术，由此提示分子特征可对内膜癌术式选择有指导作用[80]。推测是由于高突变负荷特征的内膜癌患者中，体内抗肿瘤免疫应答更强，可降低微创手术引起腹腔内肿瘤播散的风险；而在 *p53* 突变、*CTNNB1* 突变患者中，肿瘤侵袭性更强，因此，微创手术后复发风险显著提高。这提示需要改变临床上子宫内膜癌大多数是在术后进行分子分型的现状，用术前活检做分子分型有助于选择合理的手术方式。有研究表明，活检标本和手术后大体标本的分子分型符合率高于组织病理学诊断[81]。

（3）保留生育功能治疗：有研究提示分子特征可影响早期内膜癌患者保留生育功能治疗的疗效[82]，57 例患者按 ProMisE 分型：POLEmut 型（2 例），dMMR 型（9 例），NSMP 型（45 例），P53abn 型（1 例），其中 dMMR 型患者接受孕激素保守治疗后缓解率显著低于 NSMP 型（44.4% *vs.* 82.2%，*P*=0.018）。另一项研究同样提示[83]，dMMR 型子宫内膜癌患者接受孕激素治疗后的预后不良，进一步支持上述研究结论。分子分型应作为保留生育功能治疗的重要参考指标：一是指导预后，认为 P53abn 型子宫内膜癌预后较差、进展风险高，不建议进行保育治疗；二是预测孕激素疗效，认为 NSMP 型患者是孕激素治疗的最佳获益人群，而 dMMR 型患者孕激素治疗反应较差[82,84–85]；三是指导治疗，POLEmut 型和 dMMR 型具有较高的肿瘤突变负荷，是免疫治疗获益的潜在人群。应建立临床病理及分子特征的整合决策体系，精准筛选保留生育功能治疗的目标人群，准确评估预后。

（4）辅助治疗选择：传统的子宫内膜癌手术后补充治疗主要根据临床分期和组织病理学，一些患者接受放化疗等过度治疗，或者治疗不足导致复发或死亡，精准的分子分型能够改变术后辅助治疗模式[86]。POLEmut 型预后最好，是显著独立预后因素，在 2023 年 FIGO 新分期中，按照 2009 分期是Ⅱ期的患者，如果有 *POLE* 突变，则分期降为Ⅰ期，不需辅助治疗且预后良好，该型是 4 种分型中“去治疗”（包括缩小手术范围、不做淋巴结切除、术后不需辅助放疗 / 化疗）的潜在人群[87–88]。P53abn 型子宫内膜癌包括了绝大多数传统意义上预后差的病理类型，包括浆液性癌、高级别内膜样癌和癌肉瘤[53]。在术后需要辅助治疗的患者中，仅 P53abn 型患者在盆腔外放疗的基础上加用化疗中受益，而其他类型的患者加用化疗并不改善预后，*p53* 突变状态可指导高危型患者是否化疗的临床决策[89–90]。自 2020 年开始 ESGO/ESTRO/ESP 在《子宫内膜癌临床实践指南》中将分子分型纳入风险评估，并根据 POLEmut 型及 P53abn 型调整风险分层和辅助治疗处理[51]。

（5）免疫及靶向治疗：近年来，在利用新型免疫疗法治疗的多种实体瘤中发现，生存获益与体细胞突变的高负荷具有相关性。POLEmut 型和 dMMR 型肿瘤突变负荷较高，新抗原的数量显著增多，导致肿瘤细胞的免疫原性增强，使得机体对肿瘤的免疫能力也随之增强，从而更好地发挥程序性死亡受体 –1/ 程序性死亡配体 –1（PD–1/PD–L1）抑制剂的作用[91]。分子分型提示，内膜癌中存在可能从免疫治疗中获益的潜在人群，主要集中在 dMMR 型患者，采用 PD–1/PD–L1 抑制剂治疗的客观缓解率可以达到 53% ～ 57%，这无疑为无法使用传统治疗方法的患者带来了新的希望[92]。但关于免疫检查点抑制剂治疗疗效相关生物标志物，如 MSI–H、dMMR、TMB–H、PD–1 或 PD–L1 表达、肿瘤浸润淋巴细胞等的有效性及检测和判定标准，以及免疫治疗与靶向药物或放化疗的联合治疗方案与适应人群，仍需要进一步深入研究。

五、临床特征、诊断

（一）临床特征

1. 病史

子宫内膜癌多见于绝经后妇女（70%）和围绝经期妇女（20% ～ 25%），40 ～ 45 岁妇女占 5% ～ 10%。询问病史时应重视以下发病高危人群：初潮早、绝经晚者，无排卵型异常子宫出血、多囊卵巢综合征等生殖内分泌疾病患者，不孕、不育患者，肥胖、糖尿病、高血压患者，卵巢颗粒细胞瘤、卵泡膜细胞瘤等功能性肿瘤患者，长期使用外源性雌激素，特别是应用无孕激素对抗的雌激素替代治疗者，长期应用他莫昔芬者，有子宫内膜癌家族史者，有乳腺癌、卵巢癌病史或多发癌、重复癌倾向者、林奇综合征者等。对于有发病高危因素的女性应密切随访，对其应每年进行常规筛查。

2. 症状

有的子宫内膜癌早期患者可无任何临床症状，子宫内膜癌常见症状有以下几种。

（1）阴道流血：很多原因都可以引起阴道流血，但绝经后女性和年龄≥ 40 岁并且有高危因素者应该特别警惕子宫内膜癌。

绝经后阴道流血：大多数患者有绝经后阴道流血，绝经期越晚，发生子宫内膜癌的概率越高。有症状的绝经后女性中约 10% 经活检证实存在子宫内膜癌[93-94]。有研究者将年龄＞ 70 岁、糖尿病和未生育作为危险因素对年龄≥ 49 岁的阴道异常流血患者进行分析，发现有以上 3 种危险因素者，87% 患有子宫内膜不典型增生或内膜癌，而 3 种危险因素均阴性的仅 3% 诊断为子宫内膜不典型增生或子宫内膜癌[95]。

围绝经期和 40 ～ 45 岁妇女阴道流血主要表现为月经紊乱、血量增多或不规则阴道流血。

（2）阴道排液：阴道分泌物流出增多，可为浆液性或血性。

（3）其他症状：有宫腔积液或积脓可引起下腹或腰骶部疼痛。发生腹腔内转移时可出现与卵巢癌相似的症状，如腹痛、腹胀、盆腹腔包块等，这种情况多见于Ⅱ型子宫内膜癌，由于Ⅱ型内膜癌恶性程度高，较早发生盆腹腔的转移播散。还有晚期患者因癌肿扩散导致下肢肿痛、静脉血栓形成，甚至消瘦、贫血和低热等恶病质表现。

3. 体征

（1）全身检查：注意有无腹股沟或锁骨上淋巴结肿大、静脉血栓形成，有无肥胖、糖尿病、高血压及其他重要脏器疾病。

（2）妇科检查：排除阴道、子宫颈病变的出血，以及因炎性感染引起的排液。由于大部分子宫内膜癌为早期，往往缺乏特异性体征，早期妇科检查多正常，晚期可有子宫增大、附件肿物、宫旁增厚，以及远处转移的相应体征。

（二）辅助检查

1. 子宫内膜活检

结合患者临床表现和辅助检查，高度怀疑子宫内膜病变时，应进行子宫内膜活检以明确诊断。子宫内膜活体组织病理学检查是确诊子宫内膜癌的“金标准”。病理诊断可以排除其他原因导致的阴道出血，子宫内膜活检方式包括诊断性刮宫术、Pipelle 采样和宫腔镜检查活检等。

（1）诊断性刮宫：诊断性刮宫是临床上最常用的子宫内膜活检的方式，也曾经是诊断内膜癌的金标准。当内膜癌应用临床分期（FIGO 1971）时，分段诊刮是首选的检查和诊断方法，颈管搔刮和探查宫腔大小，是分期过程中重要的步骤，但是随着手术病理分期取代了临床分期，分段诊刮不再是首选的检查方法。大多数的分段诊刮已经通过诊断性刮宫或内膜活检完成。有研究显示子宫内膜活检与分段诊刮在诊断具有良好一致性，内膜活检的准确率为 91% ～ 99%[96-97]。分段诊刮更大的意义是判断子宫颈是否存在病灶，为临床分期提供依据。但 2009 年 FIGO 分期已将Ⅱ期定义改为“病变累及子宫颈间质”，子宫颈黏膜受累不再为Ⅱ期，而常规的分段诊刮中，是无法取得子宫颈间质肿瘤的标本的，因此无法据此得出分期。另外，既往研究显示，分段诊刮由于是盲取内膜，单独应用存在漏诊、标本污染、假阳性结果等问题，因此分段诊刮在子宫内膜癌的诊断中不再作为必需的推荐。

（2）子宫内膜细胞学检查：子宫颈细胞学检查不是诊断子宫内膜癌的方法，但有时会发现存在不正常的细胞学结果，如无明确意义的不典型腺细胞、原位腺癌而进一步检查发现子宫内膜癌。

子宫内膜细胞学检查（endometrial cytologic test，ECT）首次报道于 1955 年，有操作简便、并发症少、费用低等优点。但由于巴氏涂片易受多种因素影响，阻碍了 ECT 在诊断方面的应用。子宫内膜细胞采集方式的改进和液基薄层细胞学（liquid-based cytology，LBC）制片技术的应用，使得 ECT 进一步发展。LBC 能清除血液和黏液，均匀制片，筛选区域更小，应用 LBC 诊断内膜癌的敏感度优于直接涂片技术。LBC 使用“TYS 算法”检测内膜癌的临床能力与子宫内膜抽吸活检几乎相同[98]，而其另一优点是即使长期保存后，标本中的 DNA 质量也可很好地保留。ECT 是适用于子宫内膜疾病诊断的有效方法，但样本标准仍待明确。Nimura 等[99]提出非绝经患者子宫内膜 LBC 的样本标准为细胞簇≥ 10 个、子宫内膜细胞≥ 30 个 / 簇，绝经后患者标准为≥ 5 个细胞簇，可作为样本标准。

近年来，有两类比较高效的子宫内膜取样器可获取内膜细胞以筛查早期子宫内膜癌，一类是负压型，如Pipelle、Vabra抽吸器、Endocell子宫内膜采样器等；一类是毛刷型，如Li-brush、Tao Brush、SAP-1等。子宫内膜取样器简单、方便，可在门诊时使用，无须子宫颈扩张，无须全麻，不仅可减轻患者不适、减少对患者创伤，而且避免了宫腔镜检查膨宫引起的子宫内膜癌扩散的担忧。

负压型子宫内膜取样器以“Pipelle”为代表，是利用负压吸引原理，进行子宫内膜组织采集，其外鞘前端有一小孔，利用小孔搔刮子宫内膜，外拉抽芯后形成负压收集子宫内膜。由于其孔径比较小，便于进入子宫颈，不仅操作简便，也避免了扩张子宫颈带来的疼痛。使用Pipelle子宫内膜采集器取样时，患者疼痛指数明显低于分段诊刮，也证明了其具有较好的耐受性，适宜门诊采样操作。有学者[100]进行大样本研究显示，对于诊断子宫内膜癌及其癌前病变Pipelle，是一种准确性及可行性均较高的方法。对于Pipelle的不足之处，有研究指出[101]，使用Pipelle诊断子宫内膜癌的漏诊率达17%，且在所有漏诊患者中，癌变范围占宫腔面积< 50%，而在46%癌变范围> 50%宫腔面积的患者中，Pipelle均能取材成功。另外，Pipelle对内膜息肉及萎缩性内膜不易取材成功，对局限性病变存在欠缺。因此，对于Pipelle取材失败的病例，尤其是子宫内膜癌高危因素的病例，建议进行分段诊刮除外漏诊。另外，子宫颈细胞学或Pipelle活检材料的基因突变分析，可将EC诊断灵敏度从传统病理组织学的79%提高至96%[102]，但即使是正常的子宫内膜组织也有促癌基因突变[103]，因此ECT要成为独立诊断EC的方法还需进一步研究。

毛刷型宫腔刷其特殊的保护套结构可以避免标本被子宫颈及阴道细胞或分泌物污染，且毛刷结构能够增加采样表面积，有效减少子宫内膜取材不满意的概率[104]。如Li brush毛刷，具有高灵敏度（92.7%）和特异度（98.2%）[105]。在进入宫腔前驱动管将刷头完全覆盖，进入宫腔后将驱动管向末端抽出使前端刷毛竖立起来，旋转手柄以收集宫腔、宫底细胞，取出前驱动管将刷头完全覆盖以保护刷头。相较于负压型宫腔刷，患者的接受程度更高，能最大限度降低不适感。

近年来，子宫内膜细胞学检查在临床应用的推广和价值提高得益于LBC及液基制片技术的发展应用，使病理医师获得了更加清晰的细胞图像，提高了疾病的诊断准确性。另外，就是得益于人工智能图像识别用于细胞学辅助诊断，其具有快速、持续、准确性高等优点，灵敏度与熟练的病理医师相当，特异度甚至更高，基于深度学习分析，可为资源有限的地区提供快速高效的病理诊断。以期对大规模人群快速、微创地分流，识别可疑患者进行进一步的刮宫等操作。

以Pipelle为代表的子宫内膜抽吸管和子宫内膜刷技术在发达国家已被广泛应用，特别是在日本和德国已有成熟的子宫内膜细胞学诊断标准，筛查已见成效。但细胞学方法的准确性与组织病理学检查仍有一定差距，特别是在我国临床细胞学资源有限的情况下，其临床应用仅在少数单位开展。我国自主研发的子宫内膜环状活检器，可以取到内膜腺体进行子宫内膜微量组织学检查，以提高其诊断准确性，值得推广。当前我国应该在子宫内膜细胞学和微量组织学研究基础上，统一取样和诊断标准，开展 EC 筛查示范。建立 EC 发病风险模型和探索分子生物学检测方法是今后提高筛检效能的研究方向。

（3）宫腔镜检查：由于子宫内膜病变多灶性的特点，子宫内膜活检可能存在约 10% 的假阴性。如果临床高度怀疑子宫内膜癌，但子宫内膜活检未提示癌变时，应考虑行宫腔镜检查，以减少漏诊。宫腔镜诊断子宫内膜癌的优势首先是克服了诊断性刮宫的盲视性，在可视条件下进行操作，能更直观、更全面地了解宫腔内部情况，更准确地识别内膜病变，定位可疑病灶，很大程度上减少遗漏，提高检出率。国外一项 Meta 分析纳入了 65 项关于宫腔镜诊断子宫内膜癌准确性的研究[106]，其中共纳入了 26 346 名女性（29% 为绝经后女性），结果显示宫腔镜检测子宫内膜癌的总体灵敏度为 86.4%，特异度为 99.2%。近期的一项 Meta 分析评估了在宫腔镜直视下进行子宫内膜活检与盲刮诊断子宫内膜病理的诊断准确性[107]，共有 1470 名女性参与了研究，研究表明宫腔镜直视下子宫内膜活检比盲刮可以更准确地诊断子宫内膜病理。另外，宫腔镜检查时还可依据病灶外观初步定性及判断子宫颈管内是否有浸润，帮助子宫内膜癌分期，为临床决策提供参考依据。

尽管宫腔镜检查活检较传统诊断性刮宫有明显诊断准确性的优势，但是宫腔镜检查时所需的灌流介质及膨宫是否会造成子宫内膜癌细胞向腹腔扩散，一直存在争议[108-110]。用于膨宫的高压气体或液体介质理论上可以促进恶性细胞扩散到腹腔，已经有研究均表明宫腔镜检查确实可能导致恶性子宫内膜细胞通过输卵管进入腹腔[109]，特别是当压力到达 100 ～ 150 mmHg 时。有回顾性研究发现，使用宫腔镜联合诊刮时，患者腹腔内细胞学阳性率增加，是仅接受诊刮患者的 3.88 倍（*RR*=3.88）[110]。有 Meta 分析总结了 9 项研究 1515 例子宫内膜癌患者，当用等渗氯化钠作为膨胀介质时，使用宫腔镜活检，患者腹水细胞学阳性发生率较高（*OR*=2.89）。宫腔镜检查引起的腹腔内细胞学阳性是否会对预后产生影响，目前还存在争议。Biewenga 等[111]提出，宫腔镜检查与子宫内膜癌细胞腹腔播散并不相关，它并不影响 FIGO Ⅰ期子宫内膜癌患者腹腔内癌细胞的存在，也不影响疾病进展，腹腔细胞学阳性只是暂时的结果，一段时间后随着进入腹腔的细胞死亡，腹腔细胞学将转为阴性。也有研究认为，腹腔细胞学阳性只在有子宫外转移的子宫内膜癌中有预后意义，对病变局限于宫体的子宫内膜癌患者的生存预后不产生影响。但同时也有研究表明，虽然从 FIGO 2009 子宫内膜癌分期以来，腹水细胞学结果不再影响分期，但腹腔细胞学阳性与子宫内膜癌的预后呈负相关。因此，目前缺乏关于宫腔镜检查对子宫内膜癌患者预后影响的大型、多中心、前瞻性研究。

宫腔镜用于子宫内膜的诊断，目前观点认为：对早期内膜癌患者进行宫腔镜手术是安全有效的，对于已明确诊断或辅助检查已高度怀疑子宫内膜癌者，应尽量避免宫腔镜检查。宫腔镜检查应主要针对病灶较小的、易漏诊的病例，操作过程中尽量控制膨宫压力和操作时间，以对可疑病灶的定位活检为宜，操作轻柔，尽量避免大范围刮宫引起子宫收缩从而增加宫腔压力。

（4）两种特殊情况的内膜活检诊断：保留生育的子宫内膜癌，作为一种需要特殊处理的内膜癌，2021 年发布的 ESGO、ESTRO、ESP[51] 指南中，对于这样的患者强调了首选宫腔镜活检，便于直接观察子宫内膜形态，并具有更高的准确性。我国的《早期子宫内膜癌保留生育功能治疗专家共识》也推荐宫腔镜直视下活检获取子宫内膜标本。

子宫内膜息肉伴内膜癌：宫腔镜检查及镜下内膜息肉摘除行病理学检查是诊断内膜息肉是否有内膜癌累及的金标准。宫腔镜诊断子宫腔内恶性病变具有成本效益高的优势[112]，可直视下观察宫腔形态，以及息肉的数量、大小、位置、形态、表面血管形状及分布状况，同时切除息肉进行组织病理学诊断，并对宫腔其余部位子宫内膜进行全面评估。

（5）内膜活检适应证及注意事项：①子宫内膜活检的适应证包括绝经后或绝经前不规则阴道出血或血性分泌物，排除子宫颈病变者；无排卵性不孕症多年的患者；持续阴道排液者；影像学检查发现子宫内膜异常增厚或宫腔赘生物者。对于一些能产生较高水平雌激素的卵巢肿瘤患者，如颗粒细胞瘤等，也应行子宫内膜活检。②子宫内膜活检在子宫内膜癌的诊断中，仅能作为病理明确诊断，即使行宫腔镜检查，也无法正确判断是否存在子宫颈管受累和肌层侵犯的程度，同时也无法判断子宫肌层来源的恶性肿瘤。③子宫内膜取样的病理报告应至少表明肿瘤的病理类型、分化程度和可能的原发部位。

2. 影像学检查

过去的观点认为，一般内膜癌的患者术前没必要进行太多的影像学检查，因为多数内膜癌患者为早期，影像学对治疗方式没有太大的影响。但是随着新分期的使用，以及更多的个体化治疗方式的开展，影像学检查成为子宫内膜诊断中非常重要的一部分。子宫内膜癌常用的影像学检查方法有超声检查、MRI、CT 检查和 PET/CT 检查等。

（1）妇科超声检查：经阴道超声（transvaginal sonography，TVS）创伤小、可重复，常作为子宫内膜癌的首选检查方法，但无特异度。子宫内膜癌的超声影像特征有局灶性增厚、子宫内膜边缘不规则、子宫内膜腔内有息肉样肿块等，其中子宫内膜厚度是预测是否存在内膜癌的最佳方法。一般情况下，绝经后妇女子宫内膜厚度的临界值为 4 ～ 5 mm，随着内膜厚度的增加，子宫内膜癌的可能性随之增大。评估绝经前妇女子宫内膜厚度的最佳界限尚未统一，通常建议小于 16 mm[113]。经阴道超声测量子宫内膜厚度具有较高的阴性预测值，阴性结果可以排除内膜癌或者内膜增生，但当子宫内膜厚度＞ 5 mm，则无法判断是否存在病变，无法提供更多的信息。Dueholm 等 [114] 通过对 950 例绝经后子宫出血患者进行前瞻性研究证实，子宫内膜癌风险评分系统可识别或排除大多数子宫内膜癌。此子宫内膜癌风险评分系统包括 TVS 检查获得的与子宫内膜厚度、血管形态等相关的 8 个参数，以及凝胶灌注超声（gel infusion sonography，GIS）后子宫内膜的规则性。校准良好的子宫内膜癌风险评分系统可正确区分 96% 患者子宫内膜的良性或恶性病变，且加入 GIS 提高了评分系统的特异度。然而，部分女性由于肌瘤、腺肌症等解剖学原因无法准确判断子宫内膜厚度，单独应用 TVS 诊断子宫内膜癌存在一定局限性。同时，虽然 TVS 在确定子宫内膜增厚方面很有优势，但在评估子宫肌层浸润深度方面价值有限。据报道，TVS 检测深部肌层浸润的敏感度、特异度、准确率分别为 71% ～ 85%、72% ～ 90%、72% ～ 84%[115]。因此，TVS 可以快速筛选出有内膜癌可能的患者，以方便选择下一步检查方式或治疗方案。

（2）盆腔 MRI：MRI 具有良好的软组织对比分辨力，能清晰显示盆腔器官解剖结构及毗邻关系，显示内膜癌病灶大小、范围、肌层浸润深度及盆腔与腹主动脉旁淋巴结转移情况等，有助于肿瘤的识别和分期，被认为是术前子宫内膜癌分期评估的最佳影像学检查方法 [116]。MRI 常规序列主要包括子宫轴位 T_1WI、斜轴位及矢状位 T_2WI。子宫内膜癌在 T_2WI 序列上的信号低于正常子宫内膜，而稍高于子宫肌层。低信号结合带的连续与否是鉴别肿瘤是否侵犯肌层的重要征象。然而，由于肿瘤与子宫肌层对比度差，特别是当出现绝经后妇女子宫肌层变薄，以及结合带显示不清、肿瘤向子宫角延伸、较大肿瘤压迫肌层或存在子宫腺肌病等情况时，仅通过 MRI 常规序列判断肿瘤分期的准确性较低。近年来，MRI 动态增强扫描（dynamic contrast-enhanced MRI，DCE-MRI）和弥散加权成像（diffusion weighted imaging，DWI）等 fMRI 序列在子宫内膜癌分期中的价值受到重视。

DCE-MRI 有助于鉴别良恶性肿瘤病变，清晰显示微小肿瘤，且鉴别肌层浸润的能力强，可避免因病变或其他因素使子宫肌层变薄引起的 EC 过度分期 [117]。同样 DCE-MRI 在预测肌层浸润和子宫颈间质浸润方面也具有较好的性能，在评估子宫深肌层浸润方面，一项纳入 11 篇文献的 Meta 分析表明，DCE-MRI 诊断子宫内膜癌的特异度高于 T_2WI，但敏感度相似 [118]；如果在 T_2WI 的基础上增加 DCE-MRI，预测肌层浸润和子宫颈间质浸润的性能均有所增加，敏感度均大于0.8[119]。DWI 是一种对水分子布朗运动敏感的功能性成像技术，能反映病理生理状态和人体组织内水分子交换的功能状况[120]。由于癌细胞密集程度明显大于正常组织，因此肿瘤内水分子在组织中扩散受限而表现为高信号，并可以在表观扩散系数（apparent diffusion coefficient，ADC）图上进行定量测量。DWI 的应用明显提高了 MRI 对子宫内膜癌肌层浸润深度的术前诊断准确性，特别是对造影剂禁忌的患者尤为适用。DWI 和 DCE-MRI 对肌层浸润深度的诊断敏感度为 92.3% 和 95.5%，特异度为 92.3% 和 86.4%[121]。因此 ESUR 指南推荐 T_2WI 与 DWI 联合使用优于 DWI 或 DCE-MRI 单独使用[122]。

MRI 判断淋巴结转移主要是基于大小、形态及 DWI 序列的信号判断，若盆腔淋巴结的短轴直径大于 8 mm，主动脉旁淋巴结的短轴直径大于 10 mm 则提示淋巴结增大，可能有淋巴结受累；其他形态学特征如圆形、针状边缘、类似于原发肿瘤的异常信号，或有坏死信号也提示可能有淋巴结转移；DWI 序列上表现为弥散受限、ADC 值偏低也提示可能有淋巴结转移的存在。但是，MRI 评估淋巴结转移有一定的局限性。比如正常大小淋巴结的转移可能被忽视，也不一定能可靠地将反应性淋巴结肿大与转移性淋巴结区分，淋巴结 ADC 值偏低也与正常淋巴结之间有重叠。

（3）CT：CT 具有扫描范围广、速度快、图像密度分辨率高、在临床普及率高等优势，是临床影像学常用的检查方法。由于 CT 在软组织分辨力方面的局限性，难以区分子宫内膜与肌层、子宫体与子宫颈的界限，在评估内膜癌微小肿瘤、肌层浸润深度及子宫颈间质侵犯等方面具有一定的不足，限制了其在评估子宫内膜癌局部分期中的应用，但术前 CT 可广泛应用于评估淋巴结转移和远处扩散。Hardesty 等[123]回顾性分析了 25 例子宫内膜癌患者术前影像分期，结果发现，CT 评估肌层浸润深度的水平（敏感度 83%、特异度 42%）低于 MRI（敏感度 92%、特异度 90%），评估子宫颈受累方面的能力也低于 MRI。因此，CT 主要用于晚期子宫内膜癌整体分期评估。CT 可以在短时间内完成盆腹腔淋巴结、上腹部脏器、肺部的扫描，可明确有无转移病灶，尤其是对于特殊病理类型的子宫内膜癌，即使子宫局部早期，也易早期发生远处的转移，需进行上腹部 CT 扫描。

CT 诊断盆腹腔淋巴结转移主要依靠淋巴结大小、形态及内部结构的变化，由于大部分的 CT 是以淋巴结短径作为是否转移的标准，诊断的敏感度和准确度存在较大差异。另外，增强 CT 需要注射含碘对比剂，对于含碘对比剂过敏的患者属于禁忌证，需要结合其他影像学检查作为替代检查方法。

（4）PET/CT：PET/CT 是一种利用放射性核素 FDG 的功能成像方式。FDG 是一种葡萄糖类似物，被高代谢的细胞（如肿瘤细胞）摄取，随后通过 PET 成像检测。子宫内膜癌

在 ^{18}F-FDG PET/CT 上通常表现为子宫腔内条状或团块状放射性浓聚灶，要注意的是部分良性病变有时也可表现为 FDG 的高摄取，出现假阳性，如子宫内膜增生、子宫腺肌症、子宫内膜炎症或息肉等[124]。另外，由于绝经期人群中无子宫内膜生理性摄取，未绝经组子宫内膜生理性摄取在月经各期有所不同，这就导致了 PET/CT 对未绝经女性的原发病灶诊断困难。在对子宫内膜肿瘤局部浸润等的判断上 ^{18}F-FDG PET/CT 有限的分辨率不能够准确地检测子宫内膜小灶性癌变、子宫肌层及宫颈间质浸润的程度，不如 MRI 对原发病灶诊断的准确性高；在诊断子宫内膜癌伴盆腔或腹主动脉旁淋巴结转移方面，PET/CT 的敏感度优于 MRI，但两者特异度相似[125]。这种低敏感度和高特异度使得 PET/CT 在诊断早期内膜癌淋巴结转移方面并不具备比 MRI 或者 CT 更多的优势。因此不建议推荐 PET/CT 作为子宫内膜癌首选的影像学诊断方法。但是在复发的患者当中，^{18}F-FDG PET-CT 显示出了比 CT 和 MRI 成像更好的准确度，在有症状和无症状子宫内膜癌患者中检测复发性疾病具有高敏感度（92% ～ 100%）和特异度（88% ～ 95%）[126-127]。

（5）PET/MRI：PET/MRI 成像结合了 PET 和 MRI 成像的优点，既能够提供病灶摄取葡萄糖信息，又能够提供清晰的子宫细节解剖图像，可以同时评估内膜癌的局部累及范围，以及全身淋巴结、腹膜和骨骼转移情况。PET/MRI 在提供代谢参数的同时也能够提供 ADC 值，一项研究结合 SUV_{max} 和 ADC 值探索 PET/MRI 在 EC 危险分层中的研究显示 SUV_{max}/ADC_{min} 的比值与肿瘤分级、FIGO 分期、脉管受累、子宫肌层和子宫颈间质浸润，以及淋巴结转移密切相关。SUV_{max}/ADC_{min} 比值越高，危险分层越高；SUV_{max}/ADC_{min} 为 16.9×10^9 时，预测 EC 具有侵袭性的敏感度、特异度及准确性分别为 73%、81% 及 77%[128]。PET/MRI 因其高软组织分辨率，在肿瘤局部分期及预测转移性淋巴结方面明显优于 PET/CT，其检测子宫肌层浸润的准确性分别为 82% 和 46%，预测转移性淋巴结的敏感度为 89% 和 70%，特异度为 92% 和 91%[129]。

尽管 PET/MRI 在内膜癌术前危险分层明显优于其他影像学检查，但因其价格昂贵、扫描时间久，临床装备数量有限、不便于临床推广。目前大多数研究的样本量比较少，结果可能存在过拟合情况，有待进一步扩大样本量研究。另外，由于 MRI 对含气肺组织的小病灶检出率低，对肺内磨玻璃结节及小实性结节的检测具有局限性、存在小病灶的漏诊可能，仍需要结合胸部 CT 检查进行补充。

（三）血清肿瘤指标检测

目前尚没有已知敏感的肿瘤标志物用于 EC 的诊断和随访。血清中 CA12-5 被认为有助于监测临床治疗效果，人附睾蛋白 4（human epid idymis protein 4，HE4）水平升高也有助于子宫内膜癌的诊断。子宫内膜癌浸润深肌层表明癌细胞的侵袭能力增加，病情进展且肌层血运丰富有利于癌细胞获得营养支持，从而使其分泌于细胞表面的 CA12–5、CA19–9 增多，术前血清 CA12–5 和 CA19–9 水平的升高可以作为预测子宫内膜癌肌层浸润深度及宫外扩散的指标。对于有子宫外病变的患者，CA12–5 有助于监测临床治疗效果。值得注意的是，腹膜炎症或者放射损伤的患者，CA12–5 可能会异常升高。而阴道孤立转移的患者 CA12–5 并不升高，因此在缺乏其他临床发现的时候，单纯 CA12–5 升高不能预测复发。HE4 是一种人类附睾上皮中由乳清酸性蛋白基因编码的分泌型糖蛋白，近年来血清 HE4 也已被应用并作为子宫内膜癌早期筛查的指标，有研究证实子宫内膜癌血清及组织中 HE4 的表达量升高，而 HE4 在正常组织及良性肿瘤中几乎不表达。近期研究显示，HE4 可作为子宫内膜癌预后的独立因素，其表达水平与子宫内膜癌病理特征有明显的相关性；HE4 的高表达预示子宫内膜癌较差的预后 [130–131]。HE4 评估子宫内膜癌患者淋巴转移的证据存在争议，有研究发现术前 HE4 水平和淋巴转移之间没有显著差异，而另一些研究报道，如果存在淋巴结转移，患者术前 HE4 水平显著升高。

六、分期、手术

（一）分期

FIGO 系统是目前最常用的子宫内膜癌分期系统。最早的 FIGO 分期发布于 1950 年，是基于临床评估（包括体格检查和分段诊刮术）的临床分期。1971 年，FIGO 更新临床分期，将Ⅰ期根据子宫腔深度是否≤ 8 cm 分为ⅠA 期和ⅡB 期，对于各种原因无法进行手术分期，以放疗、化疗或内分泌治疗作为初始治疗的患者，目前仍采用此临床分期（FIGO 1971）。对于大多数子宫内膜癌患者，手术是其主要的治疗模式，1988 年 FIGO 将子宫内膜癌的分期系统改为基于手术 – 病理评估结果的新体系，并于 2009 年进行了修订，强调了肿瘤的分期应该有病理学证据。相对于临床分期，手术 – 病理分期提供了更多与预后相关的信息，能更好地指导后续辅助治疗方案的选择 [132]。

基于回顾性资料，考虑到不同分类患者的预后，FIGO 2009 分期系统简化了Ⅰ期、Ⅱ期子宫内膜癌 [46]。ⅠA 期指的是肌层浸润＜ 50%，ⅠB 期指的是肌层浸润≥ 50%。Ⅱ期仅包括子宫颈间质受累的患者。病灶局限于子宫体或仅累及子宫颈腺体（黏膜受累）而无子宫颈间质受侵的患者不再被视为Ⅱ期。考虑到腹主动脉旁区域淋巴结阳性的患者生存率更低，ⅢC 期被细分为ⅢC1 期（盆腔区域淋巴结转移）和ⅢC2 期（腹主动脉旁区域淋巴结转移）[46]。另外，多项大样本病例对照研究结果认为，腹水细胞学阳性和腹腔或淋巴结的转移不相关，也没有足够的证据说明腹水细胞学阳性与复发风险和治疗效果有何关系，临床上对腹水细胞学阳性的处理也多采用随访观察的方法，腹水细胞学是否阳性并不影响后续治疗决策，腹水或腹腔冲洗液细胞学检查不再影响 FIGO 2009 分期，与国内外指南一致，本指南仍然建议收集腹腔冲洗液并记录结果[133]。

2023 年 FIGO 再次修订了子宫内膜癌分期系统，相较于 FIGO 2009 分期，最大的变化是纳入了组织学类型、分化程度、淋巴脉管间隙浸润等病理学特征，将淋巴结转移大小、卵巢受累状况、盆腹腔受累状况等进行了明确区分，特别是引入了分子分型[76]。FIGO 2023 分期系统中，FIGO Ⅰ/Ⅱ期患者如分子分型为 POLE mut 则分期调整为ⅠA 期，如分子分型为 P53abn 累及子宫肌层则分期调整为ⅡC 期，并添加相应的下标说明[76]。FIGO 2023 新分期系统更加全面，更加精准提示预后，有利于指导治疗，是里程碑式的重大进步。但是，当前对新分期仍存较大争议，新分期变化太大、太复杂，临床应用和推广难度增大。一些病理参数缺乏统一的标准，有些分期变更也缺乏循证医学依据。NCCN 指南截至目前尚未采纳这一新分期。由于有关子宫内膜癌辅助治疗的研究大多基于 FIGO 2009 分期，本指南仍推荐 FIGO 2009 分期，同时列出 2023 新分期作为参考。

（二）手术

在确定病理诊断和临床判断子宫内膜癌累及范围的基础上，根据患者的年龄、有无生育要求、全身状况和有无合并症，综合评估，制定治疗方案，提倡多学科诊疗决策。

手术治疗是子宫内膜癌患者的首选初始治疗模式。除低危患者外，中危和高危患者手术治疗后应进行辅助治疗。对于晚期或伴有严重并发症、高龄等不能耐受手术的子宫内膜癌患者，初始治疗可以选择放射治疗和（或）系统治疗。有强烈生育要求且符合指征、无禁忌证者可给予保留生育功能的治疗。

1. 手术方式

子宫内膜癌手术首选腹腔镜或机器人辅助腹腔镜微创手术，亦可选用开腹手术或经阴道手术。随机对照临床试验研究、Cochrane 数据库系统回顾研究和人群资料表明子宫内膜癌的微创手术比传统的开腹手术更有优势，不仅术后并发症少、住院时间短，且肿瘤学结局并未受到不良影响。手术医师应具备相应技能和资质。

在过去10年中，临床实践倾向于采用微创方法对早期子宫内膜癌患者进行子宫全切术＋双侧附件切除术和淋巴结评估[134]。虽然手术可以通过多种方式进行（如腹腔镜、机器人、经阴道、传统开腹），但微创手术的切口感染、输血、静脉血栓栓塞等事件发生率较低，住院时间短，且不影响肿瘤学结局[134-140]，对于病变明显局限于子宫的患者，推荐首选的标准手术途径仍是微创方式。

GOG-LAP2研究是一项Ⅲ期随机临床试验，评估了腹腔镜在全面手术分期的应用效果[139,141]。2616例临床分期为Ⅰ～ⅡA期的患者以2∶1的比例随机分配接受腹腔镜或开腹手术。GOG-LAP2研究结果显示，26%的患者因为视野不佳、癌症转移、出血、高龄或肥胖需中转开腹，两组晚期癌症的检出率无显著差异。然而，在切除盆腔和腹主动脉旁淋巴结方面观察到显著差异（腹腔镜未切除8% *vs.* 开腹未切除4%，$P < 0.0001$）[142-143]。与开腹手术相比，腹腔镜手术术后不良事件显著较少，住院时间较短，术后生活质量高[138]。腹腔镜手术的复发率为11.4%，而开腹手术的复发率为10.2%，两组患者的5年总生存率均为84.8%[141]。

LACE试验比较了760例Ⅰ期子宫内膜癌患者的肿瘤学结局，这些患者被随机分配接受开腹子宫全切术或腹腔镜子宫全切术[135]。中位随访时间为4.5年，开腹手术组的无病生存率为81.3%，而腹腔镜手术组为81.6%，两组的复发率和总生存期无显著差异。另一项比较腹腔镜和开腹手术的随机试验（*n*=283）报告，腹腔镜手术的住院时间较短，疼痛较轻，日常活动恢复较快[144]。然而，在某些情况下如老年患者、子宫大的患者或某些转移癌患者仍需要行开腹手术[139,145]。

随着分子分型指导精准治疗理念的深入，有学者在子宫内膜癌患者的分子特征指导手术途径选择上进行了探索。有研究通过回顾性分析TCGA数据，发现子宫内膜癌患者中存在*POLE*超突变、MSI-H或同源重组修复通路突变者，以及*MUC16*突变者接受腹腔镜或开腹手术后预后相似，而*p53*突变者接受腹腔镜手术后预后显著差于开腹手术[80]，但该结论有待于前瞻性研究验证。

机器人手术是一种微创技术，由于其相对开腹手术的潜在优势，尤其是对于肥胖患者，已越来越多地用于早期子宫内膜癌的手术分期。前瞻性队列研究和回顾性研究提示，机器人手术的效果与腹腔镜手术相似，其围手术期结局与腹腔镜手术相当或更好[146-151]。短期肿瘤学结局与其他手术方式相当，但远期结局仍在研究中。在部分患者如肥胖患者中，与腹腔镜手术相比，机器人手术中转开腹较少，而且应用于麻醉风险较高的患者也是安全可行的[146-147]。美国妇科肿瘤学会（Society of Gynecologic Oncology，SGO）、美国妇科腹腔镜医师学会（American Association of Gynecologic Laparoscopists，AAGL）已经发布了关于机器人手术的指南[152-153]。

2. 手术范围

全面分期手术是子宫内膜癌手术的基本要求，全子宫和双侧附件切除 ± 盆腹腔淋巴结切除术是子宫内膜癌的标准术式。进腹探查前要求常规送检腹水或腹腔冲洗液，术中要求全面探查盆腹腔脏器和腹膜，可疑部位应取活检。

Ⅰ期（肿瘤局限于子宫体）：全子宫双侧附件切除术 ± 盆腔及腹主动脉旁淋巴结切除术，按全面分期要求施行手术。

Ⅱ期（肿瘤累及子宫颈）：术前由子宫颈活检或者影像学检查提示子宫颈间质受累者，首选子宫全切术和盆腔 ± 腹主动脉旁淋巴结切除术，亦可选用改良广泛性子宫切除术和盆腔 ± 腹主动脉旁淋巴结切除术。术前疑为Ⅱ期者与术后病理分期的符合率仅为30%～40%。

Ⅲ期和Ⅳ期（肿瘤超出子宫）：应强调综合治疗，有条件者施行子宫切除和肿瘤细胞减灭术。术中应全面探查，多处活检，行术中冰冻病理切片检查以明确诊断，术中应尽可能切净肿瘤，为术后放疗、化疗创造条件。晚期患者也可考虑先期化疗和（或）放疗和（或）系统治疗后经过评估再选择手术治疗。

特殊类型（Ⅱ型）子宫内膜癌：按照卵巢癌手术原则进行全面分期手术和肿瘤细胞减灭术，即使早期亦应常规进行网膜切除术或腹膜多点活检。

（1）子宫切除：需行筋膜外子宫全切除术，应完整切除子宫及子宫颈，不强调宫旁及阴道切除范围。术中剖视子宫，检查癌肿大小、部位、肌层浸润深度，根据肿瘤分化程度和肌层浸润深度（最好行冷冻病理检查确定）决定是否行盆腔及腹主动脉旁淋巴结切除。

（2）附件切除：双侧附件切除是子宫内膜癌的标准术式要求，切除卵巢的优点在于去除可能发生的卵巢癌镜下转移、共存的卵巢癌，有效地防止后续发生卵巢恶性肿瘤，并减少激素敏感性肿瘤的发生；缺点在于出现绝经后症状、对骨质的影响、心脑血管疾病发生率，以及死亡率增加和对代谢的影响。基于人群的大样本队列回顾性研究和Meta分析显示是否保留卵巢不影响早期子宫内膜癌的预后[154-155]。随访16年的数据显示在Ⅰ期高分化子宫内膜癌患者中，保留卵巢与切除卵巢者相比，疾病特异性生存率相似，而前者的心血管疾病导致的累积死亡风险显著降低[154]。符合以下指征者可以保留卵巢：患者要求保留卵巢；ⅠA期高分化子宫内膜样癌且无其他高危因素，卵巢无转移；无遗传性乳腺癌－卵巢癌综合征及林奇综合征家族史。保留卵巢者推荐术中切除双侧输卵管。

（3）系统性淋巴结切除术：子宫内膜癌患者淋巴结转移状态是FIGO分期的重要指标，可评估预后和指导辅助治疗。长期以来推荐对所有接受分期手术的患者进行系统的淋巴结切除术（即清扫和评估盆腔及腹主动脉旁区域淋巴结），该术式虽是准确分期的需要，但其治疗价值尚有争议。随着临床研究数据的积累，发现早期子宫内膜癌患者淋巴结转移率较低，不切除淋巴结也不影响患者生存，为避免过度治疗，越来越多的专家建议采用前哨淋巴结活检这一更具选择性和个体化的淋巴结评估方式。

目前仅有回顾性研究提示子宫内膜癌患者可从系统性淋巴结切除术中获益[156-158]，尚无随机对照研究证据支持[159]。欧洲的两项随机临床试验表明，系统性淋巴结切除术虽然能识别淋巴结转移的患者，但并不能显著改善患者的生存结局[160-161]。这两项著名随机对照试验的研究结果也因其各自设计上的不足受到一定的质疑，因此，关于系统性淋巴结切除术能否为患者带来生存获益仍存在争议。

关于是否需行系统性淋巴结切除术，临床实践中曾普遍应用 Mayo 标准进行判断，符合下列条件的患者为淋巴结转移低风险：①肌层浸润小于 50%。②肿瘤直径小于 2 cm。③组织学类型为高、中分化。不符合上述条件者可考虑行系统性淋巴结切除术[162-163]，但这些数据在取得最终病理诊断前难以准确评估，部分中心采用术中冰冻病理协助决策，如回报符合上述标准则避免行系统性淋巴结切除术[164]。此外是否需在盆腔淋巴结清扫的基础上补充行腹主动脉旁淋巴结清扫也一直存在争议。既往研究中，无盆腔淋巴结转移的患者发生孤立腹主动脉旁淋巴结转移的风险不一[133,162,165-166]。对于盆腔淋巴结阳性或有高危组织学特征的患者，腹主动脉旁淋巴结转移风险增加，可考虑行至肾血管水平的腹主动脉旁淋巴结切除术。

2020 年 ESGO-ESTRO-ESP 指南及 2022 年 ESMO 指南均根据临床病理因素对患者进行风险分层，指南中推荐 I 期、低级别、无肌层浸润肿瘤患者无须行淋巴结切除术，也不需行前哨淋巴结活检，I 期、低危 / 中危组患者可用前哨淋巴结活检代替系统性淋巴结切除术，I ～ II 期、高中危 / 高危组患者推荐行系统性淋巴结切除术，III / IV 期患者仅需切除肿大淋巴结，不需行系统性淋巴结切除术。系统性淋巴结切除术范围包括盆腔和达肾血管水平的主动脉旁淋巴结，不推荐单独切除盆腔淋巴结，若术中发现盆腔淋巴结受累，不需再行系统性盆腔淋巴结切除术，只需切除肿大的盆腔淋巴结，但需行腹主动脉旁淋巴结切除术[51-52]。

总之，淋巴结切除术可识别需要放疗和（或）全身性辅助治疗的患者[167]。部分患者可能无法从淋巴结切除术中获益，仅凭术前评估很难识别这些患者。本指南推荐对特定的子宫内膜癌患者进行盆腔淋巴结切除术，并对高危患者进行腹主动脉旁淋巴结切除术，对于病变局限于子宫的低危患者，首选前哨淋巴结活检替代系统性淋巴结切除术，但对于高危患者仍首选系统性盆腹腔淋巴结切除术。

（4）前哨淋巴结示踪：由于并未发现早期子宫内膜癌淋

巴结切除可以使生存获益，且部分患者出现术后下肢淋巴水肿，SLN 示踪活检已成为手术分期的一种首选方法，推荐对适宜的子宫内膜癌患者行 SLN 示踪活检替代系统性淋巴结切除术。SLN示踪活检主要适用于子宫内膜癌早期的低中危患者，更适用于无法耐受常规腹膜后淋巴结切除术者。

对于术前评估无可疑转移且术中探查无宫外病灶的患者，可以考虑行 SLN 示踪以评估是否存在淋巴结转移。如果影像学检查或者术中发现患者有明显的远处转移，则没有必要为了分期而切除淋巴结，这并不会改变患者的分期及术后辅助治疗方案[168–169]。示踪剂经浅（1 ～ 3 mm）、深（1 ～ 2 cm）结合注射至子宫颈部位后可进入起源于子宫颈和子宫体的淋巴管，进而引流至第一站前哨淋巴结[170]。SLN 示踪适合转移风险较低和（或）无法耐受系统性淋巴结切除术的患者。纪念斯隆 – 凯特琳癌症中心于 2012 年提出的 SLN 活检流程有效降低了假阴性率[171]，目前这一流程作为标准被广泛沿用［见诊疗原则部分 SLN 示踪活检术（本书第 22 页）］。无论 SLN 示踪结果如何，可疑转移或明显增大的淋巴结均应切除，由于 SLN 标示着肿瘤转移的首要淋巴通路，因此定位 SLN 增加了发现转移病灶的概率，如果 SLN 示踪失败，应进行该侧盆腔淋巴结清扫术。通过 SLN 示踪活检，患者可能能够避免系统性淋巴结切除术的并发症，如淋巴漏、下肢淋巴水肿等。

研究表明，遵循上述 SLN 活检流程可以准确预测盆腔淋巴结转移，假阴性率低于 5%[172]。FIRES 试验比较了 SLN 示踪和系统性淋巴结切除术在子宫内膜癌分期手术中的应用效果，这也是迄今最大的多中心前瞻性研究（n=385）[170]，结果显示，86% 的患者成功示踪至少 1 枚 SLN，灵敏度为 97.2%（95%*CI* 85.0% ～ 100%），阴性预测值为 99.6%（95%*CI* 97.9% ～ 100%）。一项纳入 17 项研究的系统综述显示，SLN 的检出率为 60% ～ 100%，大型队列研究（样本量＞ 100 例）的检出率均高于 80%，SLN 示踪活检灵敏度为 95%、阴性预测值达 99%，假阴性率低于 5%[173]。另一项 Meta 分析纳入了 55 项研究，共计 4915 例患者，SLN 总检出率为 81%，其中双侧盆腔 SLN 检出率为 50%，主动脉旁 SLN 检出率为 17%[162]。此外有研究表明，SLN 示踪活检联合系统性淋巴结切除术可以检出更多淋巴结转移，SLN 示踪与术后辅助治疗显著相关[174]。

对于高危组织学类型（高级别子宫内膜样癌、浆液性癌、透明细胞癌、癌肉瘤）的患者能否单独应用 SLN 示踪一直存在争议。近年来逐渐有研究结果表明，即便在这部分患者中，SLN 示踪也表现出较高的诊断准确性，或可替代系统性淋巴结切除术[24,175–176]。一项多中心前瞻性队列研究在中、高级别子宫内膜癌患者中对比了 SLN 示踪与系统性淋巴结切除术的诊断准确性[177]，SLN 示踪成功识别出 27 例具有淋巴结转移灶患者中的 26 例，灵敏度达 96%（95%*CI* 81% ～ 100%）。近期发表的一项多中心回顾性研究还发现SLN示踪单独应用相比联合系统性淋巴结切除术并不影响高危子宫内膜患者的预后[178]。但本指南对高危患者推荐仍首选系统性淋巴结切除术，次选SLN。

（5）SLN超分期：SLN超分期（即连续切片和免疫组织化学）可以检出常规组织病理未发现的淋巴结转移从而改变疾病分期并影响辅助治疗选择，研究表明，SLN超分期可使5%～15%患者的分期升级[173,179-182]。近年来不断有研究强调了SLN超分期检测的潜在意义和影响。一项队列研究共纳入508例接受SLN示踪的患者，SLN超分期共检出23例常规病理漏诊的微转移病例[183]。一项对304名术前评估为低危或中危子宫内膜癌患者开展的多中心研究表明，SLN活检和超分期检出转移性SLN的患者数量是系统性淋巴结切除术的3倍[184]。

SLN超分期检出的微转移与孤立肿瘤细胞（isolated tumor cells，ITCs）合称低体积转移（low volume metastasis，LVM），其临床意义和处理原则尚无定论[179,181-182,185-187]。一项回顾性研究分析了844例接受SLN示踪活检的子宫内膜癌患者的临床数据[188]，大多数检出ITCs、微转移和宏转移的患者接受了辅助化疗（分别为83%、81%和89%）。SLN阴性患者的3年无复发生存率为90%，ITCs及微转移患者均约为86%，仅SLN宏转移的患者3年无复发生存率显著降低（71%，$P < 0.001$）。有研究分析了早期子宫内膜癌患者检出ITCs的临床价值。最近一项纳入519例患者的前瞻性观察研究比较了SLN宏转移、微转移和ITCs患者的结局，并将辅助治疗考虑在内[189]。ITCs患者的3年无进展生存率显著高于SLN宏转移患者（95.5% *vs.* 58.5%），而与SLN阴性、微转移患者的3年无进展生存率相比无显著差异。31例检出ITCs的患者中只有1例复发（ⅠB期癌肉瘤），对ITCs阳性患者行辅助治疗似乎不影响预后。基于目前文献数据，我们尚不清楚ITCs阳性患者是否能从辅助治疗中获益[190]，仍需要更多前瞻性的预后研究进一步探索对这部分患者行术后辅助治疗的策略及影响。

（6）意外发现子宫内膜癌和不完全手术后的处理：应根据术后病理和相关高危因素选择治疗方案。

ⅠA期低级别、ⅠA期高级别无肌层浸润，LVSI（–），年龄< 60岁的患者，不需要进一步治疗，随访观察即可。

ⅠA期的其他患者，ⅠB期、Ⅱ期、特殊病理类型等患者，经影像学检查后子宫外病灶阴性者可直接给予辅助治疗，可疑或阳性者则需进行分期手术治疗，亦可直接选择分期手术。

≥Ⅲ期者，可直接给予全身治疗 ±EBRT±VBT，再次评估后有条件者，可行肿瘤细胞减灭术。

七、风险分层、辅助治疗

（一）风险分层

根据手术病理分期、组织学类型、分化程度、淋巴血管间隙浸润、年龄等危险因素对子宫内膜癌患者进行风险分层管理。

1. 手术病理分期与病理

Ⅰ期和Ⅱ期子宫内膜癌的 5 年生存率分别为 80% ～ 90% 和 70% ～ 80%，Ⅲ期和Ⅳ期分别为 50% ～ 60% 和 20% ～ 30%[191-192]。

子宫内膜癌主要病理类型为内膜样癌，分化程度是影响预后的独立风险因素[193]。近年来，子宫内膜样癌分化采用二分法，即低级别（1 级和 2 级）和高级别（3 级），二分法重复性强且对预后的提示意义更大，已被国际妇科病理学家协会[194]和 WHO 女性生殖肿瘤分类 2020 推荐[195]。

子宫非内膜样癌，包括 ESC、透明细胞癌、神经内分泌癌、未分化癌、去分化癌和癌肉瘤等少见特殊组织学类型，常分化较差，侵袭性较强，预后不良。约 70% 的 ESC 和 50% 的透明细胞癌患者诊断时已经是Ⅲ期或Ⅳ期，37% 的 ESC 患者即使不伴子宫肌层浸润，手术分期后也可确诊为Ⅲ期或Ⅳ期[196-197]。即使与高级别子宫内膜样癌相比，相同期别预后仍较差，一项监测、流行病学和最终结果数据库（Surveillance Epidemiology and End Results Rpogram，SEER）1988—2001 年统计显示，ESC 和透明细胞癌分别占所有子宫内膜癌的 10% 和 3%，它们分别占所有死亡数的 39% 和 8%。ESC、透明细胞癌、G3 内膜样癌的 5 年疾病特异性生存期（disease-specific survival，DSS）率分别为 55%、68%、77%（$P < 0.0001$），按分期统计，DSS 差异依然显著，Ⅰ～Ⅱ期分别为 74%、82%、86%（$P < 0.0001$），Ⅲ～Ⅳ期分别为 33%、40%、54%（$P < 0.0001$）[198]。其余少见特殊组织学类型研究相对较少，癌肉瘤预后较 ESC、透明细胞癌及内膜样癌更差[199-200]。

一项回顾性研究显示对于病灶局限于内膜或息肉样突起的 G3 内膜样癌、ESC 及透明细胞癌患者，3 年无进展生存（progression fiee survival，PFS）率和总生存（overall survival，OS）率为 94.9% 和 98.8%；辅助治疗对预后无显著影响[201]。因此，对于此类患者，即使为预后不良的病理类型，由于病灶较为局限，预后相对较好。

GOG-99 研究应用比例危险回归模型确定复发风险增加（5 年为 25%）的影响因素，年龄，尤其是 LVSI 亦是影响预后的因素[202]。PORTEC-1 研究多因素分析提示年龄≥ 60 岁的局部复发率（HR=3.2，P=0.003）和内膜癌特异性死亡率（HR=3.1，P=0.02）显著升高[203]。综合 PORTEC-1 和 PORTEC-2 研究显示多因素分析提示即使包括年龄、肌层浸润深度、分化、治疗，广泛LVSI也是最强的提示预后的独立风险因素，盆腔局部复发（HR=6.2，95%CI 2.4～16）和远处转移（HR=3.6，95%CI 1.9～6.8）发生率更高、OS（HR=2.0，95%CI 1.3～3.1）更差[204]，而对于广泛LVSI的定义，经PORTEC-1和PORTEC-2研究确定，当LVSI数目分别为0、1～3、≥4个时，未经盆腔外照射患者5年盆腔淋巴结转移率分别为3.3%、6.7%（P=0.51）和26.3%（P < 0.001），丹麦妇科肿瘤数据库验证后获得相似结果；因此将LVSI数目≥4个定义为临床意义显著的广泛脉管阳性[205]。但值得注意的是，灶性LVSI与阴性相比，盆腔淋巴结转移率仍有一定升高，2022年美国放射肿瘤学会（American Society for Radiation Oncology，ASTRO）子宫内膜癌放射治疗指南将局灶LVSI定义为中危因素[206]。

美国妇科肿瘤学组和欧洲子宫内膜癌术后辅助放疗（Post-Operative Radiation Therapy in Endometrial Cancer，PORTEC）研究组开展的研究，以及欧洲肿瘤内科学会结合以上因素，确定不同的风险分组。

GOG研究组：低危患者为Ⅰ期内膜样癌，无肌层浸润。高中危患者为年龄≥70岁伴1个危险因素，年龄≥50岁伴2个危险因素，年龄≥18岁伴3个危险因素；危险因素：G2或G3，外1/3肌层浸润，LVSI。低中危患者为Ⅰ期内膜样癌，非低危及高中危者。高危患者为Ⅱ～Ⅲ期内膜样癌和Ⅰ～Ⅲ期特殊病理类型子宫内膜癌。晚期/转移患者为Ⅳ期患者。

PORTEC研究组：低危患者为Ⅰ期内膜样癌，任何年龄，G1/2，浸润< 1/2。低中危患者为Ⅰ期内膜样癌，G1/2，年龄< 60岁，浸润≥ 1/2。高中危患者为Ⅰ期内膜样癌，G1/2，年龄≥ 60岁，浸润≥ 1/2和（或）LVSI；Ⅰ期内膜样癌，G3，年龄≥ 60岁，浸润< 1/2。高危患者为Ⅰ期内膜样癌，G3，浸润≥ 1/2和（或）LVSI；Ⅱ～Ⅲ期内膜样癌；Ⅰ～Ⅲ期特殊病理类型。晚期/转移患者为Ⅳ期患者。

欧洲妇科肿瘤学会/欧洲放射肿瘤学会/欧洲病理学会2020：低危患者为Ⅰ期内膜样癌，低级别，浸润< 1/2，LVSI（—）。低中危患者为Ⅰ期内膜样癌，低级别，浸润≥ 1/2，LVSI（—）；内膜样癌，高级别，浸润< 1/2，LVSI（—）；ⅠA期非内膜样癌无肌层浸润。高中危患者为Ⅰ期内膜样癌+广泛LVSI，无论分化程度及浸润深度；内膜样癌，G3，浸润≥ 1/2，无论LVSI；Ⅱ期内膜样癌。高危患者为Ⅲ～ⅣA期无残余病灶；Ⅰ～ⅣA期非子宫内膜癌样伴肌层浸润，无残留。晚期/转移患者为Ⅲ～ⅣA期伴残余病灶；ⅣB期。

综合以上证据，基于手术病理分期、组织学类型和分化程度作为主要风险分组标准，同时结合年龄、LVSI危险因素，中华医学会妇科肿瘤学分会制定子宫内膜癌风险分层。低危患者：ⅠA期，低级别，内膜样癌。中危患者：年龄≥ 60岁或灶性LVSI（累及脉管数目为1～3个）的低危患者；ⅠB期，低级别，内膜样癌；ⅠA 期，高级别，内膜样癌；ⅠA 期无肌层浸润的特殊病理类型。高中危患者：低危或中危患者伴广泛 LVSI（累及脉管数目≥4 个）；ⅠB 期，高级别，内膜样癌；Ⅱ期内膜样癌。高危患者：特殊病理类型伴肌层浸润；Ⅲ期/Ⅳ期任意分化、任意病理类型。

2. 分子分型

子宫内膜癌的分子分型对于辅助治疗的指导意义在 POLEmut 型和 P53abn 型中更为明显，尤其是 POLEmut 型的高级别内膜样癌和 P53abn 型的低级别内膜样癌。有研究显示，按经典风险分层，POLEmut 型中 33.4% 既往被认定为高风险，P53abn 型中 7.2% 被认定为低风险[207]；基于分子分型对预后的意义，此部分患者存在过度治疗或治疗不足。目前，基于分子分型辅助治疗的前瞻性随机对照研究尚在进行中，本指南结合分子分型的风险分层为Ⅰ～Ⅱ期的 POLEmut 型按低危处理；无肌层浸润的 P53abn 型按中危处理；若伴肌层浸润，无论分期、分化程度，均按高危处理。FIGO 2023 新分期将 POLEmut 和 P53abn 用于调整Ⅰ～Ⅱ期，其意义在于指导辅助治疗。我们要强调的是，这种风险分层是基于可靠的 *POLE* 超突变的检测和对 *p53* 突变型的正确判断。

（二）辅助治疗

辅助治疗目前主要有放射治疗和化学治疗；放射治疗旨在实现盆腔局部控制，放射治疗根据技术方法分为体外照射和阴道近距离放射治疗，阴道近距离放射治疗毒副作用较小。化学治疗可结合放射治疗应用，目的是预防远处转移，目前主要采用紫杉醇/卡铂方案治疗。

近期发表的子宫内膜癌辅助治疗相关随机对照研究多沿用经典的基于分期和病理组织学特点的风险分层。通过综合分析放疗和化疗相关临床研究，存在以下问题：①目前应用较广泛的是于 2009 年修订的 FIGO 分期，但既往多项研究是基于较旧的 FIGO/AJCC 分期系统的患者数据。②随着对危险因素的界定不同，即使是同一研究机构，不同研究风险标准也不同。③放疗技术和化疗方案演进导致研究设计不同，难以得出一致性结论。本指南根据风险分层推荐辅助治疗。

1. 低危

低危子宫内膜癌复发风险低（≤5%），无辅助治疗的指征。一项欧洲多中心研究入组 645 例 FIGO 1988 ⅠA～ⅠB 期（肌层浸润＜50%）、G1～G2 子宫内膜样癌患者，分为手术联合 VBT 组或单纯手术治疗组，结果显示，两组患者总体复发率仅 4%，且两组间的复发率及复发部位、肿瘤特异性生存率、总生存率等均无显著差异[208]。然而，VBT 组患者的泌尿生殖道症状发生率更高，低危型子宫内膜癌患者接受放疗的风险可能大于获益。基于以上研究证据，对低危型患者不推荐任何辅助治疗。

2. 中危

Ⅲ期随机对照研究显示辅助放疗可减少伴某些危险因素患者的局部复发，改善 PFS，但未改善 OS。

PORTEC-1 和 GOG-99 研究显示与单纯手术后观察相比，术后辅助性盆腔放疗可显著减少中危患者的局部复发，获益最大的为高中危（high-intermediate risk，HIR）患者。PORTEC-1 和 GOG-99 研究 HIR 标准存在差异。两项研究均纳入的危险因素包括年龄、深部肌层浸润、分化程度较差。最初 PORTEC 研究未纳入 LVSI 作为危险因素分析，后续回顾性分析提示广泛 LVSI 增加复发风险 [204]。

GOG-99 研究显示，HIR 患者约占 1/3，发生复发和死亡的比例占 2/3，放疗可降低 HIR 患者约 20% 的 2 年累积复发率（26% *vs.* 6%，*HR*=0.42，95%*CI* 0.21 ～ 0.83），而对于低中危（low-intermediate risk，LIR）患者仅降低 4% 复发率 [202]。PORTEC-1 研究长期随访显示：与 GOG-99 研究相似，盆腔放疗显著降低 HIR 局部复发率（*HR*=3.31，95%*CI* 1.73 ～ 6.35，*P*=0.0003），LIR 获益较小 [209]。

鉴于多数复发为阴道复发，在 PORTEC-2 研究中，对于 PORTEC-1 研究定义的 HIR 患者，比较盆腔外照射和阴道近距离照射的有效性和毒性，10 年生存数据证实了两组阴道复发控制率好（＞ 96%），孤立的盆腔复发、远处转移和总生存期两组相似 [210]。

亦有研究探索化疗能否减少高中危子宫内膜癌患者复发风险。GOG-249 研究探索在高中危、高危早期子宫内膜癌患者中，应用 VBT 序贯 3 周期紫杉醇 / 卡铂方案化疗（VBT/C）替代盆腔放疗对于 RFS 的影响。研究纳入高中危标准患者和（或）Ⅱ期或Ⅰ～Ⅱ期浆液性或透明细胞癌（腹水细胞学阴性）患者，其中 89% 患者行淋巴结切除且为阴性，浆液性癌和透明细胞癌患者约占 20%。两组 5 年阴道复发率相似，总体为 2.5%，5 年远处复发率相似，总体为 18%；盆腔放疗组和 VBT/C 组的腹主淋巴结或盆腔复发率分别为 4% 和 9%（*HR*=0.47，95%*CI* 0.24 ～ 0.94）。5 年 RFS 和 OS 无显著差异，亚组分析提示分期、是否淋巴结切除、组织学类型、体能评分等对无复发生存期（recurrence-free survival，RFS）和 OS 无显著影响。VBT/C 组的急性毒性更为常见和严重。未观察到两组在迟发性毒性中的差异。研究结论为 EBRT 应作为所有病理类型的高危早期内膜癌患者的辅助治疗 [211]。但是，盆腔放疗组中约 32% 的浆液性癌、透明细胞癌及Ⅱ期患者联合应用 VBT，且 3 个周期化疗是否足以控制远处转移尚存争议。

PORTEC-1 和 PORTEC-2 研究未纳入 1998 年 FIGO1C 期和 G3 子宫内膜癌患者（2009 年 FIGO ⅠB 期，G3）；因此，在深肌层浸润、G3 患者中单独使用辅助近距离照射仍存争议。PORTEC-2 研究的 10 年随访数据显示，对于 HIR 患者，广泛 LVSI 与盆腔复发、远处转移、子宫内膜癌特异性死亡显著相关；EBRT 可显著改善伴危险因素者的盆腔复发（P=0.004）[69]。

Aalders 的随机研究纳入Ⅰ期子宫内膜癌患者，显示与 VBT 相比，EBRT 联合 VBT 显著减少阴道和盆腔复发，没有减少远处转移或改善生存期，但对于深肌层浸润、G3 患者，VBT 和 EBRT 联合 VBT 的死亡率分别为 18.2% 和 27.5%[212]。鉴于盆腔放疗局部控制率高，Ⅰ期高危的子宫内膜样癌患者联合放疗未见明确获益；盆腔放疗应为该组患者的标准放射治疗模式。

目前尚无随机对照研究比较病变累及子宫颈患者 EBRT 和 EBRT 联合 VBT 的疗效与安全性。一项 Meta 分析比较Ⅱ期子宫内膜癌行术后辅助性 EBRT± 阴道近距离照射和单独行阴道近距离照射，结果显示与单独行阴道近距离照射相比，EBRT+ 阴道近距离照射显著降低局部复发率；两组 OS 相当[213]。鉴于 VBT 不良反应相对较低，病变累及子宫颈间质者和（或）阴道切缘不足或阳性者可考虑 EBRT 联合 VBT[206,214-215]。

尽管有研究显示对于高中危患者放疗联合化疗可能获益，但 PORTEC-3 研究纳入了部分高中危患者，显示与单纯放疗相比，放化疗联合无额外获益。

基于以上研究证据，中危子宫内膜癌患者推荐首选辅助放疗（VBT）以减少复发，亦可观察。高中危子宫内膜癌患者 EBRT± 化疗。

3. 高危

高危患者多接受全身治疗，可与 EBRT± 阴道近距离照射联合应用；应根据局部和远处转移的风险确定是否进行联合治疗。

GOG-122 研究评估病变累及子宫外患者辅助治疗的选择。研究纳入Ⅲ期或Ⅳ期任意组织学类型的内膜癌，术后残余病灶不大于 2 cm，将其随机分入全腹放疗组和化疗组：7 个周期多柔比星（60 mg/m^2）和顺铂（50 mg/m^2）联合化疗，1 个周期顺铂；结果显示，与全腹放疗组相比，化疗可改善 PFS 和 OS，但是化疗组急性不良反应（如骨髓抑制、外周神经毒性）更严重[216]。GOG-122 研究确定晚期患者全身化疗的意义。GOG-184 研究评估强化化疗的效果，对比两种化疗方案[顺铂和多柔比星加（或不加）紫杉醇]联合肿瘤定向放疗，结果表明，经过 3 年的随访，与 2 种药物联合方案相比，3 种药物联合方案并未改善患者生存时间，高强度化疗导致毒性更大[217]。

无论接受单纯化疗还是放疗，晚期患者复发率均较高，GOG-122 研究中两组复发率均超过 50%。相关研究探索与单一辅助治疗相比，联合治疗（化疗和放疗）是否可能带来获益。ManGO ILIADE-Ⅲ和 NSGO-EC-9501/EORTC-55991 研究汇总分析显示，与放疗相比，化疗联合放疗改善 PFS，但 OS 未显著改善[218]。

Ⅱ期 RTOG 9708 单臂研究纳入 46 例 G2/3 内膜样癌，肌层浸润＞50%，子宫颈间质浸润或局限于盆腔的子宫外病灶患者，评估放化疗联合（EBRT±VBT+ 放疗期间 2 个周期顺铂；结束放疗后 4 个周期紫杉醇 / 卡铂化疗）的安全性、毒性、复发及生存时间，结果显示，总人群4年无病生存（disease-free survival，DFS）率为81%、OS为85%，其中Ⅲ期4年DFS为72%、OS为77%，ⅠC～ⅡB期无复发[219]。随后，PORTEC-3和GOG-258研究采用RTOG 9708研究中的放化疗联合方案，对比单纯盆腔放疗和化疗的疗效和安全性。PORTEC-3研究显示对于Ⅲ期和浆液性癌患者，CTRT组较RT组可以明显改善生存时间。

PORTEC-3研究比较686例子宫内膜癌患者［Ⅰ期G3，深肌层浸润和（或）LVSI，Ⅱ期、Ⅲ期子宫内膜样癌和Ⅰ～Ⅲ期浆液性、透明细胞癌患者］接受化疗联合EBRT（CTRT）或单独EBRT，若子宫颈受累（间质、腺体或均受累），联合VBT。更新数据显示，中位随访72.6个月，CTRT组和EBRT组的5年OS分别为81.4%和76.1%（*P*=0.034），5年无失败生存（failure free survival，FFS）分别为76.5%和69.1%（*P*=0.016）。浆液性癌与预后不良显著相关，CTRT组和EBRT组的5年OS分别为71.4%和52.8%（*HR*=0.48，*P*=0.037），5年FFS分别为59.7%和47.9%（*HR*=0.32，*P*=0.008）。CTRT组可使Ⅲ期患者的5年OS改善10%（78.5% *vs.* 68.5%，*HR*=0.63，*P*=0.043），FFS改善12.5%（70.9% *vs.* 58.4%，*HR*=0.61；*P*=0.011）。Ⅰ～Ⅱ期两组OS和FFS无明显差异。随访5年，只报告了1例4级不良事件（肠梗阻），发生在CTRT组。两组报告的3级不良事件没有显著差异，最常见的3级不良事件是高血压。CTRT组发生2级及以上不良事件为76/201例（38%），RT组则为43/187例（23%）（*P*=0.002）。感觉神经病变在CTRT组比RT组更常见，两组2级及以上感觉神经病变的发生率分别为6%和0。没有与治疗相关的死亡报告[220]。研究结论为早期高危子宫内膜癌患者，CTRT组预后无明显获益，但毒副作用明显增加，单独放疗盆腔控制率高，应作为标准治疗，化疗不常规推荐；对于Ⅲ期和浆液性癌患者，CTRT组较RT组可以明显改善生存时间，应权衡利弊后进行个体化选择。

GOG-258研究纳入707例FIGO 2009 Ⅲ期或Ⅳ期任意组织学类型、Ⅰ～Ⅱ期透明细胞癌/浆液性癌并腹水细胞学阳性、术后残余病灶不大于2 cm的患者，结果显示，中位随访47个月，CTRT组和化疗组5年RFS分别为59%和58%（*HR*=0.90，90%*CI* 0.74～1.10，*P*=0.20），阴道复发率分别为2%和7%（*HR*=0.36，95%*CI* 0.16～0.82），盆腔和腹主动脉旁淋巴结复发率分别为11%和20%（*HR*=0.43，95%*CI* 0.28～0.66）；远处复发率为27%和21%（*HR*=1.36，95%*CI* 1.00～1.86）。CTRT组和化疗组的急性G3级及以上不良事件发生率分别为58%和63%，急性G4级及以上不良事件发生率分别为14%和30%。研究结论为CTRT组较化疗组未提高RFS，但单独化疗组盆腔和腹主动脉旁淋巴结复发率升高[221]。更新的OS分析显示，中位随访112个月，与化疗相比，CTRT未改善OS

（*HR*=1.05，95%*CI* 0.82 ～ 1.34），在所有亚组（分期、组织学类型、BMI、残余病灶、年龄）中，CTRT 均未改善 OS[222]。

基于以上研究证据，推荐高危患者行化疗 ±EBRT±VBT，但化疗联合放疗带来的获益和增加的毒性须与患者充分讨论。

目前，对于子宫内膜癌分子分型指导辅助治疗的证据多来源于 PORTEC 系列研究的综合分析，近期 GOG-258 研究亦分析分子分型对 OS 的影响。

PORTEC-1/2 研究和其他研究显示，无论其他临床病理因素，*POLE* 突变者预后良好[62,68]。因此，Ⅰ～Ⅱ期的 *POLE* 突变患者为低危患者，辅助治疗无获益。

PORTEC-2 研究长期分析显示，POLEmut 型、NSMP 型、dMMR 型、P53abn 型的 10 年 DSS 分别为 100%、96.2%、84.8%、62.3%（*P* ＜ 0.001）。广泛 LVSI、P53abn 和 L1CAM 过表达均与高复发率显著相关，若患者伴有以上风险因素，EBRT 较 VBT 疗效更优[69]。

PORTEC-1 和 PORTEC-2 研究分析分子分型对放疗反应的预测，纳入 PORTEC-1（*n*=484）和 PORTEC-2（*n*=396）行分子分型者，中位随访 11.3 年，其中，POLEmut 型者，无局部复发；dMMR 型者，EBRT 组（94.2%）、VBT 组（94.2%）和观察组（90.3%）的局部无复发率相似（*P*=0.74）；P53abn 型者，与 VBT 组（64.3%）和观察组（72.2%）相比，EBRT 组（96.9%）的局部无复发率显著改善（*P*=0.048）；NSMP 型者，与观察组（87.7%）相比，EBRT 组（98.3%）和 VBT 组（96.2%）的局部无复发率显著改善（*P* ＜ 0.0001）。研究结论为Ⅰ期内膜样癌：POLEmut 型可不进行放疗；dMMR 型放疗获益度有限；与 VBT 和观察组相比，EBRT 可显著改善 P53abn 型的局部无复发率；VBT 可作为 NSMP 型的选择，与 EBRT 疗效相似，均较观察组显著改善局部无复发率[223]。

在 PORTEC-3 研究的分子分析中，P53abn 型、POLEmut 型、dMMR 型和 NSMP 型患者，放化疗组和放疗组 5 年 RFS 分别为 59% 和 36%（*P*=0.019）、100% 和 97%（*P*=0.637）、68% 和 76%（*P*=0.428）、80% 和 68%（*P*=0.243），结果显示，P53abn 型子宫内膜癌患者接受联合治疗可带来显著生存获益，而对于 POLEmut 型患者，两组基本无复发。dMMR 型患者化疗无额外获益[89]。

GOG-258 研究分析分子分型对 OS 的影响，晚期患者中 *POLE* 突变率为 1% ～ 2%，因此未行 *POLE* 突变检测。dMMR 型、P53abn 型、P53 野生型的 5 年 RFS 分别为 57.7%、28.8%、69.0%（*P* ＜ 0.001），在 P53 野生型、P53abn 型、dMMR 型中，放化疗 *vs.* 化疗组的 5 年 RFS 分别为 77.2% *vs.* 59.7%，*HR*=0.54（0.32 ～ 0.94），*P*=0.11，校正后 *P*=0.02；29.3% *vs.* 29.4%，*HR*=0.76（0.46 ～ 1.24）；52.5% *vs.* 63.7%，*HR*=1.34（0.70 ～

2.57）。dMMR 型、P53abn 型、P53 野生型的 5 年 OS 分别为 76.9%、39.2%、84.7%，10 年 OS 分别为 61.0%、24.0%、73.6%（$P < 0.001$）。在 P53 野生型、P53abn 型、dMMR 型中，放化疗 *vs.* 化疗组的 5 年 OS 和 10 年 OS 分别为 88.5% *vs.* 80.4%，76.0% *vs.* 70.9%，*HR*= 0.67（0.38 ～ 1.20）；41.4% *vs.* 36.8%，23.3% *vs.* 24.6%，*HR*= 0.95（0.59 ～ 1.52）；73.2% *vs.* 81.1%，55.5% *vs.* 67.4%，*HR*= 1.40（0.73 ～ 2.69）。研究结论为 P53abn 型的 RFS 和 OS 最差，P53 野生型放化疗可能 RFS 获益，但与 OS 无关[224]。因此，推荐 Ⅰ ～ Ⅱ 期（局限于子宫或累及子宫颈，无论 LVSI 或组织学类型）POLEmut 的子宫内膜癌患者按低危管理，不进行辅助治疗。无肌层浸润的 P53abn 型患者，按中危管理，推荐 VBT 或观察；将局限于子宫且伴肌层浸润的 P53abn 型，无论有或无子宫颈累及、LVSI 或组织学类型，按高危管理，推荐化疗 ± 放疗。

八、晚期转移 / 复发子宫内膜癌

尽管接受了手术及辅助治疗，有 9% ～ 20% 的 Ⅰ ～ Ⅱ 期内膜癌患者出现复发。近 80% 的患者复发发生在初次治疗后的 2 年内。34% 盆腔复发，43% 盆腔外复发，23% 同时存在盆腔和盆腔外复发[225]。复发 / 转移性内膜癌患者的病情复杂，需要根据患者的身体情况、疾病进展程度、既往治疗史、病理和分子检查结果等情况，进行多学科协作，选择适宜的治疗方法。影响预后的重要因素包括复发部位、复发范围、病灶大小、既往治疗史（特别是放疗范围及剂量）、复发时间间隔，以及病理和分子特征等[226]。

（一）局部复发转移的治疗

1. 手术治疗

在预期并发症可接受并且手术可达到无肉眼残留时，可考虑根治性手术，包括盆腔廓清术[227-228]。当手术达到无残余病灶时，盆腔廓清术后 5 年 OS 率为 56% ～ 70%；有残余病灶时，OS 下降为 20% 或更低[229-230]。肿瘤细胞减灭术在治疗复发性子宫内膜癌中的作用越来越受到重视。最近一项针对 230 名患者的多中心研究显示，手术后无残余病灶且手术切缘阴性的患者 5 年 OS 为 66%，有残余病灶者 OS 为 37%[231]。姑息性手术可用于缓解症状（如出血、肠梗阻、肠瘘）的治疗。

根治性手术术后辅助化疗是否可改善生存，在多个回顾性研究中的结果不一致。如果在经选择的、肿瘤完全切除且术后影像检查没有病灶残留的情况下，可以选择观察[232-234]。术后如有残留建议更加积极采用全身治疗方式。

2. 放射治疗

虽然有回顾性研究显示手术完全切除复发灶可以改善患

者生存时间，但由于大部分复发患者无法行根治性手术或者拒绝行盆腔廓清术，放疗作为根治性的局部治疗手段之一，在子宫内膜癌术后复发治疗中发挥了重要作用，特别对于复发部位既往没有接受过放疗或仅接受过阴道近距离放射治疗的患者，可以进行局部根治性放疗。其中，阴道复发较为常见，PORTEC-1 研究[235]显示 70% 以上患者的局部复发位于阴道，Sorbe 等[208]研究发现阴道复发多位于阴道上 2/3，单纯阴道复发患者预后较好，5 年 OS 率为 50% ～ 70%。PORTEC-1 研究显示单纯阴道复发的患者接受治疗后 85% 完全缓解（complete response，CR），后续生存分析显示单纯阴道复发者接受挽救性治疗（77.1% 为挽救性放疗）后的 3 年 OS 率为 73%，且 EBRT+VBT 较单纯 EBRT 可以降低二次复发风险。如阴道复发灶比较表浅，也可以进行单纯 VBT 或手术切除后 VBT。如果存在阴道外受累或盆腔淋巴结转移，则预后较差，盆腔复发和远处转移者 3 年 OS 率仅为 8% 和 14%（$P \leqslant 0.001$）。接受过术后放疗的患者很少出现放射野内复发，此类患者治疗仍存在争议，其中部分患者可接受再程放疗。Ling 等[236]的研究纳入 22 例子宫内膜癌术后局部区域复发接受再程放疗的患者，其中 50% 接受 EBRT ＋ VBT，50% 接受单纯 VBT，中位放疗剂量为 64.5 Gy，3 年局部控制率、区域控制率、DFS 和 OS 率分别为 65.8%、76.6%、40.8% 和 68.1%。Lee 等的研究表明，再程放疗者接受的中位放疗剂量显著低于初次放疗者（66.5 Gy *vs.* 74.4 Gy，$P < 0.01$），局部失败率分别为 38%（5/13）和 3%（1/31），但差异未达到统计学意义（P=0.1）。整体而言，挽救性放疗安全性良好，出现 3 级以上晚期不良反应的发生率为 0 ～ 16.3%。在靶区勾画方面，对于既往术后无盆腔放疗史的盆腔复发者，放疗靶区可以参照术后辅助放疗的靶区范围。对于再次放疗者，应将放疗野局限于影像学可见病灶，靶区剂量设定也应兼顾对病灶的最大控制和正常组织最低风险。对于盆腔外区域复发，如腹膜后、腹股沟、锁骨上、纵隔等淋巴结区域复发，不能根治性手术切除者可以行该复发区域放疗 ± 全身治疗。对寡转移灶的局部治疗可以更为积极，可切除的寡转移灶，可以选择手术切除和（或）局部放疗，或局部消融治疗，术后可以考虑全身治疗，对完整切除病灶且术后影像学检查未发现病灶者术后也可选择观察。寡转移灶不可切除者行全身治疗 ± 局部治疗（局部放疗或局部消融治疗）。寡转移灶的局部放疗一般可采用立体定向放射外科治疗或立体定向体部放射治疗技术，在保护周围正常组织的基础上取得良好的局部控制。

总体来说，对于仅限于阴道或盆腔局部复发的患者，如既往未接受过放疗，评估手术可以完全切除的复发灶，可以选择手术，术后行 EBRT ± 全身治疗，对术后有残余病灶者，术后可考虑放疗 ± 全身治疗；也可以不选择手术，直接行放疗 ± 全身治疗，如果评估不能完全切除，建议首选放疗 ± 全身治疗。

如既往接受过放疗，更倾向选择手术或进行全身治疗，再程放疗需谨慎评估。

（二）转移的系统治疗

转移的系统治疗包括化学治疗、靶向治疗、免疫治疗及内分泌治疗等。

1. 化疗 / 靶向治疗

化疗是复发、转移性子宫内膜癌全身治疗的主要手段。铂类、蒽环类和紫杉醇类药物是最常用的化疗药物。靶向治疗目前常用的为贝伐珠单抗，但是贝伐珠单抗在子宫内膜癌治疗方面缺乏高质量临床研究。如果可以耐受，联合化疗仍是复发、转移患者一线首选治疗方案。紫杉醇 + 卡铂方案是目前首选的一线方案，治疗的客观缓解率（objective response rate，ORR）为 52% ～ 62%，中位无进展生存期（median progression free survival，mPFS）为 13 ～ 15 个月、中位总生存期（median overall survival，mOS）为 25 ～ 37 个月[237-239]。如果联合用药有禁忌，可选择紫杉醇、白蛋白结合型紫杉醇、顺铂、卡铂、脂质体多柔比星、托泊替康、多西他赛等治疗，单药治疗的反应率为 22% ～ 40%[240-241]。

在紫杉醇临床广泛应用之前，多柔比星 + 顺铂是经典的化疗方案。多柔比星 + 顺铂的双药联合方案相较多柔比星单药治疗，ORR（42% *vs.* 17%）和 mPFS（8 个月 *vs.* 7 个月）有显著性改善，但是两者 mOS 无明显差异（9 个月 *vs.* 7 个月）[242]。一项Ⅲ期随机对照研究 GOG-177[243] 比较了三药联合方案（紫杉醇 + 多柔比星 + 顺铂）与双药方案（多柔比星 + 顺铂）的疗效。相比双药方案，三药治疗虽然有更好的疗效，但是不良反应严重，包括神经毒性和老年患者的心脏毒性，因此并没有被广泛应用。

由于多柔比星的心脏毒性，紫杉醇逐渐用于一线化疗。一项随机开放标签的非劣效性研究（GOG-209）[237]，比较紫杉醇（175 mg/m^2）+ 卡铂（AUC-6）与多柔比星（45 mg/m^2，d1）+ 顺铂（50 mg/m^2，d1）+ 紫杉醇（160 mg/m^2，d2）的疗效。在三药治疗组 d3 ～ d12 使用非格司亭（5 μg/kg）支持治疗。两组 ORR 均为 52%，mPFS 分别为 13 个月 *vs.* 14 个月，mOS 为 37 个月 *vs.* 41 个月。研究显示，紫杉醇 + 卡铂化疗与三药化疗疗效相当，但是副作用明显减少，所以目前紫杉醇 + 卡铂方案被列为一线首选方案[244-245]。使用紫杉醇禁忌的患者可以选用多西他赛 + 卡铂治疗[246]。

多项Ⅱ期研究显示，在紫杉醇 + 卡铂 + 贝伐珠单抗方案一线治疗中的 ORR 为 73% ～ 82.8%，mPFS 为 13.7 ～ 20 个月，mOS 为 40 ～ 58 个月[247-249]。尽管 MITO-END-2 研究[249] 显示，紫杉醇 + 卡铂 + 贝伐珠单抗方案相比紫杉醇 + 卡铂化疗并未提高 PFS，但是初步数据显示三药治疗组相比两药治疗组，患者 6 个月的疾病控制率（disease control rate，DCR）由 70.4%

提高到 90.7%，提示贝伐珠单抗联合化疗可能使疗效进一步改善。另一项研究 GOG-86P 显示[250]，紫杉醇 + 卡铂 + 贝伐珠单抗与 GOG-209 的紫杉醇 + 卡铂历史数据相比，两组 PFS 无明显差异，但是 OS 三药组有明显提高。GOG-86P 研究有关分子标志物的探索性分析[251]显示，*p53* 突变型患者，紫杉醇 / 伊沙匹隆 + 卡铂 + 贝伐珠单抗方案相比紫杉醇 + 卡铂 + 替西罗莫司改善了 PFS（*HR*=0.48，95%*CI* 0.31 ～ 0.75）和 OS（*HR*=0.61，95%*CI* 0.38 ～ 0.98）；而 P53 野生型患者两组 PFS 和 OS 无差异，提示贝伐珠单抗加入以铂类为基础的联合化疗中，对 *p53* 突变的患者可能更为有利。

推荐贝伐珠单抗联合化疗治疗持续性或复发性子宫内膜癌患者（单药 3 类推荐；联合用药 2B 类推荐），对于 *p53* 突变的晚期或复发性子宫内膜癌患者给予优先推荐（2A 类推荐）[252]。

复发、转移患者一线治疗失败后，二线治疗疗效欠佳，目前无标准的治疗方案。基于卵巢癌的治疗理论，一项多中心回顾性队列研究[253]发现，二线治疗使用以铂类为基础的化疗，无铂间期＜ 6 个月、6 ～ 11 个月、12 ～ 23 个月和≥ 24 个月者的 ORR 分别为 25%、38%、61% 和 65%。因此，对于无铂间期＞ 6 个月的患者，采用以铂类为基础的化疗是合理的。

用于一线治疗的单药均可用于二线或后线治疗，然而 ORR 仅 4% ～ 27%[226,254-255]。紫杉醇是有效率相对高的单药，然而神经毒性可能会限制其应用。虽然可使用多西他赛替代紫杉醇，但是多西他赛单药周疗的 ORR 偏低，仅 7.7%[256]。脂质体多柔比星与多柔比星相比心脏毒性明显减少，因此应用更为广泛，其 ORR 为 9.5%[257]。

Ⅱ期临床研究[258]显示，在既往接受过一次或二次化疗后的持续性或复发性子宫内膜癌患者中，贝伐珠单抗单药 15 mg/kg 可以获得 13.5% 的 ORR，mPFS 为 4.2 个月，mOS 为 10.5 个月，与其他二线的单药化疗疗效相近。

PTEN 功能缺失和 PI3K/AKT/mTOR 信号通路异常在子宫内膜癌中比较常见[259-261]。一项Ⅱ期临床研究[262]中，mTOR 抑制剂替西罗莫司用于治疗 54 例复发转移子宫内膜癌。在既往无化疗组，ORR 为 14%，中位缓解持续时间（median duration of response，mDOR）为 5.1 个月；既往化疗组，ORR 为 4%，mDOR 为 4.3 个月，并未看到疗效与 PTEN 状态的相关性。在紫杉醇 + 卡铂的基础上联合替西罗莫司，并未显示比紫杉醇 + 卡铂有更好的疗效[250]。

DESTINY-PanTumor02 研究评估德曲妥珠单抗（5.4 mg/kg，q3w）在 HER-2 表达（IHC 3+/2+）晚期实体瘤患者中的疗效，纳入患者既往接受过≥ 2 线治疗。结果显示，总体患者的 ORR 为 37.1%，mDOR 为 11.3 个月，mPFS 为 6.9 个月，mOS 为 13.4 个月。其中，IHC 3+ 的患者获益更加明显，ORR 为 61.3%，mDOR 长达 22.1 个月，mPFS 为 11.9 个月，mOS 为

21.1个月。入组的40例子宫内膜癌患者的ORR为57.5%，IHC 3+者达84.6%。德曲妥珠单抗已获FDA加速批准，用于治疗既往接受过全身治疗且没有令人满意的替代治疗方案的不可切除或转移性HER-2阳性（IHC 3+）的成人实体瘤患者[263]。基于以上研究数据，本指南推荐德曲妥珠单抗用于HER-2阳性（IHC 2+或3+）子宫内膜癌的后线治疗。

2. 免疫治疗

免疫检查点抑制剂在治疗复发/转移性子宫内膜癌中取得显著疗效，子宫内膜癌被公认为免疫治疗的热肿瘤。既往主要用于复发/转移性子宫内膜癌的二线及以上治疗。目前用于临床的免疫检查点抑制剂主要是PD-1/PD-L1抑制剂，可联合或单药使用。单药应用需要以生物标志物来指导，这些生物标志物包括MSI-H/dMMR（子宫内膜癌中约占30%[264]），以及TMB-H（子宫内膜癌中约占19.7%[265]）。

MSI-H/dMMR是PD-1/PD-L1抑制剂（帕博利珠单抗、纳武利尤单抗、多塔利单抗、阿维鲁单抗）单药用于二线治疗复发/晚期子宫内膜癌的适应证；此外，如果肿瘤组织中存在TMB-H，也可单药使用帕博利珠单抗。国产PD-1抑制剂（替雷利珠单抗、斯鲁利单抗、普特利单抗）及PD-L1抑制剂（恩沃利单抗）获批MSI-H/dMMR泛瘤肿适应证，同样可用于子宫内膜癌治疗。

Ⅱ期Keynote-158研究显示，帕博利珠单抗（200 mg，q3w，Ⅳ）用于前线治疗失败的复发/晚期MSI-H/dMMR型子宫内膜癌患者（79例）ORR达48%，3～4年的OS稳定在60%[266]，治疗TMB-H型（≥10个突变/兆碱基，mut/Mb）（15例）ORR达46.7%，治疗非TMB-H型（67例），ORR仅有6%[267]。

其他PD-1抑制剂，如纳武利尤单抗、多塔利单抗可用于前线治疗失败的复发/晚期MSI-H/dMMR型子宫内膜癌患者，ORR为36%～42.3%[268-269]。PD-L1抑制剂阿维鲁单抗治疗这一人群的ORR也达到26.7%[270]。

对既往治疗失败的晚期/复发伴MSI-H/dMMR的妇科肿瘤患者推荐使用帕博利珠单抗（2A类）、恩沃利单抗（2B类）、替雷利珠单抗（2B类）、斯鲁利单抗（2B类）及普特利单抗单药治疗（2B类）。对既往治疗失败的晚期/复发伴TMB-H的妇科肿瘤患者推荐使用帕博利珠单抗单药治疗（2B类）。对既往治疗失败的晚期/复发性伴MSI-H/dMMR的子宫内膜癌患者推荐使用帕博利珠单抗单药治疗（2A类）、纳武利尤单抗单药治疗（2B类）、度伐利尤单抗单药治疗（2B类）[271]。

对于不具有MSI-H或TMB-H的子宫内膜癌患者，PD-1/PD-L1抑制剂联合抗血管生成药物可以使患者获益。抗血管生成药物可促进肿瘤组织内血管正常化，缓解肿瘤内缺氧环境，促进免疫效应细胞浸润和激活，增强抗肿瘤免疫效应[272]。Ⅱ期Keynote-146研究显示，帕博利珠单抗（200 mg，q3w，Ⅳ）+仑伐替尼方案（20 mg，qd，po）用于前线治疗失败的复发/晚期子宫内膜癌患者的，不仅在MSI-H/dMMR型子宫内膜癌患者中（11例）ORR达63.6%，DCR达90.9%，mPFS达18.9个月，在微卫星稳定型子宫内膜癌患者（94例）中也获得较好疗效（ORR为37.2%，DCR为84.0%，mPFS为7.4个月，mOS为16.4个月）[273]。多中心、开放、随机的Ⅲ期Keynote-775研究在此基础上进一步比较了帕博利珠单抗+仑伐替尼与非铂单药（紫杉醇周疗或多柔比星）治疗一线含铂化疗失败的复发/晚期子宫内膜癌。结果显示，无论是否存在MSI-H/dMMR，帕博利珠单抗+仑伐替尼均显示出优于化疗的疗效。在pMMR的患者中，两组的ORR为30.3% *vs.* 15.1%，mPFS为6.6个月 *vs.* 3.8个月，mOS为17.4个月 *vs.* 12个月，帕博利珠单抗+仑伐替尼均显著优于化疗[274]。帕博利珠单抗+仑伐替尼也因此获批用于既往有含铂化疗史的MSS/pMMR的复发/晚期内膜癌患者的治疗。

一项国内Ⅱ期注册研究共入组107例既往一到二线晚期/复发性子宫内膜癌患者应用贝莫苏拜单抗联合安罗替尼治疗pMMR或非MSI-H的晚期子宫内膜癌患者具有良好的抗肿瘤活性和可控的安全性。其中，第二阶段85例患者的ORR为31.76%；mPFS为8.38个月；mOS分别为21.72个月[275]。2024年1月，贝莫苏拜单抗联合盐酸安罗替尼胶囊治疗既往接受一、二线化疗方案治疗失败或不能耐受的pMMR或非MSI-H的复发性或转移性子宫内膜癌患者的适应证已被中国国家药品监督管理局（National Medical Products Administration，NMPA）纳入优先审评审批程序。

一项国内Ⅱ期研究共入组21例既往至少一线晚期/复发性子宫内膜癌患者应用卡瑞利珠单抗联合阿帕替尼治疗，中位随访13.5个月，ORR为47.6%，mPFS时间为11.8个月[276]。

另外一项国内Ⅱ期研究共入组23例既往至少一线含铂化疗晚期/复发性子宫内膜癌患者应用安罗替尼联合信迪利单抗治疗，中位随访15.4个月，ORR为73.9%；其中，MSS/pMMR者的ORR为57.1%，MSI-H/dMMR者的ORR为100%；mPFS时间尚未达到[277]。

推荐帕博利珠单抗联合仑伐替尼用于既往治疗失败的MSS/pMMR晚期/复发性子宫内膜癌患者（1类）。推荐贝莫苏拜单抗联合安罗替尼（2B类）、卡瑞利珠单抗联合阿帕替尼（3类）、信迪利单抗联合安罗替尼（3类）用于既往治疗失败的MSS/pMMR晚期/复发性子宫内膜癌患者[271]。

近年来，越来越多的临床研究提示免疫检查点抑制剂联合化疗有望成为用于晚期转移、复发子宫内膜癌患者的一线治疗的标准方案。

在紫杉醇+卡铂的基础上联合免疫治疗（PD-1抑制剂）被证实与化疗相比可以改善患者生存时间。Ⅲ期双盲随机对照Keynote-868/NRG-GY018研究[278]，在Ⅲ～ⅣA期有可测量病灶、ⅣB期或复发子宫内膜癌患者中，以紫杉醇+卡铂作为对照组，探索帕博利珠单抗（200 mg，q3w，Ⅳ）+ 紫杉醇 + 卡铂 6 周期，此后帕博利珠单抗（400 mg，q3w，Ⅳ）维持 14 周期，作为一线系统治疗方案的疗效是否更优。结果显示，无论 dMMR 型还是 pMMR 型子宫内膜癌患者，加入帕博利珠单抗后患者 mPFS 均显著延长（dMMR 型，*HR*=0.3，95%*CI* 0.19 ~ 0.48，$P < 0.001$；pMMR 型，*HR*=0.54，95%*CI* 0.41 ~ 0.71，$P < 0.001$）。另一项Ⅲ期双盲随机对照研究 RUBY[279] 显示，作为初次复发 / Ⅲ ~ Ⅳ期子宫内膜癌的一线治疗，多塔利单抗（500 mg）+ 紫杉醇 + 卡铂 6 疗程，此后多塔利单抗（1000 mg，每 6 周 1 次）维持至 3 年或进展，相比紫杉醇 + 卡铂，可显著延长 dMMR/MSI-H 人群 24 个月 PFS 率（61.4% *vs.* 15.7%）（*HR*=0.28，95%*CI* 0.16 ~ 0.50）。在总体人群中，化疗联合多塔利单抗后，24 个月 PFS 率也有显著提高（36.1% *vs.* 18.1%）（*HR*=0.64，95%*CI* 0.51 ~ 0.80）。由于随访时间有限，OS 数据尚不成熟，但无论 dMMR/MSI-H 组还是总体人群，均可以看到 OS 的获益趋势。

Ⅲ期双盲随机对照 ENGOT-en7/MaNGO/AtTEnd 研究[280]，在晚期（Ⅲ～Ⅳ期）新诊断或未接受过系统性化疗的复发患者，允许入组既往一线含铂化疗且无铂间期≥ 6 个月的复发患者中，以紫杉醇 + 卡铂作为对照组，探索紫杉醇 + 卡铂联合阿替利珠单抗治疗，随后阿替利珠单抗维持治疗，作为一线系统治疗方案的疗效是否更优。结果显示，dMMR 人群中，标准治疗联合阿替利珠单抗治疗显著改善了 PFS（*HR*=0.36，95%*CI* 0.23 ～ 0.57）。此外，在总体人群中也观察到 PFS 获益（*HR*= 0.74，95%*CI* 0.61 ～ 0.91），pMMR 型未见显著获益（*HR*=0.92，95%*CI* 0.73 ～ 1.16），总体人群 PFS 的改善主要归功于 dMMR 亚组人群明确的获益[280]。

DUO-E/GOG-3041/ENGOT-EN10 研究是一项新诊断晚期或复发性子宫内膜癌患者使用度伐利尤单抗联合卡铂 / 紫杉醇化疗后度伐利尤单抗 ± 奥拉帕利一线维持治疗的Ⅲ期随机对照、双盲研究[281]。纳入既往未经一线化疗的新诊断Ⅲ期、Ⅳ期或复发性子宫内膜癌患者，其中有接近 30% 的亚洲患者。受试者按 1 : 1 : 1 随机分配至 A 组（紫杉醇 + 卡铂 + 安慰剂治疗，安慰剂维持治疗）、B 组（紫杉醇 + 卡铂 + 度伐利尤单抗治疗，度伐利尤单抗维持治疗）和 C 组（紫杉醇 + 卡铂 + 度伐利尤单抗治疗，度伐利尤单抗 + 奥拉帕利维持治疗）。中期结果显示，与 A 组相比，B 组（*HR*=0.71，95%*CI* 0.57 ～ 0.89；*P*=0.003）和 C 组（*HR*=0.55，95%*CI* 0.43 ～ 0.69；$P < 0.0001$）mPFS 显著延长；C 组 *vs.* B 组的 *HR* 为 0.78，95%*CI* 0.61 ～ 0.99。在 dMMR 人群中，B 组（*HR*=0.42，95%*CI* 0.22 ～ 0.80）和 C 组（*HR*=0.41，95%*CI* 0.21 ～ 0.75）的 mPFS 均优于 A 组，但 C 组和 B 组相似（*HR*=0.97，95%*CI* 0.49 ～ 1.98）。在 pMMR 人群中，A 组、B 组、C 组的 mPFS 分别为 9.7 个月、9.9 个月、15.0 个月，C 组 *vs.* B 组的 *HR* 为 0.76，95%*CI* 0.59 ～ 0.99。度

伐利尤单抗在 dMMR 亚组的 PFS 获益最大；度伐利尤单抗 + 奥拉帕利可能增加 pMMR 亚组的 PFS 获益。

本指南推荐帕博利珠单抗联合化疗（卡铂和紫杉醇）用于晚期 / 复发性子宫内膜癌患者的一线治疗（1 类）；推荐多塔利单抗、度伐利尤单抗联合化疗（卡铂和紫杉醇）用于 MSI-H/dMMR 的晚期 / 复发性子宫内膜癌患者的一线治疗（1 类）。

更多免疫检查点抑制剂联合治疗的临床试验正在进行中，包括联合化疗、放疗、靶向治疗，以及不同机制的免疫检查点抑制剂联合应用等。

3. 内分泌治疗

内分泌治疗对分化良好、ER 表达阳性的复发 / 晚期子宫内膜样腺癌有一定疗效。早期小样本量的研究数据表明既往无化疗史的患者，孕激素单药治疗的 ORR 为 19% ～ 27%[282-284]，选择性雌激素受体调节剂他莫昔芬单药治疗的 ORR 为 10% ～ 20%[285-286]，孕激素与他莫昔芬交替应用的 ORR 为 20% ～ 32%[284,287]。尚无Ⅲ期随机对照研究证实两药交替治疗优于单药治疗。在 GOG-119 研究中发现与 ERα 阴性的患者相比，ERα 阳性患者使用孕激素与他莫昔芬交替治疗有更高的 ORR（47% *vs.* 26%）[288]。芳香化酶抑制剂（来曲唑、阿那曲唑、依西美坦）在 ER 和（或）PR 阳性的复发 / 晚期子宫内膜癌患者中的 ORR 为 7% ～ 10%，mPFS 为 3.2 ～ 3.9 个月，mOS 为 8.8 ～ 13.9 个月[289-291]。选择性雌激素受体降解剂氟维司群在治疗 ER 和（或）PR 阳性复发 / 晚期子宫内膜癌患者的 ORR 为 11.4% ～ 16%，mPFS 为 2.3 ～ 10 个月[292-293]。而无论是芳香化酶抑制剂还是氟维司群，ER 表达阴性患者的疗效似乎更差[289,293]。内分泌治疗虽然有效率有限，但不良反应轻微，患者耐受良好。目前靶向药物与内分泌治疗联合应用以期提高疗效是研究的热点。PI3K/AKT/mTOR 通路和雌激素有相互作用，一项Ⅱ期研究[294]显示，具有 *PTEN* 或 *PIK3CA* 突变的雌激素受体阳性的复发 / 晚期子宫内膜样癌患者中，依维莫司联合来曲唑获得了 31% 的 ORR。GOG-3007 研究[295]显示，依维莫司 + 来曲唑在晚期、持续性或复发性子宫内膜癌患者中的 ORR 为 22%，mPFS 为 6 个月，出现疾病缓解的患者其病理诊断均为子宫内膜样癌。研究还发现在既往无化疗史的患者中，ORR 可达 47%，mPFS 达 28 个月，而既往有化疗史的患者 mPFS 仅 4 个月。因此，依维莫司 + 来曲唑在既往无化疗史的复发 / 晚期子宫内膜癌患者中的疗效值得进一步探索。阿贝西利（Abemaciclib）是细胞周期蛋白依赖性激酶 CDK4/6 抑制剂，在乳腺癌的治疗中已证实可以逆转内分泌抵抗，与抗雌激素药物具有协同作用。在阿贝西利联合来曲唑治疗复发 / 晚期子宫内膜癌的单臂Ⅱ期研究中，ORR 为 30%，6 个月的 PFS 率为 55.6%，mPFS 为 9.1 个月，mDOR 为 7.4 个月[296]。

推荐晚期转移 / 复发的 ER/PR 阳性、低级别子宫内膜样腺癌，且肿瘤病灶小、生长缓慢者可首选毒性较小的内分泌治疗。若治疗失败，后续更换为化疗、靶向治疗和（或）免疫治疗。

虽为低级别内膜样癌，但肿瘤生长迅速、体积较大者；高级别内膜样癌；特殊病理类型子宫内膜癌复发者首选化疗 ± 靶向治疗和（或）免疫治疗。

九、特殊类型子宫内膜癌

（一）概述

特殊类型子宫内膜癌包括子宫浆液性癌、透明细胞癌、癌肉瘤、未分化 / 去分化癌、混合性癌、中肾管腺癌、中肾管样腺癌、鳞状细胞癌及胃肠型黏液性癌；与子宫内膜样癌使用相同的 FIGO/AJCC 分期系统。它们是更具侵袭性的恶性上皮性肿瘤，即使宫腔内病灶较小，甚至局限于子宫内膜，也易出现宫外转移。特殊类型子宫内膜癌发现时，多已伴深肌层浸润、脉管内癌栓、淋巴转移及宫外转移；预后差，即使是早期癌，5 年生存率也只有 30% ～ 50%。特殊病理类型均认为是高级别肿瘤，预后差，不推荐保留生育能力的治疗。

（二）病理

子宫内膜浆液性癌占子宫内膜癌的 10% 左右，在子宫内膜癌相关死亡病例中占 40%。大体常可见子宫肌层和（或）子宫颈浸润，镜下具有弥漫的、显著的核异型性，在萎缩的子宫内膜背景或子宫内膜息肉里呈现特征性的乳头状或腺样生长方式[195]。子宫浆液性上皮内癌并非子宫浆液性癌的癌前病变，即使局限于子宫内膜，亦可发生远处转移。目前倾向认为 EmGD 是浆液性癌的癌前病变。EmGD、SEIC 与子宫内膜浆液性癌有相似的分子遗传学改变，即常发生 *p53* 突变，推测三者为子宫浆液性癌逐渐进展的过程[30]。可能与胚系和体细胞 *BRCA* 突变有关，绝大多数肿瘤存在 *p53* 突变，免疫组化可见 *p53* 突变型表达，ERBB2（HER-2）扩增存在于 30% 病例中，通常分布不均匀[195]。子宫透明细胞癌少见；细胞组成具有多形性，可以是多角形、立方形、扁平或鞋钉样细胞，胞质透明或嗜酸，排列形式多样，呈乳头状、管腺状和（或）实性结构；癌肉瘤占所有子宫恶性肿瘤的 5%，是一种由高级别癌和肉瘤成分组成的双相性肿瘤，癌和肉瘤成分中存在相似的遗传学改变，目前公认的观点是肉瘤的细胞成分起源于上皮性癌的转化（上皮 – 间充质转化），并非真正的子宫肉瘤，因此目前归为上皮性癌。未分化癌不常见，占子宫内膜癌的 2%，是无明确谱系分化的恶性上皮性肿瘤，去分化癌是未分化癌与低级别癌（典型为 FIGO 1 级、2 级的子宫内膜样癌）共存而组成，二者有共同克隆性，表明是从分化癌中去分化而产生[195]。2020 版 WHO 新增加的 4 种类型：中肾管腺癌、中肾管样腺癌、鳞状细胞癌和胃肠型黏液性癌，均有各自的组织学特征，预后不良。

（三）分子分型

子宫内膜浆液性癌和癌肉瘤常见的分子特征是 *p53* 突变，在 TCGA 分型中属于高拷贝数亚型；对子宫内膜透明细胞癌的分子特征目前了解甚少，没有特异性的分子图谱，肿瘤细胞亚群显示出分子学的异质性[195]。有研究表明，透明细胞癌其中一部分肿瘤在分子分型上类似于子宫内膜样癌，另一部分与子宫浆液性癌重叠，第三部分在分子上有两组共同特征，而其余部分则为透明细胞癌特有[297]。癌肉瘤大多数病例（90%）存在 *p53* 突变，未分化 / 去分化癌主要的分子特征除了 *p53* 突变以外，1/2 ～ 2/3 的去分化癌和 1/2 的未分化癌存在错配修复基因缺陷和微卫星不稳定，这种肿瘤可能与林奇综合征相关；涉及 SWI–SNF 蛋白复合体的突变失活与大约 2/3 的去分化癌及 1/2 的未分化癌相关[195]。在对 1357 例子宫内膜癌回顾性的分析表明：*p53* 突变者在子宫浆液性癌中占 91.4%，在癌肉瘤中占 88.1%，未分化 / 去分化癌中占 43.8%，透明细胞癌中占 36.8%；未分化 / 去分化癌中错配修复基因缺陷者占 43.8%，而透明细胞癌中 NSMP 者占 63.2%[298]。

（四）临床特征

40% ～ 50% 的子宫浆液性癌完全分期后存在子宫外转移，常累及淋巴结、腹膜及网膜；透明细胞癌 50% ～ 60% 发现时处于早期[195]；6% 的癌肉瘤病例曾有他莫昔芬服药史，可能是盆腔放疗的远期并发症，与放疗的时间间隔为 5 ～ 20 年，45% 的病例诊断时就是Ⅲ或Ⅳ期。这几种特殊组织学类型子宫内膜癌均多见于绝经后老年女性，大多数患者表现为绝经后出血，与雌激素作用无关，很少伴有肥胖、高血压、糖尿病、不孕不育等高危因素；除了绝经后出血外，还可能出现子宫增大和（或）盆腔包块、腹痛、子宫颈细胞学异常或腹水；均是侵袭性肿瘤，有 45% 的可能性发生宫外扩散。即使是明显的早期疾病患者也可能有远处转移[299]。

（五）辅助检查

术前 CA 12–5 和 MRI 或胸 / 腹 / 盆腔 CT 有助于评估是否存在宫外疾病；推荐应用 MRI 评估病变累及范围，也可行 PET/CT。

（六）治疗

1. 手术分期

对早期患者行全面分期手术，主要治疗包括：TH/BSO、腹腔冲洗液细胞学检查、大网膜切除 / 活检和腹膜组织活检、腹主动脉旁（肾血管水平）及盆腔淋巴结切除术，是否可以应用前哨淋巴结活检尚存争议，在一项研究中，高风险疾病的患者（组织学 3 级的肿瘤和浆液性肿瘤），89% 的患者至少成功定位一个前哨淋巴结，假阴性率为 4.3%；对晚期患者考虑肿瘤减灭术，尽可能达到无肉眼残余病灶。在技术上可行的情况下，微创手术是首选方法。

2. 术后辅助治疗

特殊类型子宫内膜癌术后一般均需要辅助治疗，包括全身治疗和放疗，治疗方案的选择是高度个体化的。即使疾病局限于子宫内膜，远处转移的风险仍然很高。此外，Ⅰ期浆液性癌患者盆腔外复发的风险较高，辅助治疗是必需的。对于浆液性癌和透明细胞癌手术切除的子宫标本中无残留肿瘤者可以观察；对于没有肌层侵犯的ⅠA 期患者，如腹腔冲洗液阴性，则首选阴道近距离放射治疗 ± 化疗或选择观察；如腹腔冲洗液阳性，则选择化疗伴阴道近距离放射治疗；对于有肌层侵犯的ⅠA 期患者及所有其他更晚分期的患者，首选化疗 ± 外照射 ± 阴道近距离放射治疗。癌肉瘤和未分化 / 去分化癌各期别术后均应加辅助治疗：化疗 ± 阴道近距离放射治疗 ± 外照射。化疗方案：子宫浆液性癌、透明细胞癌和未分化 / 去分化癌、癌肉瘤首选推荐卡铂 / 紫杉醇；癌肉瘤还可应用异环磷酰胺 / 紫杉醇。PORTEC-3 临床研究中，*p53* 突变者无论是何组织学型别，术后辅助放化疗与单纯放疗比较均改善预后，5 年 RFS 为 59% *vs.* 36%，*P*=0.019，5 年 OS 率为 64.9% *vs.* 41.8%[89]。一项针对子宫浆液性癌患者的Ⅱ期临床研究也显示，先行盆腔外照射和紫杉醇同步放化疗，再辅以 4 周期紫杉醇化疗，5 年 PFS 达 83%，OS 为 85%，提示联合治疗具有潜在益处[300]；一项回顾性资料来自 279 例接受治疗的子宫浆液性癌或透明细胞癌患者，辅助治疗（放疗、全身治疗或放化疗）与ⅠB ～Ⅱ期患者 OS 改善相关，但与ⅠA 期患者 OS 改善无关。此外，不同手术方式（机器人腹腔镜与剖腹探查）的生存结果没有差异[301]。另一回顾性研究探索了辅助治疗用于ⅠA 期子宫浆液性癌患者的效果（阴道近距离放射治疗，*n*=103；辅助盆腔放疗或化疗，*n*=115），在两个队列中，接受手术分期 / 淋巴结切除术的患者比未分期的患者有更高的 PFS 和 OS。阴道近距离放射治疗降低了阴道残端复发率，但不影响 PFS 或 OS[302]。

3. 晚期 / 复发特殊类型子宫内膜癌治疗

强调根据不同病理类型及病灶情况综合考虑，个体化选择治疗方案。能够手术治疗者，仍要先行手术治疗，术后辅助治疗——放化疗。PORTEC-3 临床研究结果表明，Ⅲ期及浆液性子宫内膜癌均可从辅助放化疗中获益，放化疗与单纯放疗比较Ⅲ期子宫内膜癌 5 年 OS 为 78.5% *vs.* 68.5%，*P*=0.043，5 年 RFS 为 70.9% *vs.* 58.4%，*P*=0.011；浆液性子宫内膜癌 5 年 OS 为 71.4% *vs.* 52.8%，*P*=0.037，5 年 RFS 为 59.7% *vs.* 47.9%，*P*=0.008[220]。卡铂 / 紫杉醇仍为化疗方案首选。在癌肉瘤治疗中，异环磷酰胺既往被认为是最有效的单一药物。一项针对晚期癌肉瘤的Ⅲ期临床试验显示，异环磷酰胺和紫杉醇联合使用可提高生存率，且比先前使用的顺铂 / 异环磷酰胺方案毒性更小。异环磷酰胺 / 紫杉醇组的 OS 为 13.5 个月，而单独异环磷酰胺组的生存期为 8.4 个月[303]。GOG261 研究[304]对比紫杉醇 / 卡铂与异环磷酰胺 / 紫杉醇治疗 Ⅰ～Ⅳ期及复发的子宫癌肉瘤（*n*=449）的疗效与安全性。紫杉醇 / 卡铂组（*n*=228）的中位 OS 为 37 个月，而紫杉醇 / 异环磷酰胺组（*n*=221）为 29 个月［调整后的风险比（a*HR*）= 0.87，90%*CI* 0.70～1.075］；研究组的 mPFS 为 16 个月，而对照组为 12 个月（a*HR*=0.735，95%*CI* 0.58～0.93，$P < 0.001$）；提示紫杉醇 / 卡铂是癌肉瘤的首选推荐化疗方案。

近期公布的临床试验结果表明紫杉醇 / 卡铂化疗同时给予免疫检查点抑制剂，化疗结束后以与化疗同用的免疫检查点抑制剂维持治疗可以使患者明显获益[278-281]。

在 *p53* 突变的子宫内膜癌中 HER-2 阳性占 20%～25%，这类患者可在应用卡铂 / 紫杉醇方案化疗的基础上加用曲妥珠单抗，最近的一项随机对照Ⅱ期临床研究对晚期或复发的 HER-2/neu 阳性子宫内膜浆液性癌患者在卡铂 / 紫杉醇治疗的基础上加入曲妥珠单抗进行了研究，中位随访 25.9 个月，结果表明：在接受初次治疗的Ⅲ / Ⅳ期疾病患者中（*n*=41），加曲妥珠单抗的试验组和只用化疗的对照组中位无进展生存期分别为 17.7 个月和 9.3 个月（*P*=0.015），中位生存期试验组尚未达到，对照组为 24.4 个月；复发性疾病患者（*n*=17）的 PFS 试验组和对照组分别为 9.2 个月 *vs.* 7.0 个月（*P*=0.004）。由此可见在此类患者中，曲妥珠单抗的加入改善了 PFS 和 OS，特别是晚期初治患者获益更大，而不增加总体毒性[305]。

特殊类型子宫内膜癌中尚可能存在同源重组缺陷（homobogous recombination deficiency，HRD），在一项 25 例子宫内膜癌小样本研究中，HRD 6 例（24%），均为非内膜样腺癌，占 46%，且 *p53* 均为突变型，内膜样癌中不存在 HRD（*P*=0.04）；在 TCGA 数据中，存在 HRD 非内膜样腺癌中高达 48%（63/132），内膜样癌中为 12%（37/312）（$P < 0.001$）[306]。在另一项研究中，子宫内膜浆液性癌中 53% 存在 HRD[307]。通过 HRD 评估，可以选择潜在获益的患者，这些患者可能从靶向同源重组缺陷的治疗中获益，包括以铂类药物为基础的化疗和 PARP 抑制剂。目前，PARP 抑制剂应用于 *p53* 异常的子宫内膜癌仍在临床试验中（RAINBO-red：化疗 + 奥拉帕利；CANSTAMP：化疗 + 尼拉帕利）[308]，我们期待高水平临床试验的结果指导临床实践。

4. 预后

局限在子宫内膜的子宫浆液性癌预后尚好，一旦发生宫外播散，即使仅为 SEIC 或微转移，预后仍然很差；高龄、分期晚、*p53* 异常表达、早期腹水细胞学阳性、淋巴血管侵犯及肿瘤大小是子宫透明细胞癌的预后相关因素。子宫癌肉瘤通常比子宫内膜样癌、透明细胞癌和浆液性癌预后更差；分期晚、肿瘤大小超过 5 cm、肌层浸润超过 50%、脉管癌栓、成分以肉瘤为主是预后差的独立因素，组织学是浆液性癌和异源性横纹肌分化与预后较差显著相关；未分化癌 / 去分化癌具有高侵袭性，55% ～ 95% 的病例出现复发或死亡，未分化成分无论百分比如何，只要出现就预示着预后较差，SWI–SNF 蛋白表达缺失者更具侵袭性[195]。

虽然特殊组织学类型子宫内膜癌占比较小，但其预后差，是子宫内膜癌相关死亡的主要原因。因此，手术治疗应按照卵巢癌处理原则进行，术后多需行化疗，甚至放射治疗；合理应用靶向及免疫治疗药物。

十、保留生育功能的治疗

近年来，子宫内膜癌发病呈现年轻化趋势，40 岁以下女性占 3% ～ 14%[309]，部分年轻患者诊断时尚未生育，年轻患者保留生育功能需求日益增高。年轻患者常表现为高分化子宫内膜样癌，病灶局限于内膜或浅肌层，预后较好，5 年疾病特异性生存率为 93% ～ 96%[310–311]，适宜保留生育。

（一）适应证

适应证包括 G1 子宫内膜样腺癌，病灶局限于子宫内膜（首选 MRI 或可以选择经阴道超声），影像学检查无宫外转移，无药物治疗或妊娠的禁忌证。需要完全满足适应证的患者才可以进行保留生育功能治疗。治疗前建议由生殖专家评估生育功能，以评估潜在妊娠可能性。建议年轻患者进行遗传咨询，如存在子宫内膜癌或结直肠癌家族史，建议进行林奇综合征筛查，有助于评估其他相关肿瘤，以及遗传风险。建议有条件的患者对活检标本进行子宫内膜癌分子分型检测，不同的分子分型与肿瘤预后相关，并可能对孕激素治疗反应有指导意义[82,312]。对于中分化或合并浅肌层侵犯的子宫内膜癌患者，小样本的研究显示，中分化患者也可获得一定的缓解率和妊娠率[313]。对于伴有浅肌层浸润的患者，治疗方式和结局资料很有限[314]。这部分患者，虽然在有经验单位有进行保留生育功能治疗尝试的报道，但不作常规推荐。本指南仅推荐迫切要求保留生育功能的中分化或浅肌层浸润的子宫内膜癌患者可谨慎尝试保留生育功能。应告知保留生育功能治疗并非子宫内膜癌的标准治疗，部分患者可能治疗反应不良，甚至疾病进展。

（二）治疗方案及疗效

治疗主要采用高效孕激素，包括口服甲羟孕酮、甲地孕酮及释放孕激素的宫内节育器 [左炔诺孕酮宫内缓释系统（levonorgestrel releasing intrauterine system，LNG–IUS）]。关于确切的治疗时间尚未形成共识[315]，随着治疗时间延长，完全缓解率增高[316]。治疗达完全缓解的中位时间为 4 ～ 6 个月[317]，完全缓解率可达 78%[318]，53% 的患者可获得长期持续缓解[319]。宫腔镜下病灶切除可降低肿瘤负荷，有利于孕激素后续作用，可提高疾病完全缓解率[320]。胰岛素抵抗、BMI 较大，与治疗所需时间较长、复发风险高、妊娠率降低相关[321-323]，因此建议患者进行体重管理和生活方式调整。口服大剂量孕激素的副作用包括体重增加、不规则阴道流血等。注意全身使用孕激素有以下禁忌：乳腺癌病史、动脉及静脉血栓栓塞病史及肝功能异常患者。如果有全身孕激素禁忌、全身孕激素不耐受或 BMI 过大的患者，可使用促性腺激素释放激素激动剂（gonadotropin-releasing hormone agonist，GnRHa）联合 LNG-IUS 或 GnRHa 联合芳香化酶抑制剂的方案。小样本的研究显示，该方案能够获得一定的完全缓解率，治疗时间与口服孕激素方案相近[324]，对肥胖患者有较好的疗效[325]。

（三）复发患者

子宫内膜癌保留生育功能治疗完全缓解后复发率为 31%[326]。对于初始治疗有效后复发的患者，继续孕激素治疗仍然有效[327]。复发后再次治疗仍然可以获得较高的缓解率，但是可能低于初次治疗的缓解率[328]，且复发患者的二次复发风险增高[329]。

（四）长期管理

治疗过程中每 3 ～ 6 个月行子宫内膜病理活检，评估疗效。如持续监测中出现疾病进展，或治疗 6 ～ 12 个月后仍未达完全缓解且没有有效的治疗方案，建议终止保留生育功能治疗，行根治性手术治疗。肿瘤治疗完全缓解后，建议尽快妊娠，妊娠有助于降低复发风险。如患者暂无生育打算，建议维持治疗以降低复发风险，包括 LNG-IUS、孕激素后半周期治疗、周期性口服避孕药等。子宫内膜癌完全缓解后妊娠率为 46.4% ～ 65.6%[318]。辅助生殖技术（assisted reproductive technology，ART）有助于提高妊娠率，与自然受孕相比，ART 的妊娠率和活产率更高[314,330]。因子宫内膜癌患者常合并多囊卵巢综合征（polycystic ovary syndrome，PCOS）、肥胖、胰岛素抵抗、卵巢储备功能下降等，可能影响自然妊娠成功率，建议尽早 ART 助孕治疗。ART 是否增加肿瘤复发风险存在争议[331]，卵巢刺激期间升高的雌激素水平有可能增加肿瘤复发风险，因此宜用低剂量促性腺激素方案诱导排卵，有专家推荐使用芳香化酶抑制剂等药物进行高雌激素控制[332]。由于保留生育功能治疗不是子宫内膜癌标准治疗方式，肿瘤仍然有复发、进展等可能性，因此建议完成生育后，尤其是有高危因素的患者，建议行手术切除子宫。如患者强烈要求保留子宫，则需要长期密切随访[333]。

十一、激素替代治疗

由于子宫内膜癌发病呈现年轻化趋势，且子宫内膜癌治疗效果良好，术后可长期生存。因此，如何进行术后综合管理，提高患者的生存质量非常重要。患者在肿瘤治疗后面临着雌激素缺乏所造成的绝经症状的困扰，如潮热出汗、焦虑抑郁、失眠、骨质疏松等，严重影响了肿瘤治疗后的生活质量。激素替代治疗是目前解决绝经综合征并预防绝经后骨质疏松最有效的方法[334]。

对子宫内膜癌治疗后的患者来讲，是否能够应用激素替代治疗（hormone replace menttherapy，HRT）一直是临床争议较大的问题。在所有妇科恶性肿瘤中，雌激素与内膜癌的关系最为明确。通常认为，子宫内膜癌是雌激素依赖性肿瘤，因此，子宫内膜癌被认为是激素治疗的禁忌证。但是已完成子宫内膜癌规范手术无肿瘤残存的患者，以激素替代治疗改善绝经症状，是否影响患者的长期生存质量及肿瘤结局，目前尚缺乏足够高质量的研究证据支持。

早在1986年，Creasman等通过对221例Ⅰ期子宫内膜癌患者进行回顾性研究[335]，47例患者在肿瘤治疗后接受了雌激素治疗，其余174例患者没有进行激素替代治疗。应用雌激素的患者复发率低，无瘤生存时间长（$P < 0.05$）。该研究显示，HRT并未增加早期子宫内膜癌（Ⅰ期）的复发率，Ⅰ期子宫内膜癌并非HRT的禁忌证。该研究为非随机回顾性分析，术后15个月开始应用激素替代治疗，此时可能已排除了短期内易复发的病例，且存在研究对象较年轻、激素应用时间及剂量均不统一等问题，其结论可能有一定的偏差。

另一项对Ⅰ期子宫内膜癌术后患者进行的回顾性研究同样支持HRT[336]。44例患者接受口服雌激素替代治疗，平均持续时间为64个月。在激素替代治疗组中，没有子宫内膜癌的复发，也没有并发死亡。在99例对照组患者中，有8例复发（8%）。研究提示，排除已知影响复发的因素后，接受雌激素替代治疗的患者复发风险低。对于低危子宫内膜癌患者（Ⅰ期、高中分化、子宫肌层浸润小于1/2、无淋巴结或其他器官转移），可以考虑激素替代治疗。

还有一项Ⅰ期和Ⅱ期子宫内膜腺癌患者的回顾性分析[337]，在123例接受手术治疗的患者中，其中62例在癌症治疗后接受HRT，61例未接受雌激素治疗。两组的总死亡人数没有显著差异；与未接受雌激素替代治疗的患者相比，雌激素替代治疗组的无病生存率没有显著差异。结果提示，雌激素替代治疗组的无病生存率提高。两组在年龄、分期、级别和侵袭深度上有所差异，因此存在一定的偏倚。

以上文献多为小样本回顾性研究，一项高质量随机对照研究，却因2002年妇女健康计划（women's health initiative，WHI）事件的伦理压力被迫停止。美国国立卫生研究院开展

WHI研究，1997年夏天正式开始HRT的RCT研究，2002年5月，安全监测委员会发现，HRT出乎意外地显著增加了冠心病、脑卒中及肺栓塞发生率，此即2002年WHI事件。随后的进一步数据分析发现，HRT之所以增加心血管事件是由于研究对象平均年龄在65岁以上；进行分层分析显示，HRT对于围绝经期女性可有效延缓，甚至逆转心血管病变的进展[338]。

这项多中心前瞻性随机对照临床试验，纳入1236例病例，将其随机分为两组，HRT持续3年[339]。研究发现，研究共入组1236例患者，618例接受HRT，41.1%完成HRT治疗周期，其中14例复发（2.3%），8例（1.3%）出现新发肿瘤；14例（2.3%）复发，26例（4.2%）死亡，其中5例（0.8%）为子宫内膜癌特异性死亡。618例接受安慰剂，其中12例复发（1.9%），10例（1.6%）出现新发肿瘤；12例（1.9%）复发，9例（3.1%）死亡，其中4例（0.6%）为子宫内膜癌特异性死亡。虽然研究未能完成预期入组，但研究观察到复发率和新发肿瘤率较低。

2021年的一项Meta分析研究显示[340]，平均随访时间63.55个月，HRT持续时间短则23个月，长则40～67个月，两组之间无病生存率无显著差异。HRT组肿瘤复发风险显著降低，但是在美国黑种人女性中，其复发风险显著增加。尽管证据主要基于观察研究，但除明显增加复发风险的美国黑种人女性外，没有发现风险增加的证据，甚至复发风险。

综合现有子宫内膜癌患者术后HRT有限的临床研究，目前尚无HRT增加子宫内膜癌治疗后复发的证据。早期子宫内膜样腺癌（FIGO Ⅰ期及Ⅱ期）手术后患者，HRT不增加肿瘤复发风险、新发肿瘤风险和死亡风险，还可提高肿瘤治疗后的生存质量。目前没有关于HRT在晚期子宫内膜癌（FIGO Ⅲ期及Ⅳ期）中应用的有效研究数据。

对于肿瘤复发低风险的患者，如有严重绝经症状，应考虑HRT。进行HRT之前，需全面评估获益/风险比，并充分告知利弊，取得知情同意[10,51-52]。HRT原则上采用最低有效剂量，并在用药后第1个月、第3个月进行随访，随后3～6个月复诊，定期评估[334]。

遗传性子宫内膜癌约占5%，其中3%为林奇综合征。林奇综合征包括错配修复基因，如*MLH1*、*MSH2*、*MSH6*和*PMS2*等突变，这些突变将增加子宫内膜癌风险，同时增加卵巢癌、结直肠癌等其他肿瘤发病的风险[29,341]。对已确诊林奇综合征的患者，携带胚系*MLH1*、*MSH2*、*MSH6*基因突变者，在完成生育后可考虑40岁之前接受预防性子宫和双侧附件切除，以降低子宫内膜癌和卵巢癌的发病风险。这类患者术后若无其他激素治疗禁忌证，可采用激素替代治疗直至自然绝经年龄[51]。

子宫内膜癌术后或林奇综合征预防性子宫切除术后均采用单一低雌激素治疗，避免由雌孕激素联合治疗引起的乳腺癌发病风险升高。

十二、生存者管理

肿瘤生存者是肿瘤治疗后的存活者。肿瘤生存者管理贯穿从确诊到生命全过程；涉及肿瘤及其治疗对躯体、精神、情感、社会和经济的全周期影响。

近年来子宫内膜癌发病率总体呈上升趋势，且总体治愈率较高，在女性肿瘤生存者中，子宫内膜癌仅次于乳腺癌[342]。子宫内膜癌的治疗主要包括手术、放疗、化疗、内分泌治疗、靶向治疗和免疫治疗。完成治疗后，生存管理主要包括：预防及随访复发和后续原发肿瘤；评估躯体和心理社会学的迟发性影响；对癌症及其治疗的影响进行干预（如淋巴水肿和性功能障碍等医学问题；疼痛、疲劳等症状；癌症生存者及其照顾者的心理痛苦）；生活模式转变；学业、就业等社会角色转变；肿瘤专科医师及其他专业医师之间的转诊与沟通。

（一）复发和后续原发肿瘤

子宫内膜癌复发的时间和模式随肿瘤类型和诊断时的分期而有所不同，治疗后随访旨在及早发现复发。对子宫内膜癌患者的随访主要包括症状监测和体格检查。具体参考下文“随访”。

生存者的后续原发肿瘤是由多种因素导致，包括原发肿瘤的既往治疗、生活习惯、遗传因素等。

1. 原发肿瘤的既往治疗

在烷化剂、拓扑异构酶抑制剂和铂类药物治疗后 2 ～ 5 年内可发生化疗相关白血病，10 年后发病风险通常下降[343]。烷化剂也可增加后续原发肿瘤的风险，尤其是与放疗联用时。放疗引起的原发肿瘤通常潜伏期较长，与累积剂量、照射野和治疗时的年龄有关；一项对于 PORTEC-1、PORTEC-2 和肿瘤微环境（tumor microenvironment，TME）研究的综合分析显示，共计 2554 例患者，中位随访 13 年，盆腔放疗并未增加后续原发肿瘤的发病风险[344]。

2. 遗传因素

3% ～ 5% 的子宫内膜癌患者与遗传有关，此类子宫内膜癌平均发病时间要比散发性子宫内膜癌提前 10 ～ 20 年。若患者的个人史或家族史提示某种家族性癌症综合征，应建议其接受遗传评估和检测，林奇综合征患者子宫内膜癌治疗后应监测结直肠癌的发生。具体参考本指南讨论部分——遗传性子宫内膜癌（本书第 43 页）。

（二）躯体和心理社会学的迟发性影响

1. 淋巴水肿

妇科肿瘤淋巴切除术后淋巴水肿发生率较高，影响生活质量[345-346]。一项前瞻性研究纳入 188 例子宫内膜癌患者，前哨淋巴结活检者较系统性淋巴结切除者下肢淋巴水肿发生率显著降低（1.3% *vs.* 18.1%，*P*= 0.0003）[347]。多学科保守治疗为主要治疗方式，应及时识别并转诊专科医师。

2. 全身治疗相关毒性

化疗对躯体的迟发性和长期影响主要包括心脏毒性、周围神经病变、听力损失、骨量丢失和女性提早绝经等[348-351]。子宫内膜癌全身药物包括卡铂、紫杉醇和多柔比星等化疗药物。紫杉醇使多达 14% 的患者出现严重的近端肌肉运动神经病变[352]。乏力可能是化疗的主要不良反应，也可能与其他不良反应（包括过早绝经或多柔比星相关的心力衰竭）相互作用所致。

3. 放疗相关毒性

全盆腔辅助放疗可导致膀胱和肠道功能的长期改变。治疗完成后 5 ～ 10 年的严重不良反应发生率为 4% ～ 10%，如瘘形成、肠梗阻和继发恶性肿瘤；慢性胃肠道症状更为常见，包括腹泻、腹部和直肠疼痛、腹胀、肠胃气胀和大便失禁[353]。

4. 性功能障碍

与多种因素有关，可能与手术本身有关，也可能与辅助放疗或化疗有关。VBT 的迟发不良反应包括阴道干涩伴性交痛、阴道紧缩和（或）变短[354-355]。然而，一项评估盆腔放疗与 VBT 随机试验的数据发现，接受放疗与没有接受放疗的患者在性功能方面没有差异[356]。

5. 绝经期症状

多数子宫内膜癌患者在诊断时已绝经，但有 25% 的病例是绝经前患者[357]。子宫内膜癌治疗使患者进入绝经后状态，并由此引起一系列绝经后症状和副作用，如血管舒缩症状、阴道萎缩等。具体参考本指南讨论部分——激素替代治疗（本书第 101 页）。

肿瘤生存者会出现许多可影响总体生存质量的问题，包括抑郁、焦虑、疲劳、认知障碍、睡眠问题、疼痛、阿片类物质依赖 / 使用障碍[358-361]，应及时评估和处理。

（三）生活模式转变

1. 饮食和身体活动

鼓励子宫内膜癌生存者改变生活方式，包括增加体力活动、规律锻炼。高质量及健康膳食模式与癌症生存者总体死亡率呈负相关[362]。

2. 戒烟与限制饮酒

为降低后续原发肿瘤风险，推荐肿瘤生存者限制饮酒、戒烟。

重视子宫内膜癌生存者的长期管理，早期发现问题，及时转诊专业医师。

十三、随访

子宫内膜癌确诊时多为早期患者；总体治愈率较高，5 年总生存率已达 80% 以上。美国国家癌症研究所监测、流行病学和最终结果数据库统计数据显示自 1975 年起，子宫内膜癌近年来 5 年 OS 率为 80% ～ 85%，未见明显改善[342]。来自中国 17 个癌症登记数据中心的 2003—2013 年恶性肿瘤生存分析显示，子宫内膜癌 2003—2005 年、2006—2008 年、2009—2011 年、2012—2015 年的年龄标化 5 年 OS 率分别为 55.1%、64.0%、67.0% 及 72.8%（年增长率 5.5%），显著改善[6]。晚期、复发性子宫内膜癌预后较差，生存期为 12 ～ 15 个月。

子宫内膜癌复发的时间和模式随肿瘤类型和诊断时的分期而有所不同，多数复发病例发生于初始治疗后 2 ～ 3 年[363]。Ⅰ期和Ⅱ期复发率为 15% 左右。最常见的复发部位是阴道，占复发癌的一半左右，其他容易复发的部位是盆腔、肺及骨。

复发时约 70% 的复发性子宫内膜癌伴有症状[360]，复发的体征或症状包括出血（阴道、膀胱或直肠）、疼痛（盆腔、腹部）、肿胀（腹部、下肢）、持续咳嗽或不明原因的体重减轻等。对于无症状复发的检出率如下：体格检查为 5% ～ 33%，腹部超声为 4% ～ 13%，腹部 / 盆腔 CT 为 5% ～ 21%，胸片为 0 ～ 14%，部分患者中 CA12-5 为 15%，阴道穹窿细胞学检查为 0 ～ 4%[363]。TOTEM 研究是评估随访方案对子宫内膜癌 OS 影响的随机对照研究，结果显示，即使是对于高危患者，密集随访未改善 OS，且与单纯体格检查相比，阴道细胞学检查、实验室检查或影像学检查未提示明显获益[364]。

基于以上，本指南推荐第 1 ～ 2 年每 3 ～ 6 个月、第 3 ～ 5 年每 6 个月、5 年后每年随访；根据复发风险调整随访间隔。随访复查不推荐常规行阴道细胞学检查，但应进行妇科查体和超声检查。若疑似复发或转移，应行胸部 / 腹部 / 盆腔 CT 或 MRI 检查，或全身 PET/CT，以及肿瘤标志物检查。

参考文献

[1] GU B，SHANG X，YAN M，et al.Variations in incidence and mortalityrates of endometrial cancer at the global，regional，and nationallevels，1990–2019[J].Gynol Oncol，2021，161（2）：573–580.

[2] SUNG H，FERLAY J，SIEGEL R L，et al.Global cancer statistics 2020：GLOBOCAN estimates of incidence and mortality worldwide for 36 cancers in 185 countries[J].CA Cancer J Clin，2021，71（3）：209–249.

[3] MATSUO K，MANDELBAUM R S，MATSUZAKI S，et al. Ovarian conservation for young women with early–stage，low–grade endometrial cancer：a 2–step schema[J].Am J Obstet Gynecol，2021，224（6）：574–584.

[4] ZHANG Y，KONG B H. Journal of Clinical Oncology，2023，41：16_suppl，e17613.

[5] TANGJITGAMOL S，ANDERSON B O，SEE H T，et al. Management of endometrial cancer in Asia：consensus statement from the Asian Oncology Summit 2009[J].Lancet Oncol，2009，10（11）：1119–1127.

[6] ZENG H，CHEN W，ZHENG R，et al.Changing cancer survival in China during 2003–15：a pooled analysis of 17 population–based cancer registries[J].Lancet Glob Health，2018，6（5）：e555–e567.

[7] RENEHAN A G，SOERJOMATARAM I，TYSON M，et al. Incident cancer burden attributable to excess body mass index in 30 European countries[J].Int J Cancer，2010，126（3）：692–702.

[8] NAQVI A，MACKINTOSH M L，DERBYSHIRE A E，et al. The impact of obesity and bariatric surgery on the immune microenvironment of the endometrium[J].Int J Obes（Lond），2022，46（3）：605–612.

[9] LUO J，CHLEBOWSKI R T，HENDRYX M，et al.Intentional weight loss and endometrial cancer risk[J].J Clin Oncol，2017，35（11）：1189–1193.

[10] CALLE E E，RODRIGUEZ C，WALKER–THURMOND K，et al.Overweight，obesity，and mortality from cancer in a prospectively studied cohort of US adults[J].New Engl J Med，

2003, 348 (17) : 1625–1638.

[11] PARAZZINI F, LA VECCHIA C, NEGRI E, et al.Diabetes and endometrial cancer: an Italian case–control study[J].Int J Cancer, 1999, 81 (4) : 539–542.

[12] AUNE D, NAAVARRO ROSENBLATT D A, CHAN D S, et al.Anthropometric factors and endometrial cancer risk: a systematic review and dose–response meta–analysis of prospective studies[J]. Ann Oncol, 2015, 26 (8) : 1635–1648.

[13] WEIDERPASS E, PERSSON I, ADMI H O, et al.Body size in different periods of life, diabetes mellitus, hypertension, and risk of postmenopausal endometrial cancer (Sweden) [J]. Cancer Causes Control, 2000, 11 (2) : 185–192.

[14] SOLER M, CHATENOUD L, NEGRI E, et al. Hypertension and hormone–related neoplasms in women[J]. Hypertension, 1999, 34 (2) : 320–325.

[15] BONADONA V, BONAÏTI B, OLSCHWANG S, et al. Cancer risks associated with germline mutations in MLH1, MSH2, and MSH6 genes in Lynch syndrome[J].JAMA, 2011, 305 (22) : 2304–2310.

[16] RIEGERT–JOHNSON D L, GLEESON F C, ROBERTS M, et al.Cancer and Lhermitte–Duclos disease are common in Cowden syndrome patients[J].Hered Cancer Clin Pract, 2010, 8 (1) : 6.

[17] KITSON S J, BAFLIGIL C, RYAN N A J, et al.BRCA1 and BRCA2 pathogenic variant carriers and endometrial cancer risk: a cohort study[J].Eur J Cancer, 2020, 136: 169–175.

[18] ANDERSON G L, JUDD H L, KAUNITZ A M, et al.Women's Health Initiative Investigators.Effects of estrogen plus progestin on gynecologic cancers and associated diagnostic procedures: the Women's Health Initiative randomized trial[J].JAMA, 2003, 290 (13) : 1739–1748.

[19] WICKERHAM D L, FISHER B, WOLMARK N, et al. Association of tamoxifen and uterine sarcoma[J].J Clin Oncol, 2002, 20 (11) : 2758–2760.

[20] VAN MEURS H S, BLEEKER M C, VAN DER VELDEN J, et al.The incidence of endometrial hyperplasia and cancer in 1031 patients with a granulosa cell tumor of the ovary: long–term follow–up in a population–based cohort study[J].Int J Gynecol Cancer, 2013, 23 (8) : 1417–1422.

[21] ANDERSON K E, ANDERSON E, MINK P J, et al.Diabetes and endometrial cancer in the Iowa women's health study[J].Cancer Epidemiol Biomarkers Prev, 2001, 10 (6) : 611–616.

[22] 郄明蓉，张竹．子宫内膜癌流行病学及发病因素 [J]. 中国实用妇科与产科杂志，2011，11（27）：808-811.

[23] XU W H，XIANG Y B，RUAN Z X，et al.Menstrual and reproductive factors and endometrial cancer risk：results from a population-based case-control study in urban Shanghai[J]. Int J Cancer，2004，108（4）：613-619.

[24] LITTMAN A J，BERESFORD S A，WHITE E.The association of dietary fat and plant foods with endometrial cancer（United States）[J].Cancer Causes Control，2001，12（8）：691-702.

[25] POTISCHMAN N，SWANSON C A，BRINTON L A，et al. Dietary associations in a case-control study of endometrial cancer[J].Cancer Causes Control，1993，4（3）：239-250.

[26] JACOBS I，GENTRY-MAHARAJ A，BURNELL M，et al.Sensitivity of transvaginal ultrasound screening for endometrial caner in postmenopausal women：a case-control study within the UKCTOCS cohort[J].Lancet Oncol，2011，12（1）：38-48.

[27] 杨曦，廖秦平，吴成，等．子宫内膜细胞学检查在子宫内膜癌筛查中的应用［J］．中华妇产科杂志，2013，48（18）：884-890.

[28] 孔令华，肖晓萍，万茹，等.DNA 甲基化检测在绝经后女性子宫内膜癌筛查中的应用价值 [J]．中华医学杂志，2023，103（12）：907-912．

[29] DOMINGUEZ-VALENTIN M，SAMPSON J R，SEPPÄLÄ T T，et al.Cancer risks by gene，age，and gender in 6350 carriers of pathogenic mismatch repair variants：findings from the prosptive lynch syndrome database[J].Genet Med，2020，22（1）：15-25.

[30] ZHENG W，XIANG L，FADARE O，et al. A proposed model for endometrial serous carcinogenesis[J]. Am J Surg Patholo，2011，35：1-14.

[31] WEISMAN P，PAK K J，XU J，FIGO grade 3 endometrioid adenocarcinomas with diffusely aberrant β-catenin expression：an aggressive subset resembling cutaneous pilomatrix carcinomas[J].Int J Gynecol Pathol，2022，41（2）：126-131.

[32] NEES L K，HEUBLEIN S，STEINMACHER S，et al. Endometrial hyperplasia as a risk factor of endometrial cancer[J].Arch Gynecol Obstet，2022，306（2）：407-421.

[33] TRIMBLE C L，KAUDERER J，ZAINO R，et al.Concurrent endometrial carcinoma in women with a biopsy diagnosis of atypical endometrial hyperplasia：a Gynecologic Oncology

Group Study[J].Cancer，2006，106（4）：812–819.

[34] TASKIN S，KAN O，DAI O，et al.Lymph node dissection in atypical endometrial hyperplasia[J].J Turk Ger Gynecol Assoc，2017，18（3）：127–132.

[35] ERDEM B，ASICIOGLU O，SEYHAN N A，et al.Can concurrent high–risk endometrial carcinoma occur with atypical endometrial hyperplasia？ [J].Int J Surg，2018，53：350–353.

[36] BOURDEL N，CHAUVET P，TOGNAZZA E，et al. Sampling in atypical endometrial hyperplasia：which method results in the lowest underestimation of endometrial cancer？ A systematic review and meta–analysis[J].J Minim Invasive Gynecol，2016，23（5）：692–701.

[37] 郑文新，沈丹华，郭东辉，等.妇产科病理学[M].2版.北京：科学出版社，2021.

[38] GEPPERT B，LONNERFORS C，BOLLINO M，et al.A study on uterine lymphatic anatomy for standardization of pelvic sentinel lymph node detection in endometrial cancer[J]. Gynecol Oncol，2017，145（2）：256–261.

[39] ANGELES M A，MIGLIORELLI F，LEON RAMIREZ L F，et al.Predictive factors of preoperative sentinel lymph node detection in intermediate and high–risk endometrial cancer[J]. Q J Nucl Med Mol Imaging，2023，67（1）：37–45.

[40] CHEN S L，IDDINGS D M，SCHERI R P，et al.Lymphatic mapping and sentinel node analysis：current concepts and applications[J].CA Cancer J Clin，2006，56（5）：292–309.

[41] DIESTRO M D，BERJON A，ZAPARDIEL I，et al.One–step nucleic acid amplification（OSNA）of sentinel lymph node in early–stage endometrial cancer：spanish multicenter study（ENDO–OSNA）[J].Cancers（Basel），2021，13（17）：4465.

[42] IGNATOV A，LEBIUS C，IGNATOV T，et al.Lymph node micrometastases and outcome of endometrial cancer[J].Gynecol Oncol，2019，154（3）：475–479.

[43] D'ANGELO E，ALI R H，ESPINOSA I，et al.Endometrial stromal sarcomas with sex cord differentiation are associated with PHF1 rearrangement[J].Am J Surg Pathol，2013，37（4）：514–521.

[44] FERRISS J S，BRIX W，TAMBOURET R，et al.Cervical stromal invasion predicting survival in endometrial cancer[J]. Obstet Gynecol，2010，116（5）：1035–1041.

[45] JORDAN L B，AL–NAFUSSI A.Clinicopathological study of the pattern and significance of cervical involvement in cases of

endometrial adenocarcinoma[J].Int J Gynecol Cancer，2002，12（1）：42–48.

[46] CREASMAN W.Revised FIGO staging for carcinoma of the endometrium[J].Int J Gynaecol Obstet，2009，105（2）：109.

[47] SOSLOW R A. Practical issues related to uterine pathology：staging，frozen section，artifacts，and Lynch syndrome[J]. Mod Pathol，2016，29（Suppl 1）：S59–S77.

[48] ZHENG W. Molecular and the 2023 FIGO staging：exploring the challenges and opportunities for pathologists[J].Cancers（Basel），2023，15（16）：4101.

[49] ZHAN X，LI L，WU M，et al.The prognosis of stage IA synchronous endometrial endometrioid and ovarian carcinomas[J].Arch Gynecol Obstet，2019，300（4）：1045–1052.

[50] KABAN A，TOPUZ S，ERDEM B，et al.Is omentectomy necessary for non–endometrioid endometrial cancer[J].Gynecol Obstet Invest，2018，83（5）：482–486.

[51] CONCIN N，CREUTZBERG C L，VERGOTE I，et al. ESGO/ESTRO/ESP guidelines for the management of patients with endometrial carcinoma[J].Virchows Arch，2021，478（2）：153–190.

[52] OAKNIN A，BOSSE T J，CREUTZBERG C L，et al. Endometrial cancer：ESMO clinical practice guideline for diagnosis，treatment and follow–up[J].Ann Oncol，2022，33（9）：860–877.

[53] WALSH C S，HACKER K E，SECORD A A，et al.Molecular testing for endometrial cancer：An SGO clinical practice statement[J].Gynecol Oncol，2023，168：48–55.

[54] CANCER GENOME ATLAS RESEARCH NETWORK，KANDOTH C，SCHULTZ N，et al.Integrated genomic characterization of endometrial carcinoma[J].Nature，2013，497（7447）：67–73.

[55] TRAVAGLINO A，RAFFONE A，GENCARELLI A，et al. TCGA classification of endometrial cancer：the place of carcinosarcoma[J].Pathol Oncol Res，2020，26（4）：2067–2073.

[56] POST C C B，STELLOO E，SMIT V，et al.Prevalence and prognosis of lynch syndrome and sporadic mismatch repair deficiency in endometrial cancer[J].J Natl Cancer Inst，2021，113（9）：1212–1220.

[57] TALHOUK A，MCCONECHY M K，LEUNG S，et al.A clinically applicable molecular–based classification for endometrial cancers[J].Br J Cancer，2015，113（2）：

299–310.

[58] KOMMOSS S, MCCONECHY M K, KOMMOSS F, et al. Final validation of the ProMisE molecular classifier for endometrial carcinoma in a large population-based case series[J].Ann Oncol, 2018, 29 (5): 1180–1188.

[59] SMITHGALL M C, REMOTTI H, HSIAO S J, et al. Investigation of discrepant mismatch repair immunohistochemistry and microsatellite instability polymerase chain reaction test results for gynecologic cancers using next-generation sequencing[J].Hum Pathol, 2022, 119: 41–50.

[60] RAVO M, CORDELLA A, SAGGESE P, et al.Identification of long non-coding RNA expression patterns useful for molecular-based classification of type I endometrial cancers[J]. Oncol Rep, 2019, 41 (2): 1209–1217.

[61] STELLOO E, BOSSE T, NOUT R A, et al.Refining prognosis and identifying targetable pathways for high-risk endometrial cancer; a TransPORTEC initiative[J].Mod Pathol, 2015, 28 (6): 836–844.

[62] STELLOO E, NOUT RA, OSSE E M, et al.Improved risk assessment by integrating molecular and clinicopathological factors in early-stage endometrial cancer-combined analysis of the PORTEC cohorts[J].Clin Cancer Res, 2016, 22 (16): 4215–4224.

[63] TALHOUK A, MCCONECHY M K, LEUNG S, et al. Confirmation of ProMisE: a simple, genomics-based clinical classifier for endometrial cancer[J].Cancer, 2017, 123 (5): 802–813.

[64] HUSSEIN Y R, WEIGELT B, LEVINE D A, et al. Clinicopathological analysis of endometrial carcinomas harboring somatic POLE exonuclease domain mutations[J].Mod Pathol, 2015, 28 (4): 505–514.

[65] DELAIR D F, BURKE K A, SELENICA P, et al.The genetic landscape of endometrial clear cell carcinomas[J].J Pathol, 2017, 243 (2): 230–241.

[66] ESPINOSA I, LEE C H, D'ANGELO E, et al. Undifferentiated and dedifferentiated endometrial carcinomas with pole exonuclease domain mutations have a favorable prognosis[J].Am J Surg Pathol, 2017, 41 (8): 1121–1128.

[67] HOANG L N, KINLOCH M A, LEO J M, et al.Interobserver agreement in endometrial carcinoma histotype diagnosis varies depending on the cancer genome atlas (TCGA) -based molecular subgroup[J].Am J Surg Pathol, 2017, 41 (2): 245–252.

[68] CHURCH D N, STELLOO E, NOUT R A, et al.Prognostic significance of POLE proofreading mutations in endometrial cancer[J].J Natl Cancer Inst, 2015, 107（1）: 402.

[69] WORTMAN B G, CREUTZBERG C L, PUTTER H, et al.Ten-year results of the PORTEC-2 trial for high-intermediate risk endometrial carcinoma: improving patient selection for adjuvant therapy[J].Br J Cancer, 2018, 119（9）: 1067-1074.

[70] VAN GOOL I C, RAYNER E, OSSE E M, et al.Adjuvant treatment for pole proofreading domain-mutant cancers: sensitivity to radiotherapy, chemotherapy, and nucleoside analogues[J].Clin Cancer Res, 2018, 24（13）: 3197-3203.

[71] PASANEN A, LOUKOVAARA M, BUTZOW R.Clinicopathological significance of deficient DNA mismatch repair and MLH1 promoter methylation in endometrioid endometrial carcinoma[J].Mod Pathol, 2020, 33（7）: 1443-1452.

[72] BELLONE S, ROQUE D M, SIEGEL E R, et al.A phase 2 evaluation of pembrolizumab for recurrent Lynch-like versus sporadic endometrial cancers with microsatellite instability[J]. Cancer, 2022, 128（6）: 1206-1218.

[73] MCMEEKIN D S, TRITCHLER D L, COHN D E, et al. Clinicopathologic significance of mismatch repair defects in endometrial cancer: an NRG Oncology/Gynecologic Oncology Group Study[J].J Clin Oncol, 2016, 34（25）: 3062-3308.

[74] KURNIT K C, KIM G N, FELLMAN B M, et al.CTNNB1（beta-catenin）mutation identifies low grade, early stage endometrial cancer patients at increased risk of recurrence[J]. Mod Pathol, 2017, 30（7）: 1032-1041.

[75] FADER A N, ROQUE D M, SIEGEL E, et al. Randomized phase Ⅱ trial of carboplatin-paclitaxel versus carboplatin-paclitaxel-trastuzumab in uterine serous carcinomas that overexpress human epidermal growth factor receptor 2/neu[J].J Clin Oncol, 2018, 36（20）: 2044-2051.

[76] BEREK J S, MATIAS-GUIU X, CREUTZBERG C, et al. FIGO staging of endometrial cancer: 2023[J].Int J Gynaecol Obstet, 2023, 162（2）: 383-394.

[77] JAMIESON A, BARROILHET L M, MCALPINE J N. Molecular classification in endometrial cancer: opportunities for precision oncology in a changing landscape[J].Cancer, 2022, 128（15）: 2853-2857.

[78] GOULDER A, GAILLARD S L. Molecular classification of endometrial cancer: entering an era of precision medicine[J].J

Gynecol Oncol, 2022, 33（3）: e47.

[79] RAMIREZ P T, FRUMOVITZ M, PAREJA R, et al. Minimally invasive versus abdominal radical hysterectomy for cervical cancer[J].N Engl J Med, 2018, 379（20）: 1895–1904.

[80] DAI Y, WANG J, ZHAO L, et al.Tumor molecular features predict endometrial cancer patients' survival after open or minimally invasive surgeries[J].Front Oncol, 2021, 11: 634857.

[81] ABDULFATAH E, WAKELING E, SAKR S, et al. Molecular classification of endometrial carcinoma applied to endometrial biopsy specimens: Towards early personalized patient management[J].Gynecol Oncol, 2019, 154（3）: 467–474.

[82] CHUNG Y S, WOO H Y, LEE J Y, et al.Mismatch repair status influences response to fertility–sparing treatment of endometrial cancer[J].Am J Obstet Gynecol, 2021, 224（4）: 370.e1–370.e13.

[83] RAFFONE A, CATENA U, TRAVAGLINO A, et al. Mismatch repair–deficiency specifically predicts recurrence of atypical endometrial hyperplasia and early endometrial carcinoma after conservative treatment: a multi–center study[J].Gynecol Oncol, 2021, 161（3）: 795–801.

[84] ZAKHOUR M, COHEN J G, GIBSON A, et al.Abnormal mismatch repair and other clinicopathologic predictors of poor response to progestin treatment in young women with endometrial complex atypical hyperplasia and well–differentiated endometrial adenocarcinoma: a consecutive case series[J].BJOG, 2017, 124（10）: 1576–1583.

[85] WANG Y, KANG N, LI L, et al.Characteristics of molecular classification in 52 endometrial cancer and atypical hyperplasia patients receiving fertility–sparing treatment[J]. Gynecol Obstet Clin Med, 2023, 3（1）: 38–41.

[86] VAN DEN HEERIK A, HOREWEG N, DE BOER S M, et al.Adjuvant therapy for endometrial cancer in the era of molecular classification: radiotherapy, chemoradiation and novel targets for therapy[J].Int J Gynecol Cancer, 2021, 31（4）: 594–604.

[87] SANTORO A, ANGELICO G, TRAVAGLINO A, et al.New pathological and clinical insights in endometrial cancer in view of the updated ESGO/ESTRO/ESP guidelines[J].Cancers（Basel）, 2021, 13（11）: 2623.

[88] KARPEL H, SLOMOVITZ B, COLEMAN R L, et al. Biomarker–driven therapy in endometrial cancer[J].Int J

Gynecol Cancer，2023，33（3）：343–350.

[89] LEÓN–CASTILLO A，DE BOER S M，POWELL M E，et al. Molecular classification of the PORTEC–3 trial for high–risk endometrial cancer：impact on prognosis and benefit from adjuvant therapy[J].J Clin Oncol，2020，38（29）：3388–3397.

[90] WORTMAN B G，BOSSE T，NOUT R A，et al.Molecular–integrated risk profile to determine adjuvant radiotherapy in endometrial cancer：evaluation of the pilot phase of the PORTEC–4a trial[J].Gynecol Oncol，2018，151（1）：69–75.

[91] MUTLU L，HAROLD J，TYMON–ROSARIO J，et al. Immune checkpoint inhibitors for recurrent endometrial cancer[J].Expert Rev Anticancer Ther，2022，22（3）：249–258.

[92] MARABELLE A，LE D T，ASCIERTO P A，et al.Efficacy of pembrolizumab in patients with noncolorectal high microsatellite instability/mismatch repair–deficient cancer：results from the phase Ⅱ KEYNOTE–158 study[J].J Clin Oncol，2020，38（1）：1–10.

[93] BULMER J N，LUNNY D P，HAGIN S V. Immunohistochemical characterization of stromal leucocytes in nonpregnant human endometrium[J].Am J Reprod Immunol Microbiol，1988，17（3）：83–90.

[94] LIDOR A，ISMAJOVICH B，CONFINO E，et al. Histopathological findings in 226 women with post–menopausal uterine bleeding[J].Acta Obstet Gynecol Scand，1986，65（1）：41–43.

[95] FELDMAN S，COOK E F，HARLOW B L，et al.Predicting endometrial cancer among older women who present with abnormal vaginal bleeding[J].Gynecol Oncol，1995，56（3）：376–381.

[96] CLARK T J，MANN C H，SHAH N，et al.Accuracy of outpatient endometrial biopsy in the diagnosis of endometrial cancer：a systematic quantitative review[J].BJOG，2002，109（3）：313–321.

[97] DIJKHUIZEN F P，MOL B W，BRÖLMANN H A，et al. The accuracy of endometrial sampling in the diagnosis of patients with endometrial carcinoma and hyperplasia：a meta–analysis[J].Cancer，2000，89（8）：1765–1772.

[98] NORIMATSU Y，YANOH K，HIRAI Y，et al.A diagnostic approach to endometrial cytology by means of liquid–based preparations[J].Acta Cytol，2020，64（3）：195–207.

[99] NIMURA A，ISHITANI K，NORIMATSU Y，et al.

Evaluation of cellular adequacy in endometrial liquid-based cytology[J].Cytopathol, 2019, 30 (5) : 526-531.

[100] SANAM M, MAJID M M. Comparison the diagnostic value of dilatation and curettage versus endometrial biopsy by pipelle--a clinical trial[J].Asian Pac J Cancer Prev, 2015, 16 (12) : 4971-4975.

[101] GUIDO R S, KANBOUR-SHAKIR A, RULIN M C, et al. Pipelle endometrial sampling.Sensitivity in the detection of endometrial cancer[J].J Reprod Med, 1995, 40 (8) : 553-555.

[102] REIJNEN C, VAN DER PUTTEN L J M, BULTEN J, et al. Mutational analysis of cervical cytology improves diagnosis of endometrial cancer: a prospective multicentre cohort study[J].Int J Cancer, 2020, 146 (9) : 2628-2635.

[103] MUNAKATA S.Diagnostic value of endometrial cytology and related technology[J].Diagn Cytopathol, 2022, 50 (7) : 363-366.

[104] BAGARIA M, SHIELDS E, BAKKUM-GAMEZ J N.Novel approaches to early detection of endometrial cancer[J].Curr Opin Obstet Gynecol, 2017, 29 (1) : 40-46.

[105] HAN L, DU J, ZHAO L, et al.An efficacious endometrial sampler for screening endometrial cancer[J].Front Oncol, 2019, 9: 67.

[106] CLARK T J, VOIT D, GUPTA J K, et al.Accuracy of hysteroscopy in the diagnosis of endometrial cancer and hyperplasia: a systematic quantitative review[J].JAMA, 2002, 288 (13) : 1610-1621.

[107] DI SPIEZIO SARDO A, SACCONE G, CARUGNO J, et al. Endometrial biopsy under direct hysteroscopic visualisation versus blind endometrial sampling for the diagnosis of endometrial hyperplasia and cancer: systematic review and meta-analysis[J].Facts Views Vis Obgyn, 2022, 14 (2) : 103-110.

[108] IOSSA A, CIANFERONI L, CIATTO S, et al. Hysteroscopy and endometrial cancer diagnosis: a review of 2007 consecutive examinations in self-referred patients[J]. Tumori, 1991, 77 (6) : 479-483.

[109] ARIKAN G, REICH O, WEISS U, et al.Are endometrial carcinoma cells disseminated at hysteroscopy functionally viable? [J].Gynecol Oncol, 2001, 83 (2) : 221-226.

[110] BRADLEY W H, BOENTE M P, BROOKER D, et al. Hysteroscopy and cytology in endometrial cancer[J].Obstet Gynecol, 2004, 104 (5 Pt 1) : 1030-1033.

[111] BIEWENGA P, DE BLOK S, BIRNIE E.Does diagnostic

hysteroscopy in patients with stage I endometrial carcinoma cause positive peritoneal washings ？ [J].Gynecol Oncol，2004，93（1）：194–198.

[112] BOURDEL N，CHAUVET P，TOGNAZZA E，et al. Sampling in atypical endometrial hyperplasia：which method results in the lowest underestimation of endometrial cancer？a systematic review and meta–analysis[J].J Minim Invasive Gynecol，2016，23（5）：692–701.

[113] BRAUN M M，OVERBEEK–WAGER E A，GRUMBO R J. Diagnosis and management of endometrial cancer[J].Am Fam Physician，2016，93（6）：468–474.

[114] DUEHOLM M，HJORTH I M D，DAHL K，et al. Ultrasound scoring of endometrial pattern for fast–track identification or exclusion of endometrial cancer in women with postmenopausal bleeding[J].J Minim Invasive Gynecol，2019，26（3）：516–525.

[115] ALCÁZAR J L，OROZCO R，MARTINEZ–ASTORQUIZA CORRAL T，et al.Transvaginal ultrasound for preoperative assessment of myometrial invasion in patients with endometrial cancer：a systematic review and meta–analysis[J].Ultrasound Obstet Gynecol，2015，46（4）：405–413.

[116] ABU–RUSTUM N，YASHAR C，AREND R，et al.Uterine Neoplasms，Version 1.2023，NCCN Clinical Practice Guidelines in Oncology[J].J Natl Compr Canc Netw，2023，21（2）：181–209.

[117] GREEN R W，EPSTEIN E.Dynamic contrast–enhanced ultrasound improves diagnostic performance in endometrial cancer staging[J].Ultrasound Obstet Gynecol，2020，56（1）：96–105.

[118] WU L M，XU J R，GU H Y，et al.Predictive value of T2–weighted imaging and contrast–enhanced MR imaging in assessing myometrial invasion in endometrial cancer：a pooled analysis of prospective studies[J].Eur Radiol，2013，23（2）：435–449.

[119] MA X，QIANG J，ZHANG G，et al.Evaluation of the depth of myometrial invasion of endometrial carcinoma：comparison of orthogonal pelvis–axial contrast–enhanced and uterus–axial dynamic contrast–enhanced MRI protocols[J].Acad Radiol，2022，29（8）：e119–e127.

[120] DOGAN F，KARAKAS E，KARAKAS O，et al.Does diffusion weighted imaging have a prognostic value in differentiating gynecological diseases ？ [J]. Radiography（Lond），2022，28（3）：711–717.

[121] THIEME S F, COLLETTINI F, SEHOULI J, et al. Preoperative evaluation of myometrial invasion in endometrial carcinoma: prospective intra-individual comparison of magnetic resonance volumetry, diffusion-weighted and dynamic contrast-enhanced magnetic resonance imaging[J]. Anticancer Res, 2018, 38 (8): 4813-4817.

[122] NOUGARET S, HORTA M, SALA E, et al.Endometrial cancer mri staging: updated guidelines of the european society of urogenital radiology[J].Eur Radiol, 2019, 29(2): 792-805.

[123] HARDESTY L A, SUMKIN J H, HAKIM C, et al.The ability of helical CT to preoperatively stage endometrial carcinoma[J].AJR Am J Roentgenol, 2001, 176 (3): 603-606.

[124] AMIT A, PERSON O, KEIDAR Z.FDG PET/CT in monitoring response to treatment in gynecological malignancies[J].Curr Opin Obstet Gynecol, 2013, 25 (1): 17-22.

[125] LAI C H, LIN G, YEN T C, et al.Molecular imaging in the management of gynecologic malignancies[J].Gynecol Oncol, 2014, 135 (1): 156-162.

[126] SHIM S H, KIM D Y, LEE D Y, et al.Metabolic tumour volume and total lesion glycolysis, measured using preoperative 18F-FDG PET/CT, predict the recurrence of endometrial cancer[J].BJOG, 2014, 121 (9): 1097-1106.

[127] KADKHODAYAN S, SHAHRIARI S, TREGLIA G, et al. Accuracy of 18-F-FDG PET imaging in the follow up of endometrial cancer patients: systematic review and meta-analysis of the literature[J].Gynecol Oncol, 2013, 128 (2): 397-404.

[128] TSUYOSHI H, TSUJIKAWA T, YAMADA S, et al. FDG-PET/MRI with high-resolution DWI characterises the distinct phenotypes of endometrial cancer. Clin Radiol, 2020, 75 (3): 209-215.

[129] BIAN L H, WANG M, GONG J, et al.Comparison of integrated PET/MRI with PET/CT in evaluation of endometrial cancer: a retrospective analysis of 81 cases[J]. PeerJ, 2019, 7: e7081.

[130] URICK M E, BELL D W. Clinical actionability of molecular targets in endometrial cancer[J].Nat Rev Cancer, 2019, 19 (9): 510-521.

[131] CAPRIGLIONE S, PLOTTI F, MIRANDA A, et al.Further insight into prognostic factors in endometrial cancer: the new serum biomarker HE4[J].Expert Rev Anticancer Ther,

2017，17（1）：9–18.

[132] BENEDET J L，BENDER H，JONES H，et al.FIGO staging classifications and clinical practice guidelines in the management of gynecologic cancers.FIGO Committee on Gynecologic Oncology[J].Int J Gynaecol Obstet，2000，70（2）：209–262.

[133] MARIANI A，DOWDY S C，PODRATZ K C. New surgical staging of endometrial cancer：20 years later[J].Int J Gynaecol Obstet，2009，105（2）：110–111.

[134] SCALICI J，LAUGHLIN B B，FINAN M A，et al.The trend towards minimally invasive surgery（MIS）for endometrial cancer：an ACS–NSQIP evaluation of surgical outcomes[J]. Gynecol Oncol，2015，136（3）：512–515.

[135] JANDA M，GEBSKI V，DAVIES L C，et al.Effect of total laparoscopic hysterectomy vs total abdominal hysterectomy on disease–free survival among women with stage i endometrial cancer：a randomized clinical trial[J].JAMA，2017，317（12）：1224–1233.

[136] FADER A N，WEISE R M，SINNO A K，et al.Utilization of minimally invasive surgery in endometrial cancer care：a quality and cost disparity[J].Obstet Gynecol，2016，127（1）：91–100.

[137] GALAAL K，BRYANT A，FISHER A D，et al. Laparoscopy versus laparotomy for the management of early stage endometrial cancer[J].Cochrane Database Syst Rev，2012（9）：CD006655.

[138] KORNBLITH A B，HUANG H Q，WALKER J L，et al.Quality of life of patients with endometrial cancer undergoing laparoscopic international federation of gynecology and obstetrics staging compared with laparotomy：a Gynecologic Oncology Group Study[J].J Clin Oncol，2009，27（32）：5337–5342.

[139] WALKER J L，PIEDMONTE M R，SPIRTOS N M，et al. Laparoscopy compared with laparotomy for comprehensive surgical staging of uterine cancer：Gynecologic Oncology Group Study LAP2[J].J Clin Oncol，2009，27（32）：5331–5336.

[140] MANNSCHRECK D，MATSUNO R K，MORIARTY J P，et al. Disparities in surgical care among women with endometrial cancer[J].Obstet Gynecol，2016，128（3）：526–534.

[141] WALKER J L，PIEDMONTE M R，SPIRTOS N M，et al.Recurrence and survival after random assignment to laparoscopy versus laparotomy for comprehensive surgical staging of uterine cancer：Gynecologic Oncology Group

LAP2 Study[J].J Clin Oncol，2012，30（7）：695–700.

[142] KING L P，MILLER D S. Recent progress：gynecologic oncology group trials in uterine corpus tumors[J].Rev Recent Clin Trials，2009，4（2）：70–74.

[143] VERGOTE I，AMANT F，NEVEN P.Is it safe to treat endometrial carcinoma endoscopically？[J]. J Clin Oncol，2009，27（32）：5305–5307.

[144] MOURITS M J，BIJEN C B，ARTS H J，et al. Safety of laparoscopy versus laparotomy in early–stage endometrial cancer：a randomised trial[J].Lancet Oncol，2010，11（8）：763–771.

[145] WANG H L，REN Y F，YANG J，et al.Total laparoscopic hysterectomy versus total abdominal hysterectomy for endometrial cancer：a meta–analysis[J].Asian Pac J Cancer Prev，2013，14（4）：2515–2519.

[146] CORONADO P J，HERRAIZ M A，MAGRINA J F，et al. Comparison of perioperative outcomes and cost of robotic–assisted laparoscopy，laparoscopy and laparotomy for endometrial cancer[J].Eur J Obstet Gynecol Reprod Biol，2012，165（2）：289–294.

[147] SEAMON L G，COHN D E，HENRETTA M S，et al. Minimally invasive comprehensive surgical staging for endometrial cancer：robotics or laparoscopy？[J]. Gynecol Oncol，2009，113（1）：36–41.

[148] BELL M C，TORGERSON J，SESHADRI–KREADEN U，et al.Comparison of outcomes and cost for endometrial cancer staging via traditional laparotomy，standard laparoscopy and robotic techniques[J].Gynecol Oncol，2008，111（3）：407–411.

[149] CARDENAS–GOICOECHEA J，ADAMS S，BHAT S B，et al.Surgical outcomes of robotic–assisted surgical staging for endometrial cancer are equivalent to traditional laparoscopic staging at a minimally invasive surgical center[J].Gynecol Oncol，2010，117（2）：224–228.

[150] ABEL M K，CHAN J K，CHOW S，et al.Trends and survival outcomes of robotic，laparoscopic，and open surgery for stage II uterine cancer[J].Int J Gynecol Cancer，2020，30（9）：1347–1355.

[151] CAPOZZI V A，RIEMMA G，ROSATI A，et al.Surgical complications occurring during minimally invasive sentinel lymph node detection in endometrial cancer patients.A systematic review of the literature and metanalysis[J].Eur J Surg Oncol，2021，47（8）：2142–2149.

[152] RAMIREZ P T，ADAMS S，BOGGESS J F，et al.Robotic–

assisted surgery in gynecologic oncology: a Society of Gynecologic Oncology consensus statement.Developed by the Society of Gynecologic Oncology's Clinical Practice Robotics Task Force[J].Gynecol Oncol, 2012, 124（2）: 180–184.

[153] AAGL ADVANCING MINIMALLY INVASIVE GYNECOLOGY WORLDWIDE. Guidelines for privileging for robotic–assisted gynecologic laparoscopy[J].J Minim Invasive Gynecol, 2014, 21（2）: 157–167.

[154] MATSUO K, MACHIDA H, SHOUPE D, et al. Ovarian conservation and overall survival in young women with early–stage low–grade endometrial cancer[J]. Obstet Gynecol, 2016, 128（4）: 761–770.

[155] SUN C, CHEN G, YANG Z, et al. Safety of ovarian preservation in young patients with early–stage endometrial cancer: a retrospective study and meta–analysis[J]. Fertil Steril, 2013, 100（3）: 782–787.

[156] KILGORE L C, PARTRIDGE E E, ALVAREZ R D, et al.Adenocarcinoma of the endometrium: survival comparisons of patients with and without pelvic node sampling[J].Gynecol Oncol, 1995, 56（1）: 29–33.

[157] HAVRILESKY L J, CRAGUN J M, CALINGAERT B, et al. Resection of lymph node metastases influences survival in stage ⅢC endometrial ancer[J].Gynecol Oncol, 2005, 99（3）: 689–695.

[158] TODO Y, KATO H, KANEUCHI M, et al.Survival effect of para–aortic lymphadenectomy in endometrial cancer（SEPAL study）: a retrospective cohort analysis[J]. Lancet, 2010, 375（9721）: 1165–1172.

[159] KUMAR S, MARIANI A, BAKKUM–GAMEZ J N, et al.Risk factors that mitigate the role of paraaortic lymphadenectomy in uterine endometrioid cancer[J].Gynecol Oncol, 2013, 130（3）: 441–445.

[160] KITCHENER H, SWART A M C, QIAN Q, et al.Efficacy of systematic pelvic lymphadenectomy in endometrial cancer（MRC ASTEC trial）: a randomised study[J].Lancet, 2009, 373（9658）: 125–136.

[161] BENEDETTI PANICI P, BASILE S, MANESCHI F, et al.Systematic pelvic lymphadenectomy vs.no lymphadenectomy in early–stage endometrial carcinoma: randomized clinical trial[J].J Natl Cancer Inst, 2008, 100（23）: 1707–1716.

[162] MILAM M R, JAVA J, WALKER J L, et al.Nodal metastasis risk in endometrioid endometrial cancer[J].Obstet Gynecol, 2012, 119（2 Pt 1）: 286–292.

[163] NEUBAUER N L, LURAIN J R. The role of lymphadenectomy in surgical staging of endometrial cancer[J].Int J Surg Oncol, 2011, 2011: 814649.

[164] BODURTHA SMITH A J, FADER A N, TANNER E J. Sentinel lymph node assessment in endometrial cancer: a systematic review and meta-analysis[J].Am J Obstet Gynecol, 2017, 216（5）: 459-476.

[165] CREASMAN W T, MORROW C P, BUNDY B N, et al. Surgical pathologic spread patterns of endometrial cancer. A Gynecologic Oncology Group Study[J].Cancer, 1987, 60（8 Suppl）: 2035-2041.

[166] HIRAHATAKE K, HAREYAMA H, SAKURAGI N, et al.A clinical and pathologic study on para-aortic lymph node metastasis in endometrial carcinoma[J].J Surg Oncol, 1997, 65（2）: 82-87.

[167] FREDERICK P J, STRAUGHN J M.The role of comprehensive surgical staging in patients with endometrial cancer[J].Cancer Control, 2009, 16（1）: 23-29.

[168] LEE J H, DUBINSKY T, ANDREOTTI R F, et al.ACR appropriateness Criteria® pretreatment evaluation and follow-up of endometrial cancer of the uterus[J].Ultrasound Q, 2011, 27（2）: 139-145.

[169] REINHOLD C, UENO Y, AKIN E A, et al.ACR appropriateness criteria® pretreatment evaluation and follow-up of endometrial cancer[J].J Am Coll Radiol, 2020, 17（11S）: S472-S486.

[170] ROSSI E C, KOWALSKI L D, SCALICI J, et al. A comparison of sentinel lymph node biopsy to lymphadenectomy for endometrial cancer staging（FIRES trial）: a multicentre, prospective, cohort study[J].Lancet Oncol, 2017, 18（3）: 384-392.

[171] BARLIN J N, KHOURY-COLLADO F, KIM C H, et al. The importance of applying a sentinel lymph node mapping algorithm in endometrial cancer staging: beyond removal of blue nodes[J].Gynecol Oncol, 2012, 125（3）: 531-535.

[172] HOLLOWAY R W, ABU-RUSTUM N R, BACKES F J, et al. Sentinel lymph node mapping and staging in endometrial cancer: a Society of Gynecologic Oncology literature review with consensus recommendations[J].Gynecol Oncol, 2017, 146（2）: 405-415.

[173] CORMIER B, ROZENHOLC A T, GOTLIEB W, et al. Sentinel lymph node procedure in endometrial cancer: a systematic review and proposal for standardization of future research[J].Gynecol Oncol, 2015, 138（2）: 478-485.

[174] HOLLOWAY R W, GUPTA S, STAVITZSKI N M, et al. Sentinel lymph node mapping with staging lymphadenectomy for patients with endometrial cancer increases the detection of metastasis[J].Gynecol Oncol, 2016, 141（2）: 206–210.

[175] SCHIAVONE M B, ZIVANOVIC O, ZHOU Q, et al. Survival of patients with uterine carcinosarcoma undergoing sentinel lymph node mapping[J].Ann Surg Oncol, 2016, 23（1）: 196–202.

[176] LECOINTRE L, LODI M, FALLER É, et al.Diagnostic accuracy and clinical impact of sentinel lymph node sampling in endometrial cancer at high risk of recurrence: a meta-analysis[J].J Clin Med, 2020, 9（12）: 3874.

[177] CUSIMANO M C, VICUS D, PULMAN K, et al. Assessment of sentinel lymph node biopsy vs lymphadenectomy for intermediate- and high-grade endometrial cancer staging[J].JAMA Surg, 2021, 156（2）: 157–164.

[178] BOGANI G, PAPADIA A, BUDA A, et al.Sentinel node mapping vs.sentinel node mapping plus back-up lymphadenectomy in high-risk endometrial cancer patients: Results from a multi-institutional study[J].Gynecol Oncol, 2021, 161（1）: 122–129.

[179] KHOURY-COLLADO F, MURRAY M P, HENSLEY ML, et al.Sentinel lymph node mapping for endometrial cancer improves the detection of metastatic disease to regional lymph nodes[J].Gynecol Oncol, 2011, 122（2）: 251–254.

[180] BALLESTER M, DUBERNARD G, LÉCURU F, et al. Detection rate and diagnostic accuracy of sentinel-node biopsy in early stage endometrial cancer: a prospective multicentre study（SENTI-ENDO）[J].Lancet Oncol, 2011, 12（5）: 469–476.

[181] TOUHAMI O, TRINH X B, GREGOIRE J, et al. Predictors of non-sentinel lymph node（non-SLN）metastasis in patients with sentinel lymph node（SLN）metastasis in endometrial cancer[J].Gynecol Oncol, 2015, 138（1）: 41–45.

[182] KIM C H, KHOURY-COLLADO F, BARBER E L, et al.Sentinel lymph node mapping with pathologic ultrastaging: a valuable tool for assessing nodal metastasis in low-grade endometrial cancer with superficial myoinvasion[J]. Gynecol Oncol, 2013, 131（3）: 714–719.

[183] KIM C H, SOSLOW R A, PARK K J, et al.Pathologic ultrastaging improves micrometastasis detection in sentinel

lymph nodes during endometrial cancer staging[J].Int J Gynecol Cancer，2013，23（5）：964–970.

[184] RAIMOND E，BALLESTER M，HUDRY D，et al.Impact of sentinel lymph node biopsy on the therapeutic management of early–stage endometrial cancer：results of a retrospective multicenter study[J].Gynecol Oncol，2014，133（3）：506–511.

[185] AMEZCUA C A，MACDONALD H R，LUM C A，et al. Endometrial cancer patients have a significant risk of harboring isolated tumor cells in histologically negative lymph nodes[J].Int J Gynecol Cancer，2006，16（3）：1336–1341.

[186] TODO Y，KATO H，OKAMOTO K，et al.Isolated tumor cells and micrometastases in regional lymph nodes in stage Ⅰ to Ⅱ endometrial cancer[J].J Gynecol Oncol，2016，27（1）：e1.

[187] FRIMER M，KHOURY–COLLADO F，MURRAY M P，et al.Micrometastasis of endometrial cancer to sentinel lymph nodes：is it an artifact of uterine manipulation？[J].Gynecol Oncol，2010，119（3）：496–499.

[188] ST CLAIR C M，ERIKSSON A G，DUCIE J A，et al. Low–volume lymph node metastasis discovered during sentinel lymph node mapping for endometrial carcinoma[J]. Ann Surg Oncol，2016，23（5）：1653–1659.

[189] PLANTE M，STANLEIGH J，RENAUD M C，et al. Isolated tumor cells identified by sentinel lymph node mapping in endometrial cancer：does adjuvant treatment matter？[J].Gynecol Oncol，2017，146（2）：240–246.

[190] GÓMEZ–HIDALGO N R，RAMIREZ P T，NGO B，et al. Oncologic impact of micrometastases or isolated tumor cells in sentinel lymph nodes of patients with endometrial cancer：a meta–analysis[J].Clin Transl Oncol，2020，22（8）：1272–1279.

[191] CREASMAN W T，ODICINO F，MAISONNEUVE P，et al. Carcinoma of the corpus uteri[J].Int J Gynaecol Obstet，2006，95（Suppl 1）：S105–S143.

[192] LEWIN S N，HERZOG T J，BARRENA MEDEL N I，et al.Comparative performance of the 2009 international Federation of gynecology and obstetrics' staging system for uterine corpus cancer[J].Obstet Gynecol，2010，16（5）：1141–1149.

[193] CREASMAN W T，ODICINO F，MAISONNEUVE P，et al. Carcinoma of the corpus uteri[J].Int J Gynaecol Obstet，2003，83（Suppl 1）：79–118.

[194] SOSLOW R A, TORNOS C, PARK K J, et al.Endometrial carcinoma diagnosis: use of FIGO grading and genomic subcategories in clinical practice: recommendations of the international society of gynecological pathologists[J].Int J Gynecol Pathol, 2019, 38（Suppl 1）: S64–S74.

[195] WHO CLASSIFICATION OF TUMOURS EDITORIAL BOARD. Female genital Tumours[M].5th ed. Lyon: World Health Organization, 2020.

[196] SLOMOVITZ B M, BURKE T W, EIFEL P J, et al.Uterine papillary serous carcinoma（UPSC）: a single institution review of 129 cases[J].Gynecol Oncol, 2003, 91（3）: 463–469.

[197] THOMAS M, MARIANI A, WRIGHT J D, et al.Surgical management and adjuvant therapy for patients with uterine clear cell carcinoma: a multi–institutional review[J].Gynecol Oncol, 2008, 108（2）: 293–297.

[198] HAMILTON C A, CHEUNG M K, OSANN K, et al. Uterine papillary serous and clear cell carcinomas predict for poorer survival compared to grade 3 endometrioid corpus cancers[J].Br J Cancer, 2006, 94（5）: 642–646.

[199] GEORGE E, LILLEMOE T J, TWIGGS L B, et al. Malignant mixed mullerian tumor versus high–grade endometrial carcinoma and aggressive variants of endometrial carcinoma: a comparative analysis of survival[J].Int J Gynecol Pathol, 1995, 14（1）: 39–44.

[200] VAIDYA A P, HOROWITZ N S, OLIVA E, et al. Uterine malignant mixed mullerian tumors should not be included in studies of endometrial carcinoma[J].Gynecol Oncol, 2006, 103（2）: 684–687.

[201] LIANG L W, PEREZ A R, CANGEMI N A, et al. An assessment of prognostic factors, adjuvant treatment, and outcomes of stage IA polyp–limited versus endometrium–limited type Ⅱ endometrial carcinoma[J].Int J Gynecol Cancer, 2016, 26（3）: 497–504.

[202] KEYS H M, ROBERTS J A, BRUNETTO V L, et al. A phase Ⅲ trial of surgery with or without adjunctive external pelvic radiation therapy in intermediate risk endometrial adenocarcinoma: a Gynecologic Oncology Group Study[J]. Gynecol Oncol, 2004, 92（3）: 744–751.

[203] CREUTZBERG C L, VAN PUTTEN W L, KOPER P C, et al. Surgery and postoperative radiotherapy versus surgery alone for patients with stage–1 endometrial carcinoma: multicentre randomised trial.PORTEC study group.post operative radiation therapy in endometrial carcinoma[J].

Lancet, 2000, 355 (9213): 1404–1411.

[204] BOSSE T, PETERS E E, CREUTZBERG C L, et al. Substantial lymph–vascular space invasion (LVSI) is a significant risk factor for recurrence in endometrial cancer–A pooled analysis of PORTEC 1 and 2 trials[J].Eur J Cancer, 2015, 51 (13): 1742–1750.

[205] PETERS E E M, LEÓN–CASTILLO A, SMIT VTHBM, et al.Defining substantial lymphovascular space invasion in endometrial cancer[J].Int J Gynecol Pathol, 2022, 41 (3): 220–226.

[206] HARKENRIDER M M, ABU–RUSTUM N, ALBUQUERQUE K, et al.Radiation therapy for endometrial cancer: an American society for radiation oncology clinical practice guideline[J]. Pract Radiat Oncol, 2023, 13 (1): 41–65.

[207] RAFFONE A, TRAVAGLINO A, MASCOLO M, et al. Histopathological characterization of ProMisE molecular groups of endometrial cancer[J].Gynecol Oncol, 2020, 157 (1): 252–259.

[208] SORBE B, NORDSTRÖM B, MÄENPÄÄ J, et al. Intravaginal brachytherapy in FIGO stage Ⅰ low–risk endometrial cancer: a controlled randomized study[J].Int J Gynecol Cancer, 2009, 19 (5): 873–878.

[209] CREUTZBERG C L, NOUT R A, LYBEERT M L, et al. Fifteen–year radiotherapy outcomes of the randomized PORTEC–1 trial for endometrial carcinoma[J].Int J Radiat Oncol Biol Phys, 2011, 81 (4): e631–e638.

[210] NOUT R A, SMIT V T, PUTTER H, et al.Vaginal brachytherapy versus pelvic external beam radiotherapy for patients with endometrial cancer of high–intermediate risk (PORTEC–2): an open–label, non–inferiority, randomised trial[J].Lancet, 2010, 375 (9717): 816–823.

[211] RANDALL M E, FILIACI V, MCMEEKIN D S, et al. Phase Ⅲ trial: adjuvant pelvic radiation therapy versus vaginal brachytherapy plus paclitaxel/carboplatin in high–intermediate and high–risk early stage endometrial cancer[J]. J Clin Oncol, 2019, 37 (21): 1810–1818.

[212] AALDERS J, ABELER V, KOLSTAD P, et al. Postoperative external irradiation and prognostic parameters in stage I endometrial carcinoma: clinical and histopathologic study of 540 patients[J].Obstet Gynecol, 1980, 56 (4): 419–427.

[213] NARASIMHULU D M, COPE A, RIAZ I B, et al.External beam radiotherapy versus vaginal brachytherapy in patients

with stage II endometrial cancer: a systematic review and meta-analysis[J].Int J Gynecol Cancer, 2020, 30（6）: 797–805.

[214] MITRA D, KLOPP A H, VISWANATHAN A N.Viswanathan, pros and cons of vaginal brachytherapy after external beam radiation therapy in endometrial cancer[J].Gynecol Oncol, 2016, 140（1）: 167–175.

[215] HARKENRIDER M M, BLOCK A M, ALEKTIAR K M, et al.American Brachytherapy Task Group Report: adjuvant vaginal brachytherapy for early-stage endometrial cancer: a comprehensive review[J].Brachytherapy, 2017, 16（1）: 95–108.

[216] RANDALL M E, FILIACI V L, MUSS H, et al. Randomized phase III trial of whole-abdominal irradiation versus doxorubicin and cisplatin chemotherapy in advanced endometrial carcinoma: a Gynecologic Oncology Group Study[J].J Clin Oncol, 2006, 24（1）: 36–44.

[217] HOMESLEY H D, FILIACI V, GIBBONS S K, et al.A randomized phase III trial in advanced endometrial carcinoma of surgery and volume directed radiation followed by cisplatin and doxorubicin with or without paclitaxel: a Gynecologic Oncology Group Study[J].Gynecol Oncol, 2009, 112（3）: 543–552.

[218] HOGBERG T, SIGNORELLI M, DE OLIVEIRA C F, et al.Sequential adjuvant chemotherapy and radiotherapy in endometrial cancer--results from two randomised studies[J]. Eur J Cancer, 2010, 46（13）: 2422–2431.

[219] GREVEN K, WINTER K, UNDERHILL K, et al.Final analysis of RTOG 9708: adjuvant postoperative irradiation combined with cisplatin/paclitaxel chemotherapy following surgery for patients with high-risk endometrial cancer[J]. Gynecol Oncol, 2006, 103（1）: 155–159.

[220] DE BOER S M, POWELL M E, MILESHKIN L, et al. Adjuvant chemoradiotherapy versus radiotherapy alone in women with high-risk endometrial cancer（PORTEC-3）: patterns of recurrence and post-hoc survival analysis of a randomised phase 3 trial[J].Lancet Oncol, 2019, 20（9）: 1273–1285.

[221] MATEI D, FILIACI V, RANDALL M E, et al.Adjuvant chemotherapy plus radiation for locally advanced endometrial cancer[J].N Engl J Med, 2019, 380（24）: 2317–2326.

[222] MATEI D E, KUDRIMOTI M. Overall survival in NRG258, a randomized phase III trial of chemo-radiation vs.chemotherapy alone for locally advanced endometrial

carcinoma.Presented at：2023 SGO Annual Meeting on Women's Cancer；March 25–28，2023；Tampa，Florida.

[223] HOREWEG N，NOUT R A，JÜRGENLIEMK–SCHULZ I M，et al.Molecular classification predicts response to radiotherapy in the randomized PORTEC–1 and PORTEC–2 trials for early–stage endometrioid endometrial cancer[J].J Clin Oncol，2023，41（27）：4369–4380.

[224] CLEMENTS A E，ENSERRO D，STRICKLAND K C，et al. Overall survival in patients in GOG–0258 by molecular classification with a modified ProMisE algorithm：Ancillary analysis of GOG–0258. Presented at the Society of Gynecologic Oncology（SGO）2024 Annual Meeting；March 16–18，2024. San Diego，California.

[225] LEGGE F，RESTAINO S，LEONE L，et al.Clinical outcome of recurrent endometrial cancer：analysis of post–relapse survival by pattern of recurrence and secondary treatment[J].Int J Gynecol Cancer，2020，30（2）：193–200.

[226] RÜTTEN H，VERHOEF C，VAN WEELDEN W J，et al.Recurrent endometrial cancer：local and systemic treatment options[J].Cancers，2021，13（24）：6275

[227] BARAKAT R R，GOLDMAN N A，PATEL D A，et al. Pelvic exenteration for recurrent endometrial cancer[J]. Gynecol Oncol，1999，75（1）：99–102.

[228] FLEISCH M C，PANTKE P，BECKMANN M W，et al. Predictors for long–term survival after interdisciplinary salvage surgery for advanced or recurrent gynecologic cancers[J].J Surg Oncol，2007，95（6）：476–484.

[229] CHIANTERA V，ROSSI M，DE IACO P，et al.Pelvic exenteration for recurrent endometrial adenocarcinoma：a retrospective multi–institutional study about 21 patients[J].Int J Gynecol Cancer，2014，24（5）：880–884.

[230] KHOURY–COLLADO F，EINSTEIN M H，BOCHNER B H，et al.Pelvic exenteration with curative intent for recurrent uterine malignancies[J].Gynecol Oncol，2012，124（1）：42–47.

[231] GERMANOVA A，RASPAGLIESI F，CHIVA L，et al. Oncological outcome of surgical management in patients with recurrent uterine cancer–a multicenter retrospective cohort study–CEEGOG EX01 Trial[J].Int J Gynecol Cancer，2019，29（4）：711–720.

[232] SHIKAMA A，MINAGUCHI T，TAKAO W，et al. Predictors of favorable survival after secondary cytoreductive surgery for recurrent endometrial cancer[J].Int J Clin Oncol，

2019，24（10）：1256–1263.

[233] TURAN T，TASCI T，KARALOK A，et al.Salvage cytoreductive surgery for recurrent endometrial cancer[J].Int J Gynecol Cancer，2015，25（7）：1623–1632.

[234] CAMPAGNUTTA E，GIORDA G，DE PIERO G，et al. Surgical treatment of recurrent endometrial carcinoma[J]. Cancer，2004，100（1）：89–96.

[235] CREUTZBERG C L，VAN PUTTEN W L，KOPER P C，et al. Survival after relapse in patients with endometrial cancer：results from a randomized trial[J].Gynecol Oncol，2003，89（2）：201–209.

[236] LING D C，VARGO J A，GLASER S M，et al.Outcomes after definitive reirradiation with 3D brachytherapy with or without external beam radiation therapy for vaginal recurrence of endometrial cancer[J].Gynecol Oncol，2019，152（3）：581–586.

[237] MILLER D S，FILIACI V L，MANNEL R S，et al. Carboplatin and paclitaxel for advanced endometrial cancer: final overall survival and adverse event analysis of a phase Ⅲ trial（NRG Oncology/GOG0209）[J].J Clin Oncol，2020，38（33）：3841–3850.

[238] PECTASIDES D，XIROS N，PAPAXOINIS G，et al. Carboplatin and paclitaxel in advanced or metastatic endometrial cancer[J].Gynecol Oncol，2008，109（2）：250–254.

[239] SOVAK M A，DUPONT J，HENSLEY M L，et al. Paclitaxel and carboplatin in the treatment of advanced or recurrent endometrial cancer：a large retrospective study[J]. Int J Gynecol Cancer，2007，17（1）：197–203.

[240] MOUNTZIOS G，PECTASIDES D，BOURNAKIS E，et al.Developments in the systemic treatment of endometrial cancer[J].Crit Rev Oncol Hematol，2011，79（3）：278–292.

[241] DELLINGER T H，MONK B J. Systemic therapy for recurrent endometrial cancer：a review of North American trials[J].Expert Rev Anticancer Ther，2009，9（7）：905–916.

[242] VAN WIJK F H，AAPRO M S，BOLIS G，et al. Doxorubicin versus doxorubicin and cisplatin in endometrial carcinoma：definitive results of a randomised study（55872）by the EORTC Gynaecological Cancer Group[J].Ann Oncol，2003，14（3）：441–448.

[243] FLEMING G F，BRUNETTO VL，CELLA D，et al.Phase Ⅲ trial of doxorubicin plus cisplatin with or without paclitaxel plus filgrastim in advanced endometrial carcinoma：a

Gynecologic Oncology Group Study[J].J Clin Oncol，2004，22（11）：2159–2166.

[244] 中华医学会妇科肿瘤学分会. 妇科恶性肿瘤紫杉类药物临床应用专家共识[J]. 现代妇产科进展，2019，28（10）：724–730.

[245] 中华医学会妇科肿瘤学分会 . 妇科肿瘤铂类药物临床应用指南[J]. 现代妇产科进展，2021，30（10）：721–736.

[246] NOMURA H，AOKI D，TAKAHASHI F，et al.Randomized phase II study comparing docetaxel plus cisplatin，docetaxel plus carboplatin，and paclitaxel plus carboplatin in patients with advanced or recurrent endometrial carcinoma：a Japanese Gynecologic Oncology Group Study（JGOG2041）[J].Ann Oncol，2011，22（3）：636–642.

[247] SIMPKINS F，DRAKE R，ESCOBAR P F，et al.A phase Ⅱ trial of paclitaxel，carboplatin，and bevacizumab in advanced and recurrent endometrial carcinoma（EMCA）[J]. Gynecol Oncol，2015，136（2）：240–245.

[248] ROSE P G，ALI S，MOSLEMI–KEBRIA M，et al. Paclitaxel，carboplatin，and bevacizumab in advanced and recurrent endometrial carcinoma[J].Int J Gynecol Cancer，2017，27（3）：452–458.

[249] LORUSSO D，FERRANDINA G，COLOMBO N，et al.Carboplatin–paclitaxel compared to carboplatin–paclitaxel–bevacizumab in advanced or recurrent endometrial cancer：MITO END–2–A randomized phase Ⅱ trial[J]. Gynecol Oncol，2019，155（3）：406–412.

[250] AGHAJANIAN C，FILIACI V，DIZON D S，et al.A phase Ⅱ study of frontline paclitaxel/carboplatin/bevacizumab，aclitaxel/carboplatin/temsirolimus，or ixabepilone/carboplatin/bevacizumab in advanced/recurrent endometrial cancer[J].Gynecol Oncol，2018，150（2）：274–281.

[251] LESLIE K K，FILIACI V L，MALLEN A R，et al.Mutated P53 portends mprovement in outcomes when bevacizumab is combined with chemotherapy in dvanced/recurrent endometrial cancer：an NRG Oncology Study[J].Gynecol Oncol，2021，161（1）：113–121.

[252] 中华医学会妇科肿瘤学分会 . 妇科肿瘤抗血管内皮生长因子单克隆抗体临床应用指南（2022 版）[J] . 现代妇产科进展，2023，32（1）：1–13.

[253] NAGAO S，NISHIO S，MICHIMAE H，et al.Applicability of the concept of “platinum sensitivity” to recurrent endometrial cancer：the SGSG–012/GOTIC–004/Intergroup study[J].Gynecol Oncol，2013，131（3）：567–573.

[254] CONNOR E V，ROSE P G.Management strategies for recurrent endometrial cancer[J].Expert Rev Anticancer Ther，2018，18（9）：873-885.

[255] MOXLEY K M，MCMEEKIN D S. Endometrial carcinoma：a review of chemotherapy，drug resistance，and the search for new agents[J].Oncologist，2010，15（10）：1026-1033.

[256] GARCIA A A，BLESSING J A，NOLTE S，et al.A phase Ⅱ evaluation of weekly docetaxel in the treatment of recurrent or persistent endometrial carcinoma：a study by the Gynecologic Oncology Group[J].Gynecol Oncol，2008，111（1）：22-26.

[257] MUGGIA F M，BLESSING J A，SOROSKY J，et al.Phase Ⅱ trial of the pegylated liposomal doxorubicin in previously treated metastatic endometrial cancer：a Gynecologic Oncology Group Study[J].J Clin Oncol，2002，20（9）：2360-2364.

[258] AGHAJANIAN C，SILL M W，DARCY K M，et al.Phase Ⅱ trial of bevacizumab in recurrent or persistent endometrial cancer：a Gynecologic Oncology Group study[J].J Clin Oncol，2011，29（16）：2259-2265.

[259] MUTTER G L，LIN M C，FITZGERALD J T，et al.Altered PTEN expression as a diagnostic marker for the earliest endometrial precancers[J].J Natl Cancer Inst，2000，92（11）：924-930.

[260] TEMKIN S M，FLEMING G.Current treatment of metastatic endometrial cancer[J].Cancer Control，2009，16（1）：38-45.

[261] BANSAL N，YENDLURI V，WENHAM R M.The molecular biology of endometrial cancers and the implications for pathogenesis，classification，and targeted therapies[J]. Cancer Control，2009，16（1）：8-13.

[262] OZA A M，ELIT L，TSAO M S，et al.Phase Ⅱ study of temsirolimus in women with recurrent or metastatic endometrial cancer：a trial of the NCIC Clinical Trials Group[J].J Clin Oncol，2011，29（24）：3278-3285.

[263] MERIC-BERNSTAM F，MAKKER V，OAKNIN A，et al. Efficacy and safety of trastuzumab deruxtecan in patients with her2-expressing solid tumors：primary results from the DESTINY-PanTumor02 phase ii trial[J]. J Clin Oncol，2024，42（1）：47-58.

[264] VANDERSTRAETEN A，TUYAERTS S，AMANT F.The immune system in the normal endometrium and implications for endometrial cancer development[J].J Reprod Immunol，

2015, 109(1): 7-16.

[265] CONTOS G, BACA Y, XIU J, et al.Assessment of immune biomarkers and establishing a triple negative phenotype in gynecologic cancers[J].Gynecol Oncol, 2021, 163(2): 312-319.

[266] O'MALLEY D M, BARIANI G M, CASSIER P A, et al. Pembrolizumab in patients with microsatellite instability-high advanced endometrial cancer: results from the KEYNOTE-158 study[J].J Clin Oncol, 2022, 40(7): 752-761.

[267] MARABELLE A, FAKIH M, LOPEZ J, et al.Association of tumour mutational burden with outcomes in patients with advanced solid tumours treated with pembrolizumab: prospective biomarker analysis of the multicohort, open-label, phase 2 KEYNOTE-158 study[J].Lancet Oncol, 2020, 21(10): 1353-1365.

[268] OAKNIN A, TINKER A V, GILBERT L, et al.Clinical activity and safety of the anti-programmed death 1 monoclonal antibody dostarlimab for patients with recurrent or advanced mismatch repair-deficient endometrial cancer: a nonrandomized phase 1 clinical trial[J].JAMA Oncol, 2020, 6(11): 1766-1772.

[269] AZAD N S, GRAY R J, OVERMAN M J, et al.Nivolumab is effective in mismatch repair-deficient noncolorectal cancers: results from arm Z1D-A Subprotocol of the NCI-MATCH(EAY131) Study[J].J Clin Oncol, 2020, 38(3): 214-222.

[270] KONSTANTINOPOULOS P A, LUO W, LIU J F, et al. Phase Ⅱ study of avelumab in patients with mismatch repair deficient and mismatch repair proficient recurrent/persistent endometrial cancer[J].J Clin Oncol, 2019, 37(30): 2786-2794.

[271] 中华医学会妇科肿瘤学分会.妇科肿瘤免疫检查点抑制剂临床应用指南(2023版)[J].现代妇产科进展, 2023, 32(5): 321-348.

[272] YI C, CHEN L, LIN Z, et al.Lenvatinib targets FGF receptor 4 to enhance antitumor immune response of anti-programmed cell death-1 in HCC[J].Hepatol, 2021, 74(5): 2544-2560.

[273] MAKKER V, TAYLOR M H, AGHAJANIAN C, et al. Lenvatinib plus pembrolizumab in patients with advanced endometrial cancer[J].J Clin Oncol, 2020, 38(26): 2981-2992.

[274] MAKKER V, COLOMBO N, CASADO HERRÁEZ A, et al.

Lenvatinib plus pembrolizumab for advanced endometrial cancer[J].N Engl J Med，2022，386（5）：437-448.

[275] WU X H，CHEN X J，WANG K，et al. Benmelstobart（TQB2450）combined with anlotinib hydrochloride capsule in the reatment of advanced，recurrent，or metastatic endometrial cancer：A multicohort，open label，multicenter，phase Ⅱ clinical trial（TQB2450-Ⅱ-08）[J]. Journal of Clinical Oncology，2024，42（16_suppl）：5593.

[276] WANG H Y，TIAN W J，REN Y L，et al. Camrelizumab plus apatinib in patients with advanced or recurrent endometrial cancer after failure of at least first-line therapy：Interim results of a single-arm phase Ⅱ trial[J]. J Clin Oncol，2022，16（suppl）：5591.

[277] WEI W，BAN X，YANG F，et al.Phase II trial of efficacy，safety and biomarker analysis of sintilimab plus anlotinib for patients with recurrent or advanced endometrial cancer[J].J Immunother Cancer，2022，10（5）：e004338.

[278] ESKANDER R N，SILL M W，BEFFA L，et al. Pembrolizumab plus chemotherapy in advanced endometrial cancer[J].N Engl J Med，2023，388（23）：2159-2170.

[279] MIRZA M R，CHASE D M，SLOMOVITZ B M，et al. Dostarlimab for primary advanced or recurrent endometrial cancer[J].N Engl J Med，2023，388（23）：2145-2158.

[280] COLOMBO N，HARANO K，HUDSON E，et al. Phase Ⅲ double-blind randomized placebo controlled trial of atezolizumab in combination with carboplatin and paclitaxel in women with advanced/recurrent endometrial carcinoma[J]. Ann Onc，2023，34（S2）：S1277.

[281] WESTIN S N，MOORE K，CHON H S，et al. Durvalumab plus carboplatin/paclitaxel followed by maintenance durvalumab with or without olaparib as first-line treatment for advanced endometrial cancer：the phase III DUO-E trial[J]. J Clin Oncol，2024，42（3）：283-299.

[282] THIGPEN J T，BRADY M F，ALVAREZ R D，et al.Oral medroxyprogesterone acetate in the treatment of advanced or recurrent endometrial carcinoma：a dose-response study by the Gynecologic Oncology Group[J].J Clin Oncol，1999，17（6）：1736-1744.

[283] WHITNEY C W，BRUNETTO V L，ZAINO R J，et al.Phase II study of medroxyprogesterone acetate plus tamoxifen in advanced endometrial carcinoma：a Gynecologic Oncology Group study[J].Gynecol Oncol，

2004, 92 (1) : 4-9.

[284] PANDYA K J, YEAP B Y, WEINER L M, et al.Megestrol and tamoxifen in patients with advanced endometrial cancer: an Eastern Cooperative Oncology Group Study (E4882) [J].Am J Clin Oncol, 2001, 24 (1) : 43-46.

[285] THIGPEN T, BRADY M F, HOMESLEY H D, et al. Tamoxifen in the treatment of advanced or recurrent endometrial carcinoma: a Gynecologic Oncology Group Study[J].J Clin Oncol, 2001, 19 (2) : 364-367.

[286] QUINN M A, CAMPBELL J J.Tamoxifen therapy in advanced/recurrent endometrial carcinoma[J].Gynecol Oncol, 1989, 32 (1) : 1-3.

[287] FIORICA J V, BRUNETTO V L, HANJANI P, et al. Phase II trial of alternating courses of megestrol acetate and tamoxifen in advanced endometrial carcinoma: a Gynecologic Oncology Group study[J].Gynecol Oncol, 2004, 92 (1) : 10-14.

[288] SINGH M, ZAINO R J, FILIACI V J, et al.Relationship of estrogen and progesterone receptors to clinical outcome in metastatic endometrial carcinoma: a Gynecologic Oncology Group Study[J].Gynecol Oncol, 2007, 106 (2) : 325-333.

[289] LINDEMANN K, MALANDER S, CHRISTENSEN R D, et al.Examestane in advanced or recurrent endometrial carcinoma: a prospective phase II study by the Nordic Society of Gynecologic Oncology (NSGO) [J].BMC Cancer, 2014, 14: 68.

[290] MILESHKIN L, EDMONDSON R, O'CONNELL R L, et al.Phase 2 study of anastrozole in recurrent estrogen (ER) /progesterone (PR) positive endometrial cancer: the PARAGON trial - ANZGOG 0903[J].Gynecol Oncol, 2019, 154 (1) : 29-37.

[291] MA B B, OZA A, EISENHAUER E, et al.The activity of letrozole in patients with advanced or recurrent endometrial cancer and correlation with biological markers--a study of the National Cancer Institute of Canada Clinical Trials Group[J].Int J Gynecol Cancer, 2004, 14 (4) : 650-658.

[292] EMONS G, GÜNTHERT A, THIEL F C, et al.Phase Ⅱ study of fulvestrant 250 mg/month in patients with recurrent or metastatic endometrial cancer: a study of the Arbeitsgemeinschaft Gynäkologische Onkologie[J].Gynecol Oncol, 2013, 129 (3) : 495-499.

[293] COVENS A L, FILIACI V, GERSELL D, et al.Phase Ⅱ study of fulvestrant in recurrent/metastatic endometrial

carcinoma: a Gynecologic Oncology Group Study[J].Gynecol Oncol，2011，120（2）：185–188.

[294] SLOMOVITZ B M，JIANG Y，YATES M S，et al.Phase Ⅱ study of everolimus and letrozole in patients with recurrent endometrial carcinoma[J].J Clin Oncol，2015，33（8）：930–936.

[295] SLOMOVITZ B M，FILIACI V L，WALKER J L，et al. a randomized phase II trial of everolimus and letrozole or hormonal therapy in women with advanced，persistent or recurrent endometrial carcinoma：A GOG Foundation Study[J].Gynecol Oncol，2022，164（3）：481–491.

[296] KONSTANTINOPOULOS P A，LEE E K，XIONG N，et al. A phase Ⅱ，two–stage study of letrozole and abemaciclib in estrogen receptor–positive recurrent endometrial cancer[J].J Clin Oncol，2023，41（3）：599–608.

[297] LU K H，BROADDUS R R.Endometrial cancer[J].N Engl J Med，2020，383（21）：2053–2064.

[298] THOMPSON E F，HUVILA J，JAMIESON A，et al. Variability in endometrial carcinoma pathology practice：opportunities for improvement with molecular classification[J]. Mod Pathol，2022，35（12）：1974–1982.

[299] CROSBIE E J，KITSON S J，MCALPINE J N，et al. Endometrial ancer[J].Lancet，2022，399（10333）：1412–1428.

[300] JHINGRAN A，RAMONDETTA L M，BODURKA D C，et al.A prospective phase II study of chemoradiation followed by adjuvant chemotherapy for FIGO stage Ⅰ–ⅢA（1988）uterine papillary serous carcinoma of the endometrium[J]. Gynecol Oncol，2013，129（2）：304–309.

[301] VOGEL T J，KNICKERBOCKER A，SHAH C A，et al.An analysis of current treatment practice in uterine papillary serous and clear cell carcinoma at two high volume cancer centers[J].J Gynecol Oncol，2015，26（1）：25–31.

[302] MAHDI H，ROSE P G，ELSHAIKH M A，et al.Adjuvant vaginal brachytherapy decreases the risk of vaginal recurrence in patients with stage I non–invasive uterine papillary serous carcinoma.A multi–institutional study[J]. Gynecol Oncol，2015，136（3）：529–533.

[303] HOMESLEY H D，FILIACI V，MARKMAN M，et al. Phase Ⅲ trial of ifosfamide with or without paclitaxel in advanced uterine carcinosarcoma：a Gynecologic Oncology Group Study[J].J Clin Oncol，2007，25（5）：526–531.

[304] OWELL M A，FILIACI V L，HENSLEY M L，et al. Randomized phase Ⅲ trial of paclitaxel and carboplatin

versus paclitaxel and ifosfamide in patients with carcinosarcoma of the uterus or ovary: an NRG oncology trial[J]. J Clin Oncol, 2022, 40（9）: 968-977.

[305] FADER A N, ROQUE D M, SIEGEL E, et al.Randomized phase II trial of carboplatin-paclitaxel compared with carboplatin-paclitaxel-trastuzumab in advanced（stage Ⅲ-Ⅳ）or recurrent uterine serous carcinomas that overexpress her2/neu（nct01367002）: updated overall survival analysis[J].Clin Cancer Res, 2020, 26（15）: 3928-3935.

[306] DE JONGE M M, AUGUSTE A, VAN WIJK L M, et al. Frequent homologous recombination deficiency in high-grade endometrial carcinomas[J].Clin Cancer Res, 2019, 25（3）: 1087-1097.

[307] JONSSON J M, BAATH M, BJORNHEDEN I, et al. Homologous recombination repair mechanisms in serous endometrial cancer[J].Cancers（Basel）, 2021, 13（2）: 254.

[308] MITRIC C, BERNARDINI M Q.Endometrial cancer: transitioning from histology to genomics[J].Curr Oncol, 2022, 29（2）: 741-757.

[309] WON S, KIM M K, SEONG S J.Fertility-sparing treatment in women with endometrial cancer[J].Clin Exp Reprod Med, 2020, 47（4）: 237-244.

[310] KALOGIANNIDIS I, AGORASTOS T.Conservative management of young patients with endometrial highly-differentiated adenocarcinoma[J].J Obstet Gynaecol, 2011, 31（1）: 13-17.

[311] RODOLAKIS A, BILIATIS I, MORICE P, et al.European society of gynecological oncology task force for fertility preservation: clinical recommendations for fertility-sparing management in young endometrial cancer patients[J].Int J Gynecol Cancer, 2015, 25（7）: 1258-1265.

[312] 王益勤，康南，李立伟，等.分子分型在早期子宫内膜癌及子宫内膜非典型增生患者保留生育功能治疗中的意义[J].中华妇产科杂志，2022，57（9）：692-700.

[313] GIAMPAOLINO P, CAFASSO V, BOCCIA D, et al. Fertility-sparing approach in patients with endometrioid endometrial cancer grade 2 stage IA（FIGO）: a qualitative systematic review[J].Biomed Res Int, 2022, 2022: 4070368.

[314] PARK J Y, KIM D Y, KIM T J, et al.Hormonal therapy for women with stage IA endometrial cancer of all grades[J]. Obstet Gynecol, 2013, 122（1）: 7-14.

[315] CHO A，LEE S W，PARK J Y，et al.Continued medical treatment for persistent early endometrial cancer in young women[J].Gynecol Oncol，2021，160（2）：413–417.

[316] WANG Y，ZHOU R，WANG H，et al.Impact of treatment duration in fertility–preserving management of endometrial cancer or atypical endometrial hyperplasia[J].Int J Gynecol Cancer，2019，29（4）：699–704.

[317] KALOGERA E，DOWDY S C，BAKKUM–GAMEZ JN.Preserving fertility in young patients with endometrial cancer：current perspectives[J].Int J Womens Health，2014，6：691–701.

[318] DE ROCCO S，BUCA D，ORONZII L，et al.Reproductive and pregnancy outcomes of fertility–sparing treatments for early–stage endometrial cancer or atypical hyperplasia：a systematic review and meta–analysis[J].Eur J Obstet Gynecol Reprod Biol，2022，273：90–97.

[319] GUNDERSON C C，FADER A N，CARSON K A，et al.Oncologic and reproductive outcomes with progestin therapy in women with endometrial hyperplasia and grade 1 adenocarcinoma：a systematic review[J].Gynecol Oncol，2012，125（2）：477–482.

[320] MASCIULLOV，TRIVELLIZZI N，ZANNONI G，et al. Prognostic impact of hysteroscopic resection of endometrial atypical hyperplasia–endometrioid intraepithelial neoplasia and early–stage cancer in combination with megestrol acetate[J].Am J Obstet Gynecol，2021，224（4）：408–410.

[321] YANG B，XIE L，ZHANG H，et al.Insulin resistance and overweight prolonged fertility–sparing treatment duration in endometrial atypical hyperplasia patients[J].J Gynecol Oncol，2018，29（3）：e35.

[322] LI M，GUO T，CUI R，et al.Weight control is vital for patients with early–stage endometrial cancer or complex atypical hyperplasia who have received progestin therapy to spare fertility：a systematic review and meta–analysis[J].Cancer Manag Res，2019，11：4005–4021.

[323] FAN Y，LI X，WANG J，et al.Analysis of pregnancy–associated factors after fertility–sparing therapy in young women with early stage endometrial cancer or atypical endometrial hyperplasia[J].Reprod Biol Endocrinol，2021，19（1）：118.

[324] 陈君宇，曹冬焱，周慧梅，等.GnRH–a 联合治疗用于口服孕激素治疗失败的子宫内膜非典型增生及子宫内膜癌患者的探讨[J]. 中华妇产科杂志，2021，56（8）：

561–568.

[325] ZHANG Z, HUANG H, FENG F, et al.A pilot study of gonadotropin–releasing hormone agonist combined with aromatase inhibitor as fertility–sparing treatment in obese patients with endometrial cancer[J].J Gynecol Oncol, 2019, 30（4）: e61.

[326] FAN Z, LI H, HU R, et al.Fertility–preserving treatment in young women with grade 1 presumed stage Ia endometrial adenocarcinoma: a meta–analysis[J].Int J Gynecol Cancer, 2018, 28（2）: 385–393.

[327] COLOMBO N, CREUTZBERG C, AMANT F, et al.ESMO–ESGO–ESTRO consensus conference on endometrial cancer: diagnosis, treatment and follow–up[J]. Ann Oncol, 2016, 27（1）: 16–41.

[328] WANG Y, YU M, YANG J X, et al.Prolonged conservative treatment in patients with recurrent endometrial cancer after primary fertility–sparing therapy: 15–year experience[J].Int J Clin Oncol, 2019, 24（6）: 712–720.

[329] YAMAGAMI W, SUSUMU N, MAKABE T, et al.Is repeated high–dose medroxyprogesterone acetate（MPA）therapy permissible for patients with early stage endometrial cancer or atypical endometrial hyperplasia who desire preserving fertility？[J]. J Gynecol Oncol, 2018, 29（2）: e21.

[330] GALLOS I D, YAP J, RAJKHOWA M, et al.Regression, relapse, and live birth rates with fertility–sparing therapy for endometrial cancer and atypical complex endometrial hyperplasia: a systematic review and metaanalysis[J].Am J Obstet Gynecol, 2012, 207（4）: 266.e261–212.

[331] CHAO A S, CHAO A, WANG C J, et al.Obstetric outcomes of pregnancy after conservative treatment of endometrial cancer: case series and literature review[J]. Taiwan J Obstet Gynecol, 2011, 50（1）: 62–66.

[332] 周蓉，鹿群，刘国莉，等.早期子宫内膜癌保留生育功能治疗专家共识[J].中国妇产科临床杂志，2019，20(4)：369–337.

[333] 陈晓军，张宏伟，余敏，等.子宫内膜非典型增生和早期子宫内膜样癌的保留生育功能治疗及评估的建议[J].中华妇产科杂志，2019，54（2）：80–86.

[334] 中华医学会妇产科学分会绝经学组.中国绝经管理与绝经激素治疗指南[J].中华妇产科杂志，2023，58（1）：1–21.

[335] CREASMAN W T, HENDERSON D, HINSHAW W, et al.Estrogen replacement therapy in the patient treated for

endometrial cancer[J].Obstet Gynecol，1986，67（3）：326–330.

[336] LEE R B，BURKE T W，PARK R C.Estrogen replacement therapy following treatment for stage I endometrial carcinoma[J].Gynecol Oncol，1990，36（2）：189–191.

[337] CHAPMAN J A，DISAIA P J，OSANN K，et al.Estrogen replacement in surgical stage I and II endometrial cancer survivors[J].Am J Obstet Gynecol，1996，175（5）：1195–1200.

[338] 王世宣 . 卵巢衰老 [M]. 北京：人民卫生出版社，2021.

[339] BARAKAT R R，BUNDY B N，SPIRTOS N M，et al. Randomized double–blind trial of estrogen replacement therapy versus placebo in stage I or II endometrial cancer：a Gynecologic Oncology Group Study[J].J Clin Oncol，2006，24（4）：587–592.

[340] LONDERO A P，PARISI N，TASSI A，et al. Hormone replacement therapy in endometrial cancer survivors：a meta–analysis[J].J Clin Med，2021，10（14）：3165.

[341] NEAD K T，SHARPS J，THOMPSOND J，et al.Evidence of a causal association between insulinemia and endometrial cancer：amendelian randomization analysis[J].J Natl Cancer Inst，2015，107（9）：djv178.

[342] MILLER K D，NOGUEIRA L，DEVASIA T，et al. Cancer treatment and survivorship statistics，2022[J]. CA Cancer J Clin，2022，72（5）：409–436.

[343] WOOD M E，VOGEL V，NG A，et al. Second malignant neoplasms：assessment and strategies for risk reduction[J]. J Clin Oncol，2012，30（30）：3734–3745.

[344] WILTINK L M，NOUT R A，FIOCCO M，et al. No Increased risk of second cancer after radiotherapy in patients treated for rectal or endometrial cancer in the randomized TME，PORTEC–1，and PORTEC–2 trials[J]. J Clin Oncol，2015，33（15）：1640–1646.

[345] CARLSON J W，KAUDERER J，HUTSON A，et al. GOG 244–The lymphedema and gynecologic cancer（LEG）study：Incidence and risk factors in newly diagnosed patients[J]. Gynecol Oncol，2020，156（2）：467–474.

[346] CARTER J，HUANG H Q，ARMER J，et al. GOG 244 – The Lymphedema and Gynecologic cancer（LeG）study：The impact of lower–extremity lymphedema on quality of life，psychological adjustment，physical disability，and function[J]. Gynecol Oncol，2021，160（1）：244–251.

[347] LEITAO M M JR，ZHOU Q C，GOMEZ–HIDALGO N R，et al. Patient–reported outcomes after surgery for endometrial

carcinoma: prevalence of lower-extremity lymphedema after sentinel lymph node mapping versus lymphadenectomy[J]. Gynecol Oncol, 2020, 156 (1): 147-153.

[348] PACHMAN D R, BARTON D L, SWETZ K M, et al. Troublesome symptoms in cancer survivors: fatigue, insomnia, neuropathy, and pain[J]. J Clin Oncol, 2012, 30 (30): 3687-3696.

[349] LENIHAN D J, CARDINALE D M. Late cardiac effects of cancer treatment[J]. J Clin Oncol, 2012, 30 (30): 3657-3664.

[350] CLEMENS E, VAN DEN HEUVEL-EIBRINK M M, MULDER R L, et al. Recommendations for ototoxicity surveillance for childhood, adolescent, and young adult cancer survivors: a report from the International Late Effects of Childhood Cancer Guideline Harmonization Group in collaboration with the PanCare Consortium[J]. Lancet Oncol, 2019, 20 (1): e29-e41.

[351] ARMENIAN S H, XU L, KY B, et al. Cardiovascular disease among survivors of adult-onset cancer: a community-based retrospective cohort study[J]. J Clin Oncol, 2016, 34 (10): 1122-1130.

[352] LEE J J, SWAIN S M. Peripheral neuropathy induced by microtubule-stabilizing agents[J]. J Clin Oncol, 2006, 24 (10): 1633-1642.

[353] ANDREYEV H J. Gastrointestinal problems after pelvic radiotherapy: the past, the present and the future[J]. Clin Oncol (R Coll Radiol), 2007, 19 (10): 790-799.

[354] CHADHA M, NANAVATI P J, LIU P, et al. Patterns of failure in endometrial carcinoma stage IB grade 3 and IC patients treated with postoperative vaginal vault brachytherapy[J]. Gynecol Oncol, 1999, 75 (1): 103-107.

[355] PEARCEY R G, PETEREIT D G. Post-operative high dose rate brachytherapy in patients with low to intermediate risk endometrial cancer[J]. Radiother Oncol, 2000, 56 (1): 17-22.

[356] NOUT R A, PUTTER H, JÜRGENLIEMK-SCHULZ I M, et al. Quality of life after pelvic radiotherapy or vaginal brachytherapy for endometrial cancer: first results of the randomized PORTEC-2 trial[J]. J Clin Oncol, 2009, 27(21): 3547-3556.

[357] GALLUP D G, STOCK R J. Adenocarcinoma of the endometrium in women 40 years of age or younger[J]. Obstet Gynecol, 1984, 64 (3): 417-420.

[358] SUTRADHAR R, LOKKU A, BARBERA L. Cancer

survivorship and opioid prescribing rates: a population-based matched cohort study among individuals with and without a history of cancer[J]. Cancer, 2017, 123 (21): 4286-4293.

[359] HARRINGTON C B, HANSEN J A, MOSKOWITZ M, et al. It's not over when it's over: long-term symptoms in cancer survivors--a systematic review[J]. Int J Psychiatry Med, 2010, 40 (2): 163-181.

[360] KURITA G P, SJØGREN P. Pain management in cancer survivorship[J]. Acta Oncol, 2015, 54 (5): 629-634.

[361] FOSTER C, WRIGHT D, HILL H, et al. Psychosocial implications of living 5 years or more following a cancer diagnosis: a systematic review of the research evidence[J]. Eur J Cancer Care (Engl), 2009, 18 (3): 223-247.

[362] SCHWEDHELM C, BOEING H, HOFFMANN G, et al. Effect of diet on mortality and cancer recurrence among cancer survivors: a systematic review and meta-analysis of cohort studies[J]. Nutr Rev, 2016, 74 (12): 737-748.

[363] FUNG-KEE-FUNG M, DODGE J, ELIT L, et al. Follow-up after primary therapy for endometrial cancer: a systematic review[J]. Gynecol Oncol, 2006, 101 (3): 520-529.

[364] ZOLA P, CICCONE G, PIOVANO E, et al. Effectiveness of intensive versus minimalist follow-up regimen on survival in patients with endometrial cancer (totem study): a randomized, pragmatic, parallel group, multicenter trial[J]. J Clin Oncol, 2022, 40 (33): 3817-3827.

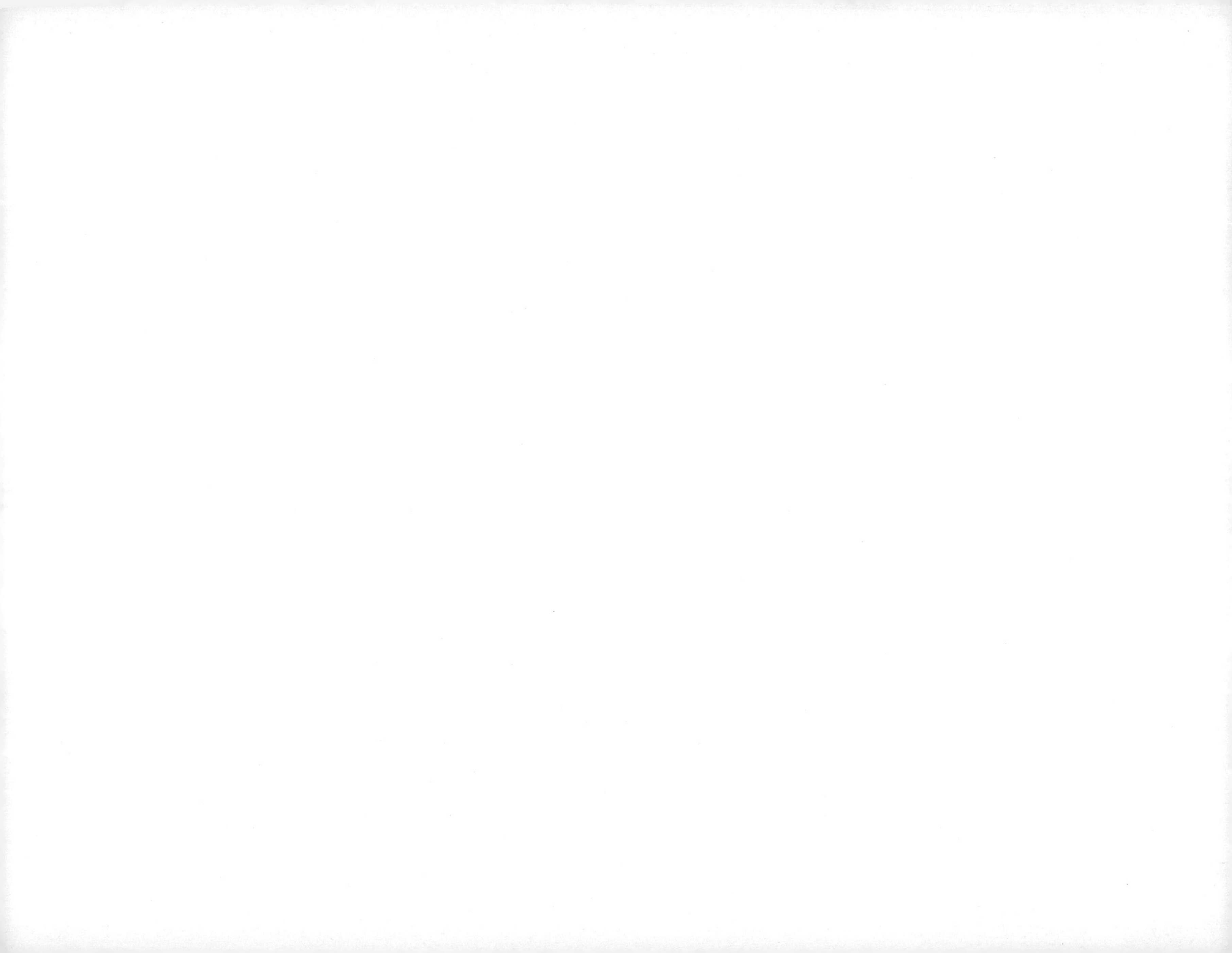

中华医学会妇科肿瘤学分会

中国妇科肿瘤临床实践指南 2024版

上卷

总主审　马　丁

总主编　孔北华　向　阳

子宫肉瘤

主　编　王建六　孔北华

科学技术文献出版社
SCIENTIFIC AND TECHNICAL DOCUMENTATION PRESS
· 北 京 ·

图书在版编目（CIP）数据

子宫肉瘤 / 王建六，孔北华主编. -- 北京：科学技术文献出版社，2024. 8. --（中国妇科肿瘤临床实践指南：2024版上卷 / 孔北华，向阳总主编）. -- ISBN 978-7-5235-1663-8

Ⅰ. R737.33

中国国家版本馆 CIP 数据核字第 2024QH8539 号

子宫肉瘤

策划编辑：袁婴婴　　责任编辑：袁婴婴　　责任校对：张永霞　　责任出版：张志平

出 版 者　科学技术文献出版社
地　　址　北京市复兴路15号　邮编 100038
编 务 部　(010) 58882938，58882087（传真）
发 行 部　(010) 58882868，58882870（传真）
邮 购 部　(010) 58882873
官方网址　www.stdp.com.cn
发 行 者　科学技术文献出版社发行　全国各地新华书店经销
印 刷 者　北京时尚印佳彩色印刷有限公司
版　　次　2024 年 8 月第 1 版　2024 年 8 月第 1 次印刷
开　　本　787×1092　1/16
字　　数　607千
印　　张　39.25
书　　号　ISBN 978-7-5235-1663-8
定　　价　160.00元（全7册）

《中国妇科肿瘤临床实践指南 2024 版》专家委员会

名誉总主编: 郎景和　曹泽毅　沈　铿

总　主　审: 马　丁

总　主　编: 孔北华　向　阳

副 总 主 编: 梁志清　王建六　张国楠　汪　辉

常务编委（按姓氏笔画排序）：

王　薇　王丹波　王世宣　王新宇　曲芃芃
刘开江　杨佳欣　陈　刚　郑　虹　孟元光
赵　霞　哈春芳　徐丛剑　郭瑞霞　康　山
程文俊　臧荣余

《子宫肌瘤》编委会

主　审： 马　丁　向　阳

主　编： 王建六　孔北华

副主编： 刘开江　曲芃芃　王世宣　郑　虹　宋　坤

编　委（按姓氏笔画排序）：

王颖梅　杨　红　杨　萍　汪希鹏　赵卫东

娄　阁　凌　斌　郭红燕　曹冬焱　薛　敏

秘　书： 张　果

前言

FOREWORD

中华医学会妇科肿瘤学分会（Chinese Society of Gynecological Oncology，CSGO）及其前身中国妇科肿瘤学组（Chinese Gynecological Oncology Group，CGOG）始终秉承“传播医学科学知识，弘扬医学道德，崇尚社会正义”的学会宗旨，不断传播妇科肿瘤学新理论、新知识、新技术，持续提升妇科肿瘤预防、诊断和治疗水平，努力推动我国妇科肿瘤事业的蓬勃发展。CGOG 于 1996 年首次颁布了子宫颈癌、子宫内膜癌、卵巢癌、外阴和阴道肿瘤，以及滋养细胞肿瘤等常见妇科肿瘤诊治指南，随后 CSGO 对指南进行了多次修订，这为我国妇科肿瘤患者的规范化诊疗奠定了坚实的基础。人们永远不会忘记我国妇科肿瘤学界前辈们，特别是郎景和院士、曹泽毅教授、沈铿教授、谢幸教授对历版妇科肿瘤指南制定所做出的杰出贡献。

指南的宗旨是“为医师和患者提供当前最佳的诊断和治疗建议，提高治疗水平，改善治疗效果”。指南修订的目标是通过内容更新，确保指南能够反映最新的诊疗理念、诊疗技术等临床研究成果，在循证医学基础上，凝聚专家共识，使临床实践有章可循，有规可依，同时为临床研究提供一个统一的评价标准。

近年来，妇科肿瘤学发展突飞猛进，已从传统的手术治疗、放射治疗和化学治疗基础上，进入了分子诊断、靶向治疗和免疫治疗的精准医学时代。妇科肿瘤预防、诊断和治疗的新理念、新理论和新技术不断涌现，高质量循证医学证据不断增加，诊疗指南需要不断更新完善，才能满足指导临床实践的需求。

在继承历版指南经典成果的基础上，本指南借鉴国际权威临床指南的制定经验，从形式到内容有了重大变化。首先以流程图的形式给出临床诊疗路径，为临床医师提供快速便捷、好查易懂的临床推荐，旨在增强临床实用性；其次针对诊疗要点，列出诊疗原则，对临床关键问题给予提纲挈领、简明扼要的总结概括；最后在讨论部分以临床问题为导向，从基础到临床，引经据典为流程图和诊疗原则提供详实的理论和临床研究依据。

本指南力求传承经典，与时俱进，内容全面，重点突出，既要立足中国国情，又要与国际标准接轨，以期不断提升指南质量，更好地为广大妇科肿瘤医师和妇科肿瘤患者服务。

希望广大临床医师在应用本指南的过程中，遵循规范化、个体化、精准化、人性化的诊疗原则，尊重患者的意愿和选择，开展妇科肿瘤临床诊疗实践。

今后，《中国妇科肿瘤临床实践指南》电子版每年定期更新，敬请广大妇科肿瘤专业同道不吝指正，任何意见请反馈至：xdfckjz@sina.com，衷心感谢各位读者。

中华医学会妇科肿瘤学分会

孔北华　马丁　向阳

2024 年 6 月 30 日

目录

CONTENTS

诊疗路径

诊疗原则

讨 论

诊疗路径

一、诊断和初始治疗

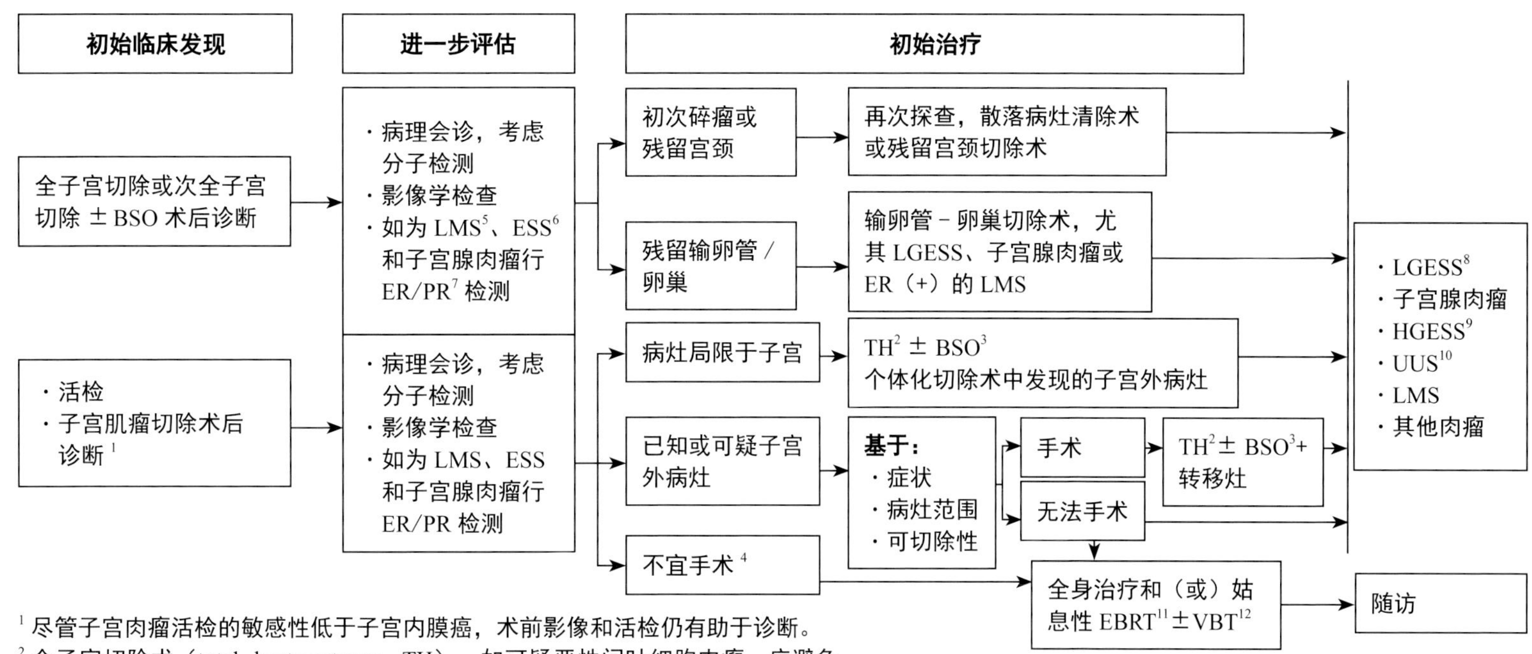

[1] 尽管子宫肉瘤活检的敏感性低于子宫内膜癌，术前影像和活检仍有助于诊断。
[2] 全子宫切除术（total hysterectomy，TH）：如可疑恶性间叶细胞肉瘤，应避免术中碎瘤，需完整切除并取出子宫。
[3] 双侧输卵管卵巢切除术（bilateral salpingo-oophorectomy，BSO）：针对育龄期患者，卵巢切除可个体化处理，如 ER/PR 阳性，应行 BSO。
[4] 疾病不适合切除，或者患者有合并症不适合手术。
[5] 平滑肌肉瘤（leiomyosarcoma，LMS）。
[6] 子宫内膜间质肉瘤（endometrial stromal sarcoma，ESS）
[7] 雌激素受体（estrogen receptor，ER）；孕激素受体（progesterone receptor，PR）。
[8] 低级别子宫内膜间质肉瘤（low-grade endometrial stromal sarcoma，LGESS）。
[9] 高级别子宫内膜间质肉瘤（high-grade endometrial stromal sarcoma，HGESS）。
[10] 未分化子宫肉瘤（undifferentiated uterine sarcoma，UUS）。
[11] 外照射放疗（external beam radiation therapy，EBRT）。
[12] 阴道近距离放疗（vaginal brachytherapy，VBT）。

二、辅助治疗

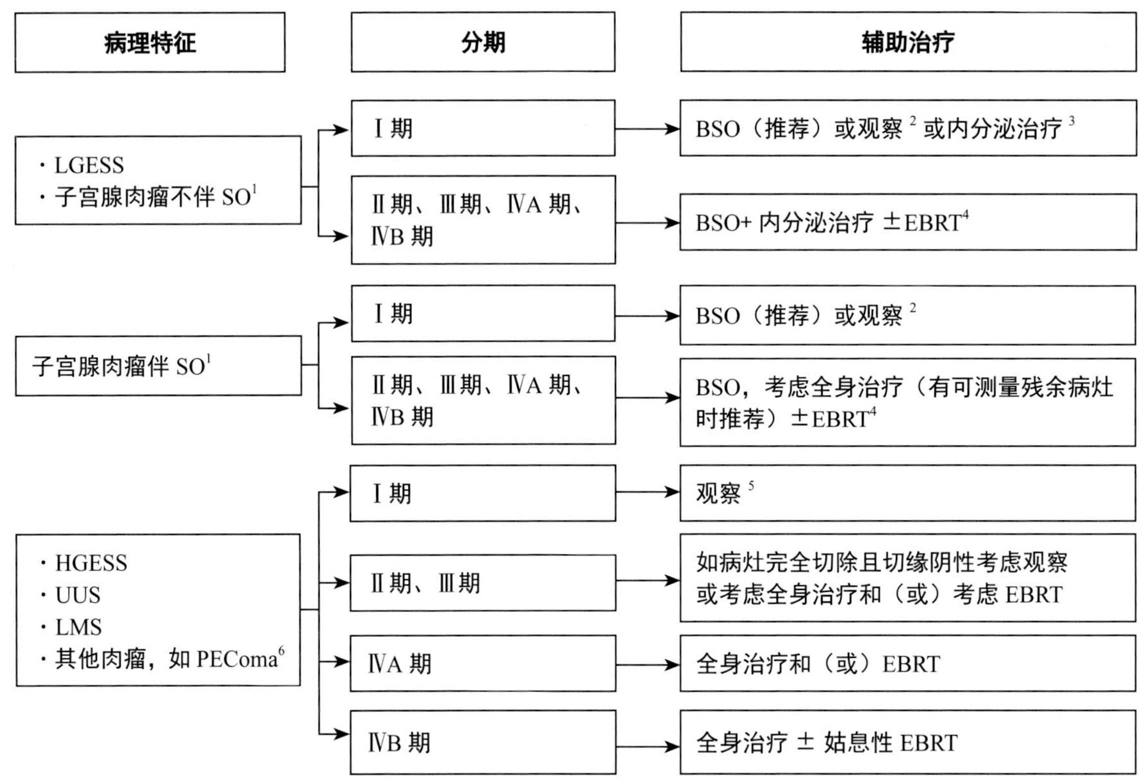

[1] 肉瘤成分过度生长(sarcomatous overgrowth，SO)：指单纯肉瘤成分超过整个肿瘤的 25%，此时肿瘤为高级别，具有高侵袭性，预后差。
[2] 绝经后或既往已行 BSO。
[3] 证据级别 2B 类。
[4] Ⅱ期、Ⅲ期、ⅣA 期证据级别 2B 类，ⅣB 期姑息性治疗。
[5] ER 或 PR 阳性的患者可使用内分泌治疗。
[6] 血管周围上皮样细胞肿瘤（perivascular epithelioid cell tumors，PEComa）。

三、随访及复发后治疗

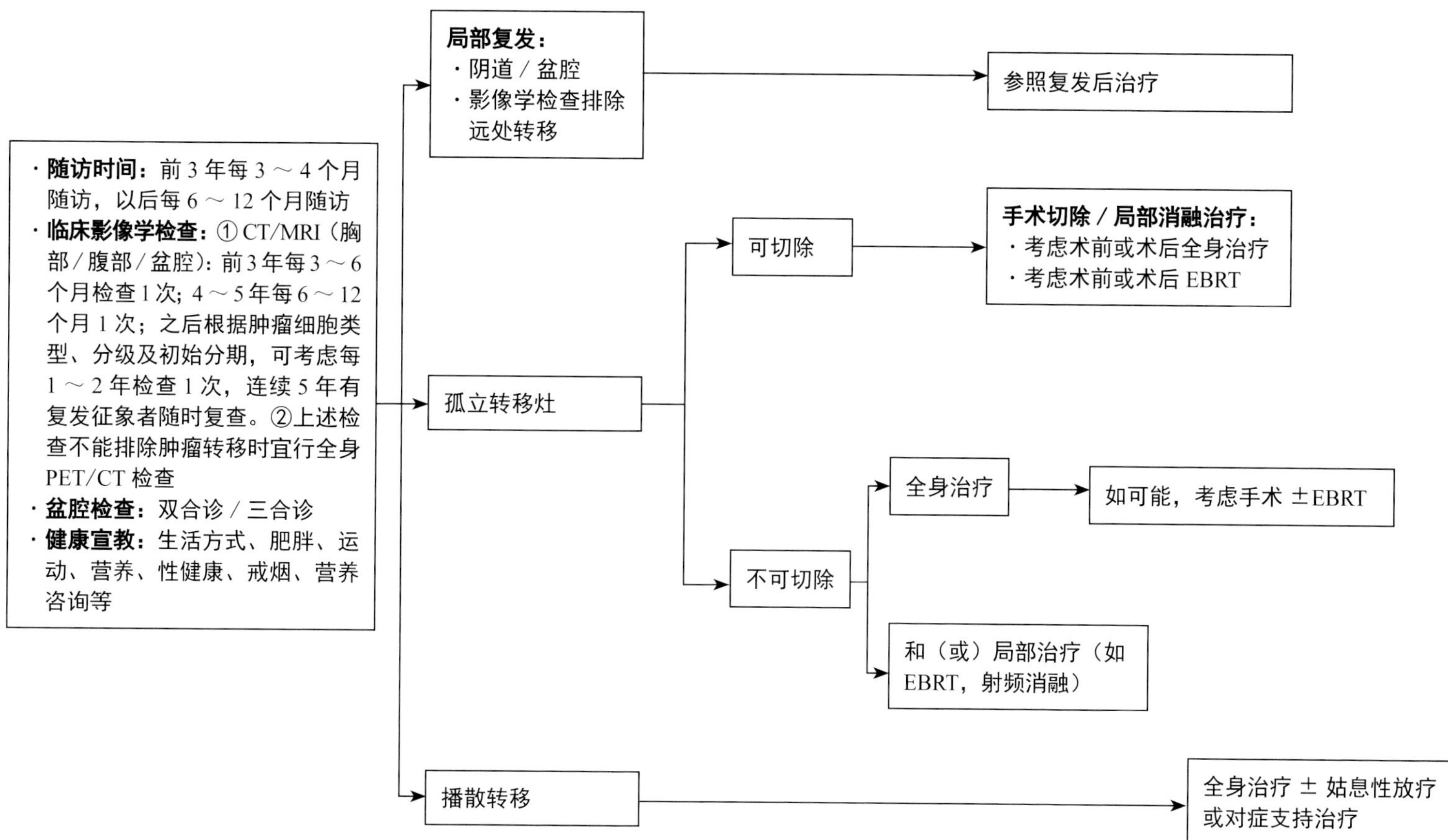
· 随访时间：前 3 年每 3 ～ 4 个月随访，以后每 6 ～ 12 个月随访
· 临床影像学检查：① CT/MRI（胸部 / 腹部 / 盆腔）：前 3 年每 3 ～ 6 个月检查 1 次；4 ～ 5 年每 6 ～ 12 个月 1 次；之后根据肿瘤细胞类型、分级及初始分期，可考虑每 1 ～ 2 年检查 1 次，连续 5 年有复发征象者随时复查。②上述检查不能排除肿瘤转移时宜行全身 PET/CT 检查
· 盆腔检查：双合诊 / 三合诊
· 健康宣教：生活方式、肥胖、运动、营养、性健康、戒烟、营养咨询等
局部复发：
· 阴道 / 盆腔
· 影像学检查排除远处转移
参照复发后治疗
孤立转移灶
可切除
手术切除 / 局部消融治疗：
· 考虑术前或术后全身治疗
· 考虑术前或术后 EBRT
不可切除
全身治疗
如可能，考虑手术 ±EBRT
和（或）局部治疗（如 EBRT，射频消融）
播散转移
全身治疗 ± 姑息性放疗或对症支持治疗

四、局部复发后治疗

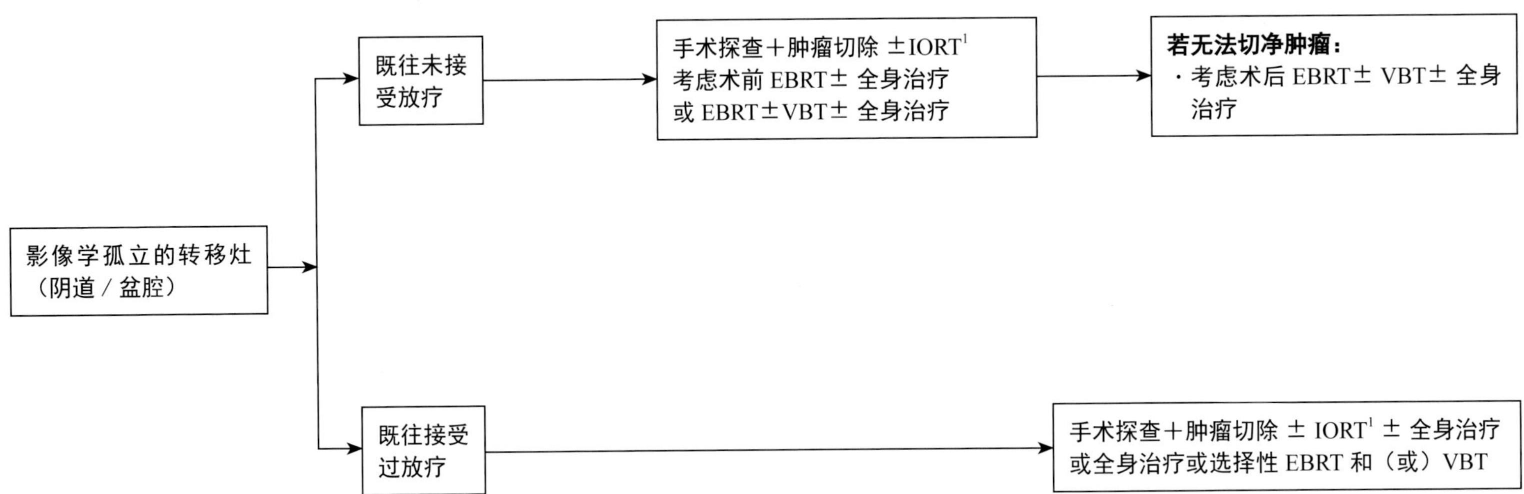

[1] 术中放疗（intraoperative radiotherapy，IORT）：证据级别 3 级。

诊疗原则

一、病理诊断及分子检测原则

（一）病理学评估

病理学评估包括子宫平滑肌肉瘤、腺肉瘤、子宫内膜间质肉瘤、未分化子宫肉瘤等，强烈推荐妇科病理学专家阅片。

（1）子宫：子宫切除术类型、标本完整性（完整、开放、碎瘤术后及其他）、肿瘤大小、肌层浸润（仅针对腺肉瘤）、组织学类型、组织学分级（仅针对腺肉瘤）及淋巴脉管间隙浸润、子宫颈浸润、切缘。

（2）其他组织/器官受累：输卵管、卵巢、阴道、宫旁、腹膜、肠管、大网膜及其他部位。

（3）腹膜/腹水细胞学检查：虽然细胞学本身不影响FIGO分期，但仍应获得细胞学结果，因为细胞学阳性是一个危险因素。

（4）淋巴结（如切除）：淋巴结受累水平（如盆腔、髂总、腹主动脉旁淋巴结）及淋巴结转移数目。

（二）分子检测

分子检测对恶性间质肿瘤的精准分类具有重要意义[1]。使用经过验证和（或）获批的检测方法进行全面的基因组分析有助于预测罕见的泛肿瘤治疗靶点，检测项目至少应包括POLE、MSI/dMMR、ER/PR、HER-2、NTRK、TMB和BRCA等。

分子检测手段包括：①融合基因的RNA靶向测序。②二代测序特异性靶基因突变检测。③用于基因重排的荧光原位杂交法。

不同病理类型子宫肉瘤组织学、分子、免疫组化及预后特征见表1所示。

表 1　不同病理类型子宫肉瘤组织学、分子、免疫组化及预后特征

肿瘤	组织学特征	分子特征	免疫组化特征	预后特征
子宫平滑肌肉瘤（LMS）	· 梭形细胞型（普通型）：最为常见，伴有两种或两种以上特征：①中 – 重度细胞异型性。②肿瘤凝固性坏死。③核分裂象≥ 4 个 /mm^2［相当于有丝分裂指数（MI）≥ 10 个 /10 HPFs］ · 上皮样 LMS：表现出典型的上皮样形态（＞ 50%），主要由圆形或多角形细胞构成，具有中 – 重度核异型，核分裂象≥ 1.6 个 /mm^2（MI ≥ 4 个 /10 HPFs） · 黏液型 LMS：最为少见，具有丰富的黏液间质，细胞稀疏，具有中 – 重度核异型，核分裂象≥ 0.4 个 /mm^2（MI ≥ 2 个 /10 HPFs）	· 普通型 LMS 复杂的核型异常（数量和结构异常）是典型特征，常见的染色体缺失包括 10q（PTEN）、12q、2p 和 16q 等，染色体扩增较少，主要见于 17p。最常见的突变基因包括 *p53*（约 60%）、*RB1*（约 50%）、*ATRX*（约 30%）、*MED12*（约 20%）及 *BRCA2* 突变 / 缺失 · 上皮样 LMS 部分存在 *PGR* 融合，检测致病性 *TSC1/2* 突变或 *TFE3*、*RAD51B* 等融合基因改变鉴别 PEComa · 约 25% 黏液型 LMS 存在 *PLAG1* 融合。鉴别诊断包括炎性肌纤维母细胞瘤、黏液样子宫内膜间质瘤和良性黏液样平滑肌瘤	· 表达平滑肌标志物，如 desmin、h–caldesmon、SMA 和 HDCA8 · 大多数普通型 LMS 具有 p16 和 p53 的弥漫表达。30% ～ 40% 的 LMS 表达 ER，多数 PR 表达缺失 · 表达特征是多样的，有一个或多个标志物可能表达缺失	· 高度恶性肿瘤，分期是预后最好的预测指标 · 组织形态学尚未显示出预测价值 · 有限数据表明 PR 高表达可能与早期 LMS 预后较好相关
低级别子宫内膜间质肉瘤（LGESS）	细胞学较温和的梭形细胞肿瘤，细胞类似于增殖期子宫内膜间质，具有均匀的椭圆或梭形细胞核，通常细胞质稀少，没有或轻度核异型性。核分裂象数不是诊断标准，通常较低。均匀分布的小动脉，有明显的指样肌层侵蚀伴或不伴 LVSI	超过 2/3 存在融合基因改变，*JAZF1–SUZ12* 融合最常见（＞ 50%），其次是 *JAZF1–PHF1*、*EPC1–PHF1* 和 *MEAF6–PHF1* 等	· 弥漫性强表达 CD10、IFITM1、ER 和 PR · 典型的平滑肌分化时，desmin 和 h–caldesmon 表达阳性	· 分期是最重要的预后因素 · 相对温和的肉瘤，即使在复发患者中也具有较长的生存期

续表

肿瘤	组织学特征	分子特征	免疫组化特征	预后特征
高级别子宫内膜间质肉瘤（HGESS）	· 具有均匀的高级别圆形和（或）梭形形态，有时具有低级别成分。肿瘤呈现扩张性、渗透性或浸润性生长等多种侵袭模式，典型表现为舌样侵蚀，淋巴脉管浸润，有丝分裂活跃，肿瘤凝固性坏死。*YWHAE-NUTM2* 阳性肿瘤具有嗜酸性粒细胞质和高级别细胞核的圆形细胞成分，并具有精细的分支血管，核分裂象 ≥ 1.6 个 /mm^2（MI ≥ 4 个 /10 HPFs） · *ZC3H7B-BCOR* 阳性肿瘤和 BCOR 内部串联重复（internal tandem duplication，ITD）肿瘤特征是高级别梭形细胞嵌在黏液样基质中	· *YWHAE-NUTM2* 融合 · *ZC3H7B-BCOR* 融合 · BCOR 内部串联重复（BCOR-ITD）	· 建议采用 CD10、ER、PR、cyclin D1、BCOR 等免疫组化指标协助诊断 · cyclin D1 在所有亚型中均呈弥漫性强表达 · *YWHAE-NUTM2* 融合阳性肿瘤 BCOR、KIT、CD56 和 CD99 呈阳性，ER、PR、CD10 和 DOG1 呈阴性 · *ZC3H7B-BCOR* 阳性肿瘤通常弥漫性 CD10 阳性，只有约 50% 的病例表达 BCOR，伴有可变的 ER 和 PR 表达 · *BCOR-ITD* 肿瘤 BCOR 呈弥漫性阳性，CD10 的阳性率较低，ER 和 PR 呈阴性	与 LGESS 相比，更具侵袭性，淋巴结转移率略高，预后较差
未分化子宫肉瘤（UUS）	通常表现出破坏性的肌层浸润模式，多形性上皮样细胞和（或）梭形细胞浸润，具有活跃的有丝分裂活性	缺乏特异性分化证据，没有明确的分子特征	· 一种排除性诊断 · 免疫组化检测多为阴性：CD10、cyclin D1、desmin、SMA、h-caldesmon、pan-CK、EMA、BRG1、INI1、pan-Trk、ALK、HMB45、melanA、SOX10、S100、CD34 和 STAT6 可协助鉴别	· 与预后不良有关 · ER 和（或）PR 表达可能与生存率的提高有关 · MI ≥ 11 个 / mm^2 及细胞外基质表达与生存率降低相关

续表

肿瘤	组织学特征	分子特征	免疫组化特征	预后特征
恶性血管周围上皮样细胞肿瘤（PEComa）	· 由表达黑色素细胞和平滑肌标志物的血管周围上皮细胞组成的间充质肿瘤 · 目前的算法将肿瘤分为良性、恶性潜能未定型和恶性，如下所述： ①良性：< 5 cm，无膨胀性生长，无血管侵犯，无高级别核，有丝分裂象≤ 1/50 mm^2 ②恶性潜能未定型：一般标准：> 5 cm 或存在畸形核 / 多核巨细胞。改良妇科特异性标准：< 3 项标准（≥ 5 cm，高级别核，有丝分裂象 > 1/50 mm^2，坏死，血管侵犯） ③恶性：根据一般标准，至少有 2 个特征；根据改良妇科特异性标准，至少有 3 个特征（> 5 cm，膨胀性生长，高级别核，有丝分裂象 > 1/50 mm^2，坏死和血管侵犯）	· *TSC1/TSC2* 突变失活导致 mTOR 通路上调，可见 *TFE3*、*RAD51B* 或 *HTR4-ST3GAL1* 基因融合 · *TSC* 突变和 *TFE3* 融合是互斥的 · 原位杂交证实 TFE3 易位相关肿瘤存在 TFE3 重排或融合	· 组织蛋白酶 *K* 基本上在所有肿瘤中均为阳性 · PEComas 表达是黑色素细胞标志物 HMB45 和 melanA，其中 HMB45 是最敏感的，几乎在所有的肿瘤中呈阳性，而 melanA 是更特异的，在至少一半的肿瘤中呈阳性。至少表达一种平滑肌标志物（SMA、desmin 和 h-caldesmon） · TFE3 易位相关肿瘤 TFE3、HMB45 弥漫性表达，melanA 局灶表达或缺失 · 平滑肌标志物表达变化多样，但通常为弱至阴性	· 使用 3 种算法来分层恶性潜能，由于 mTOR 信号通路的激活，可以考虑 mTOR 抑制剂 · 有限的数据表明 RAD51B 融合的肿瘤可能更具侵袭性

续表

肿瘤	组织学特征	分子特征	免疫组化特征	预后特征
炎性肌纤维母细胞瘤（IMT）	由肌纤维母细胞和纤维母细胞组成的间质肿瘤，伴有炎性浸润（通常是淋巴浆细胞），主要有3种组织学模式： ①散在黏液型：以在丰富的黏液样基质中细胞分散为特征，形成筋膜炎样或组织培养样外观 ②束状/层状型：特征为细胞排列呈叉束状或较不常见的层状结构 ③透明型：特点是透明化密集的胶原基质，肿瘤细胞不明显	· ALK重排见于大约75%病例，常见的融合基因包括*IGFBP5*、*THBS1*和*TIMP3* · *RANBP2-ALK*和*RRBP1-ALK*融合见于具有上皮样形态的侵袭性IMT	· ALK颗粒状胞质阳性具有高度的特异性和敏感性，见于大约95%的病例 · ALK阴性子宫IMT很少见 · 肌细胞标志物［desmin、SMA和（或）h-caldesmon］阳性很常见。CD10通常为阳性 · Keratin、S100、CD34和CD117为阴性 · P53是野生型	· 通常是良性且局限于子宫，可发生复发和宫外播散 · 与腹膜IMT一样，大于7 cm且伴有坏死、淋巴脉管浸润、重度细胞异型和高MI的肿瘤具有侵袭性 · 具有ALK重排特征肿瘤可能对酪氨酸激酶抑制剂有反应
SMARCA4缺陷型子宫肉瘤（SDUS）	· SDUS的特征是与透明基质相关的上皮样/横纹肌样细胞片，局灶可见小细胞成分或梭形细胞形态 · LVSI、高MI和坏死常见	· 双等位基因*SMARCA4*突变失活 · 应考虑进行胚系*SMARCA4*突变检测	CK及BRG1（SMARCA4）表达缺失	
NTRK重排肉瘤	多见于子宫颈，梭形细胞束状、鱼骨状或无序状增生，可见嵌入的腺体，有时有类似腺肉瘤的息肉样突起，但通常没有腺体周围间质凝集	*NTRK1/2/3*融合，融合基因包括*TPR*、*TPM3*、*EML4*、*TFG*、*SPECC1L*、*C16orf72*和*IRF2BP2*	· CD34和（或）S100通常都阳性，但程度不同 · 泛TRK通常为阳性，但该标志物对基因融合不具特异性	通常表现为Ⅰ期，约1/3复发或转移。针对酪氨酸激酶受体的靶向治疗已显示出临床效益

续表

肿瘤	组织学特征	分子特征	免疫组化特征	预后特征
类似卵巢性索肿瘤的子宫肿瘤（UTROSCT）	轻度梭形细胞增殖，广泛性索样分化，无子宫内膜间质成分	· 在大多数肿瘤中存在 *ESR1* 或 *GREB1* 融合 · 该肿瘤不具有低级别子宫内膜间质肉瘤（*JAZF1-SUZ12* 融合）、成人颗粒细胞瘤（*FOXL2* 突变）或支持－莱迪格细胞瘤（*DICER1* 突变）中所见的分子改变	· 肿瘤具有多表型免疫组化特征，显示多向分化，除性索标志物（inhibin、calretinin、SF1、FOXL2、melanA）外，不同程度的表达上皮标记物、ER、PR、平滑肌标志物（actin、desmin 和 h-caldesmon）和 CD10。 · 通过 FISH（NCOA1、NCOA2、NCOA3）和（或）靶向 RNA 测序证实 GREB1 或 ESR1 融合是确定性的	· 肿瘤恶性潜能不确定，约 25% 为恶性，少数良性病例有复发或转移风险，因此也被认为有低度恶性风险 · 坏死和 MI ≥ 2 个 /10 HPFs 和（或）存在 GREB1 融合可增加恶性行为的可能性
横纹肌肉瘤（RMS）	分为 3 个亚型： ①胚胎型横纹肌肉瘤（embryonic rhabdomyosarcoma，ERMS）由小的原始间质细胞组成，可形成类似葡簇样肿瘤的“形成层”，可见带状细胞和胎儿软骨 ②腺泡型横纹肌肉瘤（alveolar rhabdomyosarcoma，ARMS）小的原始间质细胞呈巢状排列，中间被纤维血管隔开，中心常有细胞聚力消失，形成不规则的腺泡间隙和不同程度的囊性改变 ③多形性横纹肌肉瘤（pleomorphic rhabdomyosarcoma，PRMS）由非典型、多核、梭形或横纹肌状细胞片组成，细胞浆嗜酸性	· ERMS 来自 DICER1 综合征，95% 存在 *DICER1* 突变 · 大于 95% 的 ARMS 中存在 t（2；13）（q36；q14）易位导致的 *PAX3-FOXO1* 和 *PAX7-FOXO1* 基因融合 · PRMS 具有复杂的染色体数量和不平衡结构的改变，但没有特异性特征。多数病例发生 *PIK3CA* 和 *p53* 突变	· 肌原蛋白和（或）MyoD1 的 IHC 表达证实了横纹肌肉瘤的分化 · ERMS 必须广泛取样以排除癌肉瘤或伴肉瘤性过度生长的腺肉瘤。几乎全阳性表达 desmin、MYF4 和 MYOD1。MSA 和 SMA 也通常为阳性 · ARMS 阳性表达 desmin、myogenin 和 MYOD1。myogenin 的核表达强烈且弥漫性 · PRMS 通常 desmin 强阳性，MYOD1 和 myogenin 的表达局限	· 胚胎型比多形性和腺泡型预后好。年龄和分期是预后因素 · ARMS 融合阳性者比融合阴性者预后差，PAX3-FOXO1 阳性预后低于 PAX7-FOXO1 阳性者 · PRMS 是高度侵袭性肉瘤，死亡率达 80%，肺转移常见

续表

肿瘤	组织学特征	分子特征	免疫组化特征	预后特征
苗勒管腺肉瘤（MAS）	· 双相肿瘤，由良性肿瘤性腺体成分和肉瘤性间质成分构成的混合性肿瘤，恶性间质成分通常是低级别的，由梭形和（或）圆形细胞组成，前者常排列成漩涡状，而后者排列松散，间质细胞在腺体周围聚集，远离腺体处间质细胞较稀疏，呈套袖样，形成所谓生发层 · 肉瘤性过度生长是指腺肉瘤中的纯肉瘤成分占肿瘤体积的 25% 以上 · 高级别腺肉瘤具有显著的核异型性和多形性	· 缺乏特异性的基因突变或染色体变异等特征 · 部分可见 8q13 扩增和 *MYBL1* 拷贝数增多，与肉 瘤性过度生长相关 · 小部分可见 *NCOA2/3* 基因融合	· 无肉瘤性过度生长时，间质成分免疫组化类似于子宫内膜间质肉瘤 · 有肉瘤性过度生长时，间质成分类似于高级别子宫肉瘤，有较高的 Ki-67 指数，p53 阳性，ER、PR 和 CD10 通常阴性	· 腺肉瘤预后相对较好，但仍有 25% 的患者死亡。约 5% 的病例出现局部复发和远处转移 · 高级别、肌浸润和肉瘤性过度生长是不良预后因素 · 高级别核异型性也可能预示预后较差

二、影像学评价原则

（一）影像学检查推荐

（1）初始治疗推荐行胸部 / 腹部 / 盆腔 CT 检查。

（2）对于全子宫切除术后意外发现的子宫肉瘤或子宫 / 附件不完全切除术（如筋膜内全子宫切除术、肌瘤剔除术、可能的肿瘤破裂、腹腔内碎瘤术）后，应行胸部 / 腹部 / 盆腔 CT 或腹部 / 盆腔 MRI 及胸部 CT 平扫以了解有无转移病变。除非有禁忌证，否则均推荐增强 MRI 和 CT（肺 CT 除外）[2]。

（3）对于不全手术后或子宫 / 附件未切除或未完全切除者（如筋膜内全子宫切除术、肌瘤剔除术、可能的肿瘤破裂、腹腔内碎瘤术），建议行盆腔 MRI 检查以明确肿瘤局部扩散范围或有无残余病灶。检查结果不明确者可行颈部 / 胸部 / 腹部 / 盆腔 / 腹股沟 FDG-PET/CT 检查。

（4）肿瘤复发的患者，需根据症状、体征和检查情况额外增加其他影像学检查[3-5]。

（二）影像学特点

1. 妇科彩色多普勒超声

妇科彩色多普勒超声目前在我国仍然是最常用的影像学检查方法。

（1）子宫平滑肌肉瘤：超声诊断平滑肌肉瘤有难度和局限性，但对于子宫肌层内单发病灶，呈稍高回声或不均质回声，且边界不清，内部回声不均匀，血供丰富，病灶质地柔软，探头加压变形时可能为恶性病变，待病理诊断确诊。

（2）子宫内膜间质肉瘤：超声检查可表现为来源于子宫内膜的边界不规则低回声团块，呈实性或囊实性，最常见的表现为实性肿块伴囊变和坏死，呈“卵石征”改变。但是，这些特征也可见于良性的子宫肌瘤，因此，盆腔超声检查的鉴别诊断意义有限。

2. MRI

MRI 在子宫肉瘤诊断中相比盆腔超声成像，可提供更多的分析细节[6]。

（1）子宫平滑肌肉瘤：瘤体较大，形态不规则，边界不清晰，侵袭性生长，瘤内极不均质，瘤内局灶的短 T_1 信号（提示出血）高度提示其诊断（广泛的、大片的 T_1 高信号区域更倾向于肌瘤的红色变性或脂肪变性）[7]。

（2）子宫内膜间质肉瘤：位于宫腔内，特点为伴不同程度子宫肌层浸润，呈结节状、舌状、蠕虫状广泛地浸润子宫肌层，与肌层 T_2 信号相似，与肌层分解不清，当呈蚯蚓状沿血管、淋巴管和阔韧带向子宫外蔓延生长时与子宫平滑肌瘤病变相仿。于肌层的交界面有时可见 T_2 低信号索条，代表残余的子宫肌束。瘤体内部可见供血血管影，但无腺上皮特征性的多发微小囊泡[8]。

（3）子宫腺肉瘤：肿瘤形态呈肿块型，边界清晰锐利，瘤内不均质，瘤内多见多发微小囊泡影，瘤内血供丰富，甚至可见流空血管影，肿瘤的强化程度随肿瘤直径的增大而增大。DWI 信号较高，ADC 值较低[9]。

三、分期原则

子宫平滑肌肉瘤、子宫内膜间质肉瘤、子宫腺肉瘤的分期原则见表 2、表 3。

表 2　子宫平滑肌肉瘤 / 子宫内膜间质肉瘤分期［AJCC 分期（2017 年，第 8 版）及 FIGO 2009 分期］[10]

AJCC 分期			FIGO 分期	原发肿瘤	区域淋巴结	远处转移
T	N	M				
Tx				无法评估原发肿瘤		
T0				无原发肿瘤证据		
	Nx				无法评估区域淋巴结	
	N0				无区域淋巴结转移	
	N0（i+）				区域淋巴结中孤立肿瘤细胞团不大于 0.2 mm	
		M0				无远处转移
T1			Ⅰ	肿瘤局限于子宫		
T1a			ⅠA	肿瘤最大直径 ≤ 5 cm		
T1b			ⅠB	肿瘤最大直径 > 5 cm		
T2			Ⅱ	肿瘤超出子宫，局限在盆腔内		
T2a			ⅡA	肿瘤累及附件		
T2b			ⅡB	肿瘤累及其他盆腔组织		
T3			Ⅲ	肿瘤浸润腹腔组织		
T3a			ⅢA	单个部位		
T3b			ⅢB	多于 1 个部位		
	N1		ⅢC		盆腔或腹主动脉旁淋巴结转移	
			ⅣA	膀胱和（或）直肠转移		
		M1	ⅣB			远处转移（不包括附件、盆腔和腹部组织）

表 3　子宫腺肉瘤分期［AJCC 分期（2017 年，第 8 版）及 FIGO 2015 分期］

AJCC 分期			FIGO 分期	原发肿瘤	区域淋巴结	远处转移
T	N	M				
Tx				无法评估原发肿瘤		
T0				无原发肿瘤证据		
	Nx				无法评估区域淋巴结	
	N0				无区域淋巴结转移	
	N0(i+)				区域淋巴结中孤立肿瘤细胞团不大于 0.2 mm	
		M0				无远处转移
T1			Ⅰ	肿瘤局限于子宫		
T1a			ⅠA	肿瘤局限在内膜或宫颈管，无肌层浸润		
T1b			ⅠB	肿瘤侵犯 ≤ 1/2 肌层		
T1c			ⅠC	肿瘤侵犯 ＞ 1/2 肌层		
T2			Ⅱ	肿瘤超出子宫，局限在盆腔内		
T2a			ⅡA	肿瘤累及附件		
T2b			ⅡB	肿瘤累及其他盆腔组织		
T3			Ⅲ	肿瘤浸润腹腔组织		
T3a			ⅢA	单个部位		
T3b			ⅢB	多于 1 个部位		
	N1		ⅢC		盆腔或腹主动脉旁淋巴结转移	
			ⅣA	膀胱和（或）直肠转移		

四、手术治疗原则

子宫肉瘤的标准术式是全子宫切除术及双侧输卵管卵巢切除术（BSO），一般不常规施行系统性盆腔及腹主动脉旁淋巴结切除术，但术中应给予探查，肿大或可疑转移的淋巴结应予以切除。子宫外有病灶者，需同时行转移病灶切除。子宫肉瘤的手术强调完整切除及取出子宫，切忌在腹腔内施行肿瘤或子宫分碎术，因此通常选择经腹手术途径[11]。

对于年轻的绝经前患者，推荐对肿瘤组织标本进行ER/PR检测来指导卵巢处理，一般来说，LGESS或表达ER/PR的肿瘤首选BSO。LGESS患者保留卵巢复发率极高，故建议双侧附件切除，也不提倡术后雌激素替代治疗。对于年轻的、ER阴性的早期LMS患者，如有保留激素功能的需求，在进行充分评估告知风险后可选择保留卵巢[12]。

对于子宫良性疾病手术后病理学检查确诊为子宫肉瘤者，多数需再次手术。术前应尽可能明确病理学类型，同时行影像学检查（增强CT或MRI）明确有无盆腔外转移病灶。再次手术通常需切除残留的子宫、子宫颈或附件，术中探查到的肿大淋巴结、可疑转移淋巴结或子宫外转移病灶应切除干净。对于前次手术行子宫或肌瘤分碎术的患者，应再次手术探查，尽可能地彻底清理散落病灶。

对有生育要求的子宫肉瘤患者实施保留生育功能手术应格外谨慎。目前没有高级别证据支持子宫肉瘤患者实施保留生育功能手术的安全性，仅见于一些个案报道。一般来说，恶性程度高的子宫肉瘤，如LMS、HGESS及UUS等，均不主张实施保留子宫的手术；仅在少数恶性程度低，如早期的LGESS、腺肉瘤或横纹肌肉瘤患者中有相关报道，对于Ⅰ期、年轻、有强烈生育需求患者，在充分评估生育能力、不伴有子宫外转移病灶，且患者明确知情同意、愿意承担风险的前提下，可谨慎进行保留生育手术，强调术后需严密随访，推荐完成生育后尽早行标准手术治疗[13-16]。

五、全身治疗原则

（一）化疗

1. 化疗适应证

（1）HGESS、UUS和LMS：①Ⅰ期术后观察。②Ⅱ期和Ⅲ期若肿瘤完全切除且切缘为阴性可观察或化疗，若切缘阳性需化疗和（或）放疗。③ⅣA期术后应化疗和（或）放疗。④ⅣB期应化疗和（或）姑息性放疗。

（2）腺肉瘤伴肉瘤过度生长：①Ⅰ期术后可观察。②Ⅱ～Ⅳ期术后化疗和（或）放疗。

（3）复发：无法切除或播散转移及复发术后需考虑化疗。

2. 化疗原则

虽然子宫肉瘤复发率高，但化疗的效果尚不明确，需根据适应证酌情选择化疗。

（1）一线化疗方案的首选包括多柔比星单药、吉西他滨/多西他赛、多柔比星/曲贝替定（适用于平滑肌肉瘤）、多柔比星/异环磷酰胺、多柔比星/达卡巴嗪联合治疗。单药方案较联合方案不良反应低。

（2）二线化疗方案首选曲贝替定单药（适用于既往治疗应用过含蒽环类药物的平滑肌肉瘤），其他化疗方案包括吉西他滨、表柔比星、达卡巴嗪、脂质体多柔比星、异环磷酰胺、替莫唑胺、艾日布林（2B 类）等单药治疗，以及吉西他滨/达卡巴嗪、吉西他滨/长春瑞滨等联合治疗。

3. 一线治疗方案

（1）单药：多柔比星（推荐首选）在晚期或复发性子宫肉瘤患者中的客观反应率为 19%，中位生存期（median overall survival，mOS）为 11.6 个月（2A 类）[17-18]。

（2）联合用药：多西他赛/吉西他滨（联合用药推荐）可作为首选治疗方案，在平滑肌肉瘤患者中客观反应率为 27%，但毒性作用强于吉西他滨单药治疗（2A 类）[19]；其他一线化疗联合用药方案：多柔比星/曲贝替定推荐用于平滑肌肉瘤患者，LMS-04 的Ⅲ期临床研究结果显示中位无进展生存期（median progression free survival，mPFS）较多柔比星单药显著延长 6.2 个月。多柔比星联合异环磷酰胺客观反应率为 26%[20]；吉西他滨/达卡巴嗪 3 个月缓解率可达 56%[21]。

4. 二线治疗方案

（1）曲贝替定（平滑肌肉瘤二线治疗首选方案）推荐应用于既往蒽环类药物治疗后的平滑肌肉瘤伴多发转移或无法手术切除的患者。Ⅲ期临床研究结果显示，曲贝替定在平滑肌肉瘤中部分缓解率为 16%[22]，PFS 为 4.0 个月，显著优于达卡巴嗪单药的 1.5 个月。

（2）其他化疗方案：表柔比星单药化疗反应率为 18%[23]，异环磷酰胺在成人软组织肉瘤中缓解率为 18%，与环磷酰胺比较有更好的反应率且副作用更少[24]；替莫唑胺在软组织肉瘤中的缓解率可达 10.5%[25]；达卡巴嗪与艾日布林相比在平滑肌肉瘤中（包含 28% ～ 30%uLMS）OS 分别为 12.7 个月和 13.0 个月，两药 mPFS 均为 2.6 个月，其中艾日布林 12 周无进展率为 32%[26]；吉西他滨作为子宫平滑肌肉瘤二线治疗的单药化疗客观反应率为 20.5%[27]（2B 类）。

（二）内分泌治疗

1. 适应证

（1）腺肉瘤不伴肉瘤过度生长和 LGESS：①Ⅰ期术后观察或雌激素阻断。②Ⅱ～ⅣA 期术后使用抗雌激素治疗和（或）放疗。③ⅣB 期术后使用抗雌激素治疗和（或）姑息性放疗。

（2）ER/PR 检测阳性的 LMS 和 UUS 患者术后可选用抗雌激素治疗。

2. 治疗原则

芳香化酶抑制剂（aromatase inhibitors，AIs）是 LGESS，以及腺肉瘤不伴肉瘤过度生长患者术后的首选辅助治疗方式[28]，其他可选药物有孕激素类（醋酸甲地孕酮、醋酸甲羟孕酮等）（ER/PR 阳性子宫肉瘤，证据分类 2B）、氟维司群（ER/PR 阳性子宫肉瘤，证据分类 2B）、促性腺激素释放激素（gonadotropin-releasing hormone，GnRH）类似物（证据分类 2B）等。

（三）免疫和靶向治疗

1. 一线治疗

存在 *NTRK* 基因融合的子宫肉瘤推荐应用拉罗替尼或恩曲替尼。携带间变性淋巴瘤激酶（anaplastic lymphoma kinase，ALK）融合的炎性肌纤维母细胞瘤推荐应用克唑替尼、色瑞替尼、布吉他滨、劳拉替尼、阿来替尼[29-30]。经病理确诊的血管周上皮样瘤首选应用白蛋白结合型西罗莫司。

2. 二线治疗

对 TMB-H 手术无法切除或全身多处转移的初治或复发患者，在没有更满意的治疗方法时可选择免疫治疗帕博利珠单抗。血管周上皮样瘤的其他治疗建议可选择 mTOR 抑制剂，如西罗莫司、依维莫司、替西罗莫司[31-32]。携带 *BRCA2* 突变的 uLMS 可使用多腺苷二磷酸核糖聚合酶［poly（ADP-ribose）polymerase，PARP］抑制剂治疗，包括奥拉帕利、卢卡帕利和尼拉帕利。帕唑帕尼是特异性靶向血管内皮生长因子受体的新型抗肿瘤药物，在子宫平滑肌肉瘤中缓解率为 11%，中位无进展生存期为 3.0 个月，中位总生存期为 17.5 个月，总体缓解率低[33]。

化疗、内分泌治疗、免疫和靶向治疗的一、二线治疗方案的总结见表 4。

表 4 化疗、内分泌治疗、免疫和靶向治疗的一、二线治疗方案的总结

治疗方案	一线治疗方案	二线治疗方案
化疗	· 多柔比星 · 吉西他滨 / 多西他赛 · 多柔比星 / 曲贝替定（适用于平滑肌肉瘤） · 多柔比星 / 异环磷酰胺 · 多柔比星 / 达卡巴嗪	**首选：曲贝替定** **其他治疗方案** · 吉西他滨 / 达卡巴嗪 · 吉西他滨 / 长春瑞滨 · 达卡巴嗪 · 吉西他滨 · 表柔比星 · 异环磷酰胺 · 脂质体多柔比星 · 帕唑帕尼 · 替莫唑胺 · 艾立布林（2B 类）
免疫和靶向治疗	***NTRK* 基因融合阳性肿瘤（2B 类）** · 拉罗替尼 **携带间变性淋巴瘤激酶融合的炎性肌纤维母细胞瘤** · 克唑替尼 · 色瑞替尼 · 布吉他滨 · 劳拉替尼 · 阿来替尼 **血管周上皮样瘤** · 白蛋白结合型西罗莫司	**TMB-H 肿瘤** · 帕博利珠单抗 **血管周上皮样瘤** · 依维莫司 · 西罗莫司 · 替西罗莫司 **PARP 抑制剂治疗携带 *BRCA2* 基因突变的 LMS** · 奥拉帕利 · 卢卡帕利 · 尼拉帕利
内分泌治疗	· 芳香化酶抑制剂（用于 LGESS 或腺肉瘤不伴肉瘤过度生长术后）	· 芳香化酶抑制剂（ER/PR 阳性的 uLMs，证据分类 2B 类） · 醋酸甲地孕酮（ER/PR 阳性的 uLMs，证据分类 2B 类） · 醋酸甲羟孕酮（ER/PR 阳性的 uLMs，证据分类 2B 类） · 氟维司群（ER/PR 阳性子宫肉瘤，证据分类 2B 类） · 促性腺激素释放激素类似物（用于 LGESS、腺肉瘤不伴肉瘤过度生长、ER/PR 阳性的 uLMs，证据分类 2B 类）

六、放射治疗原则

（一）放疗适应证

放射治疗不作为子宫肉瘤治疗的首选，主要用于 FIGO 分期Ⅱ期及以上有肿瘤残留或有亚临床转移患者的补充治疗，以及复发、转移病灶的姑息性治疗，需要成像来评估局部范围[34-36]。放疗还可用于术前病灶较大的患者，用以提高手术的切除率[37]。除此之外，对于经活检或子宫肌瘤切除术后确诊，并且不能耐受手术者，放疗可联合全身治疗改善患者预后。

（二）放疗的范围

范围包括外照射放疗和阴道近距离放疗。外照射放疗主要用于播散和转移病灶的治疗，照射范围除了盆腔淋巴结引流区外，扩大照射范围应包括髂总动脉旁淋巴引流区和腹主动脉旁淋巴引流区，延伸野的上边界视临床情况而定，但至少应在肾血管水平以上 1 ～ 2 cm 处。亚临床病灶一般给予 45 ～ 50 Gy；明确的病灶，至少需给予 60 ～ 70 Gy；对于部分较大病灶，可采用精准放疗技术（如调强放疗、立体定向放疗），总剂量达到 70 Gy 以上，应注意保护危及器官。

阴道近距离放疗多用于子宫切除术后阴道局部的放疗、阴道复发病灶的放疗。此时参照点可设于放射源外 1 cm 处，剂量为 1 ～ 2 周 10 ～ 20 Gy。腔内照射极少情况用于子宫切除前的新辅助放疗。新辅助放疗有助于降低术后切缘不足或切缘阳性的风险。对于复发或转移病灶可选用组织间插植治疗。

（三）外照射放疗

1. 术前放疗

术前放疗的主要目的是缩小癌灶创造手术机会或缩小肿瘤范围，提高手术切除率。对于不适宜手术且不适合腔内照射者（如子宫＞ 10 ～ 12 周，或有宫腔外播散），盆腔外照射剂量为 45 ～ 50 Gy，5 周完成，6 ～ 8 周后再次评估是否手术切除。

2. 术后放疗与复发转移灶放疗

外照射放疗首选调强放疗以最大限度地减少毒性，在治疗实施时，建议采用图像引导放射治疗以确保靶区的覆盖和正常组织的保护。术后外照射总剂量为 45 ～ 50 Gy，5 ～ 6 周完成，如果有明显残余病灶且该区域可以充分定位，在考虑正常组织敏感性的情况下，可以将外照射总剂量提高至 60 ～ 70 Gy。对于术后辅助放疗，可结合 1 ～ 2 次高剂量率腔内照射使总剂量达到 75 ～ 80 Gy，一般剂量为 4 ～ 6 Gy/ 次。盆腔外照射放疗的靶区应包括肿瘤术后残余病灶 / 复发病灶、盆腔淋巴结引流区（髂总、髂外、髂内、闭孔淋巴结区）、子宫旁、阴道上段（包含阴道旁组织）和骶前淋巴结区。腹主动脉区延伸野应包括整个腹主动脉旁淋巴引流区域，其上界取决于肿瘤累及的范围，至少应达左肾血管水平并位于肿瘤上 2 ～ 3 cm[38]。

（四）阴道近距离放疗

1. 术前放疗

阴道近距离放疗完成后 8 ～ 10 周评估能否手术；部分腔内术前放疗：A 点及 F 点总剂量不低于 20 Gy，分 2 ～ 3 次完成，每周 1 次，放疗后 10 ～ 14 天切除子宫及双侧附件[39]。

2. 术后放疗

近距离放疗作为术后辅助治疗可在阴道切口痊愈后开始实施，一般应于术后 6 ～ 8 周开始，不应晚于术后 12 周。术后阴道近距离放疗范围为阴道上 2/3，在广泛脉管瘤栓或切缘阳性的情况下，可延长阴道照射范围。照射剂量参考点一般选阴道黏膜面或黏膜下 0.5 cm，阴道黏膜面给予 6 Gy × 5 次，或阴道黏膜下 0.5 cm 处给予 7 Gy × 3 次或 5.5 Gy × 4 次。对于术后阴道切缘阳性或安全边界不足的情况，应采用外照射放疗联合近距离放疗的方式，如前所述。若术前已行体外放疗，应减少术后照射近距离放疗的剂量，通常可采用阴道黏膜面给予（4 ～ 6）Gy ×（2 ～ 3）次。

（五）手术无法切除的肿瘤

对手术无法切除的肿瘤应根据部位采用外照和（或）阴道近距离放疗[40]。如果条件允许，宜采用图像引导的放射治疗（特别是图像引导下的近距离放疗）。不能手术的患者，如果单独使用近距离放疗，子宫体、子宫颈、阴道上段 1 ～ 2 cm 的 90% 体积至少照射 48 Gy（EQD2）。如果阴道近距离放疗联合外照射，剂量必须增加至 65 Gy（EQD2）。如果采用 MRI 做近距离放疗计划，可见肿瘤区（gross tumor volume，GTV）的 D90 剂量应≥ 80 Gy（EQD2）。

七、治疗副作用及处理原则

（一）子宫肉瘤化疗的副作用及处理

1. 恶心、呕吐的防治

化疗是子宫肉瘤治疗的基石之一，占据不可替代的地位。但化疗所致的恶心、呕吐是最常见且最令患者畏惧的不良反应[41]。据统计，如果在化疗过程中没有接受预防呕吐的治疗，70% ～ 80% 的患者会出现恶心、呕吐，可导致厌食、营养不良、代谢紊乱、脱水、自理能力下降等不良后果，显著降低患者的生活质量及后续抗肿瘤治疗的依从性，严重时影响化疗的剂量和疗程，甚至导致患者不得不终止治疗[42]。因此，化疗止吐的防治十分重要，应根据化疗药物的不同致吐风险分级进行不同程度的化疗止吐预防和治疗，以确保化疗的顺利实施。

子宫肉瘤常用药物的致吐风险及单日化疗的止吐防治推荐见表5。如果接受多日化疗方案，应给予和每天化疗药物致吐风险相匹配的止吐药物至化疗结束后2～3天；当两种或以上化疗药物联合使用时，致吐风险等级由联合方案中风险最高的药物决定[42]。

表5 子宫肉瘤系统治疗所致恶心、呕吐的风险级别及防治[41-42]

致吐风险级别	药物	止吐防治推荐
轻微 （呕吐发生率＜10%）	靶向药物 长春瑞滨	不推荐常规预防
低度 （呕吐发生率10%～30%）	吉西他滨 多西他赛 艾立布林 脂质体多柔比星	· $5\text{-}HT_3$受体拮抗剂 · 地塞米松 · 氯丙嗪 · 甲氧氯普胺
中度 （呕吐发生率30%～90%）	替莫唑胺 依达比星 阿柔比星 吡柔比星 表柔比星≤90 mg/m² 多柔比星＜60 mg/m² 环磷酰胺≤1500 mg/m² 异环磷酰胺＜2 g/m²（每剂）	· $5\text{-}HT_3$受体拮抗剂＋地塞米松[a] · NK-1受体拮抗剂＋$5\text{-}HT_3$受体拮抗剂＋地塞米松[b] · 帕洛诺司琼＋地塞米松＋奥氮平[c]
高度 （呕吐发生率＞90%）	氮烯咪胺 表柔比星＞90 mg/m² 多柔比星≥60 mg/m² 环磷酰胺＞1500 mg/m² 异环磷酰胺≥2 g/m²（每剂） AC方案（含蒽环类、环磷酰胺的联合方案）	· $5\text{-}HT_3$受体拮抗剂＋地塞米松＋NK-1受体拮抗剂 · 奥氮平＋地塞米松＋帕洛诺司琼 · 奥氮平＋NK-1受体拮抗剂＋地塞米松＋$5\text{-}HT_3$受体拮抗剂

注：①中度致吐风险的治疗推荐：先选[a]方案，[b、c]方案适合呕吐高危患者或者接受[a]方案仍有恶心、呕吐的患者。

②止吐防治推荐证据级别：轻微及低度2A类，中度及高度1类。

2. 骨髓抑制的防治

化疗引起的骨髓抑制是常见副作用，与化疗药物类型及剂量相关，通常对粒细胞的影响最大；其次是血小板，而红细胞由于半衰期长，影响有滞后性。骨髓抑制可能会导致化疗被迫延迟、减量或更换药物方案，影响肿瘤的治疗效果及预后，甚至导致严重感染、大出血等危及患者生命的并发症。

（1）化疗导致的中性粒细胞减少症的防治：子宫肉瘤常用化疗药物多柔比星是细胞周期非特异性药物，吉西他滨是细胞周期特异性药物，两者都有引起中性粒细胞减少症的风险。多西他赛联合吉西他滨的化疗方案有中度致中性粒细胞减少性发热（febrile neutropenia，FN）的风险，FN 导致肿瘤患者感染和死亡的风险增加[43]。

根据化疗初治患者的 FN 发生风险，将化疗方案分为 3 类，建议结合 FN 的发生风险及患者的个体差异，实施分层管理（表 6）。接受 FN 高风险的化疗方案，推荐预防性使用粒细胞集落刺激因子（granulocyte colony-stimulating factor，G-CSF）促进造血干细胞增殖、增加粒细胞生成与成熟。接受 FN 低风险化疗方案的患者，不建议预防性使用 G-CSF。接受 FN 中风险化疗方案的患者，要结合自身的风险因素［包括年龄＞65 岁且接受足剂量化疗、既往化疗或放疗、持续性中性粒细胞减少、肿瘤累及骨髓、近期外科手术和（或）开放性创伤、肝功能不全（胆红素＞2.0 mg/dL）、肾功能不全（肌酐清除率＜50 mL/min）、既往发生过 FN、恶性血液淋巴系统疾病、慢性免疫抑制（如 HIV、营养 / 体能状况差）］，个体化预防[43]。

子宫肉瘤全身治疗过程中，如果出现严重的中性粒细胞缺乏（中性粒细胞计数＜0.1×10^9/L），或预计中性粒细胞缺乏持续＞7 天，可以使用抗生素预防感染，抗生素的使用参考《中国中性粒细胞缺乏伴发热患者抗菌药物临床应用指南》，推荐从中性粒细胞计数＜0.1×10^9/L 开始使用，至中性粒细胞计数＞0.5×10^9/L 或出现明显的血细胞恢复证据，不推荐对低危患者预防性应用抗生素[43]。

表 6　子宫肉瘤系统治疗相关中性粒细胞减少症的分层预防推荐[43-44]

FN 发生风险	药物	预防推荐
低风险 （发生率＜ 10%）	靶向药物	不推荐预防性使用 G-CSF
中风险 （发生率 10% ～ 20%）	吉西他滨、曲贝替定、艾日布林、吉西他滨 + 多西他赛	合并任何一条 FN 风险因素者，建议预防性使用 G-CSF 全部不满足则不建议预防性使用 G-CSF
高风险 （发生率＞ 20%）	多柔比星单药、高剂量表柔比星、多柔比星 + 异环磷酰胺、大剂量异环磷酰胺、氮烯咪胺	建议预防性使用 G-CSF

注：① FN 定义：口腔温度＞ 38.3 ℃（腋温＞ 38.1 ℃）或 2 小时内连续 2 次测量口腔温度＞ 38.0 ℃（腋温＞ 37.8 ℃），并且中性粒细胞绝对值低于或预计低于 0.5×10^9/L。

②预防推荐证据级别[45]：中、低风险 2A 类，高风险 1 类。

（2）化疗导致的血小板减少症（chemotherapy-induced thrombocytopenia，CIT）的防治：① CIT 的发生机制是化疗药物抑制骨髓巨核细胞，减少血小板生成、增加血小板破坏、引起血小板分布异常。不同化疗药物及方案导致 CIT 的发生率和严重程度不同，蒽环类是引起 CIT 的常见化疗药物，子宫肉瘤常用的联合化疗方案（包含异环磷酰胺、多柔比星、氮烯咪胺）导致 CIT 发生率高达 79%[46]。② CIT 的治疗包括输注血小板和给予促血小板生长因子，输注血小板是快速且有效的方法，降低了重度血小板减少患者大出血的风险和死亡率，但其作用维持时间短，且增加血液传播性疾病的风险，还可能产生血小板抗体造成无效输注或输注后产生免疫反应。重组人白细胞介素 -11（recombinant human interleukin-11，rhIL-11）、rhIL-11 衍生物［rhIL-11（Ⅰ）］和重组人血小板生成素（recombinant human thrombopoietin，rhTPO）是目前中国国家食品药品监督管理局批准的用于治疗肿瘤相关血小板减少的药物（表 7）[46]。

（3）化疗相关贫血（chemotherapy-related anemia，CRA）的防治：CRA 的发病机制尚未明确，研究发现有些化疗药物可阻断红系前体细胞的合成，有些促进红细胞凋亡，或者通过肾脏损伤减少内源性促红细胞生成素[47]。CRA 的发生率及程度与化疗药物、方案、肿瘤类型和化疗周期等均有关，且随着化疗周期的重复而逐渐蓄积和加重。CRA 的防治主要包括补充铁剂、促红细胞生成和输血治疗。当血红蛋白< 60 g/L，且出现心动过速、呼吸急促等症状或者心脏病等合并症时，建议红细胞输注，促红细胞生成素和补充铁剂适合所有程度的贫血患者[47]。

表 7　子宫肉瘤化疗相关血小板减少症的治疗[46]

是否出血	不同状态血小板减少	治疗推荐*
伴有出血	出血量大且与 CIT 高度相关	· 输注血小板 · 血小板 +rhTPO
	出血量不大且与 CIT 相关性低	处理同不伴出血
不伴出血	血小板计数< 10×10^9/L	· 预防性输注血小板 · 血小板 +rhTPO
	10×10^9/L< 血小板计数< 75×10^9/L	· rhTPO · rhIL-11
	75×10^9/L< 血小板计数< 100×10^9/L	密切观察血小板及出血情况

注：* 治疗推荐：1 类。

3. 蒽环类药物所致心脏毒性的防治

蒽环类药物是子宫肉瘤常用的化疗药，疗效确切，占据重要的治疗地位。但蒽环类药物具有严重而独特的心脏毒性。尤其需要警惕的是蒽环类药物的心脏毒性呈渐进性和不可逆性，特别是初次使用就可能造成心脏损伤，因此，蒽环类药没有绝对的“安全剂量”[48]。患者接受蒽环类药物化疗前需常规进行心脏功能的检测和评估，以兼顾化疗方案的有效性和安全性。

心脏评估的常用方法包括体格检查、生物标志物、心电图和超声心动图检查，而心脏磁共振成像、放射性核素显像和心内膜心肌活检等方法的局限性明显，应用受限。体格检查可以发现心律失常和心衰的体征。生物标志物 cTnI、cTnT、BNP 和 NT-proBNP 等是评估和辅助诊断心脏毒性的重要指标，用于心肌损伤的早期识别和预后判断，但是，这些指标的最佳阳性阈值和监测频率尚无定论[49]。

心电图检查可以发现心律失常和 QT 间期变化，并提供心肌缺血、梗死等信息。超声心动图检查左心室射血分数（left ventricular ejection fraction，LVEF）是评估左心室功能，监测心脏毒性的最常见工具，如有条件可加做左心室总体纵向应变（global longitudinal strain，GLS）检查，GLS是目前早期监测心脏毒性的最敏感指标[50]。当LVEF下降≥10%且LVEF＜50%，提示出现肿瘤治疗相关心功能不全，即化疗心脏毒性，建议暂停蒽环类药物，同时启动心脏保护治疗[51]。而LVEF下降≥10%且LVEF≥50%和（或）GLS下降≥15%为亚临床心肌损伤，可在心脏保护治疗的基础上继续给予蒽环类药物治疗[52-53]。当LVEF下降＜10%且LVEF＜50%，或者基线LVEF＜40%，积极进行心脏保护治疗，肿瘤科和心血管内科医师协作，评估是否继续抗肿瘤治疗[52-53]。当基线40%≤LVEF＜50%，肿瘤科和心血管内科医师协作，进行心脏保护治疗的同时，评估是否调整化疗药物剂量或方案[51]。

蒽环类药物导致心脏毒性的机制尚未明确，研究发现其可以通过产生氧自由基和抑制拓扑异构酶Ⅱβ导致DNA双键断裂这两个途径损伤心脏[48]。根据心脏毒性出现的时间，分为急性、慢性和迟发性；临床表现包括心力衰竭、冠状动脉疾病、心动过缓、窦性心动过速、房室传导阻滞、心房颤动、室上性心动过速、室性心动过速/心室颤动、急性心肌炎等[51]。蒽环类药物心脏毒性的防治策略包括限制/降低最大累积剂量（多柔比星＜360 mg/m^2、表柔比星＜720 mg/m^2），采用持续泵注改变传统静脉滴注的给药方式，改变药物剂型（脂质体多柔比星），应用心脏保护药物β受体阻滞剂、血管紧张素转化酶抑制剂/血管紧张素Ⅱ受体阻滞剂、右雷佐生等[48]。目前只有右雷佐生经验证有效，且国内外指南广泛推荐用于预防蒽环类药物导致的心脏毒性，每次用蒽环类药物化疗前先用右雷佐生，30分钟内静脉滴注完后立即给予蒽环类药物，推荐剂量比为右雷佐生：多柔比星为20：1，右雷佐生：表柔比星或脂质体多柔比星为10：1。一旦出现了蒽环类药物导致的心脏毒性，肿瘤科医师应该和心内科医师积极协作，力争安全处理相关心脏毒性。

4. 蒽环类药物外渗的防治

蒽环类药物属于发疱性化疗药，如果渗到血管外间隙，可产生由药物–细胞DNA复合物介导的组织损伤的连续循环，导致更广泛的损伤，造成局部组织红肿、硬结及疼痛，严重者可出现局部皮肤及皮下组织溃疡、坏死，甚至损伤肌腱、神经和血管，导致神经压迫综合征、永久性关节僵硬、挛缩和神经功能障碍[54]。因此，意外渗漏是蒽环类药物的严重并发症，推荐通过中心静脉通路装置（central venous access devices，CVAD）（包括中心静脉导管、经外周置入中心静脉导管和输液港）而不是外周静脉输注蒽环类药物，以尽量减少药物外渗的风险。

蒽环类药物化疗前需充分评估患者静脉输液外渗的风险因素，包括：①静脉小和（或）脆弱，或可用的静脉有限。②肥胖患者，建立静脉通路的难度大或穿刺导管移位风险高。

③既往多次化疗或多次静脉穿刺导致静脉硬化。④输注时间较长。⑤短时间内大量输注。⑥患者存在认知或神经系统缺陷，无法感知给药部位的疼痛或不能对这种疼痛做出反应。合并风险因素的患者使用蒽环类药物，确保通过 CVAD 输注。但 CVAD 不能绝对避免意外渗漏，尤其是 CVAD 长时间留置、移位、反复穿刺放置等情况下，仍有外渗损伤的病例报道。

（1）预防措施：预防是避免药物外渗损伤的最佳方法。欧洲肿瘤护理协会（European Oncology Nursing Society，EONS）制定了化疗药物外渗预防指南[55]。相关预防措施包括采用外周静脉通路给药时，要选择大而完好的静脉，首选前臂的贵要静脉、头静脉和前臂正中静脉，发疱性化疗药不应选择肘前窝或手背静脉，要避开硬化、血栓或瘢痕形成的部位，以及有循环障碍的肢体或既往放疗的区域。针头要固定牢靠且易于观察。CVAD 置入患者，给药前应确认 CVAD 位置正确，若注入冲洗液不顺畅、不能回抽血液或患者诉疼痛，应仔细评估导管位置。输注前后，用生理盐水或 5% 葡萄糖溶液冲洗静脉通路。嘱患者若输注部位出现疼痛、渗漏或其他感觉变化，以及出现胸痛或呼吸困难，应立刻通知医护。

（2）处理步骤：①立即停止输液，避免冲管增加外渗部位的压力。②将针头留置在原位，尽量回抽外渗液体。③抬高患肢，局部冰敷或冷敷，可使血管收缩，减少药物扩散及局部损伤范围，减轻局部炎症和疼痛。④伴有中度至重度疼痛的患者，给予药物镇痛。⑤药物解毒，欧洲药物评审组织和美国食品药品监督管理局（Food and Drug Administration，FDA）都已批准右雷佐生用于治疗蒽环类药物外渗所致损伤。应在外渗后 6 小时内尽快静脉注射右雷佐生解毒，选非外渗侧的肢体静脉通路输注右雷佐生 3 次，前 2 次剂量均为 1000 mg/m^2，第 3 次剂量为 500 mg/m^2，首次在外渗后 6 小时内输注，随后在外渗后 24 小时和 48 小时分别输注，每次输注持续 1 ～ 2 小时，3 次的最大剂量分别不超过 2000 mg、2000 mg 和 1000 mg[56]。如外周静脉通路外渗后不能立即使用右雷佐生，则用二甲亚砜（99%）涂抹于渗漏区的皮肤，4 ～ 8 小时重复 1 次，连续 7 ～ 14 天[57]。目前尚无证据表明右雷佐生联合二甲亚砜会有额外获益，因此不推荐两者同时使用。⑥外科干预，当外渗部位出现组织坏死或溃疡时，需要清创、植皮或皮瓣移植，外科干预的最佳时机仍有争议。尽管保守治疗能解决程度较轻的外渗而避免外科干预，但 EONS 指南推荐尽快请外科会诊，酌情切除受损组织或者皮下积液外科引流。一些医师建议尽早进行外科干预，防止发生溃疡，减少后续复杂的外科手术治疗。但最终导致溃疡的发疱剂外渗事件占比不到 1/3，因此通常推荐保守治疗。手术指征包括保守治疗失败、红斑和肿胀及疼痛持续、存在大面积组织坏死或溃疡。目前有关 CVAD 外渗外科干预的研究很少，只有病例报道。纵隔的浆膜层可能很好地防御了外渗导致的损伤，因此发生在纵隔的外渗，可采取抗生素、镇痛药和胸膜腔引流的保守治疗。

（二）子宫肉瘤免疫治疗的副作用及处理

子宫肉瘤免疫检查点抑制剂(immune checkpoint inhibitor，ICI ）治疗的相关毒性及处理：皮肤不良事件、胃肠毒性、肝脏毒性、关节痛和肌肉痛是 ICI 的常见不良反应，发生率取决于 ICI 的种类、剂量及是否联合使用，其中胃肠毒性是 ICI 治疗中断的常见原因。ICI 治疗相关的内分泌毒性、胰腺炎、肺炎、神经毒性、血液毒性、肾脏毒性、心脏毒性和眼毒性等较少发生。多数 ICI 相关的毒性可以通过糖皮质激素治疗而改善，且不影响 ICI 的继续使用。如果发生严重或危及生命的毒性反应，则应永久停止使用 ICI[58]。如果出现 ICI 输注反应，症状轻微或中等时，减慢输液速度或暂停输注等对症处理，严重输注反应，参照各种输注反应指南迅速处理。

（三）子宫肉瘤靶向治疗的副作用及处理

子宫肉瘤的靶向治疗主要包括抗血管生成小分子酪氨酸激酶抑制剂（TKI）和 PARP 抑制剂。

TKI 的常见不良反应为高血压、蛋白尿、手足综合征、肝脏毒性、胃肠道反应、口腔炎、黏膜炎、疲劳乏力等，不同 TKI 药物和不同联合给药方式，不良反应的发生率也不同，在 TKI 治疗过程中需严密监测患者的出血相关症状和体征，以及血小板、凝血酶原时间等实验室检查结果，有出血风险及凝血功能异常的患者应慎用 TKI[59]。如果出现严重（3 ～ 4 级）不良反应，应暂停使用 TKI 治疗，对症处理，不良反应缓解后，可继续或减量使用 [59]。

PARP 抑制剂不良反应具有剂量相关性，常见副作用包括血液学毒性、胃肠道毒性及疲劳，多出现在开始服药的前 3 个月。在重度或危及生命的不良反应中，大部分是血液毒性，这也是导致减量、中断或停止用药的最常见原因。绝大多数神经系统毒性、胃肠道毒性和心血管毒性通过对症治疗可缓解，无须减量或停药，其他少见毒性包括呼吸道毒性、背痛和关节痛、色素沉着等。不良反应多表现为轻度或中度，可通过减量、暂停药物及对症治疗缓解 [60]。

八、推荐等级

推荐等级及其意义见表 8。

表 8　中华医学会妇科肿瘤学分会推荐等级及其意义

推荐级别	代表意义
1 类	基于高级别临床研究证据，专家意见高度一致
2A 类	基于低级别临床研究证据，专家意见高度一致；或基于高级别临床研究证据，专家意见基本一致
2B 类	基于低级别临床研究证据，专家意见高度一致；或基于高级别临床研究证据，专家意见存在争议
3 类	无论基于何种级别临床研究证据，专家意见明显分歧

注：如无特殊说明，均为 2A 类推荐。

参考文献

[1] HENSLEY M L, CHAVAN S S, SOLIT D B, et al. Genomic landscape of uterine sarcomas defined through prospective clinical sequencing[J]. Clin Cancer Res, 2020, 26 (14) : 3881–3888.

[2] VARGAS H A, AKIN O, ZHENG J, et al. The value of MR imaging when the site of uterine cancer origin is uncertain[J]. Radiology, 2011, 258: 785–792.

[3] SOHAIB S A, HOUGHTON S L, MERONI R, et al. Recurrent endometrial cancer: patterns of recurrent disease and assessment of prognosis[J]. Clin Radiol, 2007, 62: 28–34, discussion 35–36.

[4] LAKHMAN Y, KATZ S S, GOLDMAN D A, et al. Diagnostic performance of computed tomography for preoperative staging of patients with non–endometrioid carcinomas of the uterine corpus[J].Ann Surg Oncol, 2016, 23: 1271–1278.

[5] COLOMBO N, CREUTZBERG C, AMANT F, et al. ESMO–ESGO–ESTRO endometrial consensus conference working group. ESMO–ESGO–ESTRO consensus conference on endometrial cancer: diagnosis, treatment and follow–up[J]. Ann Oncol, 2016, 27: 16–41.

[6] SALA E, ROCKALL A G, FREEMAN S J, et al. The added role of MR imaging in treatment stratification of patients with gynecologic malignancies: what the radiologist needs to know[J].Radiology, 2013, 266: 717–740.

[7] 张璐芳，蔡晶，黄邦杏，等 . 术前如何鉴别诊断子宫肉瘤与子宫肌瘤 [J]. 中国实用妇科与产科杂志，2019，35 (8) : 861–864.

[8] 于澜，王刚，李志明，等 . 子宫内膜间质肉瘤的 CT 及 MRI 影像学表现 [J]. 临床放射学杂志，2020，39 (4) : 715–719.

[9] 赵阳 . 子宫腺肉瘤的 MRI 影像特征分析 [J]. 南昌大学学报：医学版，2021，61 (1) : 52–56.

[10] AMIN M B, EDGE S B, GREENE F L, et al. AJCC cancer staging manual[M].8th ed. New York: Springer, 2017.

[11] GHIRARDI V, BIZZARRI N, GUIDA F, et al. Role of surgery in gynaecological sarcomas[J].Oncotarget, 2019, 10 (26) :

2561–2575

[12] SHUSHKEVICH A, THAKER P H, LITTELL R D, et al. State of the science: uterine sarcomas.From pathology to practice[J].Gynecol Oncol, 2020, 159（1）: 3–7.

[13] LHEVEDER A, JONES B P, SASO S, et al. Conservative management of uterine adenosarcoma: lessons learned from 20 years of follow–up[J].Arch Gynecol Obstet, 2019, 300(5): 1383–1389.

[14] RICCIARDI E, PLETT H, SANGIORGIO V, et al. Adult primary cervical rhabdomyosarcomas: a multicentric cross–national case series[J].Int J Gynecol Cancer, 2020, 30（1）: 21–28.

[15] KOSTOV S, KORNOVSKI Y, IVANOVA V, et al. New aspects of sarcomas of uterine corpus–a brief narrative review[J].Clin Pract, 2021, 11（4）: 878–900.

[16] FRIEDLANDER M L, COVENS A, GLASSPOOL R M, et al. Gynecologic cancer intergroup（GCIG）consensus review for mullerian adenosarcoma of the female genital tract[J]. Int J Gynecol Cancer, 2014, 24（9 Suppl 3）: S78–S82.

[17] MUSS H B, BUNDY B, DISAIA P J, et al. A randomized trial of doxorubicin versus doxorubicin and cyclophosphamide（a phase Ⅲ trial of the Gynecologic Oncology Group）[J]. Cancer, 1985, 55（8）: 1648–1653.

[18] KANJEEKAL S, CHAMBERS A, FUNG M F, et al. Systemic therapy for advanced uterine sarcoma: a systematic review of the literature[J]. Gynecol Oncol, 2005, 97（2）: 624–637.

[19] HENSLEY M L, BLESSING J A, DEGEEST K, et al. Fixed–dose rate gemcitabine plus docetaxel as second–line therapy for metastatic uterine leiomyosarcoma: a Gynecologic Oncology Group phase Ⅱ study[J]. Gynecol Oncol, 2008, 109（3）: 323–328.

[20] JUDSON I, VERWEIJ J, GELDERBLOM H, et al. Doxorubicin alone versus intensified doxorubicin plus ifosfamide for first–line treatment of advanced or metastatic soft–tissue sarcoma: a randomised controlled phase 3 trial[J]. Lancet Oncol, 2014, 15（4）: 415–423.

[21] GARCIA–DEL–MURO X, LOPEZ–POUSA A, MAUREL J, et al. Randomized phase Ⅱ study comparing gemcitabine plus dacarbazine versus dacarbazine alone in patients with previously treated soft tissue sarcoma: a spanish group for research on sarcomas study[J]. J Clin Oncol, 2011, 29（18）: 2528–2533.

[22] DEMETRI G D, CHAWLA S P, VON MEHREN M, et al.

Efficacy and safety of trabectedin in patients with advanced or metastatic liposarcoma or leiomyosarcoma after failure of prior anthracyclines and ifosfamide: results of a randomized phase Ⅱ study of two different schedules[J]. J Clin Oncol, 2009, 27(25): 4188–4196.

[23] MOURIDSEN H T, BASTHOLT L, SOMERS R, et al. Adriamycin versus epirubicin in advanced soft tissue sarcomas. A randomized phase Ⅱ/phase Ⅲ study of the EORTC Soft Tissue and Bone Sarcoma Group[J]. Eur J Cancer Clin Oncol, 1987, 23(10): 1477–1483.

[24] KUSHNER D M, WEBSTER K D, BELINSON J L, et al. Safety and efficacy of adjuvant single–agent ifosfamide in uterine sarcoma[J]. Gynecol Oncol, 2000, 78(2): 221–227.

[25] ANDERSON S, AGHAJANIAN C.Temozolomide in uterine leiomyosarcomas[J]. Gynecologic oncology, 2005, 98(1): 99–103.

[26] SCHOFFSKI P, CHAWLA S, MAKI R G, et al.Eribulin versus dacarbazine in previously treated patients with advanced liposarcoma or leiomyosarcoma: a randomised, open–label, multicentre, phase 3 trial[J]. Lancet, 2016, 387(10028): 1629–1637.

[27] LOOK K Y, SANDLER A, BLESSING J A, et al. Phase Ⅱ trial of gemcitabine as second–line chemotherapy of uterine leiomyosarcoma: a gynecologic oncology group (GOG) study[J]. Gynecol Oncol, 2004, 92(2): 644–647.

[28] FRIEDLANDER M, BENSON C, O'CONNELL R L, et al. Phase 2 study of anastrozole in patients with estrogen receptor/progesterone receptor positive recurrent low–grade endometrial stromal sarcomas: the PARAGON trial (ANZGOG 0903)[J]. Gynecol Oncol, 2021, 161(1): 160–165.

[29] MOSSE Y P, VOSS S D, LIM M S, et al. Targeting ALK with crizotinib in pediatric anaplastic large cell lymphoma and inflammatory myofibroblastic tumor: a children's oncology group study[J]. J Clin Oncol, 2017, 35(28): 3215–3221.

[30] PALMERI M, MEHNERT J, SILK A W, et al. Real–world application of tumor mutational burden–high (TMB–high) and microsatellite instability (MSI) confirms their utility as immunotherapy biomarkers[J]. ESMO Open, 2022, 7(1): 100336.

[31] WAGNER A J, RAVI V, RIEDEL R F, et al. Nab–sirolimus for patients with malignant perivascular epithelioid cell tumors[J]. J Clin Oncol, 2021, 39(33): 3660–3670.

[32] DAMIROV F, MENGE F, HOHENBERGER P.Retroperitoneal perivascular epithelioid cell neoplasm (Pecoma) response to

mtor kinase inhibition. A case report with literature review[J]. Georgian Med News，2022，332：56–59.

[33] BENSON C，RAY–COQUARD I，SLEIJFER S，et al. Outcome of uterine sarcoma patients treated with pazopanib：a retrospective analysis based on two European Organisation for Research and Treatment of Cancer （EORTC）Soft Tissue and Bone Sarcoma Group （STBSG）clinical trials 62043 and 62072[J]. Gynecol Oncol，2016，142（1）：89–94.

[34] KLOPP A，SMITH B D，ALEKTIAR K，et al. The role of postoperative radiation therapy for endometrial cancer：executive summary of an American Society for Radiation Oncology evidence–based guideline[J]. Pract Radiat Oncol，2014，4（3）：137–144.

[35] ROBERTS M E，AYNARDI J T，CHU C S. Uterine leiomyosarcoma：a review of the literature and update on management options [J]. Gynecol Oncol，2018，151（3）：562–572.

[36] 陶胜男，周颖，孙金，等 . 子宫肉瘤研究进展 [J]. 国际妇产科学杂志，2019，46（3）：249–252.

[37] National Comprehensive Cancer Network. NCCN clinical practice guidelines in oncology：uterine neoplasms，V.1.2022［EB/OL］.[2024–06–01]. http://www.nccn.org/.

[38] MEYER L A，BOHLKE K，POWELL M A，et al. Postoperative radiation therapy for endometrial cancer：American society of clinical oncology clinical practice guideline endorsement of the american society for radiation oncology evidence–based guideline[J].J Clin Oncol，2015，33：2908–2913.

[39] COON D，BERIWAL S，HERON D E，et al. High–dose–rate Rotte “Y” applicator brachytherapy for definitive treatment of medically inoperable endometrial cancer：10–year results[J].Int J Radiat Oncol Biol Phys，2008，71：779–783.

[40] DE BOER S M，POWELL M E，MILESHKIN L，et al. Toxicity and quality of life after adjuvant chemoradiotherapy versus radiotherapy alone for women with high–risk endometrial cancer （PORTEC–3）：an open–label，multicentre，randomised，phase 3 trial [J].Lancet Oncol，2016，17：1114–1126.

[41] RAZVI Y，CHAN S，MCFARLANE T，et al. ASCO，NCCN，MASCC/ESMO：a comparison of antiemetic guidelines for the treatment of chemotherapy–induced nausea and vomiting in adult patients[J]. Support Care Cancer，2019，27（1）：87–95.

[42] 张玉 . 化疗所致恶心呕吐的药物防治指南 [J]. 中国医院药学杂志，2022，42（5）：457–473.

[43] 秦叔逵，马军 . 中国临床肿瘤学会（CSCO）肿瘤放化疗相关中性粒细胞减少症规范化管理指南（2021）[J]. 临床肿瘤学杂志，2021，26（7）：638–648.

[44] 中国临床肿瘤学会指南工作委员会 . 软组织肉瘤诊疗指南 [M]. 北京：人民卫生出版社， 2022.

[45] BECKER P S，GRIFFITHS E A，ALWAN L M，et al. NCCN guidelines insights：hematopoietic growth factors，version 1.2020[J].J Natl Compr Canc Netw，2020，18（1）：12–22.

[46] 史艳侠，邢镨元，张俊，等 . 中国肿瘤化疗相关性血小板减少症专家诊疗共识（2019 版）[J]. 中国肿瘤临床，2019，46（18）：923–929.

[47] 史艳侠，邢镨元，张俊，等 . 中国肿瘤化疗相关贫血诊治专家共识（2019 年版）[J]. 中国肿瘤临床，2019，46（17）：869–875.

[48] 中国临床肿瘤学会指南工作委员会 . 蒽环类药物心脏毒性指南 [M]. 北京：人民卫生出版社，2020.

[49] PUDIL R，MUELLER C，CELUTKIENE J，et al. Role of serum biomarkers in cancer patients receiving cardiotoxic cancer therapies：a position statement from the cardio–oncology study group of the heart failure association and the cardio–oncology council of the european society of cardiology[J].Eur J Heart Fail，2020，22（11）：1966–1983.

[50] ARMENIAN S H，LACCHETTI C，BARAC A，et al. Prevention and monitoring of cardiac dysfunction in survivors of adult cancers：american society of clinical oncology clinical practice guideline[J]. J Clin Oncol，2017，35（8）：893–911.

[51] 中国临床肿瘤学会指南工作委员会 . 肿瘤治疗相关心血管毒性防治指南 [M]. 北京：人民卫生出版社，2021.

[52] CURIGLIANO G，LENIHAN D，FRADLEY M，et al. Management of cardiac disease in cancer patients throughout oncological treatment：ESMO consensus recommendations[J]. Ann Oncol，2020，31（2）：171–190.

[53] ZAMORANO J L，LANCELLOTTI P，RODRIGUEZ MUNOZ D，et al. 2016 ESC Position Paper on cancer treatments and cardiovascular toxicity developed under the auspices of the ESC committee for practice guidelines：the task force for cancer treatments and cardiovascular toxicity of the European society of cardiology （ESC）[J].Eur Heart J，2016，37（36）：2768–2801.

[54] SUSSER W S，WHITAKER-WORTH D L，GRANT-KELS J M. Mucocutaneous reactions to chemotherapy[J].J Am Acad Dermatol，1999，40（3）：367-398，quiz 399-400.

[55] PEREZ FIDALGO J A，GARCIA FABREGAT L，CERVANTES A，et al. Management of chemotherapy extravasation：ESMO-EONS clinical practice guidelines[J]. Ann Oncol，2012，23（Suppl 7）：vii167-173.

[56] MOURIDSEN H T，LANGER S W，BUTER J，et al. Treatment of anthracycline extravasation with Savene（dexrazoxane）：results from two prospective clinical multicentre studies[J].Ann Oncol，2007，18（3）：546-550.

[57] PEREZ-FIDALGO J A，CERVANTES A. Reply to comment on：management of chemotherapy extravasation：ESMO-EONS clinical practice guidelines[J]. Ann Oncol，2013，24（4）：1129-1130.

[58] 中华医学会妇科肿瘤学分会. 妇科肿瘤免疫检查点抑制剂临床应用指南（2023 版）[J]. 肿瘤综合治疗电子杂志，2023，9（2）：67-98.

[59] 中国临床肿瘤协会（CSCO）妇科肿瘤专家委员会. 抗血管生成小分子酪氨酸激酶抑制剂在复发转移或晚期妇科肿瘤临床应用的中国专家共识（2022 版）[J]. 中国癌症防治杂志，2023，15（1）：1-10.

[60] 中华医学会妇科肿瘤学分会. 卵巢癌 PARP 抑制剂临床应用指南（2022 版）[J]. 肿瘤综合治疗电子杂志，2022，8（3）：67-77.

讨 论

一、概述

子宫肉瘤是罕见的恶性间充质肿瘤，约占所有子宫体恶性肿瘤的3%，组织学类型包括高级别和低级别子宫内膜间质肉瘤（ESS）、未分化子宫肉瘤（UUS）、子宫平滑肌肉瘤（uLMS）和其他类型，如血管周上皮样细胞肿瘤（PEComa）[1]。据2012年对1970—2011年数据的系统回顾显示，LMS是最常见的亚型（63%），其次是ESS（21%）和不太常见的亚型，如UUS[2]，更罕见的亚型包括腺肉瘤、横纹肌肉瘤（rhabdomyosarcoma，RMS）和PEComa[3]。癌肉瘤既往被归类于肉瘤中，但目前认为其中肉瘤成分可能来源于上皮细胞前体，因此被视为高级别上皮性癌，并据此进行治疗[4]。

子宫肉瘤病因尚不明确。流行病学资料显示，uLMS在非洲裔美国女性中发病率更高[5]，长期使用他莫昔芬可使发病风险增加3倍[6]；接受盆腔放射治疗者远期继发子宫肉瘤风险也明显升高[7]；此外，遗传性视网膜母细胞瘤[8]及遗传性*p53*突变［利－弗劳梅尼综合征（Li-Fraumeni syndrome）］[9]患者发生LMS的风险均增加。对子宫肉瘤患者通常不进行林奇综合征筛查。

由于影像学检查难以在术前辨别子宫体肿瘤的良恶性，许多患者就诊时常被诊断为子宫良性疾病[10]，术前活检及术中冰冻在诊断子宫肉瘤方面也具有一定局限性，子宫肉瘤常在术后病理学检查时才得以确诊，这为子宫肉瘤规范诊治带来一定难度。子宫肉瘤组织学类型复杂，一些类型（uLMS、HGESS、UUS、伴有肉瘤过度生长的腺肉瘤）预后较差，而另一些类型（LGESS、无肉瘤过度生长的腺肉瘤）则预后良好[11]。肿瘤分期是子宫肉瘤患者最重要的预后因素。基于子宫肉瘤发病率低且缺乏高级别循证医学证据支持，目前尚未达成最佳治疗方案的共识，病理学家的经验对于准确诊断至关重要。同时，分子检测也成为子宫肉瘤诊断的重要依据。

在子宫肉瘤诊断中，强烈推荐妇科病理专家对不同组织病理学特征进行评估。既往子宫肉瘤的诊断主要依赖组织病理学标准，但由于这些肿瘤的组织病理学特征可有重叠，常出现组织病理学分类困难的病例。近年，由于二代测序等技术的发展，鉴定出多个子宫肉瘤亚型的遗传特征，分子检测（如特征性的基因易位）可帮助鉴别组织学诊断分类困难的病例，并提供可能的治疗靶点。对于转移性肿瘤，全面的基因组分析和（或）FDA 批准的检测可为罕见泛肿瘤靶向治疗提供有用信息，建议至少检测 NTRK、MSI 和 TMB。

二、病理特征

（一）低级别和高级别子宫内膜间质肉瘤

ESS 由类似增殖期子宫内膜间质的细胞组成[3，12]。2014 年 WHO 发布的《女性生殖器肿瘤分类（第 4 版）》中首次将 LGESS 和 HGESS 视为不同组织学类型，二者具有不同的组织病理学特征、临床行为和分子特征。2020 年 WHO 发布的《女性生殖器肿瘤分类（第 5 版）》将 *BCOR* 基因异常的肉瘤认定为 HGESS 的一个独特亚型[13]。LGESS 通常表现为较低级别的早期肿瘤，有明显的指状肌层浸润模式，通常存在 LVSI，很大一部分（> 50%）出现 *JAZF1*、*PHF1* 或 *EPC1* 基因融合[14-17]。LGESS 的诊断可通过 FISH 和（或）靶向 RNA 测序鉴定相关基因融合来确定，但缺乏基因重排或融合也不能排除诊断。值得注意的是，极少数情况下，LGESS 可转化为 HGESS（无论是在初次诊断还是复发时），需组织病理学和分子检测确定（如 *JAZF1* 或 *PHF1* 易位）。

与 LGESS 相比，HGESS 更具侵袭性，淋巴结转移率略高，预后较差，呈扩张性、渗透性或浸润性生长等多种侵袭模式。最新研究发现，HGESS 主要包括 YWHAE 型和 BCOR 型。YWHAE 型基因特征是 *YWHAE-NUTM2*（又称 *YWHAE-FAM22A/B*）基因融合，可见 LGESS 成分；BCOR 型基因特征是 *ZC3H7B-BCOR* 基因融合和 BCOR 内部串联重复（BCOR-ITD）。BCOR 型肿瘤的组织病理学特征表现为高级别梭形细胞镶嵌在黏液样基质中，cyclin D1 呈弥漫强阳性，CD10、ER 和 PR 呈不同程度阳性[18]。BCOR 型 LGESS 和黏液型 LMS 在组织形态学上具有相似性，某些情况下，cyclin D1、BCOR、CD10 免疫组化（IHC）检测和 *BCOR* 基因异常的分子检测有助于鉴别诊断。目前尚不清楚不同类型 HGESS 在预后和（或）对化疗反应性方面是否有差异。

（二）未分化子宫肉瘤

UUS 是一类异源的、高级别、高侵袭性肉瘤，其镜下特征是上皮样细胞和（或）梭形细胞均匀或多形性的肌层浸润，无法达到其他子宫间质肿瘤特征性的诊断标准，通常作为排除性诊断。使用多种检测途径（病理特征结合大量 IHC 分析和 NGS 分子检测等）排除其他类型子宫间质肿瘤后，可考虑诊断 UUS。如缺乏平滑肌分化的 HGESS 常被误诊为 UUS[19]，在做出 UUS 诊断之前，需对 *BCOR* 基因异常进行分子检测，有助于排除 HGESS 诊断。

SMARCA4 缺陷型子宫肉瘤（SMARCA4-deficient uterine sarcoma，SDUS）是 UUS 的一个亚群，具有独特的组织形态学特征（如栅栏状结构），同时存在双等位基因 *SMARCA4* 突变失活，导致 SMARCA4/BRG1 表达缺失。这些肿瘤极具侵袭性，好发于较年轻的患者 [20]。建议通过 IHC 和（或）DNA 测序分析 SMARCA4/BRG1 以确诊具有其他形态学和免疫表型特征的 SDUS。然而，单纯 SMARCA4/BRG1 蛋白表达缺失并不能支持 SDUS 的诊断，其他侵袭性恶性肿瘤（如未分化子宫内膜癌）也可出现该蛋白的缺失表达。

（三）子宫平滑肌肉瘤

LMS 根据形态学特征分为 3 种亚型：普通型、上皮样和黏液型。主要诊断标准依赖细胞异型性、有丝分裂象和肿瘤凝固性坏死情况。虽然不同亚型形态学特征不同，但均不同程度表达平滑肌标志物，如 desmin、SMA 和 caldesmon。建议行平滑肌标志物的 IHC 以支持 LMS 诊断，特别是怀疑黏液型或上皮样 LMS 时。

黏液型 LMS 在形态学上可能与 *BCOR* 基因异常的 HGESS 或炎性肌纤维母细胞瘤相似，因 BCOR 蛋白在 HGESS 中常高表达，建议 IHC 检测 cyclin D1 和（或）BCOR 协助鉴别 HGESS。约 25% 黏液型 LMS 存在 *PLAG1* 基因融合，因此，平滑肌标志物阳性（IHC 测定）及 PLAG1 重排（FISH 检测或 RNA 测序）支持黏液型 LMS 的诊断。

上皮样 LMS 在形态学和平滑肌标志物表达方面与 PEComa 相似，应用 IHC 检测 HMB45 和 melanA 可协助诊断 PEComa，HMB45 阳性对诊断 PEComa 敏感度好，而 melanA 阳性具有特异性。然而，具有肌黑色素细胞分化的子宫间叶肿瘤仅通过 IHC 进行分类仍具有挑战性，有研究支持应用基因组分析协助分类 [21]。

（四）类似卵巢性索肿瘤的子宫肿瘤

UTROSCT 是一类罕见的性索样分化肿瘤，缺少 ESS 中常见的基质成分。大多数肿瘤可测出 *ESR1* 或 *GREB1* 基因融合 [22-23]。UTROSCT 常对多种生物标志物呈阳性反应，建议采用包括性索间质标志物（如 inhibin、calretinin、SF1、FOXL2）在内的多种生物标志物进行 IHC 检测。应用 FISH 检测或 RNA 测序对 *ESR1* 或 *GREB1* 基因融合进行检测有助于确定诊断。这类肿瘤中约 25% 是恶性的，凝固性坏死、高有丝分裂指数和 *GREB1* 基因融合可能与恶性行为有关。

（五）横纹肌肉瘤

横纹肌肉瘤（RMS）是一种侵袭性、异质性肿瘤，在成年患者中极为罕见。RMS 分为腺泡型、胚胎型和多形型，3 种亚型均表达肌源性生物标志物（如 myogenin、MyoD1）[24]，因此肌源性生物标志物的弥漫性表达有助于确诊 RMS。不同亚型预后不同，胚胎型 RMS 预后最好。不同亚型的分子特征亦不相同，*FOXO1* 融合出现在腺泡型 RMS 中，而 *PIK3CA* 和 *p53* 突变则出现在多形型 RMS 中，高达 95% 的胚胎型 RMS 存在 *DICER1* 突变。进行病理诊断时应进行广泛取样，以排除上皮成分，以及伴有异源性横纹肌肉瘤分化的癌肉瘤和腺肉瘤。对于伴横纹肌肉瘤分化的腺肉瘤，应用 FISH 检测和（或）RNA 测序对 *FOXO1* 融合进行分析可帮助鉴别腺泡型 RMS。

三、评估和分期

子宫肉瘤历来分期较为复杂，美国癌症联合委员会（American Joint Committee on Cancer，AJCC）肿瘤－淋巴结－转移（TNM）分期[25]是目前国际上最为通用的分期系统，最早由法国人 Pierre Denoix 于 1943—1952 年提出，随后 AJCC 和国际抗癌联盟逐步开始建立国际性的分期标准，并于 1968 年正式出版了第 1 版《恶性肿瘤 TNM 分期》手册，每隔 6 ～ 8 年更新 1 次，以纳入国际医学研究者自分期研究得出的新结论。

FIGO 为妇科肿瘤专门制定了一套分期系统——FIGO 临床分期，是世界上应用最广泛的妇科恶性肿瘤分期系统。2009 年，FIGO 首次对子宫肉瘤进行了单独分期；2015 年，FIGO 根据组织学起源将子宫肉瘤分为子宫内膜间质肉瘤、平滑肌肉瘤和子宫腺肉瘤，并分别应用不同的分期标准，对此部分专家组存在争议。平滑肌肉瘤来源于子宫肌层或子宫血管的平滑肌细胞，可单独存在或与平滑肌瘤并存；子宫内膜间质肉瘤来源于子宫内膜间质细胞；子宫腺肉瘤来源于苗勒管衍生物中分化最差的子宫内膜间质组织。若以组织学起源分类，子宫内膜间质肉瘤与子宫腺肉瘤均来源于子宫内膜间质，且临床上直径超过 5 cm 的子宫内膜间质肉瘤较少见，故可否将子宫内膜间质肉瘤与子宫腺肉瘤归于同一分期标准值得深入探讨。

子宫肉瘤初始治疗的实验室检查需包含血五分类、生化检验及 CA12-5；推荐行肺功能及胸部、腹部、盆腔 CT/MRI 检查[26]；检查结果不明确者可行颈部、胸部、腹部、盆腔、腹股沟 FDG-PET/CT 检查；对于肿瘤转移患者需根据症状等临床表现选择其他影像学检查。

四、初始治疗

（一）子宫肉瘤手术治疗选择

经病理学专家审核确认子宫肉瘤的类型至关重要。初始评估应包括胸部、腹部、盆腔CT或MRI/CT联合检查，以确定肉瘤是否局限于子宫或存在子宫外病变。盆腔MRI用于评估局部肿瘤的范围，或用于子宫或附件未切除或未完全切除（即子宫次全切除术、子宫肌瘤切除术、可能的肿瘤破碎、腹腔内碎瘤）者评估有无肿瘤残留。可使用全身FDG-PET/CT判断有无远处转移。

若经全面评估可手术，子宫肉瘤首选初始治疗是行全子宫切除术联合（或不联合）双侧输卵管卵巢切除术（bilateral salpingo-oophorectomy，BSO），需确保子宫完整切除，禁忌腹腔内碎瘤[27]。对于全子宫切除术后意外诊断的子宫肉瘤，或存在标本破碎的病例，建议行影像学检查并考虑再次探查，再次手术切除范围应根据临床情况和术中发现个体化决定。是否进行淋巴结切除仍存争议[28-30]，高级别子宫肉瘤倾向于血行转移至肺部，淋巴结转移并不常见。

推荐对LMS、ESS和腺肉瘤进行ER/PR检测来指导卵巢处理，特别是对于年轻未绝经患者。一般来说，LGESS和（或）表达ER/PR的肿瘤首选BSO。一项针对786例患者的系统评价和荟萃分析报告指出，保留卵巢组的肿瘤复发率为46.8%，而BSO组的复发率为24.2%[31]。另一项多中心回顾性研究中，接受BSO组与保留卵巢组的PFS分别为38个月和11个月（P=0.071）[32]。对希望保留内分泌功能的早期LMS患者，在进行充分评估告知风险后，ER/PR阴性者可选择保留卵巢[33]。

对有生育要求的子宫肉瘤患者实施保留生育功能的手术应格外谨慎。目前没有高级别证据支持子宫肉瘤患者实施保留生育功能手术的安全性，仅见于一些个案报道。一般来说，恶性程度高的子宫肉瘤，如uLMS、HGESS及UUS等，均不主张实施保留子宫的手术，仅在少数恶性程度低，如早期LGESS、腺肉瘤或横纹肌肉瘤患者中有相关报道。对于Ⅰ期、年轻、有强烈生育需求的患者，在充分评估生育能力、不伴有子宫外转移病灶，且患者明确知情同意、愿意承担风险的前提下，可谨慎进行保留生育手术，强调术后需严密随访，推荐完成生育后尽早行标准手术治疗[34]。

对于无法手术的子宫肉瘤，可选择的治疗包括全身治疗和（或）姑息性EBRT联合（或不联合）近距离放疗。

（二）子宫肉瘤术后辅助治疗的选择

1. 低级别子宫内膜间质肉瘤

LGESS是激素依赖性低度恶性肿瘤，ER/PR表达约80%。Ⅰ期ESS推荐辅助治疗方案包括全子宫BSO或观察（尤其针对绝经或已行BSO患者）。建议对Ⅱ～Ⅳ期ESS术后辅助雌激素阻断治疗[35]。Ⅱ～ⅣA 期患者可考虑辅助放疗。对于ⅣB 期患者可尝试姑息性放疗。放疗有助于降低局部复发，但对于总生存无明显改善[36-37]。

基于子宫腺肉瘤与 LGESS 的组织学相似性，辅助治疗的选择建议参考 LGESS。对于晚期子宫腺肉瘤伴肉瘤过度生长，建议行全子宫及双附件切除术后辅助化疗和放疗。

芳香化酶抑制剂（aromatase inhibitors，AIs）是 LGESS 及腺肉瘤不伴肉瘤过度生长患者术后首选辅助治疗方式[38]，不推荐 LGESS 接受雌激素替代疗法及他莫昔芬治疗[39]。对于复发或不可切除的 LGESS，也建议使用雌激素阻断剂[40]。雌激素阻断治疗尤其适用于肿瘤负荷小、生长缓慢的 ER/PR 阳性子宫肉瘤。芳香化酶抑制剂在子宫内膜间质肉瘤中 3 个月缓解率达 73%[38]。一项在 ER 和（或）PR 阳性子宫 LMS 患者中使用来曲唑的小型前瞻性研究表明，12 周无进展生存率为 50%[41]；ER/PR 阳性 LGESS 对孕激素的反应时间可达 18～180 个月[42]；二线药物还可选择促性腺激素释放激素（gonadotropin-releasing hormone，GnRH）类似物，疾病控制率达 72.7%[41]。此外，还可使用醋酸甲地孕酮、醋酸甲羟孕酮（2B 类），有效率达 86.9%[43]。

2. 高级别子宫内膜间质肉瘤、平滑肌肉瘤、未分化子宫肉瘤、血管周上皮样瘤

高级别子宫内膜间质肉瘤、平滑肌肉瘤和未分化子宫肉瘤的辅助放疗目前尚存争议，有限的回顾性研究提示放疗有助于控制局部病变，但不改善总体生存[44-45]。Ⅰ～Ⅱ期平滑肌肉瘤术后行盆腔放疗较观察组预后无明显改善[46]。因此，Ⅰ期平滑肌肉瘤和未分化子宫肉瘤不推荐放疗，晚期患者辅助放疗需个体化。

同样，目前高级别子宫内膜间质肉瘤、平滑肌肉瘤和未分化子宫肉瘤辅助化疗的作用尚不明确。尽管如此，对于高复发风险的子宫肉瘤仍建议应用全身治疗。对于Ⅰ期高级别子宫内膜间质肉瘤、平滑肌肉瘤和未分化子宫肉瘤完全切除后的辅助治疗的选择包括：①观察（最优选）。②化疗（2B 类）。③若 ER 阳性可考虑雌激素阻断。对于Ⅱ～Ⅲ期患者复发风险增加，可适当选择辅助放疗 / 化疗，完全切除术后切缘阴性者可考虑观察随访。

3. 晚期、转移 / 复发或手术无法切除子宫肉瘤的全身治疗

高级别子宫肉瘤全身治疗推荐的一线治疗方案包括多柔比星单药、吉西他滨 / 多西他赛、多柔比星 / 异环磷酰胺、多柔比星 / 达卡巴嗪联合治疗。多柔比星单药是治疗 uLMS 的有效方案，研究表明其缓解率达 22%（5% 完全缓解、17% 部分缓解）、疾病稳定率为 55%、中位无进展间隔为 3.2 个月、中位生存期为 6.7 个月，其优点为毒性作用小，单药用药方案简单易操作，患者依从性更好[47]。吉西他滨 / 多西他赛联合治疗推荐作为平滑肌肉瘤的首选方案，总体客观缓解率为 27%，完全缓解率为 6.3%（3/48），部分缓解率为 20.8%（10/48），其中 50%（24/48）的患者病情稳定（中位持续时间为 5.4 个月）；73% 的患者在 12 周时无进展，52% 的患者在 24 周时无进展，中位无进展生存期（mPFS）为 5 个月以上，有客观反应的患者中位持续时间为 9 个月以上。但联合用药全身毒性作用显著强于单药治疗，主要表现为骨髓抑制，包括血小板减少、中性粒细胞减少、贫血，以及少见的肺毒性[48]。

多柔比星 / 曲贝替定推荐作为平滑肌肉瘤的一线治疗。一项针对 150 例平滑肌肉瘤患者（包括 67 例子宫平滑肌肉瘤和 83 例软组织平滑肌肉瘤）的Ⅲ期临床研究（LMS-04）结果显示，多柔比星 / 曲贝替定联合治疗的 mPFS 较多柔比星单药显著延长 6.2 个月。

多柔比星联合异环磷酰胺适用于平滑肌肉瘤，客观反应率为 26%[49]。一项大型随机对照Ⅲ期试验显示，多柔比星联合异环磷酰胺与多柔比星单药相比总生存期（OS）无显著差异，PFS（7.4 个月）显著高于多柔比星单药组（4.6 个月），客观反应率（26%）高于多柔比星单药，但白细胞减少发生率（43%）显著高于多柔比星单药组（18%）[49]。

曲贝替定作为二线推荐治疗用药，应用于先前接受过含蒽环类药物治疗的不可切除或转移性 uLMS。Ⅲ期临床研究数据显示，在蒽环类药物治疗后转移进展的平滑肌肉瘤患者中应用曲贝替定单药治疗，mPFS 为 4.2 个月，较达卡巴嗪单药治疗的 1.5 个月显著延长了 2.7 个月，但二者 OS 无统计学差异（14.4 个月 *vs*. 12.9 个月）[50-51]。曲贝替定单药治疗的客观缓解率为 16%，疾病稳定率为 35%，33% 的患者 6 个月无临床进展[52]。

其他二线化疗方案包括吉西他滨、表柔比星、达卡巴嗪、异环磷酰胺、替莫唑胺、艾日布林等单药治疗，以及吉西他滨 / 达卡巴嗪、吉西他滨 / 长春瑞滨等联合治疗。其中表柔比星单药的缓解率为 18%，但相比多柔比星，表柔比星毒性作用更小，常有骨髓抑制和脱发、呕吐等，两者 mOS 无统计学差异（41 周 *vs*. 48 周，P=0.363）[53]。吉西他滨单药化疗在子宫平滑肌肉瘤中不作为一线用药，吉西他滨单药客观反应率为 20.5%，在持续性或复发性子宫平滑肌肉瘤患者中表现出较好的反应率，可考虑作为二线联合用药[54]。替莫唑胺在 19 例软组织肉瘤患者的治疗中，2 例患者实现了客观缓解，疾病稳定率为 42%，其常见副作用有恶心、贫血、疲劳、碱性磷酸酶水平升高等，患者耐受性较好且副作用少，但反应率较低[55]。

艾日布林作为一种新型微管抑制剂，平滑肌肉瘤中有 31.6% 的患者 PFS 持续 12 周以上，脂肪肉瘤中为 46.9%（2B 类）[56]。目前正在开展的一项随机多中心Ⅲ期试验，旨在比较艾日布林与达卡巴嗪单药在晚期脂肪肉瘤和平滑肌肉瘤患者中的疗效，目前已发表的数据显示艾日布林 OS（13.5 个月）优于达卡巴嗪（11.5 个月），但艾日布林组发生不良事件和死亡比例（67% 和 4%）高于达卡巴嗪组（56% 和 1%）[57]。

吉西他滨 / 达卡巴嗪联合治疗 3 个月缓解率可达 56%，mPFS 为 4.2 个月，mOS 为 16.8 个月，且严重毒性症状并不常见，作为二线治疗方案具有一定作用价值[58]，其他联合用药方案包括多柔比星 / 达卡巴嗪、吉西他滨 / 长春瑞滨（2B 类）。

4. 靶向与免疫治疗

存在 *NTRK* 基因融合的子宫肉瘤推荐应用拉罗替尼或恩曲替尼。文献报道，存在 *NTRK* 基因融合的实体肿瘤患者中应用拉罗替尼，ORR 为 75%，中位缓解持续时间（median duration of remission，mDOR）为 49.3 个月，中位 PFS 为 35.4 个月，36 个月的 OS 为 77%；恩曲替尼反应率为 57%，mDOR 为 10.4 个月，mPFS 为 11.2 个月，mOS 为 21 个月；但使用酪氨酸激酶抑制剂前仍需基因测序以确定 *NTRK* 基因融合[59]。

携带间变性淋巴瘤激酶（anaplastic lymphoma kinase，ALK）融合的炎性肌纤维母细胞瘤（inflammatory myofibroblastic tumor，IMT）推荐应用克唑替尼、色瑞替尼、布吉他滨、劳拉替尼、阿来替尼。文献报道，使用克唑替尼的总体反应率达 86%，36% 的患者完全缓解，大多数患者在 4 周内部分缓解；最常见的药物相关不良事件是中性粒细胞计数减少，在 IMT 患者中发生率为 43%，但该研究样本量少，且需进行基因测序以明确是否存在 ALK 重排[60]。

经病理确诊的 PEComa 一线治疗首选白蛋白结合型西罗莫司，其他二线治疗可选择 mTOR 抑制剂，如西罗莫司、依维莫司、替西罗莫司。文献报道，西罗莫司反应率为 39%，药物起效迅速且不良事件为 1 级或 2 级，mPFS 为 10.6 个月，mOS 为 40.8 个月，但该治疗方式依赖于 *TSC2* 基因突变的鉴定[61]。

研究显示，帕唑帕尼是特异性靶向血管内皮细胞生长因子受体的新型抗肿瘤药物，在子宫平滑肌肉瘤中缓解率为 11%，mPFS 为 3.0 个月，mOS 为 17.5 个月，总体缓解率低[62]。

TMB-H 手术无法切除或全身多处转移的初治或复发患者，在没有更满意的治疗方法时可选择帕博利珠单抗治疗。FDA 基于多中心单臂研究结果批准了帕博利珠单抗用于 TMB-H 和微卫星不稳定性的肉瘤患者，研究结果显示其缓解率达 29%；另一项研究显示，57% 的患者反应持续≥ 12 个月，但前期需进行二代测序以明确适用患者[63-64]。

携带 *BRCA2* 突变的 uLMS 可使用 PARP 抑制剂治疗，包括奥拉帕利、卢卡帕利和尼拉帕利。研究显示，所有参与者均获得不同程度的缓解，但研究例数少，仍需大规模前瞻性研究验证，且治疗依赖基因测序以确定 *BRCA2* 突变[65]。对于晚期复发患者，常规治疗失败的情况下，可进行基因检测，尝试个体化靶向治疗，并鼓励患者参加临床试验。

五、复发或转移患者的治疗

各种类型的子宫肉瘤复发率均较高[66]。针对晚期复发的患者，需在综合考虑肿瘤可切除性、既往有无放疗史、肿瘤复发部位和肿瘤恶性程度的前提下，制定个体化治疗策略。

（一）局部复发患者的治疗

局部复发是指复发部位在阴道/盆腔，影像学显示没有远处转移，建议手术和放疗。既往未接受过放疗的局部复发患者可选择手术 ± 术中放疗。术前可考虑先行盆腔外照射放疗和（或）全身治疗，如患者无法达到满意减瘤，术后残余病灶可考虑术后盆腔外照射放疗（± 近距离放疗）和（或）全身治疗。对于不适合手术的患者，可选择放疗，盆腔外照射放疗应与近距离放疗和全身治疗并用。无论是手术治疗还是放疗，均应在初始治疗后考虑进一步的全身辅助治疗。

既往接受过放疗的局部复发患者，治疗选择包括：①手术切除的同时，联合术中放疗和（或）全身治疗；②全身治疗。③再次盆腔外照射放疗和（或）近距离放疗。回顾性分析子宫内膜间质肉瘤患者资料表明，肿瘤细胞减灭术改善了复发性患者的总生存率[67-68]。

（二）复发转移患者的治疗

对于出现远处转移的患者，建议全身治疗 ± 姑息性盆腔外照射放疗和（或）最佳支持治疗。对于孤立的、可切除的转移灶，选择手术切除或其他消融治疗，如射频消融术、立体定向放疗。孤立性转移病灶切除是治疗转移性复发子宫平滑肌肉瘤患者的有效方法，复发时间较长的子宫平滑肌肉瘤患者在转移病灶切除术后的生存率可能会提高，患者在术前或术后可选择辅助放疗和（或）全身治疗[69]。对于术后影像学提示无残余病灶、达到完全切除的患者，可随访观察。对于低级别子宫内膜间质肉瘤和腺肉瘤患者，复发后再次手术仍可获益[3, 70]。癌肉瘤和高级别子宫内膜间质肉瘤复发后支持再次手术的相关证据较少。

对于转移灶无法切除的患者，可考虑全身治疗和（或）局部治疗，包括肿瘤定向体外放疗或局部射频消融[71-74]。对于复发的低级别子宫内膜间质肉瘤，全身治疗首选抗雌激素疗法。

高级别子宫肉瘤全身治疗首选方案包括单药多柔比星、吉西他滨联合多西他赛、多柔比星联合异环磷酰胺和多柔比星联合达卡巴嗪。多柔比星是治疗子宫平滑肌肉瘤的有效单一药物，其毒性低于联合用药方案[2]。

LMS-04 Ⅲ期临床随机试验纳入了150例患者（67例子

宫平滑肌肉瘤和 83 例软组织平滑肌肉瘤），比较分析使用多柔比星联合曲贝替定与多柔比星单药作为一线治疗的益处，结果表明联合治疗组 mPFS 显著高于多柔比星单药治疗组（12.2 个月 *vs*. 6.2 个月，*HR*=0.41，95% *CI* 0.29 ～ 0.58，$P < 0.0001$）。基于上述发现，专家组推荐采用多柔比星联合曲贝替定治疗平滑肌肉瘤患者。

对于既往接受过蒽环类药物治疗、病灶广泛转移或存在不可切除转移灶的晚期或复发患者，二线药物曲贝替定被列为首选方案。统计表明，曲贝替定已成为常规化疗方案治疗无效后的首选[75]。Ⅲ期临床试验数据显示，蒽环类药物治疗后仍进展的转移性脂肪肉瘤或平滑肌肉瘤患者中，曲贝替定与达卡巴嗪相比，PFS 多获益 2.7 个月[51]。对 232 例子宫平滑肌肉瘤的随访亚组分析显示，曲贝替定组 PFS 为 4 个月、达卡巴嗪组为 1.5 个月（*HR*=0.57，95% *CI* 0.41 ～ 0.81，*P*=0.012），但两组总生存期无显著差异（13.4 个月 *vs*. 12.9 个月，*HR*=0.89，95% *CI* 0.65 ～ 1.24，*P*=0.51）。其他推荐方案包括吉西他滨联合达卡巴嗪、吉西他滨联合长春瑞滨、达卡巴嗪、吉西他滨、表柔比星、异环磷酰胺、脂质体多柔比星、帕唑帕尼、替莫唑胺和艾瑞布林（2B 类）。

一项Ⅲ期临床试验分析比较了艾瑞布林和达卡巴嗪对 452 例晚期平滑肌肉瘤或脂肪肉瘤患者生存结局的影响[76]，结果表明艾瑞布林和达卡巴嗪的 mOS 分别为 13.5 个月和 11.5 个月（*HR*=0.77，95% *CI* 0.62 ～ 0.95，*P*=0.017）。经专家组对成熟试验数据进行小组审查后，艾瑞布林被指定为 2B 类。

常规治疗失败的情况下，可行基因检测，尝试个体化靶向治疗。对于间变性淋巴瘤激酶融合基因阳性的炎性肌纤维母细胞瘤，专家组根据非小细胞肺癌文献证据，增加了克唑替尼、塞瑞替尼、布加替尼、氯拉替尼和阿勒替尼作为治疗药物。对于 *NTRK* 融合基因阳性的肿瘤，采用拉罗替尼或恩曲替尼治疗。对于 PEComa，白蛋白结合型西罗莫司被推荐为一线治疗方案，西罗莫司、依维莫司、替西罗莫司被建议为二线或后续治疗方案。对于 TMB-H 不可切除或转移性晚期复发患者，在治疗无效且没有令人满意的替代治疗选择时，可选择帕博利珠单抗进行免疫治疗。对于 *BRCA2* 阳性患者，奥拉帕利、鲁卡帕利和尼拉帕利被列入二线 / 后续治疗选择[77]。

鼓励参加临床试验。参加严格设计的临床试验，不但有助于推动整体诊疗策略的发展，也为患者提供了优先使用新药物的机会，特别对于晚期多种治疗方法失败后的患者，临床试验可能为其提供一线生机[10]。

参考文献

[1] Cancer facts and figures 2017[R].Atlanta，GA：American Cancer Society.

[2] TROPÉ C G，ABELER V M，KRISTENSEN G B.Diagnosis and treatment of sarcoma of the uterus.A review[J].Acta Oncol，2012，51（6）：694–705.

[3] AMANT F，COOSEMANS A，DEBIEC–RYCHTER M，et al. Clinical management of uterine sarcomas[J].Lancet Oncol，2009，10（12）：1188–1198.

[4] KERNOCHAN L E，GARCIA R L.Carcinosarcomas（malignant mixed Mullerian tumor）of the uterus：advances in elucidation of biologic and clinical characteristics[J].J Natl Compr Canc Netw，2009，7（5）：550–556.

[5] BROOKS S E，ZHAN M，COTE T，et al. Surveillance，epidemiology，and end results analysis of 2677 cases of uterine sarcoma 1989–1999[J].Gynecol Oncol，2004，93（1）：204–208.

[6] LAVIE O，BARNETT–GRINESS O，NAROD S A，et al. The risk of developing uterine sarcoma after tamoxifen use[J].Int J Gynecol Cancer，2008，18（2）：352–356.

[7] ROBINSON E，NEUGUT A I，WYLIE P.Clinical aspects of postirradiation sarcomas[J]. J Natl Cancer Inst，1988，80（4）：233–240.

[8] VENKATRAMAN L，GOEPEL J R，STEELE K，et al. Soft tissue，pelvic，and urinary bladder leiomyosarcoma as second neoplasm following hereditary retinoblastoma[J].J Clin Pathol，2003，56（3）：233–236.

[9] OGNJANOVIC S，OLIVIER M，BERGEMANN T L，et al. Sarcomas in TP53 germline mutation carriers：a review of the IARC TP53 database[J].Cancer，2012，118（5）：1387–1396.

[10] PARKER W H，FU Y S，BEREK J S. Uterine sarcoma in patients operated on for presumed leiomyoma and rapidly growing leiomyoma[J]. Obstet Gynecol，1994，83（3）：414–418.

[11] SHUSHKEVICH A，THAKER P H，LITTELL R D，et al. State of the science：uterine sarcomas：from pathology to

practice[J].Gynecol Oncol，2020，159（1）：3-7.

[12] NOVETSKY A P，POWELL M A.Management of sarcomas of the uterus[J].Curr Opin Oncol，2013，25（5）：546-552.

[13] HÖHN A K，BRAMBS C E，HILLER G G R，et al. 2020 WHO classification of female genital tumors[J].Geburtshilfe Frauenheilkd，2021，81（10）：1145-1153.

[14] LAX S F.Molecular genetic changes in epithelial，stromal and mixed neoplasms of the endometrium[J].Pathol，2007，39（1）：46-54.

[15] HUANG H Y，LADANYI M，SOSLOW R A.Soslow，molecular detection of JAZF1-JJAZ1 gene fusion in endometrial stromal neoplasms with classic and variant histology：evidence for genetic heterogeneity[J].Am J Surg Pathol，2004，28（2）：224-232.

[16] LEATH C A，HUH W K，HYDE J Jr，et al. A multi-institutional review of outcomes of endometrial stromal sarcoma[J].Gynecol Oncol，2007，105（3）：630-634

[17] KOONTZ J I，SORENG A L，NUCCI M，et al. Frequent fusion of the JAZF1 and JJAZ1 genes in endometrial stromal tumors[J].Proc Natl Acad Sci USA，2001，98（11）：6348-6353.

[18] LEWIS N，SOSLOW R A，DELAIR D F，et al. ZC3H7B-BCOR high-grade endometrial stromal sarcomas：a report of 17 cases of a newly defined entity[J].Mod Pathol，2018，31（4）：674-684.

[19] BINZER-PANCHAL A，HARDELL E，VIKLUND B，et al. Integrated molecular analysis of undifferentiated uterine sarcomas reveals clinically relevant molecular subtypes[J].Clin Cancer Res，2019，25（7）：2155-2165.

[20] KOLIN D L，QUICK C M，DONG F，et al. SMARCA4-deficient uterine sarcoma and undifferentiated endometrial carcinoma are distinct clinicopathologic entities[J].Am J Surg Pathol，2020，44（2）：263-270.

[21] SELENICA P，CONLON N，GONZALEZ C，et al. Genomic profiling aids classification of diagnostically challenging uterine mesenchymal tumors with myomelanocytic differentiation[J].Am J Surg Pathol，2021，45（1）：77-92.

[22] GOEBEL E A，HERNANDEZ BONILLA S，DONG F，et al. Uterine tumor resembling ovarian sex cord tumor（UTROSCT）：a morphologic and molecular study of 26 cases confirms recurrent NCOA1-3 rearrangement[J].Am J Surg Pathol，2020，44（1）：30-42.

[23] LEE C H，KAO Y C，LEE W R，et al. Clinicopathologic

characterization of GREB1-rearranged uterine sarcomas with variable sex-cord differentiation[J].Am J Surg Pathol，2019，43（7）：928-942.

[24] LEINER J，LE LOARER F.The current landscape of rhabdomyosarcomas：an update[J].Virchows Arch，2020，476（1）：97-108.

[25] National Comprehensive Caneer Network. NCCN clinieal praetice guidelines in oneology: Uterine Neoplasms v.2.2024 [C/0L].[2024-08-03].https: //www.ncen.org/professionals/physician_gls/pdf/uterine.pdf.

[26] KATZ V L.Diagnostic procedures.Imaging，endometrial sampling，endoscopy：indications and contraindications，complications[M]//KATZ V L，LENTZ G M，LOBO R A，et al. Comprehensive Gynecology.5th ed. Philadelphia，Pa：Mosby，2007：chap 11.

[27] RAUH-HAIN J A，DEL CARMEN M G.Endometrial stromal sarcoma：a systematic review[J].Obstet Gynecol，2013，122（3）：676-683.

[28] BARNEY B，TWARD J D，SKIDMORE T，et al. Does radiotherapy or lymphadenectomy improve survival in endometrial stromal sarcoma[J].Int J Gynecol Cancer，2009，19：1232-1238.

[29] SHAH J P，BRYANT C S，KUMAR S，et al. Lymphadenectomy and ovarian preservation in low-grade endometrial stromal sarcoma[J].Obstet Gynecol，2008，112（5）：1102-1108.

[30] SIGNORELLI M，FRUSCIO R，DELL'ANNA T，et al. Lymphadenectomy in uterine low-grade endometrial stromal sarcoma：an analysis of 19 cases and a literature review[J].Int J Gynecol Cancer，2010，20（8）：1363-1366.

[31] NASIOUDIS D，KO EM，KOLOVOS G，et al. Ovarian preservation for low-grade endometrial stromal sarcoma：a systematic review of the literature and meta-analysis[J].Int J Gynecol Cancer，2019，29（1）：126-132.

[32] STEWART L E，BECK T L，GIANNAKOPOULOS N V，et al. Impact of oophorectomy and hormone suppression in low grade endometrial stromal sarcoma：a multicenter review[J]. Gynecol Oncol，2018，149（2）：297-300.

[33] European Sarooma Network Working Group. Soft tissue and visceral sarcomas：ESMO clinical practice guidelines for diagnosis，treatment and follow-up[J].Ann Oncol，2012，23（Suppl 7）：vii92-99.

[34] DONDI G，PORCU E，DE PALMA A，et al. Uterine preservation treatments in sarcomas：oncological problems and reproductive results：a systematic review[J].Cancers

(Basel) , 2021, 13 (22) : 5808.

[35] REICH O, REGAUER S.Estrogen replacement therapy and tamoxifen are contraindicated in patients with endometrial stromal sarcoma[J].Gynecol Oncol, 2006, 102 (2) : 413–414; author reply 414.

[36] BERCHUCK A, RUBIN S C, HOSKINS W J, et al. Treatment of endometrial stromal tumors[J].Gynecol Oncol, 1990, 36 (1) : 60–65.

[37] WEITMANN H D, KNOCKE T H, KUCERA H, et al. Radiation therapy in the treatment of endometrial stromal sarcoma[J].Int J Radiat Oncol Biol Phys, 2001, 49 (3) : 739–748.

[38] FRIEDLANDER M, BENSON C, O'CONNELL R L, et al. Phase 2 study of anastrozole in patients with estrogen receptor/progesterone receptor positive recurrent low–grade endometrial stromal sarcomas: the PARAGON trial (ANZGOG 0903) [J]. Gynecol Oncol 2021, 161 (1) : 160–165.

[39] CUI R, CAO G, BAI H, et al. The clinical benefits of hormonal treatment for LG–ESS: a meta–analysis[J].Arch Gynecol Obstet, 2019, 300 (5) : 1167–1175.

[40] CUI R, YUAN F, WANG Y, et al. Clinicopathological characteristics and treatment strategies for patients with low–grade endometrial stromal sarcoma[J].Medicine (Baltimore) , 2017, 96 (15) : e6584.

[41] GEORGE S, FENG Y, MANOLA J, et al. Phase 2 trial of aromatase inhibition with letrozole in patients with uterine leiomyosarcomas expressing estrogen and/or progesterone receptors[J].Cancer, 2014, 120 (5) : 738–743.

[42] CHU MC, MOR G, LIM C, et al. Low–grade endometrial stromal sarcoma: hormonal aspects[J].Gynecol Oncol, 2003, 90 (1) : 170–176.

[43] ZANG Y, DONG M, ZHANG K, et al. Hormonal therapy in uterine sarcomas[J].Cancer Med, 2019, 8 (4) : 1339–1349.

[44] MAHDAVI A, MONK B J, RAGAZZO J, et al. Pelvic radiation improves local control after hysterectomy for uterine leiomyosarcoma: a 20–year experience[J].Int J Gynecol Cancer, 2009, 19 (6) : 1080–1084.

[45] GIUNTOLI R L, METZINGER D S, DIMARCO C S, et al. Retrospective review of 208 patients with leiomyosarcoma of the uterus: prognostic indicators, surgical management, and adjuvant therapy[J].Gynecol Oncol, 2003, 89 (3) : 460–469.

[46] DUSENBERY K E, POTISH R A, JUDSON P.Limitations of adjuvant radiotherapy for uterine sarcomas spread beyond the

uterus[J].Gynecol Oncol，2004，94（1）：191-196.

[47] MUSS H B，BUNDY B，DISAIA P J，et al. Treatment of recurrent or advanced uterine sarcoma.A randomized trial of doxorubicin versus doxorubicin and cyclophosphamide（a phase Ⅲ trial of the Gynecologic Oncology Group）[J].Cancer，1985，55（8）：1648-1653.

[48] HENSLEY M L，BLESSING J A，DEGEEST K，et al. Fixed-dose rate gemcitabine plus docetaxel as second-line therapy for metastatic uterine leiomyosarcoma：a Gynecologic Oncology Group phase Ⅱ study[J].Gynecol Oncol，2008，109（3）：323-328.

[49] JUDSON I，VERWEIJ J，GELDERBLOM H，et al. Doxorubicin alone versus intensified doxorubicin plus ifosfamide for first-line treatment of advanced or metastatic soft-tissue sarcoma：a randomised controlled phase 3 trial[J]. Lancet Oncol，2014，15（4）：415-423.

[50] DEMETRI G D，CHAWLA S P，VON MEHREN M，et al. Efficacy and safety of trabectedin in patients with advanced or metastatic liposarcoma or leiomyosarcoma after failure of prior anthracyclines and ifosfamide：results of a randomized phase Ⅱ study of two different schedules[J].J Clin Oncol，2009，27（25）：4188-4196.

[51] DEMETRI G D，VON MEHREN M，JONES R L，et al. Efficacy and safety of trabectedin or dacarbazine for metastatic liposarcoma or leiomyosarcoma after failure of conventional chemotherapy：results of a phase Ⅲ randomized multicenter clinical trial[J]. J Clin Oncol，2016，34（8）：786-793.

[52] SANFILIPPO R，GROSSO F，JONES R L，et al. Trabectedin in advanced uterine leiomyosarcomas：a retrospective case series analysis from two reference centers[J].Gynecol Oncol，2011，123（3）：553-556.

[53] MOURIDSEN H T，BASTHOLT L，SOMERS R，et al. Adriamycin versus epirubicin in advanced soft tissue sarcomas. A randomized phase Ⅱ /phase Ⅲ study of the EORTC Soft Tissue and Bone Sarcoma Group[J].Eur J Cancer Clin Oncol，1987，23（10）：1477-1483.

[54] LOOK KY，SANDLER A，BLESSING J A，et al. Phase Ⅱ trial of gemcitabine as second-line chemotherapy of uterine leiomyosarcoma：a Gynecologic Oncology Group（GOG）Study[J].Gynecol Oncol，2004，92（2）：644-647.

[55] ANDERSON S，AGHAJANIAN C. Temozolomide in uterine leiomyosarcomas[J].Gynecol Oncol，2005，98（1）：99-103.

[56] SCHOFFSKI P，RAY-COQUARD I L，CIOFFI A，et al. Activity of eribulin mesylate in patients with soft-tissue

sarcoma：a phase 2 study in four independent histological subtypes[J].Lancet Oncol，2011，12（11）：1045–1052.

[57] SCHOFFSKI P，CHAWLA S，MAKI R G，et al. Eribulin versus dacarbazine in previously treated patients with advanced liposarcoma or leiomyosarcoma：a randomised，open–label，multicentre，phase 3 trial[J].Lancet，2016，387（10028）：1629–1637.

[58] GARCIA–DEL–MURO X，LOPEZ–POUSA A，MAUREL J，et al. Randomized phase Ⅱ study comparing gemcitabine plus dacarbazine versus dacarbazine alone in patients with previously treated soft tissue sarcoma：a spanish group for research on sarcomas study[J].J Clin Oncol，2011，29（18）：2528–2533.

[59] CARLSON J J，ITALIANO A，BROSE M S，et al. Comparative effectiveness of larotrectinib and entrectinib for TRK fusion cancer[J].Am J Manag Care，2022，28（2 Suppl）：S26–S32.

[60] MOSSE Y P，VOSS S D，LIM M S，et al. Targeting ALK with crizotinib in pediatric anaplastic large cell lymphoma and inflammatory myofibroblastic tumor：a children's oncology group study[J].J Clin Oncol，2017，35（28）：3215–3221.

[61] WAGNER A J，RAVI V，RIEDEL R F，et al. Nab–Sirolimus for patients with malignant perivascular epithelioid cell tumors[J].J Clin Oncol，2021，39（33）：3660–3670.

[62] BENSON C，RAY–COQUARD I，SLEIJFER S，et al. Outcome of uterine sarcoma patients treated with pazopanib：a retrospective analysis based on two European Organisation for Research and Treatment of Cancer（EORTC）Soft Tissue and Bone Sarcoma Group（STBSG）clinical trials 62043 and 62072[J].Gynecol Oncol，2016，142（1）：89–94.

[63] PALMERI M，MEHNERT J，SILK A W，et al. Real–world application of tumor mutational burden–high（TMB–high）and microsatellite instability（MSI）confirms their utility as immunotherapy biomarkers[J].ESMO Open，2022，7（1）：100336.

[64] MARCUS L，FASHOYIN–AJE L A，DONOGHUE M，et al. FDA approval summary：pembrolizumab for the treatment of tumor mutational burden–high solid tumors[J].Clin Cancer Res，2021，27（17）：4685–4689.

[65] DOEBELE R C，DRILON A，PAZ–ARES L，et al. Entrectinib in patients with advanced or metastatic NTRK fusion–positive solid tumours：integrated analysis of three phase 1–2 trials[J].Lancet Oncol，2020，21（2）：271–282.

[66] D'ANGELO E，PRAT J. Uterine sarcomas：a review[J].Gynecol Oncol，2010，116（1）：131–139.

[67] YOON A，PARK J，PARK J，et al. Prognostic factors and

outcomes in endometrial stromal sarcoma with the 2009 FIGO staging system: a multicenter review of 114 cases[J].Gynecol Oncol, 2014, 132 (1) : 70–75.

[68] AMANT F, FLOQUET A, FRIEDLANDER M, et al. Gynecologic cancer ntergroup (GCIG) consensus review forendometrial stromal sarcoma[J].Int J Gynecol Cancer, 2014, 24 (Suppl 3) : S67–S72.

[69] LEITAO M M, BRENNAN M F, HENSLEY M, et al. Surgical resection of pulmonary and extrapulmonary recurrences of uterine leiomyosarcoma[J].Gynecol Oncol, 2002, 87 (3) : 287–294.

[70] THIEL F C, HALMEN S.Low-grade endometrial stromalsarcoma–a review[J].Oncol Res Treat, 2018, 41(11): 687–692.

[71] BERNSTEIN-MOLHO R, GRISARO D, SOYFER V, et al. Metastatic uterine leiomyosarcomas[J].Int J Gynecol Cancer, 2010, 20 (2) : 255–260.

[72] SHARMA S, TAKYAR S, MANSON S C, et al. Efficacy and safety of pharmacological interventions in second– or later–line treatment of patients with advanced soft tissue sarcoma: a systematic review[J].BMC Cancer, 2013, 13: 385.

[73] DHAKAL S, CORBIN K S, MILANO M T, et al. Stereotactic body radiotherapy for pulmonary metastases from soft–tissue sarcomas: excellent local lesion control and improved patient survival[J].Int J Radiation Oncol Biol Physics, 2012, 82 (2) : 940–945.

[74] MEHTA N, SELCH M, WANG P, et al. Safety and efficacy of stereotactic body radiation therapy in the treatment of pulmonary metastases from high grade sarcoma[J].Sarcoma, 2013, 2013: 360214.

[75] PAUTIER P, FLOQUET A, CHEVREAU C, et al. Trabectedin in combination with doxorubicin for first–line treatment of advanced uterine or soft–tissue leiomyosarcoma (LMS–02) : a non–randomised, multicentre, phase 2 trial[J].Lancet Oncol, 2015, 16 (4) : 457–464.

[76] SCHOFFSKI P, MAKI R G, ITALIANO A, et al. Randomized, open–label, multicenter, phase Ⅲ study of eribulin versus dacarbazine in patients (pts) with leiomyosarcoma (LMS) and adipocytic sarcoma (ADI) [J]. J Clin Oncol, 2015, 33: LBA10502.

[77] HENSLEY M L, CHAVAN S S, SOLIT D B, et al. Genomic landscape of uterine sarcomas defined through prospective clinical sequencing[J].Clin Cancer Res, 2020, 26 (14) : 3881–3888.

中华医学会妇科肿瘤学分会

中国妇科肿瘤临床实践指南 2024版

上卷

总主审　马　丁

总主编　孔北华　向　阳

卵巢癌

主　编　马　丁　梁志清

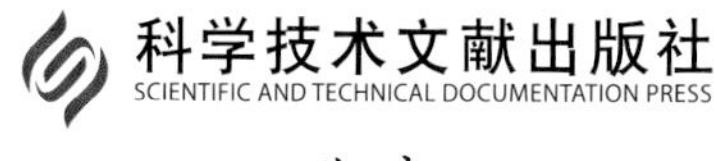

·北京·

图书在版编目（CIP）数据

卵巢癌 / 马丁，梁志清主编. -- 北京：科学技术文献出版社，2024. 8. --（中国妇科肿瘤临床实践指南：2024版上卷 / 孔北华，向阳总主编）. -- ISBN 978-7-5235-1663-8

Ⅰ. R737. 31

中国国家版本馆 CIP 数据核字第 20240T136Y 号

卵巢癌

策划编辑：袁婴婴　　责任编辑：袁婴婴　　责任校对：张永霞　　责任出版：张志平

出 版 者　科学技术文献出版社
地　　址　北京市复兴路15号　邮编 100038
编 务 部　（010）58882938，58882087（传真）
发 行 部　（010）58882868，58882870（传真）
邮 购 部　（010）58882873
官方网址　www.stdp.com.cn
发 行 者　科学技术文献出版社发行　全国各地新华书店经销
印 刷 者　北京时尚印佳彩色印刷有限公司
版　　次　2024 年 8 月第 1 版　2024 年 8 月第 1 次印刷
开　　本　787 × 1092　1/16
字　　数　607千
印　　张　39.25
书　　号　ISBN 978-7-5235-1663-8
定　　价　160.00元（全7册）

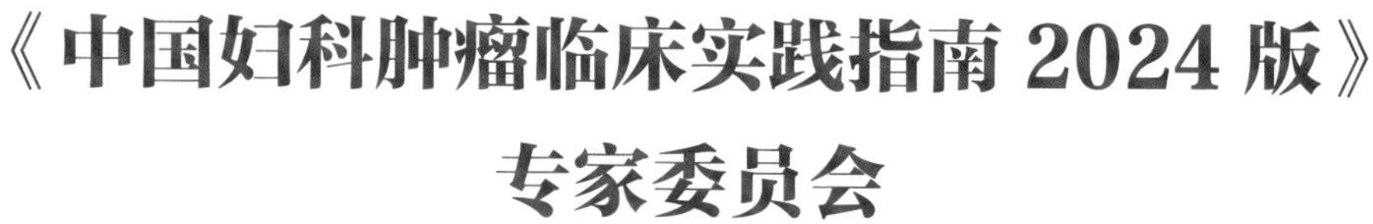

《中国妇科肿瘤临床实践指南 2024 版》
专家委员会

名誉总主编： 郎景和　曹泽毅　沈　铿

总　主　审： 马　丁

总　主　编： 孔北华　向　阳

副 总 主 编： 梁志清　王建六　张国楠　汪　辉

常务编委（按姓氏笔画排序）：

王　薇　王丹波　王世宣　王新宇　曲芃芃
刘开江　杨佳欣　陈　刚　郑　虹　孟元光
赵　霞　哈春芳　徐丛剑　郭瑞霞　康　山
程文俊　臧荣余

《卵巢癌》编委会

主　审：孔北华　向　阳

主　编：马　丁　梁志清

副主编：臧荣余　赵　霞　程文俊　杨佳欣　郭瑞霞　陈　刚

编　委（按姓氏笔画排序）：

陈丽宏　程晓东　高庆蕾　王　育　王世军　王延洲

史廷燕　米　玛　李　凌　李志刚　李科珍　汪宏波

张　瑜　张丙忠　林　蓓　周圣涛　姚德生　夏百荣

编辑秘书：梁小龙　邓　黎

前言

FOREWORD

中华医学会妇科肿瘤学分会（Chinese Society of Gynecological Oncology，CSGO）及其前身中国妇科肿瘤学组（Chinese Gynecological Oncology Group，CGOG）始终秉承“传播医学科学知识，弘扬医学道德，崇尚社会正义”的学会宗旨，不断传播妇科肿瘤学新理论、新知识、新技术，持续提升妇科肿瘤预防、诊断和治疗水平，努力推动我国妇科肿瘤事业的蓬勃发展。CGOG 于 1996 年首次颁布了子宫颈癌、子宫内膜癌、卵巢癌、外阴和阴道肿瘤，以及滋养细胞肿瘤等常见妇科肿瘤诊治指南，随后 CSGO 对指南进行了多次修订，这为我国妇科肿瘤患者的规范化诊疗奠定了坚实的基础。人们永远不会忘记我国妇科肿瘤学界前辈们，特别是郎景和院士、曹泽毅教授、沈铿教授、谢幸教授对历版妇科肿瘤指南制定所做出的杰出贡献。

指南的宗旨是“为医师和患者提供当前最佳的诊断和治疗建议，提高治疗水平，改善治疗效果”。指南修订的目标是通过内容更新，确保指南能够反映最新的诊疗理念、诊疗技术等临床研究成果，在循证医学基础上，凝聚专家共识，使临床实践有章可循，有规可依，同时为临床研究提供一个统一的评价标准。

近年来，妇科肿瘤学发展突飞猛进，已从传统的手术治疗、放射治疗和化学治疗基础上，进入了分子诊断、靶向治疗和免疫治疗的精准医学时代。妇科肿瘤预防、诊断和治疗的新理念、新理论和新技术不断涌现，高质量循证医学证据不断增加，诊疗指南需要不断更新完善，才能满足指导临床实践的需求。

在继承历版指南经典成果的基础上，本指南借鉴国际权威临床指南的制定经验，从形式到内容有了重大变化。首先以流程图的形式给出临床诊疗路径，为临床医师提供快速便捷、好查易懂的临床推荐，旨在增强临床实用性；其次针对诊疗要点，列出诊疗原则，对临床关键问题给予提纲挈领、简明扼要的总结概括；最后在讨论部分以临床问题为导向，从基础到临床，引经据典为流程图和诊疗原则提供详实的理论和临床研究依据。

本指南力求传承经典，与时俱进，内容全面，重点突出，既要立足中国国情，又要与国际标准接轨，以期不断提升指南质量，更好地为广大妇科肿瘤医师和妇科肿瘤患者服务。

希望广大临床医师在应用本指南的过程中，遵循规范化、个体化、精准化、人性化的诊疗原则，尊重患者的意愿和选择，开展妇科肿瘤临床诊疗实践。

今后，《中国妇科肿瘤临床实践指南》电子版每年定期更新，敬请广大妇科肿瘤专业同道不吝指正，任何意见请反馈至：xdfckjz@sina.com，衷心感谢各位读者。

中华医学会妇科肿瘤学分会

孔北华　马丁　向阳

2024 年 6 月 30 日

目录

CONTENTS

诊疗路径

诊疗原则

讨 论

诊疗路径

一、卵巢癌诊断、评估

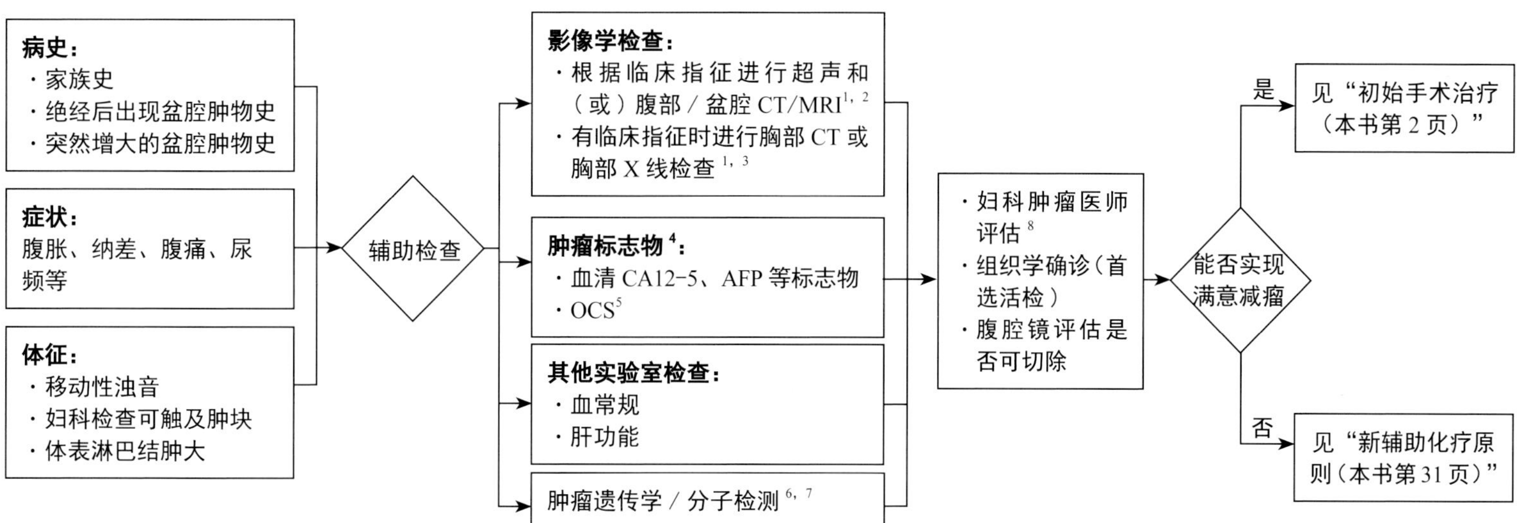

[1] 根据需要，如无禁忌，应行强化检查。

[2] 必要时可行 PET/CT、MRI，或 PET/MRI 检查以明确诊断。

[3] 若涉及转移性或播散性疾病，首选胸部 CT 检查。

[4] 其他肿瘤标志物可能包括 HE4、抑制素、β- 人绒毛膜促性腺激素、甲胎蛋白、乳酸脱氢酶、癌胚抗原和 CA19-9。

[5] 卵巢癌评分（ovarian cancer score，OCS），基于体外测定人血清外泌体中的 CA12-5、HE4 和 C5a 浓度，并经给定的计算公式计算 OCS。

[6] 胚系和体系 *BRCA1/2* 状态，决定维持治疗。

[7] 在不存在 *BRCA1/2* 突变的情况下，同源重组状态可提供 PARP 抑制剂治疗获益程度的信息。

[8] 评估内容还应包含身体、营养状况等（如 ECOG 评分、合并症）。

二、初始手术治疗

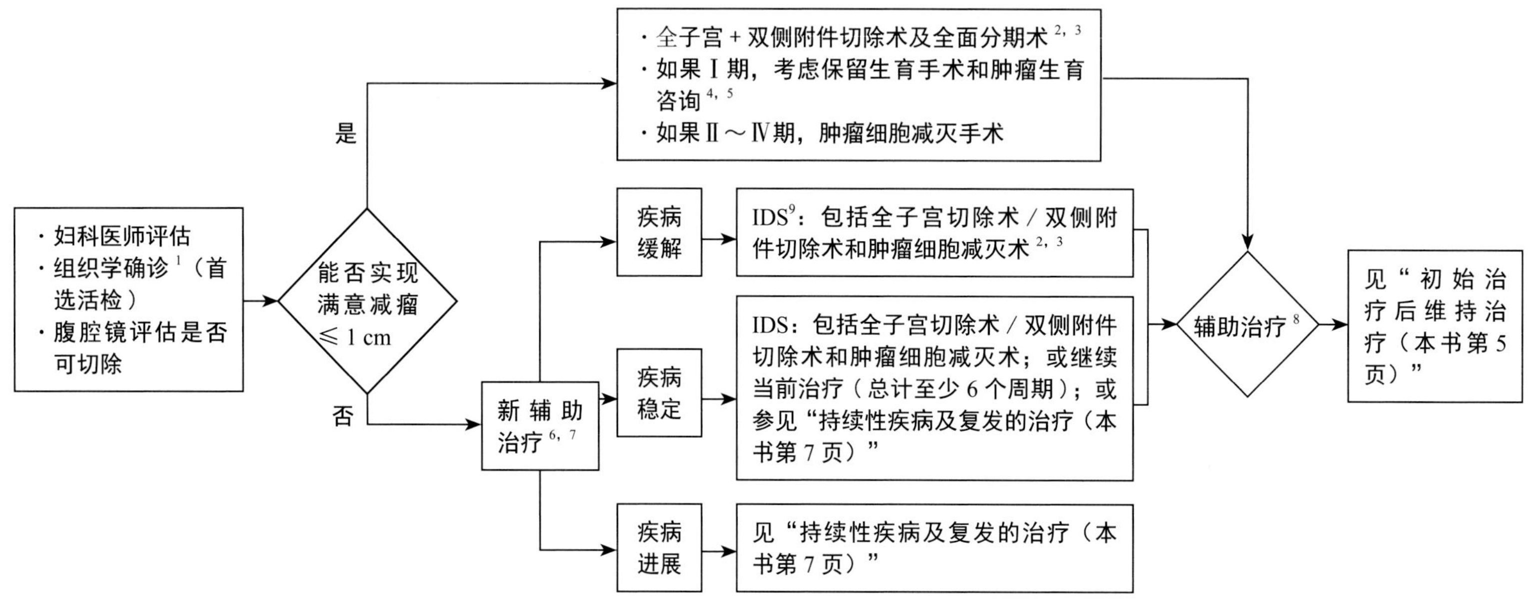

[1] 若活检不可行，可进行腹水或胸腔积液细胞学检测，联合 CA12-5/CEA > 25 来替代组织学活检；还可将腹水或胸腔积液内细胞沉渣石蜡包埋后进行病理学检测。

[2] 参见“手术治疗原则（本书第 23 页）”。

[3] 参见“病理检查原则（本书第 25 页）”。

[4] 适用于ⅠA 期、ⅠB 期和部分组织学类型的ⅠC 期患者。

[5] 保留子宫以备将来辅助生殖。

[6] 首选在 3～4 个周期后完成手术；根据妇科肿瘤学家的临床判断，也可在 4～6 个周期后进行手术。

[7] 参见“全身治疗原则（本书第 26 页）和药物反应处理原则（本书第 37 页）”。

[8] FIGO Ⅲ～Ⅳ期接受 NACT 的卵巢癌患者，在 IDS 后进行 HIPEC（60～90 分钟，41～43 ℃），后续治疗不使用贝伐珠单抗的患者，可使用顺铂（单药最大给药剂量为 85 mg/m^2）；后续治疗需要联合贝伐珠单抗的患者，可使用顺铂（单药最大给药剂量为 70 mg/m^2）。

[9] 间歇性肿瘤细胞减灭术（interval debulking surgery，IDS）。

三、明确诊断后的治疗

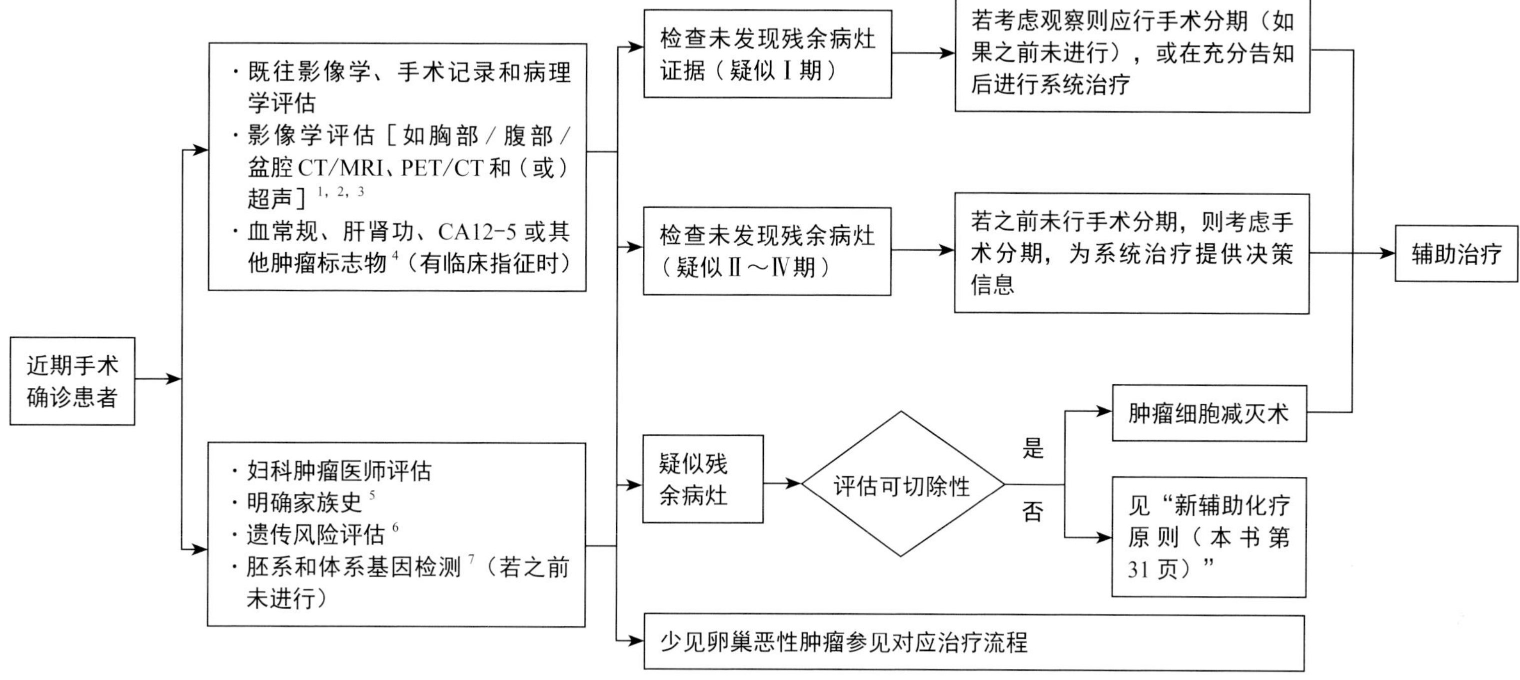

[1] 根据需要，采用口服和静脉注射造影剂（除非禁忌）和直肠造影。

[2] 必要时可行PET/CT、MRI，或PET/MRI检查以明确诊断。

[3] 若涉及转移性或播散性疾病，首选胸部CT检查。

[4] 其他肿瘤标志物包括抑制素、β-人绒毛膜促性腺激素、甲胎蛋白、乳酸脱氢酶、癌胚抗原和CA19-9等。

[5] 参考乳腺、卵巢、皮肤腺和结直肠癌相关的遗传/家族性高风险评估指南。

[6] 胚系和体系*BRCA1/2*状态，决定维持治疗。

[7] 在不存在*BRCA1/2*突变的情况下，同源重组状态可提供PARP抑制剂治疗获益程度的信息。

四、病理分期

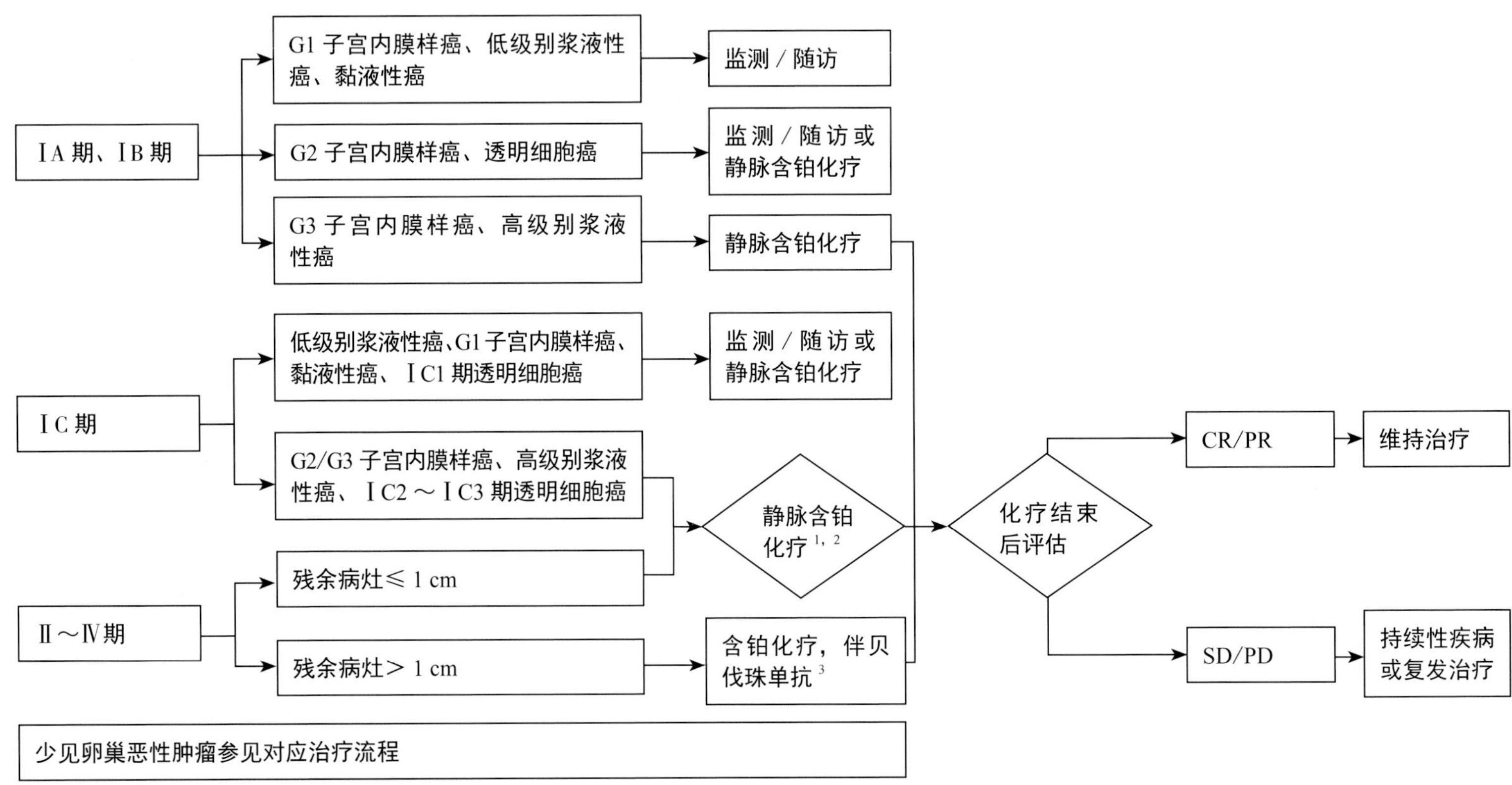

[1] 参考ⅠC 期及Ⅱ～Ⅳ期疾病的全身治疗原则；晚期卵巢癌肿瘤细胞减灭术后残余病灶≤ 1 cm 可联合贝伐珠单抗（2B 类），参见《妇科肿瘤抗血管内皮生长因子单克隆抗体临床应用指南（2022 版）》。

[2] 初次化疗患者的监测：每 1～3 个周期行体格及盆腔检查，血清 CA12-5 或其他肿瘤标志物，血生化，胸部 / 腹部 / 盆腔增强 CT 或增强 MRI、PET/CT。

[3] 晚期卵巢癌肿瘤细胞减灭术后残余病灶＞ 1 cm 可联合贝伐珠单抗（1 类），参见《妇科肿瘤抗血管内皮生长因子单克隆抗体临床应用指南（2022 版）》、全身治疗原则（本书第 26 页）。

五、初始治疗后维持治疗[1]

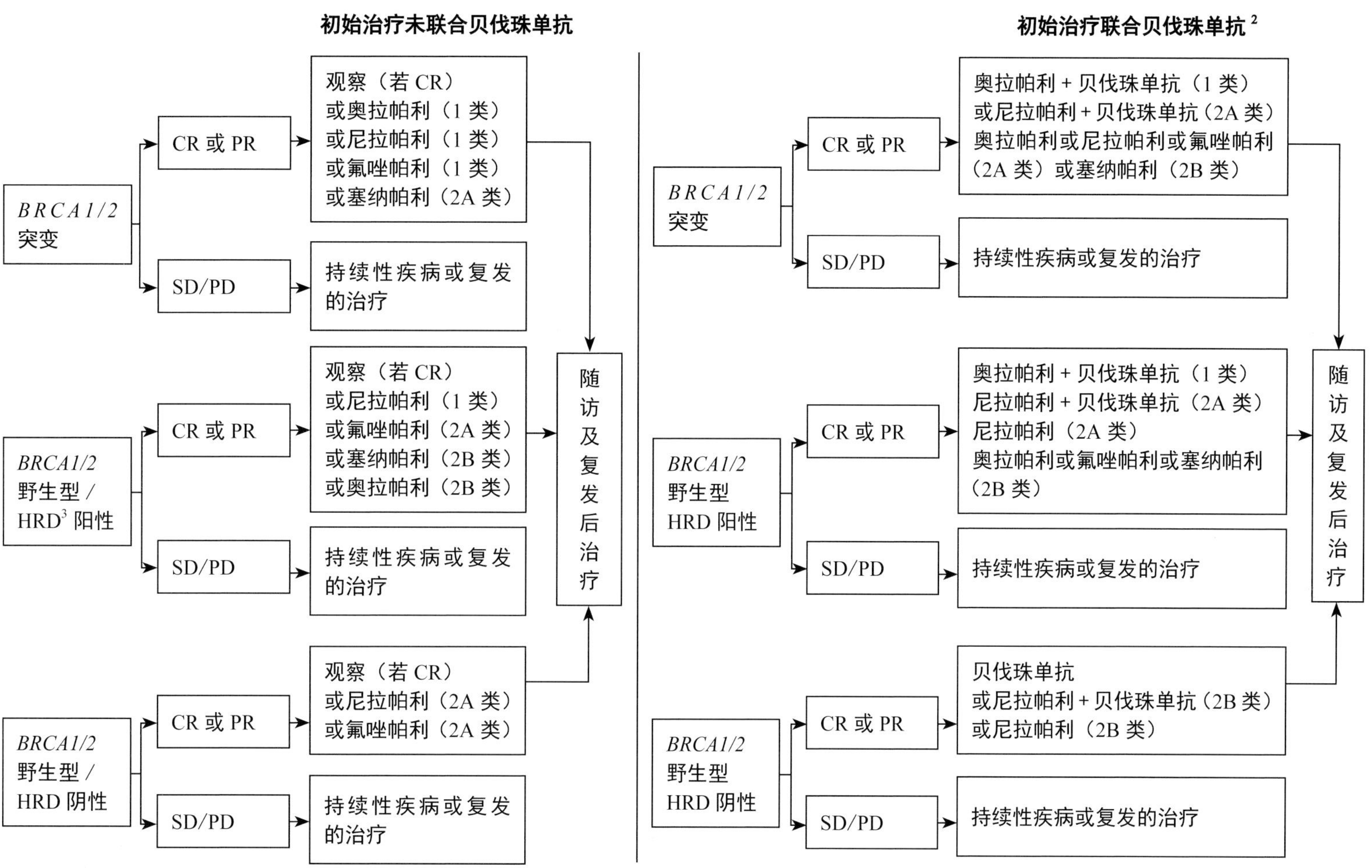

[1] 推荐用于Ⅲ～Ⅳ期卵巢癌、输卵管癌和原发性腹膜癌患者（1 类），也适用于Ⅱ期患者（2B 类），对于Ⅰ期患者不予推荐；主要适用于高级别浆液性癌和子宫内膜样癌组织学类型（1 类），也适用于 *BRCA1/2* 突变的其他 EOC 组织学类型（2B 类）。

[2] KELIM 评分可以用于筛选并评估维持治疗方案中是否加用贝伐珠单抗并从中获益的患者。

[3] 同源重组修复缺陷（homologous recombination deficiency，HRD）。

六、监测与随访

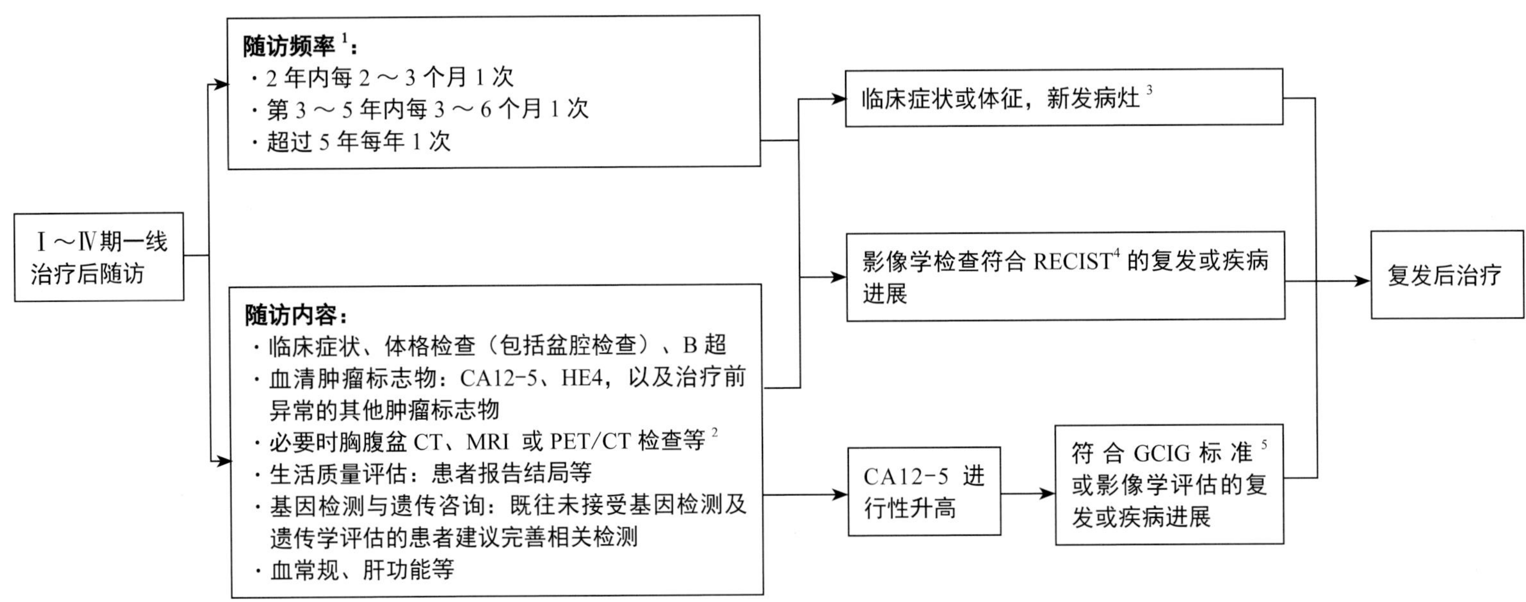

[1] 对于具有复发手术条件的医院和依从性较好的患者，5 年内建议 2～3 个月随访 1 次，以为患者提供更多的治疗选择（2B 类证据）。

[2] 对于靶向维持治疗，尤其是 PARP 抑制剂后的亚临床复发的诊断需重视。

[3] 包括与基线比较一般状况的恶化，再次出现或进展的恶性胸腔积液或腹水，体格检查发现腹盆腔肿物、浅表淋巴结肿大等。

[4] 实体瘤疗效评价标准（response evaluation criteria in solid tumors，RECIST）。

[5] 当仅满足 GCIG 标准诊断，疾病进展或复发时，应在 2 周内采取影像学检查，必要时行 PET/CT 检查，若疾病进展达到 RECIST，疾病进展时间记为影像学检查时间。［引自：GORDON JOHN SAMPSON RUSTIN，IGNACE VERGOTE，ELIZABETH EISENHAUER，et al. Definitions for response and progression in ovarian cancer clinical trials incorporating RECIST 1.1 and CA 125 agreed by the Gynecological Cancer Intergroup（GCIG）[J]. Int J Gynecol Cancer，2011，21（2）：419-423.］

七、持续性疾病及复发的治疗

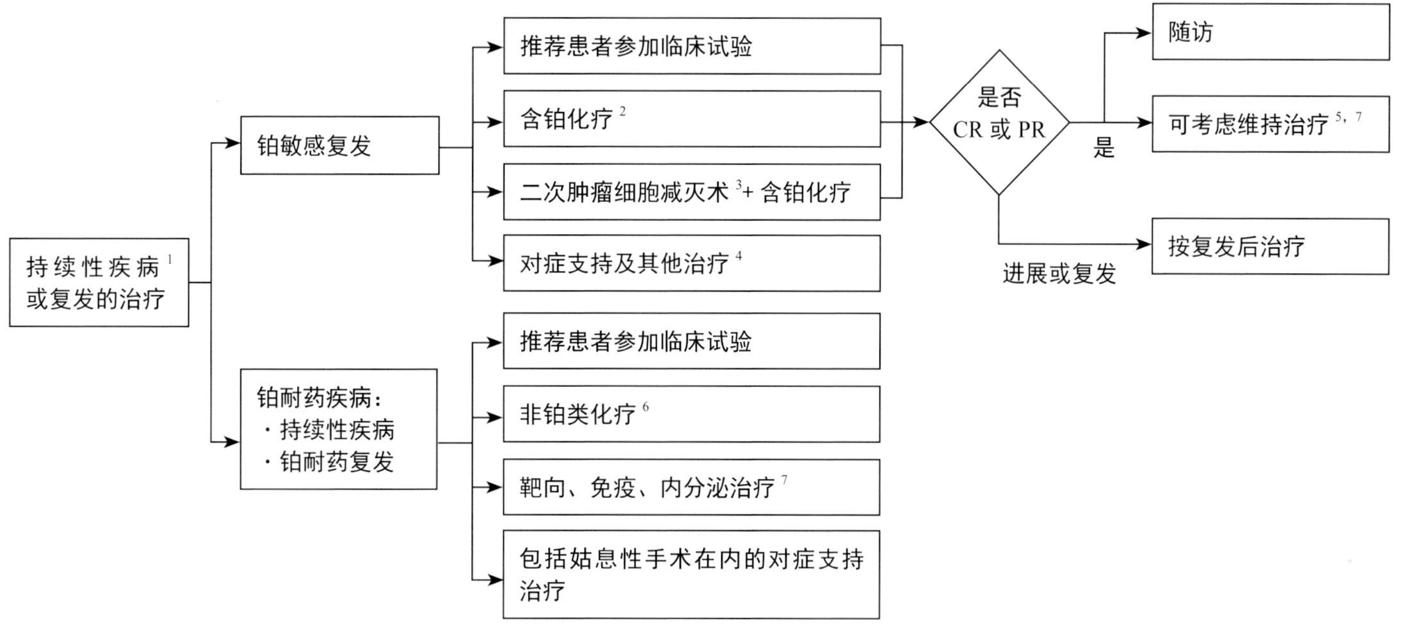

[1] 持续性疾病，即疾病未控状态，指第一次手术残留部位的肿瘤进展或稳定，或前线接受以铂类药物为基础的化疗后肿瘤未达到临床缓解，仍进展或稳定。

[2] 铂敏感复发患者化疗首选铂类药物为基础的化疗方案，化疗联合或不联合贝伐珠单抗。

[3] 基于3项随机对照临床研究证据，肿瘤完全切净的铂敏感初次复发患者是二次肿瘤细胞减灭术的获益人群；应避免不恰当的手术；除患者选择标准外，同时应评估手术中心条件。

[4] 其他治疗包括非铂类化疗、靶向治疗、内分泌治疗、免疫治疗等，仅在特定情况下选择。

[5] 国内已获批铂敏感复发（platinum-sensitive recurrence，PSR）患者维持治疗的PARP抑制剂有奥拉帕利、尼拉帕利和氟唑帕利。

[6] 铂敏感与铂耐药难以准确定义，可根据临床需要选择铂类为基础的化疗，每2～4个周期化疗后应行疗效评估。

[7] 参考《卵巢癌PARP抑制剂临床应用指南（2024版）》《妇科肿瘤免疫检查点抑制剂临床应用指南（2023版）》《妇科肿瘤抗血管内皮生长因子单克隆抗体临床应用指南（2022版）》等。

八、铂敏感复发二次肿瘤细胞减灭术的筛选标准

1. 德国 AGO 评分标准

评分项	推荐二次肿瘤细胞减灭术[1]
初始手术术后残余病灶	切净
ECOG 体力状态评分	0 分
复发时是否有腹水	腹水＜ 500 mL

2. 基于国际多中心研究的风险评分模型（iMODEL 评分）

评分项	iMODEL 评分[2]（分）					
	0	0.8	1.5	1.8	2.4	3.0
FIGO 分期	Ⅰ / Ⅱ	Ⅲ / Ⅳ				
初始手术术后残余病灶	切净		未切净			
无疾病进展间期（月）	≥ 16				＜ 16	
ECOG 体力状态评分（分）	0 ～ 1				2 ～ 3	
复发时血清 CA12-5 水平（U/mL）	≤ 105			＞ 105		
复发时是否有腹水	无					有

[1] 3 项均符合，推荐行二次肿瘤细胞减灭术。［引自：PHILIPP HARTER，ANDREAS DU BOIS，MAIK HAHMANN，et al. Surgery in recurrent ovarian cancer：the Arbeitsgemeinschaft Gynaekologische Onkologie（AGO）DESKTOP OVAR trial[J].Ann Surg Oncol，2006，13（12）：1702-1710.］

[2] ≤ 4.7 分适合二次肿瘤细胞减灭术。［引自：WEN-JUAN TIAN，DENNIS S CHI，JALID SEHOULI，et al. A risk model for secondary cytoreductive surgery in recurrent ovarian cancer: an evidence-based proposal for patient selection [J].Ann Surg Oncol，2012，19（2）：597-604.］

九、少见卵巢恶性肿瘤组织学分类

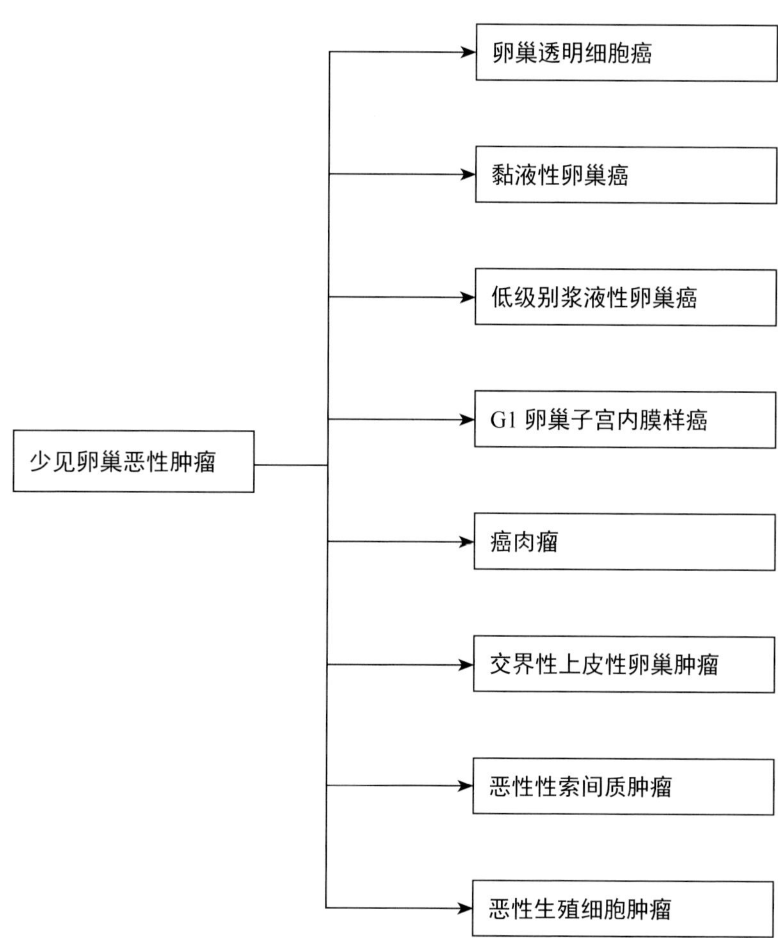

十、透明细胞癌

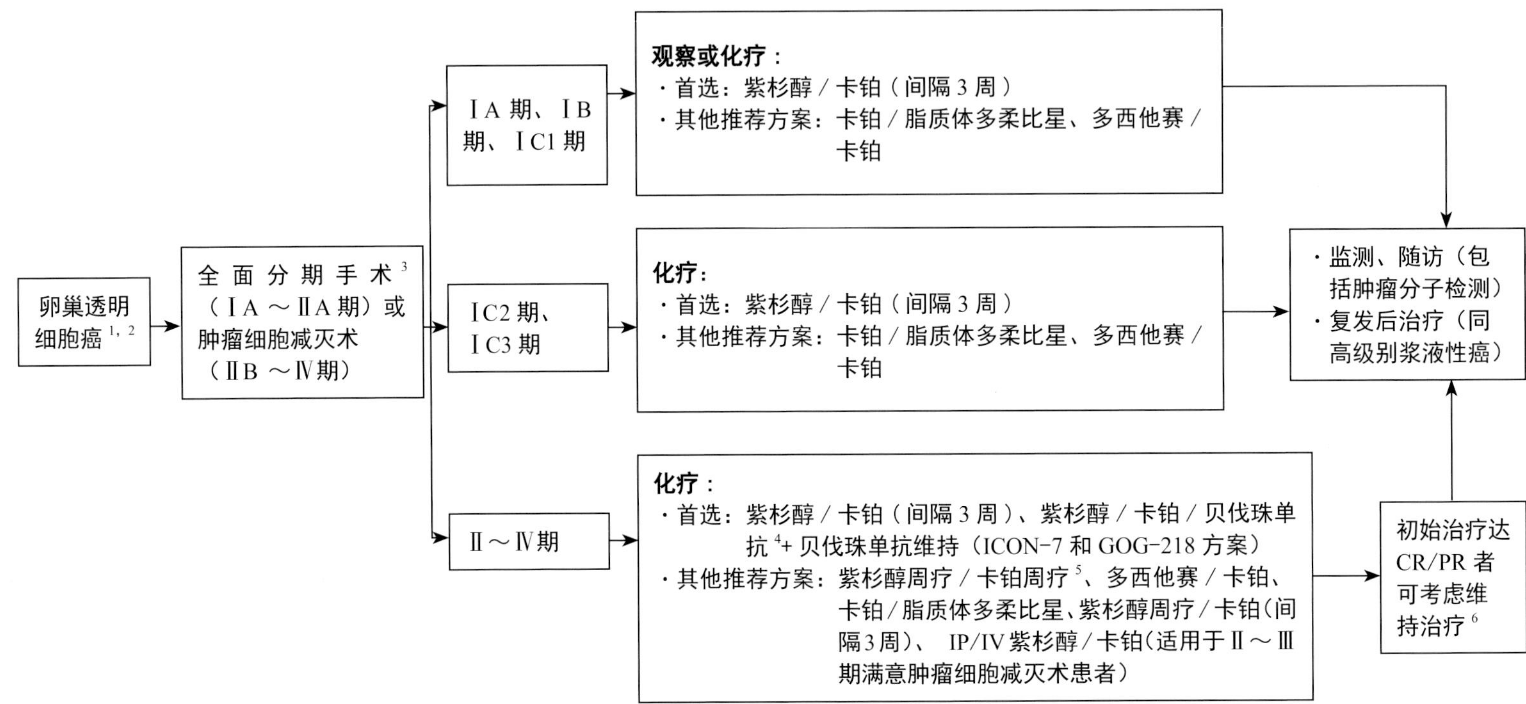

[1] 若已接受不全分期术，应考虑行再分期术和残余病灶切除术。
[2] 推荐行肿瘤分子检测。
[3] 不建议卵巢透明细胞癌患者行保留生育功能手术，但若生育意愿强烈且具有严密随访条件的ⅠA期患者，可考虑行保留生育功能手术。
[4] 贝伐珠单抗及其生物类似物。
[5] 更适合身体状态差的患者。
[6] 参考“初始治疗后维持治疗（本书第5页）”。

十一、卵巢黏液性癌

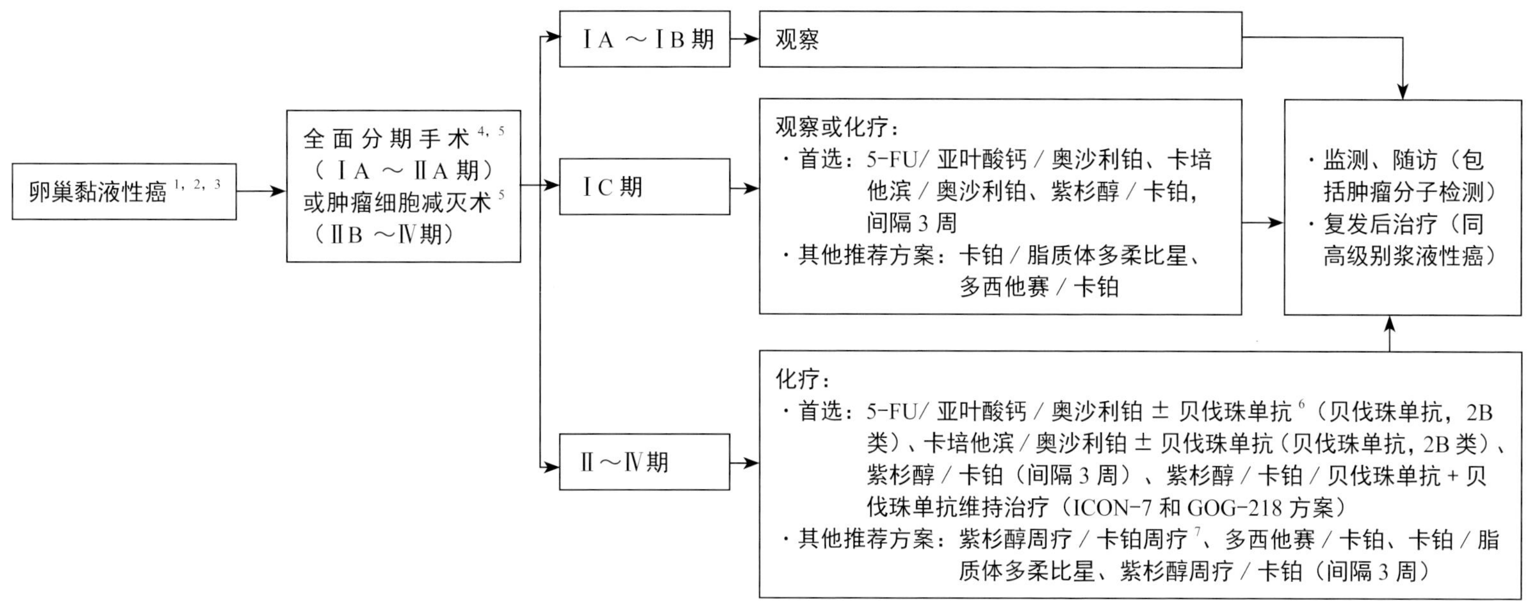

[1] 若已接受不全分期术，应考虑行再分期手术和残余病灶切除术。
[2] 若既往未查，建议进行充分的胃肠道评估和 CEA、CA19-9、CA12-5 等检查。
[3] 可考虑行肿瘤分子检测。
[4] Ⅰ期有生育意愿者，可行保留生育功能手术。
[5] 建议使用消化道内镜鉴别转移性胃肠道恶性肿瘤和原发性黏液性卵巢癌；术前或术中评估无可疑淋巴结，可不行系统性淋巴结切除术；建议术中同时切除阑尾。
[6] 贝伐珠单抗及其生物类似物。
[7] 更适合身体状态差的患者。

十二、低级别浆液性癌

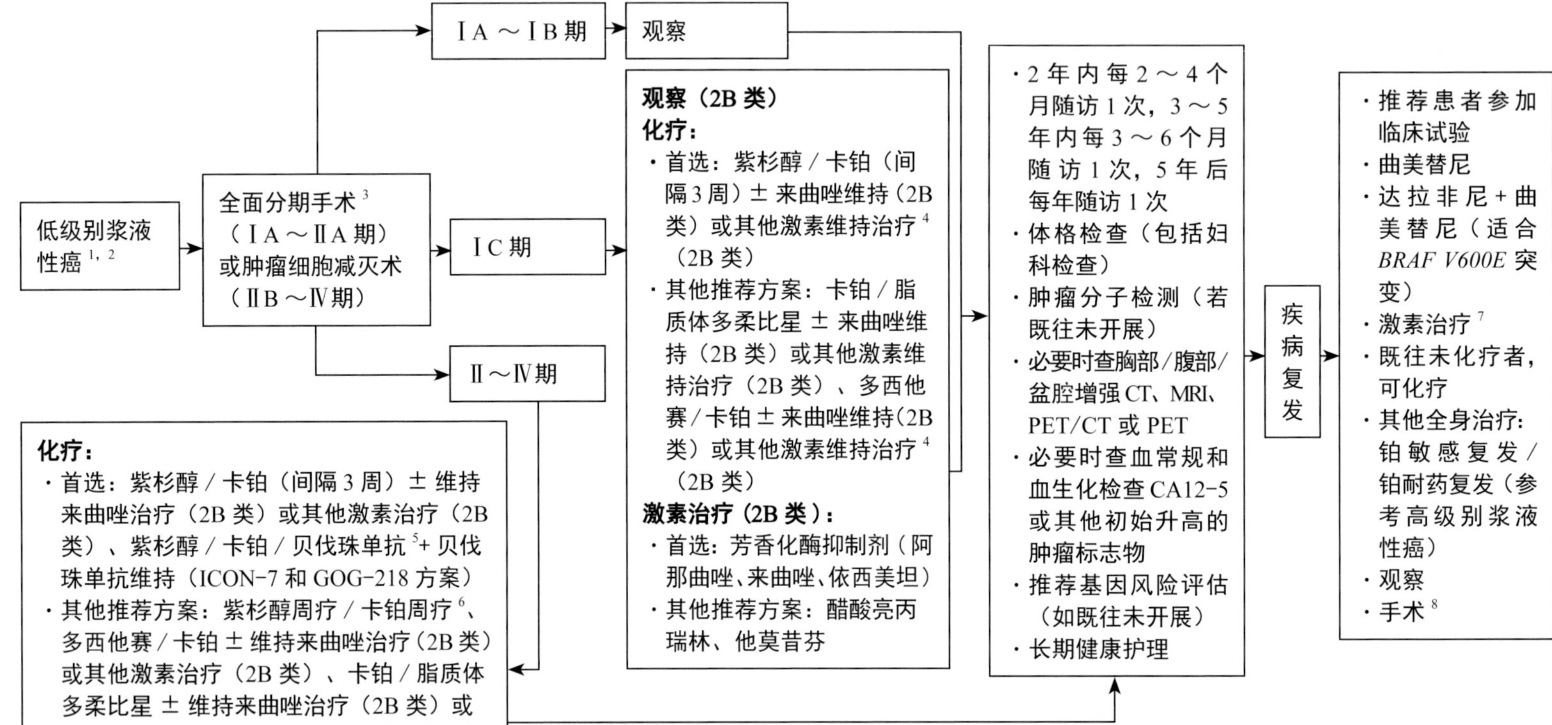

[1] 若已接受不全分期术，应考虑行再分期手术和残余病灶切除术。
[2] 推荐行肿瘤分子检测。
[3] Ⅰ期（ⅠB 期、ⅠC 期，2B 类）患者如有生育意愿，可行保留生育功能的手术。
[4] 其他激素治疗：芳香化酶抑制剂（阿那曲唑、依西美坦）、醋酸亮丙瑞林或他莫昔芬。
[5] 贝伐珠单抗及其生物类似物。
[6] 更适合身体状态差的患者。
[7] 可应用芳香化酶抑制剂，若既往未使用。若既往已使用芳香化酶抑制剂，现可考虑使用他莫昔芬或醋酸亮丙瑞林。
[8] 对于具有较长无病间期、孤立病灶和（或）肠梗阻者可考虑行二次肿瘤细胞减灭术。

十三、子宫内膜样癌

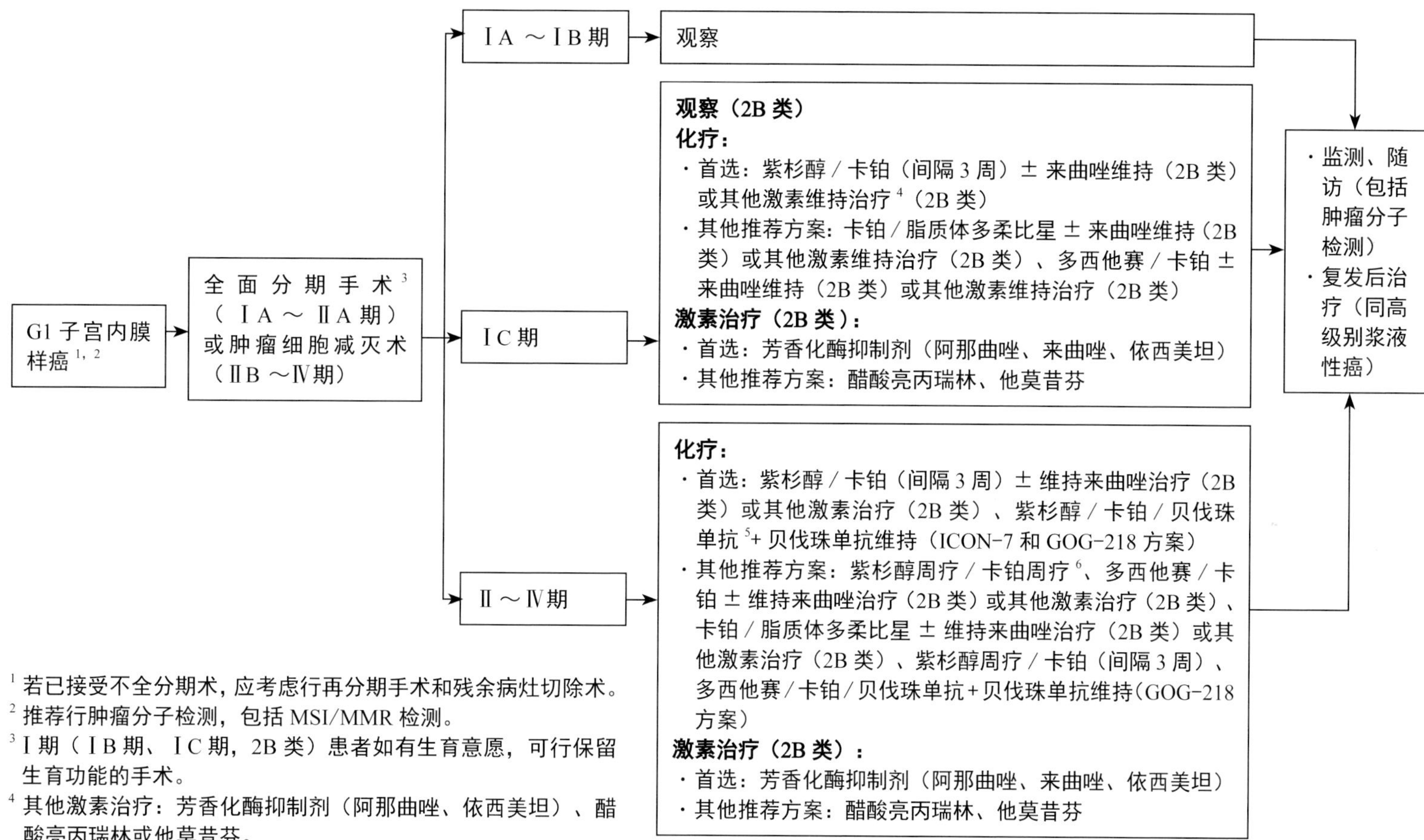

[1] 若已接受不全分期术，应考虑行再分期手术和残余病灶切除术。
[2] 推荐行肿瘤分子检测，包括 MSI/MMR 检测。
[3] Ⅰ期（ⅠB 期、ⅠC 期，2B 类）患者如有生育意愿，可行保留生育功能的手术。
[4] 其他激素治疗：芳香化酶抑制剂（阿那曲唑、依西美坦）、醋酸亮丙瑞林或他莫昔芬。
[5] 贝伐珠单抗及其生物类似物。
[6] 更适合身体状态差的患者。

十四、癌肉瘤

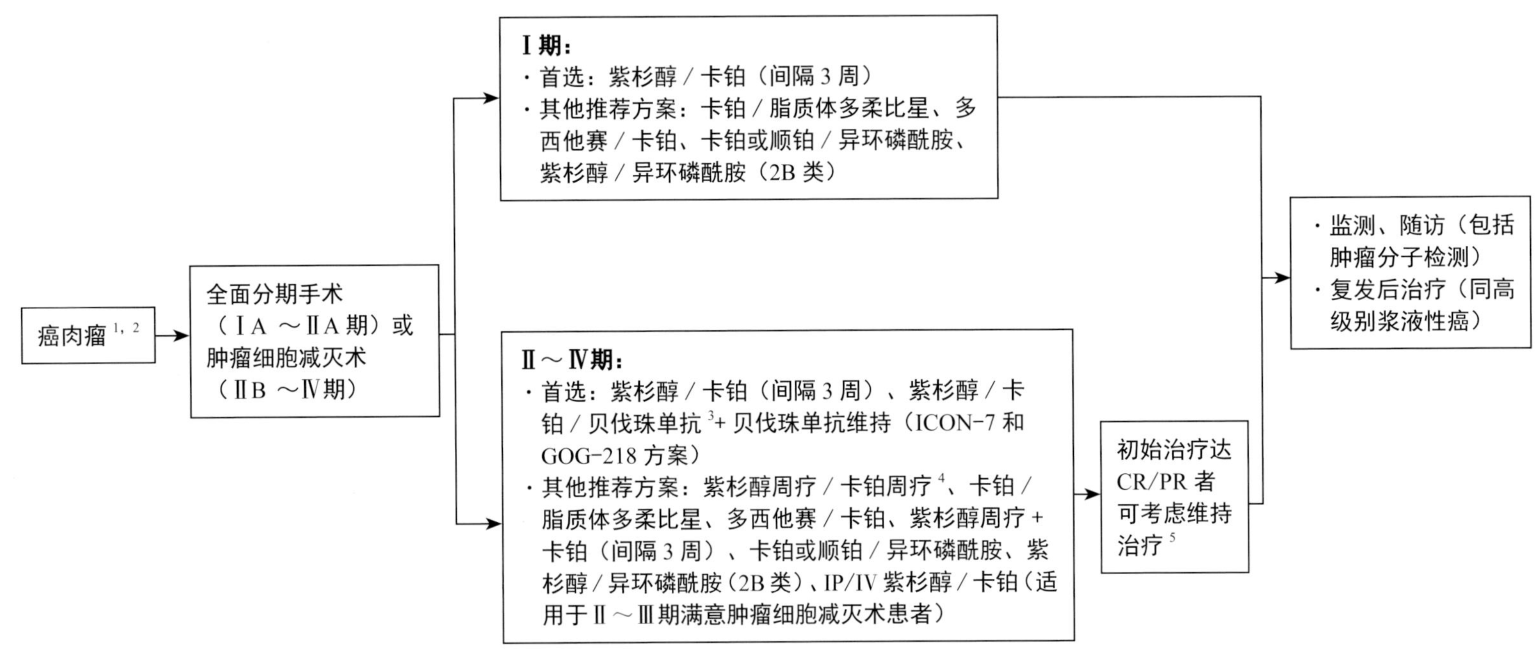

[1] 若已接受不全分期术，应考虑行再分期手术和残余病灶切除术。
[2] 推荐行肿瘤分子检测。
[3] 贝伐珠单抗及其生物类似物。
[4] 更适合身体状态差的患者。
[5] 参考“初始治疗后维持治疗（本书第 5 页）”。

十五、交界性上皮性肿瘤

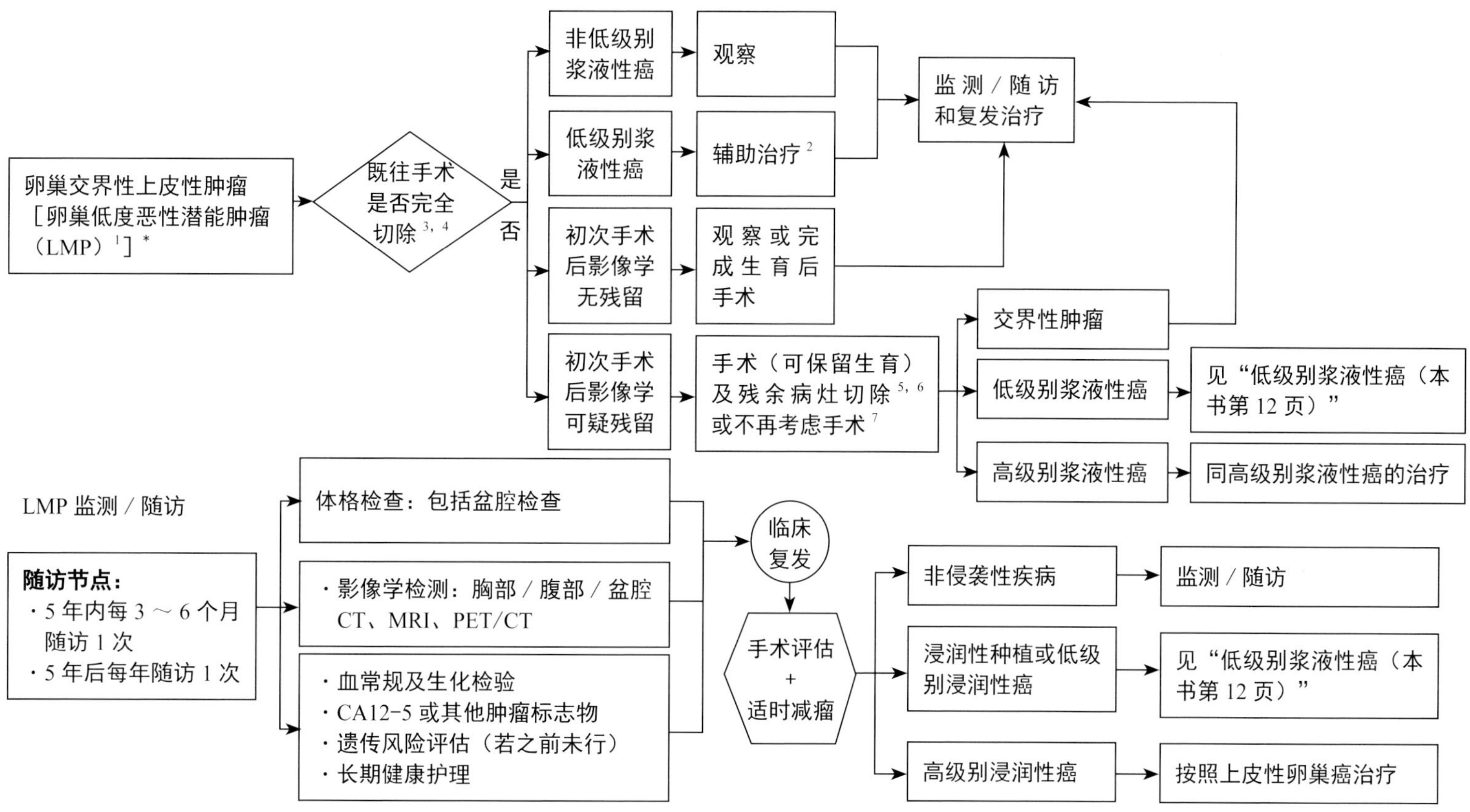

* 参见WHO卵巢肿瘤组织学分类（2020年）。

[1] 卵巢低度恶性潜能肿瘤（low malignant potential ovarian，LMP）。

[2] 化疗（IV或IP）尚未显示对卵巢交界性上皮性肿瘤有益。

[3] 见“手术治疗原则 （本书第23页）”。

[4] 见“病理检查原则（本书第25页）”。

[5] 对于病理证实的卵巢交界性上皮性肿瘤，可根据具体情况考虑进行淋巴结评估。

[6] 在接受USO的患者中，考虑在完成生育后完成手术（如对侧USO、子宫切除术）（2B类）或严密随访。

[7] 如果患者在医学上不适合，或有不可切除的残余病灶。

十六、恶性性索间质肿瘤

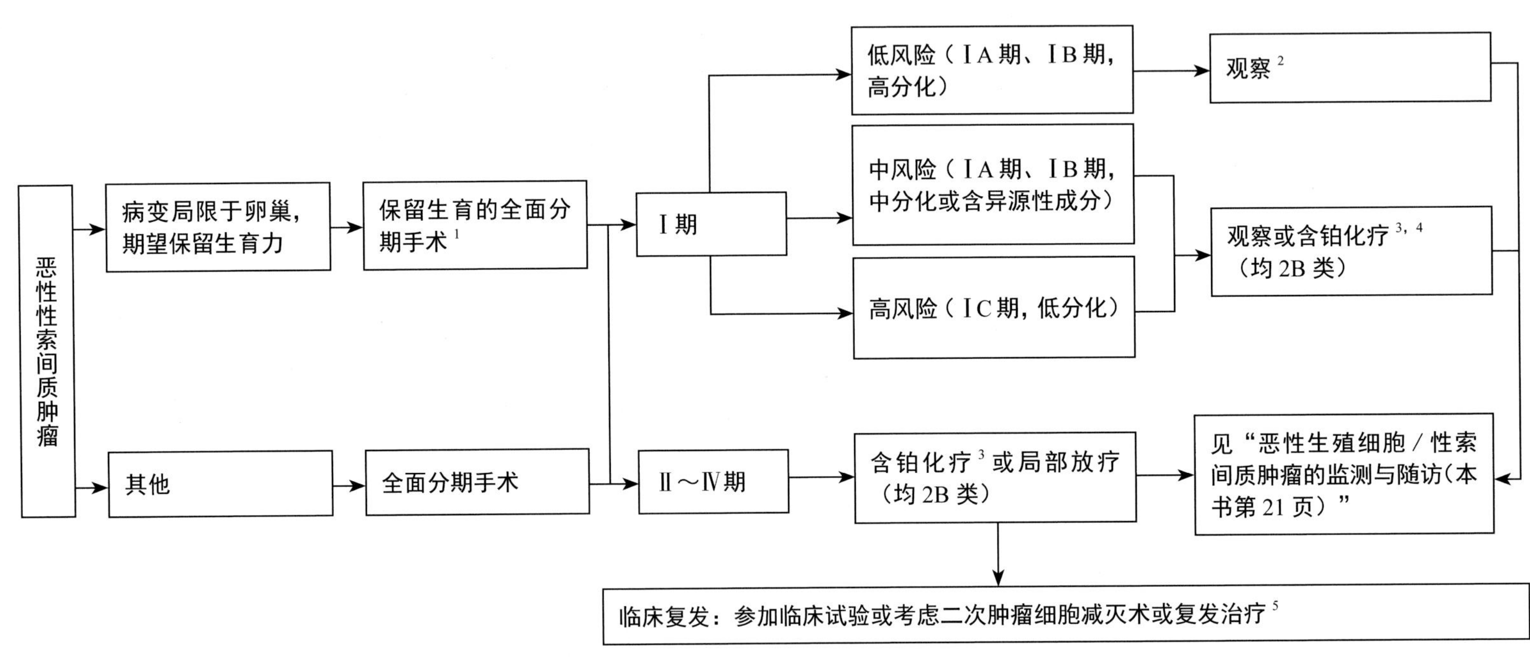

[1] 可省略淋巴结切除术。

[2] 颗粒细胞瘤可跟踪抑制素水平。

[3] 可接受的治疗选择包括紫杉醇 / 卡铂（首选）、EP（依托泊苷、顺铂）或 BEP（博来霉素、依托泊苷、顺铂）（2B 类）。

[4] 见“全身治疗原则（本书第 26 页）和恶性生殖细胞 / 性索间质肿瘤的全身治疗方案（本书第 19 页）”。

[5] 可考虑姑息性局限性放疗。

十七、恶性生殖细胞肿瘤

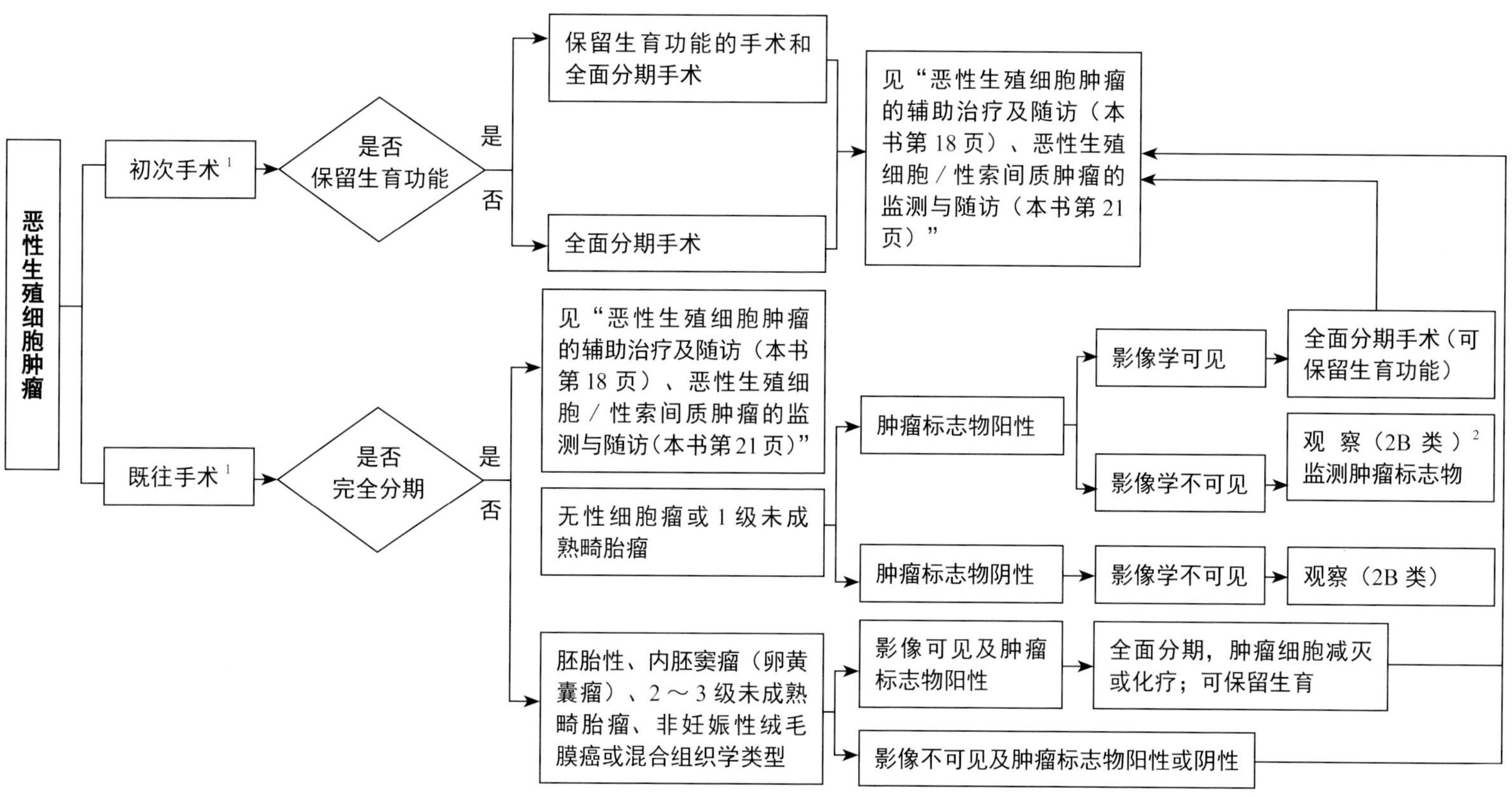

[1] 儿童/年轻成人患者的手术治疗原则可能与成人患者不同，参见“手术治疗原则（本书23页）”。
[2] 若肿瘤标志物显著异常或升高，则复查影像。如果影像学检查阳性，则按照上述途径进行处理。

十八、恶性生殖细胞肿瘤的辅助治疗及随访

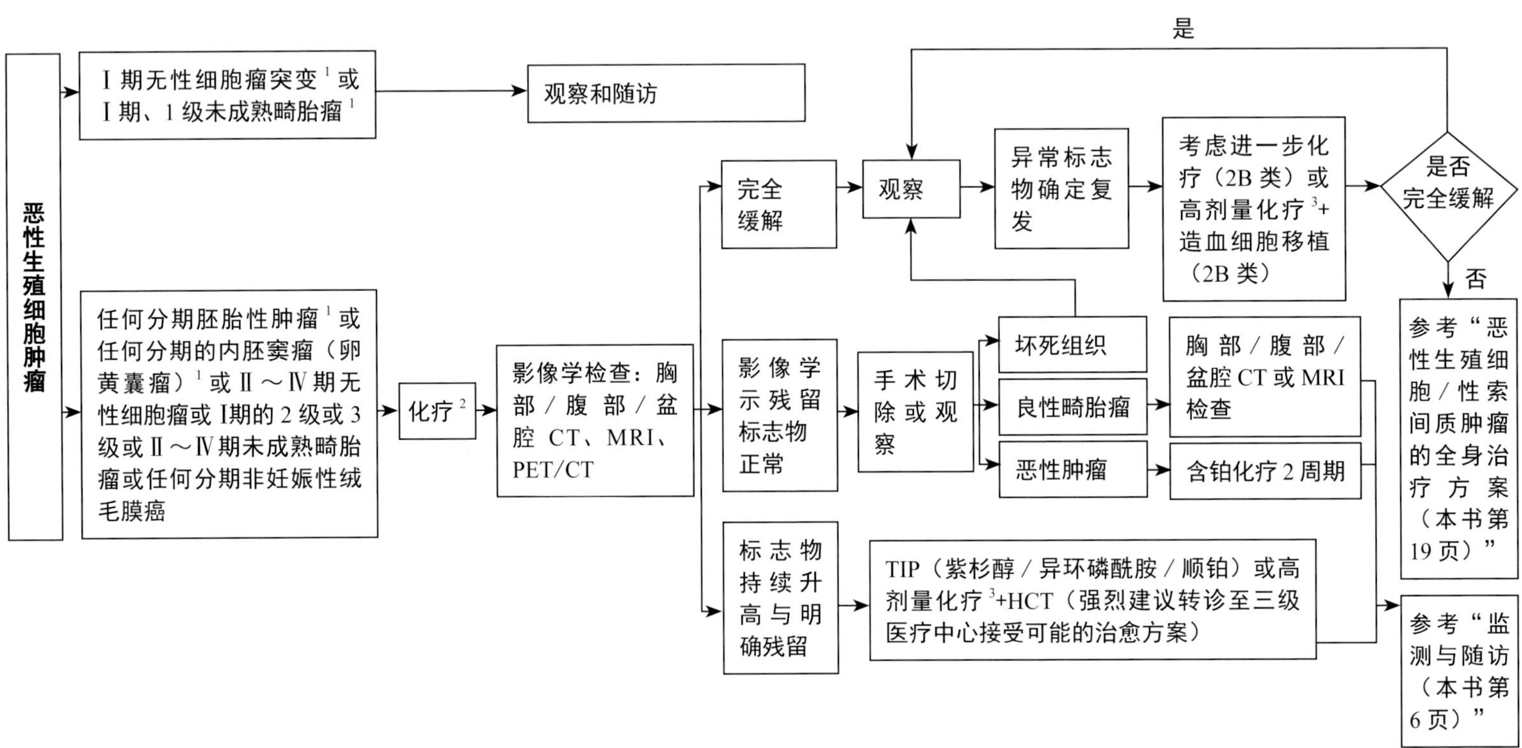

[1] 针对儿童/青少年患者，可以考虑观察或将化疗作为治疗选择：ⅠA期、ⅠB期的无性细胞瘤；ⅠA期、1级未成熟畸胎瘤；ⅠA期的胚胎性肿瘤；ⅠA期卵黄囊瘤。目前有正在进行的研究评估成人2级或3级未成熟畸胎瘤（可能包含微小的卵黄囊瘤灶）、卵黄囊瘤、胚胎性肿瘤和绒毛膜癌（单纯或混合）在ⅠA期和ⅠB期治疗过程中的观察效果。

[2] 见“恶性生殖细胞/性索间质肿瘤的全身治疗方案（本书第19页）”。

[3] 高剂量化疗方案因机构而异。一些患者使用HCT可能治愈；患有潜在可治愈的复发性生殖细胞疾病的患者应转诊至三级医疗机构进行HCT咨询和潜在治愈性治疗。

十九、恶性生殖细胞 / 性索间质肿瘤的全身治疗方案

恶性生殖细胞肿瘤的全身治疗方案[1, 2, 3]

<table>
<tr><th colspan="2">首选方案</th><th colspan="2">其他推荐方案</th><th>特定情况有效</th></tr>
<tr><td>初始治疗</td><td>BEP（博来霉素、依托泊苷、顺铂）[4]：博来霉素（30 U，IV，每周 1 次）+ 依托泊苷（100 mg/m^2，IV，每日 1 次，第 1 ～ 5 天）+ 顺铂（20 mg/m^2，IV，每日 1 次，第 1 ～ 5 天），每 21 天重复 1 次；对于低风险者，持续 3 个周期（2B 类），对于高风险者，持续 4 个周期</td><td colspan="2">无</td><td>依托泊苷 / 卡铂[1]（用于旨在减少化疗毒性的 I B ～ Ⅲ期已手术切除的无性细胞瘤患者）：第 1 天给予卡铂 400 mg/m^2，IV，D1、D2、D3 给予依托泊苷 120 mg/m^2，IV，每 28 天 1 次，共 3 个周期</td></tr>
<tr><td rowspan="2">复发治疗</td><td rowspan="2">可能治愈方案：
· 高剂量化疗[2]
· TIP（紫杉醇、异环磷酰胺、顺铂）</td><td colspan="2">仅姑息治疗</td><td rowspan="2">· VeIP（长春新碱、异环磷酰胺、顺铂）
· VAC（长春新碱、放线菌素 D、环磷酰胺）
· 支持性治疗</td></tr>
<tr><td>· 顺铂 / 依托泊苷（若先前未使用）
· 多西他赛
· 多西他赛 / 卡铂
· 依托泊苷（口服）
· VIP 依托泊苷 / 异环磷酰胺 / 顺铂
· 吉西他滨 / 紫杉醇 / 奥沙利铂
· 吉西他滨 / 奥沙利铂</td><td>· 紫杉醇
· 紫杉醇 / 卡铂
· 紫杉醇 / 吉西他滨
· 紫杉醇 / 异环磷酰胺
· 帕博利珠单抗（如果 MSI-H/dMMR 或 TMB-H）</td></tr>
</table>

[1] 见“全身治疗原则（本书第 26 页）”，参考文献见讨论。

[2] 高剂量化疗方案因机构而异。一些患者使用 HCT 可能治愈；患有潜在可治愈的复发性生殖细胞疾病的患者应转诊至三级医疗机构进行 HCT 咨询和潜在治愈性治疗。

[3] 参见 WHO 卵巢肿瘤组织学分类（2020 年）。

[4] 如果考虑博来霉素，建议进行肺功能检查。

恶性性索间质肿瘤的全身治疗方案[1,2]

	首选方案	其他推荐方案	特定情况有效
初始治疗	紫杉醇 / 卡铂	· EP（依托泊苷 / 顺铂）	· BEP（2B 类）[3]
复发治疗	紫杉醇 / 卡铂	· EP（若先前未使用） · 紫杉醇 / 异环磷酰胺 · 多西他赛 · 紫杉醇 · 仅支持治疗（参见“初始治疗后维持治疗（本书第 5 页）”） · 靶向治疗：贝伐珠单抗[4]（单药）	· 芳香化酶抑制剂（阿那曲唑、依西美坦、来曲唑） · 醋酸亮丙瑞林（用于颗粒细胞瘤） · 他莫昔芬 · BEP（2B 类），若既往未应用 · VAC（2B 类）

[1] 见“全身治疗原则（本书第 26 页）”，参考文献见讨论。

[2] 参见 WHO 卵巢肿瘤组织学分类（2020 年）。

[3] 如果考虑博来霉素，建议进行肺功能检查。

[4] 贝伐珠单抗及其生物类似物。

二十、恶性生殖细胞 / 性索间质肿瘤的监测与随访

恶性生殖细胞肿瘤的监测与随访

肿瘤类别	监测与随访项目	第 1 年	第 2 年	第 3 年	第 4 ～ 5 年	第 5 年后
无性细胞瘤	体格检查和血清肿瘤标志物	每 2 ～ 3 个月 1 次	每 3 ～ 4 个月 1 次	每 6 个月 1 次	每 6 个月 1 次	每年 1 次
	影像学检查	腹部 / 盆腔 CT（每 3 ～ 4 个月 1 次）	腹部 / 盆腔 CT（每 6 个月 1 次）	腹部 / 盆腔 CT（每年 1 次）	腹部 / 盆腔 CT（每年 1 次）	根据临床指征
非无性细胞瘤	体格检查和血清肿瘤标志物	每 2 个月 1 次	每 2 个月 1 次	每 4 ～ 6 个月 1 次	每 6 个月 1 次	每年 1 次
	影像学检查	胸部 / 腹部 / 盆腔 CT（每 3 ～ 4 个月 1 次）	胸部 / 腹部 / 盆腔 CT（每 4 ～ 6 个月 1 次）	腹部 / 盆腔 CT（每 6 ～ 12 个月 1 次）	腹部 / 盆腔 CT（每 6 ～ 12 个月 1 次）	根据临床指征

恶性性索间质肿瘤的监测与随访[1]

监测与随访项目	0～2 年	2 年后
体格检查	基于分期的临床指征（如果是早期、低风险疾病，6～12 个月 1 次；如果是高风险疾病，4～6 个月 1 次）	基于分期的临床指征（如果是早期低风险疾病，6～12 个月 1 次；如果是高风险疾病，4～6 个月 1 次）
血清肿瘤标志物[2]	· 如适用，根据临床指征进行检测 · 如果进行，频率基于分期（如果是早期、低风险疾病，6～12 个月 1 次；如果是高风险疾病，4～6 个月 1 次）	· 如适用，根据临床指征进行检测 · 如果进行，频率基于分期（如果是早期、低风险疾病，6～12 个月 1 次；如果是高风险疾病，4～6 个月 1 次）
影像学检查[3]	用于有症状、生物标志物升高的患者，或体格检查有可疑发现者	用于有症状、生物标志物升高的患者，或体格检查有可疑发现者

[1] 引自：SALANI R，KHANNA N，FRIMER M，et al. An update on post-treatment surveillance and diagnosis of recurrence in women with gynecologic malignancies: Society of Gynecologic Oncology (SGO) recommendations[J]. Gynecol Oncol，2017，146（1）：3-10.

[2] 标志物：CA12-5 及其他肿瘤标志物，包括抑制素、β- 人绒毛膜促性腺激素、甲胎蛋白、乳酸脱氢酶、癌胚抗原和 CA19-9。

[3] 胸部 X 线、胸部 / 腹部 / 盆腔 CT、MRI、PET/CT 或 PET；若无禁忌，行增强检查。

诊疗原则

一、手术治疗原则

卵巢癌手术治疗原则

<table>
<tr><td>初始分期</td><td>ⅠA～ⅡA 期</td><td>ⅡB 期及以上</td><td>IDS 接受 3～4 个周期 NACT[1] 有效或稳定后</td></tr>
<tr><td>手术目标</td><td>最大减瘤效果</td><td>最大减瘤效果（＜1 cm 的残留病变定义为满意肿瘤细胞减灭）</td><td>最大减瘤效果</td></tr>
<tr><td>腹水细胞学</td><td>腹水细胞学检查</td><td>腹水细胞学检查（如有）</td><td></td></tr>
<tr><td>腹膜活检</td><td>· 任何怀疑存在转移的腹膜表面或粘连均应选择性切除或活检
· 若无可疑的转移性病灶，则在盆腔、结肠旁沟和膈肌表面腹膜进行随机腹膜活检</td><td></td><td></td></tr>
<tr><td>腹主动脉旁淋巴结</td><td>腹主动脉旁淋巴结清扫应至少剥离双侧腔静脉和主动脉的淋巴结组织至肠系膜下动脉水平，最好至肾血管水平</td><td rowspan="2">切除术前影像学或手术探查中发现的可疑和（或）增大的淋巴结，不需要切除临床阴性淋巴结</td><td rowspan="2">应切除可疑和（或）增大的淋巴结。初诊时发现有潜在转移风险的淋巴结，即使目前没有可疑或增大，也应该切除</td></tr>
<tr><td>盆腔淋巴结</td><td>切除双侧覆盖髂总血管表面及前侧面的淋巴结、覆盖髂外血管及其间的淋巴结、覆盖髂内血管及其间的淋巴结以及从闭孔窝向前至少到闭孔神经的淋巴结</td></tr>
<tr><td>网膜</td><td colspan="3">应进行网膜切除术</td></tr>
<tr><td>其他</td><td colspan="3">· 为获得最佳的外科肿瘤细胞减灭术（所有分期）可能包含：肠切除术和（或）阑尾切除术、膈肌或其表面腹膜剥脱术、脾切除术、部分膀胱切除术和（或）输尿管膀胱吻合术、部分肝切除术、部分胃切除术、胆囊切除术和（或）胰体尾切除术等肿瘤侵犯部位的切除
· 所有腹膜表面均应探查，任何怀疑存在转移的腹膜粘连均应选择性切除或活检
· 在侵袭性上皮性卵巢癌或腹膜癌肿瘤细胞减灭术后存在较小残留病变的患者是腹腔化疗的适应证人群。可以考虑为这些患者在初次手术时放置 IP 导管
· FIGO Ⅲ～Ⅳ期接受 NACT 的卵巢癌患者，在 IDS 后进行 HIPEC（60～90 分钟，41～43 ℃），后续治疗不使用贝伐珠单抗的患者可使用顺铂单药（最大给药剂量为 85 mg/m^2）；后续治疗需要联合贝伐珠单抗的患者，可使用顺铂单药（最大给药剂量为 70 mg/m^2）。硫代硫酸钠可在灌注开始时给药，然后持续输注，以便在 HIPEC 期间保护肾脏</td></tr>
</table>

[1] 新辅助化疗（neoadjuvant chemotherapy，NACT）。

特殊情况

项目	具体内容
降低风险的输卵管卵巢切除术	盆腔冲洗液进行细胞学检查；切除输卵管卵巢自卵巢悬韧带 2 cm 至宫角处，并切除包围卵巢和输卵管的所有腹膜，特别是与盆腔壁粘连区域下面的腹膜；尽量减少对输卵管和卵巢的器械操作，以避免细胞创伤性剥脱；应按照 SEE-FIM 方案对卵巢和输卵管进行处理；单纯输卵管切除术的预防益处目前尚未得到证实
保留生育功能	明确为早期疾病和（或）低风险肿瘤（早期浸润性上皮肿瘤、交界性肿瘤、恶性生殖细胞肿瘤、黏液性及恶性性索间质肿瘤）且希望保留生育能力的患者；可以考虑采用 USO（保留子宫和对侧卵巢）或 BSO（保留子宫）进行保留生育能力的手术。同时，请生殖内分泌科医师进行评价和咨询。但对于儿童、青少年和年轻成人患者，明确的早期恶性生殖细胞肿瘤可省略全面分期手术
黏液性肿瘤	· 卵巢原发性浸润性黏液性肿瘤少见，应仔细评估上消化道和下消化道，以排除隐匿性消化道原发疾病伴卵巢转移 · 阑尾切除术仅在疑似或确诊卵巢黏液性肿瘤的患者阑尾看似异常时进行。若阑尾外观正常，不需要行手术切除 · 若术中冰冻组织学证实为黏液性且无可疑淋巴结转移，可不行淋巴结切除术
卵巢交界性上皮性肿瘤	· 尽管数据显示淋巴结切除术会提高分期，但淋巴结切除术不影响总生存期 · 网膜切除术和腹膜多点活检可能使约 30% 的患者分期上调，可影响预后
二次肿瘤细胞减灭术	· 根据 AGO、iMODEL 评分筛选患者是否行二次肿瘤细胞减灭术 · 二次肿瘤细胞减灭术可根据具体情况采用开放或微创途径
辅助姑息性手术	· 腹腔穿刺 / 留置腹腔导管 · 胸腔穿刺术 / 胸膜固定术 / 视频辅助胸腔镜检查 / 留置胸膜导管 · 输尿管支架 / 肾造口术 · 胃造瘘管 / 肠支架 / 手术缓解肠梗阻

二、病理检查原则

病理检查原则

WHO 分类	WHO 组织学分类［见 WHO 卵巢肿瘤组织学分类（2020 年）］
诊断方法	· 大多数卵巢癌（包括 LCOC）通常在活检或手术标本病理分析后诊断 · 对于推测为早期疾病的卵巢癌患者，应避免细针穿刺诊断，防止囊肿破裂和恶性肿瘤细胞溢出进入腹膜腔。对于不适合初始肿瘤细胞减灭术的巨块型疾病患者，细针穿刺可能是必要的
CAP 方案	CAP 方案是病理学报告的有用工具。病理学评估应包括：肿瘤部位、肿瘤大小、其他组织 / 器官受累、卵巢 / 输卵管肿瘤表面受累（存在 / 不存在 / 无法确定）、标本完整性（包膜 / 浆膜完整 / 断裂 / 破碎）、组织学类型和分级、扩散和（或）种植病灶（取样）、细胞学、淋巴结、隐匿性恶性肿瘤或浆液性输卵管上皮内癌、子宫内膜异位症和（或）输卵管内膜异位症
肿瘤分子检测	· 初始治疗时，若无胚系 *BRCA* 突变，肿瘤的体系检测至少应包括 BRCA1/2、杂合性缺失或 HRD 状态 · 复发时，肿瘤分子检测主要用于评估靶向治疗的潜在获益性，建议行包括但不限于 BRCA1/2、HRD 状态、MSI、TMB 和 NTRK、BRAF、FRα、RET 和 NTRK（若既往未行相关检测）检测，最好选择最近一次可获取的肿瘤样本进行检测 · 对于少见肿瘤，更全面的检测更加重要
LCOC	· 交界性肿瘤是一种原发性上皮病变，细胞学特征提示恶性肿瘤，但无明显浸润 · 透明细胞癌是一种源于子宫内膜异位症的高级别恶性肿瘤，大多数表达 Napsin A，但 WT1 和雌激素受体呈阴性 · 原发性黏液性卵巢癌和胃肠道转移肿瘤组织学上难以区分，原发性卵巢癌 PAX8 常呈阳性，转移性结直肠癌 CK20 和 CEA 常呈阳性，而 SATB2 提示肠道来源 · 子宫内膜样癌可能与子宫内膜异位症相关，CK7、PAX8、CA12-5 和雌激素受体呈阳性，其外观与性索间质肿瘤非常相似 · 大多数病理学家认为卵巢癌肉瘤（MMMTs）是一种分化较差的上皮性卵巢癌（化生癌）
特殊情况	其他常累及附件的癌症包括子宫恶性肿瘤、子宫颈癌、消化道（小肠和大肠、胰腺）恶性肿瘤、淋巴瘤等。施行降低风险的手术后，病理评估内容应包括：输卵管取材需采用 SEE-FIM 法（伞端切片和全面检查），所取材的输卵管和卵巢也应审慎进行切片、处理及评估

三、全身治疗原则

全身治疗原则

内容	建议
参与临床试验	鼓励卵巢癌患者参与临床试验，以获取最新、最有效的治疗方式
评估器官功能和体能状态	在推荐化疗前，应充分评估患者肾、肝等重要器官的功能情况及全身体能状况，确保其能够承受化疗
初次肿瘤细胞减灭术的候选者	对于所有疑似Ⅲ C 期或Ⅳ期侵袭性上皮性卵巢癌的女性患者，在开始治疗前应由妇科肿瘤学家进行评估，以确定其是否为初次肿瘤细胞减灭术的候选者
保留生育能力	希望保留生育能力的育龄期患者应转诊至适当的生育专家，进行评估和咨询
讨论全身治疗目标	开始任何治疗前，应详细讨论患者的全身情况及治疗目标，并寻求多学科医师的意见
化疗期间观察和调整	在化疗期间，应密切观察患者生命体征、病情变化及药物毒副反应，进行必要的治疗干预。同时，应定期监测血液等生化指标，根据实际情况适当调整用药剂量
化疗后评估并监测	化疗结束后，应对患者进行全面检查，评估其在治疗期间及之后的反应，及时处理并发症，定期进行随访和检查，并监测可能的长期并发症
生物标志物测定	进行化疗敏感性 / 耐药性和（或）其他生物标志物测定，以便在有多种等效化疗选择的情况下，用于与未来化疗相关的决策，但当前证据水平不足以替代标准化疗

不同治疗的定义

治疗	定义
辅助治疗	指癌症手术后药物、放疗或其他形式的补充治疗，旨在降低疾病复发的风险或主要治疗手术细胞减灭术后的残余病灶
新辅助治疗	指癌症手术前给予的旨在降低肿瘤负荷以准备手术的药物、放疗或其他形式的治疗
复发治疗	指在初始治疗后出现癌症复发的临床、生化或影像学证据时，用于治疗癌症复发、控制症状或延长生存期和（或）提高生活质量的药物、放疗或其他形式的治疗

新诊断的卵巢癌、输卵管癌或原发性腹膜癌患者的治疗原则

项目	具体内容
不同主要治疗选择	若可以接受化疗，应告知患者现有的不同主要治疗选择，如 IV 化疗、IP 和 IV 化疗联合治疗或临床试验，以便患者可以决定哪种是最合适的选择
IP 和 IV 联合方案	在 IP 和 IV 联合方案给药前，必须告知患者联合方案的毒性较单独使用 IV 化疗增加（骨髓抑制、肾毒性、腹痛、神经病、胃肠道毒性、代谢毒性和肝毒性增加）
考虑患者条件	考虑接受 IP 顺铂和 IP/IV 紫杉醇方案的患者，在开始治疗前应具有正常的肾功能，并根据 IP/IV 方案的预期毒性确定医学上适当的体能状态，且既往无证据表明存在可能在化疗期间显著恶化的医学问题（如既存神经病变）
给予足量的 IV 液体	在接受每个周期的 IP 顺铂之前和之后，需要给予足量的 IV 液体以防止肾毒性。每个周期完成后，需要密切监测患者的骨髓抑制、脱水、电解质丢失、终末器官毒性（如肾和肝损害）和所有其他毒性。患者在门诊化疗后通常需要 IV 补液，以预防或帮助治疗脱水
毒性数据、剂量	完整的毒性数据、剂量，了解给药方案和剂量调整

Ⅰ期上皮性卵巢 / 输卵管 / 原发性腹膜癌初始全身治疗方案

Ⅰ期	首选方案	次选方案	用于某些情况的方案
高级别浆液性癌	紫杉醇 / 卡铂，3 周疗，6 个周期[3,4]	· 卡铂 / 多脂质体柔比星，4 周疗，6 个周期 · 多西他赛 / 卡铂，3 周疗，6 个周期	多西他赛 + 奥沙利铂 + 贝伐珠单抗[6]+ 贝伐珠单抗维持治疗（针对ⅠB/ⅠC 期），3 周疗，6 个周期。之后继续使用贝伐珠单抗，3 周疗，直至完成一年治疗
· 子宫内膜样癌（G2/G3） · 透明细胞癌 · 癌肉瘤	紫杉醇 / 卡铂，3 周疗，3 ~ 6 个周期[3,4]	· 卡铂 / 脂质体多柔比星，4 周疗，3 ~ 6 个周期 · 多西他赛 / 卡铂，3 周疗，3 ~ 6 个周期 癌肉瘤： · 卡铂 / 异环磷酰胺 · 顺铂 / 异环磷酰胺 · 紫杉醇 / 异环磷酰胺	
黏液性癌（ⅠC 期）	氟尿嘧啶（5–FU）/ 甲酰四氢叶酸 / 奥沙利铂、卡培他滨 / 奥沙利铂、紫杉醇 / 卡铂，3 周疗，3 ~ 6 个周期[3,4]	· 卡铂 / 脂质体多柔比星，4 周疗，3 ~ 6 个周期 · 多西他赛 / 卡铂，3 周疗，3 ~ 6 个周期	多西他赛 + 奥沙利铂 + 贝伐珠单抗 + 贝伐珠单抗维持治疗（2B 类），3 周疗，6 个周期，后继续使用贝伐珠单抗，3 周疗，直至完成一年治疗
· 低级别浆液性癌（ⅠC 期）[1,2] · 子宫内膜样癌(G1、ⅠC 期）[1]	· 紫杉醇 / 卡铂，3 周疗，3 ~ 6 个周期[3,4] ± 来曲唑或其他激素治疗（2B 类）[5] · 激素治疗［芳香化酶抑制剂（阿那曲唑、来曲唑、依西美坦）］（2B 类）	· 卡铂 / 脂质体多柔比星 ± 来曲唑或其他激素治疗（2B 类）[5] · 多西他赛 / 卡铂，3 周疗，3 ~ 6 个周期 ± 来曲唑或其他激素治疗（2B 类）[5] · 激素治疗（醋酸亮丙瑞林、他莫昔芬、氟维司群）	

[1]全身治疗方案的数据有限。

[2]浸润性种植的交界性肿瘤可作为低级别浆液性肿瘤进行治疗。

[3]白蛋白紫杉醇可用于对紫杉醇存在过敏反应的患者，但是不能避免所有的输液反应。

[4]70 岁以上或患有合并症的患者可能对推荐的联合化疗方案不耐受。

[5]其他激素治疗方案包括：芳香化酶抑制剂、醋酸亮丙瑞林或他莫昔芬。

[6]可用获批的同类药代替贝伐珠单抗。

Ⅱ～Ⅳ期上皮性卵巢癌 / 输卵管癌 / 原发性腹膜癌初始全身治疗方案

Ⅱ～Ⅳ期	首选方案	次选方案	用于某些情况的方案
· 高级别浆液性癌 · 子宫内膜样癌（G2/G3） · 透明细胞癌 · 癌肉瘤	· 紫杉醇 / 卡铂，3 周疗，6 个周期[1,2] · 紫杉醇 / 卡铂 / 贝伐珠单抗 + 贝伐珠单抗维持（ICON-7 或 GOG-218 方案）[3]	· 紫杉醇，周疗 / 卡铂，周疗[1,2,5] · 多西他赛 / 卡铂 · 卡铂 / 脂质体多柔比星 · 紫杉醇，周疗 / 卡铂，3 周疗[1] · 多西他赛 / 卡铂 / 贝伐珠单抗 + 贝伐珠单抗维持（GOG-218 方案） · 腹腔 / 静脉紫杉醇 / 卡铂（Ⅱ～Ⅲ期满意肿瘤细胞减灭术患者） 癌肉瘤： · 卡铂 / 异环磷酰胺、顺铂 / 异环磷酰胺、紫杉醇 / 异环磷酰胺（2B 类）	多西他赛 + 奥沙利铂 + 贝伐珠单抗 + 贝伐珠单抗维持治疗，3 周疗，6 个周期。之后继续使用贝伐珠单抗，3 周疗，直至完成一年治疗
黏液性癌	· 5-FU/ 甲酰四氢叶酸 / 奥沙利铂 ± 贝伐珠单抗（贝伐珠单抗 2B 类） · 卡培他滨 / 奥沙利铂 ± 贝伐珠单抗（贝伐珠单抗 2B 类） · 紫杉醇 / 卡铂，3 周疗，6 个周期[1,2] · 紫杉醇 / 卡铂 / 贝伐珠单抗 + 贝伐珠单抗维持（ICON-7 或 GOG-218 方案）[3]	· 紫杉醇，周疗 / 卡铂，周疗[1,2] · 多西他赛 / 卡铂 · 卡铂 / 脂质体多柔比星 · 紫杉醇，周疗 / 卡铂，3 周疗 · 多西他赛 / 卡铂 / 贝伐珠单抗 + 贝伐珠单抗维持（GOG-218 方案）	
· 低级别浆液性癌 · 子宫内膜样癌（G1）	· 紫杉醇 / 卡铂，3 周疗，6 个周期[1,2] ± 来曲唑或其他激素治疗（2B 类）[4] · 紫杉醇 / 卡铂 / 贝伐珠单抗 + 贝伐珠单抗维持 · 激素治疗［芳香化酶抑制剂（阿那曲唑、来曲唑、依西美坦）］（2B 类）	· 紫杉醇，周疗 / 卡铂，周疗[1,2] · 多西他赛 / 卡铂 ± 来曲唑或其他激素治疗（2B 类） · 卡铂 / 脂质体多柔比星 ± 来曲唑或其他激素治疗（2B 类）[4] · 紫杉醇周疗 / 卡铂，3 周疗 · 多西他赛 / 卡铂 / 贝伐珠单抗 + 贝伐珠单抗维持（GOG-218 方案） · 激素治疗（醋酸亮丙瑞林、他莫昔芬、氟维司群）（2B 类）	多西他赛 + 奥沙利铂 + 贝伐珠单抗 + 贝伐珠单抗维持治疗（2B 类），3 周疗，6 个周期。之后继续使用贝伐珠单抗，3 周疗，直至完成一年治疗

[1] 白蛋白紫杉醇可用于对紫杉醇存在过敏反应的患者，但是不能避免所有的输液反应。

[2] 70 岁以上或患有合并症的患者可能对推荐的联合化疗方案不耐受。

[3] 可用获批的同类药代替贝伐珠单抗。

[4] 其他激素治疗方案包括：芳香化酶抑制剂、醋酸亮丙瑞林或他莫昔芬。

[5] 用于一般情况较差的患者。

上皮性卵巢癌 / 输卵管癌 / 原发性腹膜癌的主要全身治疗推荐剂量

<table>
<tr>
<td>

紫杉醇 / 卡铂 3 周疗[1]：
· D1：紫杉醇 175 mg/m² 静脉滴注，随后卡铂（AUC 5～6）静脉滴注[2]，每 21 天重复，3～6 个周期[3]
静脉 / 腹腔紫杉醇 / 顺铂：
· D1：紫杉醇 135 mg/m² 持续静脉滴注[4]
· D2：顺铂 75～100 mg/m² 腹腔注射
· D8：紫杉醇 60 mg/m² 腹腔注射，每 21 天重复，共 6 个周期
紫杉醇周疗 / 卡铂 3 周疗：
· D1、D8、D15：紫杉醇 80 mg/m² 静脉滴注，随后卡铂（AUC 5～6）静脉滴注
· D1：紫杉醇 80 mg/m² 静脉滴注
· 每 21 天重复，共 6 个周期
紫杉醇周疗 / 卡铂周疗：
· D1、D8、D15：紫杉醇 60 mg/m² 静脉滴注，随后卡铂（AUC 2）静脉滴注，每周 1 次，连用 18 周[5]

</td>
<td>

多西他赛 / 奥沙利铂 / 贝伐珠单抗 + 贝伐珠单抗维持治疗：
· 多西他赛 75 mg/m² 静脉滴注，随后奥沙利铂 85 mg/m² 静脉滴注和贝伐珠单抗 15 mg/kg 静脉滴注，每 21 天重复，6 个周期。后继续给予贝伐珠单抗，每 21 天重复，至完成一年治疗
多西他赛 / 卡铂：
· D1：多西他赛 60～75 mg/m² 静脉滴注，随后卡铂（AUC 5～6）静脉滴注，每 21 天重复，3～6 个周期[5]
卡铂 / 脂质体多柔比星[3]：
· 卡铂（AUC 5）静脉滴注 + 聚乙二醇化脂质体多柔比星 30 mg/m² 静脉滴注，每 28 天重复，3～6 个周期[3]
紫杉醇 / 卡铂 / 贝伐珠单抗 + 贝伐珠单抗维持治疗（ICON-7 方案）[6]：
· D1：紫杉醇 175 mg/m² 静脉滴注，卡铂（AUC 5～6）静脉滴注，贝伐珠单抗 7.5 mg/kg 静脉滴注，每 21 天重复，5～6 个周期，停化疗后继续贝伐珠单抗维持治疗 12 个周期
紫杉醇 / 卡铂 / 贝伐珠单抗 + 贝伐珠单抗维持治疗（GOG-218 方案）：
· D1：紫杉醇 175 mg/m² 静脉滴注，随后卡铂（AUC 6）静脉滴注，每 21 天重复，6 个周期，第 2 个周期的第 1 天开始加用贝伐珠单抗 15 mg/kg 静脉滴注，每 21 天重复，至多 22 个周期
多西他赛 / 卡铂 / 贝伐珠单抗 + 贝伐珠单抗维持治疗（GOG-218 方案）：
· D1：多西他赛 75 g/m² 静脉滴注，随后卡铂（AUC 6）静脉滴注，每 21 天重复，6 个周期，第 2 个周期的第 1 天开始加用贝伐珠单抗 15 mg/kg 静脉滴注，每 21 天重复，至多 22 个周期

</td>
</tr>
<tr>
<td colspan="2">

70 岁以上和（或）有其他合并症患者：
· 紫杉醇 / 卡铂：紫杉醇 135 mg/m² 静脉滴注 + 卡铂（AUC 5）静脉滴注，每 21 天重复，3～6 个周期[3]
· 紫杉醇周疗 / 卡铂周疗：D1、D8、D15：紫杉醇 60 mg/m² 静脉滴注（1 小时以上），随后卡铂（AUC 2）静脉滴注（30 分钟以上），每周 1 次，连用 18 周

</td>
</tr>
</table>

[1] 白蛋白紫杉醇可用于对紫杉醇存在过敏反应的患者，但是不能避免所有的输液反应。

[2] 由于肌酐算法的改变，可以考虑调整卡铂剂量。

[3] Ⅰ期：高级别浆液性类型建议 6 个周期；其他类型建议 3～6 个周期。Ⅱ～Ⅳ期建议 6 个周期。

[4] 已发表的随机试验方案中，紫杉醇静脉滴注时间大于 24 小时。

[5] 用于一般情况较差的患者。

[6] 可用获批的同类药代替贝伐珠单抗。

新辅助化疗原则

项目	原则
新辅助化疗前决策	综合考虑原发肿瘤的病理类型，以及对初始化疗的潜在反应来评估是否采用新辅助化疗
IDS 前方案选择	任何适用于Ⅱ～Ⅳ期高级别浆液性癌患者的静脉化疗方案都可以用于新辅助化疗后肿瘤细胞减灭术前的新辅助化疗；IDS 前新辅助化疗最好 3～4 个周期，不超过 6 个周期
含贝伐珠单抗的方案	IDS 前应慎用含贝伐珠单抗的方案，因为可能影响术后切口的愈合。如果将贝伐珠单抗用作新辅助治疗方案的一部分，则在 IDS 前停用贝伐珠单抗 4～6 周
IDS 后化疗方案	新辅助治疗和 IDS 后，可以选择适用于高级别浆液性癌的静脉或腹腔化疗方案
腹腔化疗	新辅助治疗和 IDS 后使用 IP 化疗方案的数据有限。以下是 IDS 后额外给予的 IP 方案：紫杉醇 135 mg/m^2 静脉输注 3 小时，D1；卡铂（AUC 6）腹腔注射，D1；紫杉醇 60 mg/m^2 腹腔注射，D8[1]
建议治疗周期	建议至少化疗 6 个周期，包括 IDS 后至少辅助治疗 3 个周期。耐受治疗的疾病稳定患者可在 6 个周期后继续接受治疗

[1] 引自：PROVENCHER D M，GALLAGHER C J，PARULEKAR W R，et al. OV21/PETROC：a randomized gynecologic cancer intergroup phase Ⅱ study of intraperitoneal versus intravenous chemotherapy following neoadjuvant chemotherapy and optimal debulking surgery in epithelial ovarian cancer[J]. Ann Oncol，2018，29（2）：431-438.

PARP 抑制剂维持治疗原则

类别	情况	获益情况	说明
初始治疗后	新诊断的Ⅱ～Ⅳ期高级别浆液性癌、G2/G3 级子宫内膜样癌或 *BRCA1/2* 突变的透明细胞癌和癌肉瘤患者，在手术和以铂类为基础的一线治疗后可达到完全缓解或部分缓解	接受 PARP 抑制剂维持治疗或能获益	Ⅱ期和少见病理类型患者初始治疗后使用 PARP 抑制剂维持治疗的数据目前有限
复发治疗后	经基于铂类的化疗达到 CR 和 PR 后，以及既往使用 PARP 抑制剂后无进展的复发患者	复发治疗后使用 PARP 抑制剂维持治疗中获益	目前关于之前接受 PARP 抑制剂或贝伐珠单抗复发治疗后患者继续使用维持 PARP 抑制剂的数据仍然有限
使用注意事项	须密切监测血常规和肝肾功能。使用尼拉帕利须监测血压，其他 PARP 抑制剂也推荐进行血压监测。应根据毒性反应及时调整剂量。病理类型为卵巢癌的患者使用 PARP 抑制剂维持治疗相关数据有限。PARP 抑制剂推荐用法见“PARP 抑制剂用于一线、铂敏感复发后维持治疗和后线治疗的用法（本书第 33 页）”		

PARP 抑制剂用于一线、铂敏感复发后维持治疗和后线治疗的用法[1]

治疗		奥拉帕利	尼拉帕利	氟唑帕利	帕米帕利
维持治疗	规格	100 mg/ 片或 150 mg/ 片	100 mg/ 胶囊	50 mg/ 胶囊	
	给药途径	口服	口服	口服	
	用法	300 mg，2 次 / 天	300 mg 或 200 mg，1 次 / 天[2]	150 mg，2 次 / 天	
	用药前评估	肿瘤标志物和影像学评估（有其他远处转移者酌情评价该处转移灶），为后续评价疗效提供基线情况			
	起始时间	化疗结束后患者经过评估达到部分缓解或完全缓解，血常规恢复正常后尽早开始用药，一般在化疗结束后 4 ～ 8 周			
	停药时间	一线维持使用 2 年（奥拉帕利）[3]/3 年（尼拉帕利）；或出现疾病进展，或对药物不耐受，铂敏感复发后维持、PARP 抑制剂再次维持：持续使用至疾病进展或对药物不耐受			
后线治疗	规格	100 mg/ 片 或 150 mg/ 片	100 mg/ 胶囊	50 mg/ 胶囊	20 mg/ 胶囊
	给药途径	口服	口服	口服	口服
	用法	300 mg，2 次 / 天	300 mg 或 200 mg，1 次 / 天[2]	150 mg，2 次 / 天	60 mg，2 次 / 天
	用药前评估	肿瘤标志物和影像学评估（有其他远处转移者酌情评价该处转移灶），为后续评价疗效提供基线情况			
	起始时间	临床评估肿瘤复发，无用药禁忌证即可开始使用			
	停药时间	持续使用至疾病进展，或对药物不耐受			

[1]引自：《卵巢癌 PARP 抑制剂临床应用指南（2022 版）》。

[2]基线体重≥ 77 kg 且血小板计数≥ 150×10^9/L 者起始剂量为 300 mg，1 次 / 天，其余患者起始剂量为 200 mg，1 次 / 天。

[3]2 年治疗后，完全缓解（影像学无肿瘤证据）的患者应停止治疗，影像学显示有肿瘤且临床医师认为患者能从持续治疗中进一步获益的情况下可以继续治疗超过 2 年。

复发治疗原则

项目	原则
分子检测	若之前并未进行肿瘤分子检测，推荐检测
方案确定	须与患者及护理人员讨论所选择的具体化疗方案、可能的毒性反应和潜在益处 对患者宣教，包括并发症的预防措施，以降低并发症严重程度和持续时间
药物选择	在对复发患者进行化疗前，临床医师应熟知每种化疗药物的代谢方式（如肝脏或肾脏代谢），明确患者适合使用的药物类型。临床医师须熟知药物不良反应的处理及适当药物减量
药物毒性	既往使用过铂类药物者再次联用铂类等骨髓毒性药物，骨髓抑制在复发患者中的发生率更显著
过敏风险	反复使用卡铂和（或）顺铂的患者发生致命性过敏反应的风险增加。因此，须告知患者发生过敏反应的风险、相关症状和体征，一旦发生，应由经验丰富的医师在有合适医疗设备的医院进行救治
临床试验	告知患者目前可参加临床试验，包括各种治疗方法的风险和益处，能否参加取决于患者先前接受的化疗情况、患者当前的一般状况、重要脏器的功能状态和既往治疗的毒性反应，如若合适，姑息治疗可能是另一种治疗方案

铂敏感复发上皮性卵巢癌 / 输卵管癌 / 原发性腹膜癌的全身治疗[1]

首选方案	次选方案
化疗药物 卡铂 / 吉西他滨 ± 贝伐珠单抗[2, 3]、卡铂 / 脂质体多柔比星 ± 贝伐珠单抗[2]、卡铂 / 紫杉醇 ± 贝伐珠单抗[2, 3]、顺铂 / 吉西他滨 **靶向治疗（单药）** 贝伐珠单抗	**化疗药物** 卡铂、卡铂 / 多西他赛、卡铂 / 紫杉醇（周疗）、卡培他滨、顺铂、环磷酰胺、多柔比星、异环磷酰胺、伊立替康、美法仑、奥沙利铂、紫杉醇、白蛋白紫杉醇、培美曲塞、长春瑞滨、 卡铂 / 白蛋白紫杉醇（紫杉烷过敏）、卡铂 / 紫杉醇（年龄＞ 70 岁）、伊立替康 / 顺铂（用于透明细胞癌） **黏液癌** 5–FU/ 甲酰四氢叶酸 / 奥沙利铂 ± 贝伐珠单抗（贝伐珠单抗，2B 类）、卡培他滨 / 奥沙利铂 ± 贝伐珠单抗（贝伐珠单抗，2B 类） **靶向治疗** 尼拉帕利 / 贝伐珠单抗 (2B 类)、尼拉帕利（3 类）[4]、奥拉帕利（3 类）[5]、培唑帕尼（2B 类）、氟唑帕利（2B 类）[5]、帕米帕利（2B 类）[5]、恩曲替尼或拉罗替尼（*NTRK* 基因融合阳性肿瘤）、达拉菲尼[6]+ 曲美替尼[7]（*BRAF V600E* 基因阳性肿瘤）、塞普替尼（*RET* 基因融合阳性肿瘤）[8]、曲美替尼（低级别浆液性癌） **激素疗法** 芳香化酶抑制剂（阿那曲唑、依西美坦、来曲唑）、醋酸亮丙瑞林、醋酸甲地孕酮、他莫昔芬、氟维司群（低级别浆液性癌）[9]

[1] 表格中许多单药方案在接受现代化疗方案治疗的患者中尚未进行实验。

[2] 胃肠道穿孔风险增加的患者禁用。

[3] 若化疗后应答，贝伐珠单抗可以继续作为维持治疗，直到疾病进展或出现不可接受的毒性反应。在开始使用 PARP 抑制剂维持治疗之前，停止贝伐珠单抗。

[4] 可用于经三线及以上化疗 HRD 阳性的铂敏感复发性卵巢癌患者。

[5] 可用于经二线及以上化疗 *BRCA* 突变的铂敏感复发性卵巢癌患者。

[6] 达拉菲尼是一种特异性 BRAF 抑制剂。

[7] 曲美替尼是一种口服的丝裂酶原活化细胞外信号调节激酶（MEK）1/2 可逆性抑制剂。

[8] 塞普替尼是一种高效的靶向 RET 原癌基因的选择性广谱抗癌药。

[9] 氟维司群是一种雌激素受体拮抗剂（雌激素受体下调剂类抗肿瘤治疗药物）。

铂耐药复发上皮性卵巢癌 / 输卵管癌 / 原发性腹膜癌的全身治疗方案

首选方案	次选方案
化疗药物 环磷酰胺（口服）/ 贝伐珠单抗、多西他赛、依托泊苷(口服)、吉西他滨、脂质体多柔比星、脂质体多柔比星 / 贝伐珠单抗、紫杉醇(周疗)、紫杉醇（周疗）/ 贝伐珠单抗、托泊替康、托泊替康 / 贝伐珠单抗 **靶向治疗（单药）** 贝伐珠单抗 索米妥昔单抗（≥ 75% 肿瘤细胞 FR 阳性，1类）	**化疗药物** 卡培他滨、卡铂[1]、卡铂 / 多西他赛[1]、卡铂 / 紫杉醇（周疗）[1]、卡铂 / 吉西他滨 ± 贝伐珠单抗[1]、卡铂 / 脂质体多柔比星 ± 贝伐珠单抗[1]、卡铂 / 紫杉醇 ± 贝伐珠单抗[1]、环磷酰胺、多柔比星、吉西他滨 / 贝伐珠单抗、顺铂 / 吉西他滨[1]、异环磷酰胺、伊立替康、伊沙匹隆 / 贝伐珠单抗（2B 类）[2]、美法仑、奥沙利铂、紫杉醇、白蛋白紫杉醇、培美曲塞、索拉非尼 / 拓扑替康、长春瑞滨、卡铂 / 紫杉醇（年龄＞ 70 岁）[1]、卡铂 / 白蛋白紫杉醇（紫杉烷过敏）[1] **靶向治疗** 尼拉帕利（3 类）[3]、奥拉帕利（3 类）[3]、培唑帕尼（2B 类）、帕米帕利（2B 类）[4]、恩曲替尼或拉罗替尼（*NTRK* 基因融合阳性肿瘤）、达拉菲尼 + 曲美替尼（*BRAF V600E* 基因阳性肿瘤）、塞普替尼（*RET* 基因融合阳性肿瘤）、曲美替尼（低级别浆液性癌）、尼拉帕利 + 安罗替尼（2B 类）、索米妥昔单抗（FR-α 阳性）+ 贝伐珠单抗、德曲妥珠单抗（HER-2 阳性者，即 IHC 2+ 或 IHC 3+）、安罗替尼 + 贝莫苏拜单抗（3 类） **激素疗法** 芳香化酶抑制剂（阿那曲唑、依西美坦、来曲唑）、醋酸亮丙瑞林、醋酸甲地孕酮、他莫昔芬、氟维司群（低级别浆液性癌） **免疫疗法** 帕博利珠单抗（TMB-H 和 dMMR/MSI-H） 帕博利珠单抗治疗（既往治疗失败的卵巢透明细胞癌，3 类）[5]

[1] 不推荐用于铂难治患者。

[2] 可用于既往接受紫杉烷治疗的患者。

[3] 可用于经三线及以上化疗的 *BRCA* 突变患者。

[4] 可用于二线及以上 *gBRCA* 突变患者。

[5] 中华医学会妇科肿瘤学分会《妇科肿瘤免疫检查点抑制剂临床应用指南（2023 版）》。

四、药物反应处理原则

药物不良反应	类型和严重程度	相关药物	准备措施
输液反应	轻度症状（如潮热、皮疹）	卡铂、顺铂、多西他赛、脂质体多柔比星、奥沙利铂、紫杉醇	告知患者药物反应的可能性和症状，为可能发生的药物反应做好准备，准备适当的医疗设备
过敏反应	更严重的症状（如呼吸急促、全身荨麻疹 / 瘙痒、血压变化）	铂和紫杉烷类药物	告知患者药物反应的可能性和症状，为可能发生的药物反应做好准备，遵循急性心搏骤停、标准复苏程序，必要时使用肾上腺素进行治疗
极重度过敏反应	危及生命	铂和紫杉烷类药物	在过敏症专科医师或具有脱敏经验的专科医师的指导下，可慎重再次使用相关药物
药物不良反应时间	输注期间或输注完成后（甚至可能在几天后发生）		告知患者药物反应的可能性和症状，为可能发生的药物反应做好准备
引起不良反应的常见药物	卡铂、顺铂、多西他赛、脂质体多柔比星、奥沙利铂、紫杉醇		
应对措施	告知患者报告药物反应的任何体征和症状，临床医师和护理人员应做好每次给患者输注药物时发生药物反应的准备		
脱敏治疗	引导患者免疫系统逐渐适应，从而降低未来对该药物产生严重过敏反应的风险。此方法适用于对特定药物有必需且无可替代的情况，通过控制环境和严格监控实施，确保患者安全		

输液反应

项目	具体内容
症状	潮热、皮疹、发热、胸闷、轻度血压变化、背痛、寒战
处置方法	降低输液速率，停止输注后迅速消退
特殊药物反应	对卡铂、顺铂或奥沙利铂有轻度反应的患者，即使铂类药物缓慢输注，也可能发生更严重的反应，需咨询专科医师
紫杉醇输液反应	较常见（27% 的患者）
脂质体多柔比星反应	轻度
既往紫杉烷输液反应后再次接受紫杉烷治疗	· 若发生轻度输液反应，患者充分知情同意后且配备急救措施的前提下可考虑再次应用紫杉醇 · 通常紫杉烷输注可以以更慢的速度重启，根据主治医师的判断，速度可根据耐受情况缓慢增加。注意，这种缓慢输注与脱敏不同

过敏反应

项目	具体内容
症状	皮疹、水肿、呼吸急促（支气管痉挛）、晕厥或先兆晕厥、胸痛、心动过速、荨麻疹/瘙痒、血压变化、恶心、呕吐、寒战、肠道功能变化和偶发的濒死感
持续时间	停止输注和（或）治疗干预后，症状可能持续存在
铂类药物	卡铂（16% 的患者）、顺铂、奥沙利铂等过敏反应较常见
过敏反应高危因素	· 间隔一段时间后再次用药及多次用药 · 静脉给药，而不是口服或腹腔注射给药 · 对其他药物过敏者 · 既往发生过敏反应的患者
既往过敏反应患者的处置	· 对于发生铂类药物反应（如卡铂超敏反应）的患者，考虑咨询过敏症专科医师并进行皮肤试验 · 发生轻度反应的患者，即使缓慢输注铂类药物，也可能发生更严重的反应 · 对于更严重或危及生命的反应，如涉及血压变化、呼吸困难、心动过速、广泛荨麻疹、过敏反应或缺氧，除非在有脱敏经验的专家指导下，否则不应再次使用相关药物 · 如果适合再次给药，即使症状已消退，患者在恢复化疗前也应进行脱敏治疗。如果患者既往发生过药物反应，则每次输注必须脱敏

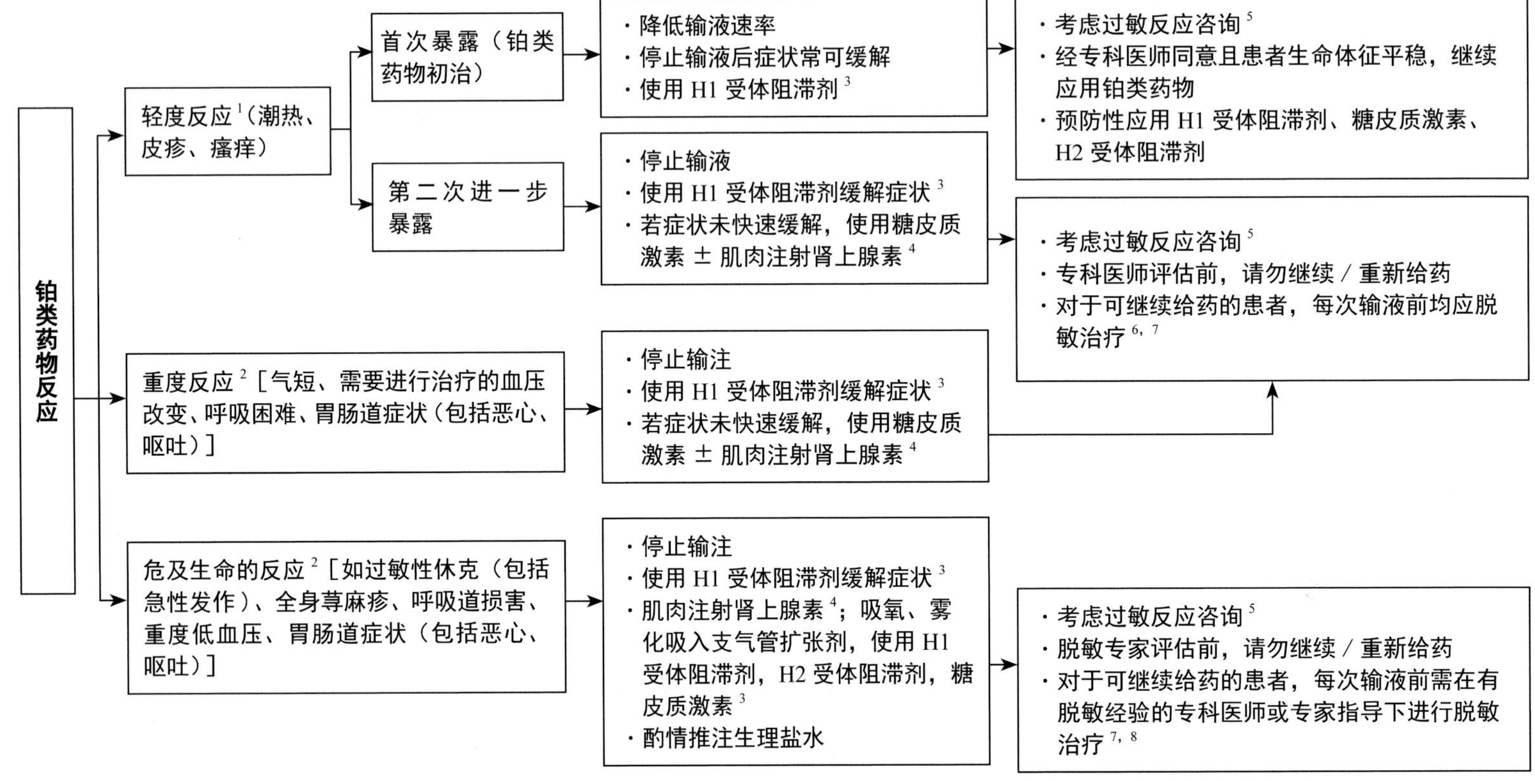

[1] 大多数轻度反应是输液反应，常见于紫杉类药物（如多西他赛、紫杉醇），但使用铂类药物（如卡铂、顺铂）也会发生。

[2] 大多数重度反应是过敏反应，常见于铂类药物。

[3] H1 受体阻滞剂（如苯海拉明或羟嗪）；H2 受体阻滞剂（如西咪替丁、法莫替丁）；糖皮质激素（如甲泼尼龙、氢化可的松、地塞米松）。

[4] 如出现急性呼吸心搏骤停，应遵循标准的心肺复苏流程。

[5] 二次用药时，轻度反应可进展为重度反应，过敏反应专科医师可提供皮肤试验，并评估致敏性及发生重度反应的风险。

[6] 对发生重度反应的患者继续用药，首选转诊至具有脱敏专业经验的学术中心。

[7] 引自：CASTELLS M C，TENNANT N M，SLOANE D E，et al. Hypersensitivity reactions to chemotherapy: outcomes and safety of rapid desensitization in 413 cases[J].J Allergy Clin Immunol，2008，122（3）：574-580.

[8] 如果患者应用紫杉类和铂类药物时均出现危及生命的药物反应，但这些药物仍被考虑作为一线治疗方案，所有这些患者均应进行评估并转诊至学术中心。

紫杉醇、脂质体多柔比星或生物治疗药物反应

反应	处理	后续	再次给药
轻度反应[1]（潮热、皮疹、瘙痒、胸部/腹部/骨盆/背部疼痛）	· 停止输液 · 停止输液后症状常可缓解 · 给予 H1 受体阻滞剂[5]缓解症状	· 如果主治医师同意且患者生命体征平稳，可缓慢继续输注药物[9] · 预防性应用 H1 受体阻滞剂、糖皮质激素、H2 受体阻滞剂[3]	· 如果重复出现轻度反应，则停止给药 · 对于可继续给药的患者，每次输注前均应脱敏治疗[7,9]
重度反应[2]［呼吸急促、需要进行治疗的血压改变、呼吸困难、胃肠道症状（包括恶心、呕吐）、胸部/腹部/骨盆/背部疼痛，濒死感/焦虑/异样感觉］	· 停止输注 · 吸氧、雾化吸入支气管扩张剂、H1 受体阻滞剂、H2 受体阻滞剂、糖皮质激素[3]，必要时肌肉注射肾上腺素[4]		· 专科医师评估前，请勿继续/重新给药 · 每次输注前均应脱敏治疗[6,7]
危及生命的反应[2]［如过敏性休克（包括急性发作）、全身荨麻疹、呼吸道损害、重度低血压、胃肠道症状（包括恶心、呕吐），胸部/腹部/骨盆/背部疼痛，濒死感/焦虑等异样感觉］	· 停止输注 · 吸氧、雾化吸入支气管扩张剂、H1 受体阻滞剂、H2 受体阻滞剂、糖皮质激素[3]，必要时肌肉注射肾上腺素[4]		· 脱敏专家评估前，请勿继续/重新给药 · 由于药物反应可能会突发，甚至危及生命，每次输注前均需在有脱敏经验的专科医师或专家指导下进行脱敏治疗[7,8]

[1] 大多数轻度反应是输液反应，常见于紫杉类药物（如多西他赛、紫杉醇），但使用铂类药物（如卡铂、顺铂）也会发生。

[2] 大多数重度反应是过敏反应，常见于铂类药物。

[3] H1 受体阻滞剂(如苯海拉明或羟嗪); H2 受体阻滞剂(如西咪替丁、法莫替丁)；糖皮质激素（如甲泼尼龙、氢化可的松、地塞米松）。

[4] 如出现急性呼吸心搏骤停，应遵循标准的心肺复苏流程。

[5] 二次用药时，轻度反应可进展为重度反应。过敏反应专科医师可提供皮肤试验，并评估致敏性及发生重度反应的风险。

[6] 对发生重度反应的患者继续用药，首选转诊至具有脱敏专业经验的学术中心。

[7] 引自：CASTELLS M C，TENNANT N M，SLOANE D E，et al. Hypersensitivity reactions to chemotherapy：outcomes and safety of rapid desensitization in 413 cases[J]. J Allergy Clin Immunol，2008，122（3）：574-580.

[8] 如果患者应用紫杉类和铂类药物时均出现危及生命的药物反应，但这些药物仍被考虑作为一线治疗方案，所有这些患者均应进行评估并转诊至具有脱敏专业的学术中心。

[9] 由于医学因素（如超敏反应），考虑更换药物为紫杉醇（白蛋白结合型）或多西他赛，但是没有证据表明更换为另一种紫杉类药物的安全性，因为同一类药物之间也会发生交叉反应，甚至危及生命，且紫杉醇引起的不良反应也可能是由稀释剂引起的。

五、WHO 组织学分类

WHO 卵巢肿瘤组织学分类（2020 年）[1, 2]

组织学分类	形态学编码
上皮－间叶肿瘤	
浆液性肿瘤	
浆液性囊腺瘤	8441/0
浆液性表面乳头状瘤	8461/0
浆液性腺纤维瘤	9014/0
浆液性囊腺纤维瘤	9014/0
浆液性交界性肿瘤	8442/1
浆液性交界性肿瘤－微乳头亚型	8460/2
低级别非浸润性浆液性癌	8460/2
低级别浆液性癌	8460/3
高级别浆液性癌	8461/3
黏液性肿瘤	
黏液性囊腺瘤	8470/0
黏液性腺纤维瘤	9015/0
黏液性交界性肿瘤	8472/1
黏液性癌	8480/3
子宫内膜样肿瘤	
子宫内膜样囊腺瘤	8380/0
子宫内膜样腺纤维瘤	8381/0
交界性子宫内膜样肿瘤	8380/1
子宫内膜样癌	8380/3
透明细胞肿瘤	
透明细胞囊腺瘤	8443/0
透明细胞囊腺纤维瘤	8313/0
透明细胞交界性肿瘤	8313/1
透明细胞癌	8310/3
浆黏液性肿瘤	
浆黏液性囊腺瘤	8474/0
浆黏液性腺纤维瘤	9014/0
浆黏液性交界性肿瘤	8474/1
勃勒纳瘤	
勃勒纳瘤	9000/0
交界性勃勒纳瘤	9000/1
恶性勃勒纳瘤	9000/3
其他类型癌	
中肾管样腺癌	9111/3
未分化癌	8020/3
去分化癌	8020/3

续表

组织学分类	形态学编码
癌肉瘤	8980/3
混合细胞腺癌	8323/3
间叶性肿瘤	
低级别子宫内膜样间质肉瘤	8931/3
高级别子宫内膜样间质肉瘤	8930/3
平滑肌瘤	8890/0
平滑肌肉瘤	8890/3
恶性潜能未定的平滑肌肿瘤	8897/1
黏液瘤	8840/0
混合性上皮性和间叶性肿瘤	
腺肉瘤	8933/3
性索间质肿瘤	
单纯间质肿瘤	
纤维瘤	8810/0
富于细胞性纤维瘤	8810/1
卵泡膜细胞瘤	8600/0
黄素化卵泡膜细胞瘤	8601/0
硬化性间质瘤	8602/0
微囊性间质瘤	8590/0
印戒细胞样间质瘤	8590/0
卵巢间质细胞瘤	8650/0
恶性类固醇细胞瘤	8670/3
纤维肉瘤	8810/3
单纯性索肿瘤	
成人型颗粒细胞瘤	8620/3
幼年型颗粒细胞瘤	8622/1
支持细胞瘤	8640/1
环管状性索瘤	8623/1
混合性性索间质肿瘤	
支持–间质细胞瘤	8631/1
高分化支持–间质细胞瘤	8631/0
中分化支持–间质细胞瘤	8631/1
低分化支持–间质细胞瘤	8631/3
网状型支持–间质细胞瘤	8633/1
性索肿瘤	8590/1
两性母细胞瘤	8632/1
生殖细胞肿瘤	
成熟性畸胎瘤	9080/0
未成熟性畸胎瘤	9080/3
无性细胞瘤	9060/3
卵黄囊瘤	9071/3
胚胎性癌	9070/3

续表

组织学分类	形态学编码
类固醇细胞瘤	8670/0
混合性生殖细胞瘤	9085/3
单胚层畸胎瘤和起源于皮样囊肿的体细胞型肿瘤	
卵巢甲状腺肿	9090/0
恶性卵巢甲状腺肿	9090/3
甲状腺肿类癌	9091/1
囊性畸胎瘤	9080/0
畸胎瘤恶性转化	9084/3
生殖细胞 – 性索间质肿瘤	
性腺母细胞瘤	9073/1
分割型性腺母细胞瘤	
未分化性腺组织	
混合性生殖细胞 – 性索间质肿瘤	8594/1
杂类肿瘤	
卵巢网腺瘤	9110/0
卵巢网腺癌	9110/3
绒癌	9100/3
Wolffian 肿瘤	9110/1
卵巢实性假乳头状肿瘤	8452/1
小细胞癌，高钙型	8044/3
小细胞癌，大细胞变异型	
Wilms 肿瘤	8960/3
瘤样病变	
滤泡囊肿	
黄体囊肿	
较大孤立性黄素化滤泡囊肿	
高反应性黄素化	
妊娠黄体瘤	8610/0
间质增生和卵泡膜细胞增殖症	
纤维瘤病和巨块性水肿	
间质细胞增生	
卵巢转移性肿瘤	

[1] 形态学编码采用国际肿瘤疾病分类（International Classification of Diseases for Oncology，ICD-O-3.2）。编号“/0”指良性肿瘤；“/1”指非特异、交界性或不明确；“/2”指原位癌及Ⅲ级上皮内瘤变；“/3”指原发恶性肿瘤；“/6”指转移恶性肿瘤。上述编码于 2020 年被 IARC/WHO 委员会批准用于 ICD-O。

[2] 该分类为之前 WHO 卵巢肿瘤分类的改良版，相关的改变表明对疾病的进一步认识。

六、手术－病理分期

卵巢癌、输卵管癌、腹膜癌的手术－病理分期（FIGO 2013）

分期	肿瘤范围
Ⅰ期	肿瘤局限于卵巢或输卵管
ⅠA	肿瘤局限于一侧卵巢（包膜完整）或输卵管，卵巢或输卵管表面无肿瘤；腹水或腹腔冲洗液未找到癌细胞
ⅠB	肿瘤局限于双侧卵巢（包膜完整）或输卵管，卵巢或输卵管表面无肿瘤；腹水或腹腔冲洗液未找到癌细胞
ⅠC	肿瘤局限于一侧或双侧卵巢或输卵管，并伴有以下任何一项
ⅠC1	手术导致肿瘤破裂
ⅠC2	手术前肿瘤包膜已破裂或卵巢、输卵管表面有肿瘤
ⅠC3	腹水或腹腔冲洗液发现癌细胞
Ⅱ期	肿瘤累及一侧或双侧卵巢或输卵管并有盆腔内扩散（骨盆入口平面以下）或原发性腹膜癌
ⅡA	肿瘤蔓延或种植到子宫和（或）输卵管和（或）卵巢
ⅡB	肿瘤蔓延至其他盆腔内组织
Ⅲ期	肿瘤累及一侧或双侧卵巢、输卵管或原发性腹膜癌，伴有细胞学或组织学证实的盆腔外腹膜转移和（或）证实存在腹膜后淋巴结转移
ⅢA1	仅有腹膜后淋巴结阳性（细胞学或组织学证实）
ⅢA1（i）	淋巴结转移最大直径≤ 10 mm
ⅢA1（ii）	淋巴结转移最大直径＞ 10 mm
ⅢA2	显微镜下盆腔外（骨盆入口平面以上）腹膜受累，伴或不伴腹膜后淋巴结转移
ⅢB	肉眼盆腔外腹膜转移，病灶最大直径≤ 2 cm，伴或不伴腹膜后淋巴结转移
ⅢC	肉眼盆腔外腹膜转移，病灶最大直径＞ 2 cm，伴或不伴腹膜后淋巴结转移（包括肿瘤蔓延至肝包膜和脾，但未转移到脏器实质）
Ⅳ期	超出腹腔外的远处转移
ⅣA	胸腔积液中发现癌细胞
ⅣB	器官实质转移和腹腔外器官转移（包括肝或脾实质转移、肠壁的透壁侵犯和腹腔外脏器转移，后者包含腹股沟淋巴结和腹腔外淋巴结转移及脐部种植结节）

七、推荐等级

中华医学会妇科肿瘤学分会推荐等级及其意义

推荐级别	代表意义
1 类	基于高级别临床研究证据，专家意见高度一致
2A 类	基于低级别临床研究证据，专家意见高度一致；或基于高级别临床研究证据，专家意见基本一致
2B 类	基于低级别临床研究证据，专家意见高度一致；或基于高级别临床研究证据，专家意见存在争议
3 类	无论基于何种级别临床研究证据，专家意见明显分歧

注：如无特殊说明，均为 2A 类推荐。

讨 论

一、概述

卵巢肿瘤是妇科常见肿瘤，分为良性、恶性和交界性肿瘤。卵巢恶性肿瘤，俗称卵巢癌，虽然发病率居妇科肿瘤第三位，但病死率却为妇科肿瘤之首。由于卵巢癌患者发病早期无特异症状，临床上缺乏实用的早期诊断手段，就诊时70%以上患者已届卵巢癌晚期。我国在2000—2013年，卵巢癌年龄标化发病率呈上升趋势，平均每年上升1.4%，且有地区差异，中部地区发病率较高，其次是西部和东部地区[1]。近年来，随着卵巢癌治疗模式的变革，卵巢癌死亡率出现下降趋势，且卵巢癌患者的生活质量得到了改善。输卵管癌和原发性腹膜癌较为少见，目前认为，大部分卵巢浆液性癌和原发性腹膜癌来源于输卵管黏膜上皮内癌。此三类恶性肿瘤发病机制、生物学行为类似，诊疗原则基本相同。

1973年，世界卫生组织（World Health Organization，WHO）公布了卵巢肿瘤组织学分类，后经多次修订，2020年进行了第5次修订。从组织学类型上看，卵巢肿瘤不仅包含常规分类中的上皮性肿瘤、生殖细胞肿瘤、性索间质肿瘤和转移性肿瘤，还包括罕见的间叶性肿瘤、腺肉瘤、杂类肿瘤和常见的瘤样病变；从疾病的性质上分类，包括良性、恶性和交界性肿瘤。在上皮性卵巢癌中，该分类建议按照上皮亚型分类，主要包括浆液性癌、黏液性癌、子宫内膜样癌、透明细胞癌、癌肉瘤。本指南将主要针对上皮性卵巢癌的常见类型进行数据分析、归纳总结和提出推荐，对于少见类型的肿瘤单独标识，并以独立章节的形式在“少见病理类型（本书第96页）”中进行分析。

二、危险因素及筛查

（一）卵巢癌的发病危险因素

1. 遗传因素

遗传因素是与卵巢癌发生最为密切的高危因素。早在1992年，美国国立卫生研究院（National Institutes of Health，

NIH）的数据提示，普通人群女性一生中罹患卵巢癌的风险为 1.6%，而其一级亲属中 1 人曾患卵巢癌，其罹患卵巢癌风险增加为 5%，如一级亲属中 2～3 人曾患卵巢癌，其风险增加为 7%[2]。

遗传性乳腺癌－卵巢癌（hereditary breast–ovarian cancer，HBOC）综合征或者是受林奇综合征［遗传性非息肉病性结直肠癌（hereditary non polyposis colorectal cancer，HNPCC）］影响的家族已被证实与卵巢癌，尤其是早发性卵巢癌的风险增加相关。部位特异性卵巢癌综合征（site–specific ovarian cancer syndrome）最初被认为是第三种遗传性卵巢癌综合征，现被归为 HBOC，家族成员仅发生卵巢癌而无乳腺癌高发风险。除了 *BRCA1/2* 突变和与林奇综合征相关的基因（如 *MLH1*、*MSH2*、*MSH6* 和 *PMS2*）外，其他多种基因（如 *ATM*、*BRIP1*、*NBN*、*PALB2*、*STK11*、*RAD51C* 和 *RAD51D*）的胚系突变也与卵巢癌发病风险增加有关。除基因突变外，还有一些学者提出，甲基化异常在卵巢癌发病中也起着一定的促进作用，组蛋白赖氨酸甲基转移酶（EZH2）与组蛋白去甲基化酶（LSD1）在卵巢癌的患者中均为高表达[3-4]，其相关抑制剂的研发也已处于临床试验阶段。

2. 生育和内分泌因素

生育因素是国内外学者公认的卵巢癌高危因素。“持续性排卵理论”认为，未产妇、初潮过早、绝经延迟的女性在其一生中由于排卵次数过多，卵巢癌风险增加；相反，妊娠与哺乳期卵巢长期无排卵，为卵巢癌的保护性因素。另外，有研究发现，流产或早产亦可轻微降低卵巢癌发病风险；妊娠对交界性肿瘤有一定的保护作用，但其保护作用较上皮性肿瘤弱[5]。

有些研究认为激素内分泌治疗将增加卵巢癌发病风险。WHI 研究中，接受雌孕激素序贯激素替代治疗（hormone replacement therapy，HRT）的女性与安慰剂组比较卵巢癌风险比为 1.58[6]；绝经后女性使用单纯雌激素替代治疗（estrogen replacement therapy，ERT），卵巢癌风险显著增高，并且风险比值与 ERT 持续时间有关[7]。此外，有研究发现行子宫切除后的女性接受 ERT 卵巢癌风险并未增加[8]，推测其机制可能与子宫切除减少了 HRT 后撤退性出血所致经血逆流带来的盆腔炎症风险有关。然而，通过对大量文献进行 Meta 分析表明，应用复方短效口服避孕药可以降低一半的卵巢癌发病风险[9]。

3. 生活方式及环境因素

高热量饮食和肥胖被认为是卵巢癌高危因素，相反，多进食蔬菜以及水果等素食人群的卵巢癌风险降低[10]。有研究认为咖啡与糖可增加卵巢癌风险，而饮茶对卵巢癌具有保护作用，且随着饮茶时间的延长，其保护作用越强。其他饮食因素如纤维素、胡萝卜素以及维生素等均被认为可在一定程度上降低卵巢癌风险，但目前尚无定论。吸烟会增加患黏液癌的风险，但会降低患透明细胞癌的风险[11]。尽管有研究报道大量饮酒可增加黏液性卵巢癌的风险，但大多数学者认为并无相关性。

环境因素如滑石粉、皮毛、尘埃、美发剂、辐射等均已被调查研究，部分数据显示其与卵巢癌的发病增加相关，然而目前并无定论，亦无权威的相关发病机制研究支持。

4. 盆腔炎性疾病

盆腔炎可增加卵巢癌的风险，这可能与阴道微生物的上行性感染经输卵管到达卵巢，或由肠道微生物直接导致病变相关，也可能与经血逆流、排卵等导致的盆腔无菌性炎症相关。子宫内膜异位症是良性妇科疾病，其病灶的周期性改变可诱导局部炎症反应分泌细胞因子等介质，有学者据此认为其为卵巢癌潜在危险因素。与其他卵巢癌风险因素不同，子宫内膜异位症主要与子宫内膜样癌和透明细胞癌有关[12]。

（二）卵巢癌的筛查

美国预防服务工作组在 2018 年 2 月 *JAMA* 杂志上发表声明称，目前研究证据分析显示，筛查不仅不能降低卵巢癌死亡率，筛查中的假阳性结果反而会给女性筛查者带来中度至重度不良影响[13]。综合大部分文献来看，卵巢癌的普筛弊大于利。总体而言，筛查并没有改善卵巢癌相关的死亡率[14]，因此目前任何专业团体都不建议对无症状且遗传风险不明的女性进行卵巢癌筛查。

对于有高危因素（如 *BRCA* 突变、乳腺癌个人史或家族史、卵巢癌家族史）的女性，降低风险的输卵管卵巢切除术通常比筛查更实用，因为它降低了乳腺癌、卵巢癌、输卵管癌和原发性腹膜癌的可能性[15]。对于那些选择推迟或拒绝手术的年轻女性，医师常常选择使用血清学监测和影像学检查相辅助的办法，并建立了各种预测模型，然而大量临床研究提示，这些方法的阳性预测价值低，并不能改善卵巢癌相关死亡率。

1. 病史

加强病史询问中对患者家族史和个人史的收集与分析，将有助于明确患者是否属于卵巢癌的高危人群。高危人群主要包括卵巢癌、乳腺癌或其他相关癌症个人史或家族史，符合某些遗传性肿瘤综合征诊断标准［如遗传性乳腺癌－卵巢癌综合征、遗传性非息肉病性结直肠癌综合征（或称林奇综合征等），或携带有卵巢癌发病相关遗传性肿瘤基因突变（如 *BRCA1/2*、*PALB2*、*RAD51C*、*MLH1* 和 *MSH2* 等）］的女性。高危女性首先应建议其接受基因检测，以便准确评估其肿瘤发病风险。如仅有乳腺癌家族史而遗传风险检测阴性的女性，其发病风险通常被认为略高于一般女性人群，其临床处理与非高危人群一致，无须接受特殊的检测或干预措施。而明确携带有卵巢癌发病相关遗传基因突变的女性，以 *BRCA1* 突变者为例，其终身发病风险可高达 40% ～ 60%。

2. 症状及体征

卵巢癌由于解剖部位隐匿，症状不典型，很难早期发现。早期卵巢癌常在体检时发现，无特异性症状；晚期卵巢癌的患者可出现以下症状：腹胀、盆腔或腹部疼痛、消瘦、纳差或很快达到饱腹感，少数患者可合并泌尿系统症状（尿急、尿频等）。对于出现以上症状的女性患者需追问消化系统疾病及泌尿系统疾病史，同时需重视患者罹患卵巢癌的可能。需要提醒注意的是，个别患者首先出现神经系统副肿瘤综合征，尤其是副肿瘤性小脑变性相关症状，在患者同时发现附件包块时，需行抗 Yo 抗体及抗 NMDAR 抗体检测，以排查患者原发疾病为卵巢未成熟畸胎瘤可能[16]。

部分卵巢癌患者是因为自行扪及腹部包块而就诊，然而晚期患者常常由于大量腹水，腹部包块并不易触及。妇科检查时在阴道后穹隆可触及盆腔内质硬结节，盆腔肿块可为一侧，更常见为双侧，多为实性或半实性，表面凹凸不平，不活动，常伴有腹水。有时在腹股沟、腋下或锁骨上可触及肿大淋巴结。

3. 肿瘤标志物筛查

CA12-5 是监测卵巢癌最重要的生物标志物之一，但其在敏感度和特异度两方面都无法满足早期诊断的要求，因而在卵巢癌早期筛查中仍具有一定的局限性。在月经、妊娠早期或伴有子宫腺肌症、子宫内膜异位症等情况下，血清 CA12-5 水平也可能升高，因此其特异度欠佳。研究显示血清 CA12-5 预测卵巢癌的灵敏度约为 81.4%，特异度约为 56.8%[17]；另外，约 50% 的早期患者血清 CA12-5 水平在正常范围内，灵敏度也有待进一步提高[18]。一项英联邦卵巢癌筛查协作试验（UK Collaborative Trial of Ovarian Cancer Screening，UKCTOCS）的研究结果显示，动态监测 CA12-5 值明显优于单纯的截断值方法，基于动态监测血清 CA12-5 水平建立的卵巢癌风险算法模型提示监测血清 CA12-5 的动态变化是卵巢癌筛查更好的检测方法[19]。

不同于 CA12-5 的高假阳性率，HE4 因不受怀孕或月经周期影响，在合并子宫内膜异位症或其他良性卵巢肿瘤患者血液中也不会升高，是绝经前女性较理想的生物标志物，HE4 预测卵巢癌的灵敏度和特异度分别约为 79.4% 和 84.1%，其特异度显著高于 CA12-5[17]。然而 HE4 也具有一定的局限性，其在卵巢癌不同组织亚型中的表达差异显著，在子宫内膜样腺癌中表达率为 100%，而在黏液性腺癌中却不表达，且其在子宫内膜癌中也有阳性表达。因此，单独检测传统标志物 CA12-5 和 HE4 都有一定局限性，联合多种标志物检测或开发新的标志物有望提高诊断效能。

国家药品监督管理局医疗器械技术审评中心（Center for Medical Device Evaluation，CMDE）已批准首款基于外泌体技术的卵巢癌体外诊断产品，通过体外测定人血清外泌体中的 CA12-5、HE4 和 C5a 浓度，并经给定的计算公式计算出卵巢癌评分（ovarian cancer score，OCS），能够有效提升卵巢癌诊断的准确性。该试剂盒的多中心临床注册研究纳入1448例女性受试者。研究表明，OCS诊断上皮性卵巢癌的总体敏感度为95.5%，总体特异度为85.5%，在上皮性卵巢癌和附件良性包块的鉴别诊断中特异度达到90.2%。对于Ⅰ期上皮性卵巢癌患者，检测敏感度达到89.7%，显著高于CA12-5。特别是在CA12-5阴性附件包块中，OCS特异度为98.4%，敏感度为72.7%。在卵巢高级别浆液性癌中，OCS诊断敏感度达到98.5%，其中诊断Ⅰ期高级别浆液性癌的敏感度达到100%[20]。

4. 超声筛查

经阴道超声检查（transvaginal ultrasound，TVUS）具有无创、重复性好和操作简便等特点，和经腹超声相比，可有效排除盆腔脏器的干扰，提高对卵巢及其周围器官组织的显示程度，有效提高卵巢癌早期筛查率。另外，TVUS可有效显示出卵巢癌的大小、肿块形态、内部回声强弱等情况，多普勒超声检查还能动态反映病灶组织内部及周围的血供，在卵巢癌高危人群筛查中具有一定的应用价值。然而TVUS的敏感度在一定程度上依赖于设备及检查者的判读，据统计，有卵巢癌家族史的女性TVUS检出卵巢癌的敏感度为80%～100%[21]，其特异度为94%～99%[22-23]。

5. 联合筛查及算法

目前几项大型临床研究均未发现CA12-5和TVUS的联合筛查模式能降低卵巢癌患者的死亡率（表1）。研究者采用了同步检测（PLOS研究和UK FOCSS研究）或续贯检测（UKCTOCS试验）CA12-5和TVUS的方法，后者指仅对CA12-5异常的患者进行TVUS，两项筛查方案中CA12-5和TVUS的频率均为每年1次[24-25]。这表明尽管联合筛查可能会增加卵巢癌早期诊断的可能性，但相较于未筛查的人群，并未降低癌症相关死亡率。

表 1　卵巢癌早期筛查前瞻性临床试验典型范例

研究	人群特征	队列人群	筛查方法	研究时间	结果
UKCTOCS 研究（NCT00058032，*Lancet*，2021 年）	50～74 岁，绝经后，排除标准为既往行双侧卵巢切除术、既往有卵巢或活动性非卵巢恶性肿瘤、家族性卵巢癌风险增加	· 多模式筛查：50 625 人 · 经阴道超声筛查：50 623 人 · 不进行筛查：101 314 人	· 多模式筛查：每年 1 次 CA12-5，结果异常时进行 TVUS · 经阴道超声筛查：每年 1 次超声检查 · 不进行筛查：仅观察随访	· 入组：2001 年 4 月 17 日—2005 年 9 月 29 日 · 中位随访：16.3 年	早期筛查并未显著降低患者死亡率，均为 6%
PLOS 研究（NCT00002540，*JAMA*，2011 年）	55～74 岁，之前没有肺癌、结直肠癌或卵巢癌的诊断，排除卵巢输卵管切除术	· 年度筛查（*n*=39 105 人） · 常规护理（*n*=39 111 人）	每年进行 CA12-5 筛查 6 年，每年经阴道超声检查 4 年	· 入组：1993 年 11 月—2001 年 7 月 · 中位随访：12.4 年	· 同时进行 CA12-5 筛查和经阴道超声检查并没有降低卵巢癌年死亡率：3.1/10 000 *vs.* 2.6/10 000（死亡率风险比 1.18；95%*CI* 0.82～1.71） · 干预组中将近 10% 的妇女得到了假阳性诊断，其中 32.88% 进行手术
UK FOCSS 研究（ISRCTN32794457，*JCO*，2013 年）	卵巢癌发生风险高于 10%（基于家族遗传史，易感突变），排除接受过双侧输卵管卵巢切除术，年龄＜35 岁或参与其他卵巢癌筛查试验者	356 人	每年进行 TVUS 和血清 CA12-5 筛查	· 入 组：2002 年 5 月 6 日—2008 年 1 月 5 日 · 随访时间：3.2 年	· 检测新发卵巢癌 / 输卵管癌的敏感度为 81.0%～87.5% · 筛查出新发癌的PPV 为25.5%，超过了卵巢癌筛查所需的阈值（10%）

为进一步提高卵巢癌筛查的灵敏度和特异度，许多学者提出联合其他指标的监测方案，如卵巢癌风险算法（risk of ovarian malignancy algorithm，ROMA）（通过CA12-5和HE4的血清浓度测定与患者绝经状态相结合的一个评估模型）是目前临床上较为简单高效的卵巢癌早期筛查手段之一。其他筛查组合计算模型包括OVA1（又称多变量指标分析）、Overa、恶性风险指数（risk of malignancy index，RMI）、哥本哈根指数（Copenhagen index，CPH-I）、ADNEX模型等。上述方法所包含的生物标志物检查存在差异，其对卵巢癌筛查的敏感度和特异度有所不同，但均被尝试用于拟行手术的附件包块患者，以评估恶性肿瘤的可能性。值得注意的是，不应单凭这些检测来决定是否对附件包块行手术探查，模型的选择须个体化，需兼顾漏诊风险与不必要的侵入性检查损伤风险。因此，亟待寻找更优化的、非侵入性的检查方法和联用策略，以期早期诊断卵巢癌。

三、遗传性卵巢癌

有10%～20%的卵巢癌（包括输卵管癌和腹膜癌）与遗传因素有关。我国有些研究显示卵巢癌患者胚系基因突变率高达20%～30%[26-27]。遗传性卵巢癌综合征（hereditary ovarian cancer syndrome，HOCS）是一种涉及卵巢癌发病易感性显著增高的常染色体显性遗传综合征[28]。HOCS包括HBOC、林奇综合征（Lynch syndrome，LS）及其他肿瘤综合征[29]。HOCS中HBOC约占90%，林奇综合征约占10%，其他相关HOCS占不足1%。HOCS共同特点包括：常染色体显性遗传，平均发病年龄较散发性卵巢癌患者小，可表现为一人罹患多种原发肿瘤（如乳腺癌、结直肠癌、子宫内膜癌等肿瘤）和（或）家族中多人罹患同种或多种原发肿瘤[30]。此章节仅讨论HBOC和林奇综合征。

（一）遗传性乳腺癌-卵巢癌综合征

HBOC是指一个家族中有2个一级亲属或1个一级亲属和1个二级亲属患乳腺癌或卵巢癌，主要由*BRCA1*或*BRCA2*突变引起，且具有遗传倾向[31]。中国女性人群中，*BRCA1/2*基因突变频率约为0.38%[32]。遗传性位点特异性卵巢癌综合征（hereditary site specific ovarian cancer syndrome，HSSOCS）是HBOC的变异情况，是指家族中有2个及2个以上一级或一级和二级亲属同患卵巢癌，主要与*BRCA1/2*基因突变，以及同源重组通路上的小部分基因突变相关[33]。携带*BRCA1*基因突变的女性患终身卵巢癌发病风险为48.3%，而携带*BRCA2*基因突变的女性患终身卵巢癌发病风险为20.0%[34]。HSSOCS家庭成员患终身卵巢癌风险约5%[35]。HBOC患者卵巢癌平均发病年龄为52.4岁，其中*BRCA1*突变携带者的卵巢癌发病高峰年龄在 40 ～ 49 岁，*BRCA2* 突变携带者的卵巢癌发病高峰年龄在 50 ～ 59 岁[36]。携带 *BRCA1/2* 致病突变的卵巢癌患者较非携带者预后更好，相比于 *BRCA1* 突变患者，*BRCA2* 突变患者对化疗反应率更高，预后更好[34]。病理类型以浆液性腺癌多见。

1. 基因检测

对遗传性卵巢癌高危人群进行癌症风险评估与遗传咨询很有必要，基因检测对于卵巢癌患者寻找个体化治疗的靶点和卵巢癌亲属评估患癌风险和健康管理尤其重要，具体建议见“病理学和分子检测（本书第 56 页）”相关内容。

2.HBOC 的临床管理

（1）针对携带致病变异卵巢癌患者的临床管理方案

1）针对 *BRCA* 突变携带者的卵巢癌患者的治疗：遗传性卵巢癌与散发性卵巢癌治疗原则一致，以手术为主，辅助化疗，强调综合治疗［具体见初始治疗（本书第 68 页）、复发治疗（本书第 78 页）、维持治疗（本书第 85 页）相关内容］。主要采用手术 + 化疗 + 靶向维持治疗的三段式管理模式，初次手术包括全面的分期手术及肿瘤细胞减灭术(本书第85页)。经全面分期手术后除部分Ⅰ期患者术后可观察，其余患者都应接受辅助化疗。但在靶向维持治疗方面，携带 *BRCA* 突变患者使用 PARP 抑制剂具有较好的临床疗效，下面将对这一类患者的初始维持和复发维持进行概述。

初始治疗后维持治疗：卵巢癌初始治疗达到完全缓解（complete response，CR）/ 部分缓解（partial response，PR）后给予维持治疗可推迟复发，改善生存。根据 SOLO-1、PAOLA-1、PRIMA、PRIME、FOZCUS-1 及 FLAMES 等多项Ⅲ期临床随机对照试验的结论，PARP 抑制剂作为卵巢癌一线维持治疗药物的疗效显著。对于Ⅱ～Ⅳ期初始治疗达到 CR/PR 的 *BRCA1/2* 胚系或体细胞突变卵巢癌患者：①初始化疗未联合贝伐珠单抗者，可选择PARP抑制剂(奥拉帕利、尼拉帕利、氟唑帕利或塞纳帕利）维持治疗或观察（Ⅱ期患者使用 PARP 抑制剂维持治疗的数据有限）。②初始化疗联合贝伐珠单抗者，首选贝伐珠单抗 + 奥拉帕利，也可选择贝伐珠单抗 + 尼拉帕利、奥拉帕利、氟唑帕利或塞纳帕利。PARP 抑制剂主要适用于组织学类型为高级别浆液性癌和子宫内膜样癌，或 *BRCA* 突变的透明细胞癌和癌肉瘤类型。具体参见下文“维持治疗（本书第 85 页）”相关内容。

铂敏感复发缓解后的维持治疗：根据 Study19、SOLO-2、NOVA、NORA 及 FOZCUS-2 等临床试验的结论，对于完成≥ 2 线含铂化疗达 CR/PR 且 *BRCA* 突变，既往未使用过 PARP 抑制剂者可以使用 PARP 抑制剂（奥拉帕利、尼拉帕利或氟唑帕利）维持治疗。近年来，FDA 批准的适应证推荐尼拉帕利用于胚系 *BRCA* 突变的患者，奥拉帕利用于 *BRCA* 突变（体系和胚系）的患者，目前我国铂敏感复发（化疗结束后完全缓解和复发≥6个月）卵巢癌患者PARP抑制剂维持治疗的适应证，无论是否有*BRCA*突变，含铂化疗后达到CR/PR均可使用奥拉帕利、尼拉帕利和氟唑帕利，并纳入医保报销目录，具体参见“维持治疗（本书第85页）”相关内容。

2）针对卵巢癌患者的其他癌症预防：遗传性卵巢癌患者还应根据基因检测结果，进行其他癌种的预防。例如*BRCA*突变的患者应关注乳腺癌、胰腺癌的预防。

（2）针对携带致病突变健康者的临床管理方案

目前，尚无有效的筛查手段可早期识别卵巢癌。经遗传咨询所筛选出的HBOC高危人群，可以考虑的预防措施如下。

1）降低风险手术：降风险的RRSO被认为是降低HBOC及相关妇科恶性肿瘤发病风险最有效的方法，可降低卵巢癌发病率70%～85%，以及该人群乳腺癌的肿瘤死亡率和全因死亡率；推荐高危女性在完成生育计划后实施RRSO。*BRCA1*突变携带者行RRSO的年龄为35～40岁，*BRCA2*突变携带者为40～45岁[34]。非*BRCA*突变人群不能从RRSO中受益，保留卵巢者的全因死亡率显著降低。因此，不推荐普通人群实施RRSO。实施RRSO前，应告知患者医源性绝经的常见后遗症，包括血管舒缩症状、骨质疏松症、性欲下降、阴道萎缩干涩症状和心血管疾病等，同时也要告知相应的补救措施的利益与风险。若患者未行RRSO，建议从30～35岁开始，在临床医师的指导下监测血清CA12-5和阴道超声。

2）预防性药物治疗：目前尚无可靠的流行病学资料表明药物能有效降低基因突变携带者发生遗传性卵巢癌的风险，但有研究认为口服避孕药（oral contraceptives，OC）对预防卵巢癌有一定作用[37]。OC是否会增加*BRCA*突变人群乳腺癌的风险尚存争议。因此，少数国际指南指出对于外显率中等的胚系突变基因携带者不接受降风险手术者，可以推荐口服OC，以降低卵巢癌的发病风险。

3）阻断HBOC向后代传递的措施：遗传性肿瘤为常染色体显性遗传，突变基因携带者有50%的概率将致病性突变传递给子代，建议所有胚系突变基因携带者进行遗传咨询，遗传学家应联合妇科肿瘤医师、生殖医学科医师共同制订诊疗计划。

（二）林奇综合征

林奇综合征主要是由*MMR*基因（*MLH1*、*MSH2*、*MSH6*和*PMS2*）突变引起的常染色体显性遗传疾病，又称为遗传性非息肉病性结直肠癌（hereditary nonpolyposis colorectal cancer，HNPCC），*EPCAM*突变也可引起林奇综合征。60%的林奇综合征患者以妇科恶性肿瘤为首发恶性肿瘤，最常见的是子宫内膜癌，其次是卵巢癌。以卵巢癌为首发肿瘤的患者，并发另一种肿瘤的中位时间是5.5年[38]，终生并发另一种肿瘤的风险为6%～12%[39]。林奇综合征相关卵巢癌（Lynch syndrome-associated ovarian cancer，LSAOC）患者平均年龄为 45 ～ 46 岁，较散发性卵巢癌患者提前 15 ～ 20 年[40]，不同基因突变携带者（*MLH1*、*MSH2*、*MSH6* 和 *PMS2* 等）的发病年龄无显著性差异。LSAOC 患者确诊时较少发生转移，82% ～ 84% 的患者均处于Ⅰ期或Ⅱ期，预后相对较好[41]。组织病理学类型通常为子宫内膜样或非浆液性类型[42]。

林奇综合征高危人群推荐从 30 岁开始每年行筛查和常规检查。预防性全子宫和双侧输卵管 - 卵巢切除术（total hysterectomy and bilateral salpingo-oophorectomy，THBSO）是降低林奇综合征人群相关子宫内膜癌和卵巢癌的有效措施，手术时机选择在完成生育计划后，尤其是年龄＞ 40 岁者[43]，THBSO 前应当常规考虑每 1 ～ 2 年进行 1 次子宫内膜活检筛查，排除隐匿性子宫内膜癌。但关于林奇综合征人群降风险手术仍存较大争议。

四、病理学和分子检测

（一）病理学概述

在 WHO 分类中，卵巢肿瘤不仅包含常见的上皮性肿瘤、生殖细胞肿瘤、性索间质肿瘤和转移性肿瘤，还包括罕见的间叶性肿瘤、腺肉瘤、杂类肿瘤和常见的瘤样病变。本节将重点讲述常见的三大类原发性卵巢肿瘤，特殊罕见肿瘤的诊断及治疗也会在常见肿瘤的相应部分有所涉及。不同组织亚型卵巢肿瘤的临床表现、治疗与预后各不相同，因而确切的病理诊断对临床诊治的指导意义重大。

1. 卵巢上皮性肿瘤

在上皮性卵巢癌中，WHO 分类建议按照上皮亚型分类，主要包括浆液性癌、黏液性癌、子宫内膜样癌、透明细胞癌、癌肉瘤等类型。2004 年根据临床病理和分子遗传学特征，美国霍普金斯大学提出卵巢上皮性癌的“二元理论”。该理论将卵巢上皮性癌分为两种类型，Ⅰ型包括低级别浆液性癌、低级别子宫内膜样癌、透明细胞癌、黏液性癌；Ⅱ型包括高级别浆液性癌、高级别子宫内膜样癌、未分化癌和癌肉瘤。Ⅰ型卵巢上皮性癌起病缓慢，常有前驱病变，多为临床早期，预后较好；Ⅱ型卵巢上皮性癌发病快，无前驱病变，侵袭性强，多为临床晚期，预后不良。两型卵巢上皮性癌的发生、发展具有不同的分子通路，不同的生物学行为，因而具有不同的临床预后。

传统认为，卵巢上皮性肿瘤起源于卵巢表面上皮，向不同方向分化后形成浆液性肿瘤、黏液性肿瘤、子宫内膜样肿瘤和透明细胞肿瘤。目前认为，卵巢上皮性癌的组织学起源具有多样性：高级别浆液性癌（high-grade serous carcinoma，HGSC）主要起源于输卵管上皮内癌；低级别浆液性癌（low-grade serous carcinoma，LGSC）由良性浆液性囊腺瘤经过交界性肿瘤逐步发展而来[44-45]。有研究显示卵巢浆液性囊腺瘤来源于输卵管伞端黏膜上皮粘连于卵巢表面、内陷形成的输卵管源包涵体[46-48]。卵巢子宫内膜样癌（endometrioid carcinoma）和透明细胞癌（clear cell carcinoma）多数源于子宫内膜异位症。卵巢浆液性癌占卵巢上皮性癌的75%。肿瘤多为双侧，体积较大，可为囊性、多房、囊实性或实性。实性区切面呈灰白色，质脆，多有出血、坏死。镜下见囊壁上皮明显增生，复层排列，一般在4～5层。癌细胞为立方形或柱状，细胞异型明显，并向间质浸润。卵巢浆液性癌可根据其细胞分化程度分为低级别癌和高级别癌，其病理级别与肿瘤的恶性潜能相关。高级别浆液性癌与高级别子宫内膜样癌常常很难通过苏木精－伊红（hematoxylin-eosin，HE）染色区分，需行免疫组化检测。大多数（80%～90%）浆液性癌WT1为阳性，而子宫内膜样癌和透明细胞癌通常为阴性[49-50]；子宫内膜异位症的存在有时有助于区分亚型，因为透明细胞癌和子宫内膜样癌与子宫内膜异位症可能相关，而其他亚型相关性不大[49]。

卵巢黏液性癌占卵巢癌的3%～6%。多为单侧，瘤体较大，囊壁可见乳头或实质区，切面为囊实性，囊液混浊或为血性。镜下见腺体密集，间质较少，腺上皮超过3层，细胞明显异型，并有融合性或破坏性间质浸润。黏液性癌病理不分级。根据普通HE染色切片组织学很难区分原发性卵巢黏液癌和胃肠道转移[51]，需行必要的免疫组化以帮助确认原发部位。一般来说，PAX8免疫染色是原发性卵巢肿瘤的典型特征[50]，但有时PAX8的缺失并不能完全排除卵巢是原发部位。SATB2蛋白与结肠起源相一致[52]，其与CK20、CEA等指标的阳性表达均提示卵巢肿瘤可能来自结直肠腺癌的转移。

子宫内膜样癌占卵巢恶性肿瘤的10%，多数起源于子宫内膜异位症，肿瘤单侧多，中等大，囊性或实性，囊液多为血性。镜下特点与子宫内膜癌极相似，多为高分化腺癌，常伴鳞状分化。子宫内膜样癌按照FIGO分级分为3级，1级实性区域＜5%，2级实性区域5%～50%，3级实性区域＞50%。在免疫组化染色时，子宫内膜样癌通常表现出细胞角蛋白7（CK7）、PAX8、CA12-5和雌激素受体的阳性，这使它可以与浆液性癌和透明细胞癌相区分。

透明细胞癌占卵巢癌的10%～12%，亚洲人占比较高，特别是日本人中占比可达20%～30%。透明细胞癌常合并子宫内膜异位症（25%～50%），肿瘤多呈囊实性，单侧多，较大；镜下瘤细胞质丰富或呈泡状，含丰富糖原，排列成实性片、索状或乳头状；细胞核异型性明显，深染，有特殊的靴钉细胞附于囊内及管状结构。透明细胞癌本身为高级别癌，不分级，其对化疗不敏感，预后不良。大多数透明细胞癌表达Napsin A，这是透明细胞癌亚型特有的标志物[53]。

发生于卵巢、输卵管或腹膜的癌肉瘤，曾称为恶性中胚叶混合瘤（MMMT），多为双侧，伴有恶性上皮和肉瘤成分。

克隆性研究表明这是一种化生癌，两种成分都来自上皮前体，肉瘤成分来自转分化（上皮－间质转化）[54]。

卵巢交界性上皮性肿瘤是一类特殊的原发性上皮性病变，在 WHO 分类的形态学编码中被编号为“/1”，即属于具有交界或不确定特征的肿瘤。交界性肿瘤具有恶性肿瘤的部分生物学行为特征，晚期可发生侵袭转移和复发，但原发灶显微镜下评估并无间质浸润，常见于浆液性或黏液性肿瘤。2014 版 WHO 女性生殖器官肿瘤卵巢肿瘤分类将浆液性交界性肿瘤单独列出微乳头亚型，其诊断标准为肿瘤中出现直径≥ 5 mm 融合的微乳头结构，且与普通的浆液性交界性肿瘤相比，细胞核的异型性较明显。另外，还提出浆液性交界性肿瘤伴微浸润以及微浸润性癌两个概念：浆液性交界性肿瘤的间质中出现有丰富嗜酸性胞质的上皮细胞簇，或间质中出现透亮腔隙的小乳头，细胞形态类似于非浸润性成分，最大病变直径＜ 5 mm，为浆液性交界性肿瘤伴微浸润，其雌激素受体和孕激素受体往往阴性，Ki-67 指数低，可能是细胞终末分化或老化的表现，对预后无影响；微浸润性癌与微浸润，在形态上存在较大差异，微浸润性癌与低级别浆液性癌在形态上存在一致性，均表现为浸润性微乳头结构，若病变最大直径＜ 5 mm 称为微浸润性癌。考虑为微浸润性癌时，应广泛取材，避免遗漏可能更为广泛存在的浸润性病变，微浸润性癌的临床结局尚缺乏大数据研究结果，因此对微浸润性癌的诊断和治疗应持谨慎态度。

2. 生殖细胞肿瘤

卵巢生殖细胞肿瘤是指来源于原始生殖细胞的一组肿瘤，其发病率仅次于上皮性肿瘤，占卵巢肿瘤的 20% ～ 40%，好发于青春期及育龄女性，大多数组织学类型为恶性肿瘤。常见的恶性生殖细胞肿瘤包括未成熟畸胎瘤、无性细胞瘤、胚胎性癌和内胚层窦（卵黄囊）肿瘤等亚型。其中未成熟畸胎瘤的恶性程度根据未成熟组织所占比例、分化程度及神经上皮含量而定。该肿瘤的复发及转移率均高，但复发后再次手术可见未成熟肿瘤组织具有向成熟转化的特点，即恶性程度的逆转现象。

3. 性索间质肿瘤

卵巢性索间质肿瘤来源于原始性腺中的性索及间叶组织，占卵巢肿瘤的 5% ～ 8%。在胚胎正常发育过程中，原始性腺中的性索组织，在男性将演变成睾丸曲细精管的支持细胞，在女性将演变成卵巢的颗粒细胞；而原始性腺中的特殊间叶组织将演化为男性睾丸间质细胞，在女性将演变成卵巢卵泡膜细胞。卵巢性索间质肿瘤即是由上述性索组织或特殊间叶组织异常增生形成的肿瘤，它们保留了原来各自的分化特性和内分泌特性，故又称功能性卵巢肿瘤。颗粒细胞瘤和支持细胞瘤源于性索组织，卵泡膜细胞瘤和间质细胞瘤源于间叶组织。肿瘤可由单一细胞构成，亦可由不同细胞组合形成，当含 2 种细胞成分时，可以形成颗粒 – 卵泡膜细胞瘤，支持 – 间质细胞瘤；而当肿瘤含有上述 4 种细胞成分时，此种性索间质肿瘤称为两性母细胞瘤。

（二）卵巢癌病理相关问题

1. 基本原则

（1）所有分类参照 WHO 组织学分类。

（2）绝大部分的卵巢癌，包括少见卵巢癌组织病理学类型，都是通过活检或手术标本病理学分析而明确诊断的。对于早期患者，应该避免通过细针穿刺诊断，因为可能会导致囊腔破裂，造成肿瘤细胞在腹腔内播散。但是，对于晚期肿瘤无法进行满意的初次减瘤手术患者，可以使用细针穿刺明确诊断。

（3）原发性腹膜癌和输卵管癌与上皮性卵巢癌作为同一疾病被描述，且诊治方案相同。

（4）病理评估参照美国病理学家协会（College of America Pathologists，CAP）方案[55]，基本要素如下：①肿瘤的部位（如卵巢、输卵管、盆腔 / 腹腔腹膜、子宫、子宫颈、大网膜）。②肿瘤大小。③卵巢输卵管肿瘤：表面累及情况（存在 / 无 / 不明确），标本完整性（囊腔 / 浆膜完整 / 破裂 / 破碎）。④病理类型和级别。⑤扩散和（或）种植（如果活检 / 明确）。⑥细胞学：腹水或囊液或腹腔冲洗液。⑦淋巴结：数目和位置，最大转移病灶的大小。⑧浆液性输卵管上皮内癌（serous tubal intraepithelial carcinoma，STIC）、子宫内膜异位症、输卵管子宫内膜异位症。

2. 细胞学病理诊断（特殊情况下）

对于有大量腹水的患者，临床常进行腹水细胞学检查，如腹水细胞块（ascitic fluid cell block，ACB），必要时结合免疫细胞化学（immunocytochemistry，ICC）染色[56]，但可能因标本中细胞数量少而影响诊断的准确性。美国临床肿瘤协会（American Society of Clinical Oncology，ASCO）以及美国妇科肿瘤协会（Society of Gynecologic Oncology，SGO）联合发布的初治卵巢癌行 NACT 的临床实践指南[57]和美国国立综合癌症网络（National Comprehensive Cancer Network，NCCN）指南[58]推荐，在特殊情况下（如无法进行活检时），需抽取腹水进行细胞学检查，如果在腹水中查到形态学特点明确符合的腺癌细胞，并结合 CA12–5/CEA > 25，基于获益大于伤害的原则，可用于新辅助化疗 NACT 前的卵巢癌诊断。

3. 超声引导下穿刺活检

经妇科肿瘤学专家或其多学科团队充分评估后临床拟诊为 FIGO Ⅲ C ～Ⅳ期卵巢癌且不适合初始肿瘤细胞减灭术（primary debulking surgery，PDS）的患者，可选择对盆腔病灶，或腹膜和大网膜病灶，或转移淋巴结（尤其是锁骨上肿大淋巴结）进行超声引导下穿刺活检（core–needle biopsy，CNB）（首选原发病灶），用于肿瘤组织病理学确诊（包括肿瘤组织学来源、肿瘤组织学分型及分级等），为制定治疗方案提供依据。

经阴道 CNB 取材用于诊断卵巢癌具有独特优势，准确性、安全性及患者的接受度相对较高，但穿刺操作医师须经严格的专项培训并具备相应资质，严格遵守操作规范，重视和遵守无瘤原则与无菌原则。不建议将 CNB 应用于临床拟诊为早期卵巢癌的患者。

4. 腹水细胞块检查

ACB 技术是通过离心将腹水标本中的肿瘤细胞沉淀聚集，然后将细胞沉淀物用甲醛固定并石蜡包埋的方法。类似于组织学标本，最终制成病理切片，可行 HE 染色、ICC 染色、分子检测以进一步诊断与鉴别诊断[59]。与细胞学涂片（cytological smear，CS）和液基薄层细胞学涂片（liquid-based cytology，LBC）相比，ACB 不仅可以更清楚地观察到细胞团的微结构，而且还可以结合相应的 ICC 标记以判断肿瘤的组织来源，甚至可以进行分子生物学诊断。对于疑为晚期卵巢癌并经评估后拟行 NACT 的患者，当各种原因导致 CNB 困难或因大量腹水导致腹胀明显而需行腹腔穿刺引流缓解症状时，可送检腹水行 ACB 检查（必要时行 ICC），并结合 CA12-5/CEA 比值及影像学检查等进行诊断，是更微创、更便捷、更快速的方式，以明确诊断后尽早开始 NACT。

（三）分子检测

（1）卵巢癌患者在初次病理确诊时即推荐进行基因检测。体细胞检测至少包含可以提供明确有效干预措施的项目，包括 *BRCA1/2*、杂合性丢失（LOH）或无胚系 *BRCA* 突变的同源重组修复状态。*BRCA* 基因突变包括胚系 *BRCA*（germline *BRCA*，*gBRCA*）突变（导致遗传性卵巢癌）和体细胞 *BRCA*（somatic *BRCA*，*sBRCA*）突变，从肿瘤组织检测的 *BRCA* 突变用组织细胞 *BRCA*（tissue *BRCA*，*tBRCA*）突变进行描述。

（2）复发时，至少检测以前未检测的对肿瘤特异性或泛癌靶向治疗存在潜在获益的项目，包括但不限于：*BRCA1/2*，同源重组状态、微卫星不稳定性、肿瘤突变负荷、MMR、*HER*-2、FR-α、*RET*、*BRAF* 和 *NTRK*。更全面的检测对缺少有效治疗措施的少见的病理组织类型尤为重要。

（3）分子检测最好采用最新获得的组织标本或血液标本。

（4）如不能获得组织进行检测，可考虑进行循环肿瘤 DNA（ctDNA 或液体活检）检测。

（5）进行基因检测的实验室必须通过相关机构认证，有规范的实验室标准化操作流程，建立严格的质量控制体系，并定期参加国际和国内相关室间质评项目对其检测能力进行评估。

（6）遗传性卵巢癌分子检测具体建议：基因检测的目的是给卵巢癌患者寻找个体化治疗的靶点，而对于亲属，仅需验证患者的致病突变位点，由此评估患癌风险，明确筛查和预防措施。推荐选择多基因检测，提高致病性基因突变的检测率；接受骨髓移植和（或）近期患活动性血液恶性疾病者不推荐进行血液、唾液样本检测，推荐培养成纤维细胞后进行检测；年龄＜18岁者不推荐进行基因检测。

1）初治上皮性卵巢癌患者：*BRCA*致病性突变对于此类患者的一线维持用药具有重要指导意义，*BRCA1*和*BRCA2*在同源重组过程中起到至关重要的作用，*BRCA*基因功能缺失将导致同源重组修复缺陷（homologous recombination deficiency，HRD）；除此以外，其他*Fanconi*基因同样与卵巢癌的遗传易感风险相关，导致林奇综合征的错配修复基因突变也可预测卵巢癌的患病风险[60]。已明确的11个相关基因共同构成遗传性卵巢癌相关基因。因此，建议卵巢癌进行多基因检测，包括（但不限于）*BRCA1*、*BRCA2*、*RAD51C*、*RAD51D*、*BRIP1*、*NBN*、*PALB2*、*STK11*、*ATM*、*BARD1*、*CDH1*、*CHEK2*、*CDKN2A*、*NF1*、*PTEN*、*TP53*、*MSH2*、*MLH1*、*MSH6*、*PMS2*和*EPCAM*等。为了规范变异位点的临床解读，2015年美国医学遗传学与基因组学学会和分子病理学协会共同制定了遗传变异分类标准与指南，以增加临床变异解读的一致性和规范性，将胚系突变分为了致病性突变（pathogenic variants，PV）、可能致病性突变（likely pathogenic variants，LPV）、意义不明突变（variants uncertain significance，VUS）、可能良性突变（likely benign variants，LBV）和良性突变（benign variants，BV）5个级别[61]，在临床管理上PV与LPV是类似的，对于VUS和LBV，应根据家族史中已经出现的癌症情况进行临床干预。

2）复发性上皮性卵巢癌患者：复发患者至少包括*BRCA1/2*和*MSI*或DNA错配修复基因、*NTRK*的检测；可以酌情考虑进行其他体系的基因检测[62]。

3）高危人群：对于检出胚系突变的卵巢癌个体，需进一步对其家系进行“逐级检测”，以发现高危个体，从而针对性地开展肿瘤预防与监测工作，降低个体发病率、死亡风险及群体发病率。对于具有高危家族史的未患病个体，应进行卵巢癌风险评估和基因检测，如具有癌症家族史的健康人群，满足以下任意一项者：一级或二级亲属患有上皮性卵巢癌、输卵管癌或腹膜癌；也可推广到通过两名男性亲属有关联的三级亲属（如祖父的姐妹）；已知具有血缘关系的亲属携带与癌症易感基因相关的致病性/可能致病性突变；经风险预测模型推算携带*BRCA1/2*突变概率＞5%，可确定*BRCA1*、*BRCA2*突变概率的预测模型包括国际乳腺癌干预研究模型（Tyrer-Cuzick）、乳腺癌易感基因风险预测模型（BRCAPro）、乳腺和卵巢疾病发生率分析和携带者估算法（CanRisk）等。

（7）检测方法：对于*BRCA1/2*基因检测，建议选择二代测序（next generation sequencing，NGS）检测DNA单碱基变异、小片段缺失或插入及甲基化以确定是否存在*BRCA1/2*胚系突变[63]；对于大片段重排，可采用多重连接探针扩增技术

（multiplex ligation-dependent probe amplification，MLPA）的组合检测。亲属的家系验证可采取 Sanger 测序法定点验证[64]。关于检测样本，少数国际指南认为患者应先做易感基因的胚系检测，若结果为阴性，再进行肿瘤的体系检测。少数指南认为应同时行胚系和体系检测。

五、临床特征与诊断

（一）病史、症状及体征

应进行详细的病史采集以明确患者有无卵巢癌的危险因素，强调家族遗传史的采集。应进行全面的体格检查，包括全身体检、乳腺触诊、妇科检查及直肠指检。卵巢癌通常无特征性的症状，患者可出现腹胀感或腹部膨隆、尿急或尿频、进食困难、恶心、厌食或早饱、腹部疼痛等盆腔及腹部不适，或伴有月经紊乱、消化不良以及其他消化功能异常，当疾病进展时可合并呼吸系统症状。

（二）血清学检测

对于有临床症状及体征的患者，需要进行一系列实验室检查以进一步明确卵巢癌的诊断。尽管没有特定的生物标志物能兼具诊断卵巢癌的高敏感度和高特异度，也无肿瘤标志物能区分各种肿瘤亚型，但多种特定生物标志物及其卵巢恶性肿瘤风险算法可用于区分盆腔良性和恶性肿瘤。建议检测基线 CA12-5 水平，该指标可单独使用，也可联合其他血清生物标志物和（或）TVUS 评估。多达 80% 的上皮性卵巢癌患者有 CA12-5 水平升高现象，且血清 CA12-5 水平往往与疾病病程相关，具有一定的预后指示作用，特别是在那些基线水平升高的患者中，CA12-5 的检查有助于评估疗效和复发情况[65-66]。对于诊断时 CA12-5 未升高的患者，HE4 尤其有助于检测疾病复发和进展，然而不同研究的结论不同，因此不建议常规将 HE4 作为术前检查的一部分[67]。

应根据临床指征检测其他肿瘤标志物，如抑制素、AFP、β-hCG、LDH、CEA 和 CA19-9。这些血清标志物在某些较少见的卵巢癌中升高，并显示出与患者的病程具有相关性。在诊断时血清 CA12-5 水平没有升高和（或）CA12-5 水平不具有评估价值的肿瘤亚型中，以上肿瘤标志物的检查有助于动态评估治疗效果及治疗后监测疾病的复发。例如，AFP、β-hCG 和 LDH 是恶性生殖细胞肿瘤的标志物，有助于术前诊断、制定治疗方案和治疗后监测复发。胚胎细胞癌、卵巢绒毛膜癌、混合性生殖细胞肿瘤和某些无性细胞瘤可产生 β-hCG，故高血清 β-hCG 水平可能与预后相关，其机制可能是 β-hCG 增加上皮性卵巢癌转移和侵袭能力[68]。LDH 升高可能是卵巢无性生殖细胞瘤的标志[69]，但妊娠合并附件包块时，需与妊娠相关疾病相鉴别，如子痫前期和HELLP综合征。同时，很多来源于生殖细胞或性索间质的卵巢肿瘤会分泌激素类肿瘤标志物，如AFP和抑制素A。在卵巢生殖细胞肿瘤中，一部分肿瘤AFP水平明显升高，如卵黄囊瘤（内胚窦瘤）、胚胎细胞癌和混合性生殖细胞肿瘤及某些未成熟畸胎瘤[70]。上述肿瘤患者经手术及化疗后，血浆AFP可转阴；若AFP升高，即使临床上无症状，也可能有隐性复发或转移，AFP对卵巢恶性生殖细胞肿瘤尤其是内胚窦瘤的诊断及监测有较高价值。卵巢性索间质肿瘤，特别是颗粒细胞肿瘤可产生抑制素，抑制素在肿瘤组织和血清中的表达水平已被提出作为颗粒细胞瘤的诊断指标。一些研究指出血清中抑制素A和B的水平，尤其是抑制素B，与颗粒细胞肿瘤患者的疾病严重程度相关[71-72]，可能有助于监测颗粒细胞瘤的治疗效果及复发情况。

另外，很多上皮性卵巢癌的生物标志物仍在研究阶段[73]。已报道的可能有用的血清标志物还包括骨桥蛋白、间皮素、溶血磷脂酸、结合珠蛋白、甲状腺素转运蛋白、载脂蛋白A1、血清C反应蛋白及OVX1等。

目前已商品化的生物标志物组合检查包括恶性肿瘤风险算法（ROMA）、恶性肿瘤风险指数（risk of malignancy index，RMI）、OVA1、OVERA和附件模型（ADNEX）（表2）[74-78]。FDA已经批准使用ROMA、OVA1或OVERA来评估拟行手术的附件包块患者，以评估恶性肿瘤的可能性。然而，在临床实践中不能单凭某一种模型算法来决定是否对附件包块进行手术探查，每种模型所包含的生物标志物具有差异性，并非所有的研究都发现多生物标志物检测改善了预测恶性肿瘤的所有指标，需要综合考虑检查的费用及试剂盒的可获得性以选择最恰当的检测手段。

表 2　常见生物标志物组合检查及模型

检测方法	算法	血清学标志物	联合指标	诊断标准
ROMA	2 种不同的 Logistic 回归算法	CA12-5 和 HE4	绝经状态	・绝经前患者≥ 13.1% 时恶性肿瘤高风险 ・绝经后患者≥ 27.7% 时恶性肿瘤高风险
RMI	I=U × M × CA12-5	CA12-5	盆腔超声（“U”）和绝经状态（“M”）	RMI 指数评分≥ 250 时恶性肿瘤高风险
OVA1	OvaCalc 专利软件	CA12-5、β_2- 微球蛋白、转铁蛋白、甲状腺素运载蛋白（前白蛋白）、载脂蛋白 A1	绝经状态（以 FSH 评估）	・绝经前患者：OVA1 ＜ 5 时恶性肿瘤的可能性低；OVA1 ≥ 5 时恶性肿瘤的可能性高 ・绝经后患者：OVA1 ＜ 4.4 时恶性肿瘤的可能性低；OVA1 ≥ 4.4 时恶性肿瘤的可能性高
OVREA	OvaCalc 专利软件	CA12-5 Ⅱ、HE4、载脂蛋白 A1、FSH 和转铁蛋白		・恶性肿瘤风险较低＜ 5 ・恶性肿瘤风险较高≥ 5
ADNEX	ADNEX 模型软件	CA12-5	年龄、医疗中心的类型（有妇科肿瘤科专用病房的三级转诊中心或是其他医院）、6 种超声表现［①病变的最大直径。②实性组织的比例。③囊腔个数＞ 10 个。④乳头状突起的个数（0 个、1 个、2 个、3 个或＞ 3 个）。⑤声影。⑥腹水］	恶性肿瘤风险；肿瘤性质（良性、交界性、Ⅰ期浸润、Ⅱ～Ⅳ期浸润及继发转移性附件肿瘤）

（三）影像学检查

对有卵巢癌临床症状和体征的患者，首选超声进行初始影像学检查。超声检查通过肿块部位、大小、形态、内容物性质及囊内有无乳头、周边有无血流信号等，能有效地将大多数附件肿块分类为良性或恶性，超声检查的临床诊断符合率＞90%[73，79]。当超声检查提示器官来源或恶性潜能不能确定时，后续评估包括进一步 MRI 或 PET/CT 检查，可辅助卵巢癌的诊断，并可评估肿瘤的转移情况、完善分期和指导后续治疗。已经探索了多种基于 MRI 的鉴别良恶性肿瘤的检查方式，包括质子光谱、扩散加权成像（diffusion weighted imaging，DWI）、表观扩散系数（apparent diffusion coefficient，ADC）、3TMRI 和动态对比增强（dynamic contrast-enhanced，DCE）MRI 等[80-82]。尽管没有临床试验证实这些检查方式对比超声检查技术能更加有效地检出恶性肿瘤，超声和 MRI 都是术前影像学评估的可供选择的手段。对于评估骨盆转移，CT 或 MRI 通常较超声具有更高的诊断价值[83-84]。尽管首选 CT，但 MRI 已被证明可提供同等的检测腹膜肿瘤的准确度，且在 CT 结果不明确的情况下提供诊断价值。PET/CT 和 PET/MR 已被证实对于评估晚期疾病，在诊断转移方面具有比 CT 更高的准确性[85]。

由于超声检查结果受检查者主观影响较大，有学者开发了多种基于超声成像的算法来预测肿瘤的恶性程度。基于超声检查的结果，国际卵巢肿瘤研究组（International Ovarian Tumor Analysis，IOTA）开发了一套完善的 ADNEX 模型来预测肿瘤的良恶性。该模型依赖 3 个临床预测指标（年龄、CA12-5 和是否肿瘤中心）和 6 个超声预测指标（肿瘤最大径、实性部分最大径、乳头数、囊腔数、声影、腹水），具有良好的预测价值。

建议患者行胸部 X 线或胸部 CT 以评估是否存在胸腔积液、肺部转移及纵隔淋巴结肿大等情况。虽然没有直接证据表明胸部 X 线或胸部 CT 是必需的，但建议其作为手术分期前患者总体评估的一部分，且在没有禁忌证的情况下推荐进行对比成像检查。

（四）营养状况和胃肠道评估

由于卵巢癌患者晚期因为消化系统功能异常导致饮食习惯的改变，从而导致营养不良。在老年患者中，营养状况不良与术中及术后并发症的发生和生存率低有关，建议采用预后营养指数（prognostic nutritional index，PNI）和患者主观整体评估（patient-generated subjective global assessment，PG-SGA）指标来评估患者营养状况[86-87]，以确定是否适合进行手术治疗或新辅助化疗。前者是一种广泛使用的根据血清白蛋白水平和外周血总淋巴细胞计数得出的营养和免疫指标，其计算公式为 PNI= 血清白蛋白值（g/L）+ 5 × 外周血淋巴细胞总数（$\times 10^9$/L）。PG-SGA 是由美国营养师协会认可广泛采用的针对肿瘤患者的营养状态评估量表，包括患者自我评估和医务人员评估两部分内容。其中，患者自我评估部分又包括 4 个方面，依次为体重、进食情况、症状、活动和身体功能。医务人员评估部分包括 3 个方面，依次为疾病与营养需求的关系、代谢需求和体格检查。7 个方面得分之和为该营养评估表的总得分，当患者得分在 0 ～ 1 分，说明目前营养状态正常，可不进行干预；当患者得分在 2 ～ 3 分，说明存在可疑或轻度营养不良，可进行营养指导或饮食教育；对于得分在 4 ～ 8 分的中度营养不良患者和得分≥ 9 分的重度营养不良患者，需积极进行营养治疗。

鉴于胃肠道肿瘤和卵巢原发性黏液癌都会导致血清 CEA 升高，并且都会伴有附件肿块，故采用胃肠道诊断评估（包括胃镜和肠镜）以确定是否为胃肠道肿瘤卵巢转移或卵巢原发黏液癌，对这些患者来说尤其重要[88]。胰腺肿瘤或广泛腹部疾病的存在也会增加原发性胃肠道肿瘤的转移和播散。另外，卵巢肿瘤压迫或转移至胃肠道非常常见，如能在术前确定有无侵及胃肠道黏膜层和肌层浸润深度，对术中手术方式的选择有指导意义。因而，术前对消化系统肿瘤的评估与排除非常重要。

六、分期

目前国际上卵巢上皮癌、输卵管癌、原发腹膜癌，以及其他类型卵巢恶性肿瘤常采用 FIGO 2013 修订的手术－病理分期，该分期系统主要根据肿瘤是否发生扩散和转移划分为Ⅰ～Ⅳ期。卵巢癌手术－病理分期对指导治疗方案的选择和预测预后有重要意义。临床中Ⅰ期上皮性卵巢癌患者接受手术后，病理分期发现约 30% 的患者会因细胞学阳性等原因上调分期并予以相应治疗[89]。按该分期系统标准，大多数患者在诊断时已为晚期（Ⅲ～Ⅳ期），其中 50% 出现远处转移，22% 出现局部淋巴结转移[90]。

实体瘤的肿瘤－淋巴结－转移（TNM）分期系统也适用于卵巢癌的分期（表 3），但其较 FIGO 分期的信息更为粗略。对于全面分期手术实施后的患者，由于 FIGO 分期中包含对原发肿瘤的范围和大小（T）、淋巴结播散情况（N）和是否存在转移（M）的判断，TNM 的分期信息常被整合并报告为相应的 FIGO 分期。但是对于没有接受全面分期手术的卵巢癌患者，TNM 分期的表达将会更为适合，如使用 Nx 报告遗漏淋巴结清扫的患者的分期结果。

表 3　卵巢癌、输卵管癌和原发性腹膜癌的 TNM 和 FIGO 分期对照表（AJCC，2017 年）

分期	T	N	M
Ⅰ期	T1	N0	M0
ⅠA 期	T1a	N0	M0
ⅠB 期	T1b	N0	M0
ⅠC 期	T1c	N0	M0
Ⅱ期	T2	N0	M0
ⅡA 期	T2a	N0	M0
ⅡB 期	T2b	N0	M0
Ⅲ期			
ⅢA1 期	T1/T2	N1	M0
ⅢA2 期	T3a	Nx/N0/N1	M0
ⅢB 期	T3b	Nx/N0/N1	M0
ⅢC 期	T3c	Nx/N0/N1	M0
Ⅳ期	任何 T	任何 N	M1

七、初始治疗

（一）卵巢癌总体治疗原则

1. 卵巢癌的规范化治疗

卵巢癌是病死率最高的妇科恶性肿瘤，由于早期病例缺乏典型症状，致使大部分患者发现时即处于晚期，且预后较差，治疗是其最为棘手的难题。目前卵巢癌的治疗方式仍然为手术和全身治疗。手术治疗分为全面分期手术、肿瘤细胞减灭术、间歇肿瘤细胞减灭术和姑息性手术等，而全身治疗又包括化疗、靶向治疗、激素治疗和免疫治疗。早期患者经治预后好，而晚期患者复发率高。究其原因，治疗的不规范是导致肿瘤早期复发、影响预后的重要原因。卵巢癌规范化治疗则是包括规范的手术及基因检测、规范的化疗、维持治疗及随访等，对治疗方案的选择需要基于循证医学证据。另外，在规范化治疗的同时应做到个体化，并鼓励患者参加正规临床试验，对患者进行全程管理，在改善疗效的同时，减少不良反应，提高生活质量。

2. 卵巢癌的精准治疗

卵巢癌过去治疗模式一直以手术联合铂类 / 紫杉醇化疗为主，70% 以上患者会多次复发，最终导致化疗耐药而死亡，5 年生存率近 30 年维持在 40% 左右，一直未能突破。随着对卵巢癌分子生物学发生发展机制的深入研究，治疗理念和模式不断改变，精准治疗已经成为必然发展的方向。精准医学是在人类基因组计划和循证医学实践结果基础上发展起来的最新医学模式 [91]，是指根据个人的生物信息特征而个性化地对其疾病进行预防、诊断和治疗。卵巢癌的分子靶向治疗开发一直充满挑战，近年来 PARP 抑制剂的临床应用为卵巢癌的治疗带来了希望 [92]。现阶段，时机适宜的肿瘤细胞减灭术 + 铂类为基础的化疗联合 / 不联合靶向维持治疗已经成为卵巢癌初始治疗的标准模式。其中，靶向治疗 / 维持治疗作为卵巢癌精准治疗的核心内容，不断推动卵巢癌治疗的个体化与精准化进程，改变了卵巢癌治疗的模式，改善了治疗的结局。目前，卵巢癌靶向治疗的主要药物包括抗血管生成药物及 PARP 抑制剂。随着以生物标志物驱动的治疗不断深入，更多新型药物不断问世并应用于临床，卵巢癌有望成为真正的“慢性病”。

3. 卵巢癌的全程管理

PARP 抑制剂作为维持治疗的有效药物，使得卵巢癌的诊疗成为一个完整的体系，涵盖了诊断、治疗和随访各个环节，也促使卵巢癌全程管理的概念应运而生。卵巢癌治疗已由手术 + 化疗传统模式演变为手术 + 化疗 + 靶向维持治疗的三段式管理模式，卵巢癌全生命周期的规范化管理概念已被广泛认可 [93-94]。在这一系列环节中，妇科肿瘤医师不仅要严格按照相关治疗指南进行诊疗，还要警惕和预防各种并发症的发生，甚至要给患者提供必要的遗传咨询及终末期的支持治疗等，有望显著提高卵巢癌患者的生存率。

（二）手术治疗

1. 概述

手术是晚期卵巢癌最主要的治疗方式，以最大限度减瘤为主要原则。手术的主要目的是尽可能切除卵巢癌所有原发灶和转移灶，使残余肿瘤病灶达到最小[95]。满意的肿瘤细胞减灭术标准由残余病灶＜ 2 cm 改为＜ 1 cm，近年来更是强调，尽管标准定为＜ 1 cm，但应尽量达到无肉眼残留，即达到 R0 切除。满意的肿瘤细胞减灭术的比例是衡量卵巢癌诊治水平的重要指标。手术的满意率与临床分期、医师的手术技巧、理念及手术团队的经验有关，在经验丰富的肿瘤中心实施肿瘤细胞减灭术通常会获得更好的疗效。经妇科肿瘤专家评估、组织学确诊（首选活检）和（或）腹腔镜评估以确定切除可能性，确认不适合手术或满意减瘤可能性较低的患者，推荐行新辅助化疗（neoadjuvant chemotherapy，NACT）。如果新辅助化疗 3 ～ 4 个疗程后疾病缓解，可进行 IDS；如果疾病稳定，可完成 IDS，或继续化疗 6 个疗程再行 IDS；如果疾病进展，则按复发疾病进行治疗。目前临床常用的选择 PDS 还是 NACT 的评估方法包括以 CT 为基础的影像学评估和 Fagotti 腹腔镜评估。本指南建议临床医师根据经验选择合理的评估方法。晚期患者中，系统性淋巴结切除仍存争议。

2. 术前多学科诊疗决策

卵巢癌的治疗包括手术、化疗和靶向治疗等多种方法。晚期卵巢癌可侵犯盆腹腔内所有器官甚至发生远处转移，要达到 R0 切除，手术常涉及胃肠外科、泌尿外科、肝胆外科等范围。因此，术前应召集相关科室专家，在标准化诊疗规范的指导下，对患者病情进行详细评估，制定个体化的治疗方案，必要时多学科协同手术以取得无瘤效果。卵巢癌复发及再复发后的管理更倾向于个体化和多元化。卵巢癌治疗的复杂性和长期性强调治疗前多学科评估的重要性，以提供最优诊治方案。

因此，卵巢癌的诊治应在具备开展多学科联合会诊的三级综合医院、肿瘤医院或专科医院进行。卵巢癌的术前联合会诊通常由妇科肿瘤、普通外科、泌尿外科、影像科、病理科、麻醉科、生殖科等专业人员组成。

3. 手术资质及质量控制

肿瘤细胞减灭术是治疗卵巢癌最关键的手段之一，手术的目标是在患者可耐受的前提下，最大限度地切除一切原发及继发肿瘤。卵巢癌的手术质量控制包括：①术前的专业评估与决策。②高水平的专业的肿瘤细胞减灭术技巧。③术后规范的组织病理学报告。由于卵巢癌手术复杂且技术要求高，常涉及多个系统器官，应该由经过培训具备相应资质的有经验的妇科肿瘤医师，在有条件开展多学科联合会诊的医疗机构施行。有经验的妇科肿瘤专科医师团队能够显著提高满意肿瘤细胞减灭术的比率，从而使患者获得生存益处。如患者在基层医院由普通妇科医师疑诊为卵巢癌，或在普通妇科手术后确诊为卵巢癌，均建议转诊到妇科肿瘤专业医师及机构进行后续规范诊治。

卵巢癌手术记录建议采用格式化模板避免遗漏关键内容，术中探查所见、切除范围及切净程度是判断肿瘤负荷、确定分期、制定后续治疗的重要依据。同时也便于后续复发后的评估、为决策是否再次手术提供参考，也有利于日后总结回顾临床资料。卵巢癌的手术记录应包括：①腹水的量和性质。②肿瘤相关描述：肿瘤侧别、大小、囊实性、包膜是否完整、是否有外生乳头、卵巢外肿瘤情况。③手术切除顺序及范围。④淋巴结探查情况及切除的侧别和范围。⑤手术切净程度及残留肿瘤部位及大小。⑥记录术中出血量、输血量、副损伤等。⑦必要时使用照片记录术中重要所见及残余肿瘤的情况。

4. 手术方式及范围

（1）手术方式

可疑卵巢癌患者建议采用开腹手术，包括腹部正中切口。对于大多数分期手术、初次减瘤、中间减瘤或二次减瘤的患者，也应该采用开腹手术。微创技术在适合的患者和分期中，可以用于早期疾病（或疑似早期疾病），包括淋巴结切除术和完全盆腔腹膜切除术。在接受 PDS 治疗的晚期卵巢癌患者中，采用微创技术施行肿瘤细胞减灭术和手术分期在技术上是可行的，可以实现子宫切除术和单或双侧附件切除术。对于接受 NACT 后进行 IDS 的患者，微创手术可以安全地实现最佳的减瘤效果，但需要在仔细选择患者的前提下进行。如果微创手术无法达到最佳减瘤效果，应转为开腹手术。对于特定的晚期疾病患者，可以使用微创手术（腹腔镜评估）来评估 PDS 的最佳细胞减灭术效果，以决定 NACT 是否是更好的选择。在验证 NACT 和 IDS 的大型前瞻性试验中，腹腔镜评估经常用于评估疾病范围和切除可行性。总之，微创手术应由有经验的医师施行，可考虑用于经选择的早期患者、评估初治和复发患者能否达到满意减瘤、经选择的间歇性减瘤患者，肿瘤细胞减灭术不理想者须及时中转开腹。

（2）全面分期手术

对于新诊断的明显局限于卵巢或盆腔的上皮性卵巢癌患者，采取积极主动的初始手术治疗能够最大限度地降低肿瘤负荷，为后续化疗提供良好的基础。通过切除大块的病灶，可以迅速缓解症状、改善生存质量，并有助于改善或恢复患者的免疫功能[96]。手术的目标是实现所有盆腔疾病的完全减瘤，并评价上腹部或腹膜后的隐匿性疾病。进入腹腔后，应抽取腹水或腹腔冲洗液行细胞学检查。对于疾病明显局限于卵巢或盆腔的患者，应观察所有腹膜表面，并选择性切除或活检任何疑似存在转移的腹膜或粘连。在没有任何可疑区域的情况下，应从骨盆、结肠旁沟和膈肌下表面随机进行腹膜活检。切除子宫和双侧附件过程中尽力完整切除肿瘤并避免肿瘤破裂，同时切除大网膜并行包括盆腔淋巴结、下腔静脉和腹主动脉表面及两侧的主动脉旁淋巴结的系统淋巴结清扫。

（3）初始肿瘤细胞减灭术

对于新诊断的累及盆腔和上腹部的侵袭性上皮性卵巢癌患者，目标是实现所有腹部、盆腔和腹膜后病灶的最佳减瘤。满意肿瘤细胞减灭术标准为残余肿瘤病灶直径＜ 1 cm，尽量达到无肉眼残余病灶，能够显著改善患者预后。为达到满意的减瘤效果，应由经验丰富的妇科肿瘤专家进行操作，因为手术的满意减瘤效果在很大程度上取决于术者的判断、经验、技术和积极性。PDS 范围包括子宫及双侧附件切除、大网膜切除及上界至少达到肠系膜下动脉水平的系统淋巴结清扫。可根据术中肿瘤受累情况切除阑尾、脾脏、胆囊、部分肠管、肝脏、胃、膀胱、胰尾、输尿管及剥除膈肌和腹膜组织[97-101]。上皮性卵巢癌患者肿瘤细胞减灭术后残余小病灶是腹腔化疗的适应证，可以考虑在初次手术时放置腹腔化疗输液港。

（4）中间型肿瘤细胞减灭术

新辅助化疗是指在手术前为降低肿瘤负荷而进行的治疗（如药物和其他治疗）[102]。目前认为对于术前影像学或腹腔镜探查评估无法完成满意的初次 PDS 的晚期卵巢癌患者，可以先行 NACT 后再行中间型肿瘤细胞减灭术（interval debulking surgery，IDS）。晚期卵巢癌患者 NACT 联合 IDS 与 PDS 比较的临床试验结果显示，接受 NACT 治疗的患者有更好的手术结果（如更短的手术时间、更少的出血量、更少的严重手术并发症或手术相关的不良事件和更短的住院时间），减少了为实现满意减瘤所需的更广泛且复杂的手术，以及降低了术后死亡风险。大多数试验发现 NACT 增加了满意减瘤的可能性，提高了晚期卵巢癌患者的生活质量，但未改善患者生存期[102-106]。NACT 联合 IDS 推荐用于 FIGO 分期Ⅲ～Ⅳ期、PDS 难以达到满意的减瘤以及体能状态差无法耐受手术的，特别是转移瘤直径＞ 45 mm 的晚期卵巢癌患者。临床中可采用 Suidan 标准或 Fagootti 标准进行治疗前评分，当 Suidan 评分≥ 3 分或 Fagootti 评分 PIV ≥ 8 分时，推荐选择 NACT[107-108]。接受 NACT 和 IDS 治疗的患者同样应当进行术后辅助化疗。因此，是否采用 NACT 后手术需要妇科肿瘤医师全面评估决定。在判断患者是否需要进行 NACT 时，应考虑原发肿瘤的类型以及接受化疗的效果。NACT 不适用于非上皮性肿瘤患者（例如性索间质或生殖细胞肿瘤）和疾病明显局限于卵巢的患者。大多数 IDS 采用开腹手术，微创可用于特定患者。对于无法使用微创进行满意肿瘤细胞减灭的患者，应转为开腹手术。

NACT 在晚期卵巢癌中的应用目前仍存在争议，尽管其可以缩小肿瘤体积、减少癌性粘连、降低肿瘤负荷从而大大提高肿瘤细胞减灭术的满意度，同时可以降低卵巢癌患者围手术期死亡率、并发症发生率及手术难度和缩短手术及住院时间。但要注意的是 NACT 后部分病灶缩小或消失可能干扰术者对肿瘤扩散的评估导致手术切除范围不足，同时也可能诱导铂耐药增加肿瘤复发风险，亦不改变总体生存率。目前认为，PDS 更适合于可完全切除的肿瘤，以及年轻、一般情况较好的卵巢癌患者；而 NACT 的治疗选择更倾向于高肿瘤负荷的晚期，或有内科合并症的老年患者。妇科肿瘤医师不能单纯为了降低手术难度而让患者接受 NACT，关键还是得不断提高自身手术技能。对初治晚期卵巢癌患者要结合患者肿瘤病变的程度和围手术期危险因素，权衡利弊，个体化合理选择对患者最有利的手术方式。

（5）保留生育功能手术

对于需要保留生育功能的早期或者低风险恶性肿瘤（早期上皮性卵巢癌、低度恶性潜能肿瘤、生殖细胞肿瘤或恶性性索间质细胞瘤）患者，可考虑保留子宫的单侧附件切除术或双附件切除术[109]。在制定治疗方案时，建议术前请生殖内分泌专家协同评估。建议进行全面手术分期以排除更晚期疾病。需注意的是，在附件的切除及肿物的取出过程中应尽量保持其完整性。对于病变累及盆腔和上腹部的患者，应切除所有受累的网膜，而疾病明显局限于卵巢或盆腔的患者亦推荐进行网膜切除术。使用系统性淋巴结清扫术在早期疾病患者中存在争议，一些前瞻性研究显示它可改善 OS，但并不能改善 PFS[110-112]。儿童 / 青少年 / 年轻成人（≤ 25 岁）、临床明确的早期生殖细胞肿瘤可以不切除淋巴结。

（6）辅助性姑息手术

对于出现影响重要脏器功能症状的晚期卵巢癌患者，在初次或二次肿瘤细胞减灭术期间进行辅助姑息治疗可能会有益。应该由高年资妇科肿瘤医师或熟悉卵巢癌复发模式的医师决定是否使用辅助手术。可能适用于特定患者的姑息性手术包括腹腔穿刺、留置腹膜导管、胸腔穿刺术、胸膜固定术、胸腔镜检查、插入胸膜导管、肾造口术、使用输尿管支架、胃造瘘、肠支架或手术缓解肠梗阻等。

（7）淋巴结切除

对于晚期卵巢癌患者，既往前瞻性研究显示系统性淋巴结清扫可能提高生存率。然而 2019 年初发表在《新英格兰医学杂志》的晚期卵巢癌淋巴结切除术前瞻性Ⅲ期随机对照研究（LION）颠覆了该传统理念[113]。其纳入 647 例初诊的 FIGO ⅡB ～Ⅳ期卵巢癌患者，患者需术中肿瘤切除达到 R0，且术前及术中淋巴结均评估为阴性。LION 研究显示，系统性淋巴结切除术并未改善上述患者的 OS 和 PFS，且系统性淋巴结切除组并发症发生率高于非系统性切除组。基于上述研究，本指南推荐对Ⅰ～ⅡA 期患者建议肿瘤细胞减灭术 + 系统性淋巴结切除术，对≥ⅡB 期患者推荐肿瘤细胞减灭术，仅切除术前影像学或术中探查发现的可疑和（或）增大的淋巴结，影像学及术中探查无可疑受累淋巴结不需要切除。对于诊断明确的原发于卵巢的黏液性癌，如无可疑或增大的淋巴结不需要行系统性淋巴结切除。恶性生殖细胞肿瘤对化疗敏感，推荐≤25岁的早期恶性生殖细胞肿瘤患者不需系统切除淋巴结。

（三）术后化疗

1. 化疗适应证

卵巢癌不仅需要规范的手术，术后绝大多数患者在初次手术后需接受全身性辅助化疗。无论是初治还是复发性卵巢癌患者，化疗在卵巢癌辅助治疗中的地位不可动摇，是减少卵巢癌复发和改善预后的重要措施。在临床实践中既要合理选择化疗方案，同时要保证足量、足疗程进行。Ⅱ～Ⅳ期卵巢癌无论何种病理类型均需要接受全身辅助化疗已经获得公认，但不同病理类型的Ⅰ期患者术后化疗适应证尚未取得共识。术后观察是部分Ⅰ期患者的一种选择，具体取决于肿瘤的组织学类型和分期。不同病理类型的Ⅰ期患者术后化疗存在一定差异与争议[88，114-120]。目前一致推荐的是高级别浆液性癌和癌肉瘤，因为恶性程度高，复发转移概率大，所有Ⅰ期患者术后均需接受辅助化疗。但是，其他Ⅰ期少见病理类型肿瘤术后是否接受化疗并无高级别的循证医学证据。本指南推荐，初治卵巢癌患者术后除了ⅠA期和ⅠB期黏液性癌、低级别浆液性癌和G1卵巢子宫内膜样癌不需化疗，ⅠA期和ⅠB期透明细胞癌和G2卵巢子宫内膜样癌、ⅠC期黏液性癌、低级别浆液性癌和G1卵巢子宫内膜样癌、ⅠC1期透明细胞癌可选择化疗或观察外，其他患者术后均需接受化疗。

2. 化疗基本原则

卵巢癌是化疗敏感肿瘤，以铂类为基础的联合化疗是推荐的一线方案，应按照指南规范进行多疗程的含铂联合化疗。对不同分期和组织学类型的卵巢肿瘤通常按首选、其他推荐和特定情形可选用的方案进行选择，不主张其他推荐化疗作为首选使用。对于卵巢癌治疗应鼓励患者参与临床试验。在进行化疗之前，应首先确保患者器官功能和机体状态正常。告知患者有多种化疗方式可供选择，包括静脉化疗、静脉联合腹腔化疗以及临床试验。告知联合静脉和腹腔化疗的毒性大于单纯静脉化疗，骨髓抑制、肾脏毒性、腹痛、神经毒性、消化道毒性、代谢系统毒性和肝脏毒性的发生率和（或）严重程度会更明显。选择顺铂腹腔化疗和紫杉醇腹腔化疗/静脉化疗的患者需注意肾功能，后者需对腹腔化疗/静脉化疗方案的进行性加重的毒性有良好的耐受性，同时不能存在化疗过程中会明显恶化的内科疾病（如既往存在神经病变）。每次使用顺铂前后都必须进行水化，通过足够的静脉补液来降低肾毒性。化疗期间，应密切监测患者不良反应，并对任何可能的并发症进行治疗，化疗药物不良反应是常见的，有时甚至是致命的，医师必须详细了解化疗药物不良反应的临床表现，熟悉化疗反应的处理方法。每一疗程化疗结束后，须对患者进行仔细检查以明确是否存在骨髓抑制、脱水、电解质紊乱、重要器官毒性反应（如肝脏和肾脏）和其他毒性反应。根据出现的毒性和治疗目标适当降低和调整化疗剂量。

3. 化疗方案及疗程

自从铂类和紫杉类药物问世之后，化疗药再无后来者能够超越它们在卵巢癌中的疗效。TC 方案（紫杉醇 / 卡铂）已成为上皮性卵巢癌一线化疗的金标准且从未被超越[121]。尽管出现了脂质体多柔比星、白蛋白紫杉醇等新药，或改变了用药方法如腹腔化疗或剂量密集型周疗，取得的临床效果也只是等效或者疗效稍优但因为毒副反应大而不能广泛推广。TC 方案近年来已成为癌肉瘤和恶性性索间质肿瘤的初始化疗首选方案，进一步巩固了 TC 方案在卵巢癌治疗中的引领地位。

20 世纪 90 年代初至 21 世纪初，GOG-111 和 OV-10 研究均显示，紫杉醇联合顺铂方案治疗上皮性卵巢癌的 PFS 和 OS 均优于环磷酰胺联合顺铂方案，奠定了紫杉醇在上皮性卵巢癌化疗中的地位，紫杉醇联合顺铂方案成为当时晚期上皮性卵巢癌化疗的一线方案[122-124]。随后进行的 GOG-158 研究显示，紫杉醇联合卡铂方案与紫杉醇联合顺铂方案相比，PFS 和 OS 差异无统计学意义，但紫杉醇联合卡铂方案的副作用更小，对患者生活质量影响的差异有统计学意义，卡铂组的耐受性和生活质量更好[125]，这些发现促使紫杉醇联合卡铂方案成为晚期上皮性卵巢癌的一线化疗方案并延续至今。

随后，GOG-0182 研究中探索了 TC 方案中加入第 3 种化疗药物是否改善预后，分别加入吉西他滨、多柔比星和托泊替康，结果显示并未能改善 PFS 和 OS，且血液学毒性明显增加[126]。JGOG3016 研究显示，与标准 TC 3 周治疗方案相比，紫杉醇剂量密集方案（紫杉醇 80 mg/m^2 每周）能显著提高 PFS 和 OS，但同时 3 ～ 4 级贫血发生率显著增加[127]。随后的 GOG-0262 研究得出了相反结论，与 TC 方案相比，紫杉醇密集方案未能改善 PFS 和 OS。MITO-7 研究显示，紫杉醇联合卡铂周疗方案［紫杉醇 60 mg/m^2，卡铂（AUC 2）］未能改善 PFS 和 OS，但血液和神经系统副作用发生率下降[128]。

一项多西他赛联合卡铂（DC）对比 TC 方案的研究显示，DC 组的 PFS 和 TC 方案类似，但发生 3 ～ 4 级中性粒细胞减少和并发症的比例更高[129]。脂质体多柔比星联合卡铂（AC）对比 TC 方案的 MITO-2 研究结果显示[130]，AC 组与 TC 方案组具有相似的疗效但副作用不同。

经过 20 余年的临床实践，紫杉醇联合卡铂 3 周治疗方案仍然是初治上皮性卵巢癌的一线首选化疗方案，其他一线方案均未被证实有更好的疗效。本指南推荐的初诊晚期上皮性卵巢癌首选化疗方案仍是紫杉醇 175 mg/m^2 联合卡铂（AUC 5 ～ 6）3 周治疗（TC 方案），将紫杉醇剂量密集方案和紫杉醇联合卡铂周疗方案作为替代推荐方案。

多项临床研究比较了静脉化疗和腹腔化疗的效果。三项较大的随机试验（n > 400 例）对初次手术后残留病变 1 cm

或以下新诊断的Ⅲ期患者，采用类似药物比较IV方案与IP/IV方案，结果显示IP/IV化疗可改善PFS和（或）OS[131-133]。对GOG-114和GOG-172数据的汇总分析也表明，IP/IV方案与腹腔复发风险降低有关，长期随访（>10年）发现PFS和OS均有获益，并且每增加一个周期的腹腔化疗，生存随之改善。但这些研究也表明，IP/IV给药显著增加血液系统毒性和某些非血液学毒性（如胃肠道和代谢毒性、肾毒性、腹痛、神经系统毒性、感染、疲劳）的风险。但相对于OS获益，这些风险也是可以接受的。基于上述研究结论，对于满意减瘤Ⅲ期患者建议行IP/IV化疗方案；Ⅰ期或Ⅳ期疾病不建议行腹腔化疗；满意减瘤的Ⅱ期疾病患者也可以接受腹腔化疗。

化疗周期数关系到患者的生存结局和化疗毒性反应，是在两者中实现平衡的关键。卵巢癌初始化疗疗程数的推荐应依据分期和病理类型。指南推荐的初始静脉化疗方案大都来自6个疗程的随机对照试验，部分研究虽然超过了6个疗程，但是横向对比并没有发现其效果优于6个疗程。增加疗程数并未改善生存，且发生3～4级白细胞减少的比例升高。GOG-157研究比较了3个疗程和6个疗程的TC方案在Ⅰ～Ⅱ期上皮性卵巢癌中的疗效，疗程数并不影响PFS和OS，但是6个疗程的毒性反应更大[134]。在长期随访后发现接受6个疗程化疗能显著改善高级别浆液性患者的PFS。但是在其他的病理类型并没有观察到相同的效果，疗程数并不影响任何亚组OS[135]。基于以上研究结果，本指南推荐Ⅰ期高级别浆液性癌患者接受6个疗程初始化疗，其他病理类型患者接受3个疗程、Ⅱ～Ⅳ期所有病理类型患者推荐6个疗程。

高龄（≥70岁）和（或）有合并症的患者可能难以耐受联合化疗，往往导致在治疗完成之前停药。年龄70岁或以上接受TC方案出现中性粒细胞减少性发热、贫血、腹泻、血栓栓塞事件或高血压（与贝伐珠单抗相关）的风险更高。故而建议对于一般状态差、有内科合并症、>70岁患者可以选择紫杉醇135 mg/m^{2}联合卡铂（AUC 5），或小剂量紫杉醇（60 mg/m^2）联合卡铂（AUC 2）周疗方案。

4. 新辅助化疗

晚期卵巢癌患者行NACT前应尽可能获得组织学证据，依据病史，结合妇科检查、影像学检查、血清肿瘤标志物检测、腹腔镜手术探查等综合评估，同时注重兼顾患者体能状态。如果无法获取组织样本，可以采用腹水或胸腔积液的细胞病理学检查联合CA12-5/CEA>25进行诊断。虽然可以通过包括微创技术等各种方法获得组织进行病理学检查，仍应首先考虑腹腔镜评估以确定肿瘤切除的可行性，因为后者可以准确评估是否可以实现满意的肿瘤细胞减灭。

所有推荐用于Ⅱ～Ⅳ期高级别浆液性癌常规治疗的静脉方案（即PDS术后化疗）均可用于NACT。推荐IDS前进行3～4个周期的NACT后由妇科肿瘤专家对患者进行评估，以确定获得满意减瘤的可能性。有反应且有可能获得满意肿瘤细胞减灭的患者应进行 IDS。3 ～ 4 个周期 NACT 后病情稳定的患者可以 IDS，也可考虑增加 NACT 周期治疗（至总周期≥ 6 个周期），然后重新评估以确定是否进行 IDS 或转而按照持续性 / 复发性疾病治疗。对于治疗有效并有可能达到缓解的患者（如 CA12–5 持续下降），通常保留 6 个周期后继续接受治疗的选择。NACT 期间出现疾病进展的患者应转为持续性 / 复发性疾病的治疗。大多数评估 NACT 方案的临床试验在 IDS 后使用至少 3 个周期的辅助化疗，或总周期数应到达 6 ～ 8 个周期[102–106]。因此无论接受了多少个 NACT 周期，IDS 后始终应进行辅助化疗。对于 IDS 的患者，建议至少进行 6 个周期的治疗，IDS 后至少接受 3 个周期的辅助治疗。在 IDS 之前，如果考虑进行后续腹腔灌注化疗，应建议患者放置输液港。建议顺铂 / 紫杉醇和卡铂 / 紫杉醇腹腔灌注 / 静脉输注方案可作为 IDS 患者术后治疗的选择。

5. 腹腔热灌注化疗

晚期卵巢癌患者即使接受了充分的减瘤和规范术后化疗，绝大多数仍会复发并最终死于恶性肠梗阻。术后盆腹腔残留微小转移灶和游离肿瘤细胞是复发的根源。系统性静脉化疗给药虽然可以最大限度清除残余肿瘤细胞，但腹膜屏障会限制化疗药物在腹腔内的弥散能力。腹腔热灌注化疗（hyperthermic intraperitoneal chemotherapy，HIPEC）是一种将化疗药物注入加热溶液中，灌注至整个腹膜腔的技术，是近年出现的清除腹腔内播散性肿瘤的重要手段。

《新英格兰医学杂志》在 2018 年报道了首个 HIPEC 用于初治晚期卵巢癌的多中心随机对照临床试验 OVHIPEC[136]。研究纳入接受过 3 周期 NACT 的 FIGO Ⅲ期患者，试验组接受 IDS 和大剂量顺铂（100 mg/m^2）的 HIPEC，对照组仅接受 IDS。结果显示试验组的中位无进展生存期（median progression free survival，mPFS）和中位生存期（median overall survival）mOS 分别延长了 3.5 个月和 11.8 个月，两组不良事件发生率和生活质量差异无统计学意义。基于该研究，NCCN 和 FIGO 等国际指南推荐接受 NACT 的 FIGO Ⅲ期卵巢癌患者在 IDS 后按照 OVHIPEC 方案使用大剂量顺铂（100 mg/m^2）进行 HIPEC 治疗。2023 年 ASCO 大会上 OVHIPEC 十年随访结果显示 IDS 联合 HIPEC 可改善患者 PFS 和 OS，随着时间延长 HIPEC 降低晚期卵巢癌患者复发和死亡风险的作用持续存在且愈加稳健。

目前我国学者正在开展 HIPEC 系列临床研究，主张我国 FIGO Ⅲ～Ⅳ期接受 NACT 的卵巢癌患者，在 IDS 后进行 HIPEC（60 ～ 90 分钟，41 ～ 43 ℃），后续治疗不使用贝伐珠单抗的患者，可使用顺铂单药最大给药剂量为 85 mg/m^2；后续治疗需要联合贝伐珠单抗的患者，可使用顺铂单药最大给药剂量为 70 mg/m^2。同时不建议将顺铂总剂量分割后多次通过

HIPEC 给药。HIPEC 中使用紫杉醇联合顺铂可取得更好的疗效，用药方法为紫杉醇 175 mg/m^2（第 1 天）、顺铂 75 mg/m^2（第 2 天），如果患者后续治疗需要使用贝伐珠单抗，顺铂剂量为 70 mg/m^2。如果患者既往有紫杉醇过敏史，或合并糖尿病、神经系统传导功能障碍、心脏病，HIPEC 中可用多西他赛代替紫杉醇；用药方案为多西他赛 75 mg/m^2（第 1 天）、顺铂 75 mg/m^2（第 2 天），如果患者后续治疗需要使用贝伐珠单抗，顺铂剂量为 70 mg/m^2。使用顺铂进行 HIPEC 时建议使用硫代硫酸钠降低肾损伤风险。对于支持对症治疗，推荐接受顺铂 HIPEC 的患者联用 5-HT3 受体阻滞剂 + 地塞米松 + NK1 受体阻滞剂预防呕吐[137]。

目前世界各医疗中心 HIPEC 技术标准差异大且疗效的评估有一定的偏差，HIPEC 与手术、化疗、靶向治疗等的联合将为晚期卵巢癌患者的治疗带来希望，更多相关研究的开展有望提高 HIPEC 的技术标准化、剂量合理化的实施。

6. 化疗联合贝伐珠单抗

根据 ICON-7 和 GOG-218 研究的结果，初诊晚期上皮性卵巢癌优选化疗方案为 TC 方案联合贝伐珠单抗之后贝伐珠单抗维持。ICON-7 研究显示，加入贝伐珠单抗 7.5 mg/kg 后，较 TC 方案组相比 PFS 改善，但 OS 未改善。在高风险患者中（Ⅳ期、无法手术的Ⅲ期和肿瘤细胞减灭术后残余病灶＞ 1 cm 的Ⅲ期），PFS 和 OS 均有获益[138]。GOG-218 结果显示，加入贝伐珠单抗（第 2 周期开始加入 15 mg/kg）后，较 TC 方案组相比 PFS 有获益，mPFS 延长 3.8 个月，OS 无获益[122]。对 GOG-218 人群进行亚组分析显示，有腹水的晚期卵巢癌患者中使用贝伐珠单抗 PFS 和 OS 均有获益，mPFS 延长 4.8 个月，mOS 延长 3.4 个月。另一个亚组分析结果显示在Ⅳ期卵巢癌患者中使用贝伐珠单抗，OS 有获益[123]。综上所述，晚期上皮性卵巢癌患者初始化疗中使用贝伐珠单抗的优势人群为：Ⅳ期、无法 PDS 手术的Ⅲ期、Ⅲ C 期术后有残余病灶，术前有大量腹水者。此外，基因检测无 *BRCA* 突变且 HRD 阴性的晚期上皮性卵巢癌患者，亦可考虑使用贝伐珠单抗联合化疗及维持治疗。如果化疗阶段联合贝伐珠单抗，维持治疗阶段必须继续使用贝伐珠单抗才有获益。

贝伐珠单抗也有研究用作新辅助治疗方案的一部分。GEICO 1205/NOVA 和 ALTHALYA 研究发现加用贝伐珠单抗并不增加 NACT 的毒性，但也不能改善 NACT 的完全缓解率和满意减瘤率，而对 PFS 和 OS 的影响目前暂无证据[139]。因为可能会影响术后愈合，IDS 之前应慎用含有贝伐珠单抗的方案。对于手术患者，慎重推荐贝伐珠单抗用于新辅助化疗（3 类推荐）。新辅助化疗中应用贝伐珠单抗需在停药 4 ～ 6 周后行 IDS，而且如果术后 4 周内开始化疗，第一疗程可以不用贝伐珠单抗，以避免影响伤口愈合。

7. 化疗敏感性评估

2013 年由法国的 You 等提出的 KELIM 评分，是基于化疗开始后头 100 天的纵向 CA12-5 动态改变，模拟的 CA12-5 消除速率常数 K（the modeled CA12-5 ELIMination rate constant K，KELIM）；这是一项有可能预测肿瘤原发性化疗敏感性的潜在指标。该参数使用开始第一周期化疗后的前 100 天内每个周期检测的 CA12-5 值加以计算（从第一个治疗日开始算起的治疗期间内至少 3 个数值），对 PFS 和 OS 而言，呈现出很强的独立以及可以重复的预后价值[140-141]。如果所计算的 KELIM 评分≥ 1，则为良好（对化疗敏感）；如果 KELIM 评分＜ 1，则视为不良（对化疗不敏感）。记录好化疗期间 CA12-5 的值，在网址 http：//www.biomarker-kinetics.org/CA-125-neo 上可以直接算出。

8. 化疗监测

所有化疗方案都有不同的毒性特征。多西他赛 / 卡铂方案与中性粒细胞减少的风险增加有关；静脉注射紫杉醇 / 卡铂方案与感觉异常等周围神经病变的风险增加有关；剂量密集紫杉醇与贫血风险增加和生活质量降低有关。目前尚没有任何药物可以预防化疗引起的周围神经病变。在整个治疗过程中都应评估化疗的毒性反应，并监测可能发生的短期和长期并发症。

对于已完成 I 期疾病初始治疗（手术 ± 辅助全身治疗）的患者应监测复发情况。对于Ⅱ～Ⅳ期疾病患者，完成术后辅助化疗后，建议根据临床指征进行影像学检查，以确定疾病程度（完全缓解、部分缓解、疾病稳定和疾病进展）。推荐胸部 / 腹部 / 盆腔 CT、MRI、PET/CT 或 PET（颅底至大腿中部）。除非有禁忌证，所有成像均应使用造影剂进行。达到完全缓解或部分缓解的患者可继续接受维持治疗；疾病稳定和疾病进展可考虑症状管理和支持治疗，如适用，可转诊进行姑息治疗。

八、复发治疗

（一）复发性卵巢癌

20 多年来，伴随手术水平的提高以及以紫杉醇 / 卡铂为基础的化疗和维持治疗的规范应用，卵巢癌的预后有明显改善，但是晚期卵巢癌患者的 5 年生存率仍不足 30%，而且 70% 的患者会出现复发。目前复发性卵巢癌一般是指卵巢癌经初次治疗后达到完全缓解，停用化疗再次发现病灶的患者。复发可以发生在初次治疗缓解以后的任何时间，常发生于初始治疗结束后 2 ～ 3 年内。患者可以再次出现腹胀和腹部不适等症状，常伴有不等量的腹水。病情严重的复发患者也可根据复发的部位不同而出现相应的症状，如侵犯膀胱出现血尿、侵犯直肠出现便血、侵犯输尿管出现肾盂积水等。

根据患者对铂的敏感性和复发间隔将肿瘤复发分为铂敏感复发和铂耐药疾病。铂敏感复发指前线接受以铂类药物为基础的化疗后达到完全或部分缓解，停用含铂化疗 6 个月及以上的疾病复发[142-143]。铂耐药疾病包括铂耐药复发和持续性疾病。铂耐药复发指前线接受以铂类药物为基础的化疗后达到完全或部分缓解，停用含铂化疗 6 个月以内的疾病复发。一线治疗后无间隙复发，或连续两种化疗方案后肿瘤仍进展，没有临床获益的称难治性卵巢癌。持续性疾病（persistent disease），即疾病未控状态，指前线接受以铂类药物为基础的化疗后肿瘤未达到临床缓解，仍进展或稳定，疾病持续状态还需要明确包括第一次手术残留部位的进展或稳定。铂耐药患者临床一般预后不良[144]，肿瘤进展通常以 RECIST 来定义[145-146]。对于这部分患者，本指南建议的治疗方案包括临床试验，非铂类化疗，靶向、免疫、内分泌治疗，包括姑息性手术在内的对症支持治疗。参加临床试验来确定哪些药物对患者可能获益较大[147]。这些患者对于初始化疗是耐药的，故而再次治疗一般不推荐使用含铂类化疗方案，但改变紫杉醇的给药方案可能使患者再次获益[148]。

“生化复发”即经治疗后达临床完全缓解，在常规监测和随访期间 CA12-5 等肿瘤标志物水平升高，但没有出现复发迹象如盆腔疼痛、腹胀、肠梗阻等，同时胸部 / 腹部 / 盆腔 CT 和其他盆腔检查结果均为阴性。应谨慎看待“生化复发”的概念，当 CA12-5 进行性升高，符合 GCIG 标准诊断的疾病进展或复发时，应在 2 周内采取影像学检查，必要时行 PET/CT 检查评估，尤其重视 PARPi 治疗后 CA12-5 显著波动，但仍然在正常范围内的肿瘤复发，“生化复发”会对此类新的复发特征产生误导。如果是从未接受过化疗（即初始化疗）的患者，应当将其当作首诊患者处理，进行适当的影像学检查和评估是否可行肿瘤细胞减灭术。

GCIG 标准：对于一线治疗后的患者，通过以下血清 CA12-5 渐进性连续升高的标准来界定肿瘤进展或复发：① CA12-5 治疗前升高且 CA12-5 正常的患者必须至少相隔 1 周 2 次显示 CA12-5 ≥正常上限的 2 倍；或② CA12-5 治疗前升高（从未恢复正常）的患者必须在间隔至少 1 周的 2 个时间点显示 CA12-5 ≥最低点 2 倍；或③ CA12-5 治疗前在正常范围内的患者必须至少相隔 1 周 2 次显示 CA12-5 ≥正常上限的 2 倍。

（二）复发性卵巢癌的治疗

复发性卵巢癌的治疗是指在卵巢癌复发后，通过药物治疗、手术、放疗或其他治疗方式，以去除或减轻患者的肿瘤负荷、控制症状、延长生存时间或提高生活质量。研究表明，CA12-5 升高立即予以化疗并无获益[149]。对于具有复发手术条件的医院和依从性较好的患者，符合 GCIG 标准诊断的疾病进展或复发时，应在 2 周内采取影像学检查，必要时行 PET/CT 评估，以充分评估二次肿瘤细胞减灭术的可行性[150]。本指南推荐的其他治疗方式包括：临床试验，延迟治疗（即观察直到临床症状出现）。

1. 复发后的药物选择

（1）首选化疗方案

对于首次复发的铂敏感患者，建议以铂类为基础的联合化疗方案，共 6 个疗程，目前不推荐任何单一的治疗药物作为首选治疗方法，但可考虑其他复发治疗方案[151]。考虑到药物的毒性反应和（或）疗效，推荐首选的方案和药物参见流程图“铂敏感复发上皮性卵巢癌 / 输卵管癌 / 原发性腹膜癌的全身治疗（本书第 35 页）”。

对铂敏感复发肿瘤，首选的化疗联合方案包括卡铂 / 紫杉醇[143]、卡铂 / 脂质体多柔比星[152]、卡铂 / 紫杉醇周疗[153]、卡铂 / 白蛋白紫杉醇（用于紫杉烷超敏反应）、卡铂 / 多西他赛[154]、卡铂 / 吉西他滨（已证明可延长 PFS）[155]、顺铂 / 吉西他滨[156]。没有肿瘤性肠梗阻、无其他禁忌证者建议加用贝伐珠单抗。对于不能耐受联合化疗的铂敏感患者，首选单药是卡铂或顺铂[143]。

卡铂 / 脂质体多柔比星列为首选方案是基于最近的数据和专家组共识[157-159]。卡铂 / 脂质体多柔比星与卡铂 / 紫杉醇疗效相当，但两者具有不同的毒性谱，卡铂 / 脂质体多柔比星导致的脱发和神经毒性较轻。紫杉醇超敏反应者可选用白蛋白紫杉醇替代。

对铂耐药复发肿瘤，首选非铂类药物（如多西他赛、口服依托泊苷、吉西他滨、紫杉醇周疗 ± 培唑帕尼、脂质体多柔比星 ± 贝伐珠单抗、紫杉醇周疗 ± 贝伐珠单抗、拓扑替康 ± 贝伐珠单抗），通常使用单药序贯疗法。一项Ⅱ期试验（MITO-11）评估了铂耐药或难治性晚期卵巢癌患者使用紫杉醇周疗 ± 培唑帕尼的疗效，数据显示，与单独使用紫杉醇相比，紫杉醇 / 培唑帕尼组延长 PFS（6.35 个月 *vs.* 3.49 个月，$P=0.0002$）[160]。联合贝伐珠单抗化疗方案（AURELIA 试验）将在本节后面描述。对于铂耐药患者，联合疗法并不优于单一药物疗法。

下列药物的单药缓解率基本相近：托泊替康 20%；吉西他滨 19%；脂质体多柔比星 26%；口服依托泊苷 27%。对于铂耐药复发肿瘤，多西他赛的反应率为 22%，紫杉醇周疗为 21%[148, 161-163]。姑息性化疗可以减轻铂耐药患者的症状。

（2）其他潜在活性药物

其他潜在活性药物包括六甲蜜胺、卡培他滨、环磷酰胺、多柔比星、异环磷酰胺、伊立替康、美法仑、奥沙利铂、紫杉醇、纳米白蛋白紫杉醇（即白蛋白紫杉醇）、培美曲塞和长春瑞滨[164-166]。奥沙利铂与顺铂和卡铂仅具有部分交叉耐药性，对顺铂、卡铂耐药者仍可选用奥沙利铂。此外，对细胞毒性化疗不耐受或没有反应的患者，可使用他莫昔芬或其他激素类药物，如芳香化酶抑制剂（如阿那曲唑和来曲唑）、醋酸亮丙瑞林或醋酸甲地孕酮[167-169]。治疗铂耐药复发性卵巢癌需要研发更多的新型药物。

（3）贝伐珠单抗

贝伐珠单抗几乎适用于所有的实体肿瘤，并不需要依赖肿瘤基因检测结果。在铂敏感或铂耐药复发的患者中贝伐珠单抗联合治疗和单药治疗都有效[170]。贝伐珠单抗单药的反应率为 20%，不良反应有高血压、动脉血栓形成、肠穿孔、蛋白尿，禁用于有胃肠穿孔高风险的患者。对先前接受过贝伐珠单抗治疗的患者复发后再使用贝伐珠单抗（单药或联合）治疗的疗效数据有限。但如果患者对贝伐珠单抗在初始复发治疗时有效，则贝伐珠单抗可继续作为单药维持治疗直至疾病进展或出现不耐受的毒副反应。

早期的两项Ⅲ期随机对照临床研究 AURELIA[171-172] 和 OCEAN[173-174] 分别评估化疗联合贝伐珠单抗治疗复发性卵巢癌的疗效。AURELIA 试验评估了在晚期铂耐药卵巢癌患者中，化疗药物（脂质体多柔比星、紫杉醇或拓扑替康）联合贝伐珠单抗，与不联合贝伐珠单抗的疗效比较。接受联合贝伐珠单抗化疗的患者，mPFS 为 6.7 个月，而不联合组则为 3.4 个月（HR=0.48；95% CI 0.38 ～ 0.60；P=0.001），mOS 分别为 16.6 个月和 13.3 个月，OS 无获益（HR=0.85；95% CI 0.66 ～ 1.08；$P < 0.174$）。高血压和蛋白尿（≥ 2 级）在联合贝伐珠单抗组更常见。贝伐珠单抗组发生胃肠道穿孔的概率为 2.2%。根据 AURELIA 的研究结果，铂耐药复发患者推荐以下联合化疗方案：紫杉醇周疗 / 贝伐珠单抗、脂质体多柔比星 / 贝伐珠单抗和托泊替康 / 贝伐珠单抗。OCEANS 研究评估了既往未接受过贝伐珠单抗治疗的铂敏感复发患者对卡铂 / 吉西他滨 ± 贝伐珠单抗的治疗效果。在 OCEANS 试验中，贝伐珠单抗组 mPFS 延长（12.4 个月 *vs.* 8.4 个月，$P < 0.0001$），但是最终生存分析亦未显示联合贝伐珠单抗组比不联合贝伐珠单抗组拥有更长的 OS（33.6 个月 *vs.* 32.9 个月；HR=0.95；P=0.65）[174]。在贝伐珠单抗组中有 2 名患者发生胃肠道穿孔，1 名患者死于颅内出血。

GOG-0213 研究评估了卡铂 / 紫杉醇 / 贝伐珠单抗联合方案治疗铂敏感复发性卵巢癌患者的疗效[175]。贝伐珠单抗组 mOS 为 42.2 个月，无贝伐珠单抗组 mOS 为 37.3 个月，贝伐珠单抗组比无贝伐珠单抗组的 mOS 相对延长但无统计学差异。贝伐珠单抗组中有 96% 的患者发生过至少一次≥ 3 级的不良事件，而无贝伐珠单抗组的发生率为 86%，最常见的是高血压、疲劳和蛋白尿。贝伐珠单抗组发生 9 例（3%）与治疗相关的死亡病例，而无贝伐珠单抗组发生 2 例（1%）与治疗相关的死亡病例。

基于以上研究，对于铂敏感复发性卵巢癌患者推荐采用化疗联合贝伐珠单抗治疗，有效者继续使用贝伐珠单抗维持治疗（1 类推荐）。推荐贝伐珠单抗联合化疗用于铂耐药复发性卵巢癌的治疗（1 类推荐）。

（4）小分子酪氨酸激酶抑制剂

小分子酪氨酸激酶抑制剂（tyrosine kinase inhibitors，

TKI）具有抗血管生成作用，可显著抑制肿瘤生长。国产药物安罗替尼是一种多靶点的小分子 TKI，对 VEGFR、PDGFR、FGFR、c-Kit 等多个靶点具有良好的抑制效应，多项临床研究表明，安罗替尼联合治疗对卵巢癌展现出良好的抗肿瘤活性。一项安罗替尼联合尼拉帕利治疗铂耐药复发性卵巢癌患者的Ⅱ期研究显示，患者客观缓解率（objective response rate，ORR）为 50.0%（95% *CI* 33.8 ～ 66.2），其中 1 例完全缓解，19 例部分缓解，mPFS 和 mOS 分别为 9.2 个月（7.4 ～ 11.9 个月）和 15.3 个月（13.9 个月～ NE），26 例（68%）患者报告了与药物相关的≥ 3 级不良事件，没有与治疗相关的死亡病例[176]。另一项研究是安罗替尼联合贝莫苏拜单抗治疗铂耐药或难治性卵巢癌患者，ORR 为 47.1%，DCR 为 97.1%，mPFS 为 7.8 个月，mOS 尚未达到；PD-L1 阳性组的 ORR 为 25.0%，阴性组为 92.9%；与治疗相关的≥ 3 级不良事件发生率为 70.6%，最常见的是高血压（29.4%）和掌足红肿综合征（29.4%）（3 类）[177]。

（5）PARP 抑制剂

PARP 抑制剂多用于铂敏感复发性卵巢癌患者经化疗后达到 CR 或 PR 后的维持治疗［参见“维持治疗（本书第 85 页）”相关内容］[178]。既往 FDA 基于 SOLO-3 批准奥拉帕利用于既往接受过三线或三线以上化疗的 *gBRCA* 突变的卵巢癌患者，基于 QUADRA 研究批准尼拉帕利用于治疗接受过三线或三线以上化疗后的 HRD 阳性的卵巢癌患者。SOLO-3 研究中≥ 3 线化疗亚组分析提示，奥拉帕利组、化疗组的 OS 分别为 29.9 个月 *vs.* 39.4 个月（*HR*=1.33；95%*CI* 0.84 ～ 2.18）。FDA 已撤回奥拉帕利后线适应证。尼拉帕利后线治疗的 QUADRA 研究为单臂设计，无法提供对照比较的 OS 数据，该适应证亦被 FDA 撤回。NCCN 指南随之将奥拉帕利、尼拉帕利后线治疗 *BRCA* 突变患者的推荐级别降为3类。中国 NMPA 未批准过奥拉帕利、尼拉帕利后线治疗适应证，但鉴于国内临床实际的应用情况本指南参照 NCCN，也仅仅做了 3 类推荐。目前国内 PARP 抑制剂氟唑帕利、帕米帕利获批用于复发性卵巢癌的治疗，本指南作了 2B 类推荐。

1）氟唑帕利：氟唑帕利是中国首个原研 PARP 抑制剂。根据 FZOCUS-3 临床研究的结果[179]，氟唑帕利获批既往经过二线及以上化疗的伴有胚系 *BRCA*m 的铂敏感复发性卵巢癌、输卵管癌或原发性腹膜癌患者治疗的适应证。FZOCUS-3 研究显示，IRC 和研究者评估的 ORR 分别为 69.9%（95% *CI* 60.6 ～ 78.20） 和 70.8%（95% *CI* 61.5 ～ 79.0），mPFS 为 12.0个月（95% *CI* 9.3 ～ 13.9）和 10.3个月（95% *CI* 9.2 ～ 12.0）。发生≥ 3 级的不良事件概率为 63.7%（72/113），最常见的不良事件是贫血 / 血红蛋白降低，与治疗相关的死亡病例为 1 例。

2）帕米帕利：帕米帕利是国产的 PARP 抑制剂。BGB-290-102 研究是一项评估帕米帕利在对铂类药物敏感或对铂类药物耐药的、携有胚系 *BRCA1/2* 突变的晚期高级别、非黏液性上皮性卵巢癌（包括输卵管癌或原发性腹膜癌）患者中的有效性、安全性和耐受性的Ⅱ期研究。研究结果显示，在纳入该试验的 82 名三线及以后铂敏感卵巢癌治疗中，基于独立评审委员会评估的 ORR 达到 64.6%，DCR 为 95.1%，mDOR 为 14.5 个月（95% *CI* 11.1 ～ NE），mPFS 为 15.2 个月（95% *CI* 10.35 ～ NE）。在纳入该试验的 19 名三线及以后铂耐药卵巢癌治疗中，基于独立评审委员会评估的 ORR 达到 31.6%，DCR 为 94.7%，mDOR 为 11.1 个月（95% *CI* 4.21 ～ NE），mPFS 为 6.2 个月（95% *CI* 4.11 ～ NE）。与其他 PARP 抑制剂相似，帕米帕利最常见不良反应为血液毒性，≥ 3 级的血液学毒性中贫血发生率为 25.6%、中性粒细胞减少发生率为 23.1%、血小板计数下降发生率为 7.7%。非血液学毒性发生比例低，≥ 3 级非血液学毒性中呕吐、食欲变差、恶心和疲乏的发生率均为 0。目前，帕米帕利被批准用于治疗既往接受过至少两线化疗、伴有 g*BRCA* 突变的晚期卵巢癌、输卵管癌或原发性腹膜癌患者。

（6）抗体偶联药物

抗体偶联药物（antibody drug conjugate，ADC）将小分子细胞毒性药物连接到单克隆抗体，通过抗体识别靶标，小分子细胞毒性药物得以定向运输至目标肿瘤细胞中，实现定向杀伤，其全身毒性较小。

FORWARD Ⅱ研究[180] 是一项评估索米妥昔单抗联合贝伐珠单抗、卡铂、聚乙二醇化脂质体多柔比星、帕博利珠单抗或贝伐珠单抗 + 卡铂治疗叶酸受体 α 阳性晚期上皮性卵巢癌、原发性腹膜癌或输卵管癌成人患者的ⅠB 期 / Ⅱ期研究。在索米妥昔单抗联合贝伐珠单抗治疗叶酸受体 α 表达的铂耐药卵巢癌患者队列研究中，患者既往接受过 1 ～ 3 线系统治疗，共入组 94 例患者，52% 的患者既往治疗线数≥ 3 线，59% 的患者接受过贝伐珠单抗治疗。研究结果显示，患者 ORR 为 44%，mDOR 为 9.7 个月，mPFS 为 8.2 个月，并且无论叶酸受体 α 表达水平如何，以及既往是否接受过贝伐珠单抗治疗，患者均能从索米妥昔单抗联合贝伐珠单抗的方案中获益。

MIRASOL 研究[181] 是多中心、随机对照Ⅲ期临床研究，旨在比较索米妥昔单抗和研究者选择的化疗在叶酸受体 α 高表达（≥ 75% 的肿瘤细胞免疫组化显示 PS2+ 强度染色）的既往接受过 1 ～ 3 线治疗的铂耐药复发性卵巢癌患者中的疗效和安全性。与化疗相比，索米妥昔单抗降低 35% 的疾病进展或死亡风险（mPFS：5.62 个月 *vs.* 3.98 个月；*HR*=0.65；*P* < 0.0001）和 33% 的死亡风险（mOS：16.46 个月 *vs.* 12.75 个月；*HR*=0.67；*P*=0.0046）。FDA 已批准索米妥昔单抗用于叶酸受体 α 阳性、铂耐药复发的上皮性卵巢癌、输卵管癌或原发性腹膜癌的患者。

基于以上研究数据，本指南推荐索米妥昔单抗联合或不联合贝伐珠单抗可用于叶酸受体 α 阳性的铂耐药卵巢癌的后线治疗。

DESTINY-PanTumor 02[182] 是评估德曲妥珠单抗（5.4 mg/kg

q3w）在 HER-2 表达（IHC 3+/2+）晚期实体瘤患者中的疗效的Ⅱ期多队列研究，纳入患者既往接受过≥2 线治疗。结果显示，总体患者的 ORR 为 37.1%，mDOR 为 11.3 个月，mPFS 为 6.9 个月，mOS 为 13.4 个月。其中，IHC 3+ 的患者获益更加明显，ORR 为 61.3%，mOS 长达 22.1 个月，mPFS 为 11.9 个月，mOS 为 21.1 个月。入组的 40 例卵巢癌患者的 ORR 为 45%，IHC 3+ 者达 63.6%。德曲妥珠单抗已获 FDA 批准，用于治疗既往接受过全身治疗且没有令人满意的替代治疗方案的不可切除或转移性 HER-2 阳性（IHC 3+）成人实体瘤患者。

基于以上研究数据，本指南推荐德曲妥珠单抗可用于 HER-2 阳性（IHC 2+/3+）铂耐药卵巢癌的后线治疗。

此外，国内针对妇科肿瘤 HER-2 靶点的几款 ADC 正在临床试验中。

2. 复发后的手术治疗

对于经过较长无瘤间期（≥6 个月）后复发的患者（临床复发或影像学复发），可考虑行二次肿瘤细胞减灭术。关于复发性卵巢癌二次减瘤术是否获益的相关高级别证据研究有 3 项，分别是 GOG-0213、DESKTOP Ⅲ和 SOC-1[183-185]。GOG-0213 研究显示：与非手术组相比，手术组的 PFS、OS 无改善；与非手术组相比，R0 组的 PFS 延长，OS 无延长。DESKTOP Ⅲ、SOC-1 研究显示：与非手术组相比，手术组 PFS 显著获益。DESKTOP Ⅲ研究中 OS 亦有获益，手术组的 mOS 为 53.7 个月，非手术组为 46.0 个月（*HR*=0.75；95% *CI* 0.59～0.96；*P*=0.02）；彻底切除的患者结局最有利，mOS 为 61.9 个月。SOC-1 研究的 OS 分析显示[186]，手术组的 OS 为 58.1 个月，对照组为 52.1 个月（*HR*=0.80；95% *CI* 0.61～1.05；*P*=0.109）。总体上，对照组中 35% 的患者在后续治疗中转为手术治疗。敏感性分析显示，校正交叉手术治疗，*HR* 为 0.76（95% *CI* 0.58～0.99）。在排除交叉率最高的中心后，手术组较对照组的 OS 延长 21.0 个月。手术组中，有 24 例（13.2%）患者在 60 个月以上仍然无复发存活，而对照组中仅有 5 例（0.6%）。SOC-1 研究结果显示，铂敏感复发性卵巢癌患者中，尽管手术在总人群中并未提高总生存，但校正交叉后，生存期有所延长，且为在专业中心和选定的患者群体中进行二次肿瘤细胞减灭术的有效性提供了有力支持。2022 年 GCIG 卵巢癌临床研究共识（OCCC6）将二次肿瘤细胞减灭术接受为铂敏感第一次复发性卵巢癌临床研究的标准治疗[187]。

（1）患者的选择

二次肿瘤细胞减灭术的患者筛选标准可参考德国 AGO 标准和基于国际多中心研究的 iMODEL 风险评分模型。除患者选择标准，同时应评估手术中心条件。如经评估肿瘤可以完全切除，在有条件的医院，可行二次肿瘤细胞减灭术 + 含铂化疗。患者选择二次肿瘤细胞减灭术的指征目前趋于一致的意见是考虑使用经过验证的评分方法来评估二次肿瘤细胞减灭术的适用，本指南建议使用AGO评分标准[150]或iMODEL标准[188]。AGO评分标准包括：①初始手术肿瘤完全切除（若患者初始手术术后残留肿瘤未知，初始诊断应为FIGO Ⅰ/Ⅱ期）。②患者身体状态良好（ECOG体力评分0）。③腹水＜500 mL。若三项均符合，AGO评分阳性，推荐行二次肿瘤细胞减灭术。iMODEL标准包括：①肿瘤分期。②初始手术术后残余病灶大小。③无疾病进展间期。④ECOG体力状态评分。⑤复发时CA12-5水平；⑥复发时是否有腹水。6项指标总共11.9分，≤4.7分为手术入选标准［详见流程图“持续性疾病及复发的治疗（本书第7页）”］。

（2）手术中心的选择

SCS为极具复杂性和挑战性的手术，对术者的手术技能要求高，需由经验丰富的妇科肿瘤医师实施，并由多学科团队通力协作。独立完成该手术需要较长时间的学习曲线，尤其是需要具备上腹部手术的相关经验，在争取实现较高的肿瘤切除率的同时，保证较低的手术并发症发生率和围术期病死率。

九、维持治疗

维持治疗分为一线维持和二线及以上维持治疗。一线维持治疗是指对完成初始治疗，如手术和（或）化疗达到临床CR或PR的患者给予后续治疗以延长PFS和OS；二线及以上维持治疗是指初始化疗6个月以后的复发患者经过以铂类为基础的联合化疗或联合贝伐珠单抗治疗达到CR或PR后予以后续治疗，以推迟再次复发时间或降低复发风险。

目前，各种临床证据及国内外指南推荐用于卵巢癌一线维持治疗的药物治疗方案主要包括抗血管生成药物、PARP抑制剂及抗血管生成药物与PARP抑制剂的联合方案。推荐用于二线维持治疗的药物主要包括抗血管生成药物和PARP抑制剂。

紫杉醇维持治疗和培唑帕尼（Pazopanib）维持治疗曾被考虑为一线治疗后的维持治疗选择，但基于最新的研究结果不再将其作为初次化疗后维持治疗的选择[189-191]。

（一）维持治疗的药物概述

1. 贝伐珠单抗

贝伐珠单抗作为首个投入使用的抗血管生成靶向药物，是一种人源化的IgG1型抗体，可以与血管内皮生长因子（vascular endothelial growth factor，VEGF）结合，防止其与内皮细胞上的受体结合，进而遏制肿瘤新生血管生成。该药还具有改善肿瘤血管结构的功能，使得化疗药物能更有效地渗透到肿瘤内部，增强治疗效果。在临床应用上，贝伐珠单抗是当前唯一被批准既可用于卵巢癌一线，也可用于复发后维持治疗的抗血管生成药物。

2.PARP 抑制剂

BRCA1/2 作为抑癌基因，可编码 DNA 同源重组过程中的关键功能蛋白，是维持人体基因组稳定性的核心基因。它们与同源重组修复（homologous recombination repair，HRR）途径的其他基因共同发挥作用，当这些基因发生变异或表观遗传修饰，可能会削弱细胞 DNA 受损后的修复功能，导致 HRR 功能缺失（HRD 状态），阻碍 DNA 双链断裂后的精确修复过程。在生理状态下，细胞发生 DNA 单链断裂时，可利用 PARP 酶介导的碱基切除修复（base excision repair，BER）机制来应对。然而，当 PARP 抑制剂介入肿瘤细胞环境后，PARP 酶的活性受阻，BER 路径受抑，造成复制进程受挫并诱导新的 DNA 双链断裂。此时，若肿瘤细胞同时存在 HRD，这些累积的双链断裂因无法通过 HRR 得到修复，便会与 PARP 抑制剂产生“合成致死”的协同作用，诱导肿瘤细胞走向凋亡[192]。

截至目前，国际和国内均已批准数种 PARP 抑制剂，诸如奥拉帕利、尼拉帕利、卢卡帕利及氟唑帕利，用于卵巢癌的维持治疗方案。在国内，奥拉帕利、尼拉帕利和氟唑帕利已明确获得了用于卵巢癌维持治疗的适应证许可，塞纳帕利（Senaparib）是一种我国自主研发的 PARP-1 和 PARP-2 抑制剂，在中国晚期卵巢患者一线含铂化疗后的单药维持治疗的随机、双盲、安慰剂对照Ⅲ期研究（FLAMES）中显示，无论 BRCA 是否为突变状态，患者均可显著获益，预计将于 2024 年 12 月在我国上市，这将为晚期卵巢癌人群一线维持治疗提供新的选择。

（二）初始治疗后的维持治疗

1. 贝伐珠单抗用于初始治疗后的维持治疗

目前贝伐珠单抗获批可用作卵巢癌的维持治疗。含有贝伐珠单抗的一线维持治疗的临床研究详见表 4。

表 4　贝伐珠单抗用于卵巢癌初始治疗后维持治疗的临床研究及药物用法

研究名称	给药方案
ICON-7[138，193]	贝伐珠单抗 7.5 mg/kg，IV，q3w，12 个周期
GOG-0218[122]	贝伐珠单抗 15 mg/kg，IV，q3w，22 个周期
PAOLA-1[194]	贝伐珠单抗 15 mg/kg，IV，q3w，直至疾病进展或不可耐受毒性或至多 15 个月
OVARIO[195]	贝伐珠单抗 15 mg/kg，IV，q3w，直至疾病进展或不可耐受毒性或至多 15 个月

2011 年，ICON-7 研究初次披露的研究成果显示，相较于仅接受化疗的患者群体，接受了化疗与贝伐珠单抗联合治疗，并继续使用贝伐珠单抗作为维持治疗的患者，其疾病进展或死亡的风险降低了 13%（mPFS：19.8 个月 *vs.* 17.4 个月；*HR*=0.87；95% *CI* 0.77 ～ 0.99），特别是在高风险患者亚群中（包括Ⅳ期患者及未进行手术或手术未能完全切除可见癌细胞——非 R0 切除的第Ⅲ期患者），这一风险降低了 27%（mPFS：16 个月 *vs.*10.5 个月；*HR*=0.73；95% *CI* 0.60 ～ 0.93）。2015 年，ICON7 研究的最终结果显示，总体患者的 mOS 无显著差异（58.0 个月 *vs.* 58.6 个月；*HR*=0.99；95% *CI* 0.85 ～ 1.14），但在高风险亚群中，死亡风险降低了 22%（mOS：39.7 个月 *vs.*30.2 个月；*HR*=0.78；95% *CI* 0.63 ～ 0.97）[138，193]。

GOG-218 研究集中于Ⅳ期及未接受手术或手术未达到 R0 标准的Ⅲ期高风险卵巢癌患者。2011 年的初步数据显示，与单独化疗组相比，采取化疗与贝伐珠单抗联合并持续贝伐珠单抗维持治疗的患者，其疾病进展或死亡风险降低了 28.3%（mPFS：14.1 个月 *vs.*10.3 个月；*HR*=0.717；95% *CI* 0.625 ～ 0.824）。而 2019 年发布的 GOG-218 研究最终结果表明，两组患者的 mOS 无显著统计差异（mOS：43.4 个月 *vs.* 41.1 个月；*HR*=0.96；95% *CI* 0.85 ～ 1.09）[122，124]。GOG-218 研究亚组分析显示，有腹水的晚期（Ⅳ期）卵巢癌患者使用贝伐珠单抗，PFS 和 OS 均有获益。

综上研究结果，晚期高复发风险（Ⅳ期、未行手术以及手术未达 R0 的Ⅲ期）的患者和（或）化疗反应性差的患者达到 CR 或 PR 后可序贯应用贝伐珠单抗维持治疗（1 类推荐）；对晚期卵巢癌合并腹水者推荐应用化疗联合贝伐珠单抗初始治疗，达到完全缓解、部分缓解后序贯应用贝伐珠单抗维持治疗（2A 类推荐）；对晚期低复发风险患者推荐应用化疗联合贝伐珠单抗初始治疗，达到 CR、PR 后序贯应用贝伐珠单抗维持治疗（2B 类推荐）。

2.PARP 抑制剂用于初始治疗后的维持治疗

卵巢癌初始治疗后维持治疗主要使用的 PARP 抑制剂及相关临床研究见表 5[178]。

表 5 卵巢癌初始治疗后维持治疗的 PARP 抑制剂及主要相关临床研究

<table>
<tr><th>临床试验名称</th><th>研究分组</th><th colspan="3">PFS 结果</th><th>推荐等级及意见</th></tr>
<tr><td rowspan="2">SOLO-1[196]</td><td rowspan="2">A 组（n=260）：奥拉帕利
B 组（n=131）：安慰剂</td><td>人群</td><td>3 年</td><td>HR（95% CI）</td><td rowspan="2">· BRCA1/2 突变为 1 类推荐
· 奥拉帕利用于卵巢癌的维持治疗可使初治 BRCAm 患者的 PFS 显著延长</td></tr>
<tr><td>总体（所有 BRCA1/2突变）</td><td>60% vs.27%</td><td>0.30（0.23 ～ 0.41）</td></tr>
<tr><td rowspan="6">PAOLA-1[194]</td><td rowspan="6">A 组（n=537）：奥拉帕利 + 贝伐珠单抗
B 组（n=269）：安慰剂 + 贝伐珠单抗</td><td>人群</td><td>中位数（月）</td><td>HR（95% CI）</td><td rowspan="6">· HRD 阳性（无论有无 BRCA 突变）人群为 1 类推荐
· 奥拉帕利 + 贝伐珠单抗显著改善 HRD 阳性患者的 PFS（无论患者是否有 BRCA 突变）</td></tr>
<tr><td>总体</td><td>22.1 vs.16.6</td><td>0.59（0.49 ～ 0.72）</td></tr>
<tr><td>BRCA1/2 突变</td><td>37.2 vs.21.7</td><td>0.31（0.20 ～ 0.47）</td></tr>
<tr><td>BRCA1/2 野生型 / 未知</td><td>18.9 vs.16.0</td><td>0.71（0.58 ～ 0.88）</td></tr>
<tr><td>BRCA1/2野生型 /HRD 阳性</td><td>28.1 vs.16.6</td><td>0.43（0.28 ～ 0.66）</td></tr>
<tr><td>HRD 阴性</td><td>16.6 vs.16.2</td><td>1.00（0.75 ～ 1.35）</td></tr>
<tr><td rowspan="6">PRIMA[197]</td><td rowspan="6">A 组（n=487）：尼拉帕利
B 组（n=246）：安慰剂</td><td>人群</td><td>中位数（月）</td><td>HR（95% CI）</td><td rowspan="6">· BRCA1/2 突变和 BRCA1/2 野生型 /HRD 阳性为 1 类推荐
· BRCA1/2 野生型 HRD 阴性为 2A 类推荐
· 尼拉帕利在一线维持治疗中，与安慰剂相比，无论 HRD 状态如何，可显著延长 PFS</td></tr>
<tr><td>总体</td><td>13.8 vs.8.2</td><td>0.62（0.50 ～ 0.76）</td></tr>
<tr><td>HRD 阳性</td><td>21.9 vs.10.4</td><td>0.43（0.31 ～ 0.59）</td></tr>
<tr><td>BRCA1/2 突变</td><td>22.1 vs.10.9</td><td>0.40（0.27 ～ 0.62）</td></tr>
<tr><td>BRCA1/2 野生型 /HRD 阳性</td><td>19.6 vs.8.2</td><td>0.50（0.31 ～ 0.83）</td></tr>
<tr><td>HRD 阴性</td><td>8.1 vs.5.4</td><td>0.68（0.48 ～ 0.94）</td></tr>
</table>

续表

临床试验名称	研究分组	PFS 结果			推荐等级及意见
PRIME[198]	A 组（*n*=255）：尼拉帕利 B 组（*n*=129）：安慰剂	**人群**	**中位数（月）**	***HR*（95% *CI*）**	· *BRCA1/2* 突变和 *BRCA1/2* 野生型 /HRD 阳性为 1 类推荐 · *BRCA1/2* 野生型 /HRD 阴性为 2A 类推荐 · 中国人群：尼拉帕利在一线维持治疗中，与安慰剂相比，可显著延长 PFS，无论 HRD 状态如何
		总体	24.8 *vs*.8.3	0.45（0.34 ～ 0.60）	
		HRD 阳性	NR *vs*.11	0.48（0.34 ～ 0.68）	
		BRCA1/2 突变	NR *vs*.10.8	0.40（0.23 ～ 0.68）	
		BRCA1/2 野生型 / HRD 阳性	24.8 *vs*.11.1	0.58（0.36 ～ 0.93）	
		HRD 阴性	16.6 *vs*.5.5	0.41（0.22 ～ 0.75）	
OVARIO[195]	A 组（*n*=105）：尼拉帕利 + 贝伐珠单抗	**人群**	**中位数（月）**	***HR*（95% *CI*）**	· HRD 阳性（无论有无 *BRCA* 突变）人群为 2A 类推荐 · HRD 阴性人群为 2B 类推荐
		总体	19.6	16.5 ～ 25.1	
		HRD 阳性	28.3	19.9 ～ NE	
		BRCA1/2 突变	NE	19.3 ～ NE	
		BRCA1/2 野生型 / HRD 阳性	28.3	12.1 ～ NE	
		HRD 阴性	14.2	8.6 ～ 16.8	
FZOCUS-1[199]	A 组（*n*=269）：氟唑帕利 B 组（*n*=136）：安慰剂	**人群**	**中位数（月）**	***HR*（95% *CI*）**	· *BRCA1/2* 突变为 1 类推荐 · *BRCA1/2* 野生型 /HRD 阳性为 2A 类推荐 · *BRCA1/2* 野生型 /HRD 阴性为 2B 类
		总体	NR *vs*. 11.1	0.49（0.37 ～ 0.67）	
		BRCA1/2 突变	NR *vs*. 14.9	0.40（0.22 ～ 0.73）	
		BRCA1/2 野生型	25.5 *vs*. 8.4	0.53（0.37 ～ 0.75）	

续表

临床试验名称	研究分组	PFS 结果			推荐等级及意见
		人群	**中位数（月）**	***HR*（95% *CI*）**	
FLAMES[200]	A 组（*n*=271）：塞纳帕利 B 组（*n*=133）：安慰剂	总体	NR *vs*.13.6	0.43（0.32 ～ 0.58）	· *BRCA* 突变为 2A 类推荐 · *BRCA1/2* 野生型 /HRD 阳性为 2B 类推荐
		BRCA1/2 突变	NR *vs*.15.6	0.46（0.24 ～ 0.76）	
		BRCA1/2 野生型	NR *vs*.12.9	0.43（0.30 ～ 0.61）	
		BRCA1/2 野生型 /HRD 阳性	NR *vs*.12.9	0.30（0.15 ～ 0.60）	
		HRD 阴性	27.1*vs*.19.5	0.74（0.36 ～ 1.54）	

奥拉帕利单药一线维持治疗 *BRCAwt*/HRD 阳性卵巢癌的中国人群真实世界研究共纳入 50 例新诊断Ⅲ～Ⅳ期[201]的 *BRCA*wt/HRD 阳性卵巢癌患者，结果显示主要研究终点 1 年 PFS 率为 75.2%（95% *CI* 63.4 ～ 89.2），次要研究终点 mPFS 率为 21 个月（95% *CI* 13.8 ～ 28.2），mOS 数据未成熟。研究结果表明，奥拉帕利单药一线维持治疗 *BRCA*wt/HRD 阳性晚期卵巢癌患者有效且安全，为这部分患者提供了一个新的治疗选择。本指南对奥拉帕利用于 *BRCA*1/2 野生型 /HRD 阳性卵巢癌患者的一线维持为 2B 类推荐。

3. 贝伐珠单抗 +PARP 抑制剂用于初始治疗后的维持治疗

（1）贝伐珠单抗 + 奥拉帕利

PAOLA-1 研究为Ⅲ期随机对照临床试验，其目标在于评估作为维持治疗方案的奥拉帕利与贝伐珠单抗持续 15 个月联用与仅使用贝伐珠单抗维持治疗的效果与安全性。研究结果显示，对于 *BRCA* 突变的患者，奥拉帕利联合贝伐珠单抗显著降低了 69% 的疾病进展或死亡风险（mPFS：37.2 个月 *vs*.21.7 个月；*HR*=0.31；95% *CI* 0.20 ～ 0.47）。而对于 *BRCA* 野生型但 HRD 阳性的患者，这一风险降低了 57%（mPFS：28.1 个月 *vs*.16.6 个月；*HR*=0.43；95% *CI* 0.28 ～ 0.66）。然而，对于 *BRCA* 野生型、HRD 阴性或状况不明的患者，两组间的疾病进展或死亡风险没有明显区别（mPFS：16.9 个月 *vs*.16.0 个月；*HR*=0.92；95% *CI* 0.72 ～ 1.17）。由此可见，奥拉帕利与贝伐珠单抗的联合维持治疗为 *BRCA* 突变或 HRD 阳性的患者带来了显著的益处[197]。

本指南推荐奥拉帕利与贝伐珠单抗的联合维持治疗用于 *BRCA* 突变或 HRD 阳性卵巢癌患者的一线维持治疗。

（2）贝伐珠单抗 + 尼拉帕利

OVARIO 研究入组晚期卵巢癌患者，这些患者在接受了一线含铂化疗结合贝伐珠单抗治疗后，进一步采用尼拉帕利联合贝伐珠单抗作为维持治疗的Ⅱ期单臂临床试验。该研究收纳了 105 名患者，其中 63% 接受了新辅助化疗，28% 的患者带有 *BRCA* 突变，47% 为 HRD 阳性。治疗采用了个体化剂量策略，大多数（78%）患者初始剂量设为 200 mg，中位随访周期达到了 28.7 个月，全体患者的 mPFS 为 19.6 个月。具体到不同生物标志物状态的亚组分析，HRD 阳性患者的 PFS 率在 18 个月和 24 个月时分别为 76% 和 63%；相比之下，HRD 阴性患者对应的 PFS 率分别为 47% 和 42%；而对于 HRD 状态未知的患者，对应的 PFS 率分别为 56% 和 50%。进一步细分，*BRCA* 突变患者、*BRCA* 野生型且 HRD 阳性患者、HRD 阴性患者以及 HRD 状态未知患者的 mPFS 数据分别为 NR、28.3 个月、14.2 个月和 12.1 个月。这项研究的初步结论指出，将尼拉帕利与贝伐珠单抗联合应用于一线维持治疗中，能够为患者带来积极的治疗效益[202]。

4.PARP 抑制剂应用的具体方案推荐

本指南根据患者生物标志物状态和初始化疗是否联合使用贝伐珠单抗的不同，对一线维持治疗的 PARP 抑制剂有不同的推荐，详见“初始治疗后维持治疗（本书第 5 页）”。

本指南对 PARP 抑制剂一线维持治疗应用的详细方案见表 6。

表 6　PARP 抑制剂一线维持治疗方案

治疗	奥拉帕利	尼拉帕利	氟唑帕利
给药途径	口服	口服	口服
用法	300 mg，2 次 / 日	300 mg 或 200 mg，1 次 / 日[1]	150 mg，2 次 / 日
用药前评估	肿瘤标志物和影像学评估（有其他远处转移者酌情评价该处转移灶），为后续评价疗效提供基线情况		
起始时间	化疗结束后患者经过评估达到部分缓解或完全缓解，血常规恢复正常后尽早开始用药，一般在化疗结束后 4 ～ 8 周		
停药时间	一线维持治疗持续使用 2 年（奥拉帕利、氟唑帕利）[2]/3 年（尼拉帕利）；或出现疾病进展；或对药物不耐受		

注：[1] 基线体重≥ 77 kg 且血小板计数≥ 150×10^9/L 者起始剂量为 300 mg，1 次 / 日，其余患者起始剂量为 200 mg，1 次 / 日。

[2] 两年治疗后，完全缓解（影像学无肿瘤证据）的患者应停止治疗，影像学显示有肿瘤且临床医师认为患者能从持续治疗中进一步获益的情况下可以继续治疗超过 2 年。

（三）复发性卵巢癌的维持治疗

1. 贝伐珠单抗用于复发性卵巢癌的维持治疗

含有贝伐珠单抗的铂敏感复发性卵巢癌维持治疗方案见表 7。

表 7　贝伐珠单抗用于铂敏感复发性卵巢癌维持治疗的临床研究

研究名称	给药方案
OCEANS[203] GOG-0213[175]	贝伐珠单抗 15 mg/kg，IV，q3w，直至疾病进展或不可耐受毒性

对于铂敏感的复发性卵巢癌，OCEANS[173] 和 GOG-0213[175] 两项Ⅲ期临床试验证明了化疗联合贝伐珠单抗的疗效。OCEANS 研究中，化疗联合贝伐珠单抗治疗组相比单纯化疗组，mPFS 从 8.4 个月提升至 12.4 个月（*HR*=0.484；95%*CI* 0.388 ～ 0.605），OS 相近。GOG-0213 研究也显示，联合治疗组的 PFS 和 OS 均优于单纯化疗组。此外，MITO16B[204] 研究表明，与单纯化疗对照组相比，贝伐珠单抗联合化疗 + 贝伐珠单抗序贯治疗组可降低患者 49% 疾病进展或死亡风险（mPFS：11.8 个月 *vs.* 8.8 个月；*HR*=0.51，95%*CI* 0.41 ～ 0.65），即使既往接受过贝伐珠单抗治疗的铂敏感复发性卵巢癌患者，再次使用贝伐珠单抗也能获益。

基于以上证据，对铂敏感复发性卵巢癌患者推荐化疗联合贝伐珠单抗治疗并作为维持治疗（1 类推荐）。

2.PARP 抑制剂用于铂敏感复发性卵巢癌的维持治疗

PARP 抑制剂用于卵巢癌复发后维持治疗的临床研究见表 8。

表 8　国内获批的用于复发性卵巢癌维持治疗的 PARP 抑制剂及相关临床研究

临床试验名称	研究分组	PFS 结果			推荐等级及意见
		人群	**中位（月）**	***HR*（95% *CI*）**	
Study19[205]	A 组（n=265）：奥拉帕利 B 组（n=136）：安慰剂	总体	8.4 *vs*.4.8	0.35（0.25 ～ 0.49）	· *BRCA* 突变为 1 类推荐 · *BRCA1/2* 野生型 /HRD 阳性为 2A 类推荐 · *BRCA1/2* 野生型 /HRD 阴性为 2A 类推荐 · 铂敏感复发性卵巢癌患者奥拉帕利维持治疗可显著延长患者 PFS，*BRCA* 突变患者获益更大
		BRCA 突变	11.2 *vs*.4.3	0.18（0.10 ～ 0.31）	
		BRCA 野生型	7.4 *vs*.5.5	0.54（0.34 ～ 0.85）	
SOLO-2[206-207]	A 组（n=196）：奥拉帕利 B 组（n=99）：安慰剂	**人群**	**中位（月）**	***HR*（95% *CI*）**	
		g*BRCA* 突变患者	19.1 *vs*.5.5	0.30（0.22 ～ 0.41）	
NOVA[208-209]	A 组（n=367）：尼拉帕利 B 组（n=179）：安慰剂	**人群**	**中位（月）**	***HR*（95% *CI*）**	· *BRCA* 突变为 1 类推荐 · *BRCA1/2* 野生型 /HRD 阳性为 2A 类推荐 · *BRCA1/2* 野生型 /HRD 阴性为 2A 类推荐 · 尼拉帕利维持治疗为不同 *BRCA* 和 HRD 状态的铂敏感复发患者带来不同程度的生存获益，无论为何年龄组和化疗反应状态
		g*BRCA* 突变	21.0 *vs*.5.5	0.27（0.17 ～ 0.41）	
		g*BRCA* 野生型 /HRD 阳性	12.9 *vs*.3.8	0.38（0.24 ～ 0.59）	
		BRCA 野生型 /HRD 阳性	9.3 *vs*.3.7	0.38（0.23 ～ 0.63）	
		BRCA 野生型 /HRD 阴性	6.9 *vs*.3.8	0.58（0.36 ～ 0.92）	
NORA[210]	A 组（n=177）：尼拉帕利 B 组（n=88）：安慰剂	**人群**	**中位（月）**	***HR*（95% *CI*）**	
		总体	18.3 *vs*. 5.4	0.32（0.23 ～ 0.45）	
		g*BRCA* 突变	NR *vs*. 5.5	0.22（0.12 ～ 0.39）	
		非 g*BRCA* 突变	11.1 *vs*. 3.9	0.40（0.26 ～ 0.61）	
FZOCUS-2[211]	A 组（n=167）：氟唑帕利 B 组（n=85）：安慰剂	**人群**	**中位（月）**	***HR*（95% *CI*）**	· *BRCA* 突变为 1 类推荐 · *BRCA1/2* 野生型 /HRD 阳性为 2A 类推荐 · *BRCA1/2* 野生型 /HRD 阴性为 2A 类推荐 · 氟唑帕利可为中国不同 *BRCA* 状态的铂敏感复发患者维持治疗带来 PFS 获益
		总体	12.9 *vs*. 5.5	0.25（0.17 ～ 0.36）	

国内已获批铂敏感复发患者维持治疗的 PARP 抑制剂有奥拉帕利、尼拉帕利和氟唑帕利。基于 NOVA 研究中非 *BRCA* 突变患者队列的 OS 次要终点的风险比为 1.06（95% *CI* 0.81 ～ 1.37），FDA 将尼拉帕利铂敏感复发维持治疗的适应证限制在 *gBRCAm* 人群。NORA 研究是对中国铂敏感复发性卵巢癌患者开展的采用尼拉帕利个体化起始剂量的Ⅲ期随机对照研究。OS 最终分析显示，*gBRCA* 突变患者的 mOS 分别是 56 个月和 47.6 个月（*HR*=0.86；95%*CI* 0.46 ～ 1.58），安慰剂组中 57.1% 的患者后续接受 PARP 抑制剂治疗；非 *gBRCA* 突变患者的 mOS 分别是 46.5 个月和 46.9 个月（*HR*=0.87；95%*CI* 0.56 ～ 1.35），提示尼拉帕利个体化起始剂量可为不同 *BRCA* 状态的中国铂敏感复发性患者带来 OS 获益趋势[212]。在中国，尼拉帕利相应临床注册研究已由 NOVA 研究变更为 NORA 研究，铂敏感复发人群适应证未发生变化。

FDA 基于其他 PARP 抑制剂在 *BRCA* 野生型患者铂敏感复发维持治疗后潜在的死亡风险增加的数据，同样将奥拉帕利适应证限制在 *gBRCAm* 人群中。L-MOCA 研究是针对亚洲铂敏感复发性卵巢癌患者的Ⅲ期单臂研究，其中 91.5% 为中国患者，中期 OS 数据显示[213]，中位随访时间为 40 个月，ITT 人群 mOS 达到了 54.4 个月，42 个月的 OS 率为 59.7%；其中 *BRCAm* 亚组的 mOS 还未达到（51.9 个月～ NE）；HRD 阳性 *BRCA* 野生型亚组和 HRP 亚组的 mOS 分别为 54.6 个月和 37.2 个月。研究提示，奥拉帕利在亚洲铂敏感复发卵巢癌患者展现出长期生存获益及良好的安全性，且无论 *BRCA* 和 HRD 的状态如何，在中国奥拉帕利铂敏感复发人群适应证未发生变化。

本指南对于含铂化疗达到 CR 或 PR 的铂敏感复发人群患者推荐奥拉帕利、尼拉帕利和氟唑帕利维持治疗，基于获益程度，*BRCA* 突变患者为 1 类推荐，*BRCA* 野生型 /HRD 阳性患者和 *BRCA* 野生型 /HRD 阴性患者为 2A 类推荐。对既往应用 PARP 抑制剂维持治疗至少 6 个月者，对于 *BRCA1/2* 突变的铂敏感复发性卵巢癌患者，若既往应用 PARP 抑制剂维持治疗疾病未出现进展者，推荐可以再次应用 PARP 抑制剂维持治疗（2A 类）。

（四）维持治疗的随访及安全性管理

1. 维持治疗的随访

在维持治疗阶段，定期检查治疗效果和确保安全至关重要。随访包含两个层面：一是观察患者的临床表现和生理指标，比如通过 CA12-5 等血液检测来辅助判断复发情况；二是实施定期的影像学检查，并将其作为不可或缺的监控手段，而不仅仅是依赖 CA12-5 数值的变化。此外，强调在这一过程中对患者的健康教育，增加随访频次，并严密监测血细胞计数，以及时发现并管理可能的副作用，诸如贫血、血小板计数下降、恶心呕吐以及持续性乏力等问题，尤其是开始使用的前3个月。

2. 安全性管理

（1）PARP 抑制剂的安全性管理

PARP 抑制剂较为常见的不良反应及处理原则如下。

1）血液学毒性：最常见的副作用包括贫血、中性粒细胞减少和血小板减少。建议定期监测血液指标，这些血液学毒性通常是可逆的，并且可以通过减少剂量、暂停治疗或使用支持性治疗来管理，其减药方案可参照表 9，如果连续停药 28 天或剂量已减至最低，血液学毒性仍未得到解决，需要考虑终止 PARP 抑制剂治疗。

2）胃肠道反应：包括恶心、呕吐、腹泻和便秘。这些副作用大多数情况下为轻至中度，并且可以通过常规的支持性治疗得到控制。

3）疲劳：疲劳是另一常见副作用，患者可能需要调整日常活动以应对。

4）肝功能异常：部分患者可能出现 ALT 和 AST 升高，建议定期监测肝功能，并根据具体情况调整治疗。

（2）贝伐珠单抗的安全性管理

较为常见的不良反应及处理原则如下。

1）高血压：应在治疗开始前和治疗期间定期监测血压。

表 9　PARP 抑制剂剂量调整方法

药物	起始剂量	第 1 次减量	第 2 次减量	第 3 次减量
奥拉帕利[1]	300 mg，2 次 / 日	250 mg，2 次 / 日[1]	200 mg，2 次 / 日[1]	停药
尼拉帕利[2]	300 mg，1 次 / 日[2]	200 mg，1 次 / 日	100 mg，1 次 / 日	停药
氟唑帕利[3]	150 mg，2 次 / 日	100 mg，2 次 / 日	50 mg，2 次 / 日	停药
帕米帕利[4]	60 mg，2 次 / 日	40 mg，2 次 / 日	20 mg，2 次 / 日	停药

注：[1]奥拉帕利应整片吞服，不宜咀嚼、压碎、溶解或掰断药片。减量至 250 mg 时，可服用 1 片 150 mg 片剂加 1 片 100 mg 片剂，每日总量为 500 mg；减至 200 mg 时，可服用 100 mg 片剂 2 片，每日总量为 400 mg。

[2]体重＜ 77 kg 或血小板计数＜ 150×10^9/L 的患者，建议尼拉帕利初始剂量为每日 200 mg。

[3]氟唑帕利建议整粒吞服。

[4]帕米帕利建议每天大致相同时间点口服给药，本品应整粒吞服，不应咀嚼、压碎、溶解或打开胶囊。

对于治疗期间发生的高血压，应根据严重程度采取相应措施，包括使用降压药物、暂停贝伐珠单抗治疗，直至血压控制在可接受范围内，推荐一般人群的血压控制目标为140/90 mmHg（1 mmHg=0.133 kPa），对于合并糖尿病、冠心病等高危人群，推荐控制目标为130/80 mmHg[214–215]。

2）蛋白尿：治疗前应检测尿蛋白，并在治疗过程中定期监测。尿蛋白在＜1+范围内，可以继续给予药物；尿蛋白2+时，需完善24小时尿蛋白定量分析。一旦24小时尿蛋白量达到或超过2 g，贝伐珠单抗的使用应暂停，直至尿蛋白水平回落到低于2 g/24 h的标准。对于患有肾病综合征，即24小时尿蛋白排出量超过3.5 g的患者，建议停止使用贝伐珠单抗[216–217]。

3）胃肠道事件：贝伐珠单抗治疗的患者可能出现胃肠道穿孔和吻合口漏等严重并发症。一旦发生这些情况，应立即停止贝伐珠单抗治疗，并采取适当的医疗措施[218–219]。

4）静脉血栓栓塞（venous thromboembolism，VTE）：在使用贝伐珠单抗治疗中出现VTE的患者中，3级VTE的发生率最高，为7.8%。对于出现VTE的患者，应停止治疗，并推荐使用低分子量肝素进行抗凝治疗[219]。

5）延缓切口愈合：贝伐珠单抗通过抑制新血管形成，可能干预伤口愈合，增加术后并发症的风险，如伤口裂开或吻合口漏。为此，建议手术前后调整贝伐珠单抗的使用，术前停药4～6周，并在伤口充分愈合后再恢复。具体时间视指南和医师经验而定。治疗期间应密切监测伤口，防止延迟愈合或并发症[219]。

十、少见病理类型

（一）少见卵巢恶性肿瘤的概述

少见卵巢恶性肿瘤（less common ovarian cancer，LCOC）包括卵巢透明细胞癌、黏液性卵巢癌、低级别浆液性卵巢癌、G1卵巢子宫内膜样癌、交界性上皮性卵巢肿瘤、癌肉瘤、恶性生殖细胞肿瘤和恶性性索间质肿瘤。绝大多数黏液性卵巢癌、低级别浆液性卵巢癌、交界性上皮性卵巢肿瘤及恶性生殖细胞肿瘤患者发病时较高级别浆液性癌更年轻。目前对于初治型LCOC患者，常规手术原则基本等同于高级别浆液性卵巢癌，保育手术指征及淋巴结清扫的重要性根据肿瘤自身的恶性程度及对放化疗的敏感性各有不同。探索LCOC新的治疗靶点和通路，有望获得新的治疗方法，但由于LCOC比较罕见，目前研究数据有限，且缺乏前瞻性研究，因而对于复发性LCOC患者，鼓励符合临床试验条件者积极参加临床试验，不符合条件者进行个体化治疗。

LCOC患者可因盆腔肿块而就诊，未经组织学确诊的盆腔肿块应按照“上皮性卵巢癌/输卵管癌/原发性腹膜癌检查流程”进行评估和手术分期，也有不少患者于初次不全分期术后就诊，因为冰冻病理诊断准确性较低，LCOC往往在术后才能明确诊断，尤其是上皮性交界性卵巢肿瘤、低级别浆液性癌等。LCOC中存在一些特异性血清肿瘤标志物，如AFP（见于卵黄囊瘤、胚胎性癌、未成熟畸胎瘤和混合性生殖细胞瘤）、β-HCG（见于非妊娠性绒癌、胚胎性癌和部分无性细胞瘤）、LDH（见于无性细胞瘤）、CEA和CA19-9（见于黏液性肿瘤）、雌激素和抑制素（见于颗粒细胞肿瘤）[68-69, 88, 94, 220-223]。因此在对LCOC患者进行肿瘤标志物检测时，还应针对性地进行上述肿瘤标志物的检测。此外，黏液性肿瘤还应进行充分的胃肠道评估，以明确隐匿的胃肠道原发性肿瘤是否已转移至卵巢[88]。

与高级别浆液性卵巢癌或癌肉瘤相比，多数其他类型的LCOC确诊时为早期。有些肿瘤可能仅局限于一侧卵巢。因此，有保留生育意愿者有更多机会接受保留生育功能的手术，多可选择腹腔镜手术；如果术中探查结合冰冻病理诊断为早期肿瘤和（或）低风险肿瘤，如恶性生殖细胞肿瘤、交界性上皮性肿瘤、Ⅰ期黏液性癌、Ⅰ期低级别浆液性癌、Ⅰ期G1子宫内膜样癌或Ⅰ期性索间质肿瘤，根据患者意愿可行保留生育功能手术，癌肉瘤无论期别早晚，不建议行保留生育功能手术。无保留生育意愿的各期LCOC患者应行全面分期手术或肿瘤细胞减灭术。

（二）少见卵巢恶性肿瘤的常见类型

1. 卵巢透明细胞癌

（1）概述

卵巢透明细胞癌（ovarian clear cell carcinoma，OCCC）被认为是高级别肿瘤，较其他LCOC更为常见[49]。OCCC平均发病年龄为56岁，约占上皮性卵巢癌的10%。子宫内膜异位症是OCCC和卵巢子宫内膜样癌的发病危险因素[224]。大多数OCCC中WT1、雌激素受体、孕激素受体、*p53*表达均为阴性[49, 225]。OCCC具有很强的肿瘤异质性和独特的分子生物学特征，以*ARID1A*、*PI3K*突变最为常见[226-227]，*BRCA1/2*胚系突变较少见（6.3%）[228]，约20%存在dMMR[229]。

（2）初始治疗

初始治疗包括全面分期手术或肿瘤细胞减灭术和术后辅助治疗[230]。不建议对OCCC患者行保留生育功能的手术，但若生育意愿强烈且有严密随访条件的ⅠA期患者，可考虑行保留生育功能的手术[109,231]。淋巴结切除可以提高患者生存率[232]。OCCC对化疗反应不敏感，易化疗耐药，需慎重选择新辅助化疗。林奇综合征与子宫内膜样癌、透明细胞癌、浆液性乳头状癌的风险相关[233-235]。Ⅰ～Ⅳ期患者术后辅助化疗方案首选紫杉醇+卡铂，也可选择卡铂+脂质体多柔比星[159]或多西他赛+卡铂[232]，Ⅱ～Ⅲ期满意肿瘤细胞减灭术患者也可行腹腔化疗，详见表10。研究表明，对于早期OCCC患者，术后3个或6个疗程的化疗效果相当[135, 236]，晚期患者预后很差[230, 232]。

表 10　卵巢透明细胞癌术后辅助化疗方案

分期	首选方案	其他推荐方案	疗程数（个）
Ⅰ期	紫杉醇 + 卡铂，间隔 3 周	卡铂 + 脂质体多柔比星 多西他赛 + 卡铂	3～6
Ⅱ～Ⅳ期	紫杉醇 + 卡铂，间隔 3 周 紫杉醇 / 卡铂 / 贝伐珠单抗[1] + 贝伐珠单抗[1]维持（ICON-7 和 GOG-218 方案）	紫杉醇周疗 + 卡铂周疗[2] 多西他赛 + 卡铂 卡铂 + 脂质体多柔比星 紫杉醇周疗 + 卡铂（间隔 3 周） IP/IV 紫杉醇 + 卡铂（适用于Ⅱ～Ⅲ期满意肿瘤细胞减灭术患者）	6

注：紫杉醇过敏者可用白蛋白紫杉醇代替；IP：腹腔注射；IV：静脉注射。

[1] 贝伐珠单抗及其生物类似物。

[2] 更适合全身状态差的患者。

（3）随访和复发治疗

初始治疗后的监测、随访和复发治疗大体同高级别浆液性卵巢癌。复发时推荐患者除既往已检测的肿瘤分子外，还应检测包括 PD-1/PD-L1、MSI/MMR 在内的更全面的肿瘤分子[237-238]，积极寻找有效的潜在治疗靶点。

2. 黏液性卵巢癌

（1）概述

黏液性卵巢癌（mucinous ovarian carcinoma，MOC）平均发病年龄低于高级别浆液性癌，中位发病年龄为 53 岁[223]，约占上皮性卵巢癌的 3%[237-238]。MOC 的肿瘤体积通常较大，可表现为充满盆腹腔的以囊性为主的巨大肿块，明确诊断时常为早期，预后较好，5 年无病生存率为 80% ～ 90%[88，239]。

约 80% 的 MOC 为转移性黏液癌，其中以胃肠道来源最为常见[51，240-241]。建议对 MOC 患者进行充分的胃肠道评估，包括胃肠镜检查、血清 CEA、CA19-9 和 CA12-5 检测，以评估有无隐匿性胃肠道原发性肿瘤转移至卵巢[88，94]。PAX-8 免疫组织化学染色也有助于鉴别卵巢原发或转移性黏液癌[241]。MOC 与 *BRCA* 基因突变或同源重组缺陷无关，但在 MOC 中 40% ～ 65% 存在 *KRAS* 突变，20% ～ 38% 存在 HER-2 扩增，且两者倾向于互相排斥[242-246]。

（2）初始治疗

初始治疗包括全面分期手术或肿瘤细胞减灭术和术后辅助治疗[88，94]。Ⅰ期有生育意愿者，可行保留生育功能的全面分期手术[37]。术前及术中评估未发现肿大淋巴结者，可不行系统性淋巴结切除术[248-250]。研究发现，4% ～ 6% 的 MOC 存在阑尾癌变（包括阑尾转移癌和原发性阑尾癌），阑尾癌变与 MOC 预后较差密切相关，值得注意的是，在病理证实的癌变阑尾中，有 25% ～ 30% 的患者术中探查时外观未见明显异常[251-252]。因此，建议在 MOC 患者手术中同时切除阑尾（2B 类）[88，251，253]，尤其是合并腹膜假黏液瘤的患者[254]。术前或术中肿瘤破裂后大量黏液溢出污染腹腔的 MOC 或晚期 MOC 术后可考虑行腹腔热灌注化疗。Ⅲ期或Ⅳ期 MOC 较同期浆液性癌或子宫内膜样癌预后更差，对化疗不敏感[255-256]，不建议行新辅助化疗。ⅠA 期和ⅠB 期患者一般无须化疗。ⅠC 期患者术后可选择：①观察。②卡铂联合紫杉醇、多西他赛或脂质体多柔比星静脉化疗。③ 5-FU+ 亚叶酸钙 + 奥沙利铂。④卡培他滨 + 奥沙利铂。Ⅱ～Ⅳ期患者术后可选择：①同上皮性卵巢癌静脉化疗方案（如卡铂联合紫杉醇、多西他赛或脂质体多柔比星）。② 5-FU+ 亚叶酸钙 + 奥沙利铂。③卡培他滨 + 奥沙利铂。详见表 11。

表 11　黏液性卵巢癌术后辅助化疗方案

分期	首选方案	其他推荐方案	疗程数（个）
ⅠC 期	· 5-FU+ 亚叶酸钙 + 奥沙利铂 · 卡培他滨 + 奥沙利铂 · 紫杉醇 + 卡铂，间隔 3 周	· 卡铂 + 脂质体多柔比星 · 多西他赛 + 卡铂	3 ～ 6
Ⅱ～Ⅳ期	· 5-FU+ 亚叶酸钙 + 奥沙利铂 ± 贝伐珠单抗[1]（贝伐珠单抗，2B 类） · 卡培他滨 + 奥沙利铂 ± 贝伐珠单抗[1]（贝伐珠单抗，2B 类） · 紫杉醇 + 卡铂，间隔 3 周 · 紫杉醇 / 卡铂 / 贝伐珠单抗[1]+ 贝伐珠单抗[a]维持（ICON-7 和 GOG-218 方案）	· 紫杉醇周疗 + 卡铂周疗[2] · 多西他赛 + 卡铂 · 卡铂 + 脂质体多柔比星 · 紫杉醇周疗 + 卡铂（间隔 3 周）	6

注：紫杉醇过敏者可用白蛋白紫杉醇代替。

[1] 贝伐珠单抗及其生物类似物。

[2] 更适合全身状态差的患者。

（3）随访和复发治疗

MOC 初始治疗后的监测、随访及复发治疗大体同高级别浆液性卵巢癌。复发性 MOC 预后极差，对化疗反应率很低，缺乏有效的治疗方式，复发后 5 年生存率为 6.9%[257-258]。鼓励复发性 MOC 患者积极参加临床试验。复发性 MOC 化疗方案也可考虑：① 5-FU+ 亚叶酸钙 + 奥沙利铂 ± 贝伐珠单抗（贝伐珠单抗，2B 类）。②卡培他滨 + 奥沙利铂，也可考虑行二次肿瘤细胞减灭术 + 全身对症支持治疗[259]。

3. 低级别浆液性卵巢癌

（1）概述

低级别浆液性癌（low-grade serous ovarian carcinoma，LGSOC）是浆液性癌的一种亚型，在上皮性卵巢癌中占比 < 5%[260]。LGSOC 的临床和分子生物学特征与高级别浆液性癌（high-grade serous ovarian carcinoma，HGSOC）不同[257]。约 60% 的 LGSOC 与浆液性交界性肿瘤相关，而只有 2% 的 HGSOC 与浆液性交界性肿瘤有关[258]，中位发病年龄为 43 ～ 55 岁。LGSOC 侵袭性不强，病程进展缓慢，确诊时常为晚期，预后较好，但易产生化疗耐药[222，261-262]。LGSOC 具有较高的 *KRAS*、*BRAF*、*ERBB2*、*NRAS* 基因突变和雌、孕激素受体表达，此外 LGSOC 中 MAPK 信号通路的活化突变比 HGSOC 更常见，为 LGSOC 提供了潜在治疗的靶点[263-269]。基于以上区别，LGSOC 的治疗方案通常不同于 HGSOC。

（2）初始治疗

初始治疗包括全面分期手术或肿瘤细胞减灭术和术后治疗[222，264]。LGSOC 的化疗敏感性远不及 HGSOC，不推荐行新辅助化疗[222，270–271]。Ⅰ期（ⅠB 期、ⅠC 期，2B 类）LGSOC 患者如有生育意愿，可行保留生育功能手术。ⅠA 期和ⅠB 期患者术后可选择观察；ⅠC 期患者术后建议观察（2B 类）、化疗或激素治疗（2B 类）；Ⅱ～Ⅳ期患者术后建议化疗或激素治疗（2B 类）[272]，详见表 12。ⅠC～Ⅳ期 LGSOC 患者辅助化疗后也可考虑行激素维持治疗，研究发现[273] Ⅱ～Ⅳ期 LGSOC 在完成初次肿瘤细胞减灭术及一线含铂化疗后接受维持激素治疗的 PFS 明显长于未接受激素维持治疗者（mPFS：64.9 个月 *vs.* 26.4 个月，$P < 0.001$）；在该研究中，54.3% 的患者使用了来曲唑，28.6% 使用了他莫昔芬。基于这些数据，推荐激素维持治疗（来曲唑、阿那托唑、依西美坦、醋酸亮丙瑞林或他莫昔芬）用于 LGSOC（2B 类）。

表 12　低级别浆液性卵巢癌 /G1 卵巢子宫内膜样癌术后辅助全身治疗方案

分期	首选方案	其他推荐方案	疗程数（个）
ⅠC 期	·紫杉醇 + 卡铂（间隔 3 周）± 来曲唑维持（2B 类）或其他激素维持［芳香化酶抑制剂（阿那曲唑、依西美坦）、醋酸亮丙瑞林或他莫昔芬］（2B 类） ·激素治疗（芳香化酶抑制剂：阿那曲唑、来曲唑、依西美坦）（2B 类）	·卡铂 + 脂质体多柔比星 ·多西他赛 + 卡铂 ·激素治疗（醋酸亮丙瑞林、他莫昔芬）（2B 类）	3～6
Ⅱ～Ⅳ期	·紫杉醇 + 卡铂（间隔 3 周）± 维持来曲唑治疗（2B 类）或其他激素治疗［芳香化酶抑制剂（阿那曲唑、依西美坦）、醋酸亮丙瑞林或他莫昔芬］（2B 类） ·紫杉醇 / 卡铂 / 贝伐珠单抗[1]+ 贝伐珠单抗[1] 维持（ICON-7 和 GOG-218 方案） ·激素治疗（芳香化酶抑制剂：阿那曲唑、来曲唑、依西美坦）（2B 类）	·紫杉醇周疗 + 卡铂周疗[2] ·多西他赛 + 卡铂 ·卡铂 + 脂质体多柔比星 ·紫杉醇周疗 + 卡铂（间隔 3 周） ·激素治疗（醋酸亮丙瑞林、他莫昔芬）（2B 类）	6

注：紫杉醇过敏者可用白蛋白紫杉醇代替。

[1] 贝伐珠单抗及其生物类似物。

[2] 更适合全身状态差的患者。

（3）随访和复发治疗

LGSOC 患者，尤其是晚期患者可能面临疾病的复发，因此应对患者进行持续监测。对有复发可能的 LGSOC，推荐监测方案为：2 年内每 2 ～ 4 个月随访一次，3 ～ 5 年内每 3 ～ 6 个月随访一次，5 年后每年随访一次。随访中应包含：体格检查，包括妇科检查；肿瘤分子检测（若既往未实施）；必要时行影像学（胸部 / 腹部 / 盆腔增强 CT、MRI、PET/CT 或 PET）、血常规和血生化检查；若初始 CA12-5 或其他肿瘤标志物水平升高，应随访；建议行基因风险评估（若既往未实施）；长期健康护理。

对于复发性 LGSOC，往往化疗耐药，目前尚无标准化的全身治疗方案推荐，在全身治疗前，应对患者进行个体化评估，综合考虑既往治疗方式、疾病负担、分子谱、相对疗效和毒副反应等[222，273]，可选择参加临床试验，或接受曲美替尼、比美替尼（2B 类）、达拉菲尼 + 曲美替尼（适用于 *BRAF V600* 突变者）、激素治疗，既往未化疗者可选择化疗，或参照上皮性卵巢癌铂敏感和铂耐药复发的推荐治疗，或观察。对于具有较长无病间期、孤立病灶和（或）肠梗阻者可考虑行二次肿瘤细胞减灭术。

研究发现 MEK 抑制剂在复发性 LGSOC 治疗中具有一定的作用。一项Ⅱ期 / Ⅲ期开放标签、随机临床研究[274] 以 260 例复发性 LGSOC 患者为研究对象，对比了 MEK1/2 抑制剂曲美替尼与五种标准治疗方案（紫杉醇、脂质体多柔比星、托泊替康、来曲唑或他莫昔芬）治疗复发性 LGSOC 的有效性和安全性；曲美替尼组 mPFS 为 13.0 个月，而标准治疗组为 7.2 个月（$P < 0.0001$）；曲美替尼组的 ORR 显著高于标准治疗组（26% *vs.*6%；$P < 0.0001$）。该研究显示曲美替尼组最常见的 3 级或 4 级不良反应是皮疹、贫血、高血压、腹泻、恶心和疲劳。基于该项研究结果，目前推荐曲美替尼用于复发性 LGSOC 的靶向治疗（2A 类）。另一个多中心、双臂、开放标签的Ⅲ期随机临床研究[275] 比较了 MEK1/2 抑制剂比美替尼与三种医师选定的化疗方案（PCC 组：脂质体多柔比星、紫杉醇或拓扑替康）治疗复发性 LGSOC 的有效性和安全性，共纳入 303 例复发性 LGSOC 患者；BICR 评估的比美替尼组的 mPFS 为 9.1 个月，而 PCC 组为 10.6 个月（P=0.807），因该研究未满足 BICR 的主要终点 PFS 而被提前终止。但比美替尼在研究者评估的 PFS（比美替尼组为 12.5 个月，而 PCC 组为 11.6 个月）和 BICR 评估的 ORR（比美替尼组为 16%，PCC 组为 13%）优于 PCC 组。最常见的≥ 3 级不良反应是血肌酸激酶升高（26%）。此外，来自事后分析的 PFS 和 ORR 数据表明比美替尼的反应可能与 *KRAS* 突变有关。基于该项研究结果，目前推荐比美替尼用于复发性低级别浆液性癌的靶向治疗（2B 类）。

最近，一种新的治疗方案被推荐用于复发性伴 *BRAF*

V600E 突变的 LGSOC 患者。2022 年 6 月 FDA 批准选择 BRAF 抑制剂达拉菲尼联合曲美替尼用于治疗具有不可切除或转移性 *BRAF V600E* 突变的实体肿瘤的成人或儿童患者（≥ 6 岁），这些患者初始治疗后病情进展且没有满意的可供选择的治疗方案。该批准基于多项研究，其中一项是Ⅱ期单臂 NCI-MATCH 试验（臂 H）[276]，其中达拉菲尼联合曲美替尼对经过至少 1 种标准治疗后仍进展的实体肿瘤、淋巴瘤或多发性骨髓瘤的患者进行了评估。在初步分析的 29 例患者中，5 例为低级别浆液性癌，1 例为腹膜黏液 - 乳头状浆液性腺癌，总人群的 ORR 为 38%，PFS 为 11.4 个月。在所有 6 例原发性妇科恶性肿瘤患者中均观察到了临床获益，5 例患者获得部分缓解（3 例患者＞ 12 个月），1 例患者在治疗后 8 个月内病情稳定。基于该研究结果，推荐达拉菲尼联合曲美替尼用于复发性伴 *BRAF V600E* 突变的低级别浆液性癌的靶向治疗（2A 类）。

4.G1 卵巢子宫内膜样癌

（1）概述

卵巢子宫内膜样癌（ovarian endometrioid carcinoma，OEC）的中位发病年龄为 59 岁，约占上皮性卵巢癌的 10%，明确诊断时常为早期，预后较好，其中 G1 卵巢子宫内膜样癌 5 年生存期达 89%[277]。OEC 可能与子宫内膜异位症相关[224，278]，绝大多数 OEC 免疫组织化学染色 CK7、PAX8，CA12-5 和雌、孕激素受体阳性[264，279]。

（2）初始治疗

G1 卵巢子宫内膜样癌的初始治疗包括全面分期手术或肿瘤细胞减灭术和术后治疗[115，275，280]。推荐所有的 OEC 患者进行 MSI/MMR 检测。Ⅰ期（ⅠB 期、ⅠC 期，2B 类）患者如有生育意愿可行保留生育功能的手术。ⅠA 期和ⅠB 期患者术后可选择观察，ⅠC 期患者术后可选择观察（2B 类）或全身治疗，Ⅱ～Ⅳ期患者术后应进行全身治疗，见表 12。G1 卵巢子宫内膜样癌术后全身治疗方案与低级别浆液性卵巢癌相同。

（3）随访和复发治疗

初始治疗后的随访及复发治疗管理同高级别浆液性卵巢癌。

5. 癌肉瘤

（1）概述

癌肉瘤（carcinosarcomas or malignant mullerian mixed tumor，MMMT）多见于 60 ～ 70 岁老年女性，占卵巢恶性肿瘤的 1% ～ 4%，是侵袭性最强的卵巢恶性肿瘤，预后很差[281-284]。目前大多数病理学家认为 MMMT 是低分化上皮性卵巢癌（化生癌）的一种变体[285]。任何年龄或分期的 MMMT 患者都不适合行保留生育功能的手术。

（2）初始治疗

初始治疗包括全面分期手术或肿瘤细胞减灭术，也可考虑新辅助化疗后行中间性肿瘤细胞减灭术，术后均需化疗[281, 286-288]，化疗方案与高级别浆液性癌大体相同[286, 289-293]，首选卡铂 + 紫杉醇，也可考虑使用顺铂 + 异环磷酰胺、卡铂 + 异环磷酰胺或紫杉醇 + 异环磷酰胺（2B 类）[282, 285, 289, 294]，Ⅱ～Ⅲ期满意肿瘤细胞减灭术患者也可行腹腔化疗，详见表 13。

Ⅱ～Ⅳ期患者初始治疗后达 PR 或 CR 者，可考虑 PAPP 抑制剂维持治疗。

（3）随访与复发治疗

治疗后的随访监测和复发治疗与高级别浆液性卵巢癌相同。

表 13　卵巢癌肉瘤术后辅助化疗方案

分期	首选方案	其他方案		疗程数（个）
Ⅰ期	紫杉醇 + 卡铂，间隔 3 周	卡铂 + 脂质体多柔比星 多西他赛 + 卡铂 卡铂 + 异环磷酰胺	顺铂 + 异环磷酰胺 紫杉醇 + 异环磷酰胺	3～6
Ⅱ～Ⅳ期	紫杉醇 + 卡铂，间隔 3 周 紫杉醇 / 卡铂 / 贝伐珠单抗[1] + 贝伐珠单抗[1]维持（ICON-7 和 GOG-218 方案）	紫杉醇周疗 + 卡铂周疗[2] 多西他赛 + 卡铂 卡铂 + 脂质体多柔比星 紫杉醇周疗 + 卡铂（间隔 3 周）	卡铂 + 异环磷酰胺 顺铂 + 异环磷酰胺 紫杉醇 + 异环磷酰胺（2B 类） IP/IV 紫杉醇 + 卡铂（适用于Ⅱ～Ⅲ期满意肿瘤细胞减灭术患者）	6

注：紫杉醇过敏者可用白蛋白紫杉醇代替；IP：腹腔注射；IV：静脉注射。

[1] 贝伐珠单抗及其生物类似物。

[2] 更适合全身状态差的患者。

6. 交界性上皮性卵巢肿瘤

（1）概述

交界性上皮性卵巢肿瘤（borderline epithelial ovarian tumor，BEOT）是一种罕见的原发上皮性病变，细胞学特征为恶性但无明显浸润，临床进展缓慢，预后良好[295-297]。与明显浸润性卵巢癌相比，交界性上皮性肿瘤患者发病时更年轻，平均发病年龄 42 岁，确诊时常为Ⅰ期[298-299]，5 年生存率超过 90%。无论分期早晚，均可行保留生育功能的手术[300]。

BEOT 以浆液性或黏液性交界性肿瘤最为常见。腹膜种植是典型的上皮性卵巢癌的病理特征，可在显微镜下和（或）肉眼见侵犯腹膜。BEOT 与浸润性癌非常相似，尽管病理学家可以通过显微镜识别罕见的浸润性种植，但显微镜下评估 BEOT 无肿瘤结节明显侵犯证据。

（2）初始治疗

手术是治疗 BEOT 的主要方法，包括全面分期手术或肿瘤细胞减灭术[301]。治疗方式的选择取决于组织学和临床特征、年龄、有无浸润性种植[302]。无论分期早晚，均可行保留生育功能的手术。无生育要求者应进行根治性手术切除，手术范围基本同上皮性卵巢癌。有保留生育意愿者，无论分期早晚，均可行保留生育功能术 + 残余病灶切除术[303]；单侧 BEOT 患者可行患侧附件切除术，双侧 BEOT 患者，根据卵巢受累程度，可行双侧卵巢囊肿剥除术或一侧附件切除术 + 对侧卵巢囊肿剥除术。尽管切除淋巴结和大网膜可能提高分期，但无研究证实可以提高 BEOT 患者的生存率[304-305]。推荐对 BEOT 患者进行个体化淋巴结评估。

BEOT 患者能否从腹腔化疗或静脉化疗中获益尚存争议，且 BOET 患者的术后治疗取决于有无浸润性种植。部分临床医师认为腹膜浸润性种植是影响 BEOT 预后的不良因素，推荐此类患者可按 LGSOC 进行治疗[289, 302, 306]，也可考虑观察（3 类）[307]。在交界性上皮性卵巢肿瘤中出现腹膜表面浸润种植预示着更差的预后。有浸润性种植者，按 LGSOC 进行治疗或观察（3 类）[307]；术后化疗对无显微镜下明显浸润性种植 LGSOC 患者的益处尚无研究支持[308]，无浸润种植者术后可选择观察（2B 类）[289-309]。

对于 BEOT 患者，若首次为不完整手术切除，即不全分期手术和（或）不全肿瘤细胞减灭术，推荐根据首次术中肿瘤残留状态和影像学检查、生育意愿选择治疗方式[310]。若首次手术和（或）影像学检查无病灶残留，可选择观察；若首次手术和（或）影像学检查怀疑病灶残留，有生育意愿者可行保留生育功能术 + 残余病灶切除术，无生育意愿者行子宫、卵巢输卵管切除术 + 残余病灶切除术，不宜手术或残余病灶不能切除者考虑非手术干预。

（3）随访和复发治疗

BEOT 患者初始治疗后，5 年内每 3 ～ 6 个月随访 1 次，

5 年后每年随访 1 次。随访内容包括：体格检查（包括妇科检查）；CA12-5 或其他初始升高的肿瘤标志物；必要时行血常规和血生化检查、影像学检查（胸部 / 腹部 / 盆腔增强 CT、MRI、PET/CT 或 PET）；保留生育功能者术后应根据临床指征进行超声监测，即使在分娩后也应规律随诊。

出现临床复发时，推荐进行手术探查，若条件合适，术中行二次肿瘤细胞减灭术。术后病理无浸润者推荐进行观察；术后病理为浸润性种植 BEOT 或 LGSOC 时，后续治疗按 LGSOC 处理；术后病理为高级别浸润性癌时按上皮性卵巢癌处理。

7. 卵巢恶性性索间质肿瘤

（1）概述

卵巢恶性性索间质肿瘤（malignant ovarian sex cord-stromal tumor）主要包括颗粒细胞瘤（granulosa cell tumor，GCT）和支持-间质细胞瘤（sertoli-leydig cell tumor），其中以 GCT 最为常见。GCT 可分为成人型（占 95%）和幼年型（占 5%）两种病理类型[311]。成人型 GCT 为低度恶性肿瘤，可发生于任何年龄，但多见于围绝经期及绝经后的女性，高峰为 50 ～ 55 岁[312]，Ⅰ期患者预后良好，5 年生存率达 90% ～ 100%，但Ⅲ～Ⅳ期患者 5 年生存率仅为 22% ～ 50%[311]；幼年型 GCT 好发于青少年，98% 为单侧，Ⅰ期无高危因素患者预后良好，倾向于良性，但Ⅱ～Ⅳ期预后很差，具有早期复发和进展迅速的特点[313]。GCT 起源于晚期排卵前卵泡正常的颗粒细胞，因此该类肿瘤能够分泌雌激素、抑制素和抗米勒管激素（anti-mullerian hormone，AMH），故患者可出现性早熟、异常子宫出血、绝经后阴道流血、子宫内膜增厚，甚至子宫内膜腺癌等症状或伴随疾病[312]。对于临床中疑似诊断为成人型 GCT 的患者，应注意避免漏诊潜在的子宫内膜癌[311，314-315]。血清抑制素 B、AMH 的异常升高有利于诊断 GCT[316]。支持-间质细胞瘤，又称睾丸母细胞瘤，更为罕见，在所有卵巢肿瘤中占比少于 0.5%，多见于 30 岁左右的女性[312，317-318]，中低分化支持-间质细胞瘤为恶性肿瘤，约占 10%，此类肿瘤可分泌雄激素，80% 的患者可出现闭经、多毛、阴蒂增大、声嘶等男性化表现[312]。

（2）初始治疗

手术是卵巢恶性性索间质肿瘤的主要治疗方式，包括全面分期手术和肿瘤细胞减灭术，术中探查病变局限于卵巢者可不行淋巴结切除术[312]。Ⅰ期低风险患者术后可考虑观察；中风险（肿瘤中含有异源性成分）及高风险（ⅠC 期肿瘤破裂、低分化）患者术后可考虑观察或选择以铂类为基础的联合化疗（2B 类）[319-320]。Ⅱ～Ⅳ期患者术后可考虑进行以铂类为基础的联合化疗或局部放疗（2B 类）[321-324]，化疗方案可选择 TC（紫杉醇、卡铂，首选），EP（依托泊苷、顺铂）或 BEP（博来霉素、依托泊苷、顺铂）方案（2B 类）。有生育要求的Ⅰ期患者，可行保留生育功能的手术，术中可不行淋巴结切除术[325]。

（3）随访和复发治疗

初始治疗后的监测、随访参见“恶性生殖细胞/性索间质肿瘤的监测与随访（本书第21页）”。成人型GST具有晚期复发倾向，部分患者可在数十年后复发，建议进行长期随访[311，315，326]。初始血清抑制素升高者，随访时应予以动态监测（2B类）。复发性恶性性索间质肿瘤，经评估可达R0手术切除者，首选二次肿瘤细胞减灭术，术后再辅以铂类为基础的联合化疗[69]。难以进行再次手术者，可考虑参加药物临床试验或进行复发后其他治疗[69，327]，包括：①复发后化疗：多西他赛、紫杉醇、紫杉醇/异环磷酰胺、紫杉醇/卡铂和VAC（长春新碱、放线菌素D、环磷酰胺）方案。②复发后激素治疗：芳香化酶抑制剂、他莫昔芬，或醋酸亮丙瑞林（适用于成人型GCT）。③使用单药贝伐珠单抗进行靶向治疗。④姑息性局部放疗。

8. 卵巢恶性生殖细胞肿瘤

（1）概述

卵巢恶性生殖细胞肿瘤（malignant ovarian germ cell tumor，MOGCT）主要包括未成熟畸胎瘤、无性细胞瘤、卵黄囊瘤（内胚窦瘤）、胚胎性癌、非妊娠性绒癌、混合性生殖细胞肿瘤等，常见于幼女、青少年和年轻女性，中位发病年龄为16～20岁[69，328]。MOGCT具有生长迅速的特点，70%～80%的患者早期可出现腹痛、盆腔包块等症状[69]，Ⅰ期患者预后良好，5年生存率超过85%[329]。性腺发育不良是恶性生殖细胞肿瘤的危险因素[330]。多数MOGCT患者可出现血清肿瘤标志物异常[69，330-332]，如卵黄囊瘤、胚胎性癌、含有卵黄囊成分的混合性MOGCT以及约1/3的未成熟畸胎瘤患者可出现AFP异常升高；非妊娠性绒癌、胚胎性癌及部分无性细胞瘤患者可出现血β-hCG升高，无性细胞瘤可出现乳酸脱氢酶异常升高，且肿瘤体积越大，乳酸脱氢酶水平越高。对MOGCT患者进行血清肿瘤标志物水平检测，可协助疾病的诊断和检测。

（2）初始治疗

手术或手术联合化疗是治疗MOGCT的主要方式。有别于其他类型卵巢恶性肿瘤，生育力保护是MOGCT治疗中的重要内容。对于希望保留生育功能的患者，无论期别早晚，均可行保留生育功能的手术[69，333]。对于无生育意愿的患者，建议行全面分期手术或肿瘤细胞减灭术。但在患有早期恶性生殖细胞肿瘤的儿童或青少年患者中，可不进行全面分期手术[334-335]。除Ⅰ期无性细胞瘤、Ⅰ期G1未成熟畸胎瘤术后可进行观察外[336]，其他MOGCT均推荐术后化疗[324]。但对于ⅠA期胚胎性癌、ⅠA期卵黄囊瘤的儿童或青少年患者，术后可考虑化疗或观察[69，319，337-339]。术后化疗首选BEP（博来霉素、依托泊苷、顺铂）方案，4个周期的BEP方案是MOGCT的标准治疗方案，但一些低风险或Ⅰ期患者也可考虑使用3个周期BEP方案（2B类）[324，340]。博来霉素的主要不良反应为肺纤维化、间质性肺炎，考虑使用前及用药期间应注意进行肺功能检测，一旦出现肺毒性症状应及时停药，终生使用剂量不超过270 U[324]。对于ⅠB～Ⅲ期手术切除后的无性细胞瘤患者，为减少化疗毒性，可考虑替换为EC（依托泊苷、卡铂）方案。

初始不全分期手术后的MOGCT患者，是否需要进行再分期手术需要根据肿瘤组织学类型、影像学检查、肿瘤标志物水平（如AFP、β-hCG等）及生育意愿等综合评估。对于无性细胞瘤或G1未成熟畸胎瘤患者，若肿瘤标志物和影像学检查均阳性，推荐行再分期手术，其中有生育意愿者，可行保留生育功能的再分期手术；若影像学检查阴性，伴或不伴肿瘤标志物阳性，可考虑观察（2B类），对肿瘤标志物异常者进行动态监测。对于胚胎性癌、卵黄囊瘤、G2～G3级未成熟畸胎瘤、非妊娠性绒癌或混合性生殖细胞肿瘤，若影像学检查和肿瘤标志物均为阳性，可考虑行再分期手术或化疗，其中有生育意愿者，可行保留生育功能的再分期手术；若影像学检查阴性，伴或不伴肿瘤标志物阳性，可考虑直接化疗。对于进行保留生育功能的MOGCT患者，在结束生育后，应考虑完成全面分期手术（2B类）。

一线化疗后经评估影像学存在残留，但肿瘤标志物正常时，可考虑手术切除或观察，影像学检查的频率应根据临床评估结果进行动态调整，进一步的临床决策取决于残留组织的性质，若为坏死组织，可考虑观察；若为良性畸胎瘤，应定期复查胸部、腹部、盆腔CT或MRI；若为恶性肿瘤时，可考虑含铂化疗2个周期。对于一线化疗后明确存在肿瘤残留且伴随血清AFP和（或）β-hCG持续升高的患者，可考虑TIP（紫杉醇、异环磷酰胺、顺铂）方案化疗，或高剂量化疗+造血细胞移植（hematopoietic cell transplant，HCT）。

（3）随访和复发治疗

治疗后完全缓解的患者，可进行规律随访和监测［参考“恶性生殖细胞肿瘤/性索间质肿瘤的监测与随访（本书第21页）”］。虽然MOGCT总体对化疗敏感，但仍有10%～20%的患者复发[69]。对已接受多种化疗方案仍有肿瘤残留或复发的患者[324]，可选择：①可能治愈的方案：TIP或高剂量化疗+HCT。②姑息治疗方案：VAC（长春新碱、放线菌素D、异环磷酰胺）、VeIP（长春新碱、异环磷酰胺、顺铂）、VIP（依托泊苷、异环磷酰胺、顺铂）、顺铂/依托泊苷、多西他赛、多西他赛/卡铂、紫杉醇、紫杉醇/卡铂、紫杉醇/吉西他滨、紫杉醇/异环磷酰胺、依托泊苷（口服）、吉西他滨/紫杉醇/奥沙利铂、吉西他滨/奥沙利铂、帕博利珠单抗（适用于MSI-H/dMMR或TMR-H）[341]，放疗或仅支持性治疗等。若复发患者初始治疗未使用BEP方案，复发治疗仍首选BEP方案[325]。

十一、随访

卵巢癌的随访建议遵循以下原则。

（1）随访频率：2 年内每 2 ～ 3 个月 1 次，第 3 ～ 5 年内每 3 ～ 6 个月 1 次，超过 5 年每年 1 次。对于具有复发手术条件的医院和依从性较好的患者，5 年内建议 2 ～ 3 个月随访 1 次，以为患者提供更多的治疗选择（2B 类）。

（2）随访内容：临床症状（如盆腔疼痛、体重减轻）和体格检查（包括盆腔检查）、血清肿瘤标志物（CA12-5、HE4，以及治疗前异常的其他肿瘤标志物）、盆腹腔超声检查（必要时胸部、腹腔盆 CT、MRI 检查等）、生活质量评估、基因检测与遗传咨询；高度怀疑肿瘤复发者可以行 PET/CT 检查。该推荐同样适用于一些 LCOC。如无造影检查禁忌证，影像学检查推荐使用造影剂进行增强扫描[342-344]。

（3）基因检测：对于既往未接受基因检测及遗传学评估的患者，建议至少涵盖与靶向治疗获益相关的基因检测，包括但不限于胚系和体系 *BRCA1/2* 突变、同源重组修复状态、TMB 和 MSI 等在内的基因检测及遗传风险评估。

（4）遗传咨询：包括遗传基因检测和家族风险评估。随访应提供心理 – 社会支持，推荐使用患者报告结局（patient-reported outcome，PRO）衡量患者本人评价的自身症状、功能、生活质量及健康状态。

（5）重视亚临床复发的早期诊断，尤其是经过靶向维持治疗后，如 PARP 抑制剂使用后亚临床复发的诊断需高度重视。如有指征，接受保留生育功能手术的患者应进行腹部和盆腔的超声检查，待生育结束后考虑完成标准手术（2B 类）。

参考文献

[1] ZHENG R S，CHEN R，HAN B F，et al. Cancer incidence and mortality in China，2022[J].Zhonghua Zhong Liu Za Zhi，2024，46（3）：221–231.

[2] KERLIKOWSKE K，BROWN J S，GRADY D G.Should women with familial ovarian cancer undergo prophylactic oophorectomy？[J].Obstet Gynecol，1992，80（4）：700–707.

[3] DESHMUKH A，ARFUSO F，NEWSHOLME P，et al. Epigenetic demethylation of sFRPs，with emphasis on sFRP4 activation，leading to Wnt signalling suppression and histone modifications in breast，prostate，and ovary cancer stem cells[J].Int J Biochem Cell Biol，2019，109：23–32.

[4] LI Y，WAN X，WEI Y，et al. LSD1–mediated epigenetic modification contributes to ovarian cancer cell migration and invasion[J].Oncol Rep，2016，35（6）：3586–3592.

[5] RIMAN T，DICKMAN P W，NILSSON S，et al. Risk factors for invasive epithelial ovarian cancer：results from a Swedish case–control study[J].Am J Epidemiol，2002，156（4）：363–373.

[6] ANDERSON G L，JUDD H L，KAUNITZ A M，et al. Effects of estrogen plus progestin on gynecologic cancers and associated diagnostic procedures：the Women's Health Initiative randomized trial[J].JAMA，2003，290（13）：1739–1748.

[7] LACEY J V，Jr，MINK P J，LUBIN J H，et al. Menopausal hormone replacement therapy and risk of ovarian cancer[J].JAMA，2002，288（3）：334–341.

[8] RIMAN T，DICKMAN P W，NILSSON S，et al. Hormone replacement therapy and the risk of invasive epithelial ovarian cancer in Swedish women[J].J Natl Cancer Inst，2002，94（7）：497–504.

[9] MOORMAN P G，HAVRILESKY L J，GIERISCH J M，et al. Oral contraceptives and risk of ovarian cancer and breast cancer among high–risk women：a systematic review and meta–analysis[J].J Clin Oncol，2013，31（33）：4188–4198.

[10] BOSETTI C，NEGRI E，FRANCESCHI S，et al. Diet and ovarian cancer risk：a case–control study in Italy[J].Int J

Cancer, 2001, 93（6）: 911–915.

[11] KURMAN R J, SHIH LE M.The dualistic model of ovarian carcinogenesis: revisited, revised, and expanded[J].Am J Pathol, 2016, 186（4）: 733–747.

[12] GUIDOZZI F.Endometriosis–associated cancer[J]. Climacteric, 2021, 24（6）: 587–592.

[13] HENDERSON J T, WEBBER E M, SAWAYA G F.Screening for ovarian cancer: updated evidence report and systematic review for the US preventive services task force[J].JAMA, 2018, 319（6）: 595–606.

[14] PINSKY P F, YU K, KRAMER B S, et al. Extended mortality results for ovarian cancer screening in the PLCO trial with median 15years follow–up[J].Gynecol Oncol, 2016, 143（2）: 270–275.

[15] ELEJE G U, EKE A C, EZEBIALU I U, et al. Risk–reducing bilateral salpingo–oophorectomy in women with BRCA1 or BRCA2 mutations[J].Cochrane Database Syst Rev, 2018, 8（8）: Cd012464.

[16] ZABOROWSKI M P, SPACZYNSKI M, NOWAK–MARKWITZ E, et al. Paraneoplastic neurological syndromes associated with ovarian tumors[J].J Cancer Res Clin Oncol, 2015, 141（1）: 99–108.

[17] OLSEN M, LOF P, STIEKEMA A, et al. The diagnostic accuracy of human epididymis protein 4（HE4）for discriminating between benign and malignant pelvic masses: a systematic review and meta–analysis[J].Acta Obstet Gynecol Scand, 2021, 100（10）: 1788–1799.

[18] RADU M R, PRĂDATU A, DUICĂ F, et al. Ovarian cancer: biomarkers and targeted therapy[J].Biomedicines, 2021, 9（6）.

[19] MENON U, GENTRY–MAHARAJ A, BURNELL M, et al. Ovarian cancer population screening and mortality after long–term follow–up in the UK Collaborative Trial of Ovarian Cancer Screening（UKCTOCS）: a randomised controlled trial[J]. Lancet, 2021, 397（10290）: 2182–2193.

[20] 体外诊断试剂产品注册技术审评报告：人外泌体 CA12–5、HE4、C5a 检测试剂盒（化学发光法）（CSZ2100280）[OL].https: //www.cmde.org.cn//xwdt/shpbg/20240130133826123.html.

[21] CARLSON K J, SKATES S J, SINGER D E.Screening for ovarian cancer[J].Ann Intern Med, 1994, 121（2）: 124–132.

[22] BOURNE T H, CAMPBELL S, REYNOLDS K M, et al. Screening for early familial ovarian cancer with transvaginal

ultrasonography and colour blood flow imaging[J].Bmj, 1993, 306（6884）: 1025–1029.

[23] KARLAN B Y, RAFFEL L J, CRVENKOVIC G, et al. Amultidisciplinary approach to the early detection of ovarian carcinoma: rationale, protocol design, and early results[J]. Am J Obstet Gynecol, 1993, 169（3）: 494–501.

[24] BUYS S S, PARTRIDGE E, BLACK A, et al. Effect of screening on ovarian cancer mortality: the Prostate, Lung, Colorectal and Ovarian（PLCO）Cancer Screening Randomized Controlled Trial[J].Jama, 2011, 305（22）: 2295–2303.

[25] ROSENTHAL A N, FRASER L, MANCHANDA R, et al. Results of annual screening in phase I of the United Kingdom familial ovarian cancer screening study highlight the need for strict adherence to screening schedule[J].J Clin Oncol, 2013, 31（1）: 49–57.

[26] WEN H, XU Q, SHENG X, et al. Prevalence and landscape of pathogenic or likely pathogenic germline variants and their association with somatic phenotype in unselected chinese patients with gynecologic cancers[J]. JAMA Netw Open, 2023; 6（7）: e2326437.

[27] WU X, WU L, KONG B, et al. The first nationwide multicenter prevalence study of germline BRCA1 and BRCA2 mutations in chinese ovarian cancer patients[J].Int J Gynecol Cancer, 2017, 27（8）: 1650–1657.

[28] SAMADDER N J, GIRIDHAR K V, BAFFY N, et al. Hereditary Cancer Syndromes–A Primer on Diagnosis and Management: Part 1: Breast–Ovarian Cancer Syndromes[J]. Mayo Clin Proc, 2019, 94（6）: 1084–1098.

[29] PIOMBINO C, CORTESI L, LAMBERTINI M, et al. Secondary prevention in hereditary breast and/or ovarian cancer syndromes other than BRCA[J].J Oncol, 2020, 2020: 6384190.

[30] REID B M, PERMUTH J B, Sellers T A.Epidemiology of ovarian cancer: a review[J].Cancer Biol Med, 2017, 14（1）: 9–32.

[31] SANTANA DOS SANTOS E, LALLEMAND F, PETITALOT A, et al. HRness in breast and ovarian cancers[J].Int J Mol Sci, 2020, 21（11）: 3850.

[32] LANG G T, SHI J X, HU X, et al. The spectrum of BRCA mutations and characteristics of BRCA–associated breast cancers in China: screening of 2, 991 patients and 1, 043 controls by next–generation sequencing[J].Int J Cancer, 2017, 141（1）: 129–142.

[33] COUCH F J, SHIMELIS H, HU C, et al. Associations Between Cancer Predisposition Testing Panel Genes and Breast Cancer[J].JAMA Oncol, 2017, 3（9）: 1190–1196.

[34] DALY M B, PAL T, MAXWELL K N, et al. NCCN Guidelines（R）Insights: Genetic/Familial High–Risk Assessment: Breast, Ovarian, and Pancreatic, Version 2.2024[J].J Natl Compr Canc Netw, 2023, 21（10）: 1000–1010.

[35] RUSSO A, CALÒ V, BRUNO L, et al. Hereditary ovarian cancer[J].Crit Rev Oncol Hematol, 2009, 69（1）: 28–44.

[36] KUCHENBAECKER K B, HOPPER J L, BARNES D R, et al. Risks of Breast, Ovarian, and Contralateral Breast Cancer for BRCA1 and BRCA2 Mutation Carriers[J].Jama, 2017, 317（23）: 2402–2416.

[37] CRAMER D W, HUTCHISON G B, WELCH W R, et al. Factors affecting the association of oral contraceptives and ovarian cancer[J].N Engl J Med, 1982, 307（17）: 1047–1051.

[38] CUI M H, ZHANG X W, YU T, et al. PMS2 germline mutation c.1577delA（p.Asp526Alafs*69）–induced Lynch syndrome–associated endometrial cancer: a case report[J]. Medicine（Baltimore）, 2019, 98（51）: e18279.

[39] FARKKILA A, GULHAN D C, CASADO J, et al. Immunogenomic profiling determines responses to combined PARP and PD–1 inhibition in ovarian cancer[J].Nat Commun, 2020, 11（1）: 1459.

[40] MOLDOVAN R, KEATING S, CLANCY T.The impact of risk–reducing gynaecological surgery in premenopausal women at high risk of endometrial and ovarian cancer due to Lynch syndrome[J].Fam Cancer, 2015, 14（1）: 51–60.

[41] WOOLDERINK J M, DE BOCK G H, DE HULLU J A, et al. Characteristics of Lynch syndrome associated ovarian cancer[J].Gynecol Oncol, 2018, 150（2）: 324–330.

[42] RYAN N A J, EVANS D G, GREEN K, et al. Pathological features and clinical behavior of Lynch syndrome–associated ovarian cancer[J].Gynecol Oncol, 2017, 144（3）: 491–495.

[43] ACOG Practice Bulletin No.147: Lynch syndrome[J].Obstet Gynecol, 2014, 124（5）: 1042–1054.

[44] PIEK J M, VAN DIEST P J, ZWEEMER R P, et al. Dysplastic changes in prophylactically removed Fallopian tubes of women predisposed to developing ovarian cancer[J].J Pathol, 2001, 195（4）: 451–456.

[45] PRZYBYCIN C G, KURMAN R J, RONNETT B M, et al. Are

all pelvic（nonuterine）serous carcinomas of tubal origin？[J]. J Surg Pathol，2010，34（12）：1407–1416.

[46] LI J，ABUSHAHIN N，PANG S，et al. Tubal origin of 'ovarian' low–grade serous carcinoma[J].Mod Pathol，2011，24（11）：1488–1499.

[47] QIU C，LU N，WANG X，et al. Gene expression profiles of ovarian low–grade serous carcinoma resemble those of fallopian tube epithelium[J].Gynecol Oncol，2017，147（3）：634–641.

[48] QIU C，WANG Y，WANG X，et al. Combination of TP53 and AGR3 to distinguish ovarian high–grade serous carcinoma from low–grade serous carcinoma[J].Int J Oncol，2018，52（6）：2041–2050.

[49] MCCLUGGAGE W G，JUDGE M J，CLARKE B A，et al. Data set for reporting of ovary，fallopian tube and primary peritoneal carcinoma：recommendations from the International Collaboration on Cancer Reporting（ICCR）[J].Mod Pathol，2015，28（8）：1101–1022.

[50] MADORE J，REN F，FILALI–MOUHIM A，et al. Characterization of the molecular differences between ovarian endometrioid carcinoma and ovarian serous carcinoma[J].J Pathol，2010，220（3）：392–400.

[51] BRULS J，SIMONS M，OVERBEEK L I，et al. A national population–based study provides insight in the origin of malignancies metastatic to the ovary[J].Virchows Arch，2015，467（1）：79–86.

[52] STRICKLAND S，WASSERMAN J K，GIASSI A，et al. Immunohistochemistry in the Diagnosis of Mucinous Neoplasms Involving the Ovary：The Added Value of SATB2 and Biomarker Discovery Through Protein Expression Database Mining[J].Int J Gynecol Pathol，2016，35（3）：191–208.

[53] YAMASHITA Y，NAGASAKA T，NAIKI–ITO A，et al. Napsin A is a specific marker for ovarian clear cell adenocarcinoma[J].Mod Pathol，2015，28（1）：111–117.

[54] GOTOH O，SUGIYAMA Y，TAKAZAWA Y，et al. Clinically relevant molecular subtypes and genomic alteration–independent differentiation in gynecologic carcinosarcoma[J]. Nat Commun，2019，10（1）：4965.

[55] MOVAHEDI–LANKARANI S，KRISHNAMURTI U，BELL D A，et al. Protocol for the Examination of Specimens From Patients With Primary Tumors of the Ovary，Fallopian Tube，or Peritoneum[EB/OL][Z].2020

[56] UEHARA T，YOSHIDA H，FUKUHARA M，et al. Efficacy

of ascitic fluid cell block for diagnosing primary ovarian, peritoneal, and tubal cancer in patients with peritoneal carcinomatosis with ascites[J].Gynecol Oncol, 2020, 157(2): 398–404.

[57] WRIGHT A A, BOHLKE K, ARMSTRONG D K, et al. Neoadjuvant chemotherapy for newly diagnosed, advanced ovarian cancer: Society of Gynecologic Oncology and American Society of Clinical Oncology Clinical Practice Guideline[J].Gynecol Oncol, 2016, 143 (1) : 3–15.

[58] DALY M B, PAL T, BERRY M P, et al. Genetic/Familial High–Risk Assessment: Breast, Ovarian, and Pancreatic, Version 2.2021, NCCN Clinical Practice Guidelines in Oncology[J].J Natl Compr Canc Netw, 2021, 19 (1) : 77–102.

[59] BHANVADIA V M, SANTWANI P M, VACHHANI J H.Analysis of diagnostic value of cytological smear method versus cell block method in body fluid cytology: study of 150 cases[J].Ethiop J Health Sci, 2014, 24 (2) : 125–131.

[60] WOOLDERINK J M, DE BOCK G H, DE HULLU J A, et al. Characteristics of Lynch syndrome associated ovarian cancer[J].Gynecol Oncol, 2018, 150 (2) : 324–330.

[61] SUE R, NAZNEEN A, SHERRI B, et al. Standards and guidelines for the interpretation of sequence variants: a joint consensus recommendation of the American College of Medical Genetics and Genomics and the Association for Molecular Pathology[J].Genet Med, 2015, 17 (5) : 405–424.

[62] KONSTANTINOPOULOS P A, NORQUIST B, LACCHETTI C, et al. Germline and Somatic Tumor Testing in Epithelial Ovarian Cancer: ASCO Guideline[J].J Clin Oncol, 2020, 38 (11) : 1222–1245.

[63] PALACIOS J, DE LA HOYA M, BELLOSILLO B, et al. Mutational Screening of BRCA1/2 Genes as a Predictive Factor for Therapeutic Response in Epithelial Ovarian Cancer: A Consensus Guide from the Spanish Society of Pathology (SEAP–IAP) and the Spanish Society of Human Genetics (AEGH) [J].Virchows Arch, 2020, 476 (2) : 195–207.

[64] EOH K J, KIM H M, LEE J Y, et al. Mutation landscape of germline and somatic BRCA1/2 in patients with high–grade serous ovarian cancer[J].BMC Cancer, 2020, 20 (1) : 204.

[65] VERGOTE I, RUSTIN G J, EISENHAUER E A, et al. Re: new guidelines to evaluate the response to treatment in solid tumors[ovarian cancer].Gynecologic Cancer Intergroup[J]. J Natl Cancer Inst, 2000, 92 (18) : 1534–1535.

[66] RUSTIN G J，MARPLES M，NELSTROP A E，et al. Use of CA-125 to define progression of ovarian cancer in patients with persistently elevated levels[J].J Clin Oncol，2001，19（20）：4054-4057.

[67] PLOTTI F，GUZZO F，SCHIRO T，et al. Role of human epididymis protein 4（HE4）in detecting recurrence in CA12-5 negative ovarian cancer patients[J].Int J Gynecol Cancer，2019：ijgc-2019-000211.

[68] MURUGAESU N，SCHMID P，DANCEY G，et al. Malignant ovarian germ cell tumors：identification of novel prognostic markers and long-term outcome after multimodality treatment[J].J Clin Oncol，2006，24（30）：4862-4866.

[69] GERSHENSON D M.Management of ovarian germ cell tumors[J].J Clin Oncol，2007，25（20）：2938-2943.

[70] MANN J R，RAAFAT F，ROBINSON K，et al. The United Kingdom Children's Cancer Study Group's second germ cell tumor study：carboplatin，etoposide，and bleomycin are effective treatment for children with malignant extracranial germ cell tumors，with acceptable toxicity[J].J Clin Oncol，2000，18（22）：3809-3818.

[71] BROWN J，BRADY W E，SCHINK J，et al. Efficacy and safety of bevacizumab in recurrent sex cord-stromal ovarian tumors：results of a phase 2 trial of the Gynecologic Oncology Group[J].Cancer，2014，120（3）：344-351.

[72] LYUBIMOVA N V，BEYSHEMBAEV A M，KUSHLINSKIY D N，et al. Granulosa cell tumors of the ovary and inhibin B[J].Bull Exp Biol Med，2011，150（5）：635-638.

[73] Expert Panel on Women's Imaging，ATRI M，ALABOUSI A，et al. ACR Appropriateness Criteria®Clinically Suspected Adnexal Mass，No Acute Symptoms[J].J Am Coll Radiol，2019，16（5S）：S77-S93.

[74] MOORE R G，MCMEEKIN D S，BROWN A K，et al. A novel multiple marker bioassay utilizing HE4 and CA12-5 for the prediction of ovarian cancer in patients with a pelvic mass[J].Gynecol Oncol，2009，112（1）：40-46.

[75] JACOBS I，ORAM D，FAIRBANKS J，et al. A risk of malignancy index incorporating CA 125，ultrasound and menopausal status for the accurate preoperative diagnosis of ovarian cancer[J].British journal of obstetrics and gynaecology，1990，97（10）：922-929.

[76] BRISTOW R E，SMITH A，ZHANG Z，et al. Ovarian malignancy risk stratification of the adnexal mass using a multivariate index assay[J].Gynecol Oncol，2013，128（2）：252-259.

[77] UELAND F R, DESIMONE C P, SEAMON L G, et al. Effectiveness of a multivariate index assay in the preoperative assessment of ovarian tumors[J].Obstet Gynecol, 2011, 117 (6) : 1289-1297.

[78] VAN CALSTER B, VAN HOORDE K, VALENTIN L, et al. Evaluating the risk of ovarian cancer before surgery using the ADNEX model to differentiate between benign, borderline, early and advanced stage invasive, and secondary metastatic tumours: prospective multicentre diagnostic study[J].BMJ, 2014, 349: g5920.

[79] GLANC P, BENACERRAF B, BOURNE T, et al. First International Consensus Report on Adnexal Masses: Management Recommendations[J].J Ultrasound Med, 2017, 36 (5) : 849-863.

[80] ZHUANG Y, WANG T, ZHANG G.Diffusion-Weighted Magnetic Resonance Imaging (DWI) Parameters in Benign and Malignant Ovarian Tumors with Solid and Cystic Components[J].J Coll Physicians Surg Pak, 2019, 29 (2) : 105-108.

[81] FATHI KAZEROONI A, NABIL M, HAGHIGHAT KHAH H, et al. ADC-derived spatial features can accurately classify adnexal lesions[J].J Magn Reson Imaging, 2018, 47 (4) : 1061-1071.

[82] ZHANG H, ZHANG G F, HE Z Y, et al. Prospective evaluation of 3T MRI findings for primary adnexal lesions and comparison with the final histological diagnosis[J].Arch Gynecol Obstet, 2014, 289 (2) : 357-364.

[83] Expert Panel ON Women's Imagiug, KANG S K, REINHOLD C, et al. ACR appropriateness criteria®staging and follow-up of ovarian cancer[J].J Am Coll Radiol, 2018, 15 (5S) : S198-S207.

[84] AMERICAN COLLEGE OF O, GYNECOLOGISTS.ACOG Practice Bulletin.Management of adnexal masses[J].Obstet Gynecol, 2007, 110 (1) : 201-214.

[85] NAM E J, YUN M J, OH Y T, et al. Diagnosis and staging of primary ovarian cancer: correlation between PET/CT, Doppler US, and CT or MRI[J].Gynecol Oncol, 2010, 116(3): 389-394.

[86] SANTOSO J T, CANADA T, LATSON B, et al. Prognostic nutritional index in relation to hospital stay in women with gynecologic cancer[J].Obstet Gynecol, 2000, 95 (6 Pt 1) : 844-846.

[87] HENRIKSEN C, PAUR I, PEDERSEN A, et al. Agreement between GLIM and PG-SGA for diagnosis of malnutrition

depends on the screening tool used in GLIM[J].Clin Nutr，2022，41（2）：329–936.

[88] LEDERMANN J A，LUVERO D，SHAFER A，et al. Gynecologic Cancer InterGroup（GCIG）consensus review for mucinous ovarian carcinoma[J].Int J Gynecol Cancer，2014，24（9 Suppl 3）：S14–S19.

[89] HENGEVELD E M，ZUSTERZEEL P L M，LAJER H，et al. The value of surgical staging in patients with apparent early stage epithelial ovarian carcinoma[J].Gynecol Oncol，2019，154（2）：308–313.

[90] SIEGEL R L，MILLER K D，FUCHS H E，et al. Cancer statistics，2022[J].CA Cancer J Clin，2022，72（1）：7–33.

[91] COLLINS F S，VARMUS H.A new initiative on precision medicine[J].N Engl J Med，2015，372（9）：793–795.

[92] O'MALLEY D M，KRIVAK T C，KABIL N，et al. PARP Inhibitors in ovarian cancer：a review[J].Target Oncol，2023，18（4）：471–503.

[93] LHEUREUX S，BRAUNSTEIN M，OZA A M.Epithelial ovarian cancer：Evolution of management in the era of precision medicine[J].CA Cancer J Clin，2019，69（4）：280–304.

[94] SALANI R，KHANNA N，FRIMER M，et al. An update on post–treatment surveillance and diagnosis of recurrence in women with gynecologic malignancies：Society of Gynecologic Oncology（SGO）recommendations[J].Gynecol Oncol，2017，146（1）：3–10.

[95] WINTER W E，3rd，MAXWELL G L，TIAN C，et al. Prognostic factors for stage Ⅲ epithelial ovarian cancer：a Gynecologic Oncology Group Study[J].J Clin Oncol，2007，25（24）：3621–3627.

[96] BRAND A H，DISILVESTRO P A，SEHOULI J，et al. Cytoreductive surgery for ovarian cancer：quality assessment[J].Ann Oncol，2017，28（suppl_8）：viii25–viii9.

[97] CHI D S，FRANKLIN C C，LEVINE D A，et al. Improved optimal cytoreduction rates for stages ⅢC and Ⅳ epithelial ovarian，fallopian tube，and primary peritoneal cancer：a change in surgical approach[J].Gynecol Oncol，2004，94（3）：650–654.

[98] ALETTI G D，DOWDY S C，GOSTOUT B S，et al. Aggressive surgical effort and improved survival in advanced–stage ovarian cancer[J].Obstet Gynecol，2006，107（1）：77–85.

[99] EISENHAUER E L，ABU–RUSTUM N R，SONODA Y，

et al. The addition of extensive upper abdominal surgery to achieve optimal cytoreduction improves survival in patients with stages Ⅲ C–IV epithelial ovarian cancer[J].Gynecol Oncol, 2006, 103 (3): 1083–1090.

[100] CHI D S, EISENHAUER E L, ZIVANOVIC O, et al. Improved progression–free and overall survival in advanced ovarian cancer as a result of a change in surgical paradigm[J]. Gynecol Oncol, 2009, 114 (1): 26–31.

[101] CHI D S, ZIVANOVIC O, LEVINSON K L, et al. The incidence of major complications after the performance of extensive upper abdominal surgical procedures during primary cytoreduction of advanced ovarian, tubal, and peritoneal carcinomas[J].Gynecol Oncol, 2010, 119 (1): 38–42.

[102] VERGOTE I, TROPé C G, AMANT F, et al. Neoadjuvant chemotherapy or primary surgery in stage Ⅲ C or IV ovarian cancer[J]. N Engl J Med, 2010, 363 (10): 943–953.

[103] KEHOE S, HOOK J, NANKIVELL M, et al. Primary chemotherapy versus primary surgery for newly diagnosed advanced ovarian cancer (CHORUS): an open–label, randomised, controlled, non–inferiority trial[J].Lancet, 2015, 386 (9990): 249–257.

[104] ONDA T, SATOH T, SAITO T, et al. Comparison of treatment invasiveness between upfront debulking surgery versus interval debulking surgery following neoadjuvant chemotherapy for stage Ⅲ / Ⅳ ovarian, tubal, and peritoneal cancers in a phase Ⅲ randomised trial: Japan Clinical Oncology Group Study JCOG0602[J].Eur J Cancer, 2016, 64: 22–31.

[105] FAGOTTI A, FERRANDINA G, VIZZIELLI G, et al. Phase Ⅲ randomised clinical trial comparing primary surgery versus neoadjuvant chemotherapy in advanced epithelial ovarian cancer with high tumour load (SCORPION trial): Final analysis of peri–operative outcome[J].Eur J Cancer, 2016, 59: 22–33.

[106] LIU E L, MI R R, WANG D H, et al. Application of combined intraperitoneal and intravenous neoadjuvant chemotherapy in senile patients with advanced ovarian cancer and massive ascites[J].Eur J Gynaecol Oncol, 2017, 38(2): 209–213.

[107] FAGOTTI A, FERRANDINA G, FANFANI F, et al. A laparoscopy–based score to predict surgical outcome in patients with advanced ovarian carcinoma: a pilot study[J]. Ann Surg Oncol, 2006, 13 (8): 1156–1161.

[108] SUIDAN R S, RAMIREZ P T, SARASOHN D M, et al.

A multicenter prospective trial evaluating the ability of preoperative computed tomography scan and serum CA-125 to predict suboptimal cytoreduction at primary debulking surgery for advanced ovarian, fallopian tube, and peritoneal cancer[J].Gynecol Oncol, 2014, 134 (3): 455-461.

[109] SATOH T, HATAE M, WATANABE Y, et al. Outcomes of fertility-sparing surgery for stage I epithelial ovarian cancer: a proposal for patient selection[J].J Clin Oncol, 2010, 28 (10): 1727-1732.

[110] SCHMELER K M, TAO X, FRUMOVITZ M, et al. Prevalence of lymph node metastasis in primary mucinous carcinoma of the ovary[J].Obstet Gynecol, 2010, 116 (2 Pt 1): 269-273.

[111] HEYWARD Q D, NASIOUDIS D, CORY L, et al. Lymphadenectomy for early-stage mucinous ovarian carcinoma[J]. Int J Gynecol Cancer, 2021, 31 (1): 104-109.

[112] NASIOUDIS D, CHAPMAN-DAVIS E, WITKIN S S, et al. Prognostic significance of lymphadenectomy and prevalence of lymph node metastasis in clinically-apparent stage I endometrioid and mucinous ovarian carcinoma[J]. Gynecol Oncol, 2017, 144 (2): 414-419.

[113] HARTER P, SEHOULI J, LORUSSO D, et al. A randomized trial of lymphadenectomy in patients with advanced ovarian neoplasms[J].N Engl J Med, 2019, 380(9): 822-832.

[114] OSELEDCHYK A, LEITAO M M JR, KONNER J, et al. Adjuvant chemotherapy in patients with stage I endometrioid or clear cell ovarian cancer in the platinum era: a Surveillance, Epidemiology, and End Results Cohort Study, 2000-2013[J].Ann Oncol, 2017, 28 (12): 2985-2993.

[115] LI S, ZHU Z.Chemotherapy is not necessary for early-stage serous and endometrioid ovarian cancer after undergoing comprehensive staging surgery[J].J Ovarian Res, 2020, 13 (1): 91.

[116] NASIOUDIS D, LATIF N A, SIMPKINS F, et al. Adjuvant chemotherapy for early stage endometrioid ovarian carcinoma: an analysis of the National Cancer Data Base[J]. Gynecol Oncol, 2020, 156 (2): 315-319.

[117] TRIMBOS J B, PARMAR M, VERGOTE I, et al. International collaborative ovarian neoplasm trial 1 and adjuvant chemotherapy in ovarian neoplasm trial: two parallel randomized phase Ⅲ trials of adjuvant chemotherapy in patients with early-stage ovarian carcinoma[J].J Natl

Cancer Inst, 2003, 95（2）: 105–112.

[118] TROPÉ C, KAERN J.Adjuvant chemotherapy for early-stage ovarian cancer: review of the literature[J].J Clin Oncol, 2007, 25（20）: 2909–2920.

[119] GOUY S, SAIDANI M, MAULARD A, et al. Characteristics and prognosis of stage i ovarian mucinous tumors according to expansile or infiltrative type[J].Int J Gynecol Cancer, 2018, 28（3）: 493–499.

[120] NASIOUDIS D, MASTROYANNIS S A, ALBRIGHT B B, et al. Adjuvant chemotherapy for stage I ovarian clear cell carcinoma: Patterns of use and outcomes[J].Gynecol Oncol, 2018, 150（1）: 14–18.

[121] 中华医学会妇科肿瘤学分会. 妇科恶性肿瘤紫杉类药物临床应用专家共识[J]. 中国医学前沿杂志（电子版）, 2019, 11（9）: 57–64.

[122] BURGER R A, BRADY M F, BOOKMAN M A, et al. Incorporation of bevacizumab in the primary treatment of ovarian cancer[J/CD].N Engl J Med, 2011, 365（26）: 2473–2483.

[123] FERRISS J S, JAVA J J, BOOKMAN M A, et al. Ascites predicts treatment benefit of bevacizumab in front-line therapy of advanced epithelial ovarian, fallopian tube and peritoneal cancers: an NRG Oncology/GOG study[J].Gynecol Oncol, 2015, 139（1）: 17–22.

[124] TEWARI K S, BURGER R A, ENSERRO D, et al. Final overall survival of a randomized trial of bevacizumab for primary treatment of ovarian cancer[J].J Clin Oncol, 2019, 37（26）: 2317–2328.

[125] OZOLS R F, BUNDY B N, GREER B E, et al. Phase Ⅲ trial of carboplatin and paclitaxel compared with cisplatin and paclitaxel in patients with optimally resected stage Ⅲ ovarian cancer: a Gynecologic Oncology Group study[J].J Clin Oncol, 2003, 21（17）: 3194–3200.

[126] BOOKMAN M A.Developmental chemotherapy in advanced ovarian cancer: incorporation of newer cytotoxic agents in a phase Ⅲ randomized trial of the Gynecologic Oncology Group（GOG-0182）[J].Semin Oncol, 2002, 29（1 Suppl 1）: 20–31.

[127] KATSUMATA N, YASUDA M, ISONISHI S, et al. Long-term results of dose-dense paclitaxel and carboplatin versus conventional paclitaxel and carboplatin for treatment of advanced epithelial ovarian, fallopian tube, or primary peritoneal cancer（JGOG 3016）: a randomised, controlled, open-label trial[J].Lancet Oncol, 2013, 14（10）:

1020–1026.

[128] PIGNATA S, SCAMBIA G, KATSAROS D, et al. Carboplatin plus paclitaxel once a week versus every 3 weeks in patients with advanced ovarian cancer (MITO–7): a randomised, multicentre, open–label, phase 3 trial[J]. Lancet Oncol, 2014, 15 (4): 396–405.

[129] VASEY P A, JAYSON G C, GORDON A, et al. Phase Ⅲ randomized trial of docetaxel–carboplatin versus paclitaxel–carboplatin as first–line chemotherapy for ovarian carcinoma[J].J Natl Cancer Inst, 2004, 96 (22): 1682–1691.

[130] PIGNATA S, SCAMBIA G, FERRANDINA G, et al. Carboplatin plus paclitaxel versus carboplatin plus pegylated liposomal doxorubicin as first–line treatment for patients with ovarian cancer: the MITO–2 randomized phase Ⅲ trial[J].J Clin Oncol, 2011, 29 (27): 3628–3635.

[131] ARMSTRONG D K, BUNDY B, WENZEL L, et al. Intraperitoneal cisplatin and paclitaxel in ovarian cancer[J].N Engl J Med, 2006, 354 (1): 34–43.

[132] ALBERTS D S, LIU P Y, HANNIGAN E V, et al. Intraperitoneal cisplatin plus intravenous cyclophosphamide versus intravenous cisplatin plus intravenous cyclophosphamide for stage Ⅲ ovarian cancer[J].N Engl J Med, 1996, 335 (26): 1950–1955.

[133] MARKMAN M, BUNDY B N, ALBERTS D S, et al. Phase Ⅲ trial of standard–dose intravenous cisplatin plus paclitaxel versus moderately high–dose carboplatin followed by intravenous paclitaxel and intraperitoneal cisplatin in small–volume stage Ⅲ ovarian carcinoma: an intergroup study of the Gynecologic Oncology Group, Southwestern Oncology Group, and Eastern Cooperative Oncology Group[J].J Clin Oncol, 2001, 19 (4): 1001–1007.

[134] BELL J, BRADY M F, YOUNG R C, et al. Randomized phase Ⅲ trial of three versus six cycles of adjuvant carboplatin and paclitaxel in early stage epithelial ovarian carcinoma: a Gynecologic Oncology Group study[J].Gynecol Oncol, 2006, 102 (3): 432–439.

[135] CHAN J K, TIAN C, FLEMING G F, et al. The potential benefit of 6 vs.3 cycles of chemotherapy in subsets of women with early–stage high–risk epithelial ovarian cancer: an exploratory analysis of a Gynecologic Oncology Group study[J].Gynecol Oncol, 2010, 116 (3): 301–306.

[136] VAN DRIEL W J, KOOLE S N, SIKORSKA K, et al. Hyperthermic intraperitoneal chemotherapy in ovarian

cancer[J].N Engl J Med，2018，378（3）：230–240.

[137] 中国抗癌协会宫颈癌专业委员会，李晶，林仲欣.妇科肿瘤腹腔热灌注治疗临床药物应用专家共识（2024年版）[J].中国实用妇科与产科杂志，2024，40（1）：62–67.

[138] OZA A M，COOK A D，PFISTERER J，et al. Standard chemotherapy with or without bevacizumab for women with newly diagnosed ovarian cancer（ICON7）：overall survival results of a phase 3 randomised trial[J].Lancet Oncol，2015，16（8）：928–936.

[139] GARCIA GARCIA Y，DE JUAN FERRÉ A，MENDIOLA C，et al. Efficacy and safety results from GEICO 1205，a randomized phase II trial of neoadjuvant chemotherapy with or without bevacizumab for advanced epithelial ovarian cancer[J].Int J Gynecol Cancer，2019，29（6）：1050–1056.

[140] YOU B，SEHGAL V，HOSMANE B，et al. CA–125 KELIM as a potential complementary tool for predicting veliparib benefit：an exploratory analysis from the VELIA/GOG–3005 study[J].J Clin Oncol，2023，41（1）：107–116.

[141] YOU B，ROBELIN P，TOD M，et al. CA–125 ELIMination rate constant K（KELIM）is a marker of chemosensitivity in patients with ovarian cancer：results from the phase Ⅱ CHIVA trial[J].Clin Cancer Res，2020，26（17）：4625–4632.

[142] FUNG–KEE–FUNG M，OLIVER T，ELIT L，et al. Optimal chemotherapy treatment for women with recurrent ovarian cancer[J].Curr Oncol，2007，14（5）：195–208.

[143] PARMAR M K，LEDERMANN J A，COLOMBO N，et al. Paclitaxel plus platinum–based chemotherapy versus conventional platinum–based chemotherapy in women with relapsed ovarian cancer：the ICON4/AGO–OVAR–2.2 trial[J].Lancet，2003，361（9375）：2099–2106.

[144] GRIFFITHS R W，ZEE Y K，EVANS S，et al. Outcomes after multiple lines of chemotherapy for platinum–resistant epithelial cancers of the ovary，peritoneum，and fallopian tube[J].Int J Gynecol Cancer，2011，21（1）：58–65.

[145] NISHINO M，JAGANNATHAN J P，RAMAIYA N H，et al. Revised RECIST guideline version 1.1：What oncologists want to know and what radiologists need to know[J].AJR Am J Roentgenol，2010，195（2）：281–289.

[146] EISENHAUER E A，THERASSE P，BOGAERTS J，et al. New response evaluation criteria in solid tumours：revised

RECIST guideline（version 1.1）[J].Eur J Cancer，2009，45（2）：228–247.

[147] AN M W，HAN Y，MEYERS J P，et al. Clinical utility of metrics based on tumor measurements in phase ii trials to predict overall survival outcomes in phase iii trials by using resampling methods[J].J Clin Oncol，2015，33（34）：4048–4057.

[148] GYNECOLOGIC ONCOLOGY G，MARKMAN M，BLESSING J，et al. Phase II trial of weekly paclitaxel（80 mg/m^2）in platinum and paclitaxel–resistant ovarian and primary peritoneal cancers：a gynecologic oncology group study[J]. Gynecol Oncol，2006，101（3）：436–440.

[149] RUSTIN G J，VAN DER BURG M E，GRIFFIN C L，et al. Early versus delayed treatment of relapsed ovarian cancer（MRC OV05/EORTC 55955）：a randomised trial[J]. Lancet，2010，376（9747）：1155–1163.

[150] HARTER P，DU BOIS A，HAHMANN M，et al. Surgery in recurrent ovarian cancer：the Arbeitsgemeinschaft Gynaekologische Onkologie（AGO）DESKTOP OVAR trial[J].Ann Surg Oncol，2006，13（12）：1702–1710.

[151] RAJA F A，COUNSELL N，COLOMBO N，et al. Platinum versus platinum–combination chemotherapy in platinum–sensitive recurrent ovarian cancer：a meta–analysis using individual patient data[J].Ann Oncol，2013，24（12）：3028–3034.

[152] LAWRIE T A，BRYANT A，CAMERON A，et al. Pegylated liposomal doxorubicin for relapsed epithelial ovarian cancer[J].Cochrane Database Syst Rev，2013，2013（7）：CD006910.

[153] KATSUMATA N，YASUDA M，TAKAHASHI F，et al. Dose–dense paclitaxel once a week in combination with carboplatin every 3 weeks for advanced ovarian cancer：a phase 3，open–label，randomised controlled trial[J]. Lancet，2009，374（9698）：1331–1338.

[154] STRAUSS H G，HENZE A，TEICHMANN A，et al. Phase II trial of docetaxel and carboplatin in recurrent platinum–sensitive ovarian，peritoneal and tubal cancer[J].Gynecol Oncol，2007，104（3）：612–616.

[155] PFISTERER J，PLANTE M，VERGOTE I，et al. Gemcitabine plus carboplatin compared with carboplatin in patients with platinum–sensitive recurrent ovarian cancer：an intergroup trial of the AGO–OVAR，the NCIC CTG，and the EORTC GCG[J].J Clin Oncol，2006，24（29）：4699–4707.

[156] ROSE P G.Gemcitabine reverses platinum resistance in platinum-resistant ovarian and peritoneal carcinoma[J].Int J Gynecol Cancer，2005，15 Suppl 1：18-22.

[157] WAGNER U，MARTH C，LARGILLIER R，et al. Final overall survival results of phase Ⅲ GCIG CALYPSO trial of pegylated liposomal doxorubicin and carboplatin vs paclitaxel and carboplatin in platinum-sensitive ovarian cancer patients[J].Br J Cancer，2012，107（4）：588-591.

[158] GLADIEFF L，FERRERO A，DE RAUGLAUDRE G，et al. Carboplatin and pegylated liposomal doxorubicin versus carboplatin and paclitaxel in partially platinum-sensitive ovarian cancer patients：results from a subset analysis of the CALYPSO phase Ⅲ trial[J].Ann Oncol，2012，23（5）：1185-1189.

[159] 中华医学会妇科肿瘤学分会.妇科恶性肿瘤聚乙二醇化脂质体多柔比星临床应用专家共识[J].现代妇产科进展，2020，29（7）：481-488.

[160] PIGNATA S，LORUSSO D，SCAMBIA G，et al. Pazopanib plus weekly paclitaxel versus weekly paclitaxel alone for platinum-resistant or platinum-refractory advanced ovarian cancer（MITO 11）：a randomised，open-label，phase 2 trial[J].Lancet Oncol，2015，16（5）：561-568.

[161] FERRANDINA G，LUDOVISI M，LORUSSO D，et al. Phase Ⅲ trial of gemcitabine compared with pegylated liposomal doxorubicin in progressive or recurrent ovarian cancer[J].J Clin Oncol，2008，26（6）：890-896.

[162] MUTCH D G，ORLANDO M，GOSS T，et al. Randomized phase Ⅲ trial of gemcitabine compared with pegylated liposomal doxorubicin in patients with platinum-resistant ovarian cancer[J].J Clin Oncol，2007，25（19）：2811-2818.

[163] MARKMAN M.Pegylated liposomal doxorubicin：appraisal of its current role in the management of epithelial ovarian cancer[J].Cancer Manag Res，2011，3：219-225.

[164] MATSUMOTO K，KATSUMATA N，YAMANAKA Y，et al. The safety and efficacy of the weekly dosing of irinotecan for platinum- and taxanes-resistant epithelial ovarian cancer[J].Gynecol Oncol，2006，100（2）：412-416.

[165] BOLIS G，D'INCALCI M，GRAMELLINI F，et al. Adriamycin in ovarian cancer patients resistant to cyclophosphamide[J].Eur J Cancer（1965），1978，14（12）：1401-1402.

[166] DE PALO G M，DE LENA M，DI RE F，et al. Melphalan versus adriamycin in the treatment of advanced carcinoma of

the ovary[J].Surg Gynecol Obstet，1975，141（6）：899-902.

[167] YOKOYAMA Y，MIZUNUMA H.Recurrent epithelial ovarian cancer and hormone therapy[J].World J Clin Cases，2013，1（6）：187-190.

[168] MARKMAN M，ISEMINGER K A，HATCH K D，et al. Tamoxifen in platinum-refractory ovarian cancer：a Gynecologic Oncology Group Ancillary Report[J].Gynecol Oncol，1996，62（1）：4-6.

[169] RAO G G，MILLER D S.Hormonal therapy in epithelial ovarian cancer[J].Expert Rev Anticancer Ther，2006，6（1）：43-47.

[170] 中华医学会妇科肿瘤学分会 . 妇科肿瘤抗血管内皮生长因子单克隆抗体临床应用指南（2022 版）[J]. 现代妇产科进展，2023，32（1）：1-13.

[171] PUJADE-LAURAINE E，HILPERT F，WEBER B，et al. Bevacizumab combined with chemotherapy for platinum-resistant recurrent ovarian cancer：the AURELIA open-label randomized phase Ⅲ trial[J].J Clin Oncol，2014，32（13）：1302-1308.

[172] POVEDA A M，SELLE F，HILPERT F，et al. Bevacizumab combined with weekly paclitaxel，pegylated liposomal doxorubicin，or topotecan in platinum-resistant recurrent ovarian cancer：analysis by chemotherapy cohort of the randomized phase Ⅲ aurelia trial[J].J Clin Oncol，2015，33（32）：3836-3838.

[173] AGHAJANIAN C，BLANK S V，GOFF B A，et al. OCEANS：a randomized，double-blind，placebo-controlled phase Ⅲ trial of chemotherapy with or without bevacizumab in patients with platinum-sensitive recurrent epithelial ovarian，primary peritoneal，or fallopian tube cancer[J].J Clin Oncol，2012，30（17）：2039-2045.

[174] AGHAJANIAN C，GOFF B，NYCUM L R，et al. Final overall survival and safety analysis of OCEANS，a phase 3 trial of chemotherapy with or without bevacizumab in patients with platinum-sensitive recurrent ovarian cancer[J].Gynecol Oncol，2015，139（1）：10-16.

[175] COLEMAN R L，BRADY M F，HERZOG T J，et al. Bevacizumab and paclitaxel-carboplatin chemotherapy and secondary cytoreduction in recurrent，platinum-sensitive ovarian cancer（NRG Oncology/Gynecologic Oncology Group study GOG-0213）：a multicentre，open-label，randomised，phase 3 trial[J].Lancet Oncol，2017，18（6）：779-791.

[176] LIU G, FENG Y, LI J, et al. A novel combination of niraparib and anlotinib in platinum-resistant ovarian cancer: efficacy and safety results from the phase II, multi-center ANNIE study[J].EClinicalMedicine, 2022, 54: 101767.

[177] LAN C Y, ZHAO J, YANG F, et al. Anlotinib combined with TQB2450 in patients with platinum-resistant or -refractory ovarian cancer: a multi-center, single-arm, phase 1b trial[J].Cell Rep Med, 2022, 3(7): 100689.

[178] 中华医学会妇科肿瘤学分会.卵巢癌PARP抑制剂临床应用指南(2022版)[J].现代妇产科进展, 2022, 31(8): 561-572.

[179] LI N, ZHANG Y, WANG J, et al. Fuzuloparib maintenance therapy in patients with platinum-sensitive, recurrent ovarian carcinoma (FZOCUS-2): a multicenter, randomized, double-blind, placebo-controlled, phase Ⅲ trial[J].J Clin Oncol, 2022, 40(22): 2436-2446.

[180] LUCK GILBERT, AND OAKNIN, URSULA A MATULONIS, et al. Safety and efficacy of mirvetuximab soravtansine, a folate receptor alpha (FRalpha)-targeting antibody-drug conjugate (ADC), in combination with bevacizumab in patients with platinum-resistant ovarian cancer[J].Gynecol Oncol, 2023, 170: 241-247.

[181] KTAHLEEN N MOORE, ANTOINE ANGELERGUES, GOTTFRIED, KONECNY, et al. Mirvetuximab soravtansine in frα-positive, platinum-resistant ovarian cancer[J].New England Journal of Medicine, 2023, 389(23): 2162-2174.

[182] MERIC-BERNSTAM F, MAKKER V, OAKNIN A, et al. Efficacy and safety of trastuzumab deruxtecan in patients with HER2-expressing solid tumors: primary results from the DESTINY-pan tumor 02 phaseⅡ trial[J]. J Clin Oncol, 2024, 42(1): 47-58.

[183] COLEMAN R L, SPIRTOS N M, ENSERRO D, et al. Secondary surgical cytoreduction for recurrent ovarian cancer[J].N Engl J Med, 2019, 381(20): 1929-1939.

[184] MATAK L, MIKUS M, CORIC M, et al. Comparison end-to-end anastomosis with ostomy after secondary surgical cytoreduction for recurrent high-grade serous ovarian cancer: observational single-center study[J].Arch Gynecol Obstet, 2023, 308(1): 231-237.

[185] SHI T, ZHU J, FENG Y, et al. Secondary cytoreduction followed by chemotherapy versus chemotherapy alone in platinum-sensitive relapsed ovarian cancer (SOC-1):

a multicentre, open-label, randomised, phase 3 trial[J]. Lancet Oncol, 2021, 22（4）: 439-449.

[186] JIANG R, FENG Y, CHEN Y, et al. Surgery versus no surgery in platinum-sensitive relapsed ovarian cancer: final overall survival analysis of the SOC-1 randomized phase 3 trial[J].Nat Med, 2024.

[187] VERGOTE I, GONZALEZ-MARTIN A, LORUSSO D, et al. Clinical research in ovarian cancer: consensus recommendations from the Gynecologic Cancer InterGroup[J]. Lancet Oncol, 2022, 23（8）: e374-e384.

[188] TIAN W J, CHI D S, SEHOULI J, et al. A risk model for secondary cytoreductive surgery in recurrent ovarian cancer: an evidence-based proposal for patient selection[J]. Ann Surg Oncol, 2012, 19（2）: 597-604.

[189] SERGIO P, GIUSEPPE F, ANGIOLO G, et al. Phase Ⅲ trial of observation versus six courses of paclitaxel in patients with advanced epithelial ovarian cancer in complete response after six courses of paclitaxel/platinum-based chemotherapy: final results of the After-6 protocol 1[J].J Clin Oncol, 2009, 27（28）: 4642-4648.

[190] VERGOTE I, DU BOIS A, FLOQUET A, et al. Overall survival results of AGO-OVAR16: a phase 3 study of maintenance pazopanib versus placebo in women who have not progressed after first-line chemotherapy for advanced ovarian cancer[J].Gynecol Oncol, 2019, 155（2）: 186-191.

[191] COPELAND L J, BRADY M F, BURGER R A, et al. Phase Ⅲ randomized trial of maintenance taxanes versus surveillance in women with advanced ovarian/tubal/peritoneal cancer: a gynecologic oncology group 0212: NRG oncology study[J].J Clin Oncol, 2022, 40（35）: 4119-4128.

[192] MCLORNAN D P, LIST A, MUFTI G J.Applying synthetic lethality for the selective targeting of cancer[J].N Engl J Med, 2014, 371（18）: 1725-1735.

[193] PERREN T J, SWART A M, PFISTERER J, et al. A phase 3 trial of bevacizumab in ovarian cancer[J].N Engl J Med, 2011, 365（26）: 2484-2496.

[194] RAY-COQUARD I, PAUTIER P, PIGNATA S, et al. Olaparib plus bevacizumab as first-line maintenance in ovarian cancer[J].N Engl J Med, 2019, 381（25）: 2416-2428.

[195] HARDESTY M M, KRIVAK T C, WRIGHT G S, et al. OVARIO phase Ⅱ trial of combination niraparib plus bevacizumab maintenance therapy in advanced ovarian cancer following

first-line platinum-based chemotherapy with bevacizumab[J]. Gynecol Oncol, 2022, 166 (2): 219-229.

[196] MOORE K, COLOMBO N, SCAMBIA G, et al. Maintenance olaparib in patients with newly diagnosed advanced ovarian cancer[J].N Engl J Med, 2018, 379(26): 2495-2505.

[197] GONZÁLEZ-MARTíN A, POTHURI B, VERGOTE I, et al. Niraparib in patients with newly diagnosed advanced ovarian cancer[J].N Engl J Med, 2019, 381 (25): 2391-2402.

[198] LI N, ZHU J, YIN R, et al. Treatment with niraparib maintenance therapy in patients with newly diagnosed advanced ovarian cancer: a phase 3 randomized clinical trial[J].JAMA oncology, 2023, 9 (9): 1230-1237.

[199] LINGYING WU, NING LI, JING WAng, et al. Fuzuloparib as maintenance therapy in patients with advanced ovarian cancer after a response to first-line platinum-based chemotherapy: Results from a randomized, placebo-controlled, phase Ⅲ trial.2024 SGO.Poster Number111.

[200] WU X, LIU J, WANG J, et al. Senaparib as first-line maintenance therapy in advanced ovarian cancer: a randomized phase 3 trial[J].Nat Med, 2024, 30 (6): 1612-1621.

[201] LI J, GUO C Y, CHEN X, et al. First evidence of olaporrb maintance therapy in patients with newly diagnvsed BRCA mld-tgpe ovarian comcer: a reall-world mulricenter study[J].Annds of oncology, 2023, 34: S1584-S1598.

[202] HARDESTY M M, KRIVAK T C, WRIGHT G S, et al. OVARIO phase Ⅱ trial of combination niraparib plus bevacizumab maintenance therapy in advanced ovarian cancer following first-line platinum-based chemotherapy with bevacizumab[J]. Gynecol Oncol, 2022, 166 (2): 219-229.

[203] AGHAJANIAN C, BLANK S V, GOFF B A, et al. OCEANS: a randomized, double-blind, placebo-controlled phase Ⅲ trial of chemotherapy with or without bevacizumab in patients with platinum-sensitive recurrent epithelial ovarian, primary peritoneal, or fallopian tube cancer[J].J Clin Oncol, 2012, 30 (17): 2039-2045.

[204] PIGNATA S, LORUSSO D, JOLY F, et al. Carboplatin-based doublet plus bevacizumab beyond progression versus carboplatin-based doublet alone in patients with platinum-sensitive ovarian cancer: a randomised, phase 3 trial[J]. Lancet Oncol, 2021, 22 (2): 267-276.

[205] LEDERMANN J, HARTER P, GOURLEY C, et al.

Olaparib maintenance therapy in platinum–sensitive relapsed ovarian cancer[J].N Engl J Med，2012，366（15）：1382–1392.

[206] PUJADE–LAURAINE E，LEDERMANN J A，SELLE F，et al. Olaparib tablets as maintenance therapy in patients with platinum–sensitive，relapsed ovarian cancer and a BRCA1/2 mutation（SOLO2/ENGOT–Ov21）：a double–blind，randomised，placebo–controlled，phase 3 trial[J].Lancet Oncol，2017，18（9）：1274–1284.

[207] POVEDA A，FLOQUET A，LEDERMANN J A，et al. Final overall survival（OS）results from SOLO2/ENGOT–ov21：A phase Ⅲ trial assessing maintenance olaparib in patients（pts）with platinum–sensitive，relapsed ovarian cancer and a BRCA mutation[J].Journal of Clinical Oncology，2020，38（15）：6002.

[208] MIRZA M R，MONK B J，HERRSTEDT J，et al. Niraparib maintenance therapy in platinum–sensitive，recurrent ovarian cancer[J].N Engl J Med，2016，375（22）：2154–2164.

[209] MATULONIS U，HERRSTEDT J，OZA A，et al. Long–term safety and secondary efficacy endpoints in the ENGOT–OV16/NOVA phase Ⅲ trial of niraparib in recurrent ovarian cancer[J].Gynecologic Oncology，2021，162：S24–S25.

[210] WU X H，ZHU J Q，YIN R T，et al. Niraparib maintenance therapy in patients with platinum–sensitive recurrent ovarian cancer using an individualized starting dose（NORA）：a randomized，double–blind，placebo–controlled phase Ⅲ trial[J]. Ann Oncol，2021，32（4）：512–521.

[211] LI N，ZHANG Y Z，WANG J，et al. Fuzuloparib maintenance therapy in patients with platinum–sensitive，relapsed ovarian cancer：a multicenter，randomized，double–blind，placebo–controlled，phase Ⅲ trial[J].Gynecologic Oncology，2021，162：S57–S58.

[212] WU X，ZHU J，YIN R，et al. Niraparib maintenance therapy using an individualised starting dose in patients with platinum–sensitive recurrent ovarian cancer（NORA）：final overall survival analysis of a phase 3 randomised，placebo–controlled trial[J].E Clinical Medicine，2024，72：102629.

[213] GAO Q，ZHU J，ZHAO W，et al. Overall survival（OS）in patients with platinum–sensitive relapsed ovarian cancer（PSROC）treated with olaparib maintenance monotherapy：Update from the L–MOCA trial[J].Journal of clinical oncology，2024，42（16–Supple）：5559.

[214] 张莉，邢亚群，江洁美，等.安罗替尼致高血压的研究进展[J].中国新药杂志，2020，29（20）：2351-2357.

[215] DE JESUS-GONZALEZ N，ROBINSON E，MOSLEHI J，et al. Management of antiangiogenic therapy-induced hypertension[J].Hypertension，2012，60（3）：607-615.

[216] 张超，陶莹，高文仓.抗血管生成药物相关蛋白尿研究进展[J].实用药物与临床，2020，23（5）：471-475.

[217] IZZEDINE H，MASSARD C，SPANO J P，et al. VEGF signalling inhibition-induced proteinuria：mechanisms，significance and management[J].Eur J Cancer，2010，46（2）：439-448.

[218] BROSE M S，FRENETTE C T，KEEFE S M，et al. Management of sorafenib-related adverse events：a clinician's perspective[J].Semin Oncol，2014，41 Suppl 2：S1-S16.

[219] GERENDASH B S，CREEL P A.Practical management of adverse events associated with cabozantinib treatment in patients with renal-cell carcinoma[J].Onco Targets Ther，2017，10：5053-5064.

[220] PRESSLEY R H，MUNTZ H G，FALKENBERRY S，et al. Serum lactic dehydrogenase as a tumor marker in dysgerminoma[J].Gynecol Oncol，1992，44（3）：281-283.

[221] YAMASHITA K，YAMOTO M，SHIKONE T，et al. Production of inhibin A and inhibin B in human ovarian sex cord stromal tumors[J].Am J Obstet Gynecol，1997，177（6）：1450-1457.

[222] GOURLEY C，FARLEY J，PROVENCHER D M，et al. Gynecologic Cancer InterGroup（GCIG）consensus review for ovarian and primary peritoneal low-grade serous carcinomas[J].Int J Gynecol Cancer，2014，24（9 Suppl 3）：S9-S13.

[223] MORICE P，GOUY S，LEARY A.Mucinous ovarian carcinoma[J].N Engl J Med，2019，380（13）：1256-1266.

[224] ZHOU L，YAO L，DAI L，et al. Ovarian endometrioid carcinoma and clear cell carcinoma：a 21-year retrospective study[J].J Ovarian Res，2021，14（1）：63.

[225] ZHU C，XU Z，ZHANG T，et al. Updates of pathogenesis，diagnostic and therapeutic perspectives for ovarian clear cell carcinoma[J].J Cancer，2021，12（8）：2295-2316.

[226] YANG Q，ZHANG C，REN Y，et al. Genomic characterization of Chinese ovarian clear cell carcinoma identifies driver genes by whole exome sequencing[J].

Neoplasia, 2020, 22(9): 399–430.

[227] KIM S I, LEE J W, LEE M, et al. Genomic landscape of ovarian clear cell carcinoma via whole exome sequencing[J]. Gynecol Oncol, 2018, 148(2): 375–382.

[228] ALSOP K, FEREDAY S, MELDRUM C, et al. BRCA mutation frequency and patterns of treatment response in BRCA mutation–positive women with ovarian cancer: a report from the Australian Ovarian Cancer Study Group[J].J Clin Oncol, 2012, 30(21): 2654–2663.

[229] ZHU J, KE G, BI R, et al. Clinicopathological and survival characteristic of mismatch repair status in ovarian clear cell carcinoma[J].J Surg Oncol, 2020, 122(3): 538–546.

[230] OKAMOTO A, GLASSPOOL R M, MABUCHI S, et al. Gynecologic Cancer InterGroup (GCIG) consensus review for clear cell carcinoma of the ovary[J].Int J Gynecol Cancer, 2014, 24(9 Suppl 3): S20–S25.

[231] NASIOUDIS D, CHAPMAN–DAVIS E, FREY M K, et al. Could fertility–sparing surgery be considered for women with early stage ovarian clear cell carcinoma?[J]. J Gynecol Oncol, 2017, 28(6): e71.

[232] MAGAZZINO F, KATSAROS D, OTTAIANO A, et al. Surgical and medical treatment of clear cell ovarian cancer: results from the multicenter Italian Trials in Ovarian Cancer (MITO) 9 retrospective study[J].Int J Gynecol Cancer, 2011, 21(6): 1063–1070.

[233] NAKONECHNY Q B, GILKS C B.Ovarian cancer in hereditary cancer susceptibility syndromes[J].Surg Pathol Clin, 2016, 9(2): 189–199.

[234] Endometrial and ovarian cancer in women with Lynch syndrome: update in screening and prevention[J].Fam Cancer, 2013, 12(2): 273–277.

[235] CHUI M H, RYAN P, RADIGAN J, et al. The histomorphology of Lynch syndrome–associated ovarian carcinomas: toward a subtype–specific screening strategy[J]. Am J Surg Pathol, 2014, 38(9): 1173–1181.

[236] PRENDERGAST E N, HOLZAPFEL M, MUELLER J J, et al. Three versus six cycles of adjuvant platinum–based chemotherapy in early stage clear cell ovarian carcinoma – A multi–institutional cohort[J].Gynecol Oncol, 2017, 144(2): 274–278.

[237] SEIDMAN J D, HORKAYNE–SZAKALY I, HAIBA M, et al. The histologic type and stage distribution of ovarian carcinomas of surface epithelial origin[J].Int J Gynecol Pathol, 2004, 23(1): 41–44.

[238] HEINZELMANN-SCHWARZ V A, GARDINER-GARDEN M, HENSHALL S M, et al. A distinct molecular profile associated with mucinous epithelial ovarian cancer[J].Br J Cancer, 2006, 94(6): 904-913.

[239] MASSAD L S, GAO F, HAGEMANN I, et al. Clinical outcomes among women with mucinous adenocarcinoma of the ovary[J].Gynecol Obstet Invest, 2016, 81(5): 411-415.

[240] SEIDMAN J D, KURMAN R J, RONNETT B M.Primary and metastatic mucinous adenocarcinomas in the ovaries: incidence in routine practice with a new approach to improve intraoperative diagnosis[J].Am J Surg Pathol, 2003, 27(7): 985-993.

[241] DE WAAL Y R, THOMAS C M, OEI A L, et al. Secondary ovarian malignancies: frequency, origin, and characteristics[J].Int J Gynecol Cancer, 2009, 19(7): 1160-1165.

[242] MACKENZIE R, KOMMOSS S, WINTERHOFF B J, et al. Targeted deep sequencing of mucinous ovarian tumors reveals multiple overlapping RAS-pathway activating mutations in borderline and cancerous neoplasms[J].BMC Cancer, 2015, 15: 415.

[243] LIN W L, KUO W H, CHEN F L, et al. Identification of the coexisting HER2 gene amplification and novel mutations in the HER2 protein-overexpressed mucinous epithelial ovarian cancer[J].Ann Surg Oncol, 2011, 18(8): 2388-2394.

[244] CHANG K L, LEE M Y, CHAO W R, et al. The status of Her2 amplification and Kras mutations in mucinous ovarian carcinoma[J].Hum Genomics, 2016, 10(1): 40.

[245] KELEMEN L E, KOBEL M.Mucinous carcinomas of the ovary and colorectum: different organ, same dilemma[J]. Lancet Oncol, 2011, 12(11): 1071-1080.

[246] GEMIGNANI M L, SCHLAERTH A C, BOGOMOLNIY F, et al. Role of KRAS and BRAF gene mutations in mucinous ovarian carcinoma[J].Gynecol Oncol, 2003, 90(2): 378-381.

[247] LIN W, CAO D, SHI X, et al. Oncological and reproductive outcomes after fertility-sparing surgery for stage i mucinous ovarian carcinoma[J].Front Oncol, 2022, 12: 856818.

[248] SCHMELER K M, TAO X, FRUMOVITZ M, et al. Prevalence of lymph node metastasis in primary mucinous carcinoma of the ovary[J].Obstet Gynecol, 2010, 116(2 Pt

1）：269–273.

[249] HEYWARD Q D，NASIOUDIS D，CORY L，et al. Lymphadenectomy for early–stage mucinous ovarian carcinoma[J].Int J Gynecol Cancer，2021，31（1）：104–109.

[250] NASIOUDIS D，CHAPMAN–DAVIS E，WITKIN S S，et al. Prognostic significance of lymphadenectomy and prevalence of lymph node metastasis in clinically–apparent stage I endometrioid and mucinous ovarian carcinoma[J]. Gynecol Oncol，2017，144（2）：414–419.

[251] ROSENDAHL M，HAUEBERG OESTER L A，HOGDALL C K.The importance of appendectomy in surgery for mucinous adenocarcinoma of the ovary[J].Int J Gynecol Cancer，2017，27（3）：430–436.

[252] CHENG A，LI M，KANIS M J，et al. Is it necessary to perform routine appendectomy for mucinous ovarian neoplasms？ A retrospective study and meta–analysis[J]. Gynecol Oncol，2017，144（1）：215–222.

[253] DIETRICH C S，3RD，DESIMONE C P，MODESITT S C，et al. Primary appendiceal cancer：gynecologic manifestations and treatment options[J].Gynecol Oncol，2007，104（3）：602–606.

[254] PERREN T J.Mucinous epithelial ovarian carcinoma[J].Ann Oncol，2016，27 Suppl 1：i53–i57.

[255] ALEXANDRE J，RAY–COQUARD I，SELLE F，et al. Mucinous advanced epithelial ovarian carcinoma：clinical presentation and sensitivity to platinum–paclitaxel–based chemotherapy，the GINECO experience[J].Ann Oncol，2010，21（12）：2377–2381.

[256] KARABUK E，KOSE M F，HIZLI D，et al. Comparison of advanced stage mucinous epithelial ovarian cancer and serous epithelial ovarian cancer with regard to chemosensitivity and survival outcome：a matched case–control study[J].J Gynecol Oncol，2013，24（2）：160–166.

[257] GERSHENSON D M.Low–grade serous carcinoma of the ovary or peritoneum[J].Ann Oncol，2016，27 Suppl 1：i45–i49.

[258] MEINHOLD–HEERLEIN I，BAUERSCHLAG D，HILPERT F，et al. Molecular and prognostic distinction between serous ovarian carcinomas of varying grade and malignant potential[J].Oncogene，2005，24（6）：1053–1065.

[259] CHENG X，JIANG R，LI Z T，et al. The role of secondary cytoreductive surgery for recurrent mucinous epithelial

ovarian cancer(mEOC)[J].Eur J Surg Oncol，2009，35(10): 1105–1108.

[260] PRAT J，D'ANGELO E，ESPINOSA I.Ovarian carcinomas：at least five different diseases with distinct histological features and molecular genetics[J].Hum Pathol，2018，80：11–27.

[261] MALPICA A，DEAVERS M T，LU K，et al. Grading ovarian serous carcinoma using a two–tier system[J].Am J Surg Pathol，2004，28（4）：496–504.

[262] GERSHENSON D M，SUN C C，LU K H，et al. Clinical behavior of stage II–IV low–grade serous carcinoma of the ovary[J].Obstet Gynecol，2006，108（2）：361–368.

[263] GERSHENSON D M，SUN C C，WONG K K.Impact of mutational status on survival in low–grade serous carcinoma of the ovary or peritoneum[J].Br J Cancer，2015，113（9）：1254–1258.

[264] SIEH W，KÖBEL M，LONGACRE T A，et al. Hormone–receptor expression and ovarian cancer survival：an Ovarian Tumor Tissue Analysis consortium study[J].Lancet Oncol，2013，14（9）：853–862.

[265] JONES S，WANG T L，KURMAN R J，et al. Low–grade serous carcinomas of the ovary contain very few point mutations[J].J Pathol，2012，226（3）：413–420.

[266] CHEASLEY D，NIGAM A，ZETHOVEN M，et al. Genomic analysis of low–grade serous ovarian carcinoma to identify key drivers and therapeutic vulnerabilities[J].J Pathol，2021，253（1）：41–54.

[267] Cancer Genome Atlas Research Network. Integrated genomic analyses of ovarian carcinoma[J].Nature，2011，474(7353): 609–615.

[268] PATCH A M，CHRISTIE E L，ETEMADMOGHADAM D，et al. Whole–genome characterization of chemoresistant ovarian cancer[J].Nature，2015，521（7553）：489–494.

[269] GERSHENSON D M，SUN C C，WESTIN S N，et al. The genomic landscape of low–grade serous ovarian/peritoneal carcinoma and its impact on clinical outcomes[J].Gynecol Oncol，2022，165（3）：560–567.

[270] COBB L P，SUN C C，IYER R，et al. The role of neoadjuvant chemotherapy in the management of low–grade serous carcinoma of the ovary and peritoneum：Further evidence of relative chemoresistance[J].Gynecol Oncol，2020，158（3）：653–658.

[271] SCHMELER K M，SUN C C，BODURKA D C，et al. Neoadjuvant chemotherapy for low–grade serous carcinoma

of the ovary or peritoneum[J].Gynecol Oncol, 2008, 108(3): 510–514.

[272] FADER A N, BERGSTROM J, JERNIGAN A, et al. Primary cytoreductive surgery and adjuvant hormonal monotherapy in women with advanced low–grade serous ovarian carcinoma: Reducing overtreatment without compromising survival? [J].Gynecol Oncol, 2017, 147(1): 85–91.

[273] GERSHENSON D M, BODURKA D C, COLEMAN R L, et al. Hormonal maintenance therapy for women with low–grade serous cancer of the ovary or peritoneum[J].J Clin Oncol, 2017, 35 (10): 1103–1111.

[274] GERSHENSON D M, MILLER A, BRADY W E, et al. Trametinib versus standard of care in patients with recurrent low–grade serous ovarian cancer (GOG 281/LOGS): an international, randomised, open–label, multicentre, phase 2/3 trial[J].Lancet, 2022, 399 (10324): 541–553.

[275] COLOMBO N, SESSA C, DU BOIS A, et al. ESMO–ESGO consensus conference recommendations on ovarian cancer: pathology and molecular biology, early and advanced stages, borderline tumours and recurrent disease†[J].Ann Oncol, 2019, 30 (5): 672–705.

[276] SALAMA A K S, LI S, MACRAE E R, et al. Dabrafenib and trametinib in patients with tumors with braf (v600e) mutations: results of the NCI–MATCH trial subprotocol H[J].J Clin Oncol, 2020, 38 (33): 3895–3904.

[277] DE NONNEVILLE A, ZEMMOUR C, FRANK S, et al. Clinicopathological characterization of a real–world multicenter cohort of endometrioid ovarian carcinoma: Analysis of the French national ESME–Unicancer database[J].Gynecol Oncol, 2021, 163 (1): 64–71.

[278] MICHELS K A, PFEIFFER R M, BRINTON L A, et al. Modification of the associations between duration of oral contraceptive use and ovarian, endometrial, breast, and colorectal cancers[J].JAMA Oncol, 2018, 4 (4): 516–521.

[279] ZHAO Y, WANG S, QU Y M, et al. Prognostic analysis for Chinese patients with stage I ovarian endometrioid carcinoma[J].J Ovarian Res, 2017, 10 (1): 63.

[280] NASIOUDIS D, LATIF N A, SIMPKINS F, et al. Adjuvant chemotherapy for early stage endometrioid ovarian carcinoma: an analysis of the national cancer data base[J]. Gynecol Oncol, 2020, 156 (2): 315–319.

[281] DEL CARMEN M G, BIRRER M, SCHORGE J O.

Carcinosarcoma of the ovary: a review of the literature[J]. Gynecol Oncol, 2012, 125 (1) : 271–277.

[282] PACAUT C, BOURMAUD A, RIVOIRARD R, et al. Uterine and ovary carcinosarcomas: outcome, prognosis factors, and adjuvant therapy[J].Am J Clin Oncol, 2015, 38 (3) : 272–277.

[283] GEORGE E M, HERZOG T J, NEUGUT A I, et al. Carcinosarcoma of the ovary: natural history, patterns of treatment, and outcome[J].Gynecol Oncol, 2013, 131 (1): 42–45.

[284] MANO M S, ROSA D D, AZAMBUJA E, et al. Current management of ovarian carcinosarcoma[J].Int J Gynecol Cancer, 2007, 17 (2) : 316–324.

[285] BERTON–RIGAUD D, DEVOUASSOUX–SHISHEBORAN M, LEDERMANN J A, et al. Gynecologic Cancer InterGroup (GCIG) consensus review for uterine and ovarian carcinosarcoma[J].Int J Gynecol Cancer, 2014, 24(9 Suppl 3) : S55–S60.

[286] JERNIGAN A M, FADER A N, NUTTER B, et al. Ovarian carcinosarcoma: effects of cytoreductive status and platinum–based chemotherapy on survival[J].Obstet Gynecol Int, 2013, 2013: 490508.

[287] CHUN K C, KIM J J, KIM D Y, et al. Optimal debulking surgery followed by paclitaxel/platinum chemotherapy is very effective in treating ovarian carcinosarcomas: a single center experience[J].Gynecol Obstet Invest, 2011, 72 (3) : 208–214.

[288] BROWN E, STEWART M, RYE T, et al. Carcinosarcoma of the ovary: 19 years of prospective data from a single center[J].Cancer, 2004, 100 (10) : 2148–2153.

[289] SILASI D A, ILLUZZI J L, KELLY M G, et al. Carcinosarcoma of the ovary[J].Int J Gynecol Cancer, 2008, 18 (1) : 22–29.

[290] DUSKA L R, GARRETT A, ELTABBAKH G H, et al. Paclitaxel and platinum chemotherapy for malignant mixed müllerian tumors of the ovary[J].Gynecol Oncol, 2002, 85(3): 459–463.

[291] INTHASORN P, BEALE P, DALRYMPLE C, et al. Malignant mixed mullerian tumour of the ovary: prognostic factor and response of adjuvant platinum–based chemotherapy[J].Aust N Z J Obstet Gynaecol, 2003, 43(1): 61–64.

[292] RAUH–HAIN J A, GROWDON W B, RODRIGUEZ N, et al. Carcinosarcoma of the ovary: a case–control study[J].

Gynecol Oncol, 2011, 121 (3): 477–481.

[293] LEISER A L, CHI D S, ISHILL N M, et al. Carcinosarcoma of the ovary treated with platinum and taxane: the memorial Sloan–Kettering Cancer Center experience[J].Gynecol Oncol, 2007, 105 (3): 657–661.

[294] RUTLEDGE T L, GOLD M A, MCMEEKIN D S, et al. Carcinosarcoma of the ovary–a case series[J].Gynecol Oncol, 2006, 100 (1): 128–132.

[295] CADRON I, LEUNEN K, VAN GORP T, et al. Management of borderline ovarian neoplasms[J].J Clin Oncol, 2007, 25 (20): 2928–2937.

[296] PRAT J, DE NICTOLIS M. Serous borderline tumors of the ovary: a long–term follow–up study of 137 cases, including 18 with a micropapillary pattern and 20 with microinvasion[J]. Am J Surg Pathol, 2002, 26 (9): 1111–1128.

[297] FISCHEROVA D, ZIKAN M, DUNDR P, et al. Diagnosis, treatment, and follow–up of borderline ovarian tumors[J].Oncologist, 2012, 17 (12): 1515–1533.

[298] REN J, PENG Z, YANG K. A clinicopathologic multivariate analysis affecting recurrence of borderline ovarian tumors[J].Gynecol Oncol, 2008, 110 (2): 162–167.

[299] LEAKE J F, CURRIE J L, ROSENSHEIN N B, et al. Long–term follow–up of serous ovarian tumors of low malignant potential[J].Gynecol Oncol, 1992, 47 (2): 150–158.

[300] WANG D, JIA S, JIA C, et al. Oncological and reproductive outcomes after fertility–sparing surgery in patients with seromucinous borderline ovarian tumor: results of a large retrospective study[J].Gynecol Oncol, 2022, 165 (3): 446–452.

[301] HARTER P, GERSHENSON D, LHOMME C, et al. Gynecologic Cancer InterGroup (GCIG) consensus review for ovarian tumors of low malignant potential (borderline ovarian tumors) [J].Int J Gynecol Cancer, 2014, 24 (9 Suppl 3): S5–S8.

[302] BARNHILL D R, KURMAN R J, BRADY M F, et al. Preliminary analysis of the behavior of stage I ovarian serous tumors of low malignant potential: a gynecologic oncology group study[J].J Clin Oncol, 1995, 13 (11): 2752–2756.

[303] PLETT H, HARTER P, ATASEVEN B, et al. Fertility–sparing surgery and reproductive–outcomes in patients with borderline ovarian tumors[J].Gynecol Oncol, 2020, 157(2):

411–417.
[304] WINGO S N，KNOWLES L M，CARRICK K S，et al. Retrospective cohort study of surgical staging for ovarian low malignant potential tumors[J].Am J Obstet Gynecol，2006，194（5）：e20–e22.
[305] WINTER W E，KUCERA P R，RODGERS W，et al. Surgical staging in patients with ovarian tumors of low malignant potential[J].Obstet Gynecol，2002，100（4）：671–676.
[306] GERSHENSON D M，SILVA E G.Serous ovarian tumors of low malignant potential with peritoneal implants[J].Cancer，1990，65（3）：578–585.
[307] SHIH K K，ZHOU Q C，AGHAJANIAN C，et al. Patterns of recurrence and role of adjuvant chemotherapy in stage Ⅱ–Ⅳ serous ovarian borderline tumors[J].Gynecol Oncol，2010，119（2）：270–273.
[308] SUTTON G P，BUNDY B N，OMURA G A，et al. Stage Ⅲ ovarian tumors of low malignant potential treated with cisplatin combination therapy（a Gynecologic Oncology Group study）[J].Gynecol Oncol，1991，41（3）：230–233.
[309] KENNEDY A W，HART W R. Ovarian papillary serous tumors of low malignant potential（serous borderline tumors）.A long–term follow–up study，including patients with microinvasion，lymph node metastasis，and transformation to invasive serous carcinoma[J].Cancer，1996，78（2）：278–286.
[310] BOURDEL N，HUCHON C，ABDEL WAHAB C，et al. Borderline ovarian tumors：French guidelines from the CNGOF.Part 2.Surgical management，follow–up，hormone replacement therapy，fertility management and preservation[J].J Gynecol Obstet Hum Reprod，2021，50（1）：101966.
[311] PECTASIDES D，PECTASIDES E，PSYRRI A. Granulosa cell tumor of the ovary[J].Cancer Treat Rev，2008，34（1）：1–12.
[312] AL HARBI R，MCNEISH I A，EL–BAHRAWY M. Ovarian sex cord–stromal tumors：an update on clinical features，molecular changes，and management[J].Int J Gynecol Cancer，2021，31（2）：161–168.
[313] YOUNG R H，DICKERSIN G R，SCULLY R E.Juvenile granulosa cell tumor of the ovary：a clinicopathological analysis of 125 cases[J].Am J Surg Pathol，1984，8（8）：575–596.

[314] STENWIG J T，HAZEKAMP J T，BEECHAM J B.Granulosa cell tumors of the ovary：a clinicopathological study of 118 cases with long-term follow-up[J].Gynecol Oncol，1979，7（2）：136-152.

[315] FOX H，AGRAWAL K，LANGLEY F A.A clinicopathologic study of 92 cases of granulosa cell tumor of the ovary with special reference to the factors influencing prognosis[J]. Cancer，1975，35（1）：231-241.

[316] HALTIA U M，HALLAMAA M，TAPPER J，et al. Roles of human epididymis protein 4，carbohydrate antigen 125，inhibin B and anti-Mullerian hormone in the differential diagnosis and follow-up of ovarian granulosa cell tumors[J]. Gynecol Oncol，2017，144（1）：83-89.

[317] TANDON R，GOEL P，SAHA P K，et al. A rare ovarian tumor-Sertoli-Leydig cell tumor with heterologous element[J]. MedGenMed，2007，9（4）：44.

[318] YOUNG R H，SCULLY R E.Ovarian Sertoli-Leydig cell tumors.A clinicopathological analysis of 207 cases[J].Am J Surg Pathol，1985，9（8）：543-569.

[319] LHOMME C，LEARY A，UZAN C，et al. Adjuvant chemotherapy in stage I ovarian germ cell tumors：should indications and treatment modalities be different in young girls and adults?[J].J Clin Oncol，2014，32（25）：2815-2816.

[320] SCHNEIDER D T，CALAMINUS G，WESSALOWSKI R，et al. Ovarian sex cord-stromal tumors in children and adolescents[J].J Clin Oncol，2003，21（12）：2357-2363.

[321] PARK J Y，JIN K L，KIM D Y，et al. Surgical staging and adjuvant chemotherapy in the management of patients with adult granulosa cell tumors of the ovary[J].Gynecol Oncol，2012，125（1）：80-86.

[322] HOMESLEY H D，BUNDY B N，HURTEAU J A，et al. Bleomycin，etoposide，and cisplatin combination therapy of ovarian granulosa cell tumors and other stromal malignancies：a Gynecologic Oncology Group study[J]. Gynecol Oncol，1999，72（2）：131-137.

[323] PAUTIER P，GUTIERREZ-BONNAIRE M，REY A，et al. Combination of bleomycin，etoposide，and cisplatin for the treatment of advanced ovarian granulosa cell tumors[J].Int J Gynecol Cancer，2008，18（3）：446-452.

[324] 中华医学会妇科肿瘤学分会 . 妇科肿瘤铂类药物临床应用指南 [J]. 协和医学杂志，2021，12（6）：881-901.

[325] COLOMBO N，PARMA G，ZANAGNOLO V，et al.

Management of ovarian stromal cell tumors[J].J Clin Oncol, 2007, 25（20）: 2944–2951.

[326] MANGILI G, OTTOLINA J, GADDUCCI A, et al. Long-term follow-up is crucial after treatment for granulosa cell tumours of the ovary[J].Br J Cancer, 2013, 109（1）: 29–34.

[327] KORACH J, PERRI T, BEINER M, et al. Promising effect of aromatase inhibitors on recurrent granulosa cell tumors[J]. Int J Gynecol Cancer, 2009, 19（5）: 830–833.

[328] HUBBARD A K, POYNTER J N.Global incidence comparisons and trends in ovarian germ cell tumors by geographic region in girls, adolescents and young women: 1988–2012[J].Gynecol Oncol, 2019, 154（3）: 608–615.

[329] LOW J J, PERRIN L C, CRANDON A J, et al. Conservative surgery to preserve ovarian function in patients with malignant ovarian germ cell tumors.A review of 74 cases[J].Cancer, 2000, 89（2）: 391–398.

[330] BROWN J, FRIEDLANDER M, BACKES F J, et al. Gynecologic Cancer Intergroup（GCIG）consensus review for ovarian germ cell tumors[J].Int J Gynecol Cancer, 2014, 24（9 Suppl 3）: S48–S54.

[331] PARKINSON C A, HATCHER H M, AJITHKUMAR T V. Management of malignant ovarian germ cell tumors[J].Obstet Gynecol Surv, 2011, 66（8）: 507–514.

[332] BORAN N, TULUNAY G, CALISKAN E, et al. Pregnancy outcomes and menstrual function after fertility sparing surgery for pure ovarian dysgerminomas[J].Arch Gynecol Obstet, 2005, 271（2）: 104–108.

[333] PECTASIDES D, PECTASIDES E, KASSANOS D.Germ cell tumors of the ovary[J].Cancer Treat Rev, 2008, 34（5）: 427–441.

[334] MAHDI H, SWENSEN R E, HANNA R, et al. Prognostic impact of lymphadenectomy in clinically early stage malignant germ cell tumour of the ovary[J].Br J Cancer, 2011, 105（4）: 493–497.

[335] BILLMIRE D, VINOCUR C, RESCORLA F, et al. Outcome and staging evaluation in malignant germ cell tumors of the ovary in children and adolescents: an intergroup study[J].J Pediatr Surg, 2004, 39（3）: 424–429.

[336] MANGILI G, SCARFONE G, GADDUCCI A, et al. Is adjuvant chemotherapy indicated in stage I pure immature ovarian teratoma（IT）? a multicentre Italian trial in ovarian cancer（MITO–9）[J].Gynecol Oncol, 2010, 119（1）:

48–52.

[337] BILLMIRE D F，CULLEN J W，RESCORLA F J，et al. Surveillance after initial surgery for pediatric and adolescent girls with stage I ovarian germ cell tumors：report from the Children's Oncology Group[J].J Clin Oncol，2014，32（5）：465–470.

[338] PATTERSON D M，MURUGAESU N，HOLDEN L，et al. A review of the close surveillance policy for stage I female germ cell tumors of the ovary and other sites[J].Int J Gynecol Cancer，2008，18（1）：43–50.

[339] MANGILI G，SIGISMONDI C，LORUSSO D，et al. Surveillance policy for stage IA malignant ovarian germ cell tumors in children and young adults[J].J Clin Oncol，2014，32（25）：2814–2815.

[340] WILLIAMS S，BLESSING J A，LIAO S Y，et al. Adjuvant therapy of ovarian germ cell tumors with cisplatin，etoposide，and bleomycin：a trial of the gynecologic oncology group[J].J Clin Oncol，1994，12（4）：701–706.

[341] 中华医学会妇科肿瘤学分会 . 妇科肿瘤免疫检查点抑制剂临床应用指南（2023 版）[J]. 现代妇产科进展，2023，32（5）：321–348.

[342] FULHAM M J，CARTER J，BALDEY A，et al. The impact of PET–CT in suspected recurrent ovarian cancer：a prospective multi–centre study as part of the Australian PET Data Collection Project[J].Gynecol Oncol，2009，112（3）：462–468.

[343] RISUM S，HØGDALL C，MARKOVA E，et al. Influence of 2–（18F）fluoro–2–deoxy–D–glucose positron emission tomography/computed tomography on recurrent ovarian cancer diagnosis and on selection of patients for secondary cytoreductive surgery[J].Int J Gynecol Cancer，2009，19（4）：600–604.

[344] SALANI R，BACKES F J，FUNG M F，et al. Posttreatment surveillance and diagnosis of recurrence in women with gynecologic malignancies：society of gynecologic oncologists recommendations[J].Am J Obstet Gynecol，2011，204（6）：466–478.

中华医学会妇科肿瘤学分会

中国妇科肿瘤临床实践指南 2024版

上卷

总主审　马　丁
总主编　孔北华　向　阳

妊娠滋养细胞疾病

主　编　向　阳　张国楠

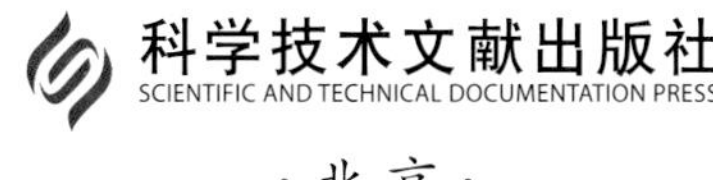
科学技术文献出版社
SCIENTIFIC AND TECHNICAL DOCUMENTATION PRESS
·北京·

图书在版编目（CIP）数据

妊娠滋养细胞疾病 / 向阳，张国楠主编. -- 北京：科学技术文献出版社，2024. 8. --（中国妇科肿瘤临床实践指南：2024版上卷 / 孔北华，向阳总主编）. -- ISBN 978-7-5235-1663-8

Ⅰ. R714. 2

中国国家版本馆 CIP 数据核字第 2024GV7581 号

妊娠滋养细胞疾病

策划编辑：袁婴婴　　责任编辑：袁婴婴　　责任校对：张永霞　　责任出版：张志平

出 版 者　科学技术文献出版社
地　　址　北京市复兴路15号　邮编 100038
编 务 部　(010) 58882938，58882087（传真）
发 行 部　(010) 58882868，58882870（传真）
邮 购 部　(010) 58882873
官方网址　www.stdp.com.cn
发 行 者　科学技术文献出版社发行　全国各地新华书店经销
印 刷 者　北京时尚印佳彩色印刷有限公司
版　　次　2024 年 8 月第 1 版　2024 年 8 月第 1 次印刷
开　　本　787×1092　1/16
字　　数　607千
印　　张　39.25
书　　号　ISBN 978-7-5235-1663-8
定　　价　160.00元（全7册）

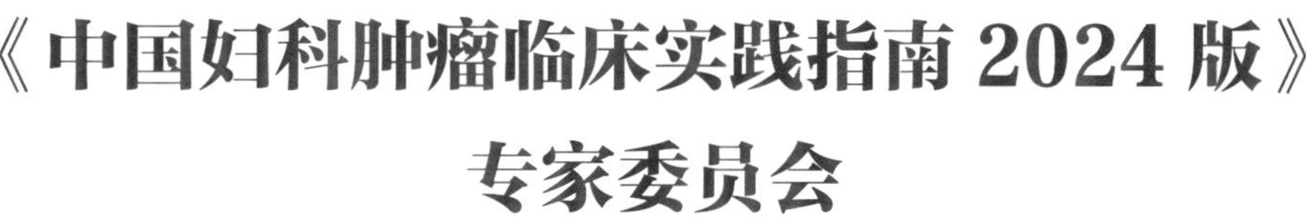

《中国妇科肿瘤临床实践指南 2024 版》专家委员会

名誉总主编： 郎景和　曹泽毅　沈　铿

总　主　审： 马　丁

总　主　编： 孔北华　向　阳

副 总 主 编： 梁志清　王建六　张国楠　汪　辉

常务编委（按姓氏笔画排序）：

王　薇　王丹波　王世宣　王新宇　曲芃芃
刘开江　杨佳欣　陈　刚　郑　虹　孟元光
赵　霞　哈春芳　徐丛剑　郭瑞霞　康　山
程文俊　臧荣余

《妊娠滋养细胞疾病》编委会

前言

FOREWORD

中华医学会妇科肿瘤学分会（Chinese Society of Gynecological Oncology，CSGO）及其前身中国妇科肿瘤学组（Chinese Gynecological Oncology Group，CGOG）始终秉承“传播医学科学知识，弘扬医学道德，崇尚社会正义”的学会宗旨，不断传播妇科肿瘤学新理论、新知识、新技术，持续提升妇科肿瘤预防、诊断和治疗水平，努力推动我国妇科肿瘤事业的蓬勃发展。CGOG 于 1996 年首次颁布了子宫颈癌、子宫内膜癌、卵巢癌、外阴和阴道肿瘤，以及滋养细胞肿瘤等常见妇科肿瘤诊治指南，随后 CSGO 对指南进行了多次修订，这为我国妇科肿瘤患者的规范化诊疗奠定了坚实的基础。人们永远不会忘记我国妇科肿瘤学界前辈们，特别是郎景和院士、曹泽毅教授、沈铿教授、谢幸教授对历版妇科肿瘤指南制定所做出的杰出贡献。

指南的宗旨是“为医师和患者提供当前最佳的诊断和治疗建议，提高治疗水平，改善治疗效果”。指南修订的目标是通过内容更新，确保指南能够反映最新的诊疗理念、诊疗技术等临床研究成果，在循证医学基础上，凝聚专家共识，使临床实践有章可循，有规可依，同时为临床研究提供一个统一的评价标准。

近年来，妇科肿瘤学发展突飞猛进，已从传统的手术治疗、放射治疗和化学治疗基础上，进入了分子诊断、靶向治疗和免疫治疗的精准医学时代。妇科肿瘤预防、诊断和治疗的新理念、新理论和新技术不断涌现，高质量循证医学证据不断增加，诊疗指南需要不断更新完善，才能满足指导临床实践的需求。

在继承历版指南经典成果的基础上，本指南借鉴国际权威临床指南的制定经验，从形式到内容有了重大变化。首先以流程图的形式给出临床诊疗路径，为临床医师提供快速便捷、好查易懂的临床推荐，旨在增强临床实用性；其次针对诊疗要点，列出诊疗原则，对临床关键问题给予提纲挈领、简明扼要的总结概括；最后在讨论部分以临床问题为导向，从基础到临床，引经据典为流程图和诊疗原则提供详实的理论和临床研究依据。

本指南力求传承经典，与时俱进，内容全面，重点突出，既要立足中国国情，又要与国际标准接轨，以期不断提升指南质量，更好地为广大妇科肿瘤医师和妇科肿瘤患者服务。

希望广大临床医师在应用本指南的过程中，遵循规范化、个体化、精准化、人性化的诊疗原则，尊重患者的意愿和选择，开展妇科肿瘤临床诊疗实践。

今后，《中国妇科肿瘤临床实践指南》电子版每年定期更新，敬请广大妇科肿瘤专业同道不吝指正，任何意见请反馈至：xdfckjz@sina.com，衷心感谢各位读者。

中华医学会妇科肿瘤学分会

孔北华　马丁　向阳

2024 年 6 月 30 日

目录

CONTENTS

滋养细胞疾病诊疗路径与原则

讨论

滋养细胞疾病诊疗路径与原则

一、妊娠滋养细胞疾病的病理分类

葡萄胎	妊娠滋养细胞肿瘤	肿瘤样病变	异常绒毛病变
· 完全性葡萄胎（9100/0） · 部分性葡萄胎（9103/0）	· 绒毛膜癌（9105/3） · 侵袭性葡萄胎（9100/1）[1] · 胎盘部位滋养细胞肿瘤（9104/1） · 上皮样滋养细胞肿瘤（9100/3） · 混合性滋养细胞肿瘤（9101/3）	· 超常胎盘部位反应 · 胎盘部位结节 / 斑块[2]	· 异常绒毛病变（非葡萄胎）

[1] WHO 发布的《女性生殖器肿瘤分类（第 5 版）》标准中，将侵袭性葡萄胎列在葡萄胎分类中，但考虑其为交界性或生物学行为不确定肿瘤，在临床上仍将其归类于恶性肿瘤，并与绒毛膜癌合称为妊娠滋养细胞肿瘤。

[2] 非典型胎盘部位结节（atypical placental site nodule，APSN）可与胎盘部位滋养细胞肿瘤或上皮样滋养细胞肿瘤混合存在，也可逐渐发展为胎盘部位滋养细胞肿瘤或上皮样滋养细胞肿瘤。非典型胎盘部位结节患者中 10% ～ 15% 可能会进展为胎盘部位滋养细胞肿瘤或上皮样滋养细胞肿瘤［引自：KAUR B，SHORT D，FISHER R A，et al. Atypical placental site nodule（APSN）and association with malignant gestational trophoblastic disease：a clinicopathologic study of 21 cases[J]. Int J Gynecol Pathol，2015，34（2）：152-158.］。

二、病理诊断原则

（一）完全性葡萄胎与部分性葡萄胎的鉴别

疾病	大体检查	绒毛	滋养细胞增生	细胞异型性	绒毛间质	p57 免疫组化	DNA 核型
完全性葡萄胎	弥漫性绒毛水肿；无胚胎成分	弥漫性增大	显著，通常环绕绒毛一周增生	可能较显著	水肿明显，伴中央水池形成和滋养细胞包涵体；血管消失；有核红细胞不可见	细胞滋养细胞和绒毛间质细胞核染色阴性	双雄源性二倍体
部分性葡萄胎	部分绒毛水肿；可能存在胎儿组织	由增大的绒毛和小的纤维化绒毛组成的两种绒毛	轻度	轻度	可能有中央水池形成；滋养细胞假包涵体；血管存在；有核红细胞可见	细胞滋养细胞和绒毛间质细胞核染色阳性	双雄单雌三倍体

（二）滋养细胞疾病免疫组化的鉴别特点

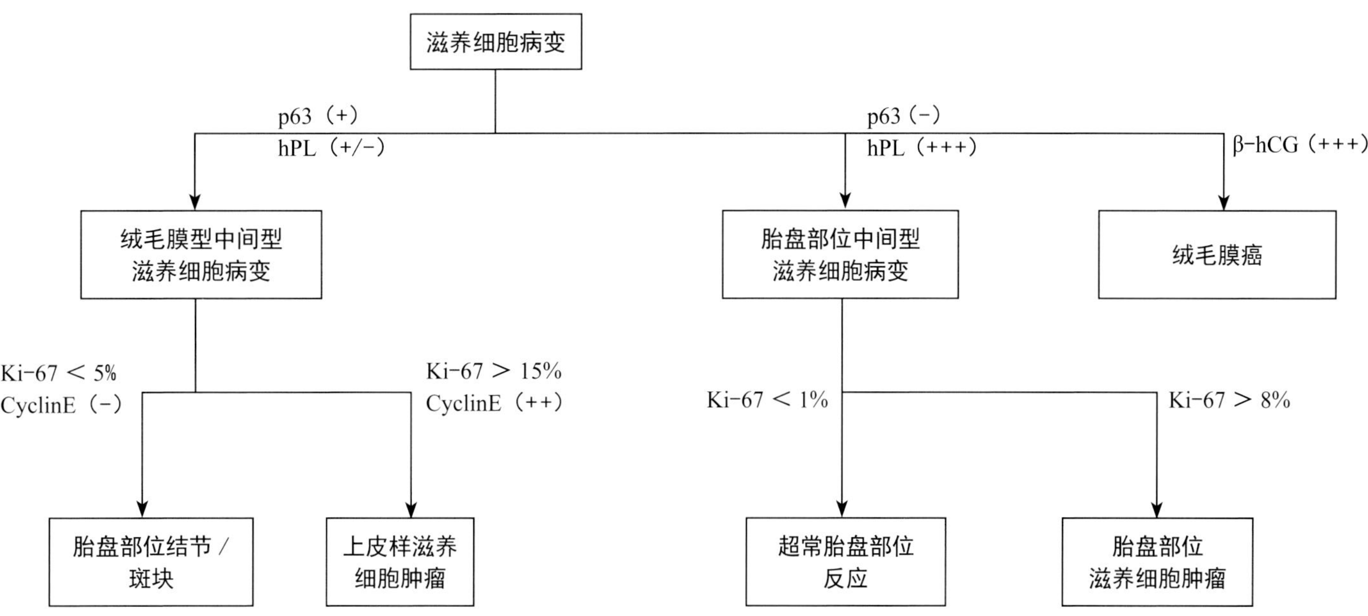

三、葡萄胎的诊断和初始治疗

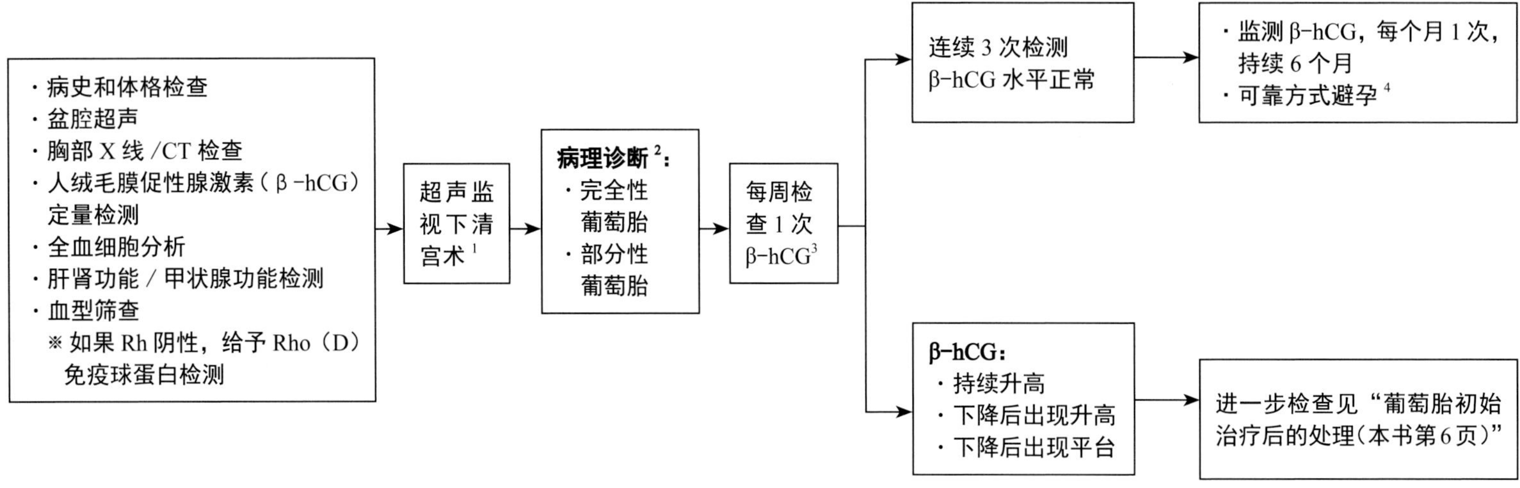

[1] 在可行的情况下，使用最大号的吸管，先吸后刮。在开始清宫后使用缩宫药物。子宫切除术不是首选替代方式，仅在子宫穿孔等急诊情况下进行。不推荐药物流产。

[2] 当依靠大体和显微镜下的表现很难区分完全性葡萄胎和部分性葡萄胎时，借助 P57 免疫组化，或者短串联重复序列检测。

[3] 规范的随访监测能早期发现妊娠滋养细胞肿瘤（gestational trophoblastic neoplasia，GTN），从而减少化疗的应用［引自：SITA-LUMSDEN A，SHORT D，LINDSAY I，et al. Treatment outcomes for 618 women with gestational trophoblastic tumours following a molar pregnancy at the Charing Cross Hospital，2000-2009[J]. Br J Cancer，2012，107（11）：1810-1814.］。

[4] 口服避孕药优于宫内节育器，口服避孕药可以抑制内源性 LH/FSH，从而减少 LH/FSH 对低水平 β-hCG 测定时的干扰。

四、葡萄胎初始治疗的说明

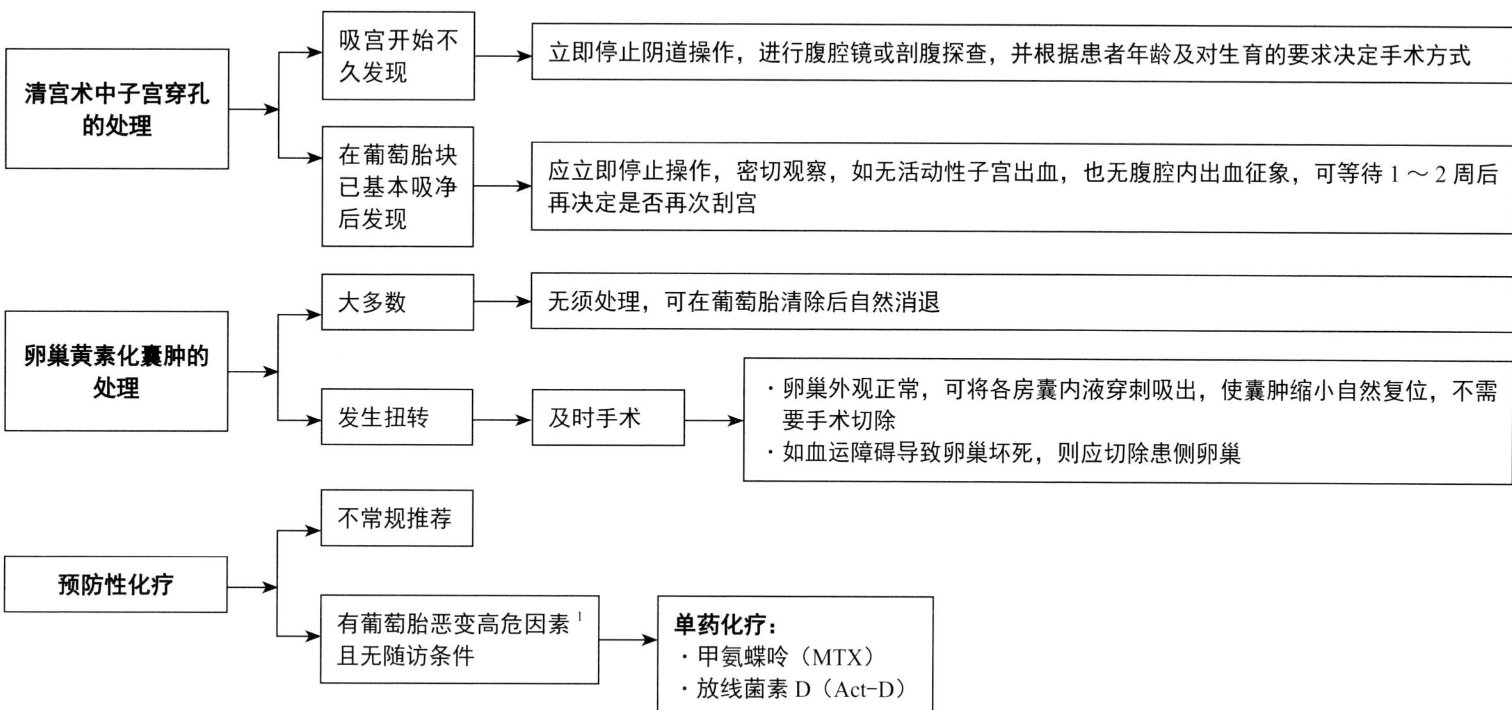

[1] 葡萄胎恶变的高危因素包括年龄＞ 40 岁、β-hCG ＞ 50 万 mIU/mL、子宫异常增大和卵巢黄素化囊肿＞ 6 cm。

五、葡萄胎初始治疗后的处理

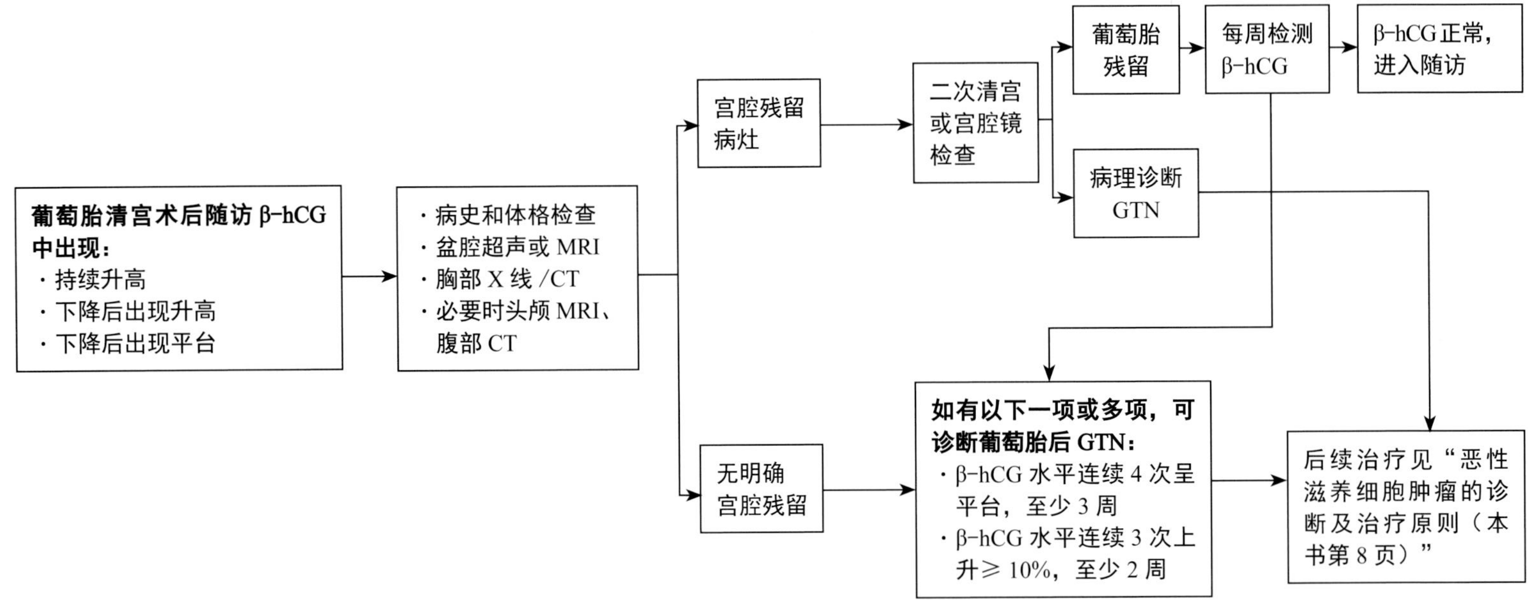

六、恶性滋养细胞肿瘤的临床分期及预后评分系统

（一）临床分期（FIGO 2000）

分期	描述
Ⅰ期	肿瘤局限于子宫
Ⅱ期	肿瘤超过子宫到其他生殖器官：阴道、卵巢、阔韧带、输卵管
Ⅲ期	转移到肺
Ⅳ期	其他远处转移

（二）预后评分系统（FIGO 2000）

预后因素	计分（分）			
	0	1	2	4
年龄（岁）	＜40	≥40	–	–
末次妊娠性质	葡萄胎	流产	足月产	–
妊娠终止至化疗开始间隔（月）	＜4	4～6	7～12	＞12分
β-hCG（IU/L）	$<10^3$	$10^3 \sim 10^4$	$10^4 \sim 10^5$	$\geqslant 10^5$
肿瘤最大直径（cm）	＜3	3～5	≥5	–
转移部位	肺*	脾、肾	消化道	脑、肝
转移瘤数目（个）	0	1～4	5～8	＞8
既往化疗失败史	–	–	单药化疗	多药化疗

将每项预后因素的分值相加得到患者的总分值，即FIGO预后评分，低危：≤6分；高危：＞6分。

*肺内转移瘤以胸片所见计数，或CT下转移瘤最大直径大于1.5 cm计算。

七、恶性滋养细胞肿瘤的诊断及治疗原则

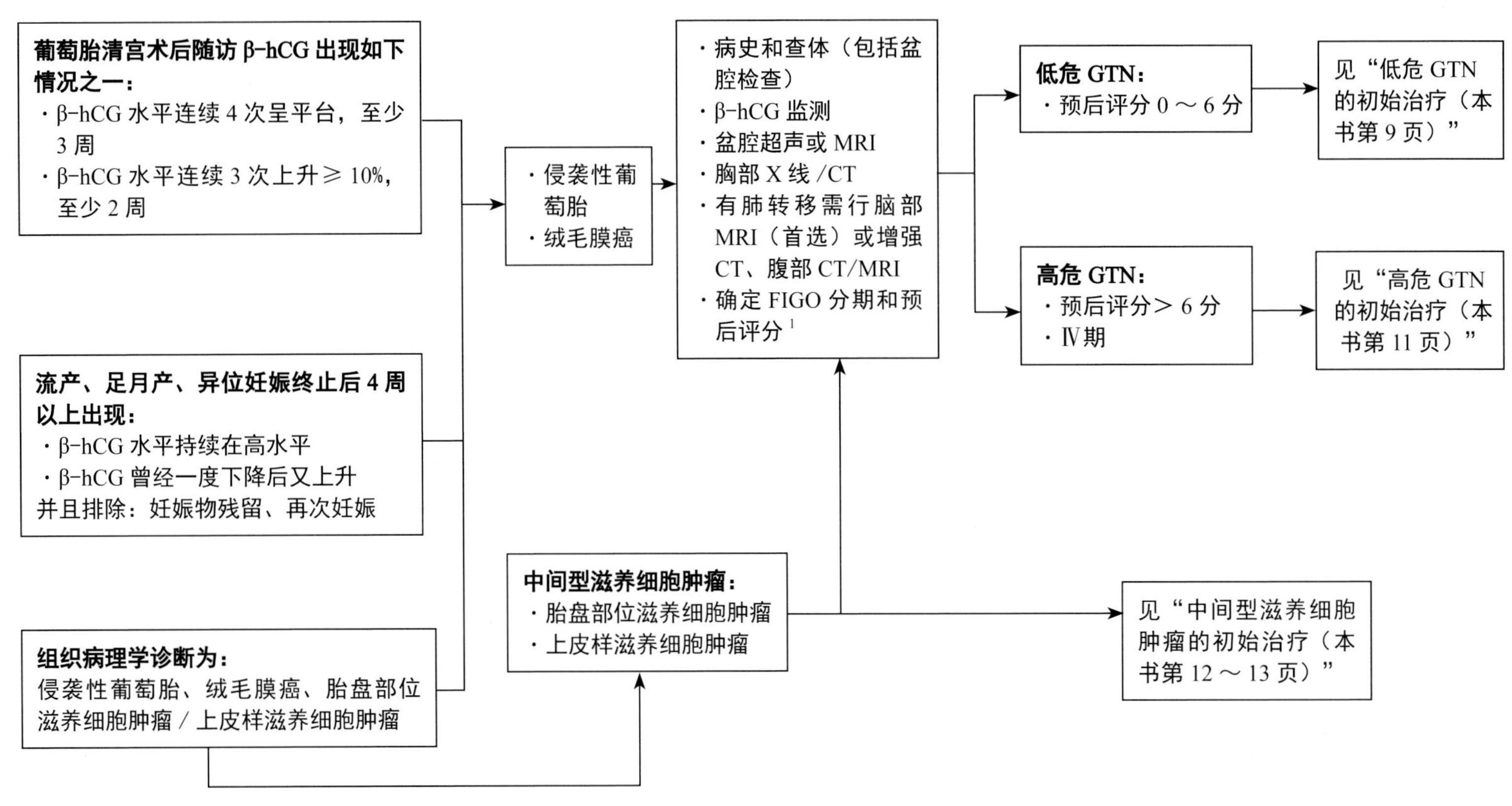

[1] FIGO 分期适用于所有 GTN，预后评分不适用于胎盘部位滋养细胞肿瘤和上皮样滋养细胞肿瘤。

八、低危 GTN 的初始治疗

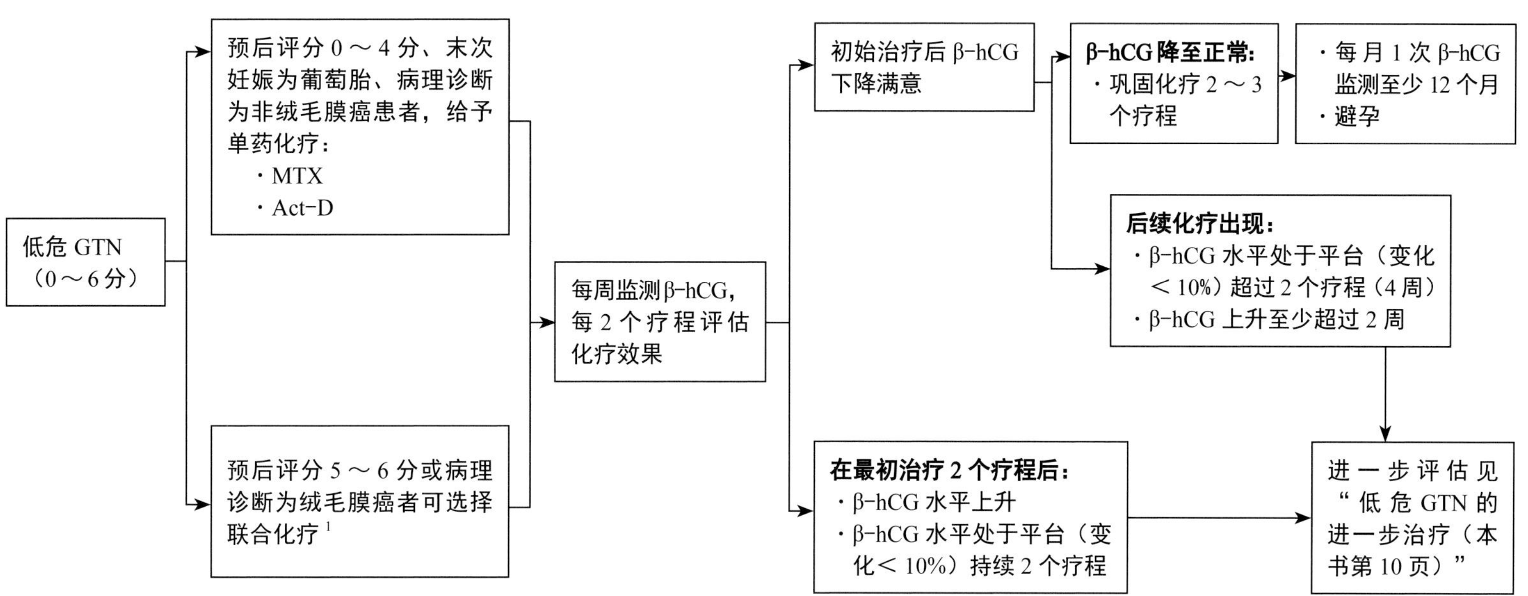

[1] 联合化疗方案参照高危 GTN 的首选化疗方案。

九、低危 GTN 的进一步治疗

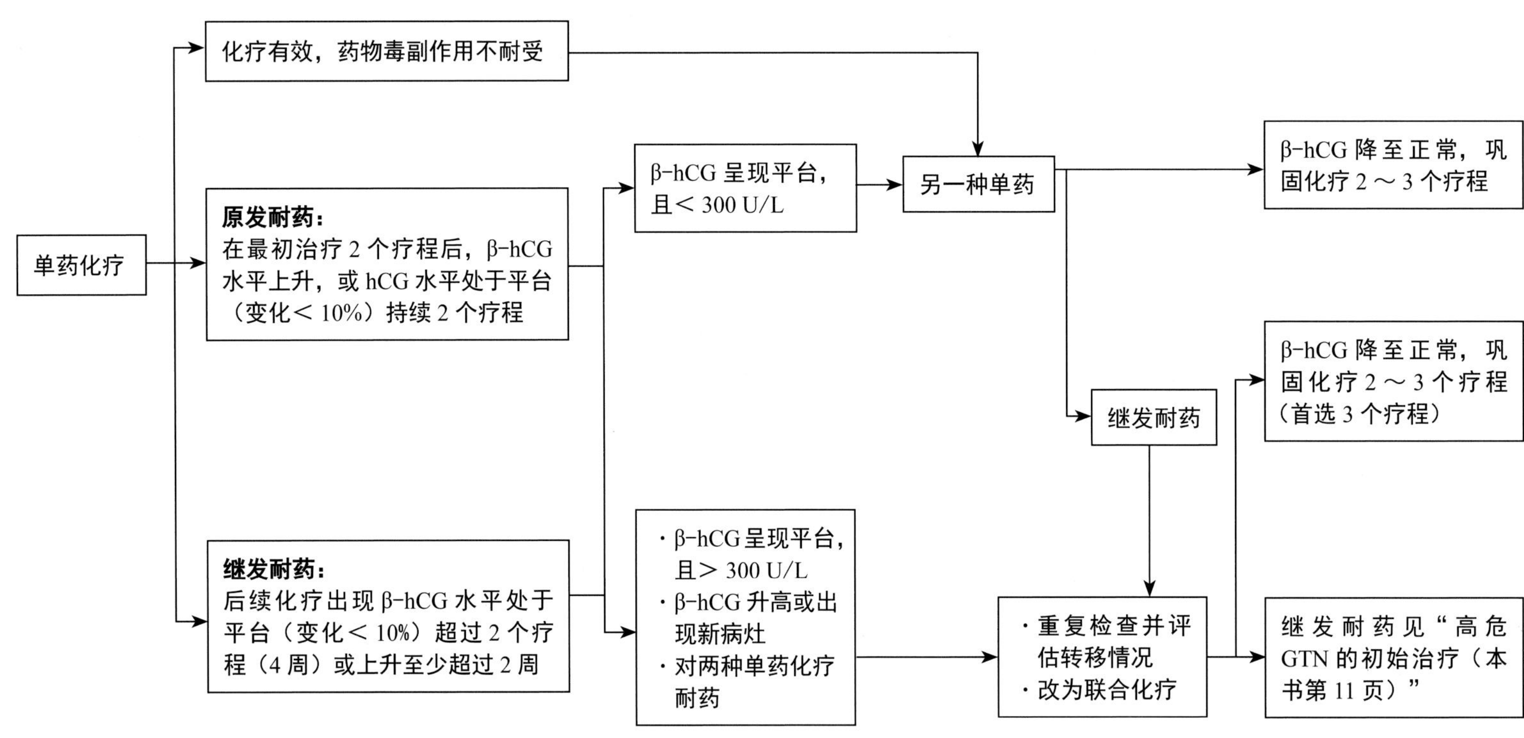

十、高危 GTN 的初始治疗

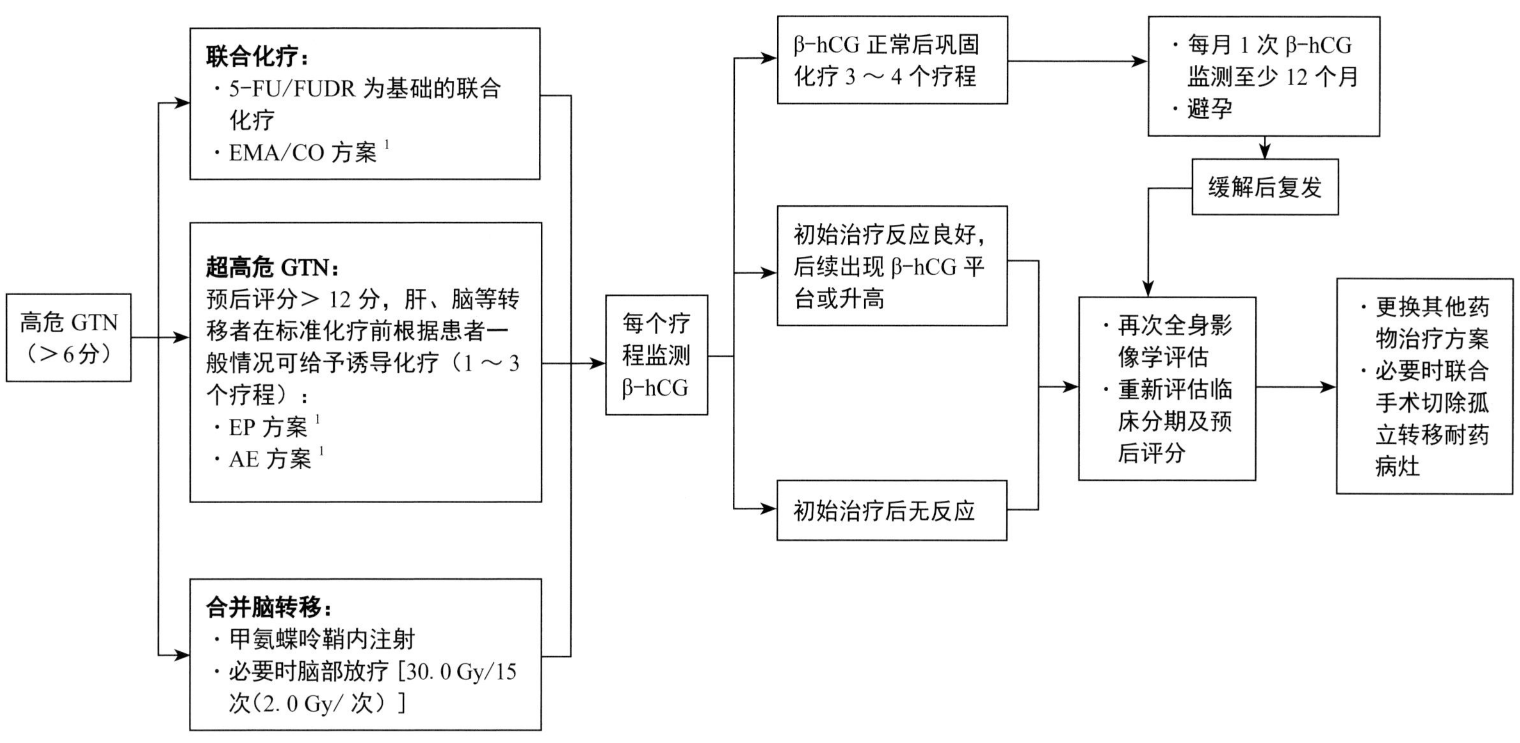

[1] 具体化疗方案内容详见“高危 GTN 的联合化疗方案（本书第 15 ～ 17 页）”。

十一、中间型滋养细胞肿瘤的初始治疗

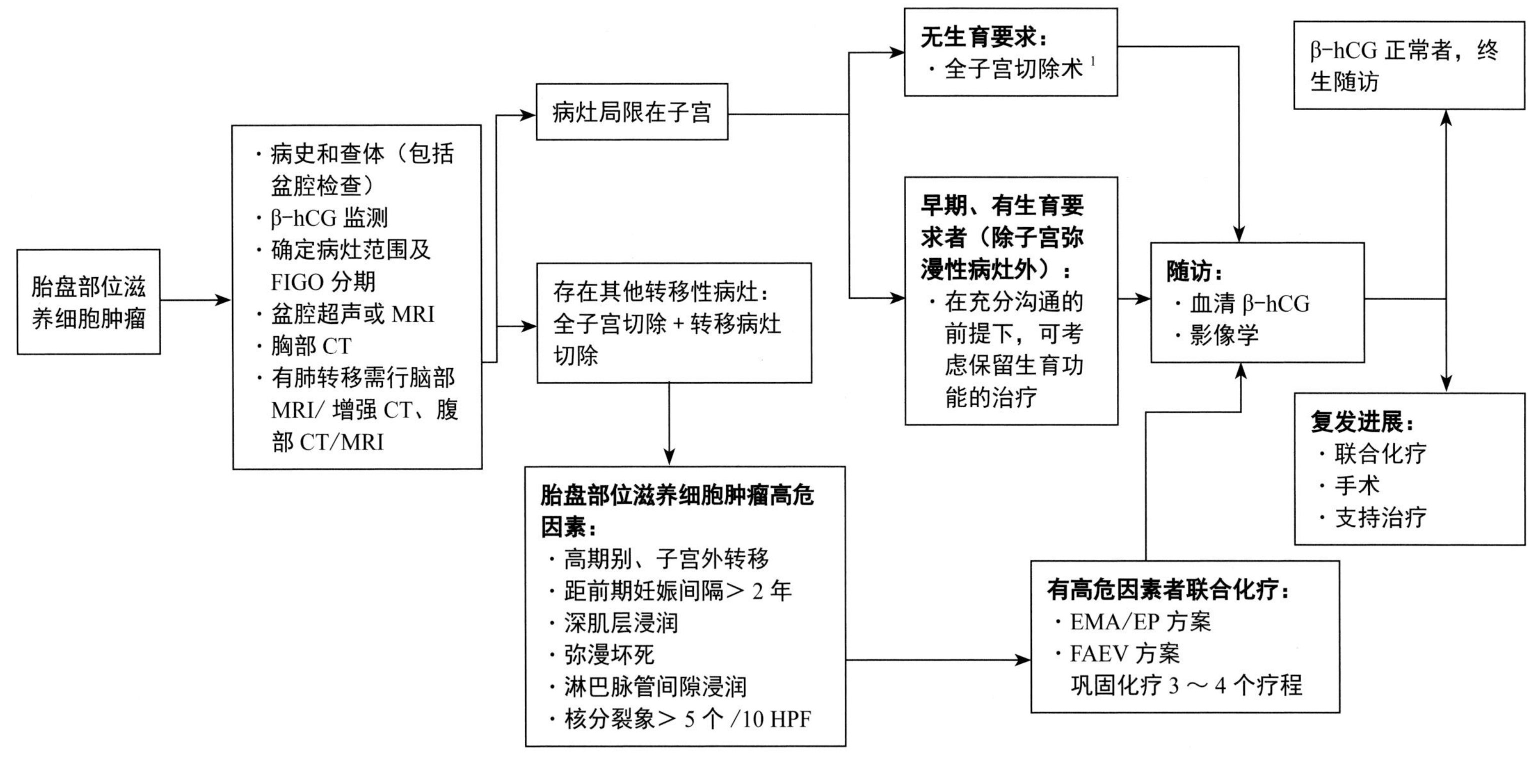

[1] 卵巢切除：不推荐常规切除，结合年龄进行决策；淋巴结清扫：不常规进行，对于术前影像学或术中提示盆腔淋巴结增大者可考虑切除。

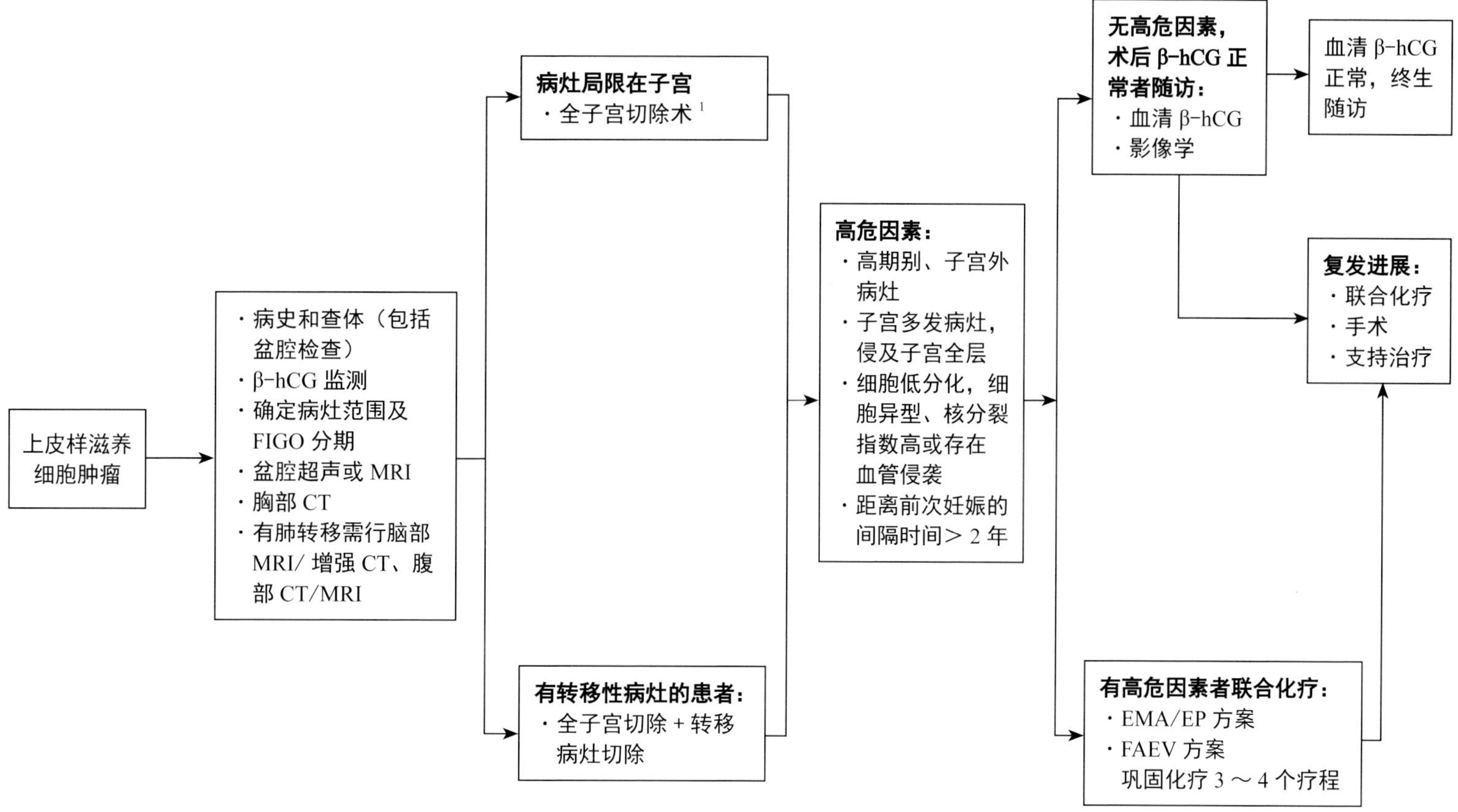

[1] 卵巢切除：不常规推荐，结合年龄；淋巴结清扫进行决策：不常规进行，对于术前影像学或术中提示盆腔淋巴结增大者可考虑；考虑到上皮样滋养细胞肿瘤具有较强的侵袭行为和对化疗的不敏感性，目前不常规推荐保留生育功能的手术。

十二、低危 GTN 的单药化疗方案

药物名称	方案名称	给药方案	疗程间隔
MTX	8 天方案	1 mg/kg 或 50 mg，肌肉注射，第 1 天、第 3 天、第 5 天、第 7 天；四氢叶酸 0.1 mg/kg 或 15 mg，肌肉注射，第 2 天、第 4 天、第 6 天、第 8 天	2 周
	5 天方案	0.4 mg/kg（单次最大剂量 25 mg），肌肉注射，连续 5 天	2 周
Act-D	脉冲方案	1.25 mg/m^2，静脉注射（最大剂量 2 mg）	2 周
	5 天方案	10 ～ 12 μg/kg 或 0.5 mg，静脉注射，连续 5 天	2 周

十三、高危 GTN 的联合化疗方案

诱导化疗[1]	高危患者首选化疗方案	
EP 方案 · 依托泊苷 100 mg/m^2 静脉滴注，2 天， · 顺铂 20 mg/m^2 静脉滴注，2 天， · 每周 1 次 **AE 方案** · Act-D 500 μg 静脉滴注，3 天 · 依托泊苷 100 mg/m^2 静脉滴注，3 天 · 疗程间隔 2 周	**FAEV 方案（5 天为一个疗程，间隔 17～21 天）** · 长春新碱 2 mg，第 1 天 · 依托泊苷 100 mg/（m^2・d）静脉滴注，5 天 · Act-D 200 μg/（m^2・d）静脉滴注，5 天 · 5-FU/FUDR 800～900 mg/（m^2・d），静脉输液时间＞8 小时，5 天 **FAV 方案（6 天为一个疗程，间隔 17～21 天）** · 长春新碱 2 mg，第 1 天 · Act-D 4～6 μg/（kg・d）静脉滴注，6 天 · 5-FU/FUDR 24 mg/（kg・d），静脉输液时间＞8 小时，6 天	**EMA/CO 方案（包括 EMA 及 CO 两部分，每 2 周重复 1 次）** · 依托泊苷 100 mg/（m^2・d）静脉滴注，第 1 天和第 2 天 · Act-D 0.5 mg 静脉滴注，第 1 天和第 2 天 · MTX 100 mg/m^2 静脉输注 1 小时，第 1 天 · MTX 200 mg/m^2 静脉输注超过 12 小时，第 1 天 · 亚叶酸 / 亚叶酸钙 15 mg 口服（首选）或肌肉注射，每 12 小时 1 次，共 4 次 MTX 开始输注 24 小时后开始给药 · 环磷酰胺 600 mg/m^2 静脉滴注，第 8 天 · 长春新碱 0.8 mg/m^2（最大剂量 2 mg）静脉推注 5～10 分钟，第 8 天 注：环磷酰胺可替换为异环磷酰胺 1600～1800 mg/m^2，用美司钠解救，用法：20% 异环磷酰胺的量（一般为 400 mg），0 小时、4 小时和 8 小时

[1] 诱导化疗适用于超高危患者。

其他联合化疗方案
EMA/EP 方案（EMA 和 EP 每周交替，每 2 周重复）
· 依托泊苷 100 mg/（m^2·d）静脉滴注，第 1 天
· Act-D 0.5 mg 静脉滴注，第 1 天
· MTX 100 mg/m^2 静脉输注 1 小时，第 1 天
· MTX 200 mg/m^2 静脉输注超过 12 小时，第 1 天
· 亚叶酸 / 亚叶酸钙 15 mg 口服或肌肉注射每 12 小时 1 次，共 4 次 MTX 开始输注 24 小时后开始给药
· 依托泊苷 150 mg/m^2（最大剂量 200 mg）静脉滴注，第 8 天
· 顺铂 60 ～ 75 mg/m^2 静脉滴注（最大剂量 100 mg），第 8 天
TP/TE（紫杉醇、顺铂 / 紫杉醇、依托泊苷每 2 周交替，每 4 周 1 个疗程）
· 紫杉醇 135 mg/m^2 静脉滴注，第 1 天
· 顺铂 60 mg/m^2 静脉滴注（最大 100 mg），第 1 天
· 紫杉醇 135 mg/m^2 静脉滴注，第 15 天
· 依托泊苷 150 mg/m^2 静脉滴注（最大 200 mg），第 15 天
BEP：博来霉素、依托泊苷、顺铂（每 21 天 1 个周期）
· 博来霉素 30 U 每周静脉滴注，第 1 天、第 8 天和第 15 天或第 2 天、第 9 天和第 16 天，或 15 mg/（m^2·d），第 1 ～ 2 天
· 依托泊苷 100 mg/（m^2·d）静脉滴注，第 1 ～ 5 天
· 顺铂 20 mg/（m^2·d）静脉滴注，第 1 ～ 5 天
VIP：依托泊苷、异环磷酰胺、顺铂（每 21 天 1 个周期）
· 依托泊苷 75 mg/（m^2·d）静脉滴注，第 1 ～ 4 天
· 异环磷酰胺 1200 mg/（m^2·d）静脉滴注，美司钠保护，第 1 ～ 4 天
→异环磷酰胺用药前 15 分钟静脉推注美司钠 120 mg/（m^2·d），然后在异环磷酰胺给药后，美司钠 1200 mg/（m^2·d）静脉输注超过 12 小时，第 1 ～ 4 天
· 顺铂 20 mg/（m^2·d）静脉滴注，第 1 ～ 4 天

其他联合化疗方案
ICE：异环磷酰胺、卡铂、依托泊苷（每 21 天 1 个周期）
· 异环磷酰胺 1200 mg/（m^2·d）静脉滴注，美司钠保护，第 1 ～ 3 天
→异环磷酰胺用药前 15 分钟静脉推注美司钠 120 mg/（m^2·d），然后在异环磷酰胺给药后，美司钠 1200 mg/（m^2·d）静脉输注超过 12 小时，第 1 ～ 3 天
· 卡铂按 AUC=4 计算，静脉滴注，第 1 天
· 依托泊苷 100 mg/（m^2·d）静脉滴注，第 1 ～ 3 天
TIP：紫杉醇、异环磷酰胺、顺铂（每 21 天 1 个周期）
· 紫杉醇 175 mg/m^2 静脉滴注，第 1 天
· 异环磷酰胺 1000 mg/（m^2·d）静脉滴注，美司钠保护，第 1 ～ 5 天
→异环磷酰胺用药前 15 分钟给予美司钠 300 mg/m^2 静脉滴注，然后在第 2 ～ 5 天每次异环磷酰胺用药后 4 小时和 8 小时给予美司钠
· 顺铂 20 mg/（m^2·d）静脉滴注，第 1 ～ 5 天
注：本方案骨髓抑制严重，可以根据情况减量

十四、多药耐药 / 复发 GTN 的其他治疗

多药耐药 / 复发 GTN 中的其他药物 / 方案

◆PD-1/PD-L1 抑制剂（如帕博利珠单抗、卡瑞利珠单抗）
·帕博利珠单抗 200 mg（静脉滴注，每 3 周 1 次）或 400 mg（静脉滴注，每 6 周 1 次）
·卡瑞利珠单抗 200 mg（静脉滴注，每 2 周 1 次）+ 甲磺酸阿帕替尼 250 mg（口服，每天 1 次）
◆化疗 + PD-1 抑制剂
◆大剂量化疗联合外周血干细胞移植

十五、中间型滋养细胞肿瘤的治疗方案

中间型滋养细胞肿瘤（PSTT 和 ETT）的治疗方案

首选方案	其他推荐方案	在特定情况下采用
·EMA/EP：依托泊苷、MTX、Act-D / 依托泊苷、顺铂 ·EMA/CO：依托泊苷、MTX、Act-D / 环磷酰胺、长春新碱 ·FAEV：长春新碱、依托泊苷、Act-D、5-FU/FUDR	·BEP：博来霉素、依托泊苷、顺铂 ·VIP：依托泊苷、异环磷酰胺、顺铂 ·ICE：异环磷酰胺、卡铂、依托泊苷 ·TP/TE：紫杉醇、顺铂 / 紫杉醇、依托泊苷	在治疗多药化疗耐药的 GTN 中显示具有一定活性的其他药物 / 方案： ·PD-1/PD-L1 抑制剂（如帕博利珠单抗、卡瑞利珠单抗） ·大剂量化疗联合外周血干细胞移植

十六、推荐等级

中华医学会妇科肿瘤学分会推荐等级及其意义

推荐级别	代表意义
1 类	基于高级别临床研究证据，专家意见高度一致
2A 类	基于低级别临床研究证据，专家意见高度一致；或基于高级别临床研究证据，专家意见基本一致
2B 类	基于低级别临床研究证据，专家意见高度一致；或基于高级别临床研究证据，专家意见存在争议
3 类	无论基于何种级别临床研究证据，专家意见明显分歧

注：如无特殊说明，均为 2A 类推荐。

讨　论

一、概述

妊娠滋养细胞疾病（gestational trophoblastic disease，GTD）是一组来源于胎盘滋养细胞异常的疾病，包括良性的葡萄胎及恶性滋养细胞疾病。GTD 的发病率在不同地区存在差异[1-2]，在中国及亚洲某些地区，葡萄胎（hydatidiform mole，HM）发病率为 2/1000 次妊娠[3-4]；而在欧洲和北美洲，HM 发病率通常小于 1/1000 次妊娠[5]。绒毛膜癌（以下简称“绒癌”）的发病率低。由于临床上很多病例缺乏组织病理学证据，发生于 HM 后的绒癌与侵袭性葡萄胎（invasive mole，IM）难以区分，故其准确发生率难以估算，为（1 ～ 9）/40 000 次妊娠[6]。胎盘部位滋养细胞肿瘤（placental site trophoblastic tumor，PSTT）和上皮样滋养细胞肿瘤（epithelioid trophoblastic tumor，ETT）比绒癌更为罕见[7]，其发生率占所有妊娠滋养细胞肿瘤（gestational trophoblastic neoplasia，GTN）的 1% ～ 3%。

文献检索标准和指南更新方法：在 PubMed 数据库、中文核心期刊进行检索，检索关键词：葡萄胎、妊娠滋养细胞疾病、绒癌、中间型滋养细胞肿瘤。PubMed 数据库是医学文献和索引同行评审的生物医学文献中使用最广泛的资源。

二、妊娠滋养细胞疾病的分类

根据 2020 年 WHO 发布的《女性生殖器肿瘤分类（第五版）》[8]，GTD 在组织学上可分为：① GTN：包括绒癌、PSTT、ETT 和混合性滋养细胞肿瘤。② HM：包括完全性葡萄胎（complete hydatidiform mole，CHM）、部分性葡萄胎（partial hydatidiform mole，PHM）和 IM。③肿瘤样病变（tumor-like lesion）：包括超常胎盘部位反应和胎盘部位结节 / 斑块。④异常（非葡萄胎）绒毛病变。虽然 WHO 分类将 IM 列为交界性或生物学行为不确定的肿瘤，在临床上仍将其归类于恶性肿瘤，并与绒癌合称为 GTN。由于 GTN 具有独特的组织学来源、生物学行为和对化疗敏感等特点，其成为最早可通过化疗治愈的实体肿瘤。

三、葡萄胎

HM是最常见的GTD类型，也称为葡萄胎妊娠。通常被认为是GTN的癌前病变。HM是以胚胎发育异常、胎盘绒毛水肿伴滋养细胞异常增生为特征的异常妊娠。良性HM根据组织病理学上有无胚胎成分分为CHM及PHM两种类型。中国流行病学调查显示，HM发生率约为0.81‰（以千次妊娠计算），若以多次妊娠中一次HM计算，其发生率为1：1238[9]。

1. 临床表现及辅助检查

HM患者最常见的临床表现为停经后阴道流血，β-人绒毛膜促性腺激素（β-human chorionic gonadotropin，β-hCG）明显升高和特征性的超声影像[10]。临床诊断依据如下。

（1）临床症状：60%的HM患者存在停经后阴道流血，一般在停经6～16周出现，其他临床表现包括妊娠剧吐、甲亢、子痫前期和因卵巢黄素化囊肿引起的腹胀。

（2）临床体征：临床查体可见阴道血迹，子宫异常增大、质软，明显大于停经孕周。

（3）辅助检查：主要包括超声检查及血清β-hCG水平测定。CHM患者由于滋养细胞过度增生，血清β-hCG水平异常升高，通常> 10万U/L。但是，该情况在PHM患者中的发生率不到10%。超声检查有助于鉴别HM、多胎妊娠或胎儿畸形，推荐经阴道超声检查。超声检查的特征性表现如下[11-13]：CHM典型的超声表现为子宫增大伴有宫腔内的异质团块（即“落雪征”）；绒毛水肿生成小囊腔，进而形成囊泡。但是，妊娠早期诊断HM时，可能不易观察到这些征象，仅可见绒毛组织增厚囊性变及缺乏可识别的孕囊。PHM的超声征象包括胎盘增厚、回声杂乱、沿横轴拉长的妊娠囊或空囊和（或）胎儿畸形或胎儿死亡。应用这些标准，CHM和PHM诊断的灵敏度分别为95%和20%。此外，回顾性研究提出其他的超声软指标[14]，包括胎盘内囊性间隙、胎囊横径与前后径之比> 1：1.5，增加这些指标后，清宫术前CHM及PHM的确诊率可分别达86.4%和41.4%。

另外，对于HM患者，需行全血细胞分析、肝肾功能和甲状腺功能检查，以及血型筛查[如果为Rh阴性，给予Rho（D）免疫球蛋白]。推荐的影像学检查还包括胸部X线/CT。

值得注意的是，HM的典型症状越来越不典型。原因是妊娠早期超声筛查的普及和β-hCG的准确检测，使大多数的HM病例在出现典型临床表现前就被发现了。PHM生长相对缓慢，临床症状可能在早期妊娠末期或中期妊娠早期出现，常表现为不全流产或稽留流产，经清宫术后行组织病理学检查确诊。

2. 病理诊断

组织病理学诊断是HM最重要和最终的诊断依据。HM每次清宫术的刮出物必须全部送病理学检查。根据大体和镜下所见、染色体核型分析、细胞遗传特性及临床表现，可将良性 HM 分为 CHM 和 PHM 两种类型。

CHM 的组织学特征为绒毛水肿增大、大小不等，多数绒毛可见中央水池；细胞滋养细胞和合体滋养细胞弥漫增生，在绒毛周围呈环状分布；早期 CHM 绒毛间质可以有裂隙样血管，但一般无有核红细胞，间质细胞的核碎裂明显。充分发育的 CHM 则血管通常消失伴中央水池形成。PHM 可见正常大小的纤维化绒毛与水肿绒毛混合存在；水肿绒毛较 CHM 小，轮廓不规则，呈扇贝样，典型的中央水池不常见；滋养细胞增生通常局灶且轻微，可表现为增生滋养细胞簇从绒毛表面向外呈放射状排列；部分滋养细胞陷入绒毛间质内形成包涵体；同时可见胚胎发育的证据，如胚胎组织或胎儿、绒毛间质血管内出现有核红细胞等。

根据病理形态学检查有时难以区分 CHM、PHM 与其他非葡萄胎性流产。免疫组化 $p57^{Kip2}$ 染色和染色体核型检查、短串联重复序列（short tandem repeats，STR）检测有助于 CHM、PHM 和非葡萄胎性流产的鉴别诊断[15]。

CHM 占葡萄胎的 80%，多为二倍体核型，以 46，XX 为主（75% ～ 85%），少数为 46，XY，也有罕见的多倍体和非整倍体的报道。目前认为，CHM 按其基因组来源可分为纯合子和杂合子两种，按其发生机制至少有以下 3 种：①空卵单精子受精。②空卵双精子受精。③有丝分裂失败所致的二倍体精子与空卵受精。不同核型可能存在预后差别。PHM 的核型一般为三倍体。通过细胞遗传学、酶学和分子遗传学的研究显示，PHM 三倍体的核型多为 69，XXX、69，XXY 或 69，XYY，其来源为双精子受精或称之为雄异配性三倍体（diandric triploidy）。

$p57^{Kip2}$ 是一个父源印记母源表达基因，CHM 细胞通常表现为滋养细胞和绒毛间质细胞呈 $p57^{Kip2}$ 核染色阴性；而 PHM 和非葡萄胎妊娠中，细胞滋养细胞和绒毛间质细胞呈 $p57^{Kip2}$ 核染色阳性。罕见的双亲来源完全性葡萄胎（biparental CHM，BiCHM）是一种特殊类型的 CHM，约占 CHM 患者的 0.16%。病理形态学与孤雄 CHM 高度相似。然而核型分析显示染色体为双亲来源，但绒毛周围细胞滋养细胞的 p57 免疫组化检查结果仍为阴性。

STR 又称微卫星 DNA，是广泛分布于基因组中的 2 ～ 6 bp 序列的反复重复，富含 A-T 碱基对，个体间具有遗传多态性。聚合酶链反应（polymerase chain reaction，PCR）法对妊娠物及双亲（至少母亲）STR 多态性的检测，可确定妊娠物的基因型，从而确定妊娠物的遗传学起源，以便确认有无父源遗传物质及其比例，从而区分 CHM、PHM 与其他非葡萄胎性妊娠。STR 检测可区别 GTN 与生殖细胞或体细胞起源的非妊娠绒癌，从而为进一步治疗方案的选择提供依据。如检查显示是 GTN，则按照后续 GTN 的化疗方案；如是生殖细胞来源的肿瘤，则按生殖细胞恶性肿瘤选择方案；如果是体细胞来源具有滋养细胞分化的肿瘤，则选择相应的化疗方案。新近研究显示，在持续性或复发性 GTN 的情况下，STR 分析还可帮助鉴别疾病是再次 GTN 还是既往 GTN 的复发[16]。

3. 治疗

HM 一经临床诊断，应尽快予以超声监视下进行清宫术[17]，不推荐药物流产，不推荐首次清宫术时使用宫腔镜。

（1）HM 清宫术

1）术前准备：详细了解患者一般情况及生命体征，完善术前检查，包括血常规、尿常规、血生化检查、甲状腺功能、血型，Rh 阴性血型患者原则上应准备 Rho（D）免疫球蛋白。合并重度妊娠期高血压疾病或心力衰竭者，应积极对症治疗，待病情平稳后予以清宫。此外，术前建立静脉通路，配血并保持静脉通路开放。

2）术中注意事项：①充分扩张子宫颈，从小号扩宫棒依次扩张至 8 号以上，避免宫颈管过紧影响操作，进而减少损伤。术前用物理方法或前列腺素促进子宫颈成熟，不会增加进展为 GTN 的风险[18]。②选用大号吸管，以免葡萄胎组织堵塞吸管而影响操作，如遇葡萄胎组织堵塞吸头，可迅速用卵圆钳钳夹，基本吸净后再用刮匙沿宫壁轻刮 2 ～ 3 周。③建议由有经验的医师进行以上操作。如术中出血多，可给予子宫收缩药物［如甲麦角新碱和（或）前列腺素制剂］，或给予缩宫素（10 U 加至 500 mL 葡萄糖 / 葡萄糖氯化钠中静脉滴注）。缩宫素应在宫口已扩大、开始吸宫后使用，避免因宫口未开时子宫收缩，滋养细胞经挤压后由静脉系统扩散。④由于葡萄胎妊娠时子宫极软，易发生穿孔，建议清宫术在超声监视下进行。目前主张对子宫大小＜妊娠 12 周者，争取一次清净，若高度怀疑葡萄胎组织残留则须再次清宫。此外，清宫后临床疑似 GTN 时，除外子宫肌层侵犯和远处转移，可再次行清宫术。一项前瞻性Ⅱ期临床试验显示[19]，这类患者行二次清宫术后 40% 可避免化疗，且手术并发症低。⑤对于 Rh 阴性血型患者，清宫术后可预防性应用 Rho（D）免疫球蛋白。

3）术后处理：清宫术后，应仔细检查并记录清出物的重量（g）、出血量（mL）、水泡状胎块直径（cm），将吸刮出物送病理检查，有条件者可行葡萄胎组织 STR 检测。注意患者生命体征，观察术后阴道流血及子宫收缩情况。

（2）子宫穿孔的处理：如吸宫开始不久即发现穿孔，应立即停止吸宫操作，同时行腹腔镜或开腹探查，根据患者的年龄及对生育的要求决定手术方式（如剖宫取胎、子宫修补或切除子宫等）。如在葡萄胎已基本吸净后发生穿孔，则应停止操作，严密观察。如无活动性子宫出血，也无腹腔内出血征象，可等待 1 ～ 2 周后复查超声再决定是否再次清宫；如疑有内出血则应尽早手术探查。

（3）卵巢黄素化囊肿的处理：葡萄胎清宫术后，大多数黄素化囊肿均能自然消退，无须处理。若发生囊肿扭转，需及时手术探查。如术中见卵巢血运尚可，可将各房囊内液穿刺吸出，使囊肿缩小自然复位，不需要手术切除卵巢。如血运障碍导致卵巢坏死，则应切除患侧卵巢。

（4）子宫切除术：2019 年的一项 Meta 分析[20] 显示，对于 40 岁以上、无生育要求的葡萄胎患者，可直接行子宫切除术来替代吸宫术。但手术有一定难度，要求由有经验的医师完成，术后仍需密切随访。考虑到子宫切除并不减少远处转移发生的可能性，因此，不建议以此作为葡萄胎吸宫术的首选替代方法。

（5）预防性化疗：葡萄胎清宫术后，建议进行集中化管理及规范随访（详见下文的“随访与监测”），如具备良好的随访条件，预防性化疗并不推荐[21]。对于存在恶变高危因素的葡萄胎患者，并且规律随访困难时，可给予预防性化疗。预防性化疗以单药方案为宜，可选用放线菌素 D（Act-D）、甲氨蝶呤（MTX）［详见“低危 GTN 的单药化疗方案（本书第 14 页）”］。β-hCG 正常后，不再需要巩固化疗。恶变高危因素包括：血 β-hCG ＞ 50 万 IU/L、子宫体积明显大于停经月份或并发黄素化囊肿（尤其是直径＞ 6 cm）时，恶变率可高达 40% ～ 50%。随着年龄的增加，恶变率也将升高，年龄超过 40 岁时，恶变率可达 37%[22]，而超过 50 岁时，可高达 56%。重复性葡萄胎患者，恶变机会增加 3 ～ 4 倍。

4. 随访与监测

葡萄胎清宫术后的 β-hCG 监测至关重要，需随访 β-hCG 到正常水平。CHM 恶变率为 15% ～ 20%，而 PHM 仅为 0.1% ～ 5.0%[23]。因此，严密监测 β-hCG 有助于早期发现持续性 GTN。文献报道，β-hCG 自然降至正常后，不到 1% 的 HM 患者再次出现 β-hCG 升高[24-25]。在 CHM 中，这个概率是 1/406，在 PHM 中为 1/3195[26]。

随访 β-hCG 的频率：葡萄胎排出后，应每周检测血 β-hCG，滴度应呈对数下降，一般在清宫术后 8 ～ 12 周降至正常。血 β-hCG 正常后继续每周监测，持续 3 ～ 4 次，之后每个月监测血 β-hCG 1 次，至少持续 6 个月[27]。最近一项研究显示，清宫术后超过 56 天 β-hCG 水平未恢复正常的 CHM 患者发生葡萄胎后 GTN 的风险要高出 3.8 倍[26]。

HM 患者随访期间应采用可靠方法避孕，避孕方法首选避孕套或口服避孕药[28]。不建议选用宫内节育器[29]，以免穿孔或混淆子宫出血的原因。口服避孕药可抑制内源性黄体生成素（luteinizing hormone，LH）/ 卵泡刺激素（follicle-stimulating hormone，FSH），从而减少 LH/FSH 对低水平 β-hCG 测定时的干扰。葡萄胎清宫术后 6 个月 β-hCG 已降至正常者可妊娠。即使妊娠发生在随访不足 6 个月时，只要孕前 β-hCG 已恢复正常，无须终止妊娠。1 次葡萄胎妊娠后再次葡萄胎妊娠的发生率为 0.6% ～ 2.0%，连续发生葡萄胎后再次发生葡萄胎的风险显著增加。因此，对于葡萄胎后的再次妊娠，应在早孕期行超声和 β-hCG 动态监测，以明确是否为正常妊娠，分娩后也需随访 β-hCG 直至正常。

5. 双胎之一合并 HM 的管理

CHM 与正常胎儿共存（complete hydatidiform mole with co-existing fetus，CHMCF）是一种罕见情况，发生率为 1/（22 000 ～ 100 000）次妊娠，发生率可伴随诱导排卵及辅助生殖技术应用的增加而升高。

细胞遗传学分析对于诊断 CHMCF 至关重要。当无法鉴别 CHMCF 或单胎 PHM 时，应考虑行侵入性产前诊断检查胎儿染色体核型。若胎盘异常（如怀疑胎盘间质发育不良或异常），应考虑行侵入性产前诊断。

CHMCF 患者是否继续妊娠必须充分考虑到患者的意愿、医疗条件及胎儿存活的可能性，应强调多学科讨论和遵循个体化处理的原则。如患者有强烈的生育意愿，应充分告知围产期相关疾病发生风险可能增加；早期流产（40%）和早产（36%）的风险均增加；进展为 GTN 的风险较高，从 15% ～ 20% 增加到 27% ～ 46%[30-31]。妊娠期间应加强产科并发症的监测。终止妊娠时，建议对胎盘行组织学检查，终止妊娠后应密切随访血 β-hCG 水平。

四、侵袭性葡萄胎

葡萄胎后 GTN 包括侵袭性葡萄胎和绒癌，尽管 CHM 早期诊断率明显提高，但发展为葡萄胎后 GTN 的比例似乎没有改变[32]。侵袭性葡萄胎简称侵葡，又称恶性葡萄胎，与良性葡萄胎有所不同。良性葡萄胎的病变局限于子宫腔内，而侵袭性葡萄胎的病变则已侵入肌层或转移到子宫外。侵袭性葡萄胎还可经血液循环转移至阴道、肺，甚至肝脏、脑部，形成转移性葡萄胎。根据转移部位不同，引起的相应症状不同，肝脑转移往往预后不良。

1. 病理特点

侵袭性葡萄胎的病理特点为葡萄胎水肿绒毛侵入肌层、血管或子宫以外的部位，葡萄胎组织的肌层侵袭可以是浅表的，也可以蔓延到或穿透子宫壁，导致穿孔并累及韧带、附件或形成宫旁肿物，肉眼观察，病灶处可见局部出血或有水肿绒毛。镜下见胎盘绒毛和异型增生滋养细胞出现在子宫肌层、血管或远隔部位；绒毛水肿常不显著，滋养细胞增生程度也有较大差异。

如果被检查的部位（子宫或子宫外）不能确切地辨认出绒毛，仅有高度异型增生滋养细胞，则诊断为绒癌更为恰当。为了避免错误归类，必须连续切片，尽可能确认病变组织是否存在绒毛结构。

2. 临床表现

（1）阴道流血：为本病最常见的症状。葡萄胎清宫术后持续异常阴道出血时，应高度警惕侵袭性葡萄胎的可能。

（2）腹痛及腹部包块：子宫病灶增大明显时，可出现下腹疼痛及腹部包块。若病灶突破子宫浆膜层，可引起腹痛加重，甚至发生内出血休克。

（3）其他侵袭转移症状：血 β-hCG 异常升高者，需检查是否合并甲亢和妊娠期高血压疾病；若出现痰中带血或咯血，应警惕肺转移；脑转移患者可出现剧烈头痛、恶心呕吐、视野缺损，甚至偏瘫等神经系统症状；膀胱转移者可出现血尿。

3. 葡萄胎后 GTN 诊断

（1）葡萄胎清除后血 β-hCG 水平呈平台（±10%）达 4 次（第 1 天、第 7 天、第 14 天、第 21 天），持续 3 周或更长。

（2）血 β-hCG 水平连续上升（>10%）达 3 次（第 1 天、第 7 天、第 14 天），持续 2 周或更长。

（3）病理组织学诊断为侵袭性葡萄胎或者绒癌[33]：诊断时需注意排除妊娠物残留和再次妊娠。如不能除外者，建议再次清宫，必要时可行宫腔镜检查。对于有可疑转移的患者，应当行盆腔超声、MRI，肺 CT/ 胸片，当肺部有较大转移病灶时行头颅及腹部 CT、MRI 或超声评估病变转移范围，以确定 FIGO 预后评分和临床分期[33]。PET/CT 在临床分期的评价中没有额外优势，不推荐作为常规检查。

4. 鉴别诊断

侵袭性葡萄胎应与胎盘植入、超常胎盘部位反应、葡萄胎残留，以及绒癌相鉴别。

（1）胎盘植入：主要特征是缺乏底蜕膜，绒毛直接黏附、侵入子宫肌层，但绒毛没有侵袭性葡萄胎特有的水肿性变化，滋养细胞也无明显增生。

（2）超常胎盘部位反应：与侵袭性葡萄胎有时难以区别，尤其是当侵袭性葡萄胎绒毛数量很少时不易识别。超常胎盘部位反应的特征为种植部位型中间型滋养细胞过度增生对子宫内膜和子宫肌层形成广泛的滋养层侵袭，但是缺乏水肿性绒毛。

（3）葡萄胎残留：可导致子宫复旧不良及持续异常子宫出血，超声检查及再次刮宫有助于鉴别早期侵袭性葡萄胎及葡萄胎残留。

5. 治疗

侵袭性葡萄胎或葡萄胎后持续性 GTN 的患者，首选化疗，某些情况下可考虑行手术治疗。手术治疗包括二次清宫和子宫切除术 + 输卵管切除术。

一项Ⅱ期临床研究中[19]，对于没有转移的葡萄胎后持续性 GTN 患者行二次清宫，60 例患者中，26 例（40%）免于化疗。失败的危险因素包括：年龄≤19 岁或≥40 岁；预后评分为 5～6 分。另一项Ⅲ期临床研究[34]比较了二次刮宫是否减少化疗疗程数，结果显示达到完全缓解（complete remission，CR）的化疗疗程在未行二次刮宫组为 4.4 ± 2.2 个疗程，而行二次刮宫组为 3.8 ± 2.3 个疗程（P=0.14），两组患者的复发率相当。因此，对于葡萄胎清宫术后患者，常规的二次清宫不推荐，应认识到，二次清宫的意义更多地在于清除葡萄胎残留。

子宫切除作为初始治疗的作用一直存在争议。法国 GTN 诊治中心回顾性研究结果显示[35]，一线子宫切除后，82.4% 的患者不需化疗（61/72），需化疗的危险因素包括 FIGO 预后评分 5 ～ 6（OR=8.961，95% CI 1.60 ～ 64.96），病理诊断为绒癌（OR=14.295，95% CI 1.78 ～ 138.13）。虽然有些研究认为，对无生育要求的葡萄胎后 GTN 患者可选择子宫切除，但这些患者术后仍需接受化疗。因此，本指南中，不推荐子宫切除术作为侵袭性葡萄胎的首选治疗方案。

对于存在转移性疾病、组织病理学确诊绒癌或有子宫外病灶的证据，根据 GTN 临床分期和治疗建议进行管理（根据风险 / 预后评分进行分层治疗）。

化疗见下文“绒毛膜癌”。

五、绒毛膜癌

绒癌由绒毛滋养细胞恶变发展而来，是一种高度恶性的滋养细胞肿瘤，其特点是滋养细胞失去了原来的绒毛或葡萄胎结构，侵入子宫肌层，造成局部严重破坏，并可转移至其他任何部位。绝大多数绒癌继发于正常或不正常的妊娠之后，也称为“妊娠性绒癌”，主要发生于育龄妇女。

1. 病理特点

大体上常为暗红色出血性肿块，伴不同程度坏死。镜下成片异型增生的滋养细胞浸润正常组织并破坏血管，肿瘤细胞大多数呈双相分化，可见细胞滋养细胞和合体滋养细胞混合存在，并可见不等量的中间型滋养细胞。肿瘤中央出血坏死，仅在周边见肿瘤细胞存活。肿瘤内部缺乏新生血管，可见由合体滋养细胞围绕形成的血池。肿瘤内通常没有绒毛组织。

2. 临床表现

（1）前次妊娠：绒癌可继发于不同的妊娠，包括葡萄胎（50%）、足月妊娠或早产（25%）、输卵管妊娠或流产（25%）。前次妊娠至发病间隔时间不定，有的妊娠开始即可发生绒癌，也有报道间隔期可长达 18 年。

（2）症状和体征：常见症状为葡萄胎排空、流产或足月产后出现异常子宫出血。滋养细胞肿瘤具有嗜血管性特点。因此，转移性病变常伴出血。如阴道转移瘤破裂可发生阴道大出血；若发生肺转移，可出现咯血、胸痛及憋气等症状；若发生脑转移，可表现为头痛、呕吐、抽搐、偏瘫甚至昏迷等。长期阴道流血者可发生严重贫血，继发感染，甚至恶病质。

（3）妇科检查：合并出血时可发现阴道有暗红色分泌物，

双合诊子宫增大、柔软、形状不规则，有时可触及宫旁两侧子宫动脉明显搏动，并可触到像“猫喘样”的血流漩涡感觉（此征象是因宫旁组织内有转移瘤或动静脉瘘的形成）。怀疑宫旁动静脉瘘时，应考虑行盆腔 MRI 评估病情，在临床处理时要警惕大出血的可能。

（4）辅助检查：建议复查血常规及肝肾功能、甲状腺功能和 β-hCG。如果仅为 β-hCG 轻度升高而无影像学疾病证据，需要考虑可能为 LH 交叉反应或幻影 hCG[36]。若 β-hCG 升高而高糖基化 hCG 正常则可能为静止期 GTN，不需要立即进一步治疗。

诊断恶性滋养细胞肿瘤后，应评估盆腔病变的范围，是否存在转移病灶。盆腔影像学检查包括盆腔超声或 MRI 检查。应检查胸部 CT 以明确是否存在肺转移。如存在肺转移，进一步行腹部 CT 增强扫描（或 MRI，如有造影剂禁忌），以及脑部 MRI（首选）或增强 CT。由于存在出血风险，尽量不对下生殖道的可见病变进行活检。

3. 诊断

如葡萄胎排空后或流产、足月分娩、异位妊娠后出现阴道流血和（或）转移灶及其相应症状和体征，应考虑 GTN 可能。GTN 可在没有组织学诊断的情况下，而仅根据临床表现做出诊断。β-hCG 水平变化是临床诊断的主要依据，影像学证据是重要的辅助诊断方法，但不是必需的。当可以获取组织时，应进行病理组织学诊断。病理组织若在子宫肌层内或子宫外转移灶组织中见到绒毛或退化的绒毛阴影，则诊断为侵袭性葡萄胎；若仅见成片增生的滋养细胞浸润及出血坏死，未见绒毛结构，则诊断为绒癌。

（1）葡萄胎后 GTN 诊断标准[33]：①升高的血 β-hCG 水平呈平台（±10%）达 4 次（第 1 天、第 7 天、第 14 天、第 21 天），持续 3 周或更长。②血 β-hCG 水平连续上升（＞10%）达 3 次（第 1 天、第 7 天、第 14 天）持续 2 周或更长。③病理组织学诊断为侵袭性葡萄胎或者绒癌。

（2）非葡萄胎后 GTN（绒癌）诊断标准：①流产、足月产、异位妊娠终止后 4 周以上，血 β-hCG 水平持续在高水平，或曾经一度下降后又上升，已排除妊娠物残留或排除再次妊娠。②组织学诊断为绒癌。

4. 临床分期及预后评分标准

根据临床表现、体征、辅助检查明确诊断后，应根据目前 FIGO 分期和预后评分系统对 GTN 进行分期和预后评分。FIGO 分期基于肿瘤的部位和范围［详见“恶性滋养细胞肿瘤的临床分期及预后评分系统（本书第 7 页）”］。

目前应用的于 2000 年审定并通过的 FIGO 预后评分标准改自 WHO 分类，后者纳入了 Bagshawe 预后评分系统的预后因素[37]，包含了分期之外的疾病程度及预后危险因素［详见“恶性滋养细胞肿瘤的临床分期及预后评分系统（本书第 7 页）”］。

诊断时分期与评分系统相结合，更有利于患者对治疗方案的分层选择及对预后的评估。根据每项评分的总和，即 FIGO 预后评分，可分为低危 GTN（≤ 6 分）和高危 GTN（＞ 6 分）。TMN 分期在 GTN 中很少应用。此预后评分系统不适用于中间型滋养细胞肿瘤（包括 ETT 和 PSTT）。

六、侵袭性葡萄胎及绒毛膜癌的治疗原则及方案

治疗原则以化疗为主，辅以手术和放疗等其他治疗手段。治疗方案的选择根据 FIGO 分期、预后评分、年龄、对生育的要求和经济情况等综合考虑，实施分层或遵循个体化治疗的原则。

1. 低危 GTN

低危 GTN 指 FIGO 预后评分 ≤ 6 分者，首选 MTX 或 Act-D 单药化疗。

（1）一线治疗：首选单药化疗。单药方案在下列患者中成功率更高：预后评分 0 ～ 4 分、末次妊娠为葡萄胎、病理诊断为非绒癌的患者。常用的一线药物有 MTX 和 Act-D。常用单药方案见“低危 GTN 的单药化疗方案（本书第 14 页）”。目前尚无推荐某种单药或哪种给药方案优于其他方案。2016 年的 Meta 分析纳入 6 个随机对照试验（randomized controlled trial，RCT）研究、577 例低危 GTN 患者，结果显示[38-39]Act-D 似乎比 MTX 的初始疗效更好（*RR*=0.65，95% *CI* 0.57 ～ 0.75），一线用 MTX 似乎比 Act-D 失败风险高，证据等级是中等（*RR*=3.55，95% *CI* 1.81 ～ 6.95；I^2= 61%）（中等质量证据）。然而，以上资料有 55% 的数据来自 MTX 单周肌肉注射方案（这一方案的疗效较 MTX 5 天或 8 天方案差）。一项 Ⅲ 期 RCT（NCT01535053）比较了 Act-D 脉冲给药与 MTX 多天给药方案[40]，结果显示 Act-D 脉冲给药的初始缓解率为 79%（22/28 例），而 MTX 多天给药方案为 88.5%（23/26 例，5 天优于 8 天），总体生存质量评分相似。脱发在 Act-D 组更常见，而黏膜炎则多见于 MTX 组，没有患者需联合化疗或挽救性手术才能达到缓解。但该研究由于样本量不足而提前终止，并不足以证明 MTX 方案优于 Act-D。

目前 Act-D 的推荐给药方案包括 5 天静脉方案（10 ～ 12 μg/kg 或 0.5 mg 固定剂量静脉滴注，每天 1 次，每 2 周重复 1 次）或脉冲给药（1.25 mg/m^2，单次最大剂量 2 mg，静脉滴注，每 2 周重复 1 次）。Act-D 5 天方案一线治疗的缓解率为 77% ～ 94%，脉冲给药的缓解率为 69% ～ 90%[41]。MTX 单药化疗方案有效率为 69% ～ 80%，目前推荐的方案包括 MTX 与亚叶酸交替用药 8 日方案（MTX 第 1 天、第 3 天、第 5 天、第 7 天，50 mg 肌肉注射；亚叶酸 15 mg 肌肉注射或口服，第 2 天、第 4 天、第 6 天、第 8 天；每 2 周重复 1 次）和 MTX

5 天方案（0.4 mg/kg 静脉滴注或肌肉注射，每天 1 次，每 2 周重复 1 次）。5 天方案的初始缓解率为 87% ～ 93%，8 天交替方案的初始缓解率为 74% ～ 93%。

由于疗效较差而不再推荐的 MTX 使用方案，包括 MTX 脉冲式静脉滴注方案。荟萃分析认为，MTX 周疗方案效果较差。但是，MTX 周疗方案中，药物用量范围较大（30 ～ 50 mg/m^2），使用 30 mg/m^2 时，缓解率为 49% ～ 63%。Hasanzadeh 等 [42] 临床研究中，使用 50 mg/m^2 MTX 时，CR 率为 74%，并且不良反应没有明显增加。既往低危 GTN 患者一线单药可替代方案包括依托泊苷 [43] 和氟尿嘧啶 [44]，但由于副作用较多且不利于管理，目前已不再推荐。

在低危 GTN 中，FIGO 评分 5 ～ 6 分的患者是否选择单药化疗作为首选治疗是值得讨论的问题。Osborne 等 [45] 的前瞻性Ⅲ期临床试验包括 216 例患者，数据显示评分为 5 ～ 6 分时，Act-D 与 MTX 周疗（30 mg/m^2）方案的 CR 率分别降至 44.4% 和 12.5%。Hasanzadeh 等 [42] 对 MTX 静脉周疗（50 ～ 75 mg/m^2）方案的前瞻性研究中，5 ～ 6 分患者的 CR 率明显降低，尤其是 6 分的患者，CR 率只有 12.5%。英国 Charing Cross 医院的研究 [46] 和美国西北大学滋养细胞疾病中心 [47] 的数据均反映了相似的发现，即随着 FIGO 评分的提高，MTX 单药化疗的成功率呈下降趋势，特别在 5 ～ 6 分患者中。

关于单药化疗的耐药风险，美国西北大学滋养细胞疾病中心的研究 [47] 指出，病理诊断为绒癌、治疗前 hCG 值超过 1 万 mIU/mL，以及 FIGO 预后评分的提高均为关键的高危因素。此外，北京协和医院的研究 [48] 也显示，FIGO 评分 ≥ 5 分、化疗前 β-hCG ≥ 4000 IU/L，以及宫体侵袭性病灶的存在与耐药风险增加有关。Sheffield 滋养细胞疾病中心的回顾性队列研究 [49] 证实，在 FIGO 评分为 6 分的患者中，高达 81% 的患者对单药化疗耐药。

Braga 等在 2021 年的多中心队列研究中 [50] 提出，对于预后评分为 5 ～ 6 分者，“病理诊断为绒癌”和“生殖系统外转移”是化疗耐药的重要预测因素。对于不存在这两项危险因素者，hCG ≥ 41 万 IU/L 时应考虑联合化疗；若存在其中一种危险因素，当 hCG ≥ 15 万 IU/L 时建议联合化疗；若两项危险因素均存在，则直接考虑联合化疗。

因此，针对 FIGO 评分为 5 ～ 6 的低危 GTN 患者，尤其存在其他高风险因素时，本指南推荐直接采用高危组患者的联合化疗方案作为初始治疗方法。

（2）一线治疗期间的监测 / 疗效评估：从首次化疗开始，每周检测 1 次 β-hCG，每个疗程后评估化疗疗效。β-hCG 正常后巩固化疗 2 ～ 3 个疗程。对于 β-hCG 正常而影像学异常的患者不建议继续化疗。研究表明，巩固化疗 2 个疗程的复发率为 8.3%，巩固化疗 3 个疗程的复发率为 4%[51]。

治疗后随访：应包括每月监测 β-hCG，持续 1 年，同时避孕（首选口服避孕药）。

单药化疗耐药的定义[52]：原发耐药指在开始应用单药化疗的前两个疗程即出现β-hCG升高或平台（下降＜10%）；继发耐药指开始化疗时有效，随后的化疗过程中β-hCG呈现平台或升高。

（3）二线治疗：9%～33%的低危GTN患者首次单药化疗后会产生耐药或对化疗方案不耐受。尚无关于低危GTN二线治疗的RCT循证医学证据，但一般证据和共识均支持，当出现以下情况时可更换为另一种单药化疗方案：①当对第1种单药化疗有反应，但因毒性反应无法耐受化疗时。②如出现单药耐药，β-hCG呈现平台且＜300 U/L。若出现以下情况则建议更换联合化疗方案：①如β-hCG呈现平台且＞300 U/L，或β-hCG升高。②出现新病灶。③对两种单药化疗均反应不佳。可选择的联合化疗方案包括FAV方案、AE方案或EMA/CO方案（依托泊苷、MTX和Act-D，与环磷酰胺和长春新碱交替用药）。

对于一线治疗耐药的患者，如存在局限于子宫的病灶，根据患者是否有生育需求可考虑选择化疗同时行子宫病灶切除或子宫切除术＋输卵管切除术。

（4）二线治疗期间的监测/疗效评估：对二线单药和联合化疗患者，应每周监测一次β-hCG水平，如β-hCG水平呈现平台或上升，则需增加检测频率。如患者在连续两个化疗疗程后β-hCG呈平台或β-hCG在1个疗程后升高，需再次评估病变范围，更改治疗方案，必要时可联合手术治疗。

2. 高危GTN

高危GTN指预后评分＞6分或FIGO Ⅳ期患者。治疗原则：以联合化疗为主，必要时结合手术、放疗等其他治疗。高危GTN治愈率可达90%，包括几乎所有仅有肺部或阴道转移灶的患者，以及70%的Ⅳ期患者。肝转移和脑转移与不良结局相关，尤其同时发生肝脑转移者。随着高危GTN的治疗进展，目前这些患者的预后已有所改善。

（1）高危GTN的初始治疗：高危GTN化疗方案首选EMA/CO方案或以5-氟尿嘧啶（5-FU）/氟尿苷（FUDR）为主的联合化疗方案。EMA/CO方案（依托泊苷、MTX、Act-D、环磷酰胺和长春新碱）初次治疗高危转移病例的CR率及远期生存率均在90%以上，最常见的不良反应为骨髓抑制，其次为肝肾毒性。由于粒细胞集落刺激因子（granulocyte colony-stimulating factor，G-CSF）的骨髓支持和预防肝肾毒性药物及止吐药物的支持，多药联合化疗方案的计划化疗剂量强度可得到保证。

在中国GTN相对高发，在治疗高危病例方面也取得了丰富的经验，以5-FU/FUDR为主的联合化疗方案包括FAV（5-FU/FUDR、Act-D和长春新碱）和FAEV（5-FU/FUDR、Act-D、依托泊苷和长春新碱），治疗高危和耐药GTN的CR

率达 80% 以上。前瞻性临床研究显示[53]，FAEV 方案与 EMA/CO 方案具有同样的疗效，且副作用不增加。由于不同地区医疗条件存在差异，其他化疗方案可依据各地区医疗条件及可选择的药物进行选择，常见联合化疗方案具体药物及剂量见“高危 GTN 的联合化疗方案（本书第 15 ～ 17 页）”。

停止化疗指征：β-hCG 正常后再巩固化疗 3 ～ 4 个疗程。

（2）超高危 GTN 的治疗：超高危 GTN 指的是 FIGO 预后评分≥ 13 分，或伴有肝、脑或广泛转移的高危病例[54]。可直接选择 EMA/EP 等二线方案[55]。但对于一些广泛转移的患者，如一开始就采用标准多药联合化疗，可能造成肿瘤坏死出血、代谢性酸中毒、感染性败血症，甚至多器官衰竭，可导致患者早期死亡（即 4 周内死亡）。为改善这部分超高危 GTN 患者的结局，可在标准化疗前先采用低剂量的诱导化疗，如 EP 方案[56]（依托泊苷 100 mg/m^2 和顺铂 20 mg/m^2，2 天，每周 1 次共 1 ～ 3 周）或 AE 方案[57]（Act-D 500 μg 和依托泊苷 100 mg/m^2，3 天，疗程间隔 2 周），肿瘤负荷下降，病情缓解后，转为标准化疗方案。血 β-hCG 正常后巩固治疗 3 ～ 4 个疗程。

（3）中枢神经系统转移的管理：对于存在中枢神经系统（central nervous system，CNS）转移的患者，推荐增加相应的治疗。一些患者可能需紧急干预以控制颅内出血或颅压升高[58]。葡萄胎后 GTN 的 CNS 转移率较低，但约 20% 的绒癌患者有 CNS 受累。EMA/CO 方案化疗时应给予改良方案，包括将原有 MTX 300 mg/m^2 的剂量增加到 1000 mg/m^2，并在开始输注 MTX 24 小时后，每 6 小时加用 15 mg 亚叶酸，共 4 次[58]。

脑转移患者也可考虑立体定向放射治疗（stereotactic radiotherapy，SRT）或全脑放疗[59]，加或不加鞘内注射 MTX。脑转移患者的治愈率为 50% ～ 80%。治愈率主要取决于患者的症状、脑转移灶数、大小和部位[60]。

（4）初始治疗期间的监测 / 疗效评估：高危 GTN 一线治疗期间的监测和疗效评估与低危 GTN 相同。一线化疗反应良好但随后 β-hCG 出现持续低水平（平台期）、不完全缓解，以及缓解后复发患者需进一步治疗［即挽救化疗和（或）辅助手术］。

3. 耐药和复发高危 GTN 的处理

约 20% 的高危患者一线治疗后未达 CR 或缓解后复发[61]。

耐药标准：目前尚无公认的耐药标准。一般认为，对于高危患者的联合化疗，化疗过程中出现如下现象应考虑为耐药：经连续 2 个疗程化疗后，血清 β-hCG 未呈对数下降或呈平台（下降＜ 10%）甚至上升，或影像学检查提示肿瘤病灶不缩小甚至增大或出现新的病灶。

复发标准：治疗后血清 β-hCG 连续 3 次阴性、1 个月后出现血 β-hCG 升高（除外妊娠）或影像学检查发现新病灶。

耐药和复发 GTN 患者应再次完善辅助检查（包括胸部及腹部 CT，盆腔及脑部 MRI），必要时可行 PET/CT 检查[62]。

治疗前需重新进行临床分期与预后评分。需进行综合治疗。

（1）可选择的化疗方案：包括 FAEV、EMA/EP、ICE（依托泊苷、异环磷酰胺和卡铂）、VIP（依托泊苷、异环磷酰胺和卡铂）、TE/TP（紫杉醇、依托泊苷 / 紫杉醇、顺铂）、BEP（博来霉素、依托泊苷、顺铂）等。此外，TIP（紫杉醇、异环磷酰胺和顺铂）方案可作为生殖细胞肿瘤的挽救性化疗方案，包括含绒癌成分的肿瘤[63]，具体用法见“其他联合化疗方案（本书第 17 页）”。动脉灌注化疗可提高耐药、复发患者的疗效。停止化疗指征仍为血 β-hCG 正常后再巩固化疗 3 ～ 4 个疗程。不良预后因素包括挽救治疗开始时高水平的 β-hCG、更多的转移部位、转移至肺和阴道以外的部位（Ⅳ期），以及 FIGO 评分大于 12 分。

（2）其他潜在有效的治疗方案：对于多药耐药的患者，其他可考虑方案包括大剂量化疗联合自体干细胞移植[64-65]、免疫治疗和靶向治疗等。

多项研究证实，PD-L1 在 GTN 组织中广泛表达。帕博利珠单抗（pembrolizumab）是一种抑制程序性细胞死亡受体 -1（PD-1）的单克隆抗体，该蛋白作为检查点蛋白，可调节多种免疫细胞，包括具有潜在抗肿瘤活性的 T 细胞。目前该药的疗效报道多数来自个案报道，截至 2022 年初，综合 Ghorani 等[66]、Huang 等[67]报道的 6 个应用帕博利珠单抗治疗的耐药绒癌病例[68-70]均获得 CR。阿维鲁单抗（avelumab）是一种 PD-L1 抑制剂，在前瞻性 TROPHIMMUN 研究（NCT03135769）的队列 2 中[71]，针对化疗耐药高危组 GTN 患者，给予阿维鲁单抗治疗，结果 7 例患者（4 例绒癌、1 例 PSTT、1 例 ETT、1 例混合型）中只有 1 例获得 CR，6 例患者均对阿维鲁单抗耐药，该试验因无效而停止。1 ～ 2 级治疗相关不良事件发生率为 57.1%，最常见的是疲劳（42.9%），其次是恶心、腹泻、输液相关反应、肌肉疼痛、眼睛干涩（各 14.3%）。3 例患者发生严重不良反应，包括 2 例出现脑出血，1 例因子宫出血急诊手术。

中国的一项卡瑞利珠单抗联合甲磺酸阿帕替尼治疗复发 / 耐药 GTN 的Ⅱ期单臂临床研究结果显示，20 例多线化疗耐药患者，使用卡瑞利珠单抗联合甲磺酸阿帕替尼治疗的客观缓解率（ORR）为 55%，其中 CR 为 50%（10/20）[72]。所有 CR 患者无复发。治疗的不良反应可接受，最多见的不良反应是高血压和骨髓抑制，没有严重不良事件发生。2023 年北京协和医院牵头发表的多中心回顾性研究[73]结果显示，对于多线化疗耐药的患者，化疗联合 PD-1/PD-L1 抑制剂，CR 率为 87%（27/31），整体 ORR 为 96%（30/31）。综上，对于高危耐药 / 复发的 GTN 患者，可选择化疗联合 PD-1/PD-L1 抑制剂（帕博利珠单抗、卡瑞利珠单抗）或 PD-1/PD-L1 抑制剂（帕博利珠单抗或卡瑞利珠单抗）联合小分子抗血管生成药物（甲磺酸阿帕替尼）治疗复发、耐药的 GTN 患者。

（3）手术治疗：手术作为辅助治疗，当发生肿瘤浸润导致致命性出血及化疗耐药病灶等特定情况时应用。手术指征及手术时间的选择在高危耐药和复发患者治疗中非常重要。

耐药性 GTN 患者的手术指征：患者一般情况好，可耐受手术；转移灶为孤立的可切除病灶；无手术切除部位以外的活跃性转移灶；术前血清 β-hCG 应尽可能接近正常水平。

七、中间型滋养细胞肿瘤

中间型滋养细胞肿瘤（intermediate trophoblastic tumors，ITT），包括 PSTT 和 ETT，来源于绒毛外滋养细胞（即中间型滋养细胞）恶变。ITT 约占 GTN 病例的 1%，由于病例数少，对其生物学行为和治疗方案的研究均来自回顾性病例或者队列报道，缺乏高级别的证据。这些肿瘤通常发生在妊娠后数月至数年，可能继发于任何类型的妊娠。遗传性起源的研究[74]显示，ITT 的前次妊娠中 64% 为足月产，21% 为葡萄胎，15% 为其他妊娠。

1. 病理特点

ITT 的确诊依靠组织病理学诊断，大部分患者可通过刮宫标本做出组织病理学诊断，但要全面、准确判断细胞侵入子宫肌层的深度和范围，必须依靠手术切除的子宫标本。

（1）PSTT：大体主要为息肉样、内生性肿块或弥漫型病变。边界欠清，切面黄褐色，可见灶性出血坏死。镜下见圆形或多角形中间型滋养细胞呈大小不等的巢状弥散分布于平滑肌肌束间，呈浸润性生长，肿瘤细胞常围绕血管壁生长，但一般不破坏血管壁的完整性。免疫组化染色显示 PSTT 弥漫表达种植部位滋养细胞的标记 HPL、Mel-CAM（CD146）等，而 hCG 染色仅局灶阳性。

（2）ETT：肿瘤常在子宫形成结节状隆起，边界较清，局灶可见明显浸润。大体见实性、褐色或黄色肿块，可见灶性出血、坏死。镜下见相对单一的上皮样肿瘤细胞呈巢状、条索状或团块状排列，肿瘤内常见地图样坏死。免疫组化染色显示 ETT 弥漫表达 p63，仅灶性表达 HPL、CD146。超过 50% 的 ETT 细胞表达 cyclin E。ETT 通常累及子宫下段和宫颈管，由于其呈上皮样组织类型且表达 p63，可能与宫颈鳞状细胞癌相混淆。

2. 临床表现及辅助检查

PSTT 和 ETT 通常生长缓慢，在原发肿瘤出现数月或数年后发生转移，经常表现为异常子宫出血或停经。

大多数 ITT 分泌 β-hCG，但是与其他类型的 GTN 相比，β-hCG 水平明显较低。因此，对于这些 GTN 亚型，β-hCG 并非有效的监测指标。约 30% 的患者诊断时存在转移，最常见转移部位是肺部。影像学检查均缺乏特异性，超声、MRI、CT 等检查可用于辅助诊断。

3. 高危因素

一般认为，当出现下列情况之一者为高危 PSTT，预后不良[7, 75]：①核分裂象＞5 个 /10 HPF。②距前次妊娠时间＞2 年。③子宫外转移。④深肌层浸润、淋巴脉管间隙浸润、弥漫坏死。也有报道，FIGO 晚期、病程大于 4 年及出现胞浆透亮的肿瘤细胞是独立不良预后因素。

ETT 虽然生长缓慢，但相比 PSTT 而言其恶性程度明显升高，一旦出现转移或复发，常常治疗效果不好。不良预后因素包括：FIGO 分期晚[76]；存在子宫多发病灶，侵及子宫全层并累及浆膜层；细胞低分化，细胞异型、核分裂指数高或存在血管侵袭等[77]。子宫外病灶要进一步区分，子宫外的盆腔种植性病灶的预后要好于经血行转移的病灶（如肺转移）。

4. 治疗方案

相对而言，ITT 对化疗不敏感，手术干预是 ITT 的主要治疗手段。PSTT 和 ETT 的治疗主要取决于是否有远处转移，以及是否合并有高危因素。对于无转移的 Ⅰ 期患者，生存率约为 100%，而存在转移时，生存率为 50% ～ 60%。随着铂类为基础的化疗方案应用的增加，提高了有不良预后因素（如与末次已知妊娠间隔≥ 48 个月）的 ITT 患者的总生存率。

对无转移性疾病（Ⅰ期）的患者，推荐子宫及输卵管切除术。年轻妇女若病灶局限于子宫，卵巢外观正常，可保留卵巢。淋巴结转移率目前无相关报道，是否在手术中行淋巴结活检需根据术前影像学检查及术中探查结果决定。对于存在转移的患者，尤其孤立性肺转移者，应行转移病灶切除术。

化疗主要作为高危患者子宫切除后的辅助治疗，应选择联合化疗，可选的化疗方案包括 FAEV、EMA/CO、EMA/EP 和 TP/TE 等。对于有远处或广泛转移的患者，高强度化疗可能有一定作用[78]。化疗的疗程数同高危 GTN。

保留生育功能治疗：对年轻、渴望生育、低危且病灶局限的 PSTT 患者，可在充分知情同意的前提下，采用彻底刮宫、子宫病灶切除和（或）联合化疗等方法[79]。病变弥漫者不适用保守性治疗。保守性治疗后若出现持续性子宫病灶和血 β-hCG 水平异常，则应考虑子宫切除术。考虑到 ETT 具有较强的侵袭行为和对化疗的不敏感性，目前不推荐对其行保留生育功能的手术。

5. 随访和监测

内容基本同 GTN，但由于血 β-hCG 水平多数正常或轻度增高，把 β-hCG 作为监测 ITT 的肿瘤标记物不够可靠。影像学检查更为重要。有条件的医疗单位可选择盆腔增强 MRI 检查。随访时限同 GTN。

6. 小结

GTD 是罕见疾病，临床上需与妊娠相关疾病进行鉴别。

良性葡萄胎一经诊断，应尽快行清宫术，术后规范随访血β-hCG。GTN 则根据 FIGO 预后评分予以分层治疗，低危 GTN 首选 MTX 或 Act-D 单药化疗。高危 GTN 选择以化疗为主的综合治疗，化疗方案首选 EMA/CO 方案或以 5- 氟尿嘧啶（5-FU）/ 氟尿苷（FUDR）为主的联合化疗。GTN 可通过化疗治愈，耐药、复发和超高危 GTN 患者需 MDT 多学科制定治疗策略。中间型 GTN 采取以手术为主的综合治疗。随着 GTD 诊疗的进展，中华医学会妇科肿瘤学分会对 GTD 诊疗指南进行更新，旨在规范诊疗。

参考文献

[1] EYSBOUTS Y K，BULTEN J，OTTEVANGER P B，et al. Trends in incidence for gestational trophoblastic disease over the last 20 years in a population-based study[J].Gynecol Oncol，2016，140（1）：70-75.

[2] Management of Gestational Trophoblastic Disease：Green-top Guideline No.38-June2020[J].BJOG，2021，128（3）：e1-e27.

[3] WAIRACHPANICH V，LIMPONGSANURAK S，LERTKHACHONSUK R.Epidemiology of hydatidiform moles in a tertiary hospital in thailand over two decades：impact of the national health policy[J].Asian Pac J Cancer Prev，2015，16（18）：8321-8325.

[4] YAMAMOTO E，NISHINO K，NIIMI K，et al. Epidemiologic study on gestational trophoblastic diseases in Japan[J].J Gynecol Oncol，2022，33（6）：e72.

[5] LUND H，VYBERG M，ERIKSEN H H，et al. Decreasing incidence of registered hydatidiform moles in Denmark 1999-2014[J].Sci Rep，2020，10（1）：17041.

[6] NGAN H Y S，SECKL M J，BERKOWITZ R S，et al. Diagnosis and management of gestational trophoblastic disease：2021 update[J].Int J Gynaecol Obstet，2021，155（Suppl 1）：86-93.

[7] GADDUCCI A，CARINELLI S，GUERRIERI M E，et al. Placental site trophoblastic tumor and epithelioid trophoblastic tumor：clinical and pathological features，prognostic variables and treatment strategy[J].Gynecol Oncol，2019，153（3）：684-693.

[8] WHO Classification of Tumours Editorial Board. Female genital Tumours[M]. 5th ed. Lyon：World Health Organization，2020.

[9] 向阳 . 宋鸿钊滋养细胞肿瘤学 [M].4 版 . 北京：人民卫生出版社，2020.

[10] KILLICK S，COOK J，GILLETT S，et al. Initial presenting features in gestational trophoblastic neoplasia：does a decade make a difference？ [J]. J Reprod Med，2012，57（7-8）：279-282.

[11] SAVAGE J L，MATUREN K E，MOWERS E L，et al. Sonographic diagnosis of partial versus complete molar

pregnancy: a reappraisal[J].J Clin Ultrasound, 2017, 45(2): 72–78.

[12] JAUNIAUX E, MEMTSA M, JOHNS J, et al. New insights in the pathophysiology of complete hydatidiform mole[J]. Placenta, 2018, 62: 28–33.

[13] SHAABAN A M, REZVANI M, HAROUN R R, et al. Gestational trophoblastic disease: clinical and imaging features (1) [J]. Radiographics, 2017, 37 (2): 681–700.

[14] BENSON C B, GENEST D R, BERNSTEIN M R, et al. Sonographic appearance of first trimester complete hydatidiform moles[J].Ultrasound Obstet Gynecol, 2000, 16 (2): 188–191.

[15] RONNETT B M.Hydatidiform moles: ancillary techniques to refine diagnosis[J].Arch Pathol Lab Med, 2018, 142 (12): 1485–1502.

[16] BUZA N, HUI P.Genotyping diagnosis of gestational trophoblastic disease: frontiers in precision medicine[J].Mod Pathol, 2021, 34 (9): 1658–1672.

[17] ELIAS K M, BERKOWITZ R S, HOROWITZ N S.State-of-the-art workup and initial management of newly diagnosed molar pregnancy and postmolar gestational trophoblastic neoplasia[J].J Natl Compr Canc Netw, 2019, 17 (11): 1396–1401.

[18] FLAM F, LUNDSTROM V, PETTERSSON F.Medical induction prior to surgical evacuation of hydatidiform mole: is there a greater risk of persistent trophoblastic disease? [J]. Eur J Obstet Gynecol Reprod Biol, 1991, 42 (1): 57–60.

[19] OSBORNE R J, FILIACI V L, SCHINK J C, et al. Second curettage for low-risk nonmetastatic gestational trophoblastic neoplasia[J].Obstet Gynecol, 2016, 128 (3): 535–542.

[20] ZHAO P, LU Y, HUANG W, et al. Total hysterectomy versus uterine evacuation for preventing post-molar gestational trophoblastic neoplasia in patients who are at least 40 years old: a systematic review and meta-analysis[J].BMC Cancer, 2019, 19 (1): 13.

[21] JIAO L, WANG Y, JIANG J, et al. Centralized surveillance of hydatidiform mole: 7-year experience from a regional hospital in China[J].Int J Gynecol Cancer, 2022, 32 (2): 147–152.

[22] ELIAS K M, SHONI M, BERNSTEIN M, et al. Complete hydatidiform mole in women aged 40 to 49 years[J].J Reprod Med, 2012, 57 (5–6): 254–258.

[23] WOLFBERG A J, BERKOWITZ R S, GOLDSTEIN D P, et al. Postevacuation hCG levels and risk of gestational

trophoblastic neoplasia in women with complete molar pregnancy[J].Obstet Gynecol，2005，106（3）：548-552.

[24] SCHMITT C，DORET M，MASSARDIER J，et al. Risk of gestational trophoblastic neoplasia after hCG normalisation according to hydatidiform mole type[J].Gynecol Oncol，2013，130（1）：86-89.

[25] BRAGA A，MAESTA I，MATOS M，et al. Gestational trophoblastic neoplasia after spontaneous human chorionic gonadotropin normalization following molar pregnancy evacuation[J].Gynecol Oncol，2015，139（2）：283-287.

[26] COYLE C，SHORT D，JACKSON L，et al. What is the optimal duration of human chorionic gonadotrophin surveillance following evacuation of a molar pregnancy?A retrospective analysis on over 20，000 consecutive patients[J]. Gynecol Oncol，2018，148（2）：254-257.

[27] SEBIRE NJ，FOSKETT M，SHORT D，et al. Shortened duration of human chorionic gonadotrophin surveillance following complete or partial hydatidiform mole：evidence for revised protocol of a UK regional trophoblastic disease unit[J]. BJOG，2007，114（6）：760-762.

[28] DEICAS R E，MILLER D S，RADEMAKER A W，et al. The role of contraception in the development of postmolar gestational trophoblastic tumor[J].Obstet Gynecol，1991，78（2）：221-226.

[29] SHEN Y，WAN X，XIE X.A metastatic invasive mole arising from iatrogenic uterus perforation[J].BMC Cancer，2017，17（1）：876.

[30] LIN LH，MAESTA I，BRAGA A，et al. Multiple pregnancies with complete mole and coexisting normal fetus in North and South America：a retrospective multicenter cohort and literature review[J].Gynecol Oncol，2017，145（1）：88-95.

[31] SEBIRE N J，FOSKETT M，PARADINAS F J，et al. Outcome of twin pregnancies with complete hydatidiform mole and healthy co-twin[J].Lancet，2002，359（9324）：2165-2166.

[32] SUN S Y，MELAMED A，GOLDSTEIN D P，et al. Changing presentation of complete hydatidiform mole at the New England Trophoblastic Disease Center over the past three decades：does early diagnosis alter risk for gestational trophoblastic neoplasia？[J]. Gynecol Oncol，2015，138（1）：46-49.

[33] NGAN HYS，SECKL M J，BERKOWITZ R S，et al. Update on the diagnosis and management of gestational trophoblastic disease[J].Int J Gynaecol Obstet，2018，143（Suppl 2）：

79–85.

[34] HEMIDA R, VOS EL, EL-DEEK B, et al. Second uterine curettage and the number of chemotherapy courses in postmolar gestational trophoblastic neoplasia: a randomized controlled trial[J].Obstet Gynecol, 2019, 133 (5): 1024–1031.

[35] BOLZE P A, MATHE M, HAJRI T, et al. First-line hysterectomy for women with low-risk non-metastatic gestational trophoblastic neoplasia no longer wishing to conceive[J].Gynecol Oncol, 2018, 150 (2): 282–287.

[36] ROTMENSCH S, COLE L A.False diagnosis and needless therapy of presumed malignant disease in women with false-positive human chorionic gonadotropin concentrations[J]. Lancet, 2000, 355 (9205): 712–715.

[37] BAGSHAWE K D.Risk and prognostic factors in trophoblastic neoplasia[J].Cancer, 1976, 38 (3): 1373–1385.

[38] LAWRIE TA, ALAZZAM M, TIDY J, et al. First-line chemotherapy in low-risk gestational trophoblastic neoplasia[J].Cochrane Database Syst Rev, 2016, 6: CD007102.

[39] LI J, LI S, YU H, et al. The efficacy and safety of first-line single-agent chemotherapy regimens in low-risk gestational trophoblastic neoplasia: anetwork meta-analysis[J].Gynecol Oncol, 2018, 148 (2): 247–253.

[40] SCHINK J C, FILIACI V, HUANG H Q, et al. An international randomized phase Ⅲ trial of pulse actinomycin-D versus multi-day methotrexate for the treatment of low risk gestational trophoblastic neoplasia; NRG/GOG 275[J]. Gynecol Oncol, 2020, 158 (2): 354–360.

[41] GOLDSTEIN D P, BERKOWITZ R S, HOROWITZ N S. Optimal management of low-risk gestational trophoblastic neoplasia[J].Expert Rev Anticancer Ther, 2015, 15 (11): 1293–1304.

[42] HASANZADEH M, TABARI A, HOMAE F, et al. Evaluation of weekly intramuscular methotrexate in the treatment of low risk gestational trophoblastic neoplasia[J].J Cancer Res Ther, 2014, 10 (3): 646–650.

[43] HITCHINS R N, HOLDEN L, NEWLANDS E S, et al. Single agent etoposide in gestational trophoblastic tumours. Experience at Charing Cross Hospital 1978–1987[J].Eur J Cancer Clin Oncol, 1988, 24 (6): 1041–1046.

[44] SUNG H C, WU P C, YANG H Y.Reevaluation of 5-fluorouracil as a single therapeutic agent for gestational trophoblastic neoplasms[J].Am J Obstet Gynecol, 1984, 150 (1):

69–75.

[45] OSBORNE R J, FILIACI V, SCHINK J C, et al. Phase Ⅲ trial of weekly methotrexate or pulsed dactinomycin for low–risk gestational trophoblastic neoplasia: a gynecologic oncology group study[J].J Clin Oncol, 2011, 29（7）: 825–831.

[46] SITA–LUMSDEN A, SHORT D, LINDSAY I, et al. Treatment outcomes for 618 women with gestational trophoblastic tumours following a molar pregnancy at the Charing Cross Hospital, 2000–2009[J].Br J Cancer, 2012, 107（11）: 1810–1814.

[47] STROHL A E, LURAIN J R.Postmolar choriocarcinoma: an independent risk factor for chemotherapy resistance in low–risk gestational trophoblastic neoplasia[J].Gynecol Oncol, 2016, 141（2）: 276–280.

[48] LI L, WAN X, FENG F, et al.Pulse actinomycin D as first–line treatment of low–risk post–molar non–choriocarcinoma gestational trophoblastic neoplasia[J].BMC Cancer, 2018, 18（1）: 585.

[49] TAYLOR F, GREW T, EVERARD J, et al. The outcome of patients with low risk gestational trophoblastic neoplasia treated with single agent intramuscular methotrexate and oral folinic acid[J].Eur J Cancer, 2013, 49（15）: 3184–3190.

[50] BRAGA A, PAIVA G, GHORANI E, et al. Predictors for single–agent resistance in FIGO score 5 or 6 gestational trophoblastic neoplasia: a multicentre, retrospective, cohort study[J]. The Lancet Oncology, 2021, 22（8）: 1188–1198.

[51] LYBOL C, SWEEP FC, HARVEY R, et al. Relapse rates after two versus three consolidation courses of methotrexate in the treatment of low–risk gestational trophoblastic neoplasia[J]. Gynecol Oncol, 2012, 125（3）: 576–579.

[52] LOK C, VAN TROMMEL N, MASSUGER L, et al. Practical clinical guidelines of the EOTTD for treatment and referral of gestational trophoblastic disease[J].Eur J Cancer, 2020, 130: 228–240.

[53] JI M, JIANG S, ZHAO J, et al. Efficacies of FAEV and EMA/CO regimens as primary treatment for gestational trophoblastic neoplasia[J].Br J Cancer, 2022, 127（3）: 524–530.

[54] BOLZE PA, RIEDL C, MASSARDIER J, et al. Mortality rate of gestational trophoblastic neoplasia with a FIGO score of ≥ 13[J].Am J Obstet Gynecol, 2016, 214（3）: 390, e391–398.

[55] CYRIAC S, RAJENDRANATH R, SRIDEVI V, et al. Etoposide, cisplatin-etoposide, methotrexate, actinomycin-D as primary treatment for management of very-high-risk gestational trophoblastic neoplasia[J].Int J Gynecol Obstet, 2011, 115（1）: 37-39.

[56] ALIFRANGIS C, AGARWAL R, SHORT D, et al. EMA/CO for high-risk gestational trophoblastic neoplasia: good outcomes with induction low-dose etoposide-cisplatin and genetic analysis[J].J Clin Oncol, 2013, 31（2）: 280-286.

[57] KONG Y, YANG J, JIANG F, et al. Clinical characteristics and prognosis of ultra high-risk gestational trophoblastic neoplasia patients: a retrospective cohort study[J].Gynecol Oncol, 2017, 146（1）: 81-86.

[58] SAVAGE P, KELPANIDES I, TUTHILL M, et al. Brain metastases in gestational trophoblast neoplasia: an update on incidence, management and outcome[J].Gynecol Oncol, 2015, 137（1）: 73-76.

[59] SCHECHTER NR, MYCHALCZAK B, JONES W, et al. Prognosis of patients treated with whole-brain radiation therapy for metastatic gestational trophoblastic disease[J]. Gynecol Oncol, 1998, 68（2）: 183-192.

[60] GAVANIER D, LEPORT H, MASSARDIER J, et al. Gestational trophoblastic neoplasia with brain metastasis at initial presentation: a retrospective study[J].Int J Clin Oncol, 2019, 24（2）: 153-160.

[61] POWLES T, SAVAGE PM, STEBBING J, et al. a comparison of patients with relapsed and chemo-refractory gestational trophoblastic neoplasia[J].Br J Cancer, 2007, 96（5）: 732-737.

[62] MAPELLI P, MANGILI G, PICCHIO M, et al. Role of 18F-FDG PET in the management of gestational trophoblastic neoplasia[J].Eur J Nucl Med Mol Imaging, 2013, 40（4）: 505-513.

[63] FELDMAN D R, HU J, DORFF T B, et al. Paclitaxel, ifosfamide, and cisplatin efficacy for first-line treatment of patients with intermediate- or poor-risk germ cell tumors[J]. J Clin Oncol, 2016, 34（21）: 2478-2483.

[64] YAMAMOTO E, NIIMI K, FUJIKAKE K, et al. High-dose chemotherapy with autologous peripheral blood stem cell transplantation for choriocarcinoma: acase report and literature review[J].Mol Clin Oncol, 2016, 5（5）: 660-664.

[65] YAMAMOTO E, NIIMI K, FUJIKAKE K, et al. Erratum: high-dose chemotherapy with autologous peripheral blood stem cell transplantation for choriocarcinoma: acase report

and literature review[J].Mol Clin Oncol，2017，7（3）：510.

[66] GHORANI E，KAUR B，FISHER R A，et al. Pembrolizumab is effective for drug-resistant gestational trophoblastic neoplasia[J].Lancet，2017，390（10110）：2343-2345.

[67] HUANG M，PINTO A，CASTILLO RP，et al. Complete serologic response to pembrolizumab in a woman with chemoresistant metastatic choriocarcinoma[J].J Clin Oncol，2017，35（27）：3172-3174.

[68] GOLDFARB J A，DINOI G，MARIANI A，et al. A case of multi-agent drug resistant choriocarcinoma treated with pembrolizumab[J].Gynecol Oncol Rep，2020，32：100574.

[69] CLAIR K H，GALLEGOS N，BRISTOW R E.Successful treatment of metastatic refractory gestational choriocarcinoma with pembrolizumab：acase for immune checkpoint salvage therapy in trophoblastic tumors[J].Gynecol Oncol Rep，2020，34：100625.

[70] PASPALJ V，POLTERAUER S，POETSCH N，et al. Long-term survival in multiresistant metastatic choriocarcinoma after pembrolizumab treatment：acase report[J].Gynecol Oncol Rep，2021，37：100817.

[71] YOU B，BOLZE PA，LOTZ J P，et al. Avelumab in patients with gestational trophoblastic tumors with resistance to polychemotherapy：Cohort B of the TROPHIMMUN phase 2 trial[J].Gynecol Oncol，2023，168：62-67.

[72] CHENG H，ZONG L，KONG Y，et al. Camrelizumab plus apatinib in patients with high-risk chemorefractory or relapsed gestational trophoblastic neoplasia（CAP 01）：a single-arm，open-label，phase 2 trial[J].Lancet Oncol，2021，22（11）：1609-1617.

[73] WANG X，CANG W，LIU X，et al. Anti-PD-1 therapy plus chemotherapy versus anti-PD-1 therapy alone in patients with high-risk chemorefractory or relapsed gestational trophoblastic neoplasia：a multicenter，retrospective study[J]. eClinicalMedicine，2023，59：101974.

[74] ZHAO S，SEBIRE N J，KAUR B，et al. Molecular genotyping of placental site and epithelioid trophoblastic tumours；female predominance[J].Gynecol Oncol，2016，142（3）：501-507.

[75] FROELING F E M，RAMASWAMI R，PAPANASTASOPOULOS P，et al.Intensified therapies improve survival and identification of novel prognostic factors for placental-site and epithelioid trophoblastic tumours[J].Br J Cancer，2019，120（6）：587-594.

[76] ZHANG X，LU W，LU B.Epithelioid trophoblastic tumor：

an outcome–based literature review of 78 reported cases[J].Int J Gynecol Cancer，2013，23（7）：1334–1338.

[77] SHEN X，XIANG Y，GUO L，et al. Analysis of clinicopathologic prognostic factors in 9 patients with epithelioid trophoblastic tumor[J].Int J Gynecol Cancer，2011，21（6）：1124–1130.

[78] FRIJSTEIN M M，LOK CAR，SHORT D，et al. The results of treatment with high–dose chemotherapy and peripheral blood stem cell support for gestational trophoblastic neoplasia[J].Eur J Cancer，2019，109：162–171.

[79] ZHAO J，LV W G，FENG F Z，et al. Placental site trophoblastic tumor：areview of 108 cases and their implications for prognosis and treatment[J].Gynecol Oncol，2016，142（1）：102–108.